肝豆状核变性的

基础与临床

主　编 ◎ 李淑娟　李晓东　周卫东

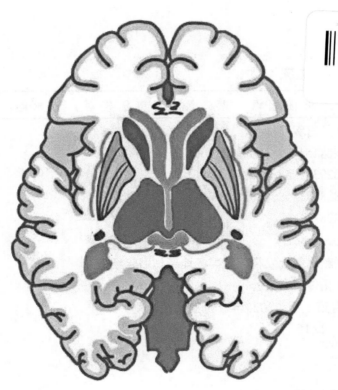

科学技术文献出版社
SCIENTIFIC AND TECHNICAL DOCUMENTATION PRESS
·北京·

图书在版编目（CIP）数据

肝豆状核变性的基础与临床 / 李淑娟，李晓东，周卫东主编. —北京：科学技术文献出版社，2022.6
（2023.7重印）

ISBN 978-7-5189-8917-1

Ⅰ.①肝… Ⅱ.①李… ②李… ③周… Ⅲ.①肝豆状核变性—研究 Ⅳ.① R575.2

中国版本图书馆 CIP 数据核字（2022）第 013777 号

肝豆状核变性的基础与临床

策划编辑：蔡　霞　　责任编辑：蔡　霞　　责任校对：张永霞　　责任出版：张志平

出　版　者	科学技术文献出版社
地　　　址	北京市复兴路15号　　邮编　100038
编　务　部	（010）58882938，58882087（传真）
发　行　部	（010）58882868，58882870（传真）
邮　购　部	（010）58882873
官方网址	www.stdp.com.cn
发　行　者	科学技术文献出版社发行　全国各地新华书店经销
印　刷　者	北京虎彩文化传播有限公司
版　　　次	2022 年 6 月第 1 版　2023 年 7 月第 2 次印刷
开　　　本	889×1194　1/16
字　　　数	955 千
印　　　张	33.5
书　　　号	ISBN 978-7-5189-8917-1
定　　　价	258.00元

肝豆状核变性的基础与临床
编委会

主　编　李淑娟　李晓东　周卫东

副主编　焦俊杰　李惠玲　王　韵　卢瑞刚　姜　鹏

编　者　(以姓氏笔画排序)

马雅军 (首都医科大学附属北京朝阳医院神经内科)

王　韵 (首都医科大学附属北京朝阳医院神经内科)

卢瑞刚 (首都医科大学附属北京朝阳医院超声医学科)

吕朝阳 (首都医科大学附属北京朝阳医院超声医学科)

任锦霞 (首都医科大学附属北京朝阳医院儿科)

刘　惠 (首都医科大学附属北京朝阳医院神经内科)

米荷音 (首都医科大学附属北京朝阳医院神经内科)

纪　蒙 (首都医科大学附属北京朝阳医院神经内科)

李　颖 (首都医科大学附属北京朝阳医院儿科)

李晓东 (首都医科大学附属北京朝阳医院神经内科)

李淑娟 (首都医科大学附属北京朝阳医院神经内科)

李惠玲 (首都医科大学附属北京朝阳医院职业病与中毒医学科)

张　岩 (首都医科大学附属北京朝阳医院超声医学科)

周卫东 (国家应急管理部应急总医院神经内科)

赵　威 (首都医科大学附属北京朝阳医院超声医学科)

胡志灏 (首都医科大学附属北京朝阳医院神经内科)

姜　鹏 (首都医科大学附属北京朝阳医院神经内科)

董　谦 (首都医科大学附属北京朝阳医院神经内科)

焦俊杰 (首都医科大学附属北京朝阳医院神经内科)

制　图　李晓东

秘　书　马雅军

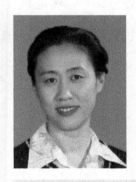

　　李淑娟，天津市蓟州区人。现任首都医科大学附属北京朝阳医院神经内科主任医师、科室行政副主任、教授、博士研究生导师。2002 年毕业于吉林大学临床医学系（七年制），获医学硕士学位。2009 年于首都医科大学获神经病学博士学位。2014 年在美国伊利诺伊州碧城 OSF 卒中中心学习。2015 年在皇家墨尔本大学神经病学中心学习。主要研究方向为脑血管病、神经系统急危重症的救治和肝豆状核变性。主持国家自然科学基金项目 3 项，作为课题骨干参与科技部重点专项 1 项，主持北京市自然科学基金等其他基金项目 6 项。以第一或通讯作者发表核心期刊论文 40 篇，其中被 SCI 收录 20 篇。主编《肝豆状核变性防治300 问》。曾获得全国神经内科青年医师演讲比赛一等奖。现任中国卒中学会医疗质量管理与促进分会副主任委员、中国卒中学会青年理事会副理事长、北京生理科学学会副主任委员及常务委员、《基础医学与临床杂志》编委和 *Stroke and Vascular Neurology* 编审委员，曾任北京医学会神经病学分会青年委员。

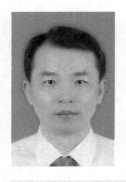

　　李晓东，湖北省襄阳市人。现任首都医科大学附属北京朝阳医院神经内科主任医师。1990年毕业于同济医科大学临床医学系，获医学学士学位。1995年和1998年毕业于北京医科大学，获神经病学专业硕士和博士学位。从事临床、教学和科研工作30余年。主要研究方向为肝豆状核变性、线粒体病等。发表论文40余篇。参与编写《中国国家处方集》《神经系统遗传性疾病》《神经内科疾病临床诊疗规范教程》等专业书籍8部。获北京市科学技术进步奖三等奖1项。

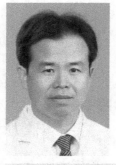

　　周卫东，湖北省应城市人。现任国家应急管理部应急总医院神经内科主任医师、科主任、华北理工大学研究生导师。同济医科大学临床医学系本科毕业，获首都医科大学神经病学硕士和博士学位。曾历任首都医科大学附属北京宣武医院神经内科住院医师、主治医师、副主任医师和研究生导师。2003—2006年于辛辛那提大学医学院神经科学攻读博士后。主要研究方向为认知障碍性疾病、脑小血管病和肝豆状核变性等。发表学术论文80余篇，其中被SCI收录12篇。主编《认知神经病学》，参编专著8部。获北京市科学技术进步奖二等奖1项、中国煤炭工业协会科技成果二等奖2项。现任北京神经内科学会脑小血管病委员会副主任委员、北京医学会神经病学委员会常务委员和脑小血管病学组副组长、中国阿尔茨海默病协会常务委员、中国老年学学会老年医学委员会认知障碍专家委员会常务委员、北京神经内科学会常务理事和《中国神经免疫学和神经病学杂志》编委等。

内容提要

　　肝豆状核变性是一种由铜代谢障碍引起的常染色体隐性遗传性疾病，临床上极为少见，易被漏诊、误诊，从而延迟治疗，严重影响患者的预后。本书系统地阐述了肝豆状核变性的发病机制、临床表现、诊断、治疗、预防、康复、护理和遗传咨询方面的基础知识与研究进展，以及与肝豆状核变性相关的其他疾病的知识，有助于读者对肝豆状核变性进行深入的学习。本书参考了丰富的国内外文献资料，内容翔实，对临床各科，特别是神经内科、消化内科、儿科、精神科、眼科、肝移植科、感染科、康复科、检验科和职业病与中毒医学科等科室的医务人员有较大的参考价值。

前　言

　　肝豆状核变性（hepatolenticular degeneration，HLD）又称威尔逊病（Wilson's disease，WD），由英国的 Wilson 医生于 1912 年发现，迄今已经 100 多年了，是一种常染色体隐性遗传的铜代谢缺陷病，是目前为数不多的可防可治的单基因遗传病，其患病率在神经内科的全部单基因病中占第 2 位。由于肝豆状核变性基因（*ATP7B*）发生突变，使该基因所编码的 ATP7B 酶的功能明显降低或丧失，导致铜代谢异常，肝脏合成全铜蓝蛋白障碍，肝细胞内铜分泌入胆管的途径受阻，尿铜增加，过量的铜离子沉积于肝脏、脑、角膜、肾脏、关节和血细胞等器官组织中，引起细胞毒性改变，患者出现相应的器官组织受损的临床表现。不同程度的肝脏功能损害、神经精神症状和眼角膜 Kayser-Fleischer 色素环是肝豆状核变性的主要临床特征，其他器官系统也可受累。肝豆状核变性属于罕见病，临床表现复杂，易漏诊、误诊。确诊依赖于典型的临床表现和实验室检查，特别是分子生物学检查常用于症状前患者的确诊。目前已发现1000 多个 *ATP7B* 基因突变。基因型和表现型的关系一直是人们研究的热点。公认的有效治疗方法是使用驱铜药物和肝移植。未来新的治疗方式包括靶向特异细胞的络合剂、细胞移植和基因治疗。

　　本病起病多呈隐袭性，病程较长，临床表现复杂多样。患者以幼儿及青少年为主。罹患肝豆状核变性不仅使患者感到痛苦不堪，也给个人、家庭和社会带来生活和经济方面的沉重负担，对患者的学业、婚育和工作就业的影响极大。在临床上，专业从事肝豆状核变性诊治工作的医护人员较少，大多数医务工作者对该病的认识不足。由于诊断较为困难，目前我国尚无准确的肝豆状核变性的患病率及发病率的统计，专病转诊机制和病种登记管理制度仍有待进一步完善。根据局部的流行病学调查资料，推测我国人口的发病率为 2.66/10 万，患病率为 6.21/10 万，高于西方的报道。根据我国的人口数量，估计我国现有肝豆状核变性患者 8 万～10 万，每年新增 3 万～4 万病例，实际的患病人数可能更高。随着医疗水平的整体性提高，存活的患者会越来越多，因此患者的绝对数量并不少。如不注意肝豆状核变性的预防和治疗，会引起大量的公共卫生和社会问题。这些问题应该引起医务工作者的重视。一些肝豆状核变性患者被误诊误治；一些疑似的患者长期得不到确诊；一些确诊的患者也没有进行正确的驱铜治疗。这些患者逐渐出现严重的肝脏损害、神经精神症状和其他器官的损害，甚至致残致死。在驱铜治疗发现前，肝豆状核变性患者发病后的自然病程多为 5～10 年。未及时诊治是肝豆状核变性患者的首位死亡原因。

自 20 世纪 40 年代二巯丙醇等驱铜药物被发现以来，新的驱铜药物逐渐涌现，使肝豆状核变性成为一个在临床上可以得到有效治疗的疾病。目前虽然不能通过药物治疗完全治愈肝豆状核变性，但本病的预后已明显改观，患者的生活质量可以因此得到极大改善。经过多年的不懈努力，临床医学工作者及其相关领域的科学家们已总结出一整套关于诊断、治疗和预防肝豆状核变性的科学措施。20 世纪 70 年代，外科医生开始用肝移植手术治疗肝豆状核变性，晚期肝病及急性肝衰竭的患者也因此得到救治，危重患者的预后已大为改观，但术后需长期服用抗排异性的药物。从此以后，人类根治肝豆状核变性的愿望逐渐变为现实，肝豆状核变性已成为一个可防可治的遗传性疾病。通过正规的驱铜治疗，一些症状前期的患者可不发病（但其铜代谢障碍会终身存在），可与正常人一样，进行生活、学习和工作。已发病的患者经过积极的治疗，大多数患者的临床症状可有明显缓解。即使对于终末期患者，部分经过肝移植手术治疗后，也可以重获新生，达到治愈的目的。绝大多数患有肝豆状核变性的夫妇通过遗传咨询及产前检查，可以避免生育出肝豆状核变性患儿；即使生育出肝豆状核变性患儿，通过及时的、长期的、正规的驱铜治疗，患儿可终身不出现临床症状。因此，大力开展对肝豆状核变性的防控和诊治工作，对降低肝豆状核变性的发病率、致残率和死亡率将会有显著作用，从而提高民众的健康水平和生活质量。中国、美国、印度及欧盟国家已发布关于肝豆状核变性诊断和治疗的权威临床实践指南，为该病防治工作的规范化提供了指导。近年来我国政府对罕见病逐渐重视，出台了一系列支持性的政策措施，这为我们从事肝豆状核变性的基础与临床研究工作提供了很好的机遇。

肝豆状核变性是一个很好的模型，用于研究铜代谢、氧化应激、神经退行性疾病、精神疾病、急慢性肝衰竭和肝脏肿瘤等。本书参照了近年来发表的大量文献资料，介绍了肝豆状核变性的发病机制、临床表现、诊断技术、治疗手段、护理、康复和遗传咨询方面的知识。为使读者更好地理解铜代谢疾病，拓宽知识面，本书不仅介绍了肝纤维化、基底神经节的功能、铜的毒性作用等基础知识；也介绍了其他铜代谢相关疾病，如 Menkes 病、获得性铜缺乏性脊髓神经病、无铜蓝蛋白血症和 MEDNIK 综合征（患者体内同时存在铜缺乏和铜沉积）等；以及肝豆状核变性患者生物样品中相关指标的测定；还附录了国外的肝豆状核变性的临床实践指南译文。

需要提及的是，此前国内已出版过三本名为《肝豆状核变性》的专著，一本是 2006 年由中南大学的杨旭教授主编；一本是 2012 年由中山大学的梁秀龄教授主编；一本是 2015 年由安徽中医药大学的杨任民教授主编。国外的类似专著中，我们主要参考了 Aminoff MJ 于 2017 年编写的 *Handbook of Clinical Neurology*，以及 Liou IW 的 "Management of end-stage liver disease" 等文章。诸位学者们的精彩著作为我们提供了很好的学习资料和借鉴，在此表示衷心的感谢！

感谢所有参与本书的编者们，感谢他们在繁忙的工作之余为本书撰稿、校稿，为本书的顺利完成做出了努力和贡献。

由于编者水平有限，错误在所难免，恳请各位读者批评指正。

李淑娟　李晓东　周卫东

2022 年 8 月

目录

第一章　肝豆状核变性的研究历史

摘要

本章回顾了肝豆状核变性诊断和治疗的发展经过，描述了该病的神经系统和肝脏损害的表现、疾病的病程、病理研究及特殊的诊断和药物治疗手段，探讨了今后需要发展的方向。

肝豆状核变性（hepatolenticular degeneration，HLD）是一个常染色体隐性遗传的铜代谢障碍性疾病。铜沉积于不同的器官和组织。肝脏、角膜和神经系统症状是该病的最主要的临床表现。

第一节　Wilson 前的发现

人们对肝豆状核变性的研究最早可以追溯到 1761 年，当时 Morgagni 描述了几例同时合并中枢神经系统症状的肝病患者，这些患者可能患有肝豆状核变性。19 世纪 50 年代，文献上有类似于肝豆状核变性病例的报道。一些作者认为 Frerichs 于 1861 年报道了第一例肝豆状核变性。该患者是一位以神经系统表现为主的 9 岁男孩，以语言障碍和肢体运动障碍起病，逐渐发展为意向性震颤、吞咽困难，在 10 岁时死亡，尸检提示肝硬化。1883 年，Westphal 报道了 2 例以震颤为主的病例，类似于多发性硬化，尸检未发现典型的白质病变。Westphal 将该病命名为"假性硬化症（pseudosclerosis）"。Von Strümpell 在 1898 年和 1899 年报道了 3 例假性硬化症的患者，病理检查提示肝硬化。1888 年，Gowers 描述一个 10 岁的男孩和他的妹妹，其临床表现以运动障碍为主，所患疾病被命名为"强直性舞蹈病（tetanoid chorea）"。1906 年，Gowers 在论文"On tetanoid chorea and its association with cirrhosis of the liver"中详细地描述了其中一人的神经系统症状：双上肢表现为缓慢变化的肌紧张性痉挛，痉挛幅度不时变化，手指痉挛性伸直，类似于手足徐动症。现存有一张照片反映了当时患者的肌张力障碍发生情形。Gowers 的描述类似于当今所谓的肌张力障碍性运动和姿势，病理检查发现肝硬化，未发现脑部的病理性改变。

1890 年，Ormerod 描述了 1 位有在 3～4 个月内快速进展的神经系统症状的 10 岁患儿：右上肢力弱，手指痉挛，面具脸，步态异常；随后语言更加困难，智力下降，吞咽困难，步态明显异常；最后左上肢也出现障碍。症状快速进展，发病后 8 个月时死亡。从这篇病例报告中可发现几个标志性的神经系统症状：以运动症状起病；有肌张力障碍；语言障碍早发并且严重；面部表情类似于苦笑面容（risus sardonicus）；病情在 1 年内快速进展至死亡，与肝豆状核变性的肌张力障碍型的表现相符。尸检示豆状核坏死和肝硬化。Ormerod 强调他的病例与 2 年前 Gowers 的病例和同年赫尔辛基的 Homén 的病例高度类似。Homén 报道了 3 个同胞兄妹（2 个男性和 1 个女性），均在 12～21 岁发病，临床表现类似于 Ormerod 的描述，但进展较慢，尸检发现严重的豆状核坏死和肝硬化。Homén 认为该病变由梅毒引起。

在 Wilson 发表文章的十年前，Kayser 报道在一个 23 岁男性的角膜上发现绿棕色环，认为是多发性硬化。1903 年，Fleischer 在一个"假性硬化"和另一个多发性硬化的患者中发现同样的色素环，即 Kayser-Fleischer 环

（K-F 环）。但直至 1922 年，Wilson 仍拒绝承认 Kayser-Fleischer 环与肝豆状核变性之间的关系。现已认为 Kayser-Fleischer 环对肝豆状核变性具有重要的诊断性意义。

第二节　Wilson 的发现

一般公认肝豆状核变性的正式发现始于 1912 年。肝豆状核变性是由英国医生 Samauel Alexander Kinnier Wilson（1878—1937 年）发现的一种家族性、致死性的并可导致肝硬化的神经系统疾病。Wilson 正式开启了人类对肝豆状核变性的研究。肝豆状核变性又被称为 Wilson 病（Wilson disease，WD）、威尔逊病和 Westphal-Strümpell 假性硬化症等。

1878 年，Wilson 出生于美国新泽西的 Cedarville，在苏格兰长大。他在 1902 年获得医学学士学位，之后来到巴黎，师从 Joseph Babinski（1837—1932 年）和 Pierre Marie（1853—1940 年）。从 1904 年起，他在伦敦女王广场的国王学院医院和国立医院工作。在 1918 年以前，没有内科医生单纯从事临床神经病学的工作，医院内也不设立独立的神经内科。作为普通内科医生，Wilson 特别有兴趣从事神经系统疾病的工作和研究。在第一次世界大战后，Wilson 被任命为国王学院医院的新的科室——神经内科的主任，成为英国第一个专职的神经病学家。

从开始工作时，Wilson 就表现出极高的临床科学家的天赋。1905 年，此时的 Wilson 已具备丰富的神经生理学、神经解剖学和病理解剖学知识。Wilson 遇到一个死于未知的致命性疾病的女性患者，对其进行了系统的临床和病理研究。该患者表现为广泛的关节病变、严重的构音障碍、痉挛性笑容、粗大而有节律性的四肢震颤和动作僵硬不稳等，29 岁死于上消化道出血。在该患者死亡 25 小时后，Wilson 对其进行了尸检，发现肝脏表面有圆形结节，组织学研究提示颅内两侧豆状核有对称性破坏。1911 年，Wilson 发表专著 *progressive lenticular degeneration*。1912 年，结合其他患者的研究资料，Wilson 在 *Brain* 上，发表了一篇历史性的文章，题目为《进行性豆状核变性：合并肝硬化的一种家族性神经性疾病（Progressive lenticular degeneration: a familial nervous disease associated with cirrhosis of the liver）》。该篇论文几乎占据了整本杂志。同年论文简化版发表于 *Lancet* 和 *Revue Neurologique*（Paris）。文章中包含了 Wilson 在英国伦敦皇后广场国立医院工作期间遇到 4 个患有一种家族性的、临床表现大致相同的致死性神经疾病的年轻患者；还有 8 个文献上报道的类似患者，其中 2 例通过复习既往病案获得，1 对兄妹来自 Gowers 的报道，1 个患者来自 Ormerod 的报道，3 个同胞患者来自 Homén 的报道。患者的主要临床表现是运动不协调，表现为肢体震颤、构音障碍、吞咽障碍、肌无力、肌强直、肌肉挛缩及进行性消瘦，还伴有情绪异常等精神症状及肝硬化症状。病理检查发现患者肝脏和脑部的豆状核同时存在病变。有学者推测肝脏疾病在先，并可能导致脑部的豆状核变性。Wilson 注意到了这几个患者的共同特征：年轻人；家族性；同时发生肝硬化和神经系统症状；有锥体外系（extrapyramidal system，EPS）运动损害，以不随意运动为主要表现。他推测有一种来源于硬化的肝脏的未知毒素（unknown toxin）损害了脑组织。当时还不知道这种毒素就是铜，也没有在患者的角膜上观察到色素沉着。虽然 Wilson 注意到年轻患者中有无法解释的晚期肝硬化，其中一个患者死于呕血，但他认为肝脏病变与临床表现和疾病进展无关。Wilson 还注意到了患者精神方面的病变。

Wilson 的研究有如下缺陷：未发现该病的遗传性特征，认为该病是散发性的，具有家族聚集性；认为肝病仅在死亡的时候被发现，患者在生前并无临床表现；未发现角膜色素环；Wilson 在他的第一篇论文中未提及他的病例与 "Westphall-Strümpell 假性硬化症" 的关系。2 年后，Wilson 在 *progressive lenticular degeneration* 中提出二者具有类似性。

Wilson 首次报道了锥体外系的概念及其损害的表现（表 1-1），建立了遗传代谢病的概念，被誉为 "基底神经节研究之父"。Wilson 的论文被爱丁堡大学授予金质奖章，研究内容被多家医学期刊和多种文字广泛报道，为 Wilson 赢得了世界声誉。

表 1-1　锥体外系运动疾病的形态学和生化分类

α- 共核蛋白病　α-synucleinopathies

非变异型（α- 共核蛋白沉积）　invariable forms（consistent α-synuclein deposition）

Parkinson 病（Lewy 小体病的脑干型）　Parkinson's disease（brainstem type of Lewy body disease）

散发性　sporadic

伴 α- 共核蛋白突变的家族型　familial with α-synuclein mutation

伴其他突变的家族型　familial with other mutation

偶发 Lewy 小体病（亚临床 Parkinson 病）　incidental Lewy body disease（subclinical Parkinson's disease）

单纯性自主神经衰竭　pure autonomic failure

Lewy 小体吞咽困难　Lewy body dysphagia

Lewy 小体痴呆；弥散性 Lewy 小体病　dementia with Lewy body；diffuse Lewy body disease

多系统萎缩　multiple system atrophy

纹状体黑质退行性变　striatonigral degeneration（SND）

橄榄体脑桥小脑萎缩　olivopontocerebellar atrophy（OPCA）

变异型（± α- 共核蛋白沉积）　variable forms（inconsistent α-synuclein deposition）

伴 parkin 和 LRRK2 突变的 Parkinson 病　Parkinson's disease with parkin- and LRRK2-linked mutations

Alzheimer 病和其他 tau 蛋白病　Alzheimer's disease and other tauopathies

tau 蛋白病　tauopathies

进行性核上性麻痹（4R-tau 二联体 + 外显子 19）　progressive supranuclear palsy（4R-tau doublet +exon 19）

皮质基底神经节退行性变（4R-tau 二联体 + 外显子 19）　corticobasal degeneration（4R-tau doublet +exon 19）

肌萎缩侧索硬化和 Parkinson 样痴呆（3R+4R 三联体）　amytotrophic lateral sclerosis and parkinsonism-dementia complex of guma（3R+4R triplet）

脑炎后帕金森症（3R+4R 三联体）　postencephalitic parkinsonism（3R+4R triplet）

额颞叶退行性变 -tau（正式名称为与染色体 17/FTDP-17 相关的额颞叶痴呆和 Parkinson 样病）　frontotemporal lobar degeneration-tau（FTLD-tau）（formerly referred to as frontotemporal dementia and parkinsonism linked to chromosome 17/FTDP-17）

苍白球 – 脑桥 – 黑质退行性变（4R-tau）　pallidopontonigral degeneration（4R-tau）

Pick 病（无外显子 10 的 3R-tau 二联体）　Pick's disease（3R-tau doublet without exon 10）

伴皮层下神经纤维缠结的晚期 Alzheimer 病　advanced Alzheimer's disease with subcortical neurofibrillary tangles

肌萎缩侧索硬化和 Parkinson 样痴呆　amyotrophic lateral sclerosis and parkinsonism-dementia complex of guma

Perry 病（Perry's disease）

伴 MAPT 突变的额颞叶退行性变　frontotemporal lobe degeneration with MAPT mutation（FTLD-MAPT）

泛酸激酶相关神经退行性变性（Hallervorden-Spatz 病）　pantothenate kinase-associated neurodegeneration（Hallervorden-Spatzb disease）

多聚谷氨酰胺重复（CAG）病　polyglutamine repeat（CAG）disorders

Huntington 病—僵硬型（CAG 三联体重复）　Huntington's disease-rigid type（CAG triplet repeat）

舞蹈病棘红细胞增多症　choreoacanthocytosis

Machado-Joseph 病（脊髓小脑性共济失调 3 型 +2 型）　Machado-Joseph disease（spinocerebellar ataxia type 3+type 2）

齿状核红核 - 苍白球路易体萎缩　dentatorubral-pallidoluysian atrophy

X- 连锁肌张力障碍帕金森症（Lubag's 病）　X-linked dystonia parkinsonism（Lubag's disease）

脆性 X- 相关震颤和共济失调综合征　fragile X-associated tremor and ataxia syndrome

脊髓小脑性共济失调　spinocerebellar ataxia

其他遗传性退行性疾病

遗传性纹状体退行性变　hereditary striatal degeneration

苍白球退行性变和相关变异　pallidal degeneration and related variants

Hallervorden-Spatz 病（无 α- 共核蛋白病）　Hallervorden-Spatz disease（without α-synucleinopathy）

遗传性代谢性疾病（如 Wilson 病、Menkes 病）　inherited metabolic disorders（e.g., Wilson's disease, Menkes's disease）

神经元核内包涵体和嗜酸性包涵体病　neuronal intranuclear inclusion and basophilic inclusion disease

遗传性共济失调和运动不能　inherited dystonias and dyskinesias

遗传性铁蛋白病　hereditary ferritinopathies

注：MSA-C = multiple system atrophy with predominant cerebellar features；MSA-P = multiple system atrophy with predominant parkinsonism。

第三节　Wilson 后的发现

1913 年，澳大利亚病理学家 Rumpel 报道在死于假性硬化症的患者肝脏中，有过量的铜沉积，并推测在患者眼中有过量的银。Rumpel 的发现在当时并未得到重视。

1916 年，Bramwell 注意到在一个家系的患者中，肝脏在疾病的病程发展中所起到的作用，7 个同胞中有 4 个在 9～16 岁死于肝衰竭，认为这可能与肝豆状核变性相关。Bramwell 认为肝豆状核变性患者的肝脏病变可发生于脑部症状出现之前。现在如能找到此家族的后裔，可对其进行基因检测，观察是否有基因突变。

1920 年，Spielmeyer 对 Westphal 和 Strümpell 的病例做了肝脏和脑的切片研究，认为从神经病理学的角度进行比较分析，假性硬化症就是 Wilson 所描述的肝豆状核变性。

1921 年，Hall 研究了 64 例文献中报道的病例和 4 例自己的病例，证实肝豆状核变性和假性硬化症是同一种遗传性疾病，结束了相关的争论。Hall 第一次将本病命名为肝豆状核变性。

1922 年，Siemerling 和 Oloff 描述了 Kayser-Fleischer 环与 "向日葵" 样白内障之间的关系，推测这些病变可能与铜有关。

按照 Scheinberg 和 Sternlieb 的观点，Vogt（1929 年）、Haurowitz（1930 年）和 Glazebrook（1945 年）分别报道肝豆状核变性患者的脑和肝脏中有过量铜沉积。

1945 年，英国牛津大学的 Sir Rudolph Albert Peters 团队报道抗砷药二巯丙醇（2,3-dimercapto-1-propanol；dimercaprol），也被称为不列颠抗路易斯毒气（British Anti-Lewisite，BAL），能够拮抗二战时期希特勒释放的糜烂性毒气。两位在伦敦帝国学院工作的有机化学家 Leonard Newton Owen 和 G.Shaw 合成了二巯丙醇和 O-葡糖苷，后者被命名为 BAL-Intrav。葡糖苷的水溶性强，其毒性明显比二巯丙醇低。两位杰出的英国营养学家 McCance 和 Widdowson 研究了二巯丙醇是否可络合血液中的金属，如铜、铁和锌。他们给志愿者静脉注射了逐渐增量的 BAL-Intrav（最多达 4 g），结果发现尿铜（urine copper）浓度增加了大约 20 倍，尿锌（urine zinc）浓度增加了大约 5 倍，尿铁浓度未增加。在过量的硫化铜溶液中，铜和二巯丙醇可形成 1：1 的复合物。

1948 年，Mandelbrote 在研究多发性硬化的铜代谢时，发现作为对照组的肝豆状核变性患者的尿铜增加：肝豆状核变性患者的 24 小时尿铜含量为 41.7 μg，其他 12 个非肝豆状核变性患者 <18 μg。同年，英格兰的 Cumings 和美国的 Denny-Brown、Porter 分别独立开始应用二巯丙醇治疗肝豆状核变性。Mandelbrote 也报道二巯丙醇具有明显的驱铜作用，可使肝豆状核变性患者的尿铜明显增加。其他学者也有类似报道，应用二巯丙醇后患者的症状明显好转。患者重复应用二巯丙醇后，药物疗效下降，而且还出现了严重的不良反应，说明二巯丙醇可能不是一个理想的驱铜药物。

1948 年，Holmberg 和 Laurell 发现了血清中存在载铜蛋白，这种蛋白被命名为铜蓝蛋白（ceruloplasmin，CP）。1952 年，在纽约工作的 Bearn 和 Kunkel 团队及 Scheinberg 和 Gitlin 团队，分别独立地发现了肝豆状核变性患者的血清铜蓝蛋白浓度降低，甚至缺乏。Uzman 和 Hood 发现不同患者的血清铜蓝蛋白浓度有明显差异。血清铜蓝蛋白浓度降低是肝豆状核变性最重要的血液生化改变之一。此后很多年人们认为是由于铜蓝蛋白缺乏导致肝豆状核变性患者发生铜沉积，直到后来发现无铜蓝蛋白血症患者的铜代谢是正常的，才明确这种认识是错误的。

1953 年，Bearn 证实了肝豆状核变性是一种常染色体隐性遗传性疾病。

1954 年，Cartwright 报道肝豆状核变性患者的血清中不与铜蓝蛋白结合的游离铜增加。

1954 年，Bearn 和 Kunkel 使用短半衰期的放射性同位素铜来研究铜代谢。

英国医生 John Walshe 博士在肝豆状核变性病的治疗史上是具有里程碑式的人物，引进了青霉胺（penicillamine）、曲恩汀（trientine）和四硫钼酸铵（ammonium tetrathiomolybdate，ATTM）等药物。早年 Walshe 在从事肝损害患者的氨基酸代谢研究时，发现青霉胺是青霉素的分解产物，从使用青霉素的患者尿液中排出。1954 年，Walshe 获得 Fulbright 奖学金后，至美国波士顿市立医院的肝病科工作，该科主任是 Charles Davidson 博士，研究的内容是肝功能损害时产生的有毒化合物对脑代谢活动的影响。Walshe 在此工作期间，发现具有巯基和氨基的青霉胺具有络合铜的作用，驱使体内的铜从尿液中排出。Chaeles Davidson 为 Walshe 从麻省理工学院的 Sheehan 教授处获取 2 g 青霉胺。Walshe 首先自服了 1 g 青霉胺，证实了其安全性，然后将其应用于二巯丙醇疗效不佳的肝豆状核变性患者，观察到了较好的驱铜效果。青霉胺的应用开启了肝豆状核变性治疗的新时代。1956 年，Walshe 报道青霉胺的驱铜作用明显强于二巯丙醇和其他的医用络合剂，如乙二胺四乙酸（ethylenediamine tetraacetic acid，EDTA）。

Walshe 在回忆录中描述了划时代性的驱铜药物——青霉胺的发现经过："我对 Wilson 病感兴趣十分偶然。1948 年在大学学院医院，我已经见过一个患者。该患者应用二巯丙醇治疗后，效果并不明显。当时我并没有进一步地去研究这个患者，我的研究兴趣在于分析较少有人涉及的肝衰竭患者的生化变化，研究方法是新发明的纸上层析技术，该技术由 Charles Dent 博士引入临床医学，用于分析血清和尿液中的氨基酸。我主要分析肝病患者的血和尿中的氨基酸与正常人之间的异同。当分析一个因患肝癌行肝脏大部切除手术的中年男性的尿液标本时，我发现一个新的不明复合物。通过纸上层析技术，我确定该复合物是 β，β- 二巯基半胱氨酸。Charles Dent 博士向我指出该复合物实际上是青霉素的分解产物，也被称为青霉胺。通过查阅病程记录，我发现该复合物仅出现于应用青霉素进行抗感染的患者的尿液中。我给自己注射大剂量青霉素后，在尿液中也发现青霉胺。这个氨基酸起初由牛津大学 Florey 教授的团队发现，他们曾从事青霉素结构的研究工作。"

"在 1955 年的夏季，Denny-Brown 教授邀请 Charles Davidson 教授和我会诊一位该院神经内科的患者。这位男性患者叫 Joe，在 30 岁时确诊肝豆状核变性病，已接受二巯丙醇治疗，但疗效欠佳。他的上肢和躯干都有严重的震颤，已出现肝衰竭。Denny-Brown 教授并没有要求我们治疗患者的肝豆状核变性病，仅要求减轻其肝损害。在回到肝病科的路上，我灵光一现，对 Charles Davidson 教授说：'为什么我们不试试青霉胺。'不出所料，Charles Davidson 教授问：'青霉胺究竟是什么？'我对他解释说青霉胺是青霉素的分解产物，存在于使用青霉胺患者的尿中，是右旋结构，理论上讲有络合铜的作用。也就是说青霉胺有一个巯基和氨基酸基，二者联合与铜形成一个环状化合物。因为青霉胺从尿中分泌，所以它可以排出体内过量的铜。另外，青霉胺具有优于二巯丙醇的特点，即可以口服，患者更易耐受，可避免注射二巯丙醇所引起的肌肉疼痛。Charles Davidson 教授立即回答说：'我觉得我可以给你弄到一些青霉胺。我知道麻省理工学院的 Sheehan 教授正在做关于青霉素化学的研究工作。'[J.C. Sheehan（1915—1992 年）在 20 世纪 40 年代至 50 年代参与青霉素的合成工作]。"

发现青霉胺没有直接的毒性作用后，Walshe 将其用于治疗 Joe 和 5 个其他的肝豆状核变性患者。早期 Walshe 使用的是外消旋的 DL- 青霉胺（人工合成）和 D- 青霉胺的混合物。文献分析表明 D- 和 L- 同分异构体的毒性有明显差异，大鼠使用 L- 青霉胺后，对其生长发育和神经系统有明显影响，而 D- 青霉胺的不良反应较少。L- 青霉胺（R- 型）对维生素 B_6 的拮抗作用比 D- 青霉胺更强。

1955 年，Walshe 回到国王大学学院医院后，进一步研究 D- 青霉胺对肝豆状核变性的治疗作用。他首先必须找到肝豆状核变性患者及可常规供应的青霉胺。Walshe 的父亲 Francis Walshe, FRS（1885—1873 年）是神经内科专科医生，也于 1937—1953 年期间担任 Brain 杂志的编委，为 Walshe 提供了 3 个肝豆状核变性患者：2 个来自皇后广场的国立医院，1 个来自北伦敦的 Archway 医院。此时的 Distillers 有限公司（生物化学）通过发酵路径生产青霉素，同意生产 D- 青霉胺。3 个患者服用 D- 青霉胺后，尿液中的铜明显增加。通过放射性铜同位素标记技术，证实尿中增加的铜来源于体内沉积，而不是饮食。

1957 年，Bearn 报道一些肝豆状核变性患者有肾脏和骨骼肌损害，扩大了肝豆状核变性的临床表现图谱。

1958 年，Menghini 发明了经皮肝活检技术，使得患者在生前进行肝铜和肝脏病理学检查成为可能。

1959 年，Cumings 总结了当时关于肝豆状核变性的全部文献，出版了 Heavy Metals and the Brain，是一部历史性的著作。1984 年，Scheinberg 和 Sternlieb 出版了 Wilson's disease，也具有划时代的意义。

1960 年，Walshe 报道了第一例肝豆状核变性患者经过青霉胺治疗后，症状明显好转。同年，Scheinberg 和 Sternlieb 也发表了类似的研究成果。

1962 年，Walshe 报道青春期前的患者以肝脏病变为主，青春期后的患者以神经病变为主。

1968 年，Sternlieb 等通过深入研究，发现青霉胺可以阻止肝豆状核变性患者的神经系统和肝脏损伤。

1968 年，英国伦敦皇家自由医院的 Sherlock 教授团队首次描述了肝豆状核变性患者发生溶血等并发症。1977 年，Roche-Sicot 和 Benhamou 报道了同时发生肝坏死和溶血的病例，这是一种急性致死性的肝豆状核变性类型。

1966 年，Walshe 遇到一位年轻的男性肝豆状核变性患者，该患者自 1961 年起服用 D- 青霉胺，起初效果良好，但逐渐发展为免疫复合物性肾炎，出现蛋白尿和水肿。停用 D- 青霉胺后使用甾体类激素，患者的肾损害逐渐好转。重启 D- 青霉胺治疗后，患者又出现肾损害。停用 D- 青霉胺后，患者又出现肝豆状核变性的症状。同时，为了寻找 D- 青霉胺的替代品，Walshe 和他的助手 Kay Gibbs 在大鼠中进行实验，在剑桥大学的生化学家 Hal Dixon（1928—2008 年）的帮助下，发现三乙烯四胺（triethylene tetramine/trientine）是最有希望的复合物。1968 年，Walshe 使用三乙烯四胺的二盐酸盐治疗这位患者，患者的神经系统和肝脏症状均逐渐好转。

1971 年，DuBois 应用肝移植治疗肝豆状核变性，使临床治愈肝豆状核变性变为现实。肝移植之后的患者不再需要服用铜络合剂，但需要终身服用免疫抑制剂。

1977 年，Osborn 和 Walshe 设计了放射性铜的吸收试验，研究铜的吸收及其在人体内的分布情况。证实症状前患者肝对铜具有高亲和力，注射入体内的铜在 24 小时内，有 90% 沉积于肝脏。随着疾病进展，肝吸收铜的作用减弱，铜逐渐分布于其他器官和组织。应用金属络合剂治疗后，肝脏隔离铜的功能恢复。由于经胆道排铜至小肠的功能减退，所有患者在下腹部均检测不出放射性铜的波峰。在做过胆囊切除术的肝豆状核变性患者中，胆结石中铜的含量明显较正常对照组低（正常人平均值为 1072.5 μg/g，患者为 50 μg/g）。

1993 年，Bull、Tanzi 和 Yamaguchi 等三个独立的研究团队在 *Nature Genetics* 杂志上，报道肝豆状核变性基因位于 13q14，编码一种 140 kDa 的转运铜的 P- 型 ATP 酶（P-type ATPase，ATP7B）。随后发现了 1000 多种 *ATP7B* 基因突变，其中约 100 多种突变为非致病性，大多数患者是各种各样的复合杂合子，这使得人们研究肝豆状核变性的基因型 - 表现型的相互关系变得异常困难。

自 1993 年以后，有关肝豆状核变性的基础研究和临床治疗尚无突破性的进展（表 1-2，图 1-1）。

表 1-2　肝豆状核变性研究中的重大发现

年份	重大发现
1861	Frerichs 首先报道了第一例可能的肝豆状核变性
1902	Kayser 首次描述角膜色素环
1912	Wilson 首次描述进行性豆状核变性
1913	Rumpel 注意到在一位死于肝豆状核变性的患者的肝脏中发现铜沉积
1921	Hall 认为肝豆状核变性与假性硬化症是同一种疾病，推测肝豆状核变性的遗传方式是常染色体隐性遗传；第一次将本病命名为 hepatolenticular degeneration
1922	Siemerling 和 Oloff 描述"向日葵"样白内障
1934	Gerlach 和 Rohrschneider 发现 K-F 环系过量铜的沉积所致
1948	Mandelbrote 发现肝豆状核变性的尿铜浓度增加
1948	Cumings 提出使用二巯丙醇可能对治疗肝豆状核变性有效
1948	Holmberg 和 Laurell 从血液中提取铜蓝蛋白，发现它是一种含铜蛋白质
1948	Cumings、Denny-Brown 和 Porter 使用二巯丙醇治疗肝豆状核变性

（续表）

年份	重大发现
1952	Bearn、Kunkel、Scheinberg、Gitlin 各自独立报道肝豆状核变性患者的血清铜蓝蛋白缺乏
1953	Bearn 确认肝豆状核变性的遗传方式是常染色体隐性遗传
1954	Cartwright 发现肝豆状核变性患者的血清游离铜增加
1955	Walshe 建议使用青霉胺治疗肝豆状核变性
1957	Bearn 报道一些肝豆状核变性患者具有肾脏和骨骼肌损害
1957	Konovalov 使用二巯丙磺钠治疗肝豆状核变性
1958	Menghini 发明了经皮肝活检技术
1961	Schouwink 提出锌剂能阻断肠道内铜吸收，具有治疗价值
1962	Walshe 报道青春期前的患者以肝脏病变为主，青春期后的患者以神经病变为主
1963	Walshe 报道症状前患者体内过量的铜沉积于肝脏；在症状期的患者中，过量的铜也沉积其他组织
1969	Walshe 报道曲恩汀是有治疗价值的铜络合剂，可作为青霉胺的替代药
1971	DuBois 报道了第一例肝豆状核变性患者的肝移植
1974	Frommer 报道肝豆状核变性的胆管排铜功能障碍
1976	杨任民首次使用二巯丁二钠治疗肝豆状核变性
1984	Walshe 报道四硫钼酸盐具有清除肝脏内沉积的铜，并可改善肝脏病理学改变的作用
1985	Frydman 等将肝豆状核变性的基因定位于 13 号染色体
1993	三个独立的研究小组确定了肝豆状核变性的基因：P- 型 ATP 酶（ATP7B）基因位于染色体 13q14，ATP7B 酶可控制细胞膜上铜的运动

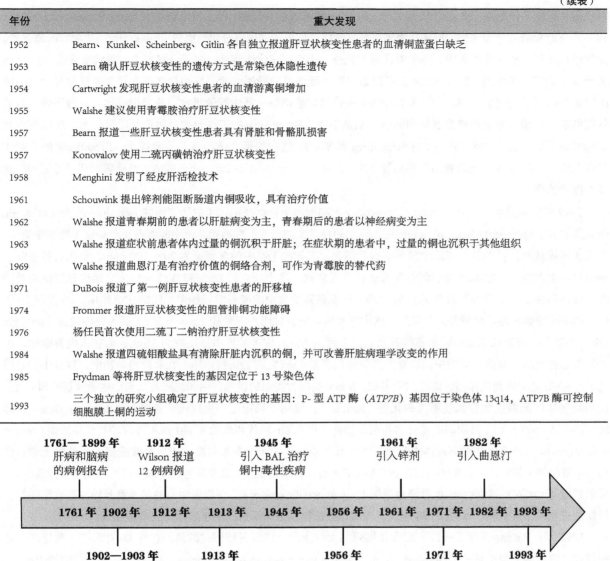

图 1-1 肝豆状核变性研究历史上的里程碑

第四节 肝豆状核变性与铜代谢相关性研究的起源

肝豆状核变性与铜代谢相关性研究起源于澳大利亚兽医学科专家在 20 世纪 30 年代开展的关于幼羊的铜缺陷的研究。地方性新生羊共济失调（也称为 "swayback"；摇摆病）以始于后肢并进展至前肢的进行性共济失调为特征，不发热，常是致命性的。症状可在出生后即出现；也可以亚急性形式发展，于 3 ~ 6 周以缓慢进展的共济失调的形式出现。出现急性症状的幼羊的病理学表现为弥散性对称性脑脱髓鞘性改变、脊髓运动纤维的退行性变。1937 年，澳大利亚兽医病理学 Harold William Bennetts 和分析化学家 F. E. Chapman 通过光谱学分析幼羊的肝脏，提出幼羊的疾病是由铜缺乏引起。在母羊孕期补充铜剂，可以预防幼羊患地方性新生羊共济失调。同为澳大利亚人的 A.T.Dick 提出土壤中的矿物质（钼、硫和锌）可以限制羊对铜的吸收和贮存。

锌剂和四硫钼酸铵的发现都与澳大利亚科学家 Alexander Thomas Dick（1911—1982 年）的关于反刍动物的

铜代谢的研究工作有关。20 世纪 50 年代末，由于 D- 青霉胺的局限性，荷兰神经病学家 Gerrit Schouwink（1926—1999 年）开始研究健康人群、肝硬化患者、肝豆状核变性患者的尿锌分泌、血锌（blood zinc）浓度和肝锌含量。他发现在肝豆状核变性患者中，除了铜代谢紊乱外，还存在锌代谢紊乱：尿锌分泌减少，血锌浓度低。从 Dick 关于绵羊的研究中发现，Schouwink 了解到钼剂可降低绵羊的肝铜浓度，特别是绵羊食用含硫饮食时，食用硫酸锌也可降低肝铜浓度。1961 年，Schouwink 报道锌剂能抑制小肠中铜的吸收，使粪铜增加、尿锌下降。虽然锌剂的起效较慢，但也可使患者体内的铜达到负平衡。Schouwink 的工作起初是用荷兰语写作的，所以较少被其他学者了解。直到 1985 年，在由 Scheinberg 和 Walshe 组织的孤儿病和孤儿药会议上，Schouwink 的贡献才为世人所知。1997 年，美国食品与药品管理局（Food and Drug Administration，FDA）批准锌剂用于肝豆状核变性的维持治疗。

1940 年，有关钼（molybdenum 或 molybdate）和铜的生物学拮抗作用的研究由在 Berkshire 的 Jealott's Hill 研究所的 ICI（Imperial Chemical Industries Ltd.）的科学家们报道，在高钼草原中放养的反刍动物（特别是奶牛）出现腹泻等症状，移至低钼草原中放养则症状消失。高钼的干草中的含钼量为 20 ~ 100 ppm。给患病牲畜喂食铜则可治愈其腹泻等症状。马和猪等单胃动物并无症状。澳大利亚的 Dick 和 Bull 分别独立地注意到反刍动物绵羊体内的钼限制了铜在其肝内的沉积。Dick 还观察到饮食中的硫影响钼和铜之间的拮抗作用。20 世纪 50 年代，Bickel 观察到绵羊食用含钼的草后，体内出现铜缺乏，试图用钼酸盐（molybdate）而不是四硫盐（tetrathio salt）治疗人类肝豆状核变性，未获得成功。这是因为 MoO_4 在羊的胃中被还原为 MoS_4，而在人类胃肠中，不会发生这种反应。在反刍动物中，饮食中的硫强化了 Cu-Mo 之间的拮抗作用。在非反刍动物中，饮食中的硫弱化了 Cu-Mo 之间的拮抗作用，体内的铜增加。Suttle 提出过类似的设想。钼和硫限制反刍动物吸收铜的机制是：反刍动物体内的微生物将硫还原为硫化物（sulfide）；硫化物和钼逐步生成硫代钼酸盐（thiomolybdate），即 $MoO_nS_{4-n}^{2-}$（$n = 0 \sim 3$），其中四硫复合物与铜的结合作用最强；硫代钼酸盐和铜生成不可溶的硫代钼酸铜（copper thiomolybdate），该化合物不被体内吸收。在非反刍动物中，无论是否有硫，钼对血液或组织中的铜无结合作用。单胃动物（如大鼠）食用四硫钼酸盐（MoS_4^{2-}）后，四硫钼酸盐（以及其他的金属 – 硫的阴离子）作为配体，可紧密地与 Cu^{2+}/Cu^{1+} 结合，形成异源金属簇（heterometallic cluster）。予以铜中毒的绵羊静脉输注四硫钼酸盐，可使其避免死于肝衰竭。20 世纪 70 年代，四硫钼酸盐被作为驱铜剂，用于治疗肝豆状核变性。

1982 年，Walshe 治疗了一位不耐受驱铜药的女性患者，该患者使用过的药物包括 D- 青霉胺、曲恩汀、硫酸锌和二硫丙醇的类似物——Dimaval（sodium 2,3-dimercapto-1-propanesulfonate，2，3- 二巯基 -1- 丙磺酸钠）。Walshe 认为需要引入一个新的治疗，开始应用新的相对制备容易的络合剂——四硫钼酸铵。四硫钼酸铵由 De Montfort 大学的 Stuart Laurie 教授合成。Walshe 又首先在自身上使用，证实了四硫钼酸铵的安全性，再应用于上述患者，1 年后，该患者肝中的铜含量下降，组织学改善，由脂肪肝转为正常肝。此后患者继续用药（早期 50 mg，bid；后改为 30 mg，bid），病情保持平稳，直至 16 年后因其他病因死亡。

第五节　我国对肝豆状核变性的研究

国内对肝豆状核变性的研究起步较早，可能与 Wilson 的父亲 A. H. Wood 博士是中国的苏格兰传教士有关。A. H. Wood 被认为是在中国工作的第一位神经内科医生。1904 年，A. H. Wood 作为神经内科医生到访广州基督学院（Canton Christian College）。1919 年，A. H. Wood 担任北京协和医学院神经病学和精神病学副教授。1925 年，A. H. Wood 和 Pendleton 在 *Archieve of Neurology and Psychiatry* 杂志报道了 14 例被认为是肝豆状核变性的急性退行性纹状体（striatum）疾病。

在 20 世纪 30 年代，国内其他医生开始报道肝豆状核变性。1932 年，程玉麐在《中华医学杂志》上发表了一篇关于肝豆状核变性的论文。但至 1980 年以前，由于肝豆状核变性的发病机制和病因尚不明确，限于检查手段和明确的实验室指标较少，我国的肝豆状核变性的研究主要集中于临床表现的归纳总结、病理分析和实验室诊断指标的确立等方面。由于这段时间我国的医疗水平有限，肝豆状核变性知识的普及水平低下，患者到医院就诊时一般症状较重，且因治疗手段较少，疗效往往不佳。这一时期肝豆状核变性患者的病死率较高。进入 80 年代以后，肝豆状核变性的相关研究加快，报道的病例日益增多。广大医务工作者逐渐开展了遗传学、病理学、临床表现、生物化学指标检测、药物治疗及肝移植手术等方面的研究，取得了较大的成果。我国的肝豆状核变性的预防、诊断及治疗状况得到了很大的改善，区域性的专病治疗中心已逐渐形成，初步建立了肝豆状核变性的防控体系。通过早发现、早诊断及早治疗，肝豆状核变性患者得到专业诊治后，常可获得和健康人一样的预期寿命和生活质量。至少有 10 000 患者得到了有效的治疗。有报道称，经过积极的药物治疗，70 岁的患者在未行肝移植的情况下，仍保持较好的生活质量。数百例肝豆状核变性患者接受了肝移植治疗，但我们离全面改善肝豆状核变性诊治情况的目标还任重道远，广大医护人员及公众对该病的认识还有待进一步提高，一些有效的治疗药物尚未引进。

我国学者曾提出卡托普利治疗肝豆状核变性，并被欧洲和印度学者引用，从排铜和保肝降低门脉压两方面，初步认为其确有一定的疗效。但与青霉胺类似，该药长期应用后也产生降低白细胞的不良反应。国内开发的一系列成熟的静脉制剂药物治疗肝豆状核变性，对临床无疑是巨大的贡献。二巯丁二酸（dimercaptosuccinic acid，DMSA）首先在中国应用，用于有严重神经症状的患者，包括早期冲击治疗和维持治疗，以及间歇冲击巩固治疗，临床均可获得满意疗效，但目前缺乏大样本循证医学证据，而且腹型或慢性重症肝炎型肝豆状核变性采用大剂量驱铜药物治疗后，会导致肝损害加重。

2021 年，中华医学会神经病学分会遗传学组发布了《中国肝豆状核变性诊治指南 2021》，指出症状前个体可单用锌剂或者联合小剂量络合剂；提醒临床医生应高度警惕血清铜蓝蛋白 <120 mg/L 的个体，以及肝酶升高且 24 小时尿铜 ≥ 40 μg 的儿童，建议进行 *ATP7B* 基因检测以明确诊断；T_2WI 的高低信号可反映铜沉积于脑部的病理生理过程，病灶可随治疗逐渐变小变浅，建议将头颅 MRI 作为监测患者疾病严重程度和治疗效果的重要手段；对于未检出高频致病基因变异的患者，进一步筛查 *ATP7B* 基因全长编码区及其侧翼序列的致病变异；强调 *ATP7B* 基因筛查对"可能肝豆状核变性"患者的重要性，弱化了肝脏穿刺检查和青霉胺负荷试验对诊断的价值，并建议取消这两项检查；指出肝移植术后患者仍应坚持低铜饮食并口服锌剂；建议将成人口服青霉胺的最大剂量由 2000 mg/d 改为 1500 mg/d，将儿童的日常维持剂量改为 250 mg/d；推荐有轻—中度肝脏损害和神经精神症状的患者使用二巯丁二酸，必要时可替代青霉胺应用于长期地维持治疗；对于备孕患者，应尽量在体内的铜排出体外后开始备孕。

中药肝豆汤等结合西药治疗本病，类似鸡尾酒疗法，中药组方中的泻下利胆、清热解毒、通腑利尿等原则，与西医关注的排铜机制基本吻合。但目前认为不能单独应用中药治疗肝豆状核变性。

第六节　未来需要解决的问题

目前虽对肝豆状核变性的病因、发病机制、诊断治疗和预防的研究较为深入（表 1-3），但仍有许多亟待解决的问题。

我国真实的发病率和患病率如何？各地域和各民族是否有不同的发病情况？如何更有效地向广大医务工作者和普通民众普及肝豆状核变性方面的知识？

除铜沉积外，是否还有其他因素是引起肝豆状核变性的主要损害？如在新生儿肝内，出现生理性的铜增高，但其肝脏并无任何病理性改变，提示肝铜增高并非引起肝豆状核变性的肝损害的唯一因素。

基因型 - 表现型的关系如何？即使在同一家族内，遗传变异相同的个体间的临床表现的差异性也较大，甚至同卵双生的双胞胎患者间的临床表现也有较大差异，可能与营养、富铜饮食等因素有关。有哪些遗传外因素影响肝豆状核变性的临床表现与治疗效果？

未来应研究出灵敏、有效、易普及的检测技术，用于早期发现症状前患者。

对症状前患者开始预防性驱铜治疗的最佳时机是什么时候？

应开展多中心、双盲对照研究，以指导如何正确使用驱铜药物。

锌剂与金属络合剂联合治疗是否能够提高疗效？

如何治疗在驱铜治疗后神经症状加重的脑型患者？除肝移植外，对晚期肝病和急性肝衰竭的患者是否有其他有效的治疗方法？

是否有其他作用机制（驱铜以外）的药物能有效地治疗肝豆状核变性？

我国的中草药资源丰富，是否可以从中提取出药理明确、有效、安全、廉价、使用方便和不良反应小的驱铜药物？应开发出更有效、不良反应更低的驱铜药物，以及减轻铜沉积引起的损害的药物。将细胞移植和基因治疗技术从实验室走向临床应用。

表 1-3　肝豆状核变性的临床和遗传性特征

肝脏表现	AST、ALT 升高，特别是 <40 岁的人群。慢性肝炎样损害，逐渐发展为肝硬化 伴有溶血性贫血的急性肝衰竭
神经系统表现	神经系统损害、行为或精神异常，伴或不伴肝病 K-F 环几乎存在于所有有神经系统症状的患者
人群分布	在所有年龄组均有发现，多见于 <40 岁的人群 见于所有种族
遗传性	常染色体隐性遗传 患病率 3/10 万 由 *ATP7B* 基因突变引起 已发现 1000 余种突变 大多数患者的基因缺陷是复合杂合子突变
治疗	D- 青霉胺和其他的铜络合剂 避免高铜饮食 锌抑制铜吸收 肝脏移植可根治肝豆状核变性

注：ALT = alanine aminotransferase（谷丙转氨酶）；AST = aspartase aminotransferase（谷草转氨酶）。

（李淑娟　李晓东　周卫东）

第二章　肝纤维化

摘要

　　肝纤维化是对肝损伤的自我修复反应，是肝损害的最终结局，如不及时预防和治疗，可导致肝硬化、肝癌和肝衰竭。肝星状细胞是形成肝纤维化的主要细胞，骨髓源性细胞和肌成纤维细胞也对肝纤维化有影响。

　　肝纤维化（liver fibrosis）是由各种因素引起的慢性肝损伤，如饮酒、非酒精性脂肪性肝炎（non-alcoholic steatohepatitis，NASH）、病毒性肝炎（乙肝和丙肝）、自身免疫性肝炎、非酒精性脂肪性肝病（non-alcoholic fatty liver disease，NAFLD）、胆汁淤积性肝病及血吸虫等。这些因素的共同效应就是慢性炎症反应。肝纤维化是由细胞外基质（extracellular matrix，ECM）合成增加、降解下降引起的。含量丰富的胶原 I 和 III 在细胞外基质沉积，引起肝实质和血管结构改变，形成纤维束（fiber scar），造成肝细胞坏死、肝功能减退，最终导致门脉高压、肝性脑病和肝衰竭，患肝细胞癌（hepatocellular carcinoma，HCC）的风险增加，引起器官功能衰竭和死亡。只要去除致病因素，早期的肝纤维化是可逆的，但到后期有结节形成并进展为肝硬化时，肝实质和血管结构发生紊乱，肝纤维化则不可逆。此时肝移植是唯一有效的治疗手段。

第一节　肝纤维化的发病机制

　　纤维化由肌成纤维细胞（myofibroblast，MF）启动引起。在损伤的肝中，活化的肌成纤维细胞是细胞外基质的主要来源，肌成纤维细胞具有收缩性、增殖性和致纤维化性，具有促进致纤维化的生长因子合成的作用。在纤维化的肝脏中，活化肝星状细胞（activated hepatic stellate cell，aHSC）是肌成纤维细胞的主要来源。内源性门脉成纤维细胞、纤维细胞、胆管周围成纤维细胞、胆管上皮细胞、骨髓源性细胞、经过上皮间质转化（epithelial-mesenchymal transition，EMT）的肝实质细胞源性肌成纤维细胞也是肌成纤维细胞的来源。不同类型的激活细胞是不同病因的肌成纤维细胞依赖的纤维化的来源：活化肝星状细胞是 CCl_4 诱导的肝纤维化模型的肌成纤维细胞的来源；门脉成纤维细胞是胆汁淤积性肝中肌成纤维细胞的来源；骨髓源性细胞是更慢性的损伤中肌成纤维细胞的主要来源。脂肪组织、胆管、小肠和肌肉也影响肝纤维化的发展。

　　在静止状态，肝星状细胞中位于肝细胞和窦状隙内皮细胞间的窦周隙（perisinusoidal space of Disse），被称为静止肝星状细胞（quiescent hepatic stellate cell，qHSC），主要负责储存维生素 A，在肝纤维化形成中也起着关键性作用。在各种肝细胞损害的作用下，肝星状细胞转换为具有收缩性、增生性和纤维源性的肌成纤维细胞，这种转换可以由氧化应激、肝细胞内凋亡小体、转化生长因子 β（transforming growth factor β，TGFβ）和浸润性免疫细胞的信号激活。肝星状细胞激活被认为是一种具有限制肝细胞损害的保护性反应。活化肝星状细胞分泌细胞外基质蛋白、组织金属蛋白酶抑制剂和基质金属蛋白酶（matrix metalloproteinase，MMP），启动了肝组织的修饰。活化肝星状细胞至少分泌了纤维化肝中的 80% 的胶原 I。抑制活化肝星状细胞是治疗肝纤维化的关键。

第二节 肝纤维化的细胞生物学基础

一、肝纤维化的影响因素

肝星状细胞的激活有 2 个重要阶段：启动和永久化。损害因素出现后，在启动阶段首先出现基因水平的变化。旁分泌刺激和损害的肝细胞产物促进早期阶段的启动，肝星状细胞的细胞内脂滴丢失，α- 平滑肌肌动蛋白（α-smooth muscle actin，α-SMA 或 ACTA2）、结蛋白（desmin，DES）和胶原 I 表达上调。持续的刺激因素导致永久化，引起各种异常细胞行为：增殖、纤维增生、固缩、基质退行性变、化学趋向性、维 A 酸缺失、细胞因子释放。这些细胞行为与细胞外基质聚集相关。细胞外基质是细胞黏附和迁移的分子支架。这些类型的细胞因子受体一般是 N- 糖基化跨膜蛋白。在纤维化中，肝星状细胞逐渐凋亡、衰老或沉寂。有数条通路和细胞 – 细胞间相互作用，与纤维化的开始和结束相关（表 2-1）。

表 2-1 肝纤维化的主要信号通路和效应因子

通路	效应因子
生长因子信号	PDGF、TGF-α、EGF、VEGF
纤维化发生信号通路	TGF-β_1
趋化因子通路	CCR5、CCR1、CXCL4、CXCL9、CXCR3
脂肪因子通路	瘦素、脂联素
神经内分泌通路	大麻素和阿片信号、甲状腺激素、5- 羟色胺

注：CCR = C–C chemokine receptor（C–C 趋化因子受体）；CXCL =CXC 趋化因子配体；CXCR =CXC 趋化因子受体；EGF = epidermal growth factor（表皮生长因子）；PDGF = platelet–derived growth factor（血小板源性生长因子）；TGF = transforming growth factor（转化生长因子）；VEGF = vascular endothelial growth factor（血管内皮生长因子）。

（一）生长因子信号

生长因子信号调节在肝星状细胞的激活中有显著的作用，主要是血小板源性生长因子（platelet-derived growth factor，PDGF）。PDGF 识别其受体，促进受体二聚体化和自我磷酸化（phosphorylation），启动细胞增生。该过程启动 Ras- 有丝分裂原 – 激活蛋白激酶通路，增加细胞内钙水平，导致蛋白激酶 C 被激活。在使用 PDGF 受体抑制剂阻断后，PDGF 信号的重要性显示出来。这可能是药物发展的潜在目标。动物模型已显示该途径在抗纤维化治疗中的应用。转化生长因子 - α（TGF-α）和表皮生长因子（epidermal growth factor，EGF）等生长因子也可刺激肝星状细胞增生。血管内皮生长因子（vascular endothelial growth factor，VEGF）识别其受体后可启动肝脏血管生成。这些生长因子促进细胞外基质修饰，导致胶原形成。

血管生成在肝脏再生中有明显作用，可促进肿瘤生成。肝星状细胞位于窦周隙，利用其收缩能力调节肝内血流。进行性肝损害导致特定区域的血管结构紊乱，引起低氧，启动血管生成。低氧环境诱导 VEGF 和 PDGF 生成，活化肝星状细胞促进 VEGF 和 PDGF 信号间的相互作用，这二者在血管生成和纤维化中起重要作用。血管活性介质一氧化氮和一氧化碳也参与这一机制。

（二）纤维化发生信号通路

在正常肝脏，胶原Ⅳ和Ⅵ存在于狄氏腔（space of Disse）。但在纤维化期间，它们被胶原 I 和胶原Ⅲ、纤连蛋白（fibronectin）替代。正常情况下 TGF-β_1 是失活的，但在激活后，通过 Smad 蛋白启动信号通路，导致胶原形成。而且，TGF-β_1 促进静止肝星状细胞转分化为分泌细胞外基质的肌成纤维细胞，称为肌成纤维细胞转分化（myofibroblastic transdifferentiation，MTD）。肝损害后，Kupffer 细胞可释放 TGF-β_1，这是瘦素信号通路启动后的下游事件。

（三）趋化因子通路

肝星状细胞表达不同的趋向因子（chemokine）受体，如 CXC 趋向因子受体（CXC chemokine receptor，CXCR）3、C-C 趋向因子受体（C-C chemokine receptor，CCR）5 和 7；趋向因子配体（chemokine ligand，CCL），如 CCL2、CCL3、CCL5、CXC 趋向因子配体（CXC chemokine ligand，CXCL）1、CXCL8、CXCL9 和 CXCL10。趋向因子是一类调节炎症的、具有化学趋向性的小分子，促进纤维化发生，细胞迁移至损害部位，使该部位的细胞增生，产生胶原和其他引起纤维化的细胞外基质成分。趋向因子受体和配体之间的相互作用引起促纤维化和抗纤维化效应。CCR5、CCR1 和 CXCL4 引起纤维化；CXCL9 和 CXCR3 间的相互作用具有抗纤维化效应。

（四）脂肪因子通路

脂肪因子（adipokine）是另一个与肝硬化相关的因子，由脂肪组织分泌。瘦素（leptin）是一个循环中的脂肪形成因子，具有促进纤维化的作用。瘦素信号通过 TGF-β_1 与纤维化相关。血液循环中的瘦素和体内的脂肪组织成一定比例，瘦素水平增加与纤维化相关。脂联素（adiponectin）具有抗纤维化作用，在肝纤维化时水平下降。

（五）神经内分泌通路

神经化学和神经营养因子与肝星状细胞和肝纤维化相关。肝损害诱导神经内分泌系统上调，激活的肝星状细胞开始表达调节大麻素（cannabinoid，CB）信号的受体。CB1 信号具有促进肝纤维化的作用，CB2 信号具有抗纤维化的作用。其他的营养因子也具有促进纤维化的作用，如阿片信号促进肝星状细胞增生和胶原生成。甲状腺激素促进肝星状细胞激活，5-羟色胺（5-hydroxytryptamine，5-HT）具有促进肝纤维化的作用。

炎症通路在肝纤维化中具有明显的作用。炎症和纤维化细胞具有正反馈作用，导致纤维化加重。自然杀伤 T（natural killer T，NKT）细胞、T 细胞、Kupffer 细胞、巨噬细胞、树突细胞和内皮细胞可激活肝星状细胞。细菌的脂多糖通过激活巨噬细胞和肝星状细胞的 Toll 样受体（Toll-like receptor，TLR）4 信号发挥促纤维化作用。Kupffer 细胞增加核因子 κ-β 活性，进而促进促炎症细胞因子的分泌。

氧化应激和凋亡细胞可诱导免疫反应。肝损害导致细胞凋亡，细胞被肝星状细胞吞噬。凋亡的肝细胞 DNA 激活肝星状细胞上的 TLR9，促进胶原生成和肝星状细胞迁移。

二、肝纤维化的可逆性

肝纤维化的可逆性是一个具有争论性的问题，较早的研究认为肝纤维化是不可逆的。最近的关于动物模型和肝硬化患者的研究表明，当致病因素消除后，肝纤维化是可逆的。随着细胞因子水平下降，通过衰老和细胞凋亡，纤维束和肌成纤维细胞消失；胶原酶活性增强，这是肝纤维化逆转启动时首先发生的反应。

肌成纤维细胞消失导致组织中金属蛋白酶抑制剂（tissue inhibitor of metalloproteinase，TIMP）水平的下降和基质金属蛋白酶活性增强，从而引起细胞外基质退行性变。基质金属蛋白酶是钙依赖酶，可特异性地使胶原和非胶原的细胞外基质底物发生退行性变。肝星状细胞分泌基底膜蛋白酶、MMP-2、MMP-9、基质分解素（stromelysin 或 MMP-3）及间质胶原酶 MMP-13。在肝脏受到损害时，金属蛋白酶抑制剂的持续产生可抑制间质胶原酶的活性，使基质沉积退化的速度下降。TIMP-1 对肝星状细胞具有抗凋亡作用，使活化肝星状细胞增加。

巨噬细胞通过产生细胞因子和趋向因子，诱导肝星状细胞转换为细胞外基质-肌成纤维细胞。在肝纤维化形成阶段，巨噬细胞具有促进作用。在肝纤维化逆转时，巨噬细胞通过产生 MMP-13，促进基质退行性变。

三、肝纤维化的衰老期

肝星状细胞处于衰老状态：不能增生；没有产生胶原的能力；产生更多的细胞因子。p53 具有限制肝纤维化发展的作用，抑制肝脏肿瘤形成。也有证据表明与衰老相关的分泌表现型肝星状细胞促进肥胖相关的肿瘤生成。肝星状细胞衰老在肝纤维化中的作用尚有待进一步研究。

四、肝纤维化中的自噬现象

自噬通过使损害的细胞器和聚集的蛋白质发生退行性变，来维持细胞内的平衡。在肝星状细胞激活时可发生自噬现象，自噬抑制可抑制肝星状细胞增生和激活。诱导肝细胞发生自噬可以治疗一些其他疾病，如抗胰蛋白酶缺乏、非酒精性脂肪性肝炎和酒精性肝病。

五、血管生成和肝纤维化

血管生成是指新的血管形成，主要由低氧引起。除了促进肿瘤生长外，血管生成对损伤组织的生长和修复以及炎性疾病的发生非常重要。由炎症引起的低氧、通过增加细胞因子和生长因子水平启动的损伤修复等，均可引起血管生成。未阻断损伤修复反应的抗血管生成治疗具有预防肝纤维化的作用。

第三节 实验性肝纤维化模型

一、肝纤维化的体内模型

（一）化学物质诱导的动物模型

腹腔内注射化学物质是一种最快的诱发肝纤维化的方法，口服或吸入等方法需花费较长时间。由于酒精是常见的慢性肝病的病因，所以酒精是常用的研究肝纤维化的化学物质。酒精诱导活化肝星状细胞、肝细胞凋亡和炎症的产生。CCl$_4$ 是一种众所周知的肝毒性物质，常用于啮齿类动物的肝纤维化和肝硬化慢性模型的制作。这种模型有效地模仿了毒物损害引起的肝硬化。CCl$_4$ 可用于腹腔内注射、口服或吸入。硫代乙酰胺（thioacetamide）类似于 CCl$_4$ 的化学物质，具有氧化损害作用，诱导活化肝星状细胞产生。二甲基亚硝铵（dimethylnitrosamine，DMN）和二乙基亚硝铵（diethylnitrosamine，DEN）具有致癌性，也有致纤维化作用，可转化为氧自由基，与核酸、脂质和蛋白质相互作用，导致细胞功能失调和细胞坏死。

（二）基于饮食的模型

在实验性动物模型中，使用某些食物可以诱导非酒精性脂肪性肝病进展为非酒精性脂肪性肝炎，但其病理学表现并不完全类似人类。蛋氨酸 - 胆碱缺乏（methionine and choline deficient，MCD）饮食可用于非酒精性脂肪性肝炎的研究，但这种模型类似于高胆固醇饮食的模型，未考虑肥胖和胰岛素抵抗的问题。高脂（high fat，HF）饮食可诱导胰岛素抵抗和体重增加，可克服蛋氨酸 - 胆碱缺乏饮食的缺点。高脂饮食模型与人非酒精性脂肪性肝炎高度类似，但需较长时间形成。胆碱缺乏 -L- 氨基酸限定的饮食类似于蛋氨酸 - 胆碱缺乏饮食，但可诱导肥胖和胰岛素抵抗。该模型促进纤维化相关的肝肿瘤的形成，对非酒精性脂肪性肝病、非酒精性脂肪和肝细胞癌的研究是极其重要的。

（三）基于外科手术的模型

胆管结扎术（bile duct ligation，BDL）是最常见的诱导胆汁淤积纤维化的外科手术。胆管压力增加后导致炎症和细胞因子分泌，引起肝脏损害。胆管结扎术的适用性和重复性不高，仅限于短期的胆汁淤积的肝纤维化的研究。

（四）遗传修饰的模型

遗传修饰的动物模型在肝纤维化的研究中各有优缺点。研究者可使用这种模型研究与肝纤维化相关的特异的蛋白质和信号通路，但这种动物模型的形成必须有第二种刺激的参与。在多药抵抗相关蛋白 2 缺乏（multidrug resistance-associated protein 2-deficient，Mdr$^{-/-}$）小鼠中，可见大量的肝细胞坏死、门脉周围炎症、高度类似胆管炎的表型、胆管周围炎症。这种小鼠在 4 ~ 8 周发展为胆汁性纤维化，在 4 ~ 6 个月发展为肝细胞癌。Alms1$^{foz/foz}$Fat 突变的 Aussie 小鼠也是一种遗传修饰的肝纤维化动物模型，饮食和遗传修饰在模型的形成中都起到一定作用。

这些动物模型可用于非酒精性脂肪性肝病进展为非酒精性脂肪性肝炎的研究。

（五）基于感染的模型

在人类中，肝炎病毒可诱导纤维化，但在啮齿类动物中并非如此。遗传修饰的动物模型可在白蛋白启动子控制下，表达 HBV 包膜编码区。该动物模型常被用于肝炎的研究。基于寄生虫感染的转染 HBV 质粒的免疫缺陷小鼠动物模型也有类似作用。所有这些基于感染的模型可增加细胞因子水平，激活肝星状细胞和肝纤维化。

二、肝纤维化的体外模型

虽然体内模型更能反映实际的肝脏环境，体外模型也频繁地用于肝脏研究中，从肝脏中提取的原代肝星状细胞是个很好的模型，但分离后这些细胞的存活率低是一个常见的问题。而且肝星状细胞仅在被包埋于培养皿中才能被激活，这不能反映肝纤维化的真实机制。由于肝星状细胞在培养时，易被其他类型的肝细胞污染，很难获取纯净的肝星状细胞。虽然易于获取和无限传代的细胞株可替代原代细胞，但其不能反映真实的体内肝脏环境。

第四节　抗纤维化治疗

虽然许多药物在体外和动物模型中显示有抗纤维化效应，但在临床上均无效。aHSC 是肝纤维化中关键细胞，几个与肝星状细胞激活相关的因子是潜在的治疗目标。

一、肝纤维化治疗的位点

（一）肝纤维化中的关键分子

IL-30 在 aHSC 和 NKT 细胞间，通过诱导自然杀伤组 2D（natural killer group 2D，NKG2D）/核糖核酸输出 1（ribonucleic acid export 1，Rae1）的交流，减轻肝纤维化。IL-30 促进肝 NKT 细胞表面 MKG2D 的表达，增强对活化肝星状细胞的细胞毒性，从而抑制肝纤维化（图 2-1）。

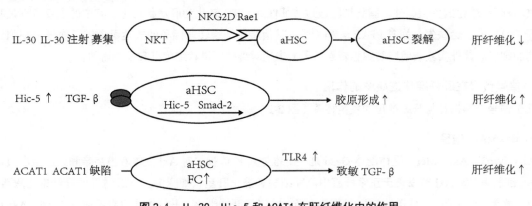

图 2-1　IL-30、Hic-5 和 ACAT1 在肝纤维化中的作用

过氧化氢诱导的克隆 5（hydrogen peroxide inducible clone-5，Hic-5）是一个 $TGF-\beta_1$ 诱导的局部黏附蛋白，促进细胞增生和细胞外基质生成。Hic-5 与血管恢复和重建有关。近来的研究表明 Hic-5 下调活化肝星状细胞中 Smad7，增强 $TGF-\beta$ 诱导的 Smad2 磷酸化，从而减轻肝纤维化。Hic-5 是新的治疗靶点。

$TGF-\beta_1$ 参与所有器官的纤维化。全面抑制 $TGF-\beta_1$ 可增加炎症反应。靶向 $TGF-\beta_1$ 激活的某些步骤可降低肝脏的纤维化反应。整合素（integrin）和结缔组织生长因子在 $TGF-\beta_1$ 的释放和激活中起重要作用，是靶向 $TGF-\beta_1$ 途径的候选目标。CB1 失活可降低实验性肝硬化。但 CB1 拮抗剂的不良反应较明显。抗氧化剂也可降低肝纤维化。由于人类和实验动物之间的差异性，在人体肝硬化中，抗氧化剂效应比预期的更加复杂，尚需进一步研究。

乙酰辅酶 A：胆固醇乙酰转移酶（acyl-coenzyme A:cholesterol acyltransferase，ACAT）由同工酶 ACAT1 和 ACAT2 组成，催化游离胆固醇（free cholesterol，FC）转化为胆固醇酯（cholesteryl ester）。游离胆固醇聚集通过促进 TLR4 信号转导，致敏 TGF-β，调节肝星状细胞激活和肝纤维化形成。

（二）调节性 CD4⁺T 细胞

调节性 T（regulatory T，Treg）细胞通过调节 NK 细胞和活化肝星状细胞间的相互作用，从而调节 HCV 依赖性肝纤维化。Treg 细胞以细胞接触依赖方式减少 NK 细胞对肝星状细胞的活性，通过分泌可溶性 IL-8 和（或）TGF-β₁ 下调 HSC 上 NKT 激活的配体。这种机制可能也存在于其他病因引起的肝纤维化中。尚需进一步的研究证实这一假说。

（三）巨噬细胞

由于巨噬细胞在肝纤维化形成和退行性变中的中心地位，在啮齿类动物中靶向巨噬细胞的募集是一个有用的治疗途径。巨噬细胞可分为 2 类，即经典型（M1）和变异型（M2），在肝纤维化的进展和缓解中起着双重作用。M1 产生炎症因子，M2 调节炎症反应和组织修复。M1 和 M2 间的平衡调节肝纤维化的进展和缓解。在肝损害的早期阶段，骨髓源性单核细胞被大量募集至肝脏，分化为炎性巨噬细胞（大多数为 M1），产生炎症前和纤维化前细胞因子，促进炎症反应和肝星状细胞激活。随后募集来的巨噬细胞中大多数为分泌基质金属蛋白酶的 M2，具有使细胞外基质退行性变的作用，促进纤维化缓解。

（四）N- 葡糖胺转移酶 V

细胞表面蛋白细胞因子受体的 N- 糖基化、整合素和钙黏着糖蛋白（cadherin）与 N- 葡糖胺转移酶 V（N-acetyl glucosaminyltransferase V，GnT- V）有关。敲除 GnT- V 可抑制细胞迁移。阻断 GnT- V 是治疗纤维化的可行途径。但改变 GnT- V 的表达可调节多种细胞因子信号途径，导致肿瘤浸润和转移，其在肝纤维化治疗中的作用尚有争议。

（五）HSC 转分化（MTD）

MTD 是肝纤维化的关键事件。脂肪细胞通过特征性的 MTD 转化为肝星状细胞，其中的主要事件是脂肪细胞调节子 PPARγ 表达缺失。恢复 PPARγ 和（或）其他脂肪细胞转录因子的表达可逆转肌成纤维细胞性星状细胞为脂肪细胞。体外实验表明脂肪细胞转录因子的表达对维持肝星状细胞沉寂是必需的。

二、信号传导在肝纤维化进展中的作用

有几个信号传导途径与肝纤维化的发生相关（图 2-2）。

（一）Gas6/Axl 途径

TAM（Tyro3、Axl、Mer）受体配体 Gas6 是一个维生素 K 依赖的对 Axl 受体有极高亲和力的蛋白质，主要由 Kupffer 细胞表达。Axl 被发现于正常肝脏中巨噬细胞和静止肝星状细胞中。CCl₄ 诱导的肝纤维化激活 Gas6/Axl 途径，激活星状细胞。Axl 敲除破坏了这条途径，减轻了肝纤维化。肝纤维化患者的血清 Gas6、Axl 水平增高。靶向 Axl 的治疗可能是一个潜在的治疗肝纤维化的方法。

（二）TGF-β/Smad 途径

TGF-β 通过过度产生 I 型胶原，调节细胞外基质代谢和组织纤维化。TGF-β/Smad 途径在肝纤维化的进展中起重要作用。TGF-β₁ 与 I 和 II 型受体结合诱导 Smad2/3 磷酸化及其与 Smad4 的相互作用。Smad2/3/4 复合物被转导至核内，诱导纤维化基因表达，即 I 型胶原。Smad7 可阻断 TGF-β 信号传导，如与抑制相互作用依赖的 Smad2 激活的 TGF-β₁ 的 I 型受体结合，与其他的效应因子共同诱导 TGF-β₁ 的 I 型受体退行性变，调节影响 TGF-β 诱导的凋亡的 Wnt/β- 连环蛋白（catenin）途径。抑制 Smad7 增强 TGF-β 途径。肝豆状核变性患

者发生骨质疏松可能与连环蛋白信号途径异常相关。

（三）Wnt 途径

脊椎动物的 Wnt 信号途径是一种同源基因 Wnt 蛋白参与细胞增生、极化和分化的调节途径。在人类纤维化疾病（如肺纤维化、肾纤维化、肝纤维化）中，Wnt 信号起着关键性作用。使用共受体拮抗剂 Dickkopf-2（DKK2）可阻断 Wnt 信号途径，恢复过氧化物酶增殖激活受体 γ（peroxisome proliferator activated receptor γ，PPAR γ）表达和肝星状细胞分化。这可能是新的治疗肝纤维化的途径。

1. Gas/Axl 信号途径

慢性损害 $\longrightarrow$ qHSC 上的 Axl 和 Gas 结合 $\longrightarrow$ aHSC $\longrightarrow$ 胶原↑

2. TGF-β/Smad 信号途径

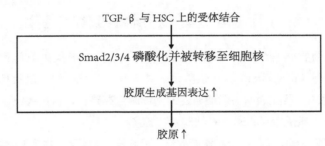

3. Wnt 信号途径

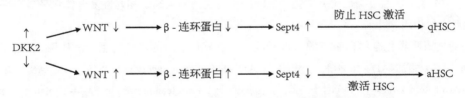

图 2-2 Gas/Axl、TGF-β/Smad、Wnt 途径在肝纤维化进展中的作用

异常 Wnt/β-连环蛋白途径影响纤维化疾病的进展。Wnt 由进化上保守的分泌脂质修饰的糖蛋白家族组成：抑蛋白（necdin）-Wnt、非经典型（非 β-连环蛋白依赖）、经典型（β-连环蛋白依赖）。在抑蛋白-Wnt 途径，HSC 激活和分化需要下调 PPAR γ。抑蛋白是一个黑色素瘤抗原家族蛋白，主要在 aHSC 表达，促进肌源性和神经源性分化，抑制脂肪形成。抑蛋白沉寂使 PPAR γ 调节的 Wnt 途径抑制，防止 HSC 激活。在经典途径，Wnt 结合至细胞表面受体，转导 β-连环蛋白至核内，与 T 细胞因子（T cell factor，TCF）/淋巴增强子结合因子（lymphoid enhancer-binding factor，LEF）启动子结合，诱导发挥生物学效应的基因表达。在非经典途径，主要通过非 β-连环蛋白依赖细胞极性和非经典 Wnt/Ca^{2+} 途径进行。DKK2 结合 Sept4（一个在 qHSC 上表达的细胞骨架 septin 的亚单位），与 HSC 激活相关，从而调节肝纤维化。在原代培养的 HSC 中，DKK2 表达较高。在 CCl_4 诱导肝纤维化的小鼠模型中，如 Sept 不表达，DKK2 表达则下降。在 qHSC 上 DKK2 的高表达抑制 Wnt，抑制下游的 β-连环蛋白信号。因此，抑制 Wnt 信号途径，Sept4 表达增加，防止 HSC 激活。

（四）HAb18G/CD147

HAb18G/CD147 由 TGF-β_1 刺激后诱导，在窦周 aHSC 上高度表达，与 α-SMA 共存。在 LX-2 细胞内瞬时转染 CD147 导致编码 α-SMA、TIMP-1、α_1（Ⅰ）胶原和 TGF-β_1 表达增加。相反，MMP-13 和 MMP-2 水平明显降低，说明 HAb18G/CD147 启动肝星状细胞激活。靶向 HAb18G/CD147 的抗体阻断肝星状细胞激活，抑制肝纤维化。

（五）肝纤维化中的 microRNA 和肝星状细胞

microRNA（miRNA）在肝纤维化中起着多重作用，包括肝星状细胞激活、增生和细胞外基质蛋白质的产生。在肝纤维化的小鼠模型中，*miR-199a*、反义 *miR-199a*、*miR-200a* 和 *miR-200b* 表达上调。相反，与静止肝星状细胞相比，活化肝星状细胞中的 *miR-29* 家族表达下调。

在肝纤维化的肝星状细胞中，*miR-133a* 表达下调，但在原代鼠类肝星状细胞中过表达，导致胶原表达下降。在 aHSC 和纤维化的肝组织中，CCl_4 诱导的 *miR-122* 表达明显降低。细胞实验表明 *miR-133a* 过度表达抑制 LX2 和原代鼠类肝星状细胞增生，防止肝纤维化进展。通过靶向 Bcl-2 和半胱氨酰天冬氨酸特异性蛋白酶（cysteinyl aspartate specific proteinase，caspase）信号瀑布，*miR-15b* 和 *miR-16* 促进静止肝星状细胞凋亡。

第五节　有希望治疗肝纤维化的药物

临床常用的抗纤维化药物是乌索酸（ursolic acid，UA）、24- 去甲熊去氧胆酸（24-nor-ursodeoxycholic acid，norUDCA）、白藜芦醇（resveratol）。乌索酸是一种五环三萜化合物，具有广泛的药理活性，存在于许多可食用水果和药用植物中。研究表明乌索酸通过抑制细胞生存路径，通过线粒体跨膜转移（mitochondrial permeability transition，MPT）激活 caspases，诱导肝星状细胞凋亡。

来源于胆酸的 24- 去甲熊去氧胆酸是一个有希望的治疗肝纤维化的药物，在实验动物中可限制 T 细胞增生、血清 IL-13 和 IL-14 水平。通过降低树突细胞和巨噬细胞的主要 II 类组织相容性复合体水平，24- 去甲熊去氧胆酸发挥抗炎性反应的作用。

天然的多酚类黄酮类化合物白藜芦醇有包括抗炎、抗氧化在内的广泛的生物学作用。白藜芦醇通过类似热量限制的作用，激活 NAD^+- 依赖脱乙酰酶（NAD^+-dependent deacetylase，SIRT1）、AMP- 激活蛋白激酶（AMP-activated protein kinase）、核因子红系 -2 相关因子 2（nuclear factor erythroid-2 related factor 2），减轻肥胖相关的并发症。氧化损害和炎症与肝星状细胞激活密切相关。

肝纤维化是一个动态过程，但靶向某一特定环节可能尚不足以诱导其逆转。靶向与肝纤维化相关的中心成分的联合治疗是重要的，如细胞外基质和某些类型的细胞。但在未来的研究中，不能忽视联合治疗的毒不良反应。

（李晓东）

第三章　基底神经节的功能

摘要

　　不随意运动性疾病是由基底神经节、小脑的功能失调引起。基底神经节是一群大脑深部的皮层下结构，通过形成各种复杂的环路，控制运动形成和学习等相关活动，也参与边缘系统和联络功能。未来应进一步研究与运动性疾病相关的基底神经节区神经元活动的调节机制。通过药物、外科手术和神经康复手段对该部位的疾病进行干预。

　　基底神经节（basal ganglia，BG）是锥体外系的中转站，也是肝豆状核变性病最易侵犯的中枢神经系统的部位，除了各核之间有相互密切的联络纤维外，与大脑皮质、丘脑、小脑、脊髓也有广泛的联系。通过对基底神经节的研究，有助于了解肝豆状核变性的发病机制，发现新的治疗途径。

第一节　基底神经节的解剖与生理学

一、基底神经节的解剖

　　基底神经节位于大脑深部的皮层下结构，主要功能是运动控制和运动学习，可由疾病或外伤引起功能异常，临床表现包括舞蹈、投掷、手足徐动、肌张力障碍及帕金森病的随意动作或自然执行困难等。在20世纪上半叶，已建立了这些症状与基底神经节的关系，通过基底神经节的运动通路被称为锥体外系。通过神经生理学、神经病理学、单神经元记录及各种神经成像技术，包括计算机断层扫描术、磁共振成像、单光子发射计算机断层扫描和正电子发射断层扫描等，研究基底神经节症状的神经元机制。在中枢神经系统的早期解剖定义中，基底神经节包括位于大脑深部的尾状核、壳核、苍白球（globus pallidus，GP）。后来丘脑被从基底神经节中移除。由于间脑的丘脑底核和中脑的黑质（substantia nigra，SN）与苍白球有密切联系。根据大体外观，尾状核和豆状核组成纹状体。豆状核由壳核和苍白球组成。尾状核和壳核的组织结构类似，在发生学上较新，故合称为新纹状体；苍白球在发生学上较古老，故称为旧纹状体（图3-1）。

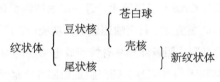

图3-1　纹状体的组成

　　基底神经节的核分为输入、输出和中间核。输入核包括纹状体、伏核（nucleus accumbens）和嗅结节（olfactory tubercle），接收3个来源的投射纤维：大脑皮层、丘脑和中脑黑质。从对猴的研究中发现，大脑皮层有到纹状体的投射，投射纤维的空间结构按躯体感觉和运动区域排列。大脑皮层投射纤维至壳核和尾状核。丘脑的中央中（centro-median，CM）核和旁正中（parafascicular，PF）核投射纤维至纹状体。黑质到纹状体的纤维是帕金森病的发病部位。从前庭内、外侧核到丘脑中央中核的投射纤维与姿势反射和平衡有关。输出核包括苍白球的内侧部位（internal part of the globus pallidus，GPi）、黑质网状部分（substantia nigra pars reticulata，SNr），投射纤维至丘脑，再至皮层，形成皮层 – 基底神经节 – 丘脑 – 皮层环路。中间核包括其余的所有核，如苍白球的外侧部分（globus pallidus externa，GPe）、丘脑底核（subthalamic nucleus，STN）和黑质致密部（substantia nigra pars compacta，SNc）。

（一）基底神经节输入：纹状体

新纹状体含有 2 个不同类型的神经元：投射神经元，也被称为中等大小的刺状神经元（medium sized spiny neurons，MSNs）；中间神经元。MSNs 含有 90% 的新纹状体的神经元，是 GABA 能抑制神经元，接受兴奋性皮质传出信号，也接受来自 SNc 的调节性多巴胺传入信号。根据接收信号的多巴胺能受体不同，多巴胺能输入信号起不同的作用。投射 GPi 和 SNr 的 MSNs 含有多巴胺受体亚型 1（D1 受体），激活腺苷酸环化酶（adenylcyclase）信号，形成直接通路（新纹状体 -GPi 和 SNr）。支配 GPe 的 MSNs 表达多巴胺受体亚型 2（D2 受体），通过 G-蛋白信号抑制细胞内腺苷酸环化酶，形成间接通路（新纹状体 -GPe-STN-GPi 和 SNr）（图 3-2）。

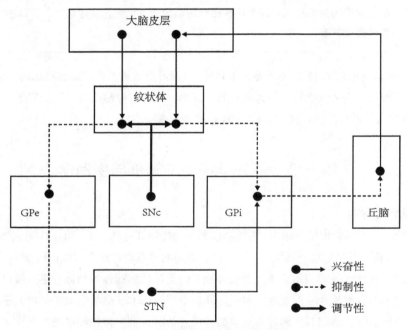

图 3-2　基底神经节的兴奋性和抑制性途径

直接通路的 MSNs 表达脑啡肽（enkephalin），间接通路的 MSNs 表达 P 物质和强啡肽（dynorphin）。这些阿片样肽可能与调节多巴胺能输入至新纹状体途径相关。

大约 10% 的新纹状体神经元是中间神经元。相对于 MSNs，中间神经元具有平滑的树突，其大多数的神经递质是乙酰胆碱。其余的中间神经元是 GABA 能神经元，进一步根据组织化学染色结果分为 3 类：含有钙结合蛋白 - 小清蛋白（parvalbumin）的 GABA 能亚型，具有快速放电的功能；含有钙结合蛋白 - 钙网膜蛋白（calretinin）的亚型；将一氧化氮作为神经递质的亚型。胆碱能和具有快速放电功能的 GABA 能中间神经元调节 MSNs 的活性，它们本身被来自 SNc 的多巴胺能输入信号调节。钙网膜蛋白阳性神经元和一氧化氮能中间神经元调节其他类型的中间神经元，这种复杂的纹状体内环路为直接和间接通路间的相互作用提供了解剖基础。

（二）基底神经节输入：伏核和嗅结节

伏核和嗅结节的解剖结构类似于纹状体，被认为是纹状体腹部的延伸，接受来自边缘系统的输入信号，其多巴胺能来自中脑边缘的多巴胺系统。边缘 - 基底神经节区与奖赏学习和成瘾相关。

（三）纹状体的结构：纹状质和基质

免疫组化染色证实纹状体有 2 个明确的解剖部位：纹状质（striosome）和基质。纹状质的乙酰胆碱酯酶呈弱阳性，脑啡肽、P 物质、GABA 和神经紧张肽（neurotensin）呈强阳性。基质的乙酰胆碱酯酶呈强阳性，小清蛋白和钙结合蛋白呈阳性。MSN 树突广泛分叉，但仅限于自身的解剖区带：纹状质的 MSN 树突从不进入基质，反之亦然。

（四）纹状体传入和传出的联系

感觉和运动皮层、相应的丘脑和来自背侧 SNc 的多巴胺能神经元都靶向纹状体的基质。皮质的边缘区、杏仁核基底侧、腹侧 SNc 大多靶向纹状质。这些分离的途径提示运动和来自边缘系统的认知功能是分离的，在纹状体它们又有功能上的相互作用。在基质内，皮质纹状体输入纤维按形态进行排列，其中谷氨酸能神经元表达谷氨酸转运体同种型 1，丘脑皮质途径的谷氨酸能神经元表达谷氨酸转运体同种型 2。也有一些例外：腹侧的丘脑核和相关的丘脑核共表达谷氨酸转运体同种型 1 和 2，仅板内侧和中线丘脑核单独表达谷氨酸转运体同种型 2。杏仁核投射谷氨酸能入纹状质。很早就认识到从中缝背核至纹状体是 5- 羟色胺能输入，它们最近被发现与帕金森病时左旋多巴所致的运动障碍有关。

SNc 提供大量而丰富的黑质纹状体的多巴胺能输入至纹状体基质，支配表达 D1 和 D2 受体的 MSNs。多巴胺能输入在 D1 受体 MSNs（直接通路的起点）是兴奋性的，在 D2 受体 MSNs（间接通路的起点）是抑制性的。这是经典基底神经节模式的基础：多巴胺能输入兴奋直接通路，抑制间接通路。腹侧 SNc 参与中脑 – 纹状体和中脑 – 边缘系统到腹侧纹状体的多巴胺能的投射，主要投射至纹状质。D1 受体 MSNs 输出至 GPi 和 SNr（直接通路），D2 受体 MSNs 输出至 GPe（间接通路）。2 条通路存在一定程度的交流，如 MSNs 轴突至 GPi，SNr 至 GPe。

（五）基底神经节输出核：GPi 和 SNr

GPi 和 SNr 是基底神经节的输出核，有类似的免疫组化结构。这两种细胞由活性 GABA 能神经元组成，对它们的输出核具有持续的抑制作用，如丘脑和脑干的核团（包括脑桥脚核和上丘）。GPi 投射至丘脑的腹前核（ventral anterior nucleus，VA）。GPi 和 SNr 也在丘脑的板内核（正中央核和束旁核）有互相连接。GPi 经 2 条途径至丘脑的腹前核和板内核：来自外侧 GPi 的豆状襻（ansa lenticularis）和外侧 GPi 的豆核束（lenticular fasciculus）。

GPi 和 SNr 的抑制性输入来自作为直接通路的表达 GABA 能 D1 受体的纹状体 MSNs，降低了基底神经节的抑制性输出。GPi 和 SNr 的兴奋性输入来自作为间接通路的位于 STN 表达 vGlut-2[31] 的谷氨酸能神经元，增加了基底神经节的抑制性输出。

（六）基底神经节中间核：STN、GPe、SNc

GPe 是间接通路上独特的结构，接受来自表达 D2 受体的纹状体 MSNs 的抑制性 GABA 能投射。GPe 神经元通过 GABA 能抑制 STN 神经元；作为间接通路，接受来自 STN 表达 vGlut-231 的谷氨酸能神经元的投射。GPe 也接受少量来自丘脑板内核的谷氨酸能投射。

STN 是深部脑刺激治疗帕金森病的主要位点。传统上认为 STN 是间接通路的一部分，GPe 到 STN 是 GABA 能投射，STN 到所有基底神经节的输出核均是谷氨酸能投射。STN 的主要输入并不经过基底神经节输入核，而是直接来自运动、运动前和额叶皮层的谷氨酸投射。STN 可调节快速的皮层激活抑制性基底神经节输出。STN 接受来自双侧的丘脑板内核的谷氨酸投射。STN 传出至同侧的 GPi、GPe 和丘脑核。

SNc 位于中脑，是基底神经节的多巴胺能调节的来源。其神经元含有酪氨酸羟化酶和多巴胺前体——神经黑色素（neuromelanin），后者是 SNc 的黑色部分。中脑不同的多巴胺能神经元靶向不同的脑结构：腹侧被盖区的多巴胺能神经元靶向伏核，参与奖励过程；位于 SNc 和红核后区域的多巴胺能神经元靶向纹状体，与运动控制相关。SNc 的多巴胺能神经元缺失导致 α- 突触核蛋白（synuclein）聚集，与帕金森病的运动障碍相关。

二、基底神经节的环路和生理学

如前所述，皮层 - 基底神经节 - 丘脑 - 皮层间的环路分为直接通路和间接通路。直接通路是皮层激活 D1 纹状体 MSNs，抑制了输出核 GPi 和 SNr，导致丘脑皮层环路去抑制，从基底神经节抑制中释放出来，促进了相关运动。通过 D1 纹状体 MSNs，来自 SNc 的多巴胺能促进同样的去抑制。间接通路是皮层的神经元信息传递至 D2 纹状体 MSNs，在投射至输出核 GPi 和 SNr 前，经过中间抑制神经元 GPe/STN 的作用，导致丘脑皮层环被抑制，从而阻止了相关的运动。多巴胺通过 D2 受体，取消了总体的抑制作用。

因此，基底神经节是控制运动的中心。通过间接通路，每一个运动计划抑制其他的竞争性运动计划；通过直接通路，每一个运动计划促进它自身的丘脑皮层环。多巴胺促进直接通路和间接通路间竞争的快速解决，但倾向于直接通路。多巴胺缺失导致间接通路的过度活动，STN 活性增强，基底神经节的抑制性输出增强。表现不同行为的直接通路的阶段性去抑制难以克服病理上的抑制，导致运动不能或运动迟缓。相反的情况见于运动过度性疾病，如舞蹈症、投掷症和多巴胺诱导运动障碍。直接通路的过度激活导致丘脑皮层环的抑制减少，使相互冲突的运动计划支配效应器。

有关眼球运动、执行功能和情绪调节的皮层也参与调节基底神经节环路的功能。纹状体背部 - 基底神经节环主要与运动前、运动皮质相联系，包括伏核的纹状体腹侧与扣带和眶额皮质相联系，与基底神经节的边缘环路相关；纹状体的中间部分与前额皮质和眶额皮质相联系，与基底神经节的各种环路相关。边缘和相关基底神经节环路的多巴胺支配来自腹侧被盖区，多巴胺也输入至前额皮质。

以上经典模式已经解释了实验动物、灵长类和人类的实验结果，也有一些矛盾之处。如切除基底神经节的抑制性输出核后，运动应被兴奋。但在帕金森病中，苍白球切除却不导致不自主运动，而是减轻了被称为运动障碍（dyskinesias）的不自主过度运动。另一个矛盾的例子是破坏 STN、GPi，并没有恶化帕金森病患者的症状，而是改善了症状。帕金森病的核心症状如震颤和僵硬，也不能通过经典模式得到解释。

随着新的解剖联系及其意义被阐明，经典的基底神经节模式也在变化。例如，在极度冲突的情况下，正确的运动不易被选择，STN 的选择速度减慢，这为选择更合理的运动提供了时间，此时若 STN 缺陷，则导致冲动的决定。

另一个基底神经节模式的变化是基底核间有交互作用，如抑制性 GPe 与 STN 联系，也接受 STN 的兴奋性反馈，这种相互作用形成一种起搏器，产生低频振动，其节律在类似帕金森病的低多巴胺的情况下得到病理性的强化。基底神经节到脑干的核（如上丘、下丘、脑桥脚核和网状核）的联系可帮助这些种系发生上较老的结构进行动作计划和运动学习，基底神经节和皮层也存在类似的联系。基底神经节和小脑间的联系与认知和联想相关。

皮层 – 基底神经节 – 丘脑 – 皮层环路与其他运动相关环路有联系，如小脑。皮层、基底神经节和小脑与3 种运动和行为学习相关：无监督式学习、强化学习和监督式学习。基底神经节和小脑的功能是独立而互补的。小脑接收来自不同皮层的输入，输出至运动皮层和丘脑核，说明小脑参与运动和非运动功能。STN 通过中脑核与小脑的运动和非运动区联系。基底神经节发生病变时，小脑的代谢增强。灵长类动物基底神经节和小脑存在直接的联系。每一个中心可代偿另一个中心的功能损害。

第二节 基底神经节的功能

基底神经节是随意运动的中心。人类随意运动最终的输出位置是皮层运动区（Brodmann 4 区），包括运动相关皮层在内的环路有运动前区、辅助运动区 - 基底神经节 - 丘脑和相关皮层，共同管理随意运动的选择、决定和执行。

一、信息的选择和运动模式的决定

基底神经节接受来自整个大脑皮层的躯体特定区的投射，特别是额叶、边缘系统、感觉相关区域（特别是视觉）。基底神经节接受丘脑中央部分（中央中核和束旁核）的投射。信息在基底神经节内加工后，最终的输出通过苍白球到运动相关的皮层、额叶、边缘系统和脑干，特别是脑桥脚核（pedunculo-pontine nucleus，PPN）。

基底神经节的主要功能是运动、姿势的选择和执行。苍白球到丘脑-皮层系统的主要活动是张力性抑制（tonic inhibition）和时相性去抑制（phasic disinhibition）。各种将被执行的有潜伏期的运动模式受张力性抑制控制，一个运动模式被去抑制后，被释放出来，导致运动执行。去抑制的优势是快速。

随意运动模式在大脑皮层修复。运动模式的修复主要通过基底神经节和小脑的活动（学习种系发生、练习和经验）获得。基底神经节和小脑参与运动的选择和执行。基底神经节的功能类似于海马在记忆的恢复和复制中的作用。

二、大脑的系统发育

大脑的系统发育是分阶段的。最基础的反射是哺乳动物中的局部反射，如脊髓反射；第二层次是长潜伏期反射，其通路包括脊髓－脑干－脊髓，参与呼吸等功能，是无意识的和动物样的反应；第三层次是随意运动系统，包括基底神经节、小脑和运动皮层区。随意运动的神经元通路为额叶－皮质或边缘系统－基底神经节和小脑－丘脑－运动相关皮层。随意运动包括简单的或复杂的、短程的或长程的、习惯性的或新的运动。

三、运动模式和基底神经节

（一）简单的、快速的运动不需要基底神经节

在帕金森病的早中期，类似于按钮扣、由光或声引起的手指屈伸等动作是正常的。在晚期，即使简单的动作也有延迟。如提前予以警示，可改善反应时间。警示的意义在于促进注意、提供检查时间和激活额叶。简单反应的时间是 250 ~ 400 ms。与基底神经节活动相关的运动前皮层电潜伏期长于这个时间。

简单反射样的目的运动，如抓住一个突然扔过来的球，具有严重运动迟缓的帕金森患者可发生迅速的反应。基底神经节的主要运动功能是在竞争的基础上选择合适的运动模式。简单反射样运动的通路不包含基底神经节。

（二）静息是一种活性神经元加工的过程

在清醒状态保持静息需要神经系统的活性加工。无论是有意识还是无意识，静息都是一种快速的目的运动的预备状态。在清醒状态下，骨骼肌（特别是躯干肌）通过姿势反射处于活性状态。

稳定不动的站立姿势需要深感觉和前庭反射来维持。姿势反射的紊乱和（或）前庭功能失调可引起不平衡或肌张力障碍。深感觉和振动觉丧失后，手臂和（或）手指的不自主运动称为假性手足徐动（pseudoathetosis）。

静息时的舞蹈、投掷等无目的运动是基底神经节受损后的释放现象。

（三）随意运动通过各种环路发生；代偿和可塑性的意义

在一个试验中发现，训练过的猴子即使被破坏了苍白球，也可完成相应的运动（快或慢的运动），但如果同时阻断视觉，则不能完成相应的运动。说明训练过的猴子即使被破坏了苍白球，经过视觉信息加工后，也可完成相应的运动。

对外界刺激产生运动反应的各种神经元环路见图 3-3。对于慢性基底神经节疾病，如帕金森病，缓慢进行的病程允许通过代偿和可塑性，对习得的日常生活活动重建神经元环路。皮层－中脑－小脑－丘脑－皮层环路、脑－丘脑－基底神经节环路可能起重要作用。

总之，基底神经节的基本功能是：通过感觉反馈，连续地识别基本运动模式，产生一系列储存在大脑皮层的有目的的行为。

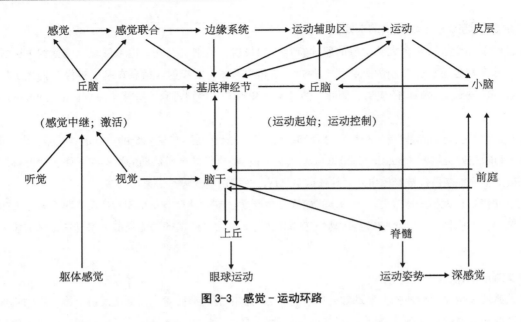

图 3-3 感觉 – 运动环路

第三节 随意运动疾病——运动不能和运动迟缓

一、历史

缓慢和自然及随意运动缺乏是帕金森病的特征性运动表现。1925 年，Wilson 认为纹状体病变的特点为：小碎步；运动的起始、执行和终止延迟；少动。1967 年，Martin 将运动不能描述为纹状体疾病的阴性症状。1977 年，Walton 将运动启动困难称为运动不能（akinesia），将运动执行缓慢称为运动迟缓（bradykinesia）。

根据病理生理学研究，运动不能是指自然和随意运动缺乏；运动迟缓是指由于运动的起始和执行困难，目的运动笨拙和困难。帕金森病的运动不能是自然运动的缺乏，如面部表情或转身时的自然姿势。这些症状不适合进行实验研究，发生机制未明。运动迟缓相对易于研究：通过"反应时间"描述简单运动起始延迟；通过"运动时间"延长描述动作执行缓慢。

二、动作迟缓的机制

在自然运动和对外界刺激的反应中均可观察到动作迟缓。引起帕金森病患者动作迟缓的原因见表 3-1。

表 3-1 动作迟缓的影响因素

反应时间延迟	运动时间延长
注意力不良	肌肉僵硬
转移能力紊乱	易疲劳
执行能力紊乱	肌力下降
视觉信息加工延迟	输出控制干扰
延迟反应干扰（响应标准维护过程中的干扰）	运动模式转换困难
去抑制异常	运动终止困难
初始运动输出减少	冻结：运动节律紊乱

对外界刺激的运动反应的神经元加工过程见图 3-4。神经元加工包括感觉刺激的获取、感觉的识别和解释、中央加工后运动的选择、运动指令和运动反应。

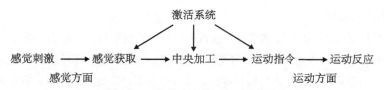

图 3-4　对外界刺激运动反应的神经元加工模式

（一）弹道运动（ballistic movement）输出量的降低

帕金森病患者在简单快速运动时，第一输出强度不能达标，称为运动范围不足（hypometria），相对的是小脑性共济失调运动范围过度（hypermetria）。在正常个体，第一输出可精确达标，称为脉冲步模式（pulse step model）。而帕金森病患者是逐步达标，导致运动时间延长。

对于快速眼动，在帕金森病患者中，通过短的扫视累积起来达到目标。需要手 - 眼联动的任务进一步延长了运动和反应时间。

（二）运动间的转换

帕金森病患者除了手眼联动协调的紊乱外，使用不同肌肉的运动模式间的转换也需要更长的时间。每一个动作起始和终止均有延迟。

（三）节律紊乱

在帕金森病，类似于步态，上肢也有冻结现象。在刷牙等重复运动中，与静息性震颤相同频率的 4 ～ 5 Hz 的肌肉节律性收缩可引起冻结。

在人类的随意运动中，节律是重要的。根据运动情况，正常人的运动节律是 0 ～ 8 Hz。在帕金森病或小脑性共济失调，快速运动被 4 ～ 5 Hz 的节律性震颤干扰，需要反馈运动的慢速运动的节律加快。帕金森病患者的随意运动的节律范围变窄。

在步行、书写、烹饪和其他活动等日常活动中，节律具有重要意义。大脑 - 小脑 - 大脑循环通路的缺陷可引起原发于运动皮质的运动神经元的节律的激活。

（四）感觉信息加工和认知功能的紊乱

在帕金森病早期，类似手指 - 视觉或听觉 - 行动等简单动作的反应时间是正常的，随病情发展而延长，通过警告信号或提示来引起注意，可改善至正常。在出现火灾等紧急情况下，运动迟缓的症状可得到迅速改善。

帕金森病与额叶病变间有共同的特点，随着注意程度提高而得到改善。这些特点包括：注意力缺陷；面具脸；运动迟缓；运动起始和终止困难；双手同时执行不同的动作困难；冻结步态。额叶和基底神经节间有密切的联系。除了额叶的功能，帕金森病患者显示视觉认知、视觉信息加工和视觉运动反应紊乱。影响帕金森病的运动迟缓的因素和颅内位点见表 3-2。

表 3-2　影响帕金森病的运动迟缓的因素和颅内位点

影响因素	颅内位点
肌肉僵硬	基底神经节
易疲劳	
交互支配紊乱	
肌力下降	
注意力不良、冷漠	额叶皮质
概念形成和转换障碍	
时间安排缺陷	
视空间认知紊乱	颞 - 枕叶皮质

三、帕金森病的异常姿势

猴的双侧苍白球的广泛损害导致严重的前屈，形成所谓的"屈曲姿势""翻筋斗姿势"或"苍白球姿势"，其机制为阻断了丘脑到苍白球的投射，损害了前庭和视觉纠正。上身前倾、膝轻度弯曲是帕金森病患者站立时的典型姿势。如以直立的姿势站立，患者会后倾摔倒。至少在早期，左旋多巴可纠正患者的异常姿势。

帕金森病患者在早期即可出现姿势异常。轻推患者胸部可导致患者向后摔倒，患者没有防御姿势反射。上身前倾、膝轻度弯曲是人类稳定的平衡姿势。在雪橇上滑动的姿势、在光滑地板或冰面上步行的姿势类似于帕金森病的防摔倒姿势。

在极度前屈或坐姿倾斜的帕金森病患者中，如果患者不知道自己的坐姿异常，缺乏对自我姿势的意识，自然姿势的康复非常困难。

脑血管病引起的帕金森病（cerebrovascular Parkinsonism）患者可直立站立，足间距增大，对外力推、拉的反应类似于帕金森病。脑血管病引起的帕金森病的病变部位包括脑白质的弥散性梗死、纹状体梗死（特别是双侧壳核）。脑血管病引起的帕金森病和原发性帕金森病姿势异常差别的机制不明。

随着系统发育，双足站立和运动的习得导致了从脊髓到大脑（特别是额叶）的姿势和步态中心的发展。额叶主要与精神活动、熟练的体力运动和语言功能等有关。等级关系存在于人体与姿势和步态相关的运动中心（图3-5）。

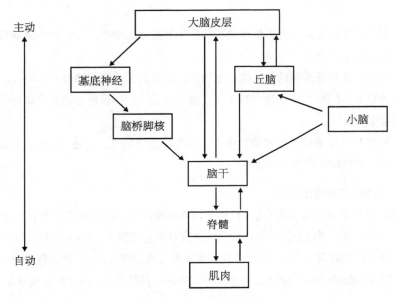

图 3-5 人体步态控制系统

与其他四足哺乳动物相比，两足动物的站立和运动被认为是人体的弱点。人类具有完全发达的骨骼肌支持站立姿势和运动，还具有发达的中枢和周围神经系统的复杂神经支配。在双足动物的站立和步态中，颈椎支撑着高度发育的头部；腰椎、臀和膝关节支撑整个人体。这些结构随日常活动和衰老发生退行性变和变形。在帕金森病中，除了位于中枢神经系统运动中心的特异性神经元退行性变，衰老也影响身体结构、神经及骨骼肌的功能，这也与老年人中基底神经节受累的疾病引起的姿势异常和不平衡有关。

第四节 随意运动疾病——运动过度

一、多巴胺相关的疾病

直接通路的过度活动导致不必要的运动，包括舞蹈症、运动障碍、肌张力障碍等。在帕金森病中，左旋多巴诱导的运动障碍（levodopa induced dyskinesia，LID）和冲动控制障碍（impulse control disorder，ICD）是直接通路中运动和边缘环路活性增强的结果，与长期使用左旋多巴和多巴胺激动剂有关，是时间和剂量依赖性的。其病理生理机制在于神经元丢失和多巴胺受体过敏。出现 LID 的患者表现为不自主舞蹈样运动，血清左旋多巴水平增高。出现 ICD 的患者表现为病理性赌博、性欲亢进、暴食、过度购物等，控制冲动不能。影像学研究表明 LID 中左旋多巴过度刺激了背侧纹状体，奖励刺激时 ICD 中腹侧纹状体的多巴胺不成比例的释放增加。

二、舞蹈症

舞蹈症是突发的、过度的、自发的、跳舞样、不定时的、非重复性、不可预测的、随机分布的运动。广义的舞蹈症包括手足徐动症和投掷症。手足徐动症是累及肢体远端的缓慢形式的舞蹈症。投掷症是严重的、大幅度的、肢体近端的、常为单侧的舞蹈症。

亨廷顿舞蹈病的病变部位主要在基底神经节，影像学上显示前角扩大、尾状核萎缩。间接通路上的神经元萎缩，导致直接通路的相对活跃。因此，耗竭多巴胺的药物（利血平、丁苯那嗪）和阻断多巴胺受体的经典抗精神病药物（氟哌啶醇和氯丙嗪）可改善舞蹈症。

投掷症常为单侧，称为偏侧投掷症（hemiballismus），其病变部位为一侧 STN，累及对侧肢体。偏侧投掷症也见于皮层、壳核、丘脑和脑干的病变，说明基底神经节网络的各个节点的病变也可发生同样的表现。

三、肌张力障碍

肌张力障碍是一种病理性的、持续性的激动肌和拮抗肌同时被激活，出现重复性运动和不正常的姿势，机制未明。经典的基底神经节模式认为抑制性基底神经节输出降低，导致丘脑皮质环路的过度活动，引起肌张力障碍。小脑环路和纹状质的胆碱能中间神经元与发病相关，因此抗胆碱能药物可以治疗肌张力障碍。

四、抽动症和 Tourette 综合征

抽动症是身体任何部位的不自主的、突然的、重复但无节律的运动，至少在某一时刻是不可抑制的，通常与不可抗拒的冲动或预感有关，常伴各种奇怪的声音。Tourette 综合征常在 18 岁前发病，可伴强迫症和注意力缺陷多动障碍（attention deficit hyperactivity disorder，ADHD）。

经典的基底神经节模式认为直接通路和边缘环路的过度活跃导致不想要的运动（抽动）或思想（强迫），多巴胺能输出增加。耗竭多巴胺的药物和阻断多巴胺受体的经典抗精神病药物可治疗抽动症。丘脑的板内核不仅是运动中心，也与边缘系统环路有关，是深部脑刺激治疗 Tourette 综合征的位点。

第五节　结论

总之，基底神经节和小脑对目的运动模式的学习起重要作用；在基底神经节疾病，运动模式间的转换异常；基底神经节的功能是选择一个运动模式，抑制其他的通过学习和储存在大脑皮层的运动模式，从而完成一个适当的动作；舞蹈、投掷等时相性不自主运动是基底神经节的抑制机制紊乱，导致运动输出的去抑制引起；在正常情况下，各种姿势反射被基底神经节的功能抑制。这些去抑制导致了各种异常的姿势；基底神经节病变与额叶的运动功能损害、颞 - 枕叶视觉功能变化相关。

（李晓东）

第四章　人体内铜的代谢

摘要

铜是人体内含量第三（在铁、锌之后）的必需过渡金属，是生物体内必需的微量元素，作为许多酶的辅助因子或结构成分之一，对生物的许多生理功能起着重要作用。肝脏是人体内铜代谢的中心。ATP7A 酶和 ATP7B 酶分别主要在肠细胞和肝细胞中表达，是体内的两个重要的铜转运酶。

人们于 19 世纪在植物和牛的血液中发现铜。20 世纪 20 年代人们已逐渐认识到铜对人类和植物生长的生理学意义。铜在人体内属于微量元素。1928 年，威斯康星大学的 Hart 等在给大鼠喂食以牛奶为基础的饮食时，发现铜对红细胞生成是必需的；增加牛肝或蔬菜（莴苣或黄玉米）及铁剂后，大鼠的贫血得到纠正；单独铁剂并不能防止贫血；应用盐酸和硫化氢处理肝脏后，沉淀出活性成分硫化铜。在 20 世纪 30 年代早期，Hart 等的发现很快被推及人类。予以贫血患者含铁和铜的制剂可以有效地治疗贫血，说明铜是维持人体健康的必需元素（表 4-1）。

表 4-1　铜缺乏性贫血的病因

病因	相关因素
遗传性	Menkes 病、家族性低铜蓝蛋白血症
病理性 / 摄入不当	厌食症、营养不良、Kwashiorkor 症（恶性营养不良）、贫穷、素食者、静脉高营养
需要增加	孕妇、哺乳期妇女、早产儿、婴儿
铜丢失增加 / 吸收不当	吸收不良疾病，包括炎性肠病、溃疡性结肠炎、Crohn 病、口炎性腹泻、肥胖手术、胃切除、长期腹泻、蛋白丢失肠病
药物相关性	过量的锌摄入（牙科黏合剂、口服添加剂）或铁摄入
医源性	肠外或肠内营养时，未适当补充铜

第一节　铜在人体内的分布与功能

一、铜在人体内的分布

所谓微量元素，就是含量相对比较低的元素，对人体而言，是指含量小于体重 0.01% 的元素。人体中含有 20 种不同的微量元素，因其生物学作用的不同被划分为三类：必需、可能必需以及有害微量元素。这些微量元素在机体内经由多种形式发挥各自的功能：作为激活剂或酶的活性中心，参与生化反应；参与影响某些激素及神经递质的合成和转化；能够抑制自由基的生成以及抗衰老。微量元素间能够彼此作用且维持平衡态，以维系机体健康。虽然人体内微量元素的含量微乎其微，但在人类生命活动中起着关键作用，一旦打破平衡，不足或者过量，都能导致机体功能紊乱，进而引起不同程度的病变。

　　铜是人体内含量第三（在铁、锌之后）的必需过渡金属（transition metal）。铜储藏的数量依赖于铜在肠道吸收、组织器官分布和胆道分泌之间的平衡。正常成人体内铜的总量为 30～100 mg（图 4-1），约占其体重的 0.00014%，其中肌肉含有 35 mg，肝脏和脑各含有 20 mg，结缔组织含有 10 mg，肾脏含有 5 mg，血液含有 10 mg。肝脏是贮铜和铜代谢的主要器官。成年动物的不同器官含铜量不同，含铜量最高的是肝脏、脑、肾脏、心脏、眼和毛发，其次是胰腺、皮肤、肌肉、脾脏及骨骼。含铜量最少的器官组织是脑垂体、胸腺、甲状腺、前列腺、卵巢和睾丸。

　　ATP7B 酶和 ATP7A 酶均促进了铜在母体内的动态平衡，二者均在胎盘中表达。它们的定位有所不同，即 ATP7B 酶只发现于合体细胞滋养层。很可能 ATP7A 酶参与铜向胎儿的转运，而 ATP7B 酶使过量的铜返回母体循环，两种过程均受激素调节。在孕期的最后 3 个月，大量的铜快速地沉积于胎儿的肝脏，出生时新生儿肝脏的铜浓度（平均 32 μg/g 干重）比成年人高 4 倍，随即迅速下降，3 个月时至成人水平。由于母乳含铜量低，在母乳喂养期间，释放的肝铜可以为身体发育提供铜。

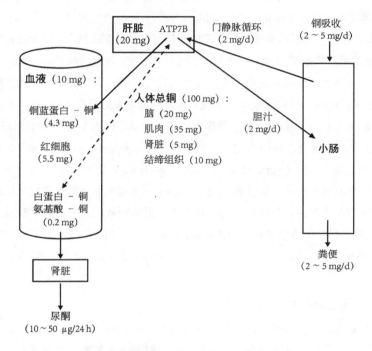

注：括号内所示为成年男性的数据。

图 4-1　人体内铜的分布

二、铜在人体内的功能

（一）铜作为酶的辅助因子或结构成分

　　近年来的生物信息学研究表明约 1% 的真核细胞中的蛋白质是含铜蛋白质，目前已知的含铜蛋白质仅是其中很小的一部分，还有更多的含铜蛋白质需要被发现。铜是生物体内必需的微量元素，作为许多酶的辅助因子或结构成分之一，对生物的生理功能体现在两方面：一是作为至少 30 种金属酶的必需结构部分，参与氧化还原反应；二是在生化反应过程中作为必需的催化因子和结构辅助因子，维持生物大分子正常的生理功能，调节蛋白质结构与功能。这些功能包括：维持能量代谢；维护中枢神经系统的正常功能；促进结缔组织形成；维持正常造血功能；维持心血管系统的正常功能；维持铁代谢过程；维护毛发皮肤的正常结构；促进胚胎发育；调节脂质和葡萄糖代谢；激活免疫系统、修复受损组织，促进伤口愈合。铜也与血管生成、低氧反应和神经调节等有关。铜依赖的转录因子在细胞增生的调节中起重要作用。铜缺乏将导致这些生理过程受到严重影响，主要见于重度的营养不良、严重的吸收障碍、大量摄入锌和遗传代谢性疾病等。

细胞内铜过量也会产生不利影响，游离的或松散结合的铜可诱导氧化应激，继而损害细胞内成分，抑制蛋白质功能。

（二）铜酶的功能

铜主要为氧化还原反应电子传递媒介，铜酶（cuproenzyme）缺陷造成的损害呈多样性（表4-2），与能量形成、细胞保护、细胞间的信息传递及细胞外结构形成相关。诸如肽酰甘氨酸-α-酰胺化单加氧酶（peptidyl α-amidating monooxygenase，PAM）可移除许多神经内分泌肽前体（如胃泌素、缩胆囊素、血管活性肠肽、促肾上腺皮质激素释放激素、促甲状腺激素释放激素、降钙素、血管加压素）C-末端的甘氨酸残基，未酰胺化前体的生物活性将降低100～1000倍；细胞色素C氧化酶（cytochrome C oxidase，COX）缺陷引起线粒体酶复合体Ⅳ功能障碍，与许多神经肌肉表现相关：神经元丢失、脱髓鞘、线粒体增殖、肌无力等；赖氨酰氧化酶（lysyl oxidase，LOX）是一种醌酶（quinoenzyme），赖氨酸酪氨酰醌（lysine tyrosylquinone，LTQ）是其辅助因子，LTQ的形成需铜离子参与。正常情况下，这种酶作用于弹性蛋白（elastin）和纤维性胶原交联形成的第一步，使赖氨酸和羟赖氨酸脱氨基，该种氧化酶活性降低可显著降低很多组织器官的结缔组织强度，患者血管扭曲、动脉弹性降低、血管脆性增加、膀胱憩室及胃息肉等的形成被认为与此酶的缺乏有关；酪氨酸酶（tyrosinase）转化为多巴的缺陷，使酪氨酸无法转化为多巴，进而不能转化为黑色素，影响头发、皮肤色素的含量，形成皮肤毛发脱色症；抗坏血酸氧化酶（ascorbic acid oxidase）致骨骼改变；毛发异常是因为毛发角蛋白（keratin）由S-S结合形成交叉键时必须有巯基氧化酶（sulfhydryl oxidase）参与，导致自由巯基增多；铜/锌超氧化物歧化酶（Cu/Zn superoxide dismutase，Cu/Zn SOD）具有清除自由基的作用；含铜胺氧化酶（copper-containing amine oxidases，AOCs）广泛分布于各种组织，调节细胞内腐胺（putrescine）、精胺（spermine）及亚精胺（spermidine）的浓度，与伤口愈合、组织分化、细胞增生及凋亡相关。亚铁氧化酶hephaestin（HEPH）与铜蓝蛋白有同源性，具有铜离子结合位点，是一个134 kDa的跨膜蛋白，与肠内的铁吸收相关，促使铁从肠上皮细胞中释放，氧化铁并与脱铁转铁蛋白（apotransferrin）结合形成铁饱和转铁蛋白（holotransferrin）。凝血因子Ⅴ和Ⅷ是含铜蛋白，铜与其蛋白质折叠相关，铜缺乏可使其合成障碍，导致出血倾向。铜以非酶活性存在的功能包括血管生成、髓鞘形成和内啡肽形成等。

（三）铜在中枢神经系统中的作用

铜遍及全脑，主要分布在基底神经节、海马、小脑颗粒层、突触膜、皮层锥体细胞的胞体。尚不清楚在正常突触生理学中铜的作用。有证据表明铜聚集于突触囊泡内，特别是谷氨酰胺能神经元，可随神经递质一起被释放。突触后的铜与受体、电压门控离子通道相互作用，调节其活性。铜起着非竞争性N-甲基-D-天冬氨酸（N-methyl-D-aspartic acid，NMDA）、γ氨基丁酸A（Gamma aminobutyric acid A，GABA$_A$）受体拮抗剂的作用。NMDA受体调节着许多重要的中枢神经系统功能，与神经病理性肢体疼痛和其他慢性疼痛等相关。体外实验表明，铜促进NMDA表达下调。铜通过减少诱发动作电位和延迟钾通道，抑制电压门控钙通道，对神经递质释放有抑制作用。

第二节　铜的代谢过程

一、铜的吸收及转运

铜既是必需元素又会对人体产生毒性作用。人体内有一系列完整的机制，调节铜的氧化还原状态和数量，这些机制包括铜吸收的调节、传递至含铜酶、隔离和分泌等。由于自然界中铜的普遍存在，人体出现获得性铜缺乏的情形并不常见。由于体内存在有效的生理性排铜机制，人体出现毒性铜沉积的情形也不常见。

表 4-2　含铜酶及其功能

酶	功能	受损后的表现
铜蓝蛋白 -ceruloplasmin - 分泌性酶	铁氧化酶；铜转运	贫血
铜 / 锌超氧化物歧化酶 -Cu/Zn superoxide dismutase - 细胞质	清除自由基	中枢神经系统退行性变
细胞色素 C 氧化酶 -cytochrome C oxidase - 线粒体	清除自由基	中枢神经系统退行性变
酪氨酸酶 -tyrosinase - 细胞质	清除自由基	中枢神经系统退行性变
多巴胺 - β - 羟化酶 -dopamine β -hydroxylase - 分泌性酶	从多巴胺生成去甲肾上腺素	低血压；低体温；腹泻（常见于 Menkes 病患者，但与该酶的关系不明）
赖氨酰氧化酶 -lysyl oxidase - 分泌性酶	胶原和弹性蛋白的交联	动脉畸形；硬膜下血肿；膀胱憩室；皮肤和关节松弛；骨质疏松；骨折；疝
肽基 - α - 酰胺化单加氧酶 -peptidyl α -amidating monooxygenase - 分泌性酶	去除 C- 末端的甘氨酸残基，激活神经内分泌肽	脑损害；胃泌素、缩胆囊素、血管活性肠肽、促肾上腺皮质激素释放激素、促甲状腺激素释放激素、降钙素、血管加压素的活性下降
巯基氧化酶 -sulfhydryl oxidase - 细胞质	角蛋白的交联	扭曲发
胺氧化酶 -amine oxidases	一级胺的氧化、癌的生长抑制和进展	肿瘤生长；与肝豆状核变性和 Menkes 病的关系不明
铁转运辅助蛋白 -hephaestin - 膜结合酶	肠细胞内的铁氧化酶，与铁的吸收相关	贫血；与肝豆状核变性和 Menkes 病的关系不明
血管生成素 -angiogenin - 分泌性酶	诱导血管生成；抗微生物宿主反应	动脉畸形；肠道感染；与肝豆状核变性和 Menkes 病的关系不明
凝血因子Ⅴ、Ⅷ -blood clotting factors Ⅴ、Ⅷ	凝血系统	凝血；与肝豆状核变性和 Menkes 病的关系不明
抗坏血酸氧化酶 -ascorbic acid oxidase - 分泌性酶	生成脱氢抗坏血酸	骨骼去矿化

（一）饮食中的铜

哺乳动物获取铜的方式主要是通过消化道吸收食物中的铜，十二指肠、胃和空肠是主要的吸收部位，胃的 pH 值对铜从消化过的食物中游离出来是必需的。美国的推荐膳食许可量（recommended dietary allowance）和英国的参考营养吸收量（reference nutrient intake）中推荐的铜需要量分别为 0.9 mg/d 和 1.2 mg/d，人类每日实际摄取的铜是 1～5 mg（锌的摄入量是 8～15 mg/d），孕妇、婴儿、儿童需要更多的铜。妊娠期需要 1 mg/d，哺乳期需要 1.3 mg/d。婴儿至 5 岁的儿童需要 20 μg/（kg·d），最多 300 μg/d；5 岁以上的儿童需要 0.3～0.5 mg/d。约 50% 的铜（0.8～2 mg/d，平均为 1 mg/d）在小肠中被吸收，大多会超过人体的生理需要量（0.75 mg），同样数量的铜通过胆汁排出体外。肝豆状核变性患者由于排铜障碍，每天约有 0.25 mg 铜的正平衡。在每日被吸收的铜的上限中，成人是 10 mg/d（美国），1～3 岁儿童是 1 mg/d。世界卫生组织认定的最大被吸收的铜的上限是 0.5 mg/（kg·d）。典型的西方饮食每日大约 1 mg。高铜饮食时，吸收效率低至 12%，但被吸收的总铜量可能仍然增加；低铜饮食时，吸收效率高至 56%。高铜饮食（如 8 mg/d）在现实生活中很少出现。低铜或中等程度铜的饮食可增加胃肠道内铜的吸收效率，内源性排铜下降，体内的铜维持在一个大致的范围。每日约 4.5 mg 铜被分泌入胃肠道，大多数是在胰液（约 2 mg/d）和胆汁（约 2.5 mg/d），唾液和胃液里也含铜，然后部分铜被重吸收。每日仅有 0.5～2.5 mg 铜通过粪便排出体外，说明大部分铜被重吸收。雌激素、怀孕、感染、炎症、风湿性关节炎和扩张性心肌病等可不依赖饮食中的铜吸收而增加血液中的铜含量。

餐后 1～2 小时后，血铜（plasma copper）浓度达到最高。铜的吸收与年龄、性别、食物类型、口服避孕药等因素相关。在肠道内有络合剂（乙二胺四乙酸、草酸）、高蛋白 /L- 氨基酸、淀粉（果糖）、阴离子（如柠檬酸盐、磷酸盐和葡萄糖酸盐等）的情况下，铜的吸收效率增加；而在抗坏血酸、纤维素、胆汁盐等的存在下，铜的吸收效率下降。这些因素可使铜的吸收效率在 12%～71% 间波动。素食者（vegetarian）的铜吸收效率下降，植物蛋白饮食中铜的吸收率是 33.8%，而动物蛋白饮食中铜的吸收率是 41.2%。铜的电子构型、食物中含量较少、易与某些大分子或高相对分子质量的配体紧密结合等原因，使得铜在小肠的吸收易受其他二价金属离子竞争转运的影响而被抑制，如锌、钼等。富含巯基的蛋白质在小肠细胞内被动地与铜结合，阻止铜进入门静脉系统。除非是在缺铁时，补充铁并不减少铜的吸收。

一些化合物中存在氧化状态的 Cu^{3+} 和 Cu^{4+}，但铜主要以两种形式存在：Cu^{1+}（cuprous ion）和 Cu^{2+}（cupric ion），二者可以快速转换。这些离子和有机及无机的配体形成许多化合物。"软"的 Cu^{1+} 倾向于与有大的电子云的配体结合，例如硫配体和不饱和氮配体，配位数是 2～4 个，形成线形、三角形或四角形的配位。"硬"的 Cu^{2+} 的配位数是 4～6，倾向于与 sp^3 杂化氮和氧配体结合。根据配体环境和 pH 值，Cu^{1+}/Cu^{2+} 氧化还原对的还原电位值有较大的变化。

（二）铜在肠内的吸收

1. 铜从小肠进入肠细胞内

消化道中的铜在刷状缘（brush border）被吸收入近端小肠肠黏膜上皮细胞中，胃黏膜细胞也吸收少量铜。在氧的存在下，饮食中的 Cu^{2+} 在被吸收前，由金属还原酶还原为 Cu^{1+}。抗坏血酸、STEAP（six-transmembrane epithelial antigen of prostate 3）蛋白、细胞色素 C 还原酶 1（cytochrome c reductase 1，Cybrd1）具有金属还原酶的作用。Cu^{1+} 首先在与铜有极高亲和力的铜转运蛋白 1（copper transporter 1；CTR1；SLC31A1）、二价金属离子转运子（divalent metal transporter；DMT1；SLC11A2）作用下，进入肠黏膜上皮细胞，这是不依赖 ATP 的弥散过程，是肠道内铜含量低时铜的主要吸收方式，并受其他二价金属离子竞争转运的影响。Ctr1 含有重复的金属结合序列。当肠道内铜含量高时，不饱和的扩散过程是主要方式。Ctr1 位于肠细胞的基底膜、顶膜和细胞内细胞器。DMT1 位于肠细胞顶膜和其他组织（如脑、肾等），由 561 个氨基酸组成，含有 12 个跨膜结构域，可转运 Fe^{2+}、Cd^{2+}、Co^{2+}、Cu^{2+}、Ni^{2+}、Mn^{2+}、Pb^{2+} 和 Zn^{2+} 等二价离子，但主要是促进饮食中铁的吸收。已证实在 $Ctr^{-/-}$ 胚胎细胞中存在低亲和力的铜转运子，候选的转运子是非选择性的，如调节饮食中铁吸收的 DMT1。siRNA 介导的 *DMT1* 基因敲除的培养细胞明显地减少了铁和铜的吸收。还没有在组织中观察到 DMT1 直接转运铜。另一个候选的转运子是位于刷状缘膜的 ATP 依赖的铜转运系统，这个假想的 Cu-ATP 酶的分子结构尚不清楚。内吞作用（endocytosis）在铜吸收中可能也起到一定作用，特别是在胃肠道成熟期间。其他的铜吸收途径包括阴离子交换（anion exchange）、钠离子依赖氨基酸转运（sodium-dependent amino acid transport）等。

根据吸收铜的数量，一部分细胞质的铜与金属硫蛋白（metallothionein，MT）和其他低分子物质结合，如含半胱氨酸的谷胱甘肽（谷酰基 - 半胱氨酰 - 甘氨酸；γ -L-glutamyl-L-cysteinyl-glycine；glutathione；GSH）。谷胱甘肽在大多数细胞中含量丰富，为 5～20 mM。金属硫蛋白和谷胱甘肽含有丰富的巯基，与铜的亲和力高。

体外研究表明，细胞内的铜在谷胱甘肽的作用下以 Cu^{1+} 的形式存在，即 $2Cu^{2+}+2GSH = 2Cu^{1+}+GSSG+2H^+$。谷胱甘肽结合 Cu^{1+}，将之传递至金属硫蛋白和一些含铜蛋白，如超氧化物歧化酶等。另一部分细胞质内的铜由铜伴侣蛋白抗氧化蛋白 1（antioxidant protein 1，Atox1）结合，将铜传递至 ATP7A 酶。铜在 ATP7A 酶的作用下，穿过肠黏膜细胞基底外侧膜，转入毛细血管内，进入门静脉循环，这是磷酸化 ATP 酶介导的离子转运过程。

被吸收的铜可与氨基酸（如半胱氨酸、组氨酸、天冬氨酸、蛋氨酸、酪氨酸、甘氨酸和苏氨酸等）结合，以有机酸（葡萄糖酸、乳酸、柠檬酸和醋酸）配体的形式存在。果胶、菊粉、寡糖等促进铜吸收。铁、锌、钙、钼、磷和抗坏血酸等抑制铜的吸收。

2. 铜在肠细胞内的转运

根据生理需要，肠细胞对铜的吸收过程是被严格调节的，尚不十分了解此调节过程。未发现任何激素参与肠细胞对铜的吸收过程。高亲和力的铜转运子 Ctr1 在小肠细胞的顶膜，从肠腔中转运铜入细胞内。在富铜环境中，Ctr1 表达则受抑制并移至细胞内，转运内吞作用或胞饮作用（pinocytosis）吸收的铜及溶酶体退变后铜蛋白释放的铜。ATP7A 酶的表达增高，其定位发生变化，从 Golgi 体外侧网络（trans-Golgi network，TGN）穿梭至基底膜附近的囊泡，胞吐作用（exocytosis）增强，加强对铜的转运，防止细胞内铜过载。低铜时，ATP7A 酶局限在 Golgi 体外侧网络，Ctr1 位于基底膜并且表达水平明显增高。在成年动物中，Ctr1 位于细胞质内，说明 Ctr1 可能是调节而不是直接输入铜，在将铜从细胞内输出中也起作用。遗传性失活 Ctr1 可有效地阻断铜吸收入血液中，导致组织铜缺乏，但不防止铜进入并沉积于小肠细胞。这说明 Ctr1 不是顶膜吸收铜所必需的，可能存在其他的转运途径或转运子（图 4-2）。在肝豆状核变性患者的十二指肠标本中发现，Ctr1 主要在肠上皮细胞顶膜附近处低表达，这可能是肠上皮细胞减少铜吸收的机制。因此，肠上皮细胞中 Ctr1 表达的变化是调整小肠铜吸收、防止铜过载的机制之一。

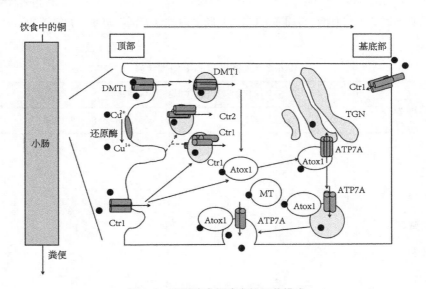

图 4-2　肠细胞内铜稳态的调节模式

小肠细胞中的铜通过 ATP7A 酶穿梭至基底外侧膜（basolateral membrane）转运入血液中。小肠内铁和铜的吸收存在密切的关系。大鼠在铁缺乏时，DMT1 表达增加，刷状缘处铁和铜的吸收明显增加；十二指肠细胞内 ATP7A 酶表达增加，通过小肠细胞的铜转运明显增强。

铜进入细胞、在细胞内迁移时，是以还原型 Cu^{1+} 的形式存在的。铜在小肠腔和血液内时，是以氧化型 Cu^{2+} 的形式存在的。因此，Cu^{2+} 在进入细胞时必须被还原为 Cu^{1+}，在移出细胞时必须被氧化为 Cu^{2+}。在兔的小肠细胞内，存在具有铜还原酶活性的细胞色素 b 蛋白，该蛋白可能参与铜进入细胞内的生理过程。尚不清楚铜在 ATP7A 酶和 ATP7B 酶的作用下，移出细胞时是否需要氧化酶的参与。

铜在肠道内吸收速度很快，如摄入铜、锌过多，锌激活金属反应转录因子 -1（metal-responsive transcription factor，MTF-1）诱发肠细胞内表达金属硫蛋白，捕获过量的铜，形成稳定的烃硫基金属（thiolate）复合物，将小肠细胞中的铜浓缩。金属硫蛋白具有保护细胞并使其免受铜沉积损害的作用。金属硫蛋白可由铜及锌诱导产生，铜比锌与金属硫蛋白结合得更牢固。锌诱导产生金属硫蛋白的作用比铜强。锌还可在诱导产生金属硫蛋白前就直接抑制铜的摄取，阻断铜的吸收。钙通过与锌相同的原理抑制铜的吸收。通过肠细胞的正常代谢、衰老而成片状脱落（exfoliate），过量的铜随粪便而排掉。金属硫蛋白越多，铜摄入到小肠黏膜细胞中就越多，脱落排入肠腔、未被吸收的铜也就越多。金属硫蛋白捕获的铜不能被 ATP7A 酶转运。这样就形成了肠道对铜的吸收呈现出一定的自限性的特点。

3. ATP7B 酶在肠细胞内的作用

在胃肠道内，ATP7B 酶主要在十二指肠和空肠中表达，其中隐窝（crypt）的含量最高。ATP7B 酶在细胞内主要定位于与贮藏铜有关的囊泡。在体外肠细胞模型中，ATP7B 酶含量越高，囊泡越大。在 $ATP7B^{-/-}$ 小鼠，ATP7B 酶缺乏导致铁沉积，提示 ATP7B 酶与肠内多铜氧化酶 hephaestin 之间的相互作用。ATP7B 酶缺乏还可导致乳糜微粒（chylomicron）合成及输出障碍。

铜过载时，在 ATP7B 的作用下，肠上皮细胞内的铜以囊泡形式储存；当饮食铜减少时，肠上皮细胞内的细胞质铜含量下降，囊泡内的铜可释放出来。

（三）铜的转运

铜的转运过程分为两步：首先，铜被肠吸收后，迅速进入血液循环，并很快地沉积在肝脏中；然后，肝脏中的铜被转运到身体的其他部位，如脑、心脏、胰脏、肺脏、脾脏、肌肉、骨骼、皮肤和毛发等（表4-3）。24小时内，10% 被吸收的铜进入到血清中的铜蓝蛋白里。肠道内过量的铜与胆汁中的氨基酸结合，二者形成复合物后排出体外。

表 4-3　人体器官的平均铜含量

器官	平均铜含量（FAAS μg/g 湿重）	
	Sumio et al.（1975 年）	Lech 和 Sadik（2007 年）
肝脏	9.9	3.47
脑	5.1	3.32
心脏	3.3	3.26
肾脏	2.6	2.15
小肠	2.1	1.54
肺脏	1.3	1.91
脾脏	1.2	1.23

注：FAAS = flameless atomic absorption spectrometry（无焰原子吸收光谱法）。

（表格来源：GROMADZKA G, TARNACKA B, FLAGA A, et al. Copper dyshomeostasis in neurodegenerative diseases–therapeutic implications. Int J Mol Sci, 2020, 21: 9259.）

在大鼠中，使用放射性铜的实验显示吸收的铜在血液中出现两个峰值：第一个峰出现于铜进入小肠内 2 小时后；第二个峰出现于 6 小时后，代表铜进入铜蓝蛋白，并被从肝脏分泌入血液中。在体内，尚不清楚铜以何种形式被组织吸收。

绝大部分血液中的铜可与铜蓝蛋白结合，其余的被吸收入血液中的铜（也即非铜蓝蛋白结合铜）结合成"可交换铜（exchangeable copper，CuEXC）"，主要与白蛋白（69 kDa）、转铜蛋白（transcuprein）、金属硫蛋白、低分子质量复合物 [如 L-His-Cu(II)- L-Ser、L-His-Cu(II)- L-Thr] 和脂肪酸等松散地结合（表4-4）。转铜蛋白是一种高分子量的非特异性的运输蛋白质，属于 α_2- 巨球蛋白（macroglobulin）（720 kDa），与血清中 7%～9% 的铜结合，所起的作用可能类似于白蛋白。白蛋白在 N- 末端有 1 个对铜呈高亲和性的富含组氨酸的结合部位，它可能作为血液铜携带分子。部分铜结合在氨基酸（特别是组氨酸）、多肽等小分子物质上。如缺乏 N- 末端的氨基酸，白蛋白与铜的亲和力降低 10 倍（如狗、猪等脊椎动物）。铜被肠道吸收后，在 2～6 小时内，经门静脉到达肝脏后，被肝细胞迅速摄取（$t_{1/2} \approx 10$ 分钟）。肠道内未被吸收的铜随粪便排出体外。门静脉系统中约有 4.5 mg 铜。大约 15% 被吸收的铜被运输至各组织，其余的铜（约 2.5 mg/d）经胆汁排出体外，体内 98% 的多余铜以此方式排出体外。体循环中的铜约为 6 mg。每日经肾脏排出的铜几乎可以忽略不计，不到摄取量的 3%，低于 40 μg，尿铜以氨基酸、多肽、烟酸及其他小分子化合物的形式排出。尿铜主要来自肾小管分泌而不是肾小球滤过。

表 4-4 人体血清内的含铜成分

成分	含铜量		占血清内总铜的百分比
	μg/L	μM	%
铜蓝蛋白	650～700	10～11	65～70
白蛋白	120～180	2～3	12～18
转铜蛋白（巨球蛋白）	90	1.4	7～9
铁氧化酶 II	10	0.16	1
细胞外 SOD 和富组胺糖蛋白	<10	<0.16	<1
凝血因子 V 和 VIII	<5 ？	<0.08	<0.5 ？
细胞外金属硫蛋白和胺氧化酶	<1 ？	<0.02	<0.1?
15～60 kDa 成分	40	0.63	4
小肽和氨基酸	35	0.55	4
"游离"铜离子	0.0001	0.000 000 2	0

（四）铜在肝细胞内的代谢

1. 肝细胞内铜的代谢

（1）铜蓝蛋白（表 4-5）

铜在肝细胞的基底侧（窦状隙面）由 Ctr1 转运至细胞内。也可能还存在其他目前尚未知的通道。铜的主要代谢器官是肝脏。铜进入肝脏细胞后，10% 的铜在粗面内质网、Golgi 体，10%～20% 在线粒体和溶酶体，10% 在微粒体和细胞核，其余 60%～70% 分布在细胞浆。铜伴侣蛋白抗氧化蛋白 1（Atox1）通过铜依赖蛋白质 - 蛋白质相互作用，将铜传递给 ATP7B 酶。在肝细胞内，ATP7B 酶具有探测铜浓度的作用，执行两个重要功能。

一是在低铜环境下，在 Golgi 体外侧网络的腔中，铜通过 ATP7B 酶被整合到前铜蓝蛋白（apo-ceruloplasmin，Apo-Cp）上，每个前铜蓝蛋白结合 6～7 个铜原子，形成有活性的全铜蓝蛋白被分泌入血液中，使铜进入各器官和组织，然后将铜传递给细胞和细胞内蛋白质，参与各种生理功能。铜蓝蛋白结合的铜可高达血清总铜量的 95%。全铜蓝蛋白半衰期为 5.5 天，正常情况下，肝细胞合成的前铜蓝蛋白有 10% 左右未与铜结合并从肝脏排出，其降解速度比全铜蓝蛋白要快，半衰期仅 5 小时。肝豆状核变性患者的铜蓝蛋白水平低于正常，与细胞内外的前铜蓝蛋白因未能结合到铜而迅速降解有关。前铜蓝蛋白结合铜障碍不会引起铜沉积于肝脏，这与无铜蓝蛋白血症患者的肝铜正常结果是一致的。铜蓝蛋白水平低下并不是肝豆状核变性的致病原因。

二是在高铜环境下，ATP7B 酶接受激酶介导的磷酸化作用，重新定位，从 Golgi 体外侧网络至顶膜（类似的情况下，ATP7A 酶至基底膜），多余的铜在 ATP7B 酶的作用下，通过 ATP 水解释放能量（ATP+H_2O+$Cu^{(I)}$$^{(II)}$进 = ADP+ 磷酸 +$Cu^{(I)(II)}$出），转运入溶酶体，由溶酶体自肝细胞胆管面释放入胆汁，通过胆道系统排出，再通过胆汁从粪便排出。98% 的吸收入体内的铜由此途径排出体外，每日 1.2 ~ 1.7 mg，不再通过"肠肝再循环（enterohepatic recirculation）"被重吸收。调节 ATP7B 酶靶向顶膜的信号位于开始的 63 个氨基酸的区域，ATP7A 酶不含有该区域。ATP7B 酶可再回到 Golgi 体，重新发挥作用。

表 4-5　在健康人和患者中的铜平衡、铜和铜蓝蛋白的数值

	正常	肝豆状核变性	Menkes 病
从饮食中摄入的铜（mg/d）	5	5	5
从小肠吸收的铜（mg/d）	2	2	0.1 ~ 0.2
从胆汁中排出的铜（mg/d）	2	0.2 ~ 0.4	未知
从尿中排出的铜（μg/d）	15 ~ 60	100 ~ 1000	增加
铜平衡	<10	<0.16	<1
血清铜（mg/L）	0	<0.08	<0.5？
0.75 ~ 1.45	正平衡	<0.02	<0.1?
0.19 ~ 0.63	负平衡	0.63	4
<0.70	35	0.55	4
血清铜蓝蛋白（mg/L）	180 ~ 360	0 ~ 200	<50
肝铜（μg/g 干重）	70 ~ 140	200 ~ 3000	10 ~ 20
十二指肠铜（μg/g 干重）	7 ~ 29	？	50 ~ 80

（2）金属伴侣蛋白

细胞内有一组被称为金属伴侣蛋白（metallochaperone）的特殊蛋白质，将铜运输至铜依赖酶或细胞器，同时避免铜被微摩尔级的金属硫蛋白或毫摩尔级的谷胱甘肽结合，从而维持胞质中铜离子的生理浓度。伴侣蛋白可以协助其他蛋白质进行折叠装配，本身并不参与构成目的蛋白。铜伴侣蛋白广泛存在于从原核细胞到灵长类动物的各种生物体内，具有高度的同源性，是一类重金属转运 P-ATPase，分子结构相似，包括 N- 末端的铜结合区（GMXCXXC）、跨膜区和 C- 末端附近胞质侧一个 ATP 结合区。借助于这种特定的分子结构，铜伴侣蛋白结合铜离子并协助运输至靶蛋白，起到铜的转运子（transporter）作用；维持了胞质内铜的生理浓度。由于铜伴侣蛋白的存在，正常细胞胞浆中游离铜的浓度极低，细胞内游离铜的浓度维持在 10^{-18} mol（0.06 pg/g）。

铜伴侣蛋白不与膜的铜转运子直接结合，通过铜转运子进入细胞的铜可能是由谷胱甘肽介导转运至铜伴侣蛋白，谷胱甘肽在铜的运输过程中为铜离子还原提供电子。Atox1 将铜转运至 ATP7A 酶和 ATP7B 酶的 N- 末端金属结合区的第四金属结合区；超氧化物歧化酶的铜分子伴侣（copper chaperone for superoxide dismutase，CCS）是一个含有 249 个氨基酸、将铜特异性地传递到胞液中的专一蛋白，形成 Ctr1-CCS-SOD1 复合物。一个尚未知的线粒体铜伴侣蛋白将铜运输至线粒体内，环氧化酶 17（cytochrome C oxidase 17，COX17）接收铜离子后，把铜离子运送到 Cox11、Sco1/Sco2，最终把铜离子装入细胞色素 C 氧化酶。某些铜伴侣蛋白可以通过本身具有的抗氧化能力保护细胞。铜伴侣蛋白的损伤也会引起铜代谢的异常。

机体内许多酶含有铜，铜在机体的新陈代谢中起着多种作用。如铜参与成纤维细胞生成因子 1（fibroblast

growth factor 1）、白介素 -1β（interleukin-1β，IL-1β）、白介素 -1α（interleukin-1α，IL-1α）、转化生长因子 -β、肿瘤坏死因子 -α（tumor necrosis factor-α，TNF-α）等的释放过程；在生物学上，活化的细胞外多肽（extracellular polypeptides）参与炎症过程需要依赖铜的存在；在细胞培养中，巨噬细胞或巨噬细胞依赖因子诱导 T 淋巴细胞增生的过程中，铜是必不可少的；铜在血管再生通路（angiogenesis pathway）的许多环节中也起着关键作用。

2. ATP7B 酶的穿梭运输

在肝细胞内铜水平增加时，ATP7B 酶从 Golgi 体外侧网络中释放，由囊泡（vesicle）运输。ATP7B 酶从 Golgi 体外侧网络释放时，其 C- 末端的万能导向信号 DKWSLL 发生构型变化，并与 ATP 结合。这个释放过程还需要转导信号 FAFDNVGY，该信号是由基底侧 retromer 识别的 [FY]XNPX[YF] 的变异体。retromer 是一组引导跨膜蛋白质在内体和 Golgi 体外侧网络之间循环的蛋白质。尚不清楚是否如同顶膜跨膜蛋白那样，ATP7B 酶插入基底侧质膜（basolateral plasma membrane，BPM）。ATP7B 酶从 Golgi 体外侧网络至基底侧由 AP-1 适配器 / 网格蛋白（adaptor/clathrin）调节，进入早期内体（early endosome，EE）。AP-1 适配器 / 网格蛋白在细胞质内铜浓度增高时，被募集至 Golgi 体外侧网络。ATP7B 进入基底侧内体（basolateral endosome，BE）后，与 Commd1/CCDC22/CCDC93（CCC）/WASH/retromer 导向复合物（sorting complex）相互作用，分别进入顶膜区、溶酶体（lysosome，LY）和 Golgi 体外侧网络。生理条件下，ATP7B 酶进入溶酶体的意义未明。ATP7B 酶被囊泡运输至顶膜下区（subapical compartment，SAC），再由顶膜囊泡（apical vesicle，AV）转运至顶膜。尚不确定由顶膜囊泡转运的 ATP7B 酶是否插入两侧有紧密连接（tight junction，TJ）的胆小管（bile canaliculus，BC）膜，然后再促进 Cu^{1+} 排出；或通过顶膜囊泡介导胞吐作用（exocytosis）排铜。ATP7B 酶是以二聚体形式在细胞内穿梭的（图 4-3）。

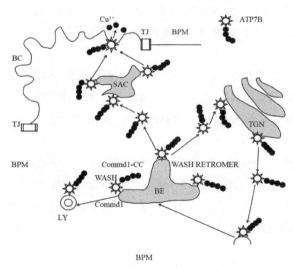

图 4-3　ATB7B 酶在细胞内的迁移

（五）铜运输至其他组织与利用

动物细胞摄取铜的途径主要有两种：一是铜蓝蛋白传递途径。该途径与铜代谢无关；二是非铜蓝蛋白结合铜（nonceruloplasmin-bound copper）或游离铜（free copper）通过自由通道进入细胞，释放机制未明。组织细胞主要以受体方式从血清铜蓝蛋白中摄取铜。在多数非肝组织（特别是心脏和胎盘）中，血清铜蓝蛋白与质膜上的铜蓝蛋白受体结合后，铜蓝蛋白构象发生变化，在细胞膜上，铜离子从 Cu^{2+} 还原为 Cu^{1+}，与铜蓝蛋白分离后进入细胞。游离铜转运途径也是通过金属离子载体（如 Ctr1）的运输途径，包括两种类型：肠黏膜上皮细胞顶膜对铜的摄取，该途径是载体将铜从肠腔转移到肠黏膜上皮细胞内，是可被饱和的，锌、氨基酸、纤维素等可影响该途径铜的转移；肝细胞对铜的摄取，该途径是铜与人血白蛋白结合后，运输至肝细胞膜上的金属离子载体，结合铜的载体再将铜转移至细胞内。游离铜（Cu^{2+}）进入细胞前也要先被还原为 Cu^{1+} 后，再进入细胞。血清铜蓝蛋白传递途径和游离铜途径摄取铜的过程是相互抑制的，细胞按一定的比例摄取铜。

血清中铜 - 氨基酸为主的复合物以 1：2 的铜 – 组氨酸的形式存在，铜 - 组氨酸结合形成了一个与白蛋白结合的三级结构复合物。白蛋白的铜结合位点具有显著特征，它利用 N- 末端的氮、天冬氨酰的羧基侧链、两个肽的氮和一个位于第三位点的组氨酸残基的咪唑氮形成了一个五价结构。组氨酸对血液中铜的吸收起着主要作用，人类和动物的血液中白蛋白缺乏不会导致铜吸收紊乱。

除了排出细胞内过量的铜，ATP7A 酶和 ATP7B 酶还将铜运输至铜依赖酶，如酪氨酸酶、赖氨酰氧化酶、铜蓝蛋白。尚不清楚铜与这些酶是如何结合的。ATP7A 酶主要在小肠中表达，脑、肾、肺和肌肉等组织也可见表达，而在肝脏中不表达；ATP7B 酶则主要在肝脏中表达，除脑、肾、肺、卵巢、乳腺、胎盘和胃肠道等组织内有少量表达外，其余组织均未见表达。在肾、肺和胃肠道等组织中，ATP7B 酶的缺乏一般不会引起形态学和功能的改变，可能是由于 ATP7A 酶的代偿作用。

许多组织（如脑、发育中的肾脏、胎盘、乳腺和眼等组织）表达两种 Cu-ATP 酶。Cu-ATP 酶表达的细胞特异性或两种 Cu-ATP 酶在同一器官中表达，与 ATP7A 酶和 ATP7B 酶的不同功能特性、对发育的调节或在不同的极化上皮细胞内的靶向和穿梭行为相关。在小肠细胞内，ATP7A 酶和 ATP7B 酶均有表达。当 Menkes 病患者出现 ATP7A 酶缺陷时，ATP7B 酶并不能代偿 ATP7A 的功能。相反，在 *ATP7B*[-/-] 小鼠的小脑中，ATP7A 酶可以代偿 ATP7B 酶的功能。探讨体内每一个 ATP 酶的作用和功能互补的程度，可以了解 ATP7A 酶和 ATP7B 酶在肺、心脏和肾脏中失活后的变化。

ATP7B 基因在脑组织中仅少量表达，与在肝细胞中编码全长的 *ATP7B* 基因不同，在脑组织中 *ATP7B* 基因编码的 mRNA 缺失外显子 6、7、8 和 12。ATP7B 酶在脑组织中的功能目前还不明确，在对小脑细胞的研究中发现 ATP7B 酶分布于 Purkinje 细胞中，主要的功能是参与铜蓝蛋白的合成，将多余的铜转运出细胞外则可能主要由 ATP7A 酶完成。

肾脏细胞中的 ATP7B 酶的分子量小，为 2 ～ 3 kD。当细胞内铜离子浓度增加时，定位在 Golgi 体外侧网络上的 ATP7B 酶不出现向囊泡及胞膜的转运。推测肾脏细胞中 ATP7B 酶可能参与将细胞内的铜离子贮存在 Golgi 体外侧网络相关的囊泡内，不参与向细胞外排铜的过程，该排铜过程可能由定位于 Golgi 体外侧网络上的 ATP7A 酶完成。

由于铜为细胞内正常生理功能所需要，过量铜又可产生毒性作用，细胞具有保持铜浓度恒定的机制。铜进入细胞后，既可具有正常的生理作用，又可参与铜介导的氧化反应。在生理情况下，细胞内游离铜结合于金属硫蛋白和低分子配体，如谷胱甘肽，形成 Cu^{1+}-GSH，因此金属硫蛋白和低分子配体是细胞内主要的隔离和贮藏过多铜的分子。线粒体也具有铜缓冲能力。

（六）铜的分泌

根据人体每日的需要情况和吸收数量，多余的铜通过多种途径排出体外。约 95% 的人体内多余的铜通过粪便排出，其余 5% 的铜通过尿液、汗液和唾液排出：胆汁丢失 0.5 ～ 1.3 mg/d；尿液丢失 10 ～ 60 µg/d（尿液中大部分被肾小管重吸收）；唾液丢失 0.38 ～ 0.47 mg/d，月经丢失 0.47 mg/ 周期；胃肠道分泌 >1.0 mg/d。如果每日人体从饮食中吸收的铜低于生理需要量，则不再分泌铜（图 4-4）。

胆汁排铜是人体排出过量铜的主要机制。铜转运至胆道可能通过以下途径：通过存在于肝细胞膜小管区的 ATP7B 酶转运，这一通路可被钒酸盐阻断；通过包括溶酶体在内的囊泡转运，铜和溶酶体酶一起释放入胆道，这一通路可被微管阻滞剂——秋水仙碱阻滞；铜 - 谷胱甘肽（Cu-GSH）通过胆小管多特异性有机阴离子转运体（canalicular Multispecific Organic Anion Transporter，cMOAT）转运。其中第一条通路最为重要。肝细胞内铜也可被储存于金属硫蛋白。

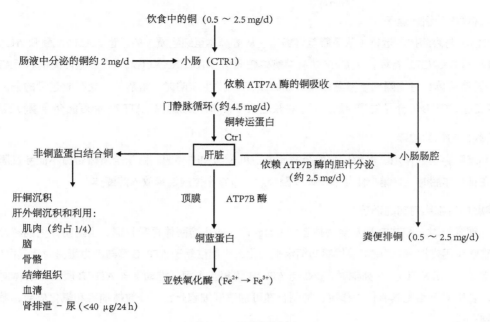

图 4-4 铜的代谢途径

（七）细胞内铜平衡

机体内系统性铜平衡是通过调节铜在小肠内的吸收速度和铜从肝中排入胆汁的速度来完成的。当细胞内铜超过生理需要量时，细胞内发生一系列变化防止铜过量。当细胞外铜浓度达到 1 μM 时，细胞膜上的 Ctr1 内化，不再和细胞外的铜发生接触，这个过程可能与 Ctr1 的位于细胞外的 N- 末端富含蛋氨酸的序列探测到铜浓度的变化有关；ATP7A 酶和 ATP7B 酶随囊泡转移至细胞膜附近，转运更多的铜，将其排出细胞外；更多的金属硫蛋白被合成，金属硫蛋白对 Cu^{1+} 的亲和力比 Zn^{2+} 高，过量的 Cu^{1+} 被金属硫蛋白结合。这个过程由于需要蛋白质合成，所需时间较长（数小时），比 ATP7A 酶和 ATP7B 酶转运铜的过程要慢（数分钟）。

二、溶酶体在铜代谢中的作用

溶酶体曾被认为仅作为细胞的"焚化炉"，回收细胞内代谢废物。近年来许多证据表明溶酶体具有许多基本功能，如分泌、质膜修复、信号转导、能量代谢和自噬等。溶酶体在铜代谢中也起重要作用，参与调节铜的穿梭、氧化还原反应、贮存、去毒化、信号转导等过程（图 4-5）。

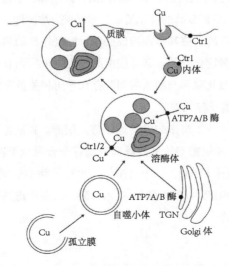

图 4-5 溶酶体内铜的运输

（一）溶酶体内的铜转运子

Ctr1/2 可能参与溶酶体转运铜（从质膜至溶酶体、从溶酶体至细胞质）的过程。ATP7A 酶和 ATP7B 酶分别具有 DKHSLL 和 DKWSLL 特征，在 C- 末端有溶酶体靶向信号 [DE]XXXL[LI]。在细胞内高铜时，ATP7B 酶从 Golgi 体穿梭至溶酶体，将铜隔离于溶酶体内。在 ATP7B 酶发生缺陷时，溶酶体不能吸收过量的铜。溶酶体内 pH 值降低可促进 ATP7B 酶介导的铜转运过程。在缺乏 ATP7B 酶的细胞内，ATP7A 酶可能介导铜转运至溶酶体。

（二）溶酶体内铜的贮存

溶酶体具有贮存铜的作用。溶酶体内的金属硫蛋白可传递和贮存铜。由于金属硫蛋白不能穿过膜，其结合的铜可能是在自噬作用时，自噬小体与溶酶体膜融合后，自噬小体内铜释放入溶酶体。

（三）溶酶体对细胞内铜的调节

当细胞内铜降低时，ATP7B 酶从溶酶体返回 Golgi 体，防止溶酶体再吸收铜。当溶酶体内铜超过容量时，溶酶体通过胞吐作用排铜。肝细胞溶酶体感知铜水平变化的机制依赖于 ATP7B 酶与动力蛋白激活蛋白（dynactin）复合物的亚单位 p62/DNCT4。在高铜时，p62 与 ATP7B 酶相互作用，推动富含 ATP7B 酶的溶酶体向肝细胞的胆管面移动。自噬对肝细胞具有保护作用，抑制自噬可加速肝细胞死亡、线粒体损害和氧化应激，激活自噬，可促进肝细胞存活。

三、铜在胚胎发育中的作用

在妊娠后期，大量的铜通过羊水摄入或通过母体循环经胎盘进入胎儿体内，与金属硫蛋白结合并贮存于肝脏。胎盘含有 ATP7A 酶和 ATP7B 酶，没有铜蓝蛋白。在铜运输的过程中，ATP7A 酶位于胎盘的胎儿侧，ATP7B 酶位于母体侧。在胚胎发育期间，ATP7A 酶在所有组织中均有表达，特别是在脑组织中有较高表达；ATP7B 酶主要表达于中枢神经系统、肝脏和心脏。新生儿通过母乳摄取更多的铜。在人的乳汁中，铜蓝蛋白提供 20% ~ 25% 的铜。大多数乳汁中的铜蓝蛋白由哺乳的乳腺分泌。

四、铜代谢平衡的调节机制

正常人体存在着有效的代谢机制来维持铜代谢平衡，运输铜到所需之处，同时防止游离的铜离子沉积。在发生疾病的情况下，体内发生铜代谢障碍，体内铜过多或过少均会影响机体的正常功能，直接损害组织和器官，出现一系列临床症状。

铜诱导的 ATP7B 酶穿梭机制是维持体内铜平衡的主要机制。铜转运 ATP 酶对铜水平的反馈方式目前认为可能存在以下几种机制：胞内增高的铜使蛋白的 N- 末端铜结合区饱和，引起这个区域构象改变，作为一种信号启动了蛋白的转运；与 ATP7A 酶和 ATP7B 酶的催化活动直接相关，浓度增高的胞内铜离子使酶催化产物饱和，从而反馈传递给 ATP7A 酶和 ATP7B 酶，使其出现定位变化；浓度增高的胞内铜离子使 ATP7A 酶和 ATP7B 酶的磷酸化活动增加，而磷酸化是由激酶介导的，有可能由此出现转录后调节蛋白转运；通过铜反应转录因子调节基因表达，如上调编码超氧化物歧化酶和与细胞内铜贮存和导向相关蛋白的基因的表达；在真核生物的金属硫蛋白基因的启动子中也发现了金属反应元件。

总之，铜通过 Ctr1、DMT1 和（或）尚未知的转运子进入细胞。铜还原酶提供 Cu^{1+}，后者是 Ctr1、DMT1 的优先转运底物。在细胞内，过量的铜被谷胱甘肽隔离或储存于金属硫蛋白中。铜伴侣蛋白穿梭运输铜至特殊的细胞内靶蛋白。CCS 将铜传递于 SOD1。一个尚未知的铜配体将铜运送至线粒体，COX17、Sco1/Sco2 和 COX11 参与合成 COX。Atox1 传递铜至 ATP7A 酶和 ATP7B 酶，二者传送铜至细胞内铜依赖的酶，或将过量的铜排出细胞外，从而调节细胞内铜的平衡。

五、铜代谢障碍与疾病

铜代谢各环节障碍均可引起临床疾病。

（一）铜的摄入阶段

由于食物铜过低或者胃肠道疾病，如膳食性、胃肠手术及肠道疾病等，引起获得性铜缺乏症；如食物中铜来源过度，引起铜中毒（如印度儿童肝硬化）。

（二）铜的吸收和细胞摄取阶段

由于 Ctr1、ATP7A 和 DMT1 等转运蛋白异常，引起铜缺乏、低铜蓝蛋白、铁缺乏或利用障碍，分别导致胚胎死亡、Menkes 综合征和小细胞低色素性贫血并肝铁过载。

（三）铜的运输阶段

由于铜蓝蛋白、乙酰 CoA 转运子异常，引起铁沉积、铜缺乏、低铜蓝蛋白，分别导致遗传性铜蓝蛋白缺乏症、神经退行性疾病、Huppke-Brendl 综合征。

（四）细胞内铜分配阶段

由于适配子蛋白质复合物、Atox1、CCS、COX17 异常，引起 ATP7A/B 蛋白亚细胞定位异常、系统性铜缺乏、超氧化物歧化酶活性和细胞色素 C 氧化酶活性下降，分别导致 MEDNIK 综合征、胚胎死亡或哺乳期死亡、CCS 缺乏症和胚胎死亡。

（五）铜的细胞内储存阶段

由于金属硫蛋白异常，引起重金属毒性和氧化应激增加，导致重金属中毒及代谢综合征。

（六）铜的细胞外排阶段

由于 ATP7A/B 蛋白异常，引起系统性铜缺乏和沉积，分别导致 Menkes 综合征和肝豆状核变性。

（七）铜的排泄阶段

由于 *ATP8B1*、*ABCB4*、*ABCB11* 等基因编码的胆汁分泌相关蛋白异常，引起铜排泄障碍，导致家族内肝内胆汁淤积症。

第三节 ATP7B 酶（P- 型 ATP 酶）的蛋白质结构和功能

ATP7A 酶和 ATP7B 酶通过各种相互依赖的机制来发挥其铜转运功能，包括 ATP 酶的催化活性、铜依赖性穿梭、翻译后调节和蛋白质 - 蛋白质之间的相互作用。

一、ATP7B 酶的蛋白质结构

铜离子转运是一个复合过程，铜离子结合于 ATP7B 酶的 N- 末端区域，将 ATP 作为能量穿过细胞膜。*ATP7B* 基因编码铜转运 ATP 酶 2（EC 3.6.3.4），全长约 80 kb，mRNA 长 6644 bp，位于 13q14.3，含有 20 个内含子和 21 个外显子，外显子的长度是 4.3 kb，翻译产物是 165 kDa 的 ATP7B 酶，蛋白质全长由 1465 个氨基酸组成。ATP7A 酶和 ATP7B 酶是铜转运中的速度限制酶，在氨基酸序列上有 54% 的相似性。ATP7B 酶是一个大的多重跨膜蛋白质，在内质网合成，是膜结合阳离子转运子，属于 P- 型 ATP 酶超家族，后者由 11 个亚类组成。根据空间结构和转运底物不同，其他的转运酶包括 ABC 转运子、F- 型、V- 型、A- 型和 E- 型。P- 型 ATP 酶 IB（P-type ATPase of class IB，PIB）负责转运 Cu^{2+} 和其他重金属离子穿过细胞膜。人类 PIB 由 ATP7A 酶和 ATP7B 酶组成。ATP7B 酶也存在于内体（endosomal compartment），以较小的同工型存在于线粒体内。ATP7A 酶和 ATP7B 酶主要有 2 个功能：通过分泌途径将铜转运至新合成的含铜酶；将多余的铜转运至细胞外。

ATP7B 酶由以下 5 部分组成。

（一）细胞质 N- 末端

N- 末端由大约 630 个氨基酸残基组成，是 ATP7B 酶与其他蛋白质相互作用最为常见和有效的靶点。含有 6 个金属结合区（metal-binding domain，MBD，M-domain），是重复的氨基酸序列，每个有 65～70 个氨基酸残基，组成保守的 β α β β α β 结构，由第 2～5 号外显子分别编码，大部分位于细胞质，小部分跨膜，靠近 N- 末端的是 MBD1，靠近跨膜部分的是 MBD6。MBD 之间由各种长度的肽连接子（linker）连接，肽连接子的长度约 200 个氨基酸残基。最长的肽连接子位于 MBD4 和 MBD5 之间，由 76 个氨基酸残基组成；MBD3 和 MBD4 之间肽连接子由 29 个氨基酸残基组成；MBD2 和 MBD3 之间肽连接子由 24 个氨基酸残基组成；MBD1 和 MBD2 之间肽连接子由 13 个氨基酸残基组成；MBD5 和 MBD6 之间肽连接子由 6 个氨基酸残基组成；MBD6 与跨膜区之间肽连接子由 20 个氨基酸残基组成（图 4-6）。每个 MBD 均含有蛋 - 任意氨基酸 1- 半胱 - 任意氨基酸 2- 半胱（Met-X-Cys-XX-Cys，MXCXXC）。

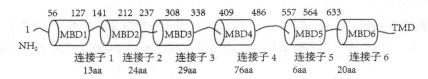

图 4-6　ATP7B 酶 N- 末端的金属结合区示意

从细菌至人类的 P- 型 ATP 酶的基本结构具有保守性，但 MBD 区的数量在不同的种属并不相同。哺乳动物、鸟类和爬行动物有 6 个 MBD，线虫和昆虫有 4 个 MBD，细菌和低等真核生物（如酵母）仅含 1～2 个 MBD。从细菌至人类 MBD 的数目逐渐增加，对人类来说是一个进化优势（evolutionary advantage），MBD 接受从细胞质转运来的铜和辅助铜释放至跨膜孔道，并与铜蓝蛋白的合成、ATP 酶活性、ATP 酶的定位和穿梭、蛋白质 - 蛋白质相互作用等有关，具体机制未明。

（二）位于 TM6-TM7 之间的 ATP 结合区

ATP 结合区（ATP binding domain）分为磷酸化区（phosphorylation domain，P-domain）和核苷酸结合区（nucleotide-binding domain，N-domain）。欧洲及北美的肝豆状核变性患者中最常见的 p.H1069Q 突变位于 N-domain 中。ATP 结合区位于氨基酸残基 971～1035，由第 14 号外显子编码，含有高度保守的天冬氨酸残基，位于第 656～782 个氨基酸之间的包括含有天冬 - 赖 - 苏 - 甘 - 苏（Asp-Lys-Thr-Gly-Thr，DKTGT）的序列，在离子转运中形成磷酸化的中间产物。DKTGT 序列又称天冬氨酸激酶区（aspartyl kinase domain），其天冬氨酸残基（ASP1027）是磷酸化位点，对 P- 型 ATP 酶的催化循环是极为关键的，这在所有 P- 型 ATP 酶中都高度保守。

核苷酸结合区位于氨基酸残基 1240～1291，由 14～18 外显子编码，该区结合 ATP 的结构较独特，由 H1069、G1099、G1101、I1102、G1149 和 N1150 等 6 个氨基酸残基形成 ATP 结合的区域，这几个位点是 P1B 型 ATP 酶家族中的保守结构，可以接受从细胞质转运的铜并使其释放到跨膜孔道。核苷酸结合区含有丝 - 谷 - 组 - 脯 - 亮（Ser-Glu-His-Pro-Leu，SEHPL）和苏 - 甘 - 天冬 - 天冬酰胺（Thr-Gly-Asp-Asn，TGDN）结构域。

（三）跨膜区

8 个跨膜区（transmembrane domains，TMD）间插于整个多肽链中，由第 6～8、第 12～13 及第 19～20 号外显子分别编码。第 13 号外显子编码跨膜离子通道。位于 TMD6-TMD8 的特殊残基对铜跨膜转运具有协调作用。DKTGT 序列上游第 43 个氨基酸残基是脯氨酸残基，它位于 TMD6 内部，其两端为两个半胱氨酸残基（Cysteine-Proline-Cysteine，CPC），该保守序列被认为是铜离子转运出细胞外的通道。TMD7 的 YN 和 TMD8 的 MXXXS 序列可能也与铜转运相关。

（四）磷酸酶区与转导区

磷酸酶区（phosphatase domain，A domain）位于 TMD4～TMD5，由第 10～11 号外显子编码，通过脱磷

酸化作用和协助蛋白构象改变,调节催化活动。转导区(transduction domain)位于氨基酸残基837～864,含有苏–甘–谷–丙(Thr-Gly-Glu-Ala,TGEA)结构,将ATPase水解后产生的能量用于离子转运。亚洲肝豆状核变性患者中最常见的 p.R778L 突变位于靠近 A-domain 的 TMD4 中。

(五)细胞质 C- 末端

C- 末端协助蛋白循环利用(图 4-7)。所有的功能区在细菌及酵母中是保守的。ATP7B 酶的 C- 末端约 90 个氨基酸长度,并非催化活动所必需,而是维持蛋白稳定性和调节蛋白在细胞内的位置,其中的 LLL1454～1456 位点维持蛋白在 Golgi 体外侧网络上的位置,帮助蛋白质转运铜后从质膜和囊泡中循环利用,回到并维持在 Golgi 体外侧网络上的位置(图 4-8)。LLL>AAA 突变可导致 ATP7B 酶滞留在囊泡内。

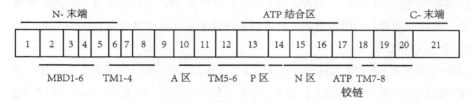

图 4-7　*ATP7B* 基因外显子表达产物的功能分布

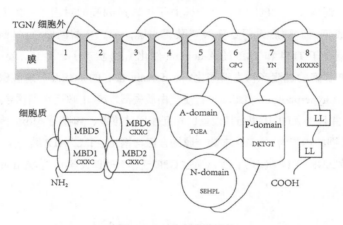

图 4-8　ATP7B 酶的结构

每个区的核心结构均存在独特的氨基酸结构域,如 N- 末端的每个金属结合区均含有 MXCXXC;磷酸酶区有 TGEA;磷酸化区有 DKTGT;核苷酸结合区有 SEHPL 和 TGDN;跨膜区有 CPC;C- 末端有 LL(表 4-6)。

表 4-6　ATP7B 酶的结构与功能

结构区	英文名称	简称	特殊结构	编码区	功能
N- 末端(含有金属结合区)	amino terminal(metal-binding domain)	NH₂(M-domain)	MXCXXC	外显子2～5	蛋白质定位,接收铜离子
磷酸酶区	phosphatase domain	A-domain	TGEA	外显子10～11	脱磷酸化
磷酸化区	phosphorylation domain	P-domain	DKTGT	外显子14	形成磷酸酯酰中间产物
核苷酸结合区	nucleotide-binding domain	N-domain	SEHPL、TGDN	外显子14～18	结合 ATP
跨膜区	transmembrane helices	TMD	CPC	外显子6～8、12～13、19～20	铜离子转运通道
C- 末端	carboxyl terminal	COOH	LL	外显子20～21	协助蛋白质循环利用

二、ATP7B 酶转运铜的功能

金属结合区通过蛋白质－蛋白质相互作用，从铜伴侣蛋白 Atox1 中接收铜离子。每个结合区可结合一个铜离子，仅最接近细胞膜的 MBD5 和 MBD6 对铜转运是重要的。MBD5～6 靠近跨膜区，其催化活性比 MBD1～4 更强。MBD1～4 缺失（如敲除）并不影响跨膜区的铜离子亲和力，反而促进了 ATP 的结合和水解过程，表明该片段可能起抑制自身的催化活性、调节募铜活动的作用。MBD1～4 区诱导 ATP7B 酶的移动主要和铜浓度相关，而 MBD5～6 区则直接参与铜的转运。每纳摩尔蛋白质结合 5～6 nmol 铜。MBD 与 N-domain 的相互作用抑制后者与 ATP 的结合，铜可解除这种抑制作用。ATP 与 N-domain 结合的位置尚未确定，一些氨基酸残基位点可能与此过程相关：H1069、G1099、G1101、I1102、G1149 和 N1150，其中 H1069、G1099、G1101 和 I1102 是常见的突变位点。p.H1069Q（c.C3207A）突变几乎导致 ATP 完全不能结合至 ATP7B 酶。在 N-domain 至少发现 40 余个致病性变异，说明有更多的突变氨基酸残基位点与 ATP 的结合相关，如 p.E1064A 突变导致 ATP 完全不能结合至 ATP7B 酶。

铜的转运是一个磷酸化-去磷酸化的过程，存在 4 个主要的构象：E1（高亲和力）、E1P、E2（低亲和力）和 E2P。在 ATP 结合于 N-domain 时（E1 状态），天冬氨酸残基接受 ATP 的 γ-磷酸（E1P 状态），ATP 被水解为 ADP，此时铜转至膜内。磷酸化的中间物（phosphorylated intermediate）——酰基磷酸（acyl phosphate）形成后，诱导构象改变，铜再转至 CPC，1 或 2 个铜离子被转运到膜的对面（E2P 状态）。ASP1027 的突变导致完全的酰基磷酸形成障碍。随后天门冬氨酸磷酸键水解，ATP7B 酶回原位，催化循环结束。去磷酸化（dephosphorylation）由结合于 TM4 和 TM5 的 A-domain 催化（E2 状态），A-domain 可转导磷酸酶活性，帮助完成催化循环，使 ATP 水解的过渡产物去磷酸化。A-domain 含有的 TGEA 与磷酸酶活性有关。TGEA 区域的突变可导致过度磷酸化（hyperphosphorylation），使蛋白质失活。N-末端还在铜诱导蛋白亚细胞定位改变时，指导蛋白到适宜的位置，并且是 ATP7B 酶与其他蛋白相互作用的位置，如接受 Atox1 传递的铜离子。

总之，ATP7B 酶转运铜的步骤为：①N-末端金属结合区与铜结合；②ATP 结合至 N-domain（E1 状态）；③P-domain 磷酸化并释放 ADP（E1P 状态）；④铜通过 CPC 迁移（E2P 状态）；⑤A-domain 去磷酸化（E2 状态）（图 4-9）。

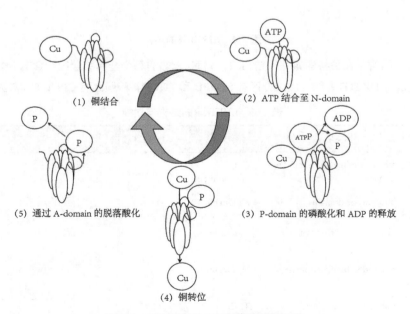

图 4-9　ATP7A 酶和 ATP7B 酶转运铜示意

第四节 铜代谢障碍对各器官系统的影响

铜缺乏和铜沉积都会对人体各系统产生不利影响（表4-7）。

表4-7 铜代谢障碍对各器官系统的影响

器官系统	铜缺乏	铜过量
神经系统	癫痫、智力发育迟滞、颅内血肿、锥体束征、脊髓病	震颤等锥体外系表现、癫痫、精神症状、认知功能障碍
心血管系统	高血压、动脉硬化、心律失常、血管扭曲及扩张	心肌病、心律失常
骨骼肌肉系统	先天性骨折、骨质疏松、骨骼畸形、肌张力低下、脊柱侧弯	骨质疏松、关节炎、肌力弱、肌痛、肌萎缩
呼吸系统	先天性肺气肿、漏斗状胸	呼吸衰竭、肝肺综合征、门脉性肺动脉高压
免疫系统	免疫功能低下	免疫功能紊乱
血液系统	贫血、凝血障碍	血小板减少、溶血性贫血、凝血障碍
内分泌系统	低血糖、低体温	葡萄糖耐量异常、胰腺功能减退
泌尿系统	膀胱和尿路憩室、感染、膀胱扭转、输尿管积水	血尿、水肿、蛋白尿、糖尿、肾结石、肾小管酸中毒
消化系统	食管裂孔疝、脐疝、腹股沟疝、胃息肉	肝功能异常、腹水、黄疸、脾大、上消化道出血
生殖	流产	流产、畸形、产后抑郁
眼部	色素沉着减少	K-F环、"向日葵"样白内障
皮肤毛发	皮肤色素脱失、松弛；毛发卷曲、色素异常	皮肤色素沉着

一、消化系统

铜沉积可以引起肝功能异常、肝硬化、腹水、黄疸、脾大、上消化道出血等；铜缺乏可以引起食管裂孔疝、脐疝、腹股沟疝、胃息肉等（具体见第十六章和第三十八章）。

二、神经系统

许多肽类激素和神经递质的翻译后调节需要铜依赖酶。催产素、加压素、胃泌素、促肾上腺皮质激素、促甲状腺激素释放激素、胆囊收缩素、降钙素在肽基 - α - 酰胺化单加氧酶缺乏时，活性明显降低。异常的铜转运或铜 – 蛋白质相互作用在神经退行性疾病中起着一定作用。帕金森病、亨廷顿病、肌萎缩侧索硬化和朊蛋白病等的发病中均有形成包涵体的误折叠蛋白质，其加工过程有铜参与。铜缺乏可以引起亚急性联合变性样脊髓病。遗传性铜沉积主要引起肝豆状核变性。

三、心血管系统

高胆固醇血症患者体内的铜锌比例失衡与冠心病的发生相关。铜缺乏可引起血浆脂蛋白脂酶及卵磷脂胆固醇转酰酶活性降低，导致机体对甘油三酯和极低密度脂蛋白的分解功能减弱，血脂升高；同时血液中的赖氨酰氧化酶水平下降，引起血管弹性降低甚至破裂。在动脉粥样硬化斑块形成的过程中，铜元素通过影响脂蛋白代谢、抗氧化酶、低密度脂蛋白氧化及炎症反应而发挥重要作用。

在心血管系统中，铜缺乏可引起高血压、动脉硬化、心律失常、向心性心脏扩大、室壁瘤、线粒体破坏、心肌细胞变形、收缩蛋白质比例失调等改变。血管扭曲、扩张，有动脉瘤形成。

铜过量可引起心肌病、心律失常等。

四、骨骼肌肉

铜缺乏时，肌肉改变出现类似于其他肌病的非特异性表现。骨骼损害出现先天性骨折、骨质疏松、骨骼畸形、肌张力低下和脊柱侧弯等。

Cu^{2+} 具有神经肌肉阻断作用，铜过量可引起重症肌无力样变化，出现骨质疏松、关节炎、肌力弱、肌痛和肌萎缩等。

五、呼吸系统

Cu/Zn SOD 在 I 型肺泡细胞中高表达，在 II 型肺泡细胞中低表达，导致肺泡细胞对氧化应激的敏感性增加，铜缺乏导致新生儿肺气肿，与赖氨酰氧化酶缺陷有关。

肝豆状核变性较少出现呼吸衰竭，与肌力下降或低氧血症有关。低氧血症与腹水和（或）胸腔积液引起的限制性通气障碍与肝衰竭引起的通气 / 灌注比例失调有关。肝肺综合征（hepatopulmonary syndrome，HPS）和门脉性肺动脉高压（portopulmonary hypertension，PPH）可发生于严重肝病或门脉高压的患者，具有较高的致残率和致死率，通过肝移植不能得到改善。

六、免疫系统

铜缺乏与中性粒细胞减少和功能损害有关，机制包括骨髓造血异常、寿命缩短、再分布、前体细胞早亡和抗中性粒细胞抗体阳性等。具有杀伤微生物能力的超氧阴离子也减少。巨噬细胞激活激发铜吸收增加，ATP7A 酶再定位于吞噬小体等囊泡中。抗体和细胞因子产生下降。ATP7A 酶表达降低了巨噬细胞的杀菌能力，这可部分解释为什么 Menkes 病患者易发生呼吸道感染。

铜过量引起中性粒细胞数量、淋巴细胞增生、抗原特异性抗体产生下降。在肝豆状核变性中，体液免疫增强，细胞免疫功能下降，抗菌活性下降。这些表现类似于自身免疫性肝炎导致的肝功能波动。

肝硬化时肝脏处理体内抗原能力减弱，增加的抗原使体液免疫亢进，从而抑制细胞免疫。肝脏受损使其正常分泌的细胞因子减少，释放免疫抑制因子增加，抑制免疫应答，使免疫系统协调作用降低，肝豆状核变性患者生长激素水平显著降低，而生长激素具有使血 CD4$^+$ 细胞比例及 CD4$^+$/CD8$^+$ 比值升高、增加成人 NK 细胞数量及活性的作用。肝豆状核变性患者的雌激素水平显著降低，雌激素结合免疫细胞表面的雌激素受体发挥对免疫细胞的调节作用，可以降低 CD4$^+$ 细胞比例，进而抑制免疫应答，还可以抑制辅助性 T 淋巴细胞分泌 IL-2 间接发挥对 NK 细胞的抑制作用，活化 B 淋巴细胞，刺激抗体分泌，促进体液免疫。肝豆状核变性的血细胞中的锌含量减低，血锌 / 铜比降低对免疫功能有明确的影响。血锌可通过与表达在所有淋巴细胞上的 p56Lck 结合形成所谓的"锌扣"核结构，影响淋巴细胞（尤其是 CD4$^+$、CD8$^+$）的发育和活化。锌缺乏的人和动物都表现出胸腺萎缩，淋巴细胞减少，且丝裂原增殖反应降低，外周血 CD4$^+$ 的 T 细胞选择性减少，CD4$^+$/CD8$^+$ 比值降低甚至倒置。铜造成肾损害的原因之一是铜离子介导的免疫损伤，即铜离子作为一种半抗原，进入人体后，与蛋白质结合而成为抗原，刺激免疫系统，导致免疫反应，损伤肾脏。

七、血液系统

铜缺乏可导致贫血（正常细胞性或小细胞性）、中性粒细胞减少和骨髓造血功能衰竭。血小板可能正常。贫血发生的机制与铁代谢障碍、血红蛋白合成障碍、红细胞增生下降或破坏增加、锌诱导的铜吸收不良等因素相关。铜缺乏诱导的红细胞生存时间减少可能与细胞膜不稳定、膜蛋白改变和磷脂改变引起红细胞脆性增加有关。铜缺乏时，凝血和纤溶均有改变。血栓生长得更快、溶解得更慢。铜缺乏降低了内皮的血小板黏附，增强了血小板聚集，延缓了血栓形成的时间，出血时间延长。

10% ～ 15% 的肝豆状核变性患者发生 Coombs 试验阴性溶血性贫血。在肝细胞凋亡或坏死时，过量的铜被释放至血液中。由于血液中铜蓝蛋白水平下降，无机铜聚集于红细胞，引起红细胞渗透性和脆性增加、血红蛋白氧化和依赖 ATP 的糖酵解酶的活性下降，导致红细胞溶解。

八、内分泌系统

铜诱导的氧化应激与糖尿病及其并发症的发展相关。通过自发的非酶化学反应，碳水化合物和组织蛋白结合形成晚期糖基化终产物（advanced glycation end products，AGEs），这是糖尿病发展的一个可能机制。晚期糖基化终产物聚集在血管、肾脏、细胞外基质和基底膜。蛋白质的结构域功能的修饰、活性氧簇（reactive oxygen species，ROS）生成、与晚期糖基化终产物特异性受体的相互作用可能与糖尿病的并发症形成有关。活性 Cu^{2+}

与晚期糖基化终产物与细胞外基质结合后，可调节局部的氧化应激，导致组织损害。络合剂可逆转或缓解糖尿病相关的改变。

九、泌尿系统

铜是一种肾毒素，通过直接作用于肾，或通过来自血管内溶血和肌红蛋白尿的血红蛋白尿间接作用，导致肾衰竭，表现为血尿、蛋白尿、糖尿、肾脏扩大、尿毒症、水肿和肾小管酸中毒。大多数滤过的铜被重吸收入血，或通过 ATP7A 酶或 ATP7B 酶介导的运输被隔离于囊泡。在肝豆状核变性，铜沉积于远端、近端肾小管，肾小球系膜。基底膜增厚影响吸收功能。在慢性肾衰竭以及进行血液透析和长期非卧床腹膜透析（chronic ambulatory peritoneal dialysis，CAPD）的患者中，血液铜水平增高，与透析模式无关，可能与肝脏清除率改变相关。在反复进行 CAPD 的患者中，由于铜蓝蛋白结合铜穿过膜时丢失，导致铜缺乏。随着透析，铜蓝蛋白水平升高，可能与其抗氧化作用、氧化应激等有关。透析不能排出体内的铜，血浆置换可以引起负铜平衡。

十、铜与妊娠

铜在正常妊娠和胚胎发育中起重要作用。在妊娠早期，血清铜水平增加，至足月时达到正常值的 2 倍。在妊娠早期的一些疾病中，如自然流产、先兆流产或胚胎发育不良，血清铜水平较低。在重度子痫前期的患者中，血清铜、胎盘铜、胎盘脂质过氧化物（氧化应激的标志物）增加。ATP7A 酶表达下降导致的铜转运障碍引起胎盘功能不全。

过量铜具有致畸作用，与胎儿宫内生长受限和神经系统发育障碍有关。宫内节育器通过阻断移植和囊胚发育来防止胚胎形成。未接受治疗的肝豆状核变性患者常会自然流产，但胎儿畸形的报告较少。与非妊娠的抑郁症患者相比，产后抑郁症（post partum depression，PPD）的患者血清铜水平较高。妊娠妇女的血清铜水平增高可能预示发生产后抑郁症。

第五节　含铜复合物

含铜复合物具有多种生物活性，包括抗菌、抗病毒、抗炎、抗肿瘤、酶抑制剂和化学核酸酶类似作用等，有潜在的临床应用价值。非甾体类具有抗炎作用的含铜复合物与其母药相比，抗炎作用更强，致溃疡的不良反应更小。体外实验表明，喹诺酮衍生物具有抗金黄色葡萄球菌的作用。Cu^{2+} 和氨基糖苷类抗生素的相互作用通过细胞因子的产生，刺激了免疫系统。免疫调节和 ROS 生成可部分解释氨基糖苷类抗生素的毒性作用。苯二氮䓬类在体内与金属离子相互作用，可影响其治疗作用。铜 - 劳拉西泮复合物比劳拉西泮本身的起效更快、作用时间更长。向大鼠脑内注射硫酸铜可加强吗啡的麻醉效果。铜与内源性阿片类结合形成的化合物可能激活受体、阻断疼痛刺激。

第六节　铜代谢相关疾病的分类

铜在体内过量或减少均可引起相应的疾病。铜代谢相关疾病的分类如下。

一、铜过量

（一）获得性铜中毒

1.急性铜中毒

2.慢性铜中毒

（1）印度儿童肝硬化

（2）非印度儿童肝硬化（特发性铜中毒）

（3）地方性提洛尔人婴幼儿肝硬化

（二）肝豆状核变性

二、铜缺乏

（一）获得性铜缺乏

1. 误吸收

2. 炎症性疾病

3. 锌过量

4. 医源性（药物或手术）

（二）ATP7A 相关铜转运疾病

1.Menkes 病

2. 枕角综合征

3.ATP7A 相关远端运动神经元病

（三）Huppke-Brendel 综合征

三、同时存在铜过量和铜缺乏的综合征

精神发育迟滞、肠病（腹泻）、耳聋、周围神经病、鱼鳞癣和皮肤角化病综合征。

第七节　铜转运相关蛋白

一、铜转运子 1

铜转运子蛋白家族包括铜转运子 1 ~ 6（Ctr1 ~ Ctr6）（表 4-8），有一个共同的铜结合结构，其结构和功能在遗传学上具有保守性。铜转运子负责将细胞膜上一些还原体系（如 Gre1/Fer2、Fre7、NADH、Steap、dCytb）还原的 Cu^{1+} 再进行跨膜转运。Ctr1 是对铜具有高亲和力的通透酶（permease），可特异性地将细胞外的 Cu^{1+} 以饱和方式转运入细胞内，Km 值为 1 ~ 5 μM，是铜转运过程中最重要的运输工具，是铜进入细胞内代谢的前提条件，通过其位置和丰度的变化来调节铜的运输。不依赖于 Ctr1 的铜转运活性低，Km 值是 10 μM。Ctr1 转运铜是不依赖于 ATP 水解或离子梯度的，说明 Ctr1 既不是离子泵，也不是继发性活性转运子。Ctr1 介导的铜吸收能有效地被与 Cu^{1+} 等电子的 Ag^+ 抑制，强烈地被抗坏血酸刺激，说明 Ctr1 转运的铜是单价铜（Cu^{1+}）。Ctr1 是铜吸收过程所必需的，特异性小肠内 Ctr1 敲除的小鼠由于铜吸收障碍，表现为严重的铜缺乏，在 3 周时死亡。大多数研究表明 Ctr1 位于细胞顶膜。

Ctr1 基因首先在酵母转铁体系缺陷型菌株中被发现，是具有铜离子特异性及高亲和性的铜离子转运体。人 Ctr1 蛋白含有 190 个氨基酸，分子质量是 23 kDa，与小鼠和大鼠的 Ctr1 同源体有 90% 的同源性。在人体多个组织表达，肝脏、心脏和胰腺的表达最高。Ctr1 包含 3 个关键性结构区域：位于细胞质外的 N- 末端富含蛋氨酸和组氨酸残基，形成"MXXM（X 代表任意氨基酸）"结构域，结合铜并促进铜从通道进入；位于细胞质的富含组氨酸和半胱氨酸（His-Cys-His）的 C- 末端；以及含有金属结合域"MXXXM"的 3 个跨膜结构域（α 螺旋）。MXXXM 位于第二个跨膜区，通过形成 Cu-S 键，为铜吸收所必需。通过电镜和二维晶体学研究发现 Ctr1 蛋白在细胞膜上以同型三聚体（homotrimer）形式存在，3 个亚单位在膜上排列形成类似一"孔"状结构，能够从细胞外的介质中结合铜离子，最小的跨膜孔径是 9 Å。铜通过 Ctr1 的吸收过程是时间、温度和 pH 值依赖性的。

Ctr1 蛋白铜离子"孔"对 Cu^{1+} 具有特异性亲和力，故必须使铜离子维持其还原电位，才利于 Ctr1 对其的转运。尚不清楚铜是从何种细胞外配体传递给 Ctr1 的，以及在转运前是如何被还原的。可能的铜还原酶是 Steap 蛋白家族或 Dcytb 蛋白（Dybrd1）。在将 *Ctr1* 基因敲除后的小鼠中发现，Ctr1 在肠吸收铜或者协助铜通过细胞表面的隔膜进入细胞内部的过程中断，器官和胚胎发育中存在缺陷，子代多在妊娠中期死亡。存活者则表现出脑组织中铜的缺乏，说明 Ctr1 是哺乳动物必不可少的铜转运蛋白。从 Ctr1$^{-/-}$ 胚胎中提取的胚胎成纤维细胞仍保留一些铜吸收活性，虽然对 Cu^{1+} 的亲和力明显降低，提示可能还存在其他的铜进入途径，如内吞作用 / 胞饮作用。Ctr1 也作为其他金属离子的转运蛋白，例如元素周期表上与铜临近的锌。

表 4-8　铜转运子

名　称	功　能	分　布
CTR1	铜吸收	所有细胞
CCS	铜伴侣，将铜传递至 SOD	所有细胞
Cox17	铜伴侣，将铜传递至 Sco1 和 Cox11	所有细胞
Sco1	铜伴侣，将铜传递至 COX 的 Cu$_A$	所有细胞
Cox11	铜伴侣，将铜传递至 COX 的 Cu$_B$	所有细胞
Atox1	铜伴侣，将铜传递至 ATP7A 酶和 ATP7B 酶	所有细胞
ATP7A	Cu-ATP 酶，将铜传递至 Golgi 体 将铜泵出细胞	除肝脏外的所有器官
ATP7B	Cu-ATP 酶，将铜传递至 Golgi 体 将铜泵出细胞	主要在肝脏、脑
金属硫蛋白	铜储存	所有细胞

Ctr1 对细胞内稳态调控的机制有：Ctr1 结构中存在铜感应区域，通过该感应调节本身铜转运性能；铜 - 特异蛋白 1（specificity protein 1，SP1）-Ctr1 感应回路。在哺乳动物细胞中使用特异蛋白 1 表达的变化来调节铜水平，在高铜环境下，SP1 感应铜水平，通过自身表达增高，抑制 Ctr1 水平；铜缺乏时，这个通路可以提高 Ctr1 表达；Ctr1 位置迁移可能参与铜转运的调控，在高铜环境下，Ctr1 内化（internalization），在细胞内分布较多，内吞作用和退化增加；在低铜环境下，Ctr1 在细胞膜上分布增多。通过铜水平调节 Ctr1 的含量，可以防止细胞内铜过度沉积，在小肠中的这种机制可以限制铜进入体内。

二、铜转运子 2

铜转运子 2（Ctr2）也是铜渗透酶，结构与 Ctr1 高度类似，与铜的亲和力较低，但 N- 末端没有位于细胞质外，也没有高铜亲和力的蛋氨酸，在 C- 末端无特征性的 His-Cys-His 结构。Ctr2 在胎盘的表达最高，在肝脏、卵巢和小肠表达最低。免疫组化研究证实 Ctr2 位于细胞内，主要位于内体（endosome）和溶酶体。根据细胞内铜沉积情况，Ctr2 调节铜从溶酶体转运至细胞质的过程，这可能与含铜酶降解后铜的再循环相关。也有证据表明在 Ctr1 缺乏的细胞内，Ctr2 不被 Ag$^+$ 抑制，说明 Ctr2 不参与铜转运。

三、细胞色素 C 氧化酶 17

细胞色素 C 氧化酶 17（COX17）是一种小分子可溶蛋白，是一种由 COX17 编码的含有 69 个氨基酸的酸性蛋白，相对分子质量为 8.2 kDa，富含半胱氨酸残基，在酵母和人类的类似蛋白中是保守的，是真核生物中细胞色素 C 氧化酶金属化所必需的。1 个 COX17 蛋白分子可与 1 ~ 4 个 Cu^{1+} 结合。COX17 定位在细胞质或线粒体的膜间隙（intermembrane space，IMS），这与其作为转运蛋白并将 Cu^{1+} 转运至线粒体的功能相一致。COX17 接收 Ctr1 转运的 Cu^{1+} 后，把 Cu^{1+} 运送到线粒体，通过线粒体膜蛋白 Sco1/Sco2（Saccharomyces cerevisiae

COX-deficient homolog）和 COX11，使 Cu^{1+} 通过线粒体内膜进入基质，然后再将 Cu^{1+} 传递到细胞色素 C 氧化酶的 Cu_A（与 Sco 相关）和 Cu_B（与 COX11 相关）位，参与组成细胞色素 C 氧化酶的 2 个含铜亚单位。Sco1 含有一个线粒体引导肽、1 个跨膜域和一个含铜域。COX17 的表达水平与铜水平呈负相关，这个反馈参与铜在细胞中动态平衡的调节，同时 COX17 对线粒体的铜平衡起关键性作用。

四、抗氧化蛋白 1

抗氧化蛋白 1（Atox1）是第一个被发现具有铜依赖性的金属伴侣蛋白，是一种在缺乏 Cu/Zn 超氧化物歧化酶时可以抑制氧毒性的多铜抑制剂，在所有人体细胞中都表达丰富。在脑内，Atox1 在脉络丛表达最高，在基底神经节也有较高水平的表达。在细胞中，Atox1 主要位于细胞质和细胞核，与进入细胞内的铜离子结合，利用 ATP 水解提供能量，以剂量依赖和可饱和的方式，将铜转运到 ATP7A 酶和 ATP7B 酶的 N- 末端的金属结合结构域，最多可转运 6 个 Cu^{1+} 至 P- 型 ATP 酶。Atox1 调节 ATP7A 酶和 ATP7B 酶的细胞内穿梭和催化活性。Atox1 在细胞内的定位与表达不依赖于细胞内铜含量。从原核到灵长类动物的各种生物体内，Atox1 具有高度同源性，与酵母同源体有 47% 的氨基酸相同，58% 的氨基酸类似。Atox1-Cu^+ 复合体与 CCC2 蛋白（一种质膜中的铜转运蛋白）相互作用，通过 CCC2 再将 Cu^{1+} 传递给 Golgi 体外侧网络的 FET3 蛋白（一种多铜氧化酶，负责高亲和性铁的吸收），FET3 与铁转运酶 Ftr1 结合促进对环境中 Fe^{3+} 的吸收。Atox1 也可能直接作用于超氧化物。

Atox1 蛋白由 Atox1 基因编码，含 68 个氨基酸。Atox1 的 N- 末端含有一个金属结合序列 MXCXXC（M 代表蛋氨酸，X 代表任意氨基酸，C 代表半胱氨酸），三级结构包括 2 个 α 螺旋、4 个反向平行的 β 折叠，即 β α β β α β。人类 Atox1 基因定位于 5q32-q33 之间，全长 502 bp。

Atox1 基因敲除小鼠的细胞中铜含量增加，铜依赖酶活性明显降低，其部分子代小鼠在断乳前死亡，继续存活者表现为生长迟缓、皮肤松弛、先天性眼缺陷、低色素化、惊厥等。

五、超氧化物歧化酶铜伴侣蛋白

超氧化物歧化酶铜伴侣蛋白（copper chaperone protein for superoxide dismutase, CCS）在真核细胞内广泛表达，但在脑白质中表达低下，位于细胞质和细胞核。具有 3 个从酵母到人进化保守的结构域，感知铜浓度水平的关键区域是第 Ⅲ 结构域 CXC 模序中的半胱氨酸。该结构域可"捕获"铜离子并与 Cu,Zn-SOD 单体间形成二硫键（disulfide bridge），是铜转移至 Cu,Zn-SOD 并使其金属化的关键结构域。虽然 CCS 的结构与 Cu,Zn-SOD 相似，但是 CCS 并无催化活性，它的作用是与载脂蛋白或锌载体对接，从而将铜转移到 Cu,Zn-SOD 分子上。通过 CCS 的 Cu,Zn-SOD 激活并不是一个简单的铜转移反应，而是一个氧依赖的氧化还原反应。依赖 Cu,Zn-SOD 分子内的位于 Cys^{57} 和 Cys^{146} 间的二硫键功能，在有氧条件下，通过 CCS 和 Cu,Zn-SOD 之间一系列配体交换反应，铜离子被转移至 Cu,Zn-SOD 的 4 个组氨酸配基上，水分子作为"第五配基"，与 4 个铜离子一起形成"金字塔状"结构。虽然大多数物种的 Cu,Zn-SOD 的激活并不依赖于 CCS，但 Cu,Zn-SOD 要达到最大活性必须依赖于 CCS。

CCS 浓度水平和铜浓度呈负相关。CCS 蛋白的半衰期由铜浓度水平和 26S 蛋白酶体共同控制，铜浓度对 CCS 调节机制为因铜结合至载脂蛋白 - 超氧化物歧化酶单体（apo-SOD1）或转移至脱辅基蛋白而解偶联。铜结合至 CCS 单体后，可激发 CCS 的泛蛋白化和由蛋白酶体降解的过程，导致 CCS 的构象改变，并使泛蛋白化位点得以暴露，使 CCS 产生翻译后修饰，从而导致蛋白循环。

六、铜蓝蛋白

见第七章。

七、MURR1

MURR1（COMMD1）是核抑制因子 NF-κB 的多功能蛋白，表达于所有组织和细胞。伯灵顿犬（Bedlington terrier）表达为肝脏排铜障碍，具有常染色体隐性遗传方式，引起铜中毒的临床表现与肝豆状核变性相似，但其血清铜蓝蛋白和铜的水平正常，提示 ATP7B 酶功能正常。该模型动物存在 *MURR1* 基因异常，*MURR1* 基因第 2 外显子缺失，但无 *ATP7B* 基因异常，因此致病基因很可能就是 *MURR1* 基因。人类 *MURR1* 基因位于 2 号染色体，定位于 2p13-p16 之间，包括 3 个外显子。其编码产物可以和 ATP7B 酶的 N- 末端结合而传递铜离子，影响人体内的铜排泄过程。大多数细胞内蛋白（如 ATP7A 酶和 ATP7B 酶）与 Cu^{1+} 结合，而 MURR1 可与 Cu^{2+} 结合，是细胞内利用、探测或去毒化 Cu^{2+} 的重要蛋白。MURR1 可能是一种维持铜代谢动态平衡的重要蛋白质，调节 ATP7B 酶的稳定性和含铜的囊泡的胞吐作用。

八、金属硫蛋白

1957 年，Margoshes 和 Vallee 在马肾的皮质中发现了金属硫蛋白。这个家族的蛋白质含有较高的重金属和半胱氨酸（图 4-10）。金属硫蛋白主要存在于细胞质，也存在于细胞核和细胞外。主要的功能有贮藏和运输铜和锌等必需金属、生成血管、拮抗 ROS 和 DNA 损害、调节基因等。金属硫蛋白家族由 61～68 个单肽链组成，其中 20 个是分布于 α（C- 末端）和 β（N- 末端）结构域的半胱氨酸，与 7 个二价金属离子结合。2 个结构域结合金属的能力不同，该结构域由金属诱导而发生折叠。单肽链的结构为 cys-x-cys、cys-xy-cys 和 cys-cys，x 和 y 代表非半胱氨酸的氨基酸。该蛋白质的化学计量形式显示每 20 个半胱氨酸结合 7 个离子形成含硫金属复合物（metal-thiolate complexes），每摩尔金属硫蛋白原子可结合 7～10 g 金属，与 α 结构域结合的是 4 个含硫金属复合物，与 β 结构域结合的是 3 个含硫金属复合物；也可在 2 个结构域各含 6 个含硫金属复合物，共结合 12 个单价离子。金属硫蛋白中与金属结合的是半胱氨酸残基中的硫基（SH）。未与金属结合的蛋白称为前金属硫蛋白或硫蛋白（thioein），结构不稳定，易于裂解。Cu-MT 具有一些 SOD 的活性，氧化应激也诱导金属硫蛋白的表达。正常情况下，金属硫蛋白与二价必需金属（如 Cu、Zn、Cd 等）有高亲和力，但与铜的结合最为紧密，可以替换其他金属。目前已发现金属硫蛋白有 4 个结构同源的亚型（MT-Ⅰ 至 MT-Ⅳ），在进化中较为保守。

人的金属硫蛋白基因位于染色体 16q13，由一组密切相关的多基因编码。人金属硫蛋白的分子量为 40 000。有 7 个 MT-Ⅰ 功能基因：A、B、C、E、F、G、H 和 X，代表 MT-Ⅰ 蛋白的微异质性。一个单基因编码 MT-Ⅱ（MT-ⅡA）、MT-Ⅲ、MT-Ⅳ。MT-Ⅰ 和 MT-Ⅱ 亚型主要在各种动物组织中表达。MT-Ⅲ 和 MT-Ⅳ 亚型在更特异的组织中表达，如脑和复层上皮组织。

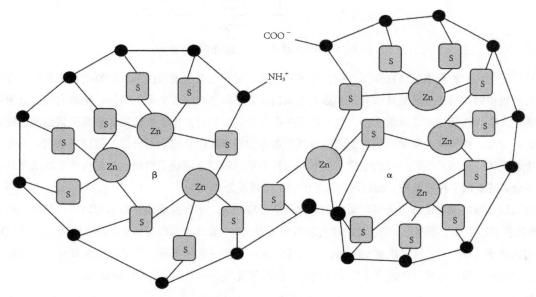

注：以上显示含硫金属复合物（α 链在 C- 末端结构域，β 链在 N- 末端结构域）；实心黑色圆代表 20 个结合于硫复合物（S）的半胱氨酸残基；S 与锌二价结合；与 α 链结合的锌是 4 个，与 β 链结合的锌是 3 个。

图 4-10　金属硫蛋白的结构示意

MT-Ⅰ和MT-Ⅱ基因的表达是通过位于基因调节区的2个重要元件实现的，即TATA盒（核心启动子元件）和几个顺式激活反应元件，后者包括金属反应元件（metal responsive element，MRE）和抗氧化剂反应元件（antioxidant-responsive element，ARE）。这2个元件由结合金属反应元件的转录因子（metal-response element binding transcription factor，MTF-1）、皮质激素反应元件（glucocorticoid responsive element，GRE）、信号传感子和转录激活子（signal transducer and activator of transcription，STAT）等调节。MRE含有核心共有序列5'-TGCPuCXC-3'。ARE可由转录因子Sp1、TPA、USF（upstream stimulatory factor）、Ap1和Ap2等调节。金属硫蛋白基因的表达明显由具有锌指转录因子的MTF-1调节，MTF-1通过其锌指与近端MRE启动子结合。根据细胞内钾浓度的变化，DNA结合活性被可逆地激活。6个锌指之间的连接子参与MTF-1从细胞质至细胞核之间转位的调节，并与MTF-1基因的启动子结合。锌是仅有的可激活MTF-1的金属。MTF-1也可被氧化应激激活。MT-Ⅰ和MT-Ⅱ可被许多刺激因素，如金属、激素、氧化应激和炎性介质（如细胞因子）等，高度诱导。通过刺激引起的顺式激活的DNA序列，激活该蛋白质的合成（图4-11）。

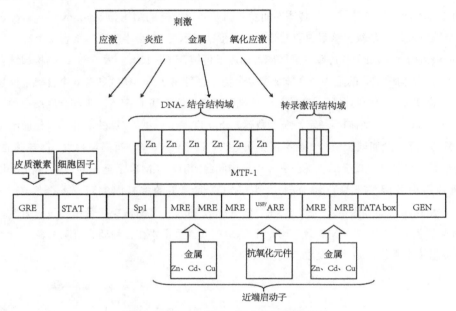

图4-11　MT-Ⅰ和MT-Ⅱ的基因结构示意

虽然所有哺乳动物金属硫蛋白亚型可结合许多重金属，但在正常生理情况下，主要结合铜和锌，储存铜并在铜缺乏时提供铜。缺乏金属硫蛋白会使细胞内基础铜含量下降，对铜丢失更加敏感。细胞内铜过量诱导金属硫蛋白表达。金属硫蛋白与金属结合后，具有贮存并避免金属对细胞产生损害作用。金属硫蛋白通过控制细胞内游离铜的浓度，调节铜的吸收。肝细胞内的金属硫蛋白为铜蓝蛋白合成和铜分泌入胆汁提供铜。前金属硫蛋白是一个锌受体，可增加细胞内锌的浓度。当细胞内锌不足以稳定金属硫蛋白时，金属硫蛋白被快速裂解，锌从退变的金属硫蛋白中释放出来，细胞内锌浓度的稳定得以维持。

半胱氨酸残基的硫醇配体与金属硫蛋白的氧化还原反应相关。半胱氨酸残基被细胞内氧化剂氧化后，释放出锌，导致脂质过氧化水平降低。当细胞内氧化应激水平升高时，金属硫蛋白可清除ROS，如羟自由基（OH$^-$）、超氧化物阴离子（O$_2^-$）、过氧化氢（H$_2$O$_2$）、活性氮自由基和一氧化氮等。与其他的抗氧化剂，如超氧化物歧化酶、过氧化氢酶、谷胱甘肽过氧化物酶等相比，金属硫蛋白是一个更有效的抗氧化剂。

九、谷胱甘肽

谷胱甘肽在细胞内的浓度是毫摩尔级的，是重要的过氧化物和ROS清除剂，调节氧化还原反应及信号传导，清除外源性物质如毒素、金属等。谷胱甘肽是细胞内铜络合剂，降低细胞内生物可利用铜。Cu^{1+}-GSH复合物是可交换细胞质铜的主要来源。Cu^{1+}-GSH 与铜进入金属硫蛋白及 Atox1、SOD1 的激活等相关。谷胱甘肽缺失导致降低铜进入细胞内的速度，使更多的铜沉积于细胞内。

十、其他

此外，还有动力蛋白激活蛋白亚单位 62（dynactin subunit p62）、谷氧还蛋白（glutaredoxin 1，GRX1）、早幼粒细胞白血病锌指（promyelocytic leukemia zinc finger，PLZF）、丛生蛋白（clusterin）、尼曼 - 匹克蛋白 C1（Niemann-Pick protein C1）、CDC42、ADP- 核糖基化因子等铜依赖性调节蛋白参与、调节铜的转运过程，与 ATP7A 酶、ATP7B 酶及各种铜伴侣蛋白一起组成了铜的细胞转运系统，共同维持细胞内铜离子水平的稳定，以保证机体生理活动的正常进行（表 4-9）。

表 4-9　在生理性铜升高时与 ATP7B 酶相互作用的结构

ATP7B 酶结构域	相互作用的结构	功能
N- 末端 Cu 结合域（MXCXXC）	COMMD1	辅助 Cu^{1+} 经 ATP7B 酶作用由顶侧分泌
	谷氧还蛋白	通过还原 MXCXXC 结合域的半胱氨酸二硫键，促进 Cu^{1+} 结合
	Atox1（主要是 MBD1-4）	Cu^{1+} 传递至 MXCXXC 结合域
	动力蛋白激活蛋白的 p62 亚单位（主要是 MBD4-6）	诱导 Cu^{1+} 通过溶酶体进行胞吐
C- 末端而亮氨酸域（DKWSLLL）	网格蛋白适配器蛋白 1（clathrin adaptor protein 1，AP1），σ 亚单位	在大鼠原代神经元极化树突中 ATP7B 酶再分布
	σ 亚单位适配器蛋白 2（AP2）	ATP7B 酶由基底膜侧至顶膜侧的定向
未确定的但与截短 ATP7B 酶强烈结合的区域	载脂蛋白 J 蛋白，'丛生蛋白'	在氧化应激时，促使误折叠 / 突变的 ATP7B 酶在溶酶体退行性变
跨膜和 C- 末端	另一个 ATP7B 酶的跨膜和 C- 末端	稳定的二聚体

（李淑娟　李晓东　周卫东）

第五章　铜的线粒体毒性

摘要

线粒体具有动态调节铜平衡的作用，能有效地将铜分布于铜依赖酶。在肝豆状核变性中，肝脏线粒体的铜负荷进行性加重，线粒体是铜的主要靶目标。当铜平衡发生紊乱时，由于铜沉积于线粒体膜，最早发生的病理学变化是线粒体结构的异常，该异常可随驱铜治疗而好转。在早期，氧化应激反应可能并不发生。当大量的铜沉积于线粒体时，线粒体的结构和呼吸功能被严重损害，活性氧产生，线粒体膜分离，继发肝细胞死亡。

在真核细胞内，大多数铜贮存在线粒体基质。每一个肝细胞含有大约 1000 个线粒体，线粒体提供氧化磷酸化（oxidative phosphorylation）反应，生成细胞内 90% 的 ATP，为代谢提供能量。细胞色素 C 氧化酶是一种铜依赖酶，是线粒体呼吸链中的重要组成成分。没有细胞色素 C 氧化酶和铜，就没有高等真核生物。过量的铜对线粒体有毒性作用。

第一节　线粒体铜平衡

真核生物线粒体内最重要的 2 个铜依赖酶是细胞色素 C 氧化酶（EC1.9.3.1）和 Cu/Zn 超氧化物歧化酶（SOD1，EC1.15.1.1）。细胞色素 C 氧化酶位于线粒体内膜，1% ~ 5% 的细胞色素 C 氧化酶位于线粒体膜间隙，也被称为呼吸链的酶复合体Ⅳ，是含铜血红素氧化酶超家族成员之一。哺乳动物的细胞色素 C 氧化酶由 13 个亚单位组成，分别由线粒体和核基因组编码。线粒体编码的亚单位是 Cox1、Cox2 和 Cox3，构成了催化核心，与双氧还原和质子转位有关。Cox1 含有 2 个血红素部分（血红素 a 和 a_3）和 1 个铜离子（Cu_B）。Cox2 含有双核铜中心（Cu_A），Cu_A 作为电子受体，首先接受来自细胞色素 C 的电子。在双氧还原期间，来源于细胞色素 C 的电子首先从 Cu_A 中心转移至血红素 a，然后至双氧结合和还原的位点，该位点是由血红素 a_3 和 Cu_B 组成的双核中心。Cu_B/ 血红素 a_3 中心催化氧还原至水，包括 Cu^{1+} 和 Cu^{2+} 之间的转换，产生超氧化物和过氧化物等中间产物，这些中间产物与铜紧密结合，避免其释放。含有 Cu_A 和 Cu_B 的细胞色素 C 氧化的亚单位 Ⅰ 和 Ⅱ 均由线粒体 DNA 编码。含铜的全细胞色素 C 氧化酶均在线粒体进行装配。铜伴侣蛋白 Sco1 和 Sco2（细胞色素 C 氧化酶装配蛋白）金属化细胞色素 C 氧化酶亚单位 Ⅱ；Cox11 金属化细胞色素 C 氧化酶亚单位 Ⅰ；超氧化物歧化酶 1 由铜伴侣蛋白金属化。

每个大鼠肝脏线粒体含有 15 000 ~ 16 000 个细胞色素 C 氧化酶分子和 2800 个 Cu/Zn 超氧化物歧化酶 1 分子。每个细胞色素 C 氧化酶分子含有 3 个铜原子（2 个在 Cu_A，1 个在 Cu_B），每个 Cu/Zn 超氧化物歧化酶含有 1 个铜原子。因此每个线粒体含有 45 000 ~ 50 000 个铜原子或 30 ~ 50 ng 铜 /mg 线粒体蛋白质（假定每毫克线粒体蛋白质含有 8.1×10^9 个线粒体）。人肝线粒体含有约 30 ng 铜 /mg 线粒体蛋白质（0.5 nmol/mg）。大多数线粒体内的铜与未知的铜配体（copper ligand，CuL）结合，作为备用铜，为在生理条件下自我复制的线粒体内细胞色素 C 氧化酶和 Cu/Zn 超氧化物歧化酶 1（占细胞内的 1%～5%）提供铜。CuL 的分子量为 13 kDa，蛋白酶 K 消化、质谱法等均未确认 CuL 是一种蛋白质。

可能是阴离子非蛋白质的 CuL 或谷胱甘肽通过蛋白质 - 蛋白质相互作用，将铜从细胞质中运输入线粒体。线粒体内的铜还与 CuL、铜伴侣蛋白和约 5 mM 谷胱甘肽（GSH）等结合，线粒体内并无游离铜。由于谷胱甘肽易穿过线粒体外膜（mitochondrial outer membrane，MOM）的孔蛋白（porin）通道，谷胱甘肽可能具有将铜输入 / 输出线粒体的作用。内膜蛋白 / 磷载体 SLC25A3（solute carrier family 25 member 3）、MFRN1（mitoferrin 1）将铜运输至基质。SLC25A3 的酵母同源物是 Pic2，MFRN1 的酵母同源物是 Mrs3/4。除了细胞质中的金属硫蛋白，线粒体内细胞色素 C 氧化酶和超氧化物歧化酶 1 与 Cu^{1+} 的解离常数是细胞内最低的（K_{Cu} 分别为 0.73 fM 和 0.23 fM），CuL、线粒体铜伴侣蛋白与 Cu^{1+} 的解离常数也较低。由于上述蛋白对铜的高亲和力，产生相当大的驱动力使铜进入线粒体。在基础条件下，线粒体是铜主要传递和利用的部位。Cox19、Cox23 和 Cox17 是含有半胱氨酸残基的小的可溶性蛋白质，可与 Cu^{1+} 结合，位于细胞质和膜间隙。Cox17、Sco1 和 Sco2 通过蛋白质 - 蛋白质相互作用将铜传递至 Cu_A 和 Cu_B。Cox23 和 Cox17 与细胞色素 C 氧化酶的装配相关。Cox19 通过氧化还原反应调节传递铜至 Cox11 的过程。Cox23 在铜穿梭过程中所起的作用不明（图 5-1）。

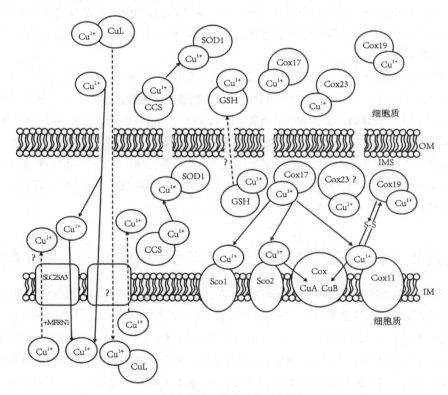

图 5-1 线粒体内铜的穿梭运输

第二节 肝豆状核变性时铜对线粒体的病理性损害

40 余年前已有作者描述肝豆状核变性时铜对线粒体的病理性损害。Sternleib 报告了通过电子显微镜观察到在肝豆状核变性患者的肝中线粒体的早期变化：电子致密性增加；内外膜分离；内膜折叠异常；嵴扩张；巨大线粒体，含有数种类型的包涵体，线粒体聚集。晚期还伴有溶酶体的变化。Sternleib 认为这些线粒体变化有其生物化学的基础，如脂滴是线粒体脂肪酸分解代谢紊乱的结果。

肝豆状核变性患者的肝脏线粒体铜的含量可是正常的 20 余倍。胆汁淤积的患者虽然其肝铜总含量增加，但线粒体内铜含量仅有轻度增加。通过 D- 青霉胺和低铜饮食治疗，这些特征性的线粒体变化消失，说明线粒体结构改变是由铜含量增加引起；通过驱铜治疗，线粒体内的铜含量增加和结构改变是可以逆转的。

肝豆状核变性患者的肝脏线粒体呼吸链酶复合体和顺乌头酸酶的活性降低。顺乌头酸酶具有对氧化反应敏感的铁 – 硫簇，是氧化应激的替代指标。氧化应激致使线粒体膜受损。与核 DNA 相比，线粒体 DNA 更易受氧化应激的损害。为了克服能量代谢的损害，具有病理性 DNA 的线粒体数量增加。

第三节　铜对提取的线粒体的直接损害

Cu^{2+} 对从大鼠肝中提取的线粒体有快速的损害，使线粒体大幅度肿胀、膜破裂。大幅度肿胀也称为线粒体膜渗透性转换，是指病理性的内膜渗透性增加。在生理情况下，为维持 ATP 合成所需的跨膜电位（$\Delta \Psi$），内膜必须是不可渗透的，线粒体膜渗透性转换具有极大的损害作用。在体外，予以 $10 \sim 30$ nmol Cu^{2+}/mg 线粒体蛋白质，就可在数分钟内诱导出线粒体膜渗透性转换。同时加入含巯基的复合物如二硫苏糖醇（dithiothreitol，DTT）或谷胱甘肽，可有效地阻止线粒体膜渗透性转换的发生。如果这些还原剂在 Cu^{2+} 之后加入，它们既不能阻断线粒体肿胀，也不能阻止 Cu^{2+} 诱导的呼吸链的损害。肝线粒体内具有快速反应的巯基含量是 $10 \sim 30$ nmol/mg，具有对抗 Cu^{2+} 的损害作用。在暴露于 Cu^{2+} 的大鼠肝细胞的线粒体中，30 nmol Cu^{2+}/mg 在 1 分钟内被还原为 Cu^{1+}，然后反应几乎停止。

在细胞内，除与 COMMD1 和 Sco2 结合的是 Cu^{2+} 外，铜以 Cu^{1+} 的形式存在。在体外，二硫苏糖醇和谷胱甘肽可有效地将 Cu^{2+} 还原为 Cu^{1+}，阻断 Cu^{2+} 诱发的线粒体膜渗透性转换。体内由 Cu^{1+} 诱发线粒体损害的阈值要高于体外由 Cu^{2+} 诱发线粒体膜渗透性转换的阈值。50 nmol Cu^{1+}/mg 线粒体蛋白质即可引起膜的损害，导致大量线粒体内的离子外流。$5 \sim 10$ nmol Cu^{1+}/mg 线粒体蛋白质可引起 $\Delta \Psi$ 下降。晚期肝豆状核变性患者线粒体内的铜离子浓度略高于此值。患者的线粒体存在脂质过氧化、酶活性下降。从处于早期的肝豆状核变性的大鼠模型中提取的线粒体含有 7 nmol 铜 /mg 蛋白质，这些线粒体的结构明显被破坏，但功能仅轻度受损。在晚期的大鼠模型中，线粒体呈碎片状，铜含量高达 100 nmol/mg 蛋白质。

第四节　模拟肝豆状核变性的细胞模型和动物模型的线粒体损害

通过研究细胞、暴露于高铜饮食的动物和肝豆状核变性的动物模型，知道了过量的铜会对线粒体产生损害。线粒体是铜诱导的氧化损害的主要靶目标。如酵母暴露于 0.5 mM 的 $CuSO_4$，线粒体内的铜含量升高 $5 \sim 10$ 倍，但不引起呼吸链的损害。在大鼠原代肝细胞中，铜应激引起线粒体 $\Delta \Psi$ 缺失。在 HepG2 或神经母细胞瘤中，铜应激引起线粒体酶活性下降。肝细胞、神经元 / 胶质细胞、神经母细胞瘤细胞在加入铜培养后，结果显示线粒体丙酮酸和 α- 酮戊二酸脱氢酶复合物被抑制，认为与线粒体内 ROS 形成有关。在肝豆状核变性患者、肝豆状核变性动物模型、饮食中铜过量的大鼠肝脏线粒体中，脂质过氧化反应的标志物升高，这与其膜损害相关。在原代肝细胞和星形胶质细胞（在原代神经元细胞中未发现）中，还观察到作为铜介导的氧化应激的结果，出现线粒体膜渗透性转换。线粒体膜渗透性转换导致线粒体内膜的渗透性增加，细胞通过凋亡和（或）坏死而死亡。这说明在细胞水平，线粒体直接、动态地与铜相互作用。线粒体内部不引起功能损害的铜缓冲能力是有限的，是细胞类型依赖的。

对一个富铜饮食的大鼠的肝脏进行电子显微镜观察发现，线粒体结构发生变化，如 1 周后，在嵴形成微囊、脂质过氧化、线粒体酶复合体损害（特别是细胞色素 C 氧化酶）；3 周后，线粒体肿胀，结构破坏，有碎片形成。内质网和质膜等变化并不明显。推测肝细胞可能是细胞损害的启动因素之一，同时可能出现线粒体内的 Ca^{2+} 释放和 ROS 水平增加。

在 *ATP7B*^-/- 小鼠模型的肝细胞中，核和线粒体的铜含量增加，而内质网、Golgi 体和质膜等出现铜缺乏。线粒体的大小和形态类似于肝豆状核变性。呼吸链酶复合体 Ⅱ、Ⅲ 和 Ⅳ 的活性随增龄而下降。在 *ATP7B*^-/- 小鼠的肝脏线粒体中，观察到磷脂酸（phosphatidic acid，PA）和磷脂酰羟丙酮（phosphatidyl hydroxyl acetone，PHA）水平上升，表明 ROS 介导的线粒体心磷脂（cardiolipin，CL）片段化。心磷脂对线粒体内膜的完整性和功能具有关键性作用，其氧化可损害氧化磷酸化反应，破坏线粒体的完整性，致使细胞色素 C 释放，诱导凋亡发生。磷脂酸可由许多蛋白质识别，与细胞转化、细胞骨架形成、细胞增生及肿瘤进展相关。心磷脂片段化破坏了磷脂酸的平衡。

毒奶小鼠（tx）的铜转运活性明显下降，肝铜明显聚集；肝细胞内脂滴增加；线粒体畸形和（或）扩大，内有包涵体。这些表现类似于肝豆状核变性患者。

在对来自 Jackson 实验室的毒奶小鼠（txJ）的研究中发现，其线粒体的表现类似于肝豆状核变性患者。这些变化早在 3 个月时就已出现，此时其他的组织学变化并不明显。呼吸链酶复合体 Ⅳ 的活性下降。线粒体 DNA 水平持续保持稳定。

在对 Long-Evans Cinnamon（LEC）大鼠的研究中发现，铜沉积于线粒体和细胞质，线粒体出现明显的多形性：基质密度改变、嵴异常、基质沉积、线粒体延长和扩张。LEC 大鼠和 Piebald Virol Glaxo 大鼠杂交后形成 LPP 大鼠。LPP 大鼠仍具有 *ATP7B* 基因突变，但无其他非 *ATP7B* 基因突变。LPP 大鼠发生铜进行性沉积于肝脏。在 85～90 天，血清 AST/ALT 和胆红素水平增高，快速地进展为肝衰竭而死亡。肝脏线粒体铜进行性沉积，早期线粒体铜就增加 5 倍，在 50 天时线粒体结构出现肝豆状核变性样损害。在肝损害开始的时候予以驱铜治疗，线粒体铜负荷明显下降，细胞质的铜水平无明显变化，从而避免肝细胞死亡和急性肝衰竭，说明线粒体在疾病进展中起重要作用。

第五节　结论

线粒体基质具有动态铜缓冲的作用。线粒体能有效地吸收铜，储存过量的铜，在特殊的伴侣作用下，将铜传递至铜依赖酶。在肝豆状核变性和其动物模型中，肝脏线粒体的铜负荷进行性加重。线粒体是细胞内铜负荷增加时第一个结构发生变化的细胞器。这些结构变化与铜沉积于膜相关，铜络合剂可逆转这些变化。过度摄食铜的啮齿类动物也出现这些变化。早期的铜沉积可由线粒体缓冲，线粒体结构变化轻微，可能由大量的还原性和（或）结合铜的巯基引起。当铜大量地沉积于线粒体时，细胞内在铜分布和线粒体损害之间的竞争开始出现，由于肝细胞内线粒体的快速更新，铜被再分布于其他部位，如溶酶体；细胞内铜增加引起持续的线粒体铜沉积，影响了线粒体的更新。在过量铜含量阶段，随着呼吸链的损害，特别是酶复合体 Ⅳ 的损害，电子不能流向氧，过量的电子聚集在呼吸链的上游，导致 ROS 形成，线粒体似乎主导着损害过程向急性肝衰竭发展。线粒体膜中氧的含量比水中高 3 倍，加剧了氧自由基的形成。ROS 形成和呼吸链损害间的恶性循环引起线粒体膜解体，最终导致线粒体膜渗透性转换。由于释放了诱导细胞死亡的信号（如细胞色素 C）与能量缺陷，线粒体膜渗透性转换导致肝细胞死亡、肝衰竭。因此，在肝豆状核变性中，线粒体是铜的主要靶目标，过量的铜引起线粒体损害，继而促使组织衰竭。铜的吸收速度、铜沉积的数量、高铜负荷消失的时间、铜再分布于其他区域的数量决定了线粒体和肝细胞的命运。

（王　韵）

第六章　铜的中枢神经系统毒性

摘要

铜是一种必需的微量元素，参与机体的多种生物学反应。但过量的铜可以产生细胞毒性。系统性和细胞内铜的代谢平衡被精细地调节，这种平衡一旦受到破坏，引起铜缺乏或铜过载和毒性反应，机体就会发生各种疾病。本章描述了铜的细胞毒性的发生机制及其在神经退行性病中的作用，还讨论了铜纳米粒子的神经毒性。

除了肝脏外，脑内的含铜量最高。铜作为酶的辅助因子、结构成分，参与许多生理过程，包括能量代谢、抗氧化反应和铁代谢等。而且，铜还参与低氧和神经调节等引起的血管生成等重要的生物学过程。过量的铜是有毒性的。细胞内存在维持铜平衡的机制，在遗传学铜代谢障碍性疾病和神经退行性疾病中，这种平衡机制被破坏，细胞内出现铜缺乏或铜过载。

第一节　脑内铜的含量和空间分布

人类脑铜的含量是 3.1 ~ 5.1 μg/g 湿重，小鼠脑铜的含量是 5.5 μg/g 湿重，大鼠脑铜的含量是 1.0 ~ 2.5 μg/g 湿重。由于结构和功能的差异，脑内不同区域的组织含铜量不一（表6-1）。人类脑内铜含量最高的区域是蓝斑和基底神经节，二者也富含神经黑质。海马区域也含有丰富的铜。在人类和啮齿类动物的脑脊液中铜的含量是 0.2 ~ 0.5 μM。细胞外的铜含量较高，突触间隙的铜浓度高达 250 μM。脑组织中的铜的分布是不均匀的。一般而言，灰质的铜含量（1.6 ~ 6.5 μg/g 湿重）比白质（0.9 ~ 2.5 μg/g 湿重）更高。在正常和病理情况下，胶质细胞的铜含量比神经元高。含有色素和儿茶酚胺细胞的蓝斑和基底神经节的铜含量较高，蓝斑的大多数铜位于传入神经突触的前膜。海马含有大量的铜。丘脑的含铜量较灰质低。位于脑室周围的胶质细胞含有极高量的铜，说明胶质细胞具有储藏铜的功能。突触的铜含量约为 15 μM，而突触囊泡的铜含量约为 290 μM，说明囊泡的活性运输与铜吸收入囊泡相关。

表6-1　在人和大鼠的不同脑区的铜含量

人类（μg/g 干重）		大鼠（μg/g 干重）	
半卵圆中心	13.7	皮层	15.0
额叶皮质	24.7	小脑	14.3
小脑皮层	33.1	下丘脑	18.3
小脑白质	13.5	延髓	11.1
胼胝体	9.8	中脑	14.6
海马	201.9	海马	14.5

（续表）

人类（μg/g 干重）		大鼠（μg/g 干重）	
蓝斑	201	纹状体	14.9
苍白球	30.3		
壳核	32.9		
基底神经节	59.9		

注：湿重 = 干重 × 3.18。

脑内铜的含量和分布随发育、年龄和神经退行性疾病的发生而改变。在啮齿类动物中，铜含量随增龄而增加。在大多数人类脑的不同区域，铜含量随增龄的变化并不明显。肝豆状核变性患者（125 μg/g 干重）脑内铜的含量几乎是正常人（13 ~ 60 μg/g 干重）的 8 倍，在所有脑区都有均匀的铜沉积。类似的变化也见于肝豆状核变性的小鼠模型中。Menkes 病患者和小鼠模型的脑中的铜仅为正常人的 20%（0.4 ~ 1.7 μg/g 湿重）。Alzheimer 病脑内淀粉样斑块中铜含量极为丰富，大脑皮层、杏仁核和海马的铜含量降至 50%。帕金森病和 Lewy 小体病患者中，基底神经节和蓝斑的铜含量降至 50%。在与海马硬化相关的中间颞叶癫痫患者和感染瘙痒病的小鼠中，海马的铜含量降低。亨廷顿病患者的纹状体的铜含量增加。在 Friedreich 共济失调和脊髓小脑性共济失调患者齿状核中的富铁区域，铜含量也增加。

肝型和脑型肝豆状核变性患者的脑铜含量并无明显差别，二者脑核团的磁敏感加权成像相位值的差异并不显著。肝型肝豆状核变性患者未出现神经系统症状的原因，可能并不是其脑部金属沉积少，而是脑部结构性损伤不显著，尚未达到可出现损伤的程度。但为何肝型患者脑部金属沉积明显，而结构性损伤较轻，原因尚不明确。可能除了金属沉积之外，还有其他原因可导致脑部的结构性损伤，尚有待进一步研究。肝型患者颅内金属沉积的程度与肝功能损害程度无关。

第二节　铜平衡

一、脑内的铜平衡

脑内的铜平衡的调节主要是通过脑的屏障系统来进行的：血 – 脑屏障（blood-brain barrier，BBB）和血 - 脑脊液屏障（blood-cerebrospinal fluid barrier，BCB）等。在 2 个屏障中，大多数铜通过游离铜的形式被运输。铜主要是在 Ctr1 和 ATP7A 酶的作用下，通过血 - 脑屏障，进入脑实质。Ctr1 在脑组织中普遍表达，其中脉络丛最为丰富，毛细血管的内皮细胞的表达也较高。Ctr1 位于脉络丛细胞的顶膜，从脑脊液转运铜，这与脉络丛维持脑细胞外液的铜平衡功能有关。在脑内的上皮细胞，Ctr1 位于腔面，调节从血液中吸收铜的过程。在人视觉皮层、前扣带回皮层、尾状核和壳核，Ctr1 主要在神经元表达。在小脑，Ctr1 主要在 Bergmann 胶质细胞表达。

ATP7A 酶在脑组织中广泛表达，在小脑和脉络丛细胞基底侧表达最高。ATP7A 酶缺陷导致脑毛细血管内铜沉积，说明 ATP7A 酶在铜穿过血 - 脑屏障时所起的作用。铜进入脑部毛细血管的速度比进入脉络丛的速度要慢，但铜从毛细血管进入脑组织比从脉络丛进入脑组织更加容易。血 - 脑脊液屏障的主要作用是从脑脊液至血液中排铜，而不是吸收铜至脑组织。Ctr1 在脑毛细血管内皮细胞上高表达，位于该细胞的腔面侧，调节铜从血液中吸收的过程。与正常小鼠相比，Ctr1 杂合子敲除小鼠脑内铜水平降低一半。ATP7A 酶协助铜从毛细血管上皮细胞中排出，其功能缺陷可导致 Menkes 病模型小鼠的脑毛细血管内的铜沉积。在血 - 脑屏障内，*ATP7A* 基因的 mRNA 的表达水平是 *ATP7B* 基因的 mRNA 的 13 倍，说明 ATP7A 酶在铜从毛细血管上皮细胞中进入脑实质的过程中起主要作用。虽然铜从血液循环中进入脉络丛的速度比进入脑部毛细血管的速度要快，但铜从脉络丛进入脑脊液中的速度很慢，说明铜很难从血液中进入脑脊液。体内外实验均证实血 - 脑脊液屏障的铜运输方向是从脑脊液到血液，说明血 - 脑脊液屏障在中枢神经系统中铜平衡的作用是从脑脊液中排铜。但在发育中的脑中，

血 - 脑脊液屏障被认为是铜进入的主要途径。在脉络膜细胞中，Ctr1 和 DMT1 都有调节铜沉积的作用，Ctr1 的作用更加明显。Ctr1 和 DMT1 在脉络丛上皮细胞的顶膜中表达丰富，这与脉络丛从脑脊液中吸收铜的功能是一致的。与血 - 脑屏障相比，*ATP7B* 基因的 mRNA 在脉络丛上皮细胞中的表达比 *ATP7A* 基因的 mRNA 的表达更加丰富。ATP7A 酶和 ATP7B 酶都有协助铜穿过血 - 脑脊液屏障的作用。铜与大鼠脉络丛组织一起孵育时，ATP7B 酶从核周转至基膜，ATP7A 酶转至顶膜，说明 ATP7A 酶负责将铜释放入血液，ATP7B 酶负责将铜从脉络丛上皮细胞释放入脑脊液。

铜穿过血 – 脑屏障后，星形胶质细胞（astrocyte）是铜遇到的第一个脑实质细胞。铜通过 Ctr1 进入星形胶质细胞，通过 ATP7A 酶排出。星形胶质细胞内含有大量的金属硫蛋白和谷胱甘肽，它们可储藏铜以防止其毒性作用。星形胶质细胞内的谷胱甘肽可穿梭至神经元，以维持神经元内谷胱甘肽的浓度，保护神经元。神经元并不具备储存铜的功能。过量的铜首先沉积于星形胶质细胞和少突胶质细胞。在铜中毒时，星形胶质细胞内的金属硫蛋白和谷胱甘肽表达上调。在脑细胞中，少突胶质细胞对铜中毒特别敏感，髓鞘水肿和脱髓鞘改变可能是脑内铜过载时的最早表现之一。神经元损害继发于星形胶质细胞的去毒性功能的失调。

脑内的金属硫蛋白有 MT1、MT2 和 MT3 等亚型，在血 – 脑屏障、血 – 脑脊液屏障、星形胶质细胞和神经元中均有表达，小突胶质细胞和少突胶质细胞无金属硫蛋白表达。脑内铜增加时伴随金属硫蛋白代偿性增加。

总之，血 - 脑屏障是铜进入脑内的主要途径。脑毛细血管的上皮细胞通过 Ctr1 从血液中吸收铜；然后这些细胞通过 ATP7A 酶释放铜进入脑实质；最可能主要通过 Ctr1，铜被吸收入星形胶质细胞、神经元和其他脑细胞；至少在星形胶质细胞，细胞内过量的铜通过 ATP7A 酶被释放至脑脊液中。星形胶质细胞在脑内铜平衡中起重要调节作用；脉络丛主要从脑脊液中吸收铜。通过 Ctr1 和（或）DMT1 铜被吸收入脉络膜上皮细胞，后者组成血 - 脑脊液屏障；脉络膜上皮细胞内的铜可通过 ATP7A 酶释放至血液中，或通过 ATP7B 酶返回脑脊液中储存起来（图 6-1）。

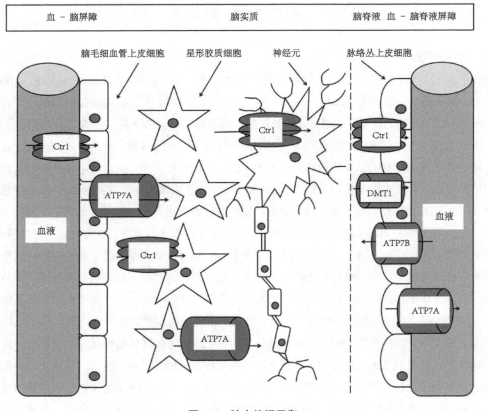

图 6-1　脑内的铜平衡

二、铜的重要作用

在许多重要的酶中，铜作为辅助因子和（或）结构成分，在很多生物学路径中是必需的，如神经系统发育、能量代谢、抗氧化反应、铁代谢、神经递质和神经肽类的合成等。Cu^{2+}/Cu^{1+} 系统相对较高的还原电位使许多含铜酶直接氧化底物。

（一）能量代谢

脑是人体内能量需要量最大的组织，活跃的离子转运消耗了大多数能量。约 95% 的脑内 ATP 由线粒体生成。线粒体效率对脑功能至关重要。线粒体呼吸链的电子传递的最后一步，即还原型细胞色素 C 由双氧氧化，是由细胞色素 C 氧化酶催化的。细胞色素 C 氧化酶缺陷是人类最常见的呼吸链损害的原因。人类细胞色素 C 氧化酶缺陷的临床表现复杂，存在不同的遗传方式。病理性表现为代谢性酸中毒、肌力弱、心肌病和神经退行性变。细胞色素 C 氧化酶可由线粒体 DNA 突变或编码细胞色素 C 氧化酶亚单位的基因突变引起。编码与全蛋白质装配相关的蛋白质的基因突变也引起细胞色素 C 氧化酶缺陷。因此，编码与 Cu_A 位点金属化相关的 Sco1 和 Sco2 的基因突变导致细胞色素 C 氧化酶缺陷。铜插入的减少也是导致细胞色素 C 氧化酶缺陷的原因，可见于 Menkes 病患者的脑部和该病的动物模型。

（二）抗氧化效应

由于存在高速的氧化代谢，脑对氧化应激是敏感的。与其他器官相比，脑内含有较低的特异性活性的抗氧化酶，含有丰富的具有氧化还原活性的金属和多不饱和脂肪酸。由于缺陷细胞色素 C 氧化酶通过呼吸链产生过氧化物增加和（或）铜依赖的缺陷 SOD1 和 SOD3 的抗氧化反应的活性降低，铜缺乏使脑更易于受到氧化应激。

SOD1 和 SOD3 是广泛存在的酶，可将超氧化物转换为双氧和过氧化氢，再通过过氧化氢酶、谷胱甘肽过氧化物酶及过氧化物还原酶进行处理。超氧化物是呼吸链在电子传递时产生的副产品，也可通过儿茶酚胺及其代谢产物自氧化产生。过氧化物是一项酶反应的副产品，例如巨噬细胞和小胶质细胞的烟酰胺腺嘌呤二核苷酸磷酸（nicotinamide adenine dinucleotide phosphate）氧化酶，在免疫反应时细胞被激活后，产生超氧化物。过量的超氧化物引起氧化应激，导致组成细胞的物质被氧化，启动脂质过氧化。

真核细胞内的 SOD 有 3 个亚型：SOD1、SOD2 和 SOD3，分别由 3 个不同的基因编码。SOD1 和 SOD3 在活性位置含有催化的铜和结构性的锌离子，SOD2 含有锰作为金属辅助因子。SOD2 是同源二聚体蛋白质，主要位于细胞质，少部分位于细胞核、线粒体的膜间隙、溶酶体、过氧化物酶体。一些类型的细胞也分泌 SOD1。同源四聚体 SOD2 位于线粒体内基质，与内膜相关。同源四聚体糖蛋白 SOD3 由成纤维细胞和胶质细胞分泌，存在于细胞外基质、血清、淋巴液和脑脊液中，可以保护细胞膜，抵御氧化应激。

通过免疫学方法发现，在 Menkes 病患者的脑中 SOD1 的表达水平下降，SOD2 的表达水平上升，显示出对氧化应激的反应。

除了清除过氧化物，SOD1 与细胞内信号传导有关。上皮生长因子、来源于血小板的生长因子和血管上皮生长因子等生长因子的活性与氧化还原反应有关。已在几个肿瘤细胞株中证实，SOD1 在通过调节过氧化氢依赖的氧化和磷酸酶失活而起作用的有丝分裂原激活蛋白激酶（mitogen-activated protein kinase，MAPK）信号引导中，起着必需的作用。分泌的 SOD1 与 SK-N-BE 神经母细胞瘤的细胞结合，通过磷酸酯酶 C- 蛋白激酶 C（phospholipase C-protein kinase C，PLC-PKC）依赖的途径，导致细胞内钙浓度增加，继而激活 MAPK 细胞外信号调节激酶 1 和 2。通过 SOD1 激活的 PLC-PKC 途径不依赖于其超氧化物歧化酶活性。SOD1 也存在于神经元的微环境中，可能也具有神经调节作用。

（三）铁代谢

如同铜，铁也是一个具有氧化还原反应活性的金属，是许多酶的必需辅助因子。脑的代谢需要铁，但铁过量也影响脑功能。含铜的亚铁氧化酶（ferroxidase）铜蓝蛋白对铁稳态也起着重要作用，在铜和铁的代谢中起着联系作用。

（四）神经递质和神经肽的合成

多巴胺 - β - 单加氧酶（DβM）和肽酰甘氨酸 α - 酰胺化单加氧酶（PAM）属于小分子铜蛋白，仅存在于哺乳动物中。PAM 由 2 个酶结构域组成：肽基甘氨酸 α - 羟基化单加氧酶和肽基 - α - 羟基甘氨酸 α - 酰胺化裂解酶。

DβM 催化去甲肾上腺素合成的最后一步，即多巴胺至去甲肾上腺素的氧化羟基化反应，对儿茶酚胺代谢起重要作用。去甲肾上腺素是主要的交感神经的神经递质，与情绪、注意力、唤醒和心血管功能相关。尽管去甲肾上腺素在中枢神经系统中起着重要作用，但先天性 DβM 缺陷的患者仅有轻微的神经功能失调症状。DβM 位于肾上腺髓质嗜铬细胞的颗粒状囊泡、交感神经末梢、脑的去甲肾上腺素能和肾上腺素能神经元。可溶性 DβM 的分泌是刺激依赖性的，可见于血液和脑脊液。

几乎每一个神经元均可合成酰胺化神经肽。酰胺化神经肽与神经元增殖、能量代谢和神经调节等脑的重要功能相关。PAM 是仅有的催化肽前体酰胺化的酶。由于 PAM 的生理重要性，缺乏功能性 PAM 的小鼠在胚胎发育时就死亡。在成人心房的心肌细胞的分泌囊泡、脑垂体的内分泌细胞和许多神经元中，PAM 的表达最高。

（五）铜的神经调节功能

已证实随着去极化，突触体和初级海马神经元释放铜，突触间隙的铜浓度为 15 ~ 250 μM，说明铜有潜在的神经调节功能。锌也有类似功能。铜的神经调节功能可通过与受体的相互作用或直接改变细胞内信号传导途径来实现。

外源性产生的低浓度的铜对 NMDA 受体、红藻氨酸受体、AMPA（α-amino-3-hydroxy-5-methyl-4-isoxazolepropionic acid）受体、GABA 受体具有抑制作用。铜抑制电压门控 Ca^{2+} 和 K^+ 通道。在培养的大鼠皮层神经元中，铜非竞争性地阻断 AMPA/ 红藻氨酸、NMDA 受体，竞争性地阻断 $GABA_A$ 受体和甘氨酸受体。铜对 GABA 受体、NMDA 受体和甘氨酸受体的抑制作用是电压非依赖性的，说明铜在特殊的神经调节位点起作用，而不是作为一个受体阻断剂。铜催化 NMDA 受体的 S- 亚硝基化作用，这是一个已知的 NMDA 受体的调节机制。铜可诱导质膜上 AMPA 受体增加，增强 AMPA 能神经传递。

铜在突触生理学中的实际作用仍有待阐明。突触释放的内源性铜及外源性铜保护初级海马神经元、拮抗 NMDA 介导的兴奋毒性细胞死亡，最可能是通过降低去极化 / 激活后 NMDA 受体介导的细胞内 Ca^{2+} 升高引起。通过抑制 NMDA 受体介导和维持的长时程增强（long-term potentiation，LTP），铜参与调控突触的可塑性。暴露于外源性铜的海马切片或喂食高铜饮食的大鼠的海马切片未显示 LTP。LTP 与许多生物的学习和记忆有关。尽管阻断了海马的 LTP，铜并未改变大鼠的学习和记忆能力。另外，铜也通过调节金属硫蛋白的表达调控突触信号传递。

在外周组织，通过抑制酪氨酸磷酸酶，铜诱导 MAPK 及磷酸肌醇 -3- 激酶 /Akt 信号传导。通过激活金属反应转录因子 1 和（或）作为铜依赖转录因子的铜伴侣蛋白 Atox1，铜也影响细胞内信号传导。另外，铜也调节神经营养因子。例如，铜降低脑源性神经营养因子对神经母细胞的增殖功能，增强神经生长因子（nerve growth factor，NGF）的增殖功能。铜缺乏抑制神经生长因子刺激的神经突起的过度生长。神经生长因子促进铜吸收，导致蛋白质甲基化反应。

（六）其他

赖氨酰氧化酶（LOX）通过催化弹性蛋白和胶原的交联反应，在结缔组织的形成、成熟稳定中有关键性作用。赖氨酰氧化酶活性降低与骨骼和结缔组织功能障碍相关。酪氨酸酶催化 L- 酪氨酸羟化为 L- 多巴，继而氧化为 DOPA 醌，是黑色素和多巴胺生物合成的速度限制酶。初级和次级铜胺氧化酶通过催化氧化脱氨基作用，调节生命所必需的胺的水平。PAM 功能降低和继发的 α- 酰胺化肽的缺失与神经发育迟滞及癫痫发作相关。DβM 的部分缺失与血清和脑脊液中多巴胺 / 去甲肾上腺素升高相关。皮肤和毛发色素缺失与酪氨酸酶活性降低相关。

脑内铜转运障碍引起的细胞色素 C 氧化酶功能降低可能是 Menkes 病患者发生严重神经退行性变的主要原因。有一个研究支持上述观点：在一个选择性神经元细胞的 *ATP7A* 基因缺失的小鼠模型（Atp7a^{Nes}）中，脑内铜是正常的或轻度增高，没有 Menkes 病样退行性神经病理改变及早期死亡发生。但是，已证实 ATP7A 在初级海马神经元的依赖 NMDA 受体可释放的铜池中有关键的作用，可保护这些细胞，避免发生 NMDA 介导的兴奋毒性细胞死亡。Menkes 病中铜依赖的神经保护途径的缺失与这个致命性疾病中发生的大量的神经退行性变相关。

三、外源性铜中毒

没有遗传易感性的个人很少发生铜中毒。急性铜中毒多与误食或自杀时吞服大剂量的铜有关。如吞服 1 g 左右的铜，患者的症状以消化系统为主。更高剂量的铜可导致恶心、呕吐、头痛、腹泻、溶血性贫血、胃肠出血、肝肾衰竭，甚至死亡。慢性铜中毒是肝豆状核变性、印度儿童肝硬化、起源于影响铜代谢的遗传缺陷引起的特发性慢性中毒等疾病的特征。另外，铜作为一种有害金属，与 Alzheimer 病、帕金森病和亨廷顿病等神经退行性疾病的发病相关。

第三节　铜中毒的机制

过量铜的毒性作用机制包括线粒体毒性、氧化应激、细胞膜损害、DNA 的交联作用和酶的抑制等，引起血 - 脑屏障破坏和脱髓鞘改变。

一、氧化机制

如正常的铜平衡被破坏，会引起铜过载和（或）铜缺陷。铜缺陷引起生理学上具有重要意义的含铜酶的功能缺陷。铜不仅具有生理作用，也有潜在的毒性作用。许多酶将铜作为辅助因子参与氧化还原反应。铜过载通过 Fenton 反应引起过多的活性氧簇（ROS）。铜易在还原型 Cu^{1+} 和氧化型 Cu^{2+} 之间转换，促进氧化还原反应，协调许多配体。

细胞内的超氧阴离子（O_2^-）在超氧化物歧化酶（SOD1）的作用下形成过氧化氢（H_2O_2），即 $2O_2^- + 2H^+ \rightarrow O_2 + H_2O_2$；在还原剂（如抗坏血酸或谷胱甘肽）的存在下，$Cu^{2+}$ 形成 Cu^{1+}；Cu^{1+} 通过 Haber-Weiss 反应，催化过氧化氢成为具有高度反应活性的羟自由基（OH·）（$Cu^{1+} + H_2O_2 \rightarrow Cu^{2+} + OH· + OH^-$）。羟自由基可能是生物系统中最强的具有氧化作用的自由基，可从含氨的碳中提取氢，形成以碳为中心的自由基；或从不饱和脂肪中提取氢，形成脂质自由基；或诱导 DNA 链断裂或碱基氧化。在一个类似于 Fenton 反应的反应中，铜离子通过分裂脂质过氧化氢，加速脂质过氧化反应，形成烷氧基和过氧化氢基，形成"瀑布"效应。

大量的基因缺陷是金属过载性疾病的常见特征，特别是碱基修饰和链断裂，许多神经系统疾病也有此特征。体内外实验均证实铜可诱导 DNA 的氧化损害。铜对基因组的影响可能是通过一个位点特异性机制而发生的，生成单氧和（或）羟自由基结合至双链 DNA 上的高亲和力铜结合位点或在其附近，而不是通过生成游离的羟自由基的机制发生。由铜引起的儿茶酚胺（如肾上腺素、L-DOPA、多巴胺和 6- 羟基多巴胺）自氧化不仅导致超氧化物生成增加、儿茶酚胺氧化产物增加，铜也可氧化损害 DNA。这可以解释在神经退行性病中的选择性铜毒性，特别是在帕金森病中。

由铜诱导的 DNA 的氧化损害可导致肿瘤抑制蛋白 p53 的激活，p53 可通过转录激活或抑制或抗凋亡蛋白，或直接作用于线粒体，促使凋亡发生。在暴露于铜的肝细胞和神经元细胞中，p53 mRNA 和蛋白质表达水平升高，p53 在核内移位。肝细胞和神经元细胞中如 p53 缺失或发生突变，则对铜的毒性作用更具抵抗性，这支持 p53 在铜诱导的细胞死亡中有重要作用。肝细胞中铜诱导的细胞凋亡与内源性 CD95 系统激活相关，CD95 是依赖 p53 的细胞凋亡的下游效应子，可以激活磷脂酰丝氨酸（phosphatidylserine），继而释放神经酰胺（ceramide）。在红细胞中，铜诱导磷脂酰丝氨酸暴露和由白细胞分泌的酸性鞘磷脂酶（sphingomyelinase）引起的死亡，说明神经酰胺可能也参与不依赖 CD95 的途径，这条途径也可导致暴露于铜的肝细胞和红细胞的死亡。

二、与生物分子结合

虽然铜的毒性作用主要与铜诱导的氧化应激相关，也可能与铜直接和蛋白质结合相关。铜也可结合至与铜代谢无关的蛋白质的巯基和氨基上，改变蛋白质的结构，修饰其生物学功能。铜与细胞色素 P450 氧化系统、谷胱甘肽转移酶和乳酸脱氢酶结合可抑制酶的活性。铜与蛋白质的巯基结合，可能导致大鼠脑突触质膜、兔肾的 Na^+/K^+-ATP 酶的非竞争性抑制。Na^+/K^+-ATP 酶在突触质膜中含量丰富，调节钾的摄取和钠的释放，在神经冲动发放后，恢复离子平衡。Na^+/K^+-ATP 酶的抑制将会导致神经元行为的改变。在 DNA 修复时，铜与蛋白质结合后，可出现铜诱导的 DNA 损害。通过与 DNA 糖苷酶 NEIL1 和 NEIL2 结合形成稳定的复合物，铜可以抑制这些酶的功能。铜还抑制与切口 DNA 修复相关的多核苷酸激酶 3'- 磷酸酶（polynucleotide kinase 3'-phosphatase，PNKP）的磷酸酶和激酶活性。在 HeLa S3 细胞中，铜强烈抑制 DNA 切口传感器聚（ADP- 核糖）聚合酶 [poly (ADP-ribose) polymerase-1，PARP-1] 和过氧化氢诱导的聚（ADP- 核糖）化。PARP-1 与缺陷 DNA 结合，其活性依赖于 3 个锌指 DNA 结合域（zinc-finger DNA binding domain），通过替换锌和（或）改变锌指结构中半胱氨酸络合锌的氧化作用，铜可抑制 PARP-1 的活性。

基因表达和代谢途径的改变也与铜毒性相关。有实验表明，在肝豆状核变性动物模型 *ATP7B*⁻ᐟ⁻ 小鼠中，尽管有明显的铜沉积，在疾病的早期阶段，铜介导的氧化应激反应并不起主要作用。在症状前 *ATP7B*⁻ᐟ⁻ 小鼠中，铜过载在肝脏基因表达和代谢上有选择性的和明确的作用：沉积的铜选择性地上调与细胞周期相关的基因表达，下调脂质代谢相关的基因表达。事实上，与脂质代谢相关的基因转录在疾病的所有阶段都下调。在胆固醇生物合成关键步骤上的酶的转录最受影响，肝脏胆固醇和血中 VLDL 胆固醇的含量明显降低。在 *ATP7B*⁻ᐟ⁻ 小鼠的脑中，也观察到胆固醇的代谢紊乱。铜诱导基因表达改变的机制尚未完全清楚，有研究表明与核受体相关。在 *ATP7B*⁻ᐟ⁻ 小鼠的肝细胞中，NR3C1/ 糖皮质受体（glucocorticoid receptor，GR）和 NR1 h4/ 法尼醇 X 受体（farnesoid X receptor，FXR）是两个脂质代谢中关键性的核受体，二者的含量都较低。在用铜处理过的 HepG2 细胞、*ATP7B*⁻ᐟ⁻ 小鼠的肝细胞及肝豆状核变性患者的肝活检标本中，核受体靶基因的表达和活性均受损。近年来的证据表明与占据 DNA 结合锌指域的锌竞争，铜可直接降低核受体功能。铜在基因表达上选择性的效果与在不同的含锌的转录因子中的锌指协调性的不同相关，这些转录因子和铜与锌指蛋白的相互作用的易感性相关。

大量的证据表明铜具有神经调节功能，这种功能与其在电压门控离子通道和突触受体上的作用相关。铜也可以通过改变神经元细胞内信号途径而发挥神经调节功能。铜的神经毒性部分是过量铜影响突触传递和功能的结果。

第四节　铜的神经毒性

一些神经退行性疾病已被证实与脑内铜代谢障碍有关，铜缺乏或铜过载可能在这些疾病的发病中起一定的作用（表 6-2）。

一、Alzheimer 病

Alzheimer 病是人类最常见的神经退行性疾病，大多数病例是迟发型和散发型，并无明显的遗传因素。该病的主要特征是进行性记忆力下降并最终完全丧失，同时有其他认知功能及精神症状出现。除了年龄外，其他的危险因素包括痴呆家族史、遗传和环境因素等。Alzheimer 病主要的病理特征是细胞外的老年斑，老年斑主要由有 40 和 42 个残基的 β- 淀粉样肽（amyloid-β，Aβ）、细胞内的神经元纤维缠结组成。神经元纤维缠结主要由高度磷酸化的 tau 蛋白组成。

强烈的证据显示铜失衡在 Alzheimer 病的发病中起重要作用，但铜在 Alzheimer 病发病中的具体作用尚有争议。一些证据表明铜在 Alzheimer 病中具有损害性的作用，另一些证据则反之。前者的证据表明 Aβ 多肽与铜有高亲和力；淀粉样肽前体蛋白（amyloid precursor protein，APP）具有铜结合区（copper-binding domain，CuBD）；老年斑也富含铜；Alzheimer 病患者的血液和脑脊液中的游离铜增加，与认知水平下降相关。体外试验表明铜促进 Aβ 多肽和老年斑的形成。随着铜/Aβ 比例的上升，多肽沉积的途径发生变化，沉积的多肽分裂为在 Aβ 中有最强的神经毒性的可溶性寡聚肽。虽然寡聚 Aβ 肽发挥毒性作用的确切机制未明，但是通过形成 ROS，铜可以加强寡聚 Aβ 肽的毒性作用。Aβ 通过增加对细胞色素 C 氧化酶的抑制作用和激活小胶质细胞，调节 Cu^{2+} 至 Cu^{1+} 的还原作用。在小鼠中，铜与 LDL 受体相关蛋白 -1（LDL receptor-related protein-1，LRP-1）的 Aβ 通过血 - 脑屏障的清除有关。在一个 Alzheimer 病的小鼠模型中，增加饮水中的铜（即使很低浓度）可影响 Aβ 的产生和神经炎症。铜通过刺激 tau 蛋白的磷酸化和沉积，加强 tau 沉积的毒性作用，参与 Alzheimer 病相关的 tau 蛋白的病理作用。对转基因小鼠进行铜络合剂治疗，可防止老年斑和神经元纤维缠结内的氧化应激，支持铜在 Alzheimer 病发病中的作用。

相反，与正常对照相比，Alzheimer 病患者和小鼠模型的脑内的铜含量较低，说明铜缺陷可能与 Alzheimer 病的神经退行性变化有关。补充铜可改善 Alzheimer 病小鼠的生存状况和认知功能。但摄入铜对轻度 Alzheimer 病患者并无效果。从机制上来看，通过影响 APP 的加工和 Aβ 代谢，铜缺陷可以加剧疾病进展。铜与 β 位 APP 切割酶（beta-site APP-cleaving enzyme 1，BACE1）具有相互作用。BACE1 是一种天冬氨酸酶，在 Aβ 形成的第一步环节中切割 APP。铜缺陷也可损害铜依赖酶的活性。已在 Alzheimer 病患者脑中发现细胞色素 C 氧化酶和超氧化物歧化酶 1 活性降低。

二、帕金森病

帕金森病是人类第二常见的神经退行性疾病，大多数患者是散发性的。帕金森病患者主要表现为震颤、动作迟缓、僵硬和姿势不稳。帕金森病的病理性特征是基底神经节致密区中含神经黑色素的多巴胺能神经元缺失和 α - 突触核蛋白沉积。α - 突触核蛋白沉积和黑质细胞丢失的确切机制未明。氧化应激、线粒体功能失调、炎症和金属失衡可能与帕金森病的发病相关。α - 突触核蛋白有 2 个铜结合位点，其沉积可能是 α - 突触核蛋白 – 铜复合物形成后的直接结果。

铜在帕金森病中的作用是有争议的。一些研究表明铜在帕金森病中具有损害性的作用，另一些研究表明在帕金森病患者中存在铜缺陷。已证实铜对可溶的、与膜结合的 α - 突触核蛋白具有高亲和力，并可加速可溶性 α - 突触核蛋白的沉积。结合铜的 α - 突触核蛋白寡聚体是 α - 突触核蛋白的神经毒性形式。但帕金森病患者脑内的总铜含量与对照组无明显差异。在帕金森病患者的基底神经节区，铜含量甚至更低。在帕金森病的动物模型中，补充铜和使用可通过血 – 脑屏障的含铜复合物具有神经保护作用，使用铜络合剂具有相反的作用。

在帕金森病患者的脑组织中，含铁量是增加的。含铜的铜蓝蛋白具有亚铁氧化酶的活性，铜蓝蛋白的活性降低可导致铁沉积于帕金森病患者的基底神经节中，与帕金森病的早发相关。帕金森病患者脑脊液中亚铁氧化酶活性降低的氧化型铜蓝蛋白增加，基底神经节中亚铁氧化酶活性降低约 80%。在 1- 甲基 -4- 苯基 -1,2,3,6- 四氢吡啶（1-methyl-4-phenyl-1,2,3,6-tetrahydropyridine，MPTP）的帕金森病小鼠模型中，通过外周注射铜蓝蛋白可减少神经退行性变和黑质的铁增加。上调铜蓝蛋白的表达可能是治疗帕金森病的策略之一。

三、亨廷顿病

亨廷顿病是一个罕见的常染色体显性遗传的进行性神经退行性疾病，表现为运动、认知和精神障碍。亨廷顿病由亨廷顿蛋白 N- 末端的多聚谷氨酰胺扩增引起，该病变最终导致脑萎缩，主要发生于纹状体和大脑皮层。突变的亨廷顿蛋白沉积、氧化应激、能量代谢受损、神经营养缺失和转录调节的紊乱被认为与亨廷顿病的发生发展有关，但确切的病理生理机制未明。通过促进亨廷顿蛋白沉积，铜在亨廷顿病脑中的沉积可能加快疾病进展。在亨廷顿病的动物模型中，使用铜络合剂、限制饮食中的铜和对铜转运子进行基因工程处理，可以延缓疾病进展，这更加证实了铜在亨廷顿病发病中的作用。

四、肌萎缩侧索硬化

肌萎缩侧索硬化是一个影响脊髓前角细胞的疾病,细胞质中的铜酶 -Cu/Zn 超氧化物歧化酶的突变导致脊髓前角细胞退行性变,可能引起自由基生成增加,引起肌肉无力和呼吸困难。铜也可直接导致神经元的破坏。

五、朊蛋白病

朊蛋白病与朊蛋白(prion proteins,PrPs)误折叠有关。PrPs 在中枢神经系统高度表达,在 N- 末端含有与铜高亲和力的位点。体外研究证实,铜增强 PrPs 的复性和稳定性、增强感染性和对蛋白酶的抵抗,推测铜可能在朊蛋白病的发病中起一定作用。

六、孤独症谱系疾病

孤独症谱系疾病(autism spectrum disorders,ASD)是一组神经发育性疾病,包括自闭性疾病和 Asperger 综合征,主要表现为自儿童早期出现广泛的社交障碍、限制性的和重复性的兴趣和行为。孤独症谱系疾病的病因未明,可能与遗传和环境等多种因素相关。有证据表明孤独症谱系疾病存在铜代谢紊乱。COMMD1 的功能缺失可导致肝细胞株中发生铜过载,是 Bedlington 犬铜中毒的原因。COMMD1 纯合子缺失与孤独症相关。与健康对照组相比,孤独症儿童的毛发和指甲标本中的铜含量明显增高,且铜含量与疾病的严重程度呈正相关。过量的铜被认为影响与孤独症相关的谷氨酸能突触信号途径。

表 6-2　与铜代谢相关的神经系统疾病

疾病	特征	对中枢神经系统的影响
无铜蓝蛋白血症	常染色体隐性遗传 铜蓝蛋白缺乏 铁沉积(肝脏、胰腺、基底神经节)	进行性神经退行性变性(视网膜、基底神经节) 肌张力障碍、步态异常、构音障碍、痴呆
Alzheimer 病	淀粉样前体蛋白基因突变引起 家族性成人起病的痴呆和行为变化 大多数患者的年龄 >65 岁	淀粉样 β 蛋白沉积 与细胞内氧化应激相关的老年斑自我沉积和神经元纤维缠结
肌萎缩侧索硬化	Cu/Zn 超氧化物歧化酶的功能性突变引起的成年起病的局限性肌力下降	上运动神经元和下运动神经元的退行性变 因呼吸衰竭死亡
亨廷顿病	常染色体显性遗传 青少年或成年起病 严重的运动障碍	多谷氨酰胺三核苷酸重复 黑质纹状体退行性变性
Menkes 病	X- 连锁隐性遗传 铜吸收及分布障碍 结缔组织病变	进行性脑萎缩 髓鞘形成不良 颅内血管异常
枕角综合征	Menkes 病的轻度等位变异型 自主神经功能紊乱 结缔组织病变	轻度脑萎缩 轻度髓鞘形成不良
Prion 病	可传染的神经退行性疾病 海绵状脑病	PrPs: PrP^Sc 和 PrP^M 修饰 可能与 PrP 中的 Cu 被 Mn 替代相关
帕金森病	原发的运动障碍 运动迟缓、运动不能 肌肉僵硬、震颤	多巴胺能神经元死亡 细胞内包涵体沉积(Lewy 小体)
肝豆状核变性	常染色体隐性遗传 携带者频率 1/90 肝脏和脑部受累 青少年发病	铜沉积于基底神经节 神经元丢失、胶质细胞增生、空洞化

第五节 铜纳米粒子的神经毒性

纳米粒子（nanoparticle，NP）常被定义为至少在二维空间是纳米级的物体。与体积较大的物质相比，由于纳米粒子的体积较小、表面积相对较大，纳米粒子具有各自的特性。纳米粒子的化学和物理特征不仅与大小相关，也与它们的组成、形状、表面积、催化活性及表面的调整相关。在过去的十余年里，由于纳米粒子的各种特性，纳米粒子在工业和科学研究中发挥了许多作用。

氧化铜的纳米粒子（CuO-NPs）的价格便宜、性能特异，已引起人们日益增加的兴趣。CuO-NPs 广泛用于木材防腐、防腐油漆、无菌的表面涂层或织物绷带等，但其杀菌特性可能对人体和环境有损害。

纳米粒子通过不同途径进入人体，吸入是最可能的途径，但很难通过皮肤吸收。纳米粒子可通过嗅球的神经末梢直接进入脑内；也可进入血液后，再通过血 - 脑屏障，间接进入脑内。在职业暴露时，尤其是在使用电动机或在电焊时，含铜的纳米粒子可能被动吸入人体内。空气中大多数铜是细颗粒和纳米粒子。一个近年来的研究发现在学校的儿童中，空气中的铜可引起运动神经元和基底神经节的功能改变，证实了铜纳米粒子对大脑的影响。

体外研究已证实在肺细胞株中 CuO-NPs 的高度毒性作用。在鼠类的体内研究也发现了 CuO-NPs 的高度毒性作用。CuO-NPs 的毒性作用也比微米级的氧化铜颗粒的毒性作用要严重。体内研究表明 CuO-NPs 可沉积在脑内，影响脑的功能。使用 CuO-NPs 处理过的动物的认知功能和血 - 脑屏障严重受损。Wistar 大鼠经 CuO-NPs 处理后，记忆和学习能力下降，海马长时程增强受损，这与 CuO-NPs 对神经元的钾和钠通道的作用相关。

已有研究评估 CuO-NPs 对神经元、星形胶质细胞等脑细胞的毒性作用。相对于氧化铁纳米粒子，CuO-NPs 对培养的原代星形胶质细胞具有高度毒性作用。在亚毒性剂量，CuO-NPs 改变了葡萄糖和谷胱甘肽的代谢，诱导金属硫蛋白的合成。CuO-NPs 导致细胞内大量的铜沉积，可能通过内吞作用机制进入星形胶质细胞。同时也观察到胶质细胞暴露于 CuO-NPs 后，细胞外的铜释放也与铜沉积相关。暴露于 CuO-NPs 的细胞的结局最可能由细胞质铜浓度的增加来调节。CuO-NPs 对脑细胞的毒性作用与 ROS 的产生及氧化损害相关。

第六节 结论

铜是一种必需的微量元素，参与细胞内许多生理活动。当铜过载时，导致细胞内 ROS 形成和一些酶的功能障碍。在系统和细胞水平，铜的功能被精细地调整。铜过量或铜缺乏均可对细胞和器官产生严重的结果，许多神经退行性疾病都有铜代谢紊乱。如何纠正神经退行性疾病中的铜代谢紊乱是未来治疗的一个发展方向。

（周卫东　李晓东）

第七章　铜蓝蛋白的代谢与功能

摘要

铜蓝蛋白是一种亚铁氧化酶，在血液中携带 95% 以上的铜。铜蓝蛋白属于多铜氧化酶家族，是进化上保守的蛋白质。尽管铜蓝蛋白的代谢需要铜的参与，但铜蓝蛋白在铜的运输和代谢中并无显著作用。

铜蓝蛋白（ceruloplasmin，CP）是 1948 年 Holmberg 和 Laureell 首先从猪血清中分离出的一种外观呈天蓝色的含铜 α-2- 酸糖蛋白（alpha-2-acid glycoprotein）。不久，Scheinberg 和 Gitlin 证实肝豆状核变性患者的血清铜蓝蛋白水平明显降低，提出了沿用至今的诊断该病的生化实验。Frieden 证实铜蓝蛋白是一种亚铁氧化酶。Cartwright 对铜缺乏猪的营养状况进行了详细的研究。这些研究证实了铜蓝蛋白在铁代谢中的作用。1984 年，Putnam 发表了人类铜蓝蛋白的完全的氨基酸序列，揭开了其单链的结构。铜蓝蛋白 cDNA 克隆的提取进一步证实了其氨基酸序列。肝脏具有丰富的铜蓝蛋白基因的表达。1995 年，通过对无铜蓝蛋白血症患者的研究，进一步发现铜蓝蛋白在铁代谢中起着必需的重要作用。

第一节　多铜氧化酶

由肝脏合成分泌的铜蓝蛋白是具有氧化酶活性的蛋白质，与 hepahaestin、zyklopen 等同属于多铜氧化酶家族，又称为铜蓝蛋白氧化酶（EC1.16.3.1），可偶联 4 个底物分子中的 1 个电子氧化和双氧的 4 个电子还原至水的反应。底物包括低价的过渡金属（Fe^{2+}、Mn^{2+} 和 Cu^{1+}）、胆红素、抗坏血酸、酚类和硝酸盐。

铜蓝蛋白的半衰期为 5 天，相对分子质量为 132 kDa，是一条单一的多肽链，由 1046 个氨基酸组成，其基因 *CP* 定位于染色体 3q23-q24 之间，基因长度为 65 kb，可以转录成 20 个外显子的 mRNA。

通过在外显子 19 和 20 的不同剪切，形成 2 种铜蓝蛋白异构体。星形胶质细胞和内脏器官（肝、脾、肺、肾、睾丸等）表达的铜蓝蛋白是糖基磷脂酰肌醇（glycosylphosphatidylinositol，GPI）型。糖基磷脂酰肌醇型由发生于外显子 18 下游的剪切生成，以 30 个诱导糖基磷脂酰肌醇的氨基酸序列替代 5 个 C- 末端氨基酸（图 7-1）。糖基磷脂酰肌醇型铜蓝蛋白与细胞膜结合，作为亚铁氧化酶，与铁的流出有关。另外一种是可溶性异构体，仅由肝细胞合成，运输血液中几乎 95% 的铜。

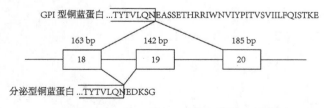

图 7-1　由不同剪切生成的 GPI 型和分泌型铜蓝蛋白

　　人类铜蓝蛋白的结构模型是基于蛋白水解裂解、序列分析与内在同源性及二级结构参数来构建的。二级结构测定表明，铜蓝蛋白肽链中的 β- 片层和无规卷曲约各占 50%，几乎没有 α- 螺旋结构。通过计算机辅助统计分析，单一的多肽可自动裂解为 3 组异体同形的单元，相对分子量分别为 67 kDa（480 个氨基酸残基）、50 kDa（405 个氨基酸残基）和 19 kDa（159 个氨基酸残基），在完整的多肽链中，3 组单元分别由单个氨基酸残基（包括精氨酸、赖氨酸）连接。通过校准，3 组单元间氨基酸序列存在高度的同源性。每组单元又由 2 个不同结构及功能的结构域组成。血清中每个铜蓝蛋白能够结合 6 个 Cu^{2+}，是不可交换铜。这些 Cu^{2+} 有 3 种特殊类型：Ⅰ型 Cu^{2+} 在可见区有强烈吸收，在 610 nm 有最大的吸收；Ⅱ型 Cu^{2+} 无特异的吸收；Ⅲ型 Cu^{2+} 在 330 nm 有最大的吸收。Ⅱ型和Ⅲ型 Cu^{2+} 形成的三核铜簇（trinuclear copper cluster）在氧化反应中具有重要的作用。作为一个多铜氧化酶，铜蓝蛋白可接受位于 2、4、6 结构域的Ⅰ型 Cu^{2+} 中心的底物的电子，O_2 被结合、还原成 H_2O 分子。在这个过程中，铜或铁等金属离子可成为底物。

　　多肽链的氨基酸残基在三核铜簇的形成过程中起着重要作用，有助于铜蓝蛋白结构的稳定。其中高度保守的 4 个氨基酸参与了与铜原子的结合，多肽链的氨基酸结构有利于维持 4 个活性氨基酸与铜原子之间的相互关系。在酶催化的过程中起着结合氧原子并活化的作用。

　　铜蓝蛋白在从肝细胞分泌之前经过 N- 末端结合的糖基化。个体间铜蓝蛋白的糖链具有异质性。同一个体在不同时期（如急性反应时）的铜蓝蛋白的糖链也具有异质性。虽然 N- 末端结合的糖基化反应与铜结合无关，但糖链的异质性可能与铜蓝蛋白的代谢或亚铁氧化酶活性相关。

　　由于上皮或内皮细胞屏障作用，脑部及睾丸也可独立合成铜蓝蛋白。铜蓝蛋白在小脑、大脑皮层、基底神经节、黑质、脉脉体等部位都有合成，并且脑内铜蓝蛋白主要在脑毛细血管周边的胶质细胞中合成。

　　前铜蓝蛋白在肝细胞内质网中合成以后，必须在 ATP7B 酶的作用下，与 6 个铜原子在肝细胞 Golgi 体中结合，形成铜蓝蛋白，才能完成其功能。同位素研究结果表明，摄入血循环的铜在数小时内即有 60% ～ 90% 被肝脏吸收，进入肝脏，供肝细胞合成铜蓝蛋白，摄入 8 小时后，由肝脏合成的铜蓝蛋白逐渐进入血循环，细胞可利用铜蓝蛋白分子中的铜来合成含铜的酶蛋白。在血液循环中，铜蓝蛋白可视为铜的没有毒性的代谢库。正常人肝脏内可利用铜增加时，铜蓝蛋白浓度也随之增高。前铜蓝蛋白是一种变构蛋白，与铜结合时会导致其沉降率及电泳动度特性发生改变，但二级结构不变；这种变构活性不仅可以使其从肝细胞内质网中释放，而且还可使其不受到胆汁所造成的酸性环境的破坏，在后续过程中，该结构仍可与铜相结合，说明前铜蓝蛋白的结构也会受到铜的影响。

　　铜掺入铜蓝蛋白的机制未明。酵母的遗传学研究表明铜掺入同源的多铜氧化酶 fet3 需要转运 H^+ 的 V- 型 ATP 酶和 Cl^- 通道 Gef1，需要与哺乳动物体内有类似的酸性环境。Cl^- 对铜掺入 fet3 的过程也有调节作用。

　　铜蓝蛋白的退行性变（$t_{1/2} \approx 12$ 小时）也是在肝脏发生的。铜蓝蛋白回到肝细胞主要通过位于肝窦中的肝脏内皮细胞上的半乳糖受体进入内皮细胞。肝脏内皮细胞胞吞（transcytose）血清铜蓝蛋白，去除 N- 末端结合寡糖的唾液酸残基（desialylation），去唾液酸残基的铜蓝蛋白被继发分泌至 Disse 腔，通过脱唾液酸糖蛋白受体被肝细胞吸收，在溶酶体内发生退行性变，铜被释放出来。正常生理条件下，每日肝细胞溶酶体释放的铜约为 0.5 mg。

　　除肝豆状核变性外，无铜蓝蛋白血症、先天性糖基化疾病（congenital disorders of glycosylation，CDGs）（肌病、铜蓝蛋白降低、肝铜中度升高、24 小时尿铜正常）、Ⅲ度营养不良、肾病综合征、蛋白丢失性小肠病、青霉胺治疗的类风湿关节炎和胱氨酸尿症、Menkes 病、口炎性腹泻、硬肿症、其他原因引起的急性肝炎等也会出现血清铜蓝蛋白水平降低。大约 25% 的患慢性活动性肝炎儿童的血清铜蓝蛋白水平降低，而患同样疾病的成年人的血清铜蓝蛋白水平正常或升高。10% ～ 20% 的症状前的肝豆状核变性杂合子的血清铜蓝蛋白水平降低，如果这些患者因其他原因发展为慢性活动性肝炎或肝硬化，其临床表现和实验室检查结果均类似于肝豆状核变性，易引起误诊。低铜饮食导致铜蓝蛋白的生成和活性明显下降，高铜饮食并不导致铜蓝蛋白的浓度增高。

铜蓝蛋白作为一种急性期蛋白（acute-phase protein），炎症或感染可引起其增高，幅度达30%以上。约15%的合并慢性活动性肝炎的肝豆状核变性患者的血清铜蓝蛋白水平正常，这可能与炎症时肝脏合成铜蓝蛋白增加相关，或使以前低水平的血清铜蓝蛋白变得正常。结核、肾小球肾炎、风湿性关节炎、哮喘、再生障碍性贫血、口服避孕药、冠心病、创伤、恶性肿瘤、怀孕和雌激素补充治疗等时，血清铜蓝蛋白水平增加。孕妇的血清铜蓝蛋白浓度增加3～4倍。

急性炎症时铜蓝蛋白增高可能与铜蓝蛋白合成增多有关，也可能与铜蓝蛋白分解减少相关。正常情况下，铜蓝蛋白在唾液酸酶作用下脱去酶蛋白分子上的唾液酸后，再进一步降解。急性炎症时细胞表面糖脂脱落增加，使血液中唾液酸处于分解状态的铜蓝蛋白又被唾液酸化，影响了铜蓝蛋白的正常降解过程，从而使铜蓝蛋白活力增高。炎症时细胞增生速度越快，对铜蓝蛋白分解代谢酶活性的影响也越明显，患者铜蓝蛋白活力升高更显著，可见铜蓝蛋白活性改变能及时反映炎症时患者病情的变化。急性炎症反应时，患者体内参与铜蓝蛋白分解代谢的神经氨酸酶活性降低，唾液酸转移酶活性增强，而引起调节铜蓝蛋白分解代谢酶活性的唾液酸含量升高，导致铜蓝蛋白分解减少。

第二节　铜蓝蛋白的基因结构和表达

人铜蓝蛋白基因位于染色体3q23-q24，长约65 kb，有20个外显子。人、小鼠、大鼠之间的铜蓝蛋白基因的相似性为90%。在8号染色体，存在一个编码C-末端563个氨基酸的人铜蓝蛋白的假基因。虽然这个假基因并不表达，但在进行无铜蓝蛋白血症的基因诊断时，应考虑到这个序列的存在。在肝细胞中，人铜蓝蛋白基因有2个转录体，分别长3.7 kb、4.2 kb，由3'-末端未翻译区的聚腺苷酸化位点变异引起。通过核苷酸和氨基酸序列的比较，证实血清铜蓝蛋白、凝血因子V和Ⅷ属于结构相关的蛋白质家族。

第三节　铜蓝蛋白的代谢

血清中含铜的铜蓝蛋白（全铜蓝蛋白）的半衰期是5.5天。铜对铜蓝蛋白的合成和分泌无影响。约占10%的总铜蓝蛋白的无铜前铜蓝蛋白没有亚铁氧化酶活性，半衰期仅约为5小时，被迅速降解。肝铜含量与血清铜蓝蛋白水平呈正相关。正常情况下，全铜蓝蛋白的合成是非速度限制性的。在感染、创伤和怀孕等情况下，血清铜蓝蛋白水平快速上升，而前/全铜蓝蛋白的比例仍然维持，这说明肝脏合成这两种铜蓝蛋白的速度是相同的。

代谢研究显示从胃肠道中吸收的铜可快速地被肝脏清除，24小时后10%的铜以新合成的铜蓝蛋白的形式出现在血液中，这说明肝脏中的铜蓝蛋白的含量丰富。铜蓝蛋白对铜代谢无作用。具有生理学意义的铜通过胆道分泌。胆汁中的铜含量与肝铜含量成正比。正常人由于肝脏有强大的排铜能力，不会发生肝铜沉积。

正常人群的铜蓝蛋白值因年龄和生理状况的不同而有所差异。孕期第五周，在卵黄囊和胎肝中就可检测到铜蓝蛋白。在整个孕期，铜蓝蛋白是逐渐增加的。动力学研究表明胎儿的铜蓝蛋白完全是内源性合成的，而不是通过胎盘由母体而来。胎儿和新生儿的胆道分泌能力明显较低，进入肝细胞分泌途径的铜较少，新生儿合成与分泌的铜蓝蛋白多为前铜蓝蛋白，导致新生儿期血清铜蓝蛋白水平偏低，此时的铜蓝蛋白水平并不能准确反映铜代谢的状况。新生儿的铜蓝蛋白水平最低，均值0.06 g/L，为成人值的一半以下，其主要形式为前血清铜蓝蛋白。新生儿、6个月以内的婴儿铜蓝蛋白一般低于正常值，为生理性的低血清铜蓝蛋白水平。这解释了"所有婴儿在出生时都有轻度的肝豆状核变性"的说法。在新生儿肝脏中发现了较高浓度的铜，可能是生理性胆汁淤积所致。因此，2岁以内的幼儿易出现铜蓝蛋白降低的假阳性结果。以后随月龄增大，铜蓝蛋白含量逐渐增加，2岁时达到最高值，均值0.3 g/L，以后随年龄增大又逐渐降低，至10～14岁时与成年男子水平接近。青少年的血清铜蓝蛋白水平除表现出女高于男的性别差异外，类似于成人的水平（表7-1）。

表 7-1　血清铜蓝蛋白的参考值

年龄	血清铜蓝蛋白（g/L）	
	男性	女性
1 个月～ 1 岁	0.15 ～ 0.48	0.15 ～ 0.43
1 岁～ 3 岁	0.25 ～ 0.56	0.29 ～ 0.54
4 ～ 6 岁	0.29 ～ 0.56	0.26 ～ 0.54
7 ～ 9 岁	0.25 ～ 0.52	0.23 ～ 0.48
10 ～ 12 岁	0.21 ～ 0.51	0.21 ～ 0.48
13 ～ 15 岁	0.20 ～ 0.50	0.21 ～ 0.46
16 ～ 18 岁	0.20 ～ 0.45	0.22 ～ 0.50
>18 岁	0.20 ～ 0.40	0.25 ～ 0.60

第四节　铜蓝蛋白的作用

一、分泌型铜蓝蛋白的作用

分泌型铜蓝蛋白是血中铜的主要载体，血液中 90% 的铜与铜蓝蛋白结合，向组织细胞提供可利用的铜。铜蓝蛋白具有亚铁氧化酶的作用，可使 Fe^{2+}（ferrous ion）氧化为 Fe^{3+}（ferric ion），促进铁蛋白合成，并被转运至骨髓，用于血红蛋白的合成。铁氧化的过程必须在铜蓝蛋白的催化下才能完成，因此铜蓝蛋白在铁代谢中发挥重要作用。铜蓝蛋白具有邻苯二酚氧化酶的作用，可催化酚氧化成相应的邻苯二胺，在机体内能与该蛋白发生邻苯二酚反应的底物有对邻苯二酚、邻苯二酚取代物（如 DOPA、神经毒素 6- 羟基多巴胺）及多种神经体液因子（如多巴胺、去甲肾上腺素、肾上腺素、5- 羟色胺和色氨酸）。

铜蓝蛋白还可以防止组织中脂质过氧化物和自由基的生成，清除超氧阴离子自由基，避免组织损伤和机体的功能障碍。一般情况下，H_2O_2 可与 Fe^{2+} 发生 Fenton 反应（$Fe^{2+}+H_2O_2 \rightarrow Fe^{3+}+OH^-+OH^+$），但当铜蓝蛋白存在时，可通过其铁氧化酶活性竞争利用上述反应环境中的 Fe^{2+} 并将其氧化为 Fe^{3+}，于是 Fenton 反应被阻止，抗氧化作用得以实现。肝豆状核变性患者的铜蓝蛋白合成障碍，导致铁沉积于肝脏，加重肝脏的病变。

铜蓝蛋白在机体内还可通过促使 S- 亚硝基化谷胱甘肽的形成，诱导一氧化氮合成酶的表达，促进机体一氧化氮的合成，通过一氧化氮清除自由基的途径而间接发挥抗氧化作用。

二、脑内铜蓝蛋白的作用

血液中的铜蓝蛋白不能穿过血 - 脑屏障。在脑内皮细胞，血液中转铁蛋白结合铁通过转铁蛋白受体 1（transferrin receptor 1，TfR1）调节内吞作用由铁蛋白转运进入脑内的间质液。少突胶质细胞和星形胶质细胞并不表达转铁蛋白受体 1，其铁的来源与其和上皮细胞的紧密接触相关。GPI 型铜蓝蛋白结合于星形胶质细胞的细胞膜，其亚铁氧化酶活性在铁从星形胶质细胞转出中起重要作用，氧化通过铁蛋白转至细胞表面的 Fe^{2+} 为 Fe^{3+}，再转运 Fe^{3+} 至细胞外的由少突胶质细胞合成的转铁蛋白。铁蛋白的翻译后调节是与铁调素（hepcidin，Hp）结合后的内化。铁调素由星形胶质细胞、小胶质细胞和肝细胞合成。铁络合剂、GPI 型铜蓝蛋白可防止铁调素引起的铁蛋白内化，前铜蓝蛋白和突变的铜蓝蛋白则不具有此作用（图 7-2）。神经元通过转铁蛋白受体 1 吸收转铁蛋白结合铁，也吸收非转铁蛋白结合铁（non-transferrin-bound iron，NTBI）。非转铁蛋白结合铁可与柠檬酸和抗坏血酸结合。

铜蓝蛋白在维持铁平衡中的重要性可通过无铜蓝蛋白血症来证实。无铜蓝蛋白血症是一个常染色体隐性遗传性疾病，由铜蓝蛋白基因的功能缺失性突变引起，其特征是大量的铁沉积于脑和其他组织中，临床表现主要是神经系统表现，如构音障碍、肌张力障碍和轻微痴呆。这些神经系统症状说明了铁沉积于脑的位置。铁介导的氧化应激可能与无铜蓝蛋白血症的发病机制相关。肝豆状核变性患者的基底神经节和皮层灰质中含有比正常对照更多的铁。这可能与铜转移至前铜蓝蛋白受损有关，已在患者的肝脏中证实这种情况。

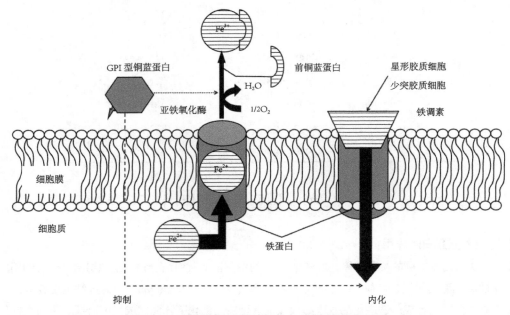

图 7-2　铁在星形胶质细胞的细胞膜的转运机制示意

三、其他作用

除了维持铁平衡的亚铁氧化酶活性，铜蓝蛋白还具有铜氧化酶和谷胱甘肽过氧化物酶活性，与血液中的抗氧化活性相关，可以清除 ROS。铜蓝蛋白也具有胺氧化酶（amine oxidase）、儿茶酚氧化酶和抗坏血酸氧化酶活性，但这些酶的意义尚有待阐明。

总之，铜蓝蛋白在脑铁代谢中的作用为：调节铁的流出效率；作为亚铁氧化酶，氧化 Fe^{2+} 为 Fe^{3+}；铜蓝蛋白并不直接与转铁蛋白结合；稳定细胞铁转运子——铁蛋白；GPI 型铜蓝蛋白是脑内铜蓝蛋白的主要表达形式。铜蓝蛋白 - 铁蛋白系统对细胞内铁水平的调节具有重要作用。β - 淀粉样前体蛋白和铁调素也具有亚铁氧化酶作用，与神经元细胞中的铁蛋白具有相互作用。脑组织需要数倍血液浓度的铁，才可维持其生理需要。

（李晓东　纪　蒙）

第八章 肝豆状核变性的流行病学

摘要

1968 年，Sternlieb 和 Scheinberg 第一次估计肝豆状核变性的患病率为 0.5/10 万，有关肝豆状核变性的流行病学知识逐渐增长。一般认为在世界范围内，肝豆状核变性的患病率为 3/10 万，年发病率为（1.7～2.9）/10 万。通过日益复杂先进的遗传学技术，已将肝豆状核变性的患病率修正为 14.2/10 万。孤立人群的患病率更高，罗马尼亚的 Rucar 山区的患病率最高，达到 88.5/10 万。撒丁岛的患病率是 37/10 万，85% 患者的突变集中于 6 个 "热点" 突变。

在美国，发病者数量少于 200 000/年或患病率小于 6.7/10 000 的疾病被定义为罕见病。欧洲公共卫生委员会则将罕见病定义为发病率少于 1/2000 的疾病。无论按哪种定义，在欧洲和美国，肝豆状核变性均被归为罕见病。中国台湾地区则以 1/10 000 以下的发病率作为罕见病的标准。我国目前对罕见病的定义：发病率为 1/10 000（指新生儿发病率）以下或患病率为 1/500 000 以下的疾病。据此可以大致推算美国有数千名肝豆状核变性患者；在法国的 6600 万人口中，仅有约 900 个患者；中国大致有数万名肝豆状核变性患者。

第一节 世界各国的发病情况

一般认为在世界范围内，肝豆状核变性的患病率为 3/10 万，年发病率为（1.7～2.9）/10 万。仅携带一个致病突变基因的基因携带者（杂合子）概率在 1/100～1/90，近年来的资料表明杂合子概率可能大于 1/50。基因频率约为 0.56%。亚洲人中的杂合子概率为 1/51，非裔美国人和高加索人中的杂合子概率为 1/87。男性患病率略高于女性，这可能是雌激素水平以及铁代谢差异的结果。在孤立人群，肝豆状核变性的患病率远高于上述数据，应与近亲婚配相关。部分学者认为这些数据仅来源于确诊患者，而临床上肝豆状核变性患者极易被误诊或漏诊，因此该患病率可能较真实情况偏低。

1997 年有科学家通过理论计算认为世界肝豆状核变性的患病率为 1/10 000，而杂合子约为 1%。也即每一百个人里面有一个人带有一个 ATP7B 基因突变，每个人有 2 个 ATP7B 基因，该病为常染色体隐性遗传，故需要 2 个基因都有致病性突变才会真正患病，故理论上的患病率为 1/10 000（1%×1%）左右。

1968 年，Sternlieb 和 Scheinberg 首次估计肝豆状核变性的患病率是 0.5/10 万。1984 年，Sternlieb 和 Scheinberg 根据更新的资料，估计肝豆状核变性的患病率是 1/30 000，发病率是（1.5～3）/10 万，杂合子携带者频率是 1/90，在遗传隔离人群的患病率会更高。该研究结果被广泛认可和应用，主要基于自 1968 年至 1981 年间的 3 组资料：1968 年至 1978 年间，美国因肝豆状核变性死亡的比例是 13.21/100 万；1979 年，Bachmann 等在东德 Wilson 病 Leipzig 中心，研究 1949 年至 1977 年的资料，计算出新生儿的肝豆状核变性的患病率是 2.9/10 万；1981 年，Saito 研究了 289 个日本家庭，发现患病率是 3.3/10 万。这种估算依赖于准确的诊断，但由于诊断技术的局限性，肝豆状核变性的患病率可能远被低估。

　　1991 年，Park 认为有许多肝豆状核变性患者被漏诊或误诊，他们在苏格兰通过计算机检索医院统计资料、死亡证明，向相关的临床医生发出邮政问卷，在 5 090 700 的被调查个体中确诊了 21 个肝豆状核变性患者，即患病率为 0.4/10 万。Park 再结合 Bachmann 等在东德的资料，修正肝豆状核变性的患病率为 0.46/10 万。1993 年，Reilly 采用和 Park 相同的研究方法，研究爱尔兰共和国的肝豆状核变性的患病率，发现在 1950 年至 1969 年的 19 年间患病率为 1.7/10 万，基因频率为 0.41%，杂合子频率为 0.82%。由于存在最近的亲属关系，从最小的发病率来估算，修正的基因频率为 0.36%，杂合子频率为 0.72%。

　　以上数据来自于 *ATP7B* 基因发现之前，患者数据来源于临床确诊的患者数量。随着基因突变检测技术的普遍应用，目前认为实际的肝豆状核变性的患病率和杂合子概率高于以前的认识。一项英国的临床研究对肝豆状核变性发病率进行了重新评估，当地随机抽选的 6000 余人分别采取 *ATP7B* 基因全长和热点区 8、14 和 18 号外显子直接测序，前者基因携带频率为 0.024 ~ 0.056，后者为 0.0044 ~ 0.0057，这意味着从理论上讲，肝豆状核变性的患病率不应低于 1/7000，杂合子频率为 2.5%，确诊病例数与理论发病率的差距可能来源于外显率（penetrance）下降和 (或) 诊断的局限性。在意大利和澳大利亚均有类似的发现。韩国调查了 500 个健康人，推测肝豆状核变性的患病率大约为 1/3000，携带者频率为 1/27。通过基因二代测序分析，近来来自英国和法国的研究表明携带者频率是 1/25 和 1/31。中国香港学者根据 660 个参与者的单倍体型分析，推测中国香港汉族人的患病率为 1/5400，估计 p.R778L 突变来自 5500 年前的一个共同的祖先。肝豆状核变性是东亚地区人群中最常见的遗传性肝病之一，一项基于铜蓝蛋白的研究认为该地区的患病率约为 1/1500。撒丁岛人的患病率是 1/10 000 ~ 1/7 000，是普通人群患病率的 3 倍。Kalymnos 的爱琴岛人的基因频率是 3.7%，携带者频率是 7%。

　　较高的携带者频率和较低的临床患病率之间不一致性的解释：临床表现的变异性；外显率不全；存在调节基因等。

第二节　生化扫描

　　现认为早期的流行病学研究低估了肝豆状核变性的患病率，早期的资料多来自已确诊的肝豆状核变性患者。症状前期的诊断十分重要，早期治疗可以防止疾病进展。已开展了许多大规模的筛查试验。虽然肝豆状核变性患者的血清铜是下降的，但由于环境因素和干燥滤纸本身铜含量的不确定性，在进行干燥血点扫描（dried blood spot screening）时，血清铜不适合作为筛查指标。在进行新生儿筛查时，使用单克隆抗体检测全铜蓝蛋白的结果也不理想。Kroll 扫描了 1045 例新生儿，未发现 1 例肝豆状核变性患者。对大龄幼儿的筛查，取得了满意效果。他们联合应用氧化酶活性测定、颗粒包被荧光免疫测定和特异单克隆抗体等方法，筛查了 24 165 例年龄在 6 个月至 9 岁的儿童，发现了 3 例肝豆状核变性患者，最小的患者是 8 月龄，发病率相当于 12.4/10 万。Kroll 认为综合考虑现在的各种扫描方法、血清铜蓝蛋白水平的稳定性和血液收集的难易程度，在儿童中开展基于铜蓝蛋白的群体筛查试验的最佳年龄是 3 岁。

　　通过检测干燥血点中铜蓝蛋白的含量，Hahn 检测了 3667 位年龄在 3 个月至 15 岁的无症状儿童，发现一位 32 个月大的症状前期患者。Ohura 检测了 2789 位无症状儿童，发现 2 位年龄分别是 30 个月和 39 个月的患者，其血清铜蓝蛋白水平明显下降，分别为 0.24 mg/dL 和 0.40 mg/dL（平均值为 12.4 mg/dL），基因检测表明其基因突变为复合杂合子 c.A803T/2871delC 和 p.R778L/G1035V。

　　Owada 检测了 48 819 例日本儿童的尿全铜蓝蛋白含量，发现 36 例患者的血和尿中的铜蓝蛋白含量降低，其中 2 例的血铜降低、尿铜升高，这 2 例患者被诊断为症状前期患者，基因检测表明其基因突变为复合杂合子。Nakayama 通过免疫乳胶凝集试验，检测了 11 362 例日本儿童的尿全铜蓝蛋白含量，发现 9 例低尿全铜蓝蛋白者，进一步行遗传性检测发现 1 例 3 岁的患者，基因检测表明其基因突变为复合杂合子。

第三节　现代遗传学研究

随着分子遗传学的研究进展，越来越多的 *ATP7B* 基因突变被发现。1999 年，Curtis 等通过单链构象多态性（single strand conformational polymorphism，SSCP）和 DNA 测序技术，研究了 52 例英国肝豆状核变性患者，发现 60% 的突变集中于 3 个外显子，有 37 个患者存在基因突变，其中 4 个有纯合突变，18 个有复合杂合突变，15 个仅在一个等位基因上有 1 个突变。随着技术的改善，绝大部分患者都可发现 *ATP7B* 基因突变，2013 年的一个研究表明 98%（177/181）的经临床和生化证实的患者有 2 个基因突变，剩余的 4 个患者中，2 个患者均仅有 1 个基因突变，另外 2 个患者未发现 *ATP7B* 基因突变。

在欧洲，东欧和意大利南部的发病率最高。最常见的突变是位于 14 号外显子的 p.H1069Q 错义突变，其中以中欧地区波兰和原东德的肝豆状核变性基因频率最高（30% ~ 70%），欧洲西部和南部地区相对较低。在北美和澳洲 p.H1069Q 也是其人群的热点突变。Ivanova-Somlenskya 发现了 40 个来自俄罗斯欧洲部分的斯拉夫家庭的无亲属关系的肝豆状核变性患者有 p.H1069Q 突变，其基因频率是 48.7%。Tarnacka 研究了来自 95 个家庭的 148 个肝豆状核变性患者，其基因频率为 57%，纯合子占 39.9%，杂合子占 30.4%。通过研究基因型 - 表现型相互关系，未发现基因突变与临床表现的相关性。另一个报告表明 p.H1069Q 突变杂合子患者的发病年龄更小，为 15.4 岁；纯合子患者的发病年龄为 20 岁，根据 Hardy-Weinberg 平衡，他们估计 p.H1069Q 突变杂合子与纯合子的比例是 3.26。

在一个有 70 个肝豆状核变性患者的研究中，患者来自 59 个无亲属关系的荷兰家庭。p.H1069Q 突变的基因频率是 33%，23% 的患者是纯合子，20% 的患者是杂合子。纯合子更倾向于表现为神经型，但未达到统计学意义。与非 p.H1069Q 突变的患者相比，有 3.5 倍的纯合子和 2.13 倍的杂合子表现为神经型。Shah 和 Gromadzka 的镜像研究表明 p.H1069Q 突变杂合子患者的发病年龄比纯合子小，但比非 p.H1069Q 突变者迟。

在一项针对罗马尼亚患者的研究中，发现基因频率是 38.1%，21.1% 的患者是纯合子，34.2% 的患者是杂合子。Merle 在德国的研究表明，50.9% 的患者是纯合子，25.4% 的患者是杂合子。

尽管 p.H1069Q 突变在东欧和北欧最为常见，但在世界其他地方并不常见。Nanji 研究了 21 个不相关的家庭，未发现 1 例 p.H1069Q 突变，而 p.R778L（c.G2333T）突变是最常见的突变，基因频率是 12%。p.R778L 突变也见于中国大陆汉族、中国台湾和朝鲜患者，基因频率高达 45.6%。日本报道 p.N958K-Fs*9（c.2874delC）的频率可超过 p.R778L。p.H1069Q 和 p.R778L 突变均未见于印度患者。来自西班牙的研究表明 p.M645R 突变是最常见的，在 40 个不相关的患者中，有 22 个是杂合子。在哥斯达黎加、西西里岛、意大利大陆和土耳其，p.N1270S 错义突变是最常见的，占所有突变的 61%。

患者间的表现差异部分与基因型相关。在一个包括来自 73 个家庭的 73 个先证者和 95 个后裔研究中，p.H1069Q 突变的基因频率是 77%，研究具有相同遗传特征的患者的家族内一致性，发现以肝脏病变为首发的患者，其家族内一致性是 86%；以神经病变为首发的患者，其家族内一致性稍低，是 66%。

在冰岛的一个 40 余年的研究中，有来自 2 个家系的 8 个肝豆状核变性患者，都表现为 2010del7 的纯合子突变，可能他们来自共同的祖先。其中有 5 位表现为神经系统症状，另 3 位表现为精神症状。Wang 等报道了 2 例具有相同复合杂合突变（p.I1148T 错义突变和 p.105Stop 突变）的兄弟，哥哥表现为神经精神症状，弟弟表现为肝脏症状。

Czlonkowska 描述了 2 对同卵双胞胎患者临床表现的不一致性。第一对双胞胎都有 p.H1069Q 和 p.N404Kfs 的复合杂合突变及非活动性乙型肝炎，先证者起病较迟，38 岁时以神经精神症状发病；其同胞处于症状前状态，脑和肝脏的影像学正常，仅有血清铜和铜蓝蛋白等生化异常。第二对双胞胎有 p.H1069Q 纯合突变，在 28 岁时，她们的实验室检查是相同的：头部磁共振成像的 T_2WI 异常，超声检查显示肝脾大，铜代谢及肝功能异常，白细胞及血小板减少。其中一位表现为神经症状；另一位除有月经不规则、复发性鼻衄和 Kayser-Fleischer 环外，没有其他症状。

第四节　孤立人群

在孤立人群中，肝豆状核变性的发病率和患病率更高。在邻近希腊的克里特岛的一个邻近 Heraklion 市的小山村中，在 25 年里，90 个新生儿中有 6 个在临床上或由生化检查确诊为肝豆状核变性，这是世界上单个人群中最高的发病率。200 个无关当地居民中，有 1/11 的人携带 p.Q289X 和 c.398delT 突变。哥斯达黎加地区人口的患病率是 1/10 万～1/20 400（4.9/10 万）。

撒丁岛（Sardinia）人群中突变一致性被认为与近亲结婚传播"奠基者效应（founder effects）"相关，岛内每年有 10～12 个病例被确诊，每 2707 个新生儿中有 1 个在临床上或由生化检查确诊为肝豆状核变性。在 39 个撒丁岛人中，有 16 个与肝豆状核变性染色体相关的单倍体被发现，其中单倍体Ⅸ是最常见的，见于 55% 的肝豆状核变性染色体，进一步分析这些染色体的肝豆状核变性基因的启动子和 5' UTR，发现在翻译起始点 -441 到 -427 位的 15 个碱基缺失，该突变改变了 *ATP7B* 的基因表达，60.5% 的肝豆状核变性染色体有此突变。85% 的患者的突变集中于 6 个"热点"突变。撒丁岛人群中的欧洲裔少见此突变。扫描研究了 5290 位撒丁岛新生儿，有 122 位含有异质性 -441/-427 缺失突变，基因频率 1.15%。非 -441/-427 缺失突变的基因频率 0.77%，携带者频率 1.92%。根据 Hardy-Weinberg 平衡，估计患病率为 37/10 万（1/2707），在世界上属于高发病地区之一。Gialluisi 研究了 178 个患者，根据 0.467 的纯合性指数和 7.8×10^{-4} 的近亲婚配指数，估计患病率为 36.6/10 万。

在 Gran Canaria 岛，肝豆状核变性的患病率是 38.5/10 万。Garcia-Villarreal 等研究了 24 例患者，其中 12 个是纯合子，7 个是复合杂合子，2 个仅有一个突变，其余 3 个未发现突变。纯合子患者的临床表现各异。

研究撒丁岛的团队同时扫描了 396 位希腊 Kalymnos 岛的新生儿，18 个是含有 p.H1069Q 突变的杂合子，9 个是含有 p.R369Q 突变的杂合子。p.H1069Q 和 p.R369Q 的基因频率分别是 2.4% 和 1.3%，携带者频率是 7%，新生儿的发病率明显高于撒丁岛的 13.5/10 万的发病率。

希腊的克里特岛（Crete）山区的一个靠近伊拉克利翁（Heraklion）的村庄的人群发病率最高，1978—2005 年间的新生儿患病率达到 6/90。人群中 90% 的肝豆状核变性染色体上有无义突变 p.Q289X，携带者频率是 1/11。希腊人中 p.Q289X 突变的基因频率约 9%。西班牙加那里岛（Canary Island）东北部的肝豆状核变性患病率更高，相关的突变是罕见的 p.L708P，基因频率高达 64%。

已报道的经分子遗传学证实的最高患病率是 88.5/10 万，发生于罗马尼亚的 Rucar 山区。由于隔离和氏族内婚配，近亲结婚的可能性大大增加。通过扫描研究 6 代 2 个家族的 50 个人的基因突变，确诊 5 个症状期的成年患者、2 个症状前期的儿童。这些患者都有 p.H1069Q 和 p.M769H 复合杂合突变。成年患者的临床表现基本一致，18 岁左右发病，出现构音障碍、吞咽困难和 Kayser-Fleischer 环。

第五节　我国的发病情况

有关中国人肝豆状核变性流行病学的研究资料并不多见，大多认为中国人的发病率高于世界平均水平（表 8-1）。2008 年至 2010 年间，我国安徽学者调查了安徽境内含山县的肝豆状核变性的流行病学情况。在 112 810 位被调查者中，发现 7 位肝豆状核变性患者，发病率约为 2.66/10 万，患病率约为 6.21/10 万，高于欧美国家。诊断是基于临床特征、生化指标和 Kayser-Fleischer 环等。由于技术条件及医生经验所限，实际的发病率和患病率可能被低估。有肝豆状核变性家族史的人群发病率显著高于家族史阴性者。

表 8-1　各国使用不同分析方法发现的肝豆状核变性的发病率和患病率

国家	发病率	患病率	研究方法
希腊	每 90 个活的新生儿中有 6 个	—	医院登记
意大利	每 7000 个活的新生儿中有 1 个	—	医院登记
美国	每 55 000 个活的新生儿中有 1 个	—	突变筛查
西班牙	—	1/2600	医院登记
日本	—	2/2789	使用干燥血点的 ELISA 检测全铜蓝蛋白
日本	—	3/24 165	使用干燥血点的免疫法检测全铜蓝蛋白
日本	—	2/48 819	尿全铜蓝蛋白的免疫检测
韩国	—	1/3667	使用干燥血点的 ELISA 检测全铜蓝蛋白
中国香港	—	1/5400	突变筛查
中国大陆	2.66/10 万	6.21/10 万	临床特征、生化指标、K-F 环和基因检测

第六节　遗传学/临床学患病率

Coffey 检测了 1000 余个 DNA 样本的 21 个 *ATP7B* 基因的全部外显子和 5000 余个 DNA 样本的 21 个 *ATP7B* 基因的外显子 8、14 和 18，认为英国人群中肝豆状核变性基因频率是 0.04。有些患者有 2 个单核苷酸突变，但经计算机模拟证实没有致病性改变。除这些患者外，有 2 个致病性突变患者的比例是 14.2/10 万，4 倍于一般认为的 3/10 万的患病率。

基于遗传学研究所预测的患病率与临床证实的患病率间有较大区别，这与 *ATP7B* 基因外显率低相关。Czlonkowska 报道一名 54 岁妇女在进行家族扫描检查时被确诊为症状前患者，仅发现有 Kayser-Fleischer 环，具有 p.H1069Q 纯合子突变，该妇女拒绝治疗。她在 74 岁时出现转氨酶轻度增高、人血白蛋白减低等肝功能异常现象，但在 80 岁时仍无明显临床症状。

大多数肝豆状核变性患者具有复合杂合突变，即在每一条等位基因上有一个基因突变。有少数患者有 3 个基因突变。Dedoussis 在近亲婚配的家系中发现 1 个 15 岁的男孩有 3 个基因突变：p.Q289X、p.I1148T 和 p.G1176R，后 2 个突变因共分离而位于同一等位基因。他的弟弟无临床症状，具有一个野生型等位基因和 p.I1148T/p.G1176R 突变，血清铜和铜蓝蛋白明显降低。

Mak 等研究了 65 个中国汉族家系，其中一个是近亲结婚，有 4 个患者在一条等位基因中含有 p.Q1142H 无义突变和 p.I1148T 错义突变，在另一个等位基因中含有另一个突变。所有的突变都是独立的致病性突变。由于顺式共分离频率，作者建议对患者的父母亲进行基因检测，以确定 p.Q1142H 突变和 p.I1148T 突变的来源。其他学者也有类似发现。有报道在同一等位基因上存在 p.I381S/p.I1184T 突变、p.N41S/p.I1021V 突变、p.I1148T 和 p.G1176R 等现象。

作为常染色体隐性遗传疾病，肝豆状核变性一般不会在一个家庭内连续两代出现。Loudianos 等报道了撒丁岛有 2 个家系存在连续发病的现象，被称为假显性（pseudo dominance）（图 8-1）。在第一个家庭里，先证者有自杀倾向，存在 p.R919W 和 p.H1069Q 的复合杂合突变，她的 2 个异卵的三胞胎妹妹也有同样的突变。她们的母亲仅有一个 p.R919W 突变，已在 39 岁时死于肝衰竭的父亲有 p.R919W 和 p.H1069Q 的复合杂合突变。另一个家庭里，先证者母亲有较常见的 -441/-427 缺失，她的单卵双胞胎子女有 -441/-427 缺失和来自父亲的 p.G869R 突变。尽管有复合杂合突变，双胞胎子女在 33 岁时仍是症状前状态。在法国的一个近亲婚配的家庭里，连续两代都发病，含有同质性 c.T569del 突变。

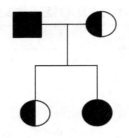

图 8-1　假显性遗传示意

基于人群中杂合子频率是 1/90 的判断，Bennett 等推断患者的孙辈患病的概率是 0.003%。Dziezyc 等扫描了来自无亲缘关系的 9 个家系的 294 个人，有 9 例先证者，12 例患病后代，后代患病率高达 4.08%，高于以前报道的 0.5%。人群中杂合子频率可能比曾认为的数据更高。

单亲同二体（uniparental disomy）是单基因遗传病的遗传机制之一，单亲可以通过这种机制将疾病传至下一代，后代的 2 个染色体全部（或部分）来自于一个亲代（图 8-2）。新生儿发生单亲同二体的概率为 1/3500。Coffey 等分析了 181 位肝豆状核变性患者，发现 2 位具有纯合子突变的患者通过单亲同二体遗传，其突变仅来自双亲的一方。

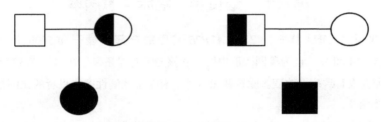

图 8-2　单亲同二体示意

携带者通常是症状前的，但也会有一些轻度的病理改变。电镜下可见线粒体和内质网改变。生化检查发现铜代谢异常，包括血清铜蓝蛋白和铜降低、血清中放射性 ^{65}Cu 的清除时间延长。

Tarnacka 等报道了 12 例携带者的 MRI 平扫结果，与对照组比，携带者苍白球和丘脑的 ^{1}H 磁共振波谱的 Glx/Cr 和 Lip/Cr 增高，提示症状前的铜沉积。脑电图也有异常。其他学者也有类似发现，这些异常随年龄增长有好转。

携带者的临床表现有时较为特殊。CoCOX 等报道一个 37 岁的患有丙型肝炎的男性患者，有脑病症状，应用 D-青霉胺和苯海索后，神经心理症状明显好转。基因检测表明该患者有 c.G1111A 错义突变。该患者对驱铜治疗的反应说明其脑中存在轻微的铜代谢障碍。

Amson 等报道一个患者的 18 岁男性杂合子后代，有肝功能异常，但铜代谢正常，进一步研究发现有 Alagille 综合征。Alagille 综合征是一个罕见的与胚胎发育相关的常染色体显性遗传疾病，多器官系统受损，有 JAG1 基因突变。两个罕见的疾病发生于同一家庭，作者推测两个疾病的基因突变有相互作用。

第七节　结论

自从 1968 年以来，关于肝豆状核变性发病率的研究有许多进展，随着检测技术的提高，越来越多的病例被发现，肝豆状核变性的实际发病率应该比以往认为的要高，且出现了许多不典型的临床病例。

（马雅军　李淑娟　李晓东）

第九章　肝豆状核变性遗传学

摘要

　　肝豆状核变性是一种常染色体隐性遗传疾病，是由铜转运基因 *ATP7B* 发生病理性突变引起的肝细胞铜沉积引起。早发现、早治疗可以防止神经精神症状、肝脏症状和残疾的发生。由于发病年龄和临床表现的差异性，医生确诊肝豆状核变性仍然较为困难。直接进行 *ATP7B* 基因测序是最敏感的并被广泛使用的实验方法，同时进行铜代谢方面的检查可以进一步提高诊断的准确性。目前已发现 1000 多个突变，单核苷酸错义和无义突变是最常见的，其次是插入 / 缺失突变，剪切位点突变较为罕见。肝豆状核变性的发病也有地域性差异，某些种族的人群易于发生某些特定的基因突变。尚未确定肝豆状核变性基因型 – 表现型的相互关系，可能存在基因外的调节因素。通过进行分子遗传学研究，可以研究疾病的发病机制，提高诊断水平，筛查出新的患者。

　　常染色体隐性疾病一般不会每代都出现，但可见于携带者比例比较高的人群中，这种现象称为假显性遗传（pseudo dominant inheritance）。因此，在诊断肝豆状核变性时，不应该被其显性遗传的家族史所迷惑。近年来，也发现了一些其他的遗传形式，如一个患者同时有 3 个突变、单亲同二体等。临床医生在为患者进行遗传咨询时，应了解这些特殊现象。

　　基因频率的估计是基于已确诊的肝豆状核变性患者的数据。英国的一项研究表明杂合子的概率远大于 1/100。根据 Hardy-Weinberg 定律，携带 2 个致病性基因突变的人口概率是 1/7026。遗传的概率和发病的概率之间发生差异的原因还不清楚，可能是引起了一些还未认识的疾病，或是某些突变降低了肝豆状核变性的发病概率。肝豆状核变性基因的外显率（penetrance）是 100%。曾报道有 2 个兄妹在 70 岁时发病，说明有一些非典型病例存在。

　　已在 *ATP7B* 基因上发现 1000 多个突变，其中 100 余个突变尚不能确定是否致病。许多基因突变仅个别家系存在，大多数患者是复合杂合子。多重扩增受阻突变体系聚合酶链反应（multiplex amplification refractory mutation system polymerase chain reaction）用于检测人群中普遍流行的突变，如 40% 的东南亚患者有 p.R778L 突变。基因测序技术的进步使人们检测到更多的基因突变。最高的基因突变检测率由一个协作中心报道，98% 的经实验室确诊的肝豆状核变性患者被检测到基因突变。肝型儿童患者的基因检测阳性率可达到 100%。平均有 7% 的肝豆状核变性患者没有被检测出基因突变。基因剂量试验可以检测出在测序时检测不出的基因缺失。因此，阴性基因检测结果不能除外肝豆状核变性，需要采取更多的检测手段。判断一个基因突变是否有致病性或是多态性，可依据美国医学遗传学和基因组学院（American College of Medical Genetics and Genomics，ACMG）的标准和指南。

第一节　*ATP7B* 基因的发现经过

　　1985 年，Frydman 等在一个两代同时发病的以色列 - 阿拉伯裔的大家系中，研究了肝豆状核变性基因和 27 个常染色体标记之间的连锁关系，发现肝豆状核变性基因与红细胞酯酶 D（esterase D，ESD）基因位点和视网膜细胞瘤 1（retinoblastoma 1，RB1）基因位点紧密连锁。由于 ESD 和 RB1 基因早已定位于 13q14-21，因此认为肝豆状核变性基因也在 13 号染色体。1991 年，Farrer 等采用限制性片段长度多态性连锁分析技术，认为肝豆状核变性基因与 ESD 基因连锁在 13q14。人类 Menkes 病是由铜转运 P– 型 ATP 酶突变引起，这为研究同样是铜代谢障碍引起的肝豆状核变性提供了研究思路。

1993 年肝豆状核变性的研究取得了重大突破，北欧的三个研究小组 Bull、Tanzi 和 Yamaguchi 等分别成功地克隆了肝豆状核变性基因。Tanzi 等采用 β - 淀粉样蛋白前体 Aβ 的重金属结合位点的寡克隆探针，对脑的 cDNA 文库进行了杂交筛选，得到一个 3.5 kb 的 cDNA 克隆，序列分析表明该克隆定位于 13q14，并且有一个 500 bp 的亚克隆与 Menkes 病的基因（MNK）具有同源性。该克隆被定位在肝豆状核变性基因的区域，为肝豆状核变性的候选基因，采用其 3' - 末端互补的碱基序列合成的 DNA 探针，对"正常的"脑 cDNA 文库又进行了筛选，分离得到了一个 2.1 kb 和一个 1.5 kb 的 cDNA 克隆，两个克隆均含有两个 AATAAA（终止密码子）和 polyA 尾。初步得到了 5422 bp 的碱基序列、3' - 末端不翻译的 2042 bp 的碱基序列，总共 7464 bp 的 pWD 基因被成功克隆，推测它编码的蛋白产物是一个 1411 个氨基酸的单链多肽。进一步研究表明，pWD 基因就是肝豆状核变性基因。Bull、Petrukhin 等构建了人工酵母染色体（yeast artificial chromosome，YAC）、黏粒（cosmid）反转录 PCR 方法，用从 Menkes 病基因（MNK）得到的具有铜结合位点的探针，对 19 个肝豆状核变性病基因区域的 YAC 进行杂交，筛选后成功地获得 2 个克隆。经 Hind Ⅲ 消化后得到了 2.5 kb 和 8.9 kb 的两个片段；然后对肝脏采用 PCR 技术直接分离表达基因，在 Wc1 区分离得到了与 MNK 相似的克隆。在 13 个 cDNA 克隆中，确定了 6 个金属离子结合区的序列，位于包含肝豆状核变性位点的 300 kb 区域内，认为该基因就是肝豆状核变性基因，定位于 13q14.3。

第二节　*ATP7B* 基因的分子结构

ATP7B 基因位于染色体 13（13q14.3-q21.1）长臂，含有 20 个内含子和 21 个外显子，总基因长度 80 kb，其中外显子长度 60 kb，基因编码区 4.1 kb，mRNA 约 8 kb。*ATP7B* 基因与 *ATP7A* 基因具有 62% 的同源性，其中磷酸酶区域的同源性达 78%，转导区域和磷酸化区域的同源性达 89%，ATP 结合区域的同源性达 79%（表 9-1）。ATP7B 酶在内质网中合成，再移位至 Golgi 体外侧网络。*ATP7B* 基因在肝脏中的表达最高，在肾脏、胎盘等组织中也有发现，在心、脑、肺、肌肉和胰腺呈低水平表达。细胞株内 ATP7B 酶的过表达使胞内铜沉积下降，对富铜环境更加耐受；ATP7B 酶缺乏导致细胞内铜沉积增加。

表 9-1　*ATP7A* 基因与 *ATP7B* 基因的比较

	ATP7A	ATP7B
基因位置	Xq13.3	13q14-q21
外显子	23	21
编码蛋白	ATP7A	ATP7B
蛋白质分子量	175 kDa	164 kDa
表达组织	广泛表达（肝细胞中无表达）	肝、肾、脑、眼及上皮细胞
排铜位点	基底膜	顶膜
主要功能	转运胃肠道上皮细胞中的铜进入门静脉；铜转运至脑脊液；在 Golgi 体外侧网络将铜转运至各种含铜酶	合成铜蓝蛋白，在肝细胞内将多余的铜排入胆汁中
缺陷后导致的疾病	Menkes 病	肝豆状核变性
遗传方式	X- 连锁隐性遗传	常染色体隐性遗传
相关疾病的治疗方法	补充铜	驱铜

第三节 *ATP7B* 基因的突变

一、突变的类型

肝豆状核变性的传统诊断依赖临床症状和生化指标，然而同时出现血清铜蓝蛋白水平降低、神经系统症状和角膜 Kayser-Fleischer 环三联征的患者并不多见，大部分患者早期仅表现为不明原因的肝功能异常或铜蓝蛋白水平下降，此时基因检测结果往往起决定性的作用。对患者的亲属实行基因检测，可以避免对杂合子实施不必要的治疗。目前肝豆状核变性的产前诊断尚未列入常规推荐。*ATP7B* 基因具有明显的异质性，启动子等非翻译区突变也屡有报道，基因诊断的阴性结果并不能完全排除肝豆状核变性的可能。进一步确立基因突变与地域、人种及疾病表型的关系将非常有助于提高基因诊断的准确性与实用性。

在已发现的病理性的 *ATP7B* 基因突变中，单核苷酸变异（single nucleotide variant，SNV）的错义突变（missense mutation）和无义突变（nonsense mutation）最为常见，其次是插入、缺失突变和剪切位点突变。其他罕见的突变包括全外显子缺失、启动子区域突变、3 个同时发生的突变、单基因二体（monogenic disomy）。在肝豆状核变性患者中也发现了杂合丢失（loss of heterozygosity，LOH）现象，这是由于体细胞有丝分裂时某个染色体发生不分裂、重组等而引起的等位基因丢失，最复杂的基因重排是 23 bp 缺失合并 7 bp 插入（c.2986_3008del23insTATGTGG）（表 9-2）。

表 9-2 *ATP7B* 基因突变类型

类 型	数 量	频 率
调节	5	0.55%
剪切位点	71	7.83%
错义 / 无义突变	568	62.62%
小的缺失	154	16.98%
小的插入	74	8.16%
小的插入缺失	11	1.21%
大的缺失	23	2.54%
复合变异	1	0.11%

一位患者同时存在 3 个突变，意味着至少有 2 个突变位于同一染色体。如果一个患者携带 2 个致病突变，但临床并不支持诊断，应检测其母亲，以明确突变的来源。如果仅有的 2 个突变位于同一染色体，这个受检者可诊断为杂合子携带者（heterozygous carrier），从遗传学上不能诊断为肝豆状核变性。如果 2 个突变位于不同的染色体，这个受检者从遗传学上可诊断为肝豆状核变性。

二、突变的致病机制

肝豆状核变性由 *ATP7B* 基因的纯合或复合杂合突变（compound heterozygote）引起（肝豆状核变性突变资料库——http://www.wilsondisease.med.ualberta.ca/database.asp），即每个等位基因都有一个突变。两个突变也可位于同一染色体的拷贝上。目前认为 *ATP7B* 基因是唯一致病的基因，在几乎所有 *ATP7B* 基因的外显子上都发现有致病性基因突变。还不清楚为什么一些 *ATP7B* 基因突变引起肝型病变，另一些突变引起脑型病变。曾报道经生化和临床确诊的肝豆状核变性患者，仅发现 1 个或无 *ATP7B* 突变，人们据此推测可能存在其他的致病基因，但目前还未见报道。

绝大多数 *ATP7B* 基因突变的致病机制包括诱导突变蛋白错误定位、改变蛋白间或结构域间相互作用、调控 ATP7B 蛋白催化活性、改变 *ATP7B* 基因剪切方式等多个方面，导致 ATP7B 酶的结构（如酶的完整性丧失、误折叠）和功能（如磷酸化、铜转运异常、结合 ATP 的亲和力下降、损害了蛋白质间的相互作用等）的损害，使得翻译提前终止或蛋白某一功能区被破坏，进而 ATP7B 酶转运铜的功能部分或全部丧失；或 ATP7B 酶在 Golgi 体外侧网络的位置异常，易滞留在内质网发生退行性变；在铜过量时，ATP7B 酶在细胞内穿梭的能力下降，引起铜离子转运异常。ATP7B 酶开始的 63 个氨基酸残基对其穿梭和顶部靶向具有重要作用，此区域的截短突变导致 ATP7B 酶滞留于细胞质，而不是 Golgi 体外侧网络。25% ~ 30% 的有突变的 ATP7B 酶还维持一定的功能。

截至 2019 年 12 月，HGMD Professional vs 2018.2 上已记录 907 个致病的 *ATP7B* 基因突变，其中 878（96.8%）个突变位于编码区的外显子和内含子序列。

（一）*ATP7B* 基因不同部位突变的特点

1. 启动子受损

ATP7B 基因启动子（从 ATG 起始密码子至上游的 600 bp）的序列中，有多个调控元件，包括 CAAT-box、GC-box、E2box 及多个金属应答元件和类金属应答元件（MRE-like sequence，MLS）等。在一个对撒丁岛的肝豆状核变性患者的研究中发现，在患者启动子区发现一种 15 bp 的缺失突变，该突变使启动子的活性减低 75%，改变了 *ATP7B* 基因的表达水平，这说明启动子区突变可以导致肝豆状核变性。在 5' - 末端启动子处一共发现 3 种突变类型，均在欧洲发现，其中，-441/-427 缺失是致病的，另外两种 c.-525T>C 和 c.-413T>C 为基因多态现象。在 3' - 末端，到目前为止还未发现有核苷酸改变。国内的一个研究发现一个患者的启动子区转录起始点前 -183 位发现 C → T 突变，此位点位于类金属应答元件序列，会影响转录因子与调控元件的结合，导致启动子活性的改变。

2. 金属结合区的突变

每一个金属结合区（MBD）均发现有致病性突变（表 9-3）。在 MBD5 和 MBD6 发现的突变占已报道突变的 2/3，可能与其位于铜跨膜位点的附近相关。突变位于 α - 螺旋（如 p.R198G、p.I390V、p.E541K、p.L549P、p.T587M 和 p.R616Q 等）、连接子（如 p.M67V、p.R136G、p.G515V 和 p.G591S 等）、β - 折叠（如 p.V519M、p.A595T 等）。

p.G85V（位于 MBD1）和 p.L492S（位于 MBD5）导致了铜转运功能的完全丧失。G85、L492 离铜跨膜位点较远，可能影响了结构域之间的相互作用或内在结构的稳定性。含有 p.G85V 的 ATP7B 酶误定位于内质网。p.G591D 导致铜介导的 ATP7B 酶活性下降；p.S406A、p.Y532H、p.G626A 并不影响铜转运功能。

表 9-3　位于 *ATP7B* 基因金属结合区的致病突变及其对 ATP7B 酶功能的影响

金属结合区	突变	突变的影响
MBD1	p.N41S	部分穿梭缺陷
	p.M67V	报道为致病性突变（详细资料缺乏）
	p.G85V	与 Atox1 的相互作用减弱（有相反报道）
		ATP7B 酶穿梭正常
		在 HEK293T 细胞中残余的排铜能力显著
		蛋白质表达异常和内质网定位错误
		与 COMMD1 相互作用增强
		催化和转运能力完全缺失 / 磷酸化下降
MBD2	p.R136G	报道为致病性突变（详细资料缺乏）
	p.R198G	报道为致病性突变（详细资料缺乏）
MBD3	p.G333R	位于 MBD3 和 MBD4 的连接子之间 / 蛋白质稳定性无变化

（续表）

金属结合区	突变	突变的影响
MBD4	p.I390V	报道为致病突变（详细资料缺乏）
MBD5	p.S406A	正常的铜转运功能 / 过度磷酸化
	p.V456L	保留部分铜转运功能 / 过度磷酸化
	p.A476T	报道为致病突变（详细资料缺乏）
	p.A486S	与 COMMD1 相互作用轻度增强
	p.L492S	与 Atox1 的相互作用增强
		不妨碍 ATP7B 酶穿梭
		催化和转运能力完全缺失 / 磷酸化下降
		与 COMMD1 相互作用增强
	p.G515V	报道为致病突变（详细资料缺乏）
	p.V519M	报道为致病突变（详细资料缺乏）
	p.Y532H	正常的铜转运功能 / 正常的蛋白质表达
		与 COMMD1 相互作用轻度增强
	p.E541K	报道为致病性突变（详细资料缺乏）
	p.L549P	报道为致病性突变（详细资料缺乏）
MBD6	p.T587M	报道为致病性突变（详细资料缺乏）
	p.G591S	报道为致病性突变（详细资料缺乏）
	p.G591D	与 Atox1 的相互作用减弱 不妨碍 ATP7B 酶穿梭
		磷酸化正常，铜反应下降
		与 COMMD1 相互作用增强
		ATP7B 酶穿梭正常
	p.A595T	报道为致病性突变（详细资料缺乏）
	p.A604P	与 COMMD1 相互作用增强
	p.R616Q	轻度损害的铜转运功能 / 正常的铜依赖的 ATP7B 酶穿梭 / 正常的蛋白质表达
	p.R616W	完全损害的催化和转运功能 / 过度磷酸化
	p.G626A	部分损害的催化和转运功能 / 磷酸化减低
		正常的蛋白质表达正常的铜转运活性 / 正常的铜反应性穿梭
		位于 CxxC 域附近的螺旋处，可能对铜结合有一些影响

3. ATP7B 基因外显子 / 内含子交界区突变研究

真核生物的基因由外显子和内含子组成，内含子在 5' - 末端和 3' - 末端剪接点均含有短而保守的序列区。特征是在序列上 5' - 末端和 3' - 末端剪接点分别为高度保守的 GT 和 AG 二核苷酸序列。这类内含子被称为 GT-AG 型内含子。GT-AG 型内含子在自我剪接过程中除需要 5' - 末端和 3' - 末端 GT-AG 序列外，还涉及 3' - 末端上游的分支点（branch site），这个区域易于变化而少有保守性。在 GT-AG 内含子 3' - 末端剪接点上游 4-20 核苷酸处有多嘧啶区，该多嘧啶区作为主要的识别因子，帮助识别分枝点和 3' - 末端剪接位点。研究发现 ATP7B 基因的内含子是 GT-AG 型内含子，如 5' - 末端和 3' - 末端剪接位点、多嘧啶区以及分支点的碱基发生改变，可使前体信使 RNA（hnRNA）在成熟为 mRNA 的过程中发生剪接异常。目前报道的关于外显子 / 内含子交界区的突变大多数发生于 5'- 末端 GT、3'- 末端 AG 序列。

4. 内含子及修饰基因

内含子在维护染色体的特定结构、基因的特定功能方面有重要作用；内含子在进化过程中，通过"外显子改组"的方式在基因进化中起作用；内含子还可在转录及转录后水平对基因的表达中起调控作用。在许多基因的内含子中找到的基因表达的调控元件，其中大多数是增强子；也存在抑制元件，如静息子、弱化子等。目前对肝豆状核变性基因内含子进行系统研究的报道很少，关于内含子的研究是今后工作中的一个方向。另一方面，可能还存在 ATP7B 基因之外的修饰基因，证据在于肝豆状核变性基因型相同的患者，甚至同卵双生子之间也可能存在迥异的表现型。此外，线粒体 DNA 突变以及环境因素也会对表现型造成重要影响。

（二）突变的致病机制

1. ATP7B 酶穿梭障碍

蛋白质在细胞内的正确分布需要折叠，通过特殊的机制阅读固有的调节运输的信号。影响 ATP7B 酶在细胞内折叠和穿梭的病变均会导致肝豆状核变性样病变（表 9-4）。

ATP7B 酶为分泌蛋白，N- 末端的信号肽可引导其完成跨膜定位过程。FAFDNVGY 信号将 ATP7B 酶从基底侧质膜导向顶膜方向，p.N41S 突变破坏了该信号，导致 ATP7B 酶滞留在基底侧质膜。p.N41S 是目前唯一在信号肽区域发现的致病性突变，无论在低铜或高铜状态，p.N41S 可完全阻断 ATP7B 的转运过程。

大多数病理性 ATP7B 基因突变位于跨膜区和核苷酸结合区，特别是症状前和肝病患者。虽然含有组氨酸的 SEHPL 结构域影响铜转运的机制未明，由位于此结构域的 p.H1069Q 突变（外显子 14）引起的组氨酸至谷氨酸转变是北欧人群中最常见的突变。在 p.H1069Q 突变纯合子中，ATP7B 酶位于内质网而不是在 Golgi 体外侧网络，并发生退行性变，说明蛋白质传递异常。细胞模型显示 p.H1069Q 突变导致 ATP 介导的催化磷酸化的功能下降，蛋白质 N- 末端误折叠，ATP7B 酶催化位点与水解前 ATP 的结合能力下降。p.G875R 突变（位于 A-domain）也引起 ATP7B 酶滞留在内质网，但在有铜环境下，ATP7B 酶也可迁移至 Golgi 体外侧网络，说明有可利用的铜能改变疾病表型。来自中国的资料认为 p.G875R 突变是非致病性的，来自印度的资料则相反。机制未明，可能与铜的摄入量有关。相当一部分突变型 ATP7B 酶的铜转运能力并未受损，如 p.L168P、p.S1423N 等，仅由于其自身蛋白构象变化导致其无法正确转运及定位，不能顺利地进入催化循环过程。

ATP7B 酶 C- 末端的保守 DKWSLLL 序列对于其在 Golgi 体外侧网络的定位也具有重要作用。位于 C- 末端的 p.L1373R/P 突变减缓了低铜条件下 ATP7B 酶从内质网上的释放，干扰其在 Golgi 体上的定位过程。p.P1438Afs*11（c.4310A duplication）及 p.R1459Gfs*2（c.4374-c.4375 deletion）可导致 ATP7B 酶的翻译提前终止，产生无 DKWSLLL 序列的不能在 Golgi 体外侧网络上正确定位的 ATP7B 酶截短体。由于蛋白质稳定性下降和数量的减少，导致产生蛋白截短体的个体发病较早。

表 9-4 肝豆状核变性和 MEDNIK 突变靶向的穿梭信号和 ATP7B 功能位点

A. 损害 ATP7B 穿梭的突变			
基因型变异	ATP7B 酶折叠 / 穿梭结构域	细胞内滞留的位置	表现型
p.N41S	FAFDNVGYE	基底侧质膜	肝豆状核变性
P.S653Y	折叠，TM1	Golgi 体外侧网络	肝豆状核变性
p.G875R	折叠	内质网、Golgi 体外侧网络	肝豆状核变性
p.H1069Q	折叠	内质网	肝豆状核变性
p.4310A ins	C- 截短 /DKWSLLL	Golgi 体外侧网络、未确定的细胞质内囊泡	肝豆状核变性
p.4374_4375 del	C- 截短 /DKWSLLL	Golgi 体外侧网络、未确定的细胞质内囊泡	肝豆状核变性

（续表）

A. 损害 ATP7B 穿梭的突变				
p.T4396C		C- 截短 /DKWSLLL	Golgi 体外侧网络、未确定的细胞质内囊泡	肝豆状核变性
p.P1352S			Golgi 体外侧网络	肝豆状核变性
基因型变异		网格蛋白 AP-1 α 适应子	细胞内滞留的位置	表现型
c.356_365 ins		σ1A 截短	早期内体	MEDNIK
c.IVS-2A4G		σ1A 截短	早期内体	MEDNIK
B. 破坏 ATP7B 功能域的突变				
基因型变异		ATP7B 酶结构域		表现型
p.T858A		磷酸酶（TGEA）		肝豆状核变性
p.A861T				
p.T1029A/I		磷酸化位点（DKGT）		肝豆状核变性
p.T1029W fsX39，stop				
p.G1030A fsX91，stop				
p.H1069Q		ATP 定位的位点（SEHPL）		肝豆状核变性
p.E1068G				
p.T1220		结合 ATP 的位点（TGDN）		肝豆状核变性
p.G1221E				
p.D1222N				
p.D1222V				
p.D1222Y				
p.C985Y		Cu^{1+} 转运通道（CPC）		肝豆状核变性

　　位于跨膜区 6 的 p.T977M 突变和位于连接跨膜区 7 和 8 的 p.P1352S/L/R 突变引起 ATP7B 酶滞留于 Golgi 体外侧网络，临床表现为肝豆状核变性。而 *ATP7A* 基因相应的突变 p.T994I 和 p.P1386S 也引起 ATP7A 酶滞留在 Golgi 体外侧网络的时间延长，却使脊髓运动神经元受损，临床表现为 2 型 Charcot-Marie-Tooth 病，而不是 Menkes 病。说明调节铜代谢因素的复杂性。p.G591D 和 p.G85V 影响分别位于 MBD1 和 6 的 MXCXXC 附近的甘氨酸残基，并使 ATP7B 酶误定位于内质网。位于第一个跨膜结构的 p.S653Y 突变引起跨膜结构的局部变形，阻止了 ATP7B 从 Golgi 体外侧网络解离，但在此之前，该突变不会影响蛋白质的定位及其折叠结构，其能够正常转运铜离子至 Golgi 体外侧网络，以供铜蓝蛋白合成，致使血清铜蓝蛋白水平正常。但当细胞内的铜水平升高至一定阈值时，ATP7B 酶仍位于 Golgi 体内，不能转运至细胞膜。p.G710S 和 p.G943S 可能具有相同的机制。

　　2. 蛋白及结构域之间相互作用的改变导致 ATP7B 酶催化活性的丧失

　　COMMD1 参与调节铜从 Golgi 体外侧网络转导至铜排出位点的过程，其静止突变（silent mutation）c.T492C（p.D164D）可使有 p.H1069Q 复合杂合突变的患者的肝脏和神经系统症状提前。*COMMD1* 基因敲除小鼠并无铜沉积现象，但如喂饲高铜饮食，则易于发生肝铜沉积，说明 COMMD1 活性下降增加了肝脏对铜的敏感性。另外，COMMD1 可能也调节 ATP7A 酶和 ATP7B 酶缺陷所致的退行性变，从而调节铜平衡。COMMD1 是一个负性调节蛋白质稳定性的因子，可以诱导 ATP7B 酶的降解及降低铜转运活性。p.G591D、p.G85V、p.L492S 和 p.A604P 导致了 ATP7B 酶与 Atox1 的作用下降，与 COMMD1 作用增强，从而通过溶酶体途径促进了突变型 ATP7B 酶发生退行性变。p.G85V、p.L492S 使 ATP7B 酶完全丧失了催化铜转运的酶活性，可能因为这些突变远离铜离子结合位点，影响了结构域之间的相互作用或内在结构的稳定性。p.G85V 突变可导致 MBD1 的错误折叠，从而严重影响 MBDs1-3 的相互作用，造成 ATP7B 酶活性及转运能力受损并加速其自身的降解。

与野生型相比，突变位点在 MBD4 的 p.G386V、p.G386D 显示出显著降低的热稳定性，这可能是改变了 MBD 与 Atox1 或 MBD 自身之间的交互作用而导致的 ATP7B 功能丧失。在 10 ℃ 以下时，大部分 MBD4 突变蛋白很稳定，即能正确折叠并且能结合铜，但 p.G386V、p.G386D 突变蛋白不能得到有效折叠，p.G386V 突变蛋白丧失部分 α - 螺旋，β - 折叠含量明显增多；而 p.G386D 突变蛋白失去 β - 折叠。两种突变蛋白的结构对称性增强。热稳定性研究表明，这两种突变蛋白去折叠的热温度中点在 40 ~ 50 ℃，较野生型的 75 ℃ 明显下降，提示其蛋白稳定性降低。

3. 突变导致 *ATP7B* 基因剪接的改变

p.I1338I 虽未改变 ATP7B 的氨基酸序列，但在转录层面，碱基的改变导致了 *ATP7B* 基因 19 号外显子的跳跃，破坏了蛋白质结构。错义突变 p.R919G 除有对蛋白结构的改变外，也能够引起 12 号外显子的跳跃。

c.1707+5G>A 突变位于 5' - 末端剪接位点，影响前体 mRNA 的剪接。c.1707+5G>A 的转录产物出现外显子 4 缺失，其长度为 293 bp，较野生型的 457 bp 明显缩短，其 mRNA 表达水平较野生型明显下降。外显子 4 跳跃引起终止密码子提前出现，导致 ATP7B 蛋白合成提前终止，铜离子通道失活。

4. ATP 酶的翻译后调节障碍

p.G591D 引起 ATP7B 酶的磷酸化障碍，p.G1019D 引起 ATP7A 酶糖基化障碍。许多错义突变（如 p.H1069Q、p.R778L）降低了细胞内 ATP7B 酶的稳定性及数量。大多数其他突变使 ATP7B 酶的铜转运功能完全丧失。但部分有突变的 ATP7B 酶能结合和水解 ATP，具有部分铜转运功能。这就可以解释某些病例为什么病情较轻。

5. ATP7B 酶与 ATP 的结合障碍

尚不清楚 ATP7B 酶的 N-domain 是如何协调与 ATP 结合的。保守区域的突变 p.E1064A 和 p.H1069Q 明显减少与核苷酸的亲和力。突变 p.R1151H 部分减少与核苷酸的亲和力。突变 p.C1104F 明显改变蛋白质折叠，而突变 p.C1104A 不改变 N-domain 的结构与功能。

6. 大片段基因缺失的发生机制

大片段基因缺失常与基因内重复碱基有关。重复碱基多位于内含子、基因的 3' - 末端未翻译区和基因间的基因组区（intergenic genomic regions，IGR）。人类基因组中最丰富的重复碱基是约 300 bp 的 Alu 序列，被分类为短分散核元件（short interspersed nuclear element，SINE）。Alu 重复区域是重组事件发生的热点区域，肝豆状核变性的大片段基因缺失与此区域相关。在缺失的突破点（breakpoint）两侧有短片段的重复序列，通过微同源性介导的复制依赖性重组（microhomology-mediated replication-dependent recombination，MMRDR）机制进行重组；也可能通过异源端点联合重组（non-homologous end-joining recombination，NHEJR）机制进行重组。

7. *ATP7B* 基因单核苷酸多态性携带者发病分析

临床上极少数患者仅检测出 *ATP7B* 基因中的单核苷酸多态性（single nucleotide polymorphism，SNP），某些 SNP，如 p.S406A、p.V456L、p.K832R、p.R952K 等导致较低的铜离子转运速率，但并未从根本上影响 ATP7B 酶的功能。患者个体差异、环境等因素，可能是极小部分 SNP 携带者发病的原因。

8. *ATP7B* 基因的修饰基因的突变

不同肝豆状核变性患者之间的临床表型差异较大，甚至在相同生活背景下的家庭成员也有所不同，提示可能有其他相关的修饰基因参与了致病过程。COMMD1 突变（p.D164D）是 p.H1069Q 纯合突变患者神经和肝脏症状早发的重要因素。具有 *SOD2* 基因纯合突变（c.T47C）的男性患者发病较早，具有 *CAT* 基因纯合突变（c.C330T）的男性患者发病较晚。具有脑源性神经营养因子（brain derived neurotrophic factor，BDNF）的 p.Y90Y 同义突变的患者发病年龄明显延迟。有症状的肝豆状核变性患者与健康人群及无症状的患者相比，*BDNF* 基因中的某些 SNP 更为常见。二型多巴胺受体（dopamine receptor type 2，DRD2）*Taq1A* 基因的 A1A1 基因型在肝豆状核变性患者中较为普遍。载脂蛋白 E（apolipoprotein E，APOE）、朊病毒蛋白（prion protein，PrP）突变也可能是影响肝豆状核变性患者神经系统表型的潜在因素。

第四节 基因检测

肝豆状核变性是由 *ATP7B* 基因突变引起的疾病，随着检测技术的发展，基因检测结果已成为确诊的重要依据之一。已有越来越多的疑似患者接受基因检测。

一、基因检测的意义

（一）明确诊断

肝豆状核变性有多种诊断指标，但均存在一定的假阳性和假阴性，单凭一项指标不足以确定或排除本病。对于存在肝功能损害、血清铜蓝蛋白水平明显降低、24 小时尿铜含量增高、眼角膜 Kayser-Fleischer 环阳性及神经功能缺损等典型临床表现的患者，可以通过临床确诊。临床上典型的肝豆状核变性并不难被诊断，但是不典型肝豆状核变性的诊断非常困难。肝豆状核变性是目前少数几个治疗效果较好的遗传代谢病之一，其治疗效果取决于治疗的早晚。如果能够早期诊断、早期治疗，则可以达到良好的预后效果。目前的诊断大多还停留在临床诊断水平，即依据典型临床症状，结合一些生化指标进行诊断。肝豆状核变性一旦出现症状，患者的组织器官必然在组织学和功能上已受到不同程度的损害，很多损害甚至是严重且不可逆转的。如何进行症状前期诊断是国内外的研究热点。目前，基因诊断是诊断症状前期肝豆状核变性的主要方法之一。尤其是对于临床症状和生化检查结果不典型的疑诊患者，需要通过基因检测才能确诊。

（二）杂合子筛查

杂合子筛查用以区分已经确诊的肝豆状核变性患者的一级亲属（包括父母、兄弟姐妹及其子女）是患者，还是致病性基因的携带者（杂合子）。前者需要尽早治疗，后者则不需要治疗，故对两者尽早进行区分十分重要。而早期或症状前期的患者与杂合子在临床上常常难以区分，需要进行基因检测来明确。除患者本人外，患者父母、患者子女、患者同胞兄弟姐妹及其近亲最好一同检查，以发现尽可能多的症状前期的患者，做到早发现、早诊断、早治疗。

（三）产前诊断

基因诊断用于产前诊断，判断胎儿是否携带致病性基因，以及出生后是否会发病。如患者配偶同时受检，可以根据基因检测结果及肝豆状核变性的遗传规律，预测下一代的发病概率。

二、基因检测时应遵循的医学伦理学原则

在肝豆状核变性基因检测的临床实践中，应遵循以下医学伦理学原则。

（1）知情同意原则；

（2）对受检者隐私权的尊重和保密原则；

（3）基于临床的检测结果正确、合理判断；

（4）基于充分有效沟通基础之上的遗传咨询、医学介入和婚育指导。

三、*ATP7B* 基因突变的分布

不同的基因检测技术具有不同的准确性。目前应用最为普遍、准确率最高的技术为 DNA 测序技术（图 9-1）。该技术主要用于检测外显子，故当存在内含子突变时，DNA 测序结果可为阴性。对于该结果阴性而临床上又高

度怀疑为肝豆状核变性的患者，需进一步运用分子生物学技术，以检测是否存在内含子突变。但内含子突变在肝豆状核变性患者中极为少见。

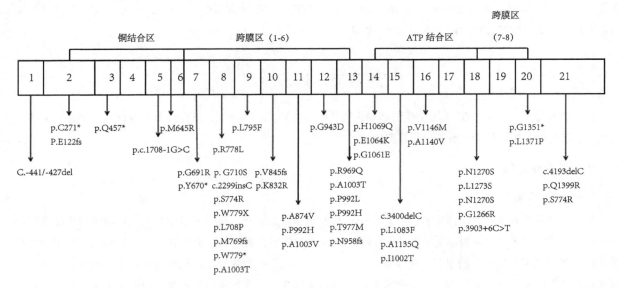

图 9-1　常见的 *ATP7B* 基因突变

（资料来源：CHANG I，HAHN S H. The genetics of Wilson disease. The genetics of Wilson disease. Handb Clin Neurol, 2017, 142: 19-34.）

第五节　区域性的基因频率

不同区域的患者的突变热点并不相同。大多数症状前患者或肝型患者的病理性基因突变位于 *ATP7B* 基因的 M- 区和 N- 区。框架移动突变、无义突变、插入 / 缺失、剪切位点突变常可干扰蛋白质编码，导致发病更早、更严重，甚至发生急性肝衰竭。在某些区域一些特殊的 *ATP7B* 基因突变较为流行。表 9-5 显示了 *ATP7B* 基因的地域聚集性。

p.H1069Q（c.C3207 A）和 p.R778L（c.G2333T）突变分别是欧洲（西班牙除外）和亚洲人群中最常见的突变类型，分别位于 14 号和 8 号外显子。其余突变类型报道的频率大多低于 10%。我国的突变热点区分布于 2、5、8～13、16、18、19 号外显子（表 9-5）。在中国北部和台湾地区突变热点区分布于 8、12、13、16、18 号外显子，占所有突变的 60%～74%。在韩国，8、11 和 18 号外显子覆盖 70% 的突变；在日本，5、8、12、13 和 18 号外显子覆盖 60% 的突变。对于中国北部、中国台湾地区和韩国的人群，应筛查 8、12、13、16 和 18 号外显子；对于中国香港地区汉族人群和日本人群，应筛查 5、8、12、13 和 16 号外显子。这些外显子覆盖 70% 的东亚人群。9%～74% 的欧洲肝豆状核变性突变热点位于 8～18 号外显子，其中 8、13、14 和 15 号外显子在欧洲中部或东部最为常见，占所有突变的 60%～70%；印度人群的突变热点区域在外显子 2～5。14 号外显子处于 ATP7B 酶的磷酸化区和 ATP 结合区，该位点突变使这 2 个功能区的功能消失，导致转运铜过程中能量缺乏，使铜在细胞内滞留而引起发病。8 号外显子位于 ATP7B 酶的跨膜功能区，该位点发生突变引起蛋白质的 1 级和 2 级结构改变，导致铜转运在细胞膜上停滞而致患者发病。在多种族的印度，大部分患者仅有数个突变，其中 p.C271X 基因频率约为 19%。印度患者无 p.R778L 或 p.H1069Q 突变。

表 9-5 *ATP7B* 基因的地域聚集性

区域	基因频率（%）	蛋白质	核苷酸	外显子	类型	结构域
欧洲						
澳大利亚	34.1	p.H1069Q	c.3207C > A	14	错义	ATP loop
	6.4	p.G710S	c.2189G > A	8	错义	TM2
	3.6	p.M769fs	c.2298_2299insC	8	成熟前停止	TM4
比荷卢经济联盟	53	p.H1069Q	c.3207C > A	14	错义	ATP loop
保加利亚	58.8	p.H1069Q	c.3207C > A	14	错义	ATP loop
加纳利群岛	64	p.L708P	c.2123T > C	8	错义	TM2
捷克共和国	57	p.H1069Q	c.3207C > A	14	错义	ATP loop
丹麦	18	p.H1069Q	c.3207C > A	14	错义	ATP loop
	16	p.W779*	c.2336G > A	8	无义	TM4
法国	15	p.H1069Q	c.3207C > A	14	错义	ATP loop
德国	47.9	p.H1069Q	c.3207C > A	14	错义	ATP loop
前东德	63	p.H1069Q	c.3207C > A	14	错义	ATP loop
希腊	35	p.H1069Q	c.3207C > A	14	错义	ATP loop
	12	p.R969Q	c.2906G > A	13	错义	TM6
匈牙利	42.9	p.H1069Q	c.3207C > A	14	错义	ATP loop
冰岛	100	p.Y670*	c.2007_2013del	7	无义	TM1
意大利	17.5	p.H1069Q	c.3207C > A	14	错义	ATP loop
	9	p.V845fs	c.2530del A	10	成熟前停止	Td
	6	p.M769fs	c.22298_2299insC	8	成熟前停止	TM4
荷兰	33	p.H1069Q	c.3207C > A	14	错义	ATP loop
波兰	72	p.H1069Q	c.3207C > A	14	错义	ATP loop
	7.3	p.A1135fs	c.3400delC	15	成熟前停止	ATP loop
	3.7	p.Q1351*	c.4051C > T	20	无义	
罗马尼亚	38.1	p.H1069Q	c.3207C > A	14	错义	ATP loop
俄国	49	p.H1069Q	c.3207C > A	14	错义	ATP loop
撒丁岛	60.5		c.-441/-427del	5prime	未知	启动子
	8.5	p.M822fs	c.2463delC	10	缺失	TM4/Td
	7.9	p.V1146M	c.3436G > A	16	错义	ATP loop
塞尔维亚	38.4	p.H1069Q	c.3207C > A	14	错义	ATP loop
	11.6	p.M769fs	c.2304dupC	8	错义	TM4
	9.3	p.A1003T	c.3007G > A	13	错义	TM6/Ph
西班牙	27	p.M645R	c.1934T > G	6	错义	Cu6/TM1
瑞典	38	p.H1069Q	c.3207C > A	14	错义	ATP loop
土耳其	17.4	p.H1069Q	c.3207C > A	14	错义	ATP loop
	5.3	p.G710S	c.2128G > A	8	错义	TM2
	4.53	p.Q457*	c.1369C > T	3	无义	Cu4/Cu5

（续表）

区域	基因频率（%）	蛋白质	核苷酸	外显子	类型	结构域
英国	19	p.H1069Q	c.3207C > A	14	错义	ATP loop
	8	p.M769V	c.2305A > G	8	错义	TM4
前南斯拉夫	48.9	p.H1069Q	c.3207C > A	14	错义	ATP loop
	11.4	p.M769fs	c.2298_2299insC	8	成熟前停止	TM4
亚洲						
中国大陆	31	p.R778L	c.2332C > T	8	错义	TM4
	10	p.P992L	c.2975C > T	13	错义	TM6/Ph
	9.6	p.I1148T	c.3443T > C	16	错义	ATP loop
	3.3	p.T935M	c.2804C > T	12	错义	TM5
	19	p.R778L	c.2332C > T	8	错义	TM4
印度北部	12	p.I1102T	c.3305T > C	15	错义	ATP loop
	9	p.P992H	c.2975C > A	13	错义	TM6/Ph
印度南部	11	p.A1003V	c.3008C > T	13	错义	TM6/Ph
	11	p.C271*	c.813C > A	2	无义	Cu3
	9	p.P768L	c.2303C > T	8	错义	TM4
	9	p.R969Q	c.2906G > A	13	错义	TM6
印度东部	16	p.C271*	c.813C > A	2	无义	Cu3
	11	p.G1061E	c.3182G > A	14	错义	ATP loop
	8.5		c.1708-1G > C	5	剪切	Cu6
印度西部	20	p.C271*	c.813C > A	2	无义	Cu3
	11	p.E122fs	c.365_366delins TTCGAAGC	2	插入 / 缺失	Cu1
	6	p.T977M	c.2930C > T	13	错义	TM6
	6	p.L795F	c.2383C > T	9	错义	TM4/Td
日本	17.95	p.N958fs	c.2871delC	13	成熟前停止	TM5/TM6
	16.7	p.R778L	c.2332C > T	8	错义	TM4
	10.5		c.1708-5T > G	5	剪切	Cu6
韩国	37.9	p.R778L	c.2332C > T	8	错义	TM4
	12.1	p.N1270S	c.3809A > G	18	错义	ATP 铰链
	9.4	p.A874V	c.2621C > T	11	错义	TM5
	8	p.L1083F	c.3247C > T	15	错义	ATP loop
黎巴嫩	44.7	p.A1003T	c.2299insC	8	错义	TM4
沙特阿拉伯	32	p.Q1399R	c.4196A > G	21	错义	在 TM8 后
	16	p.S774R	c.2230T > C	21	错义	TM3
中国台湾	29.6	p.R778L	c.2332C > T	8	错义	TM4
	8.9	p.P992L	c.2975C > T	13	错义	TM6
	4.8	p.G943D	c.2828G > A	12	错义	TM5
泰国	10.52	p.R778L	c.2332C > T	8	错义	TM4

（续表）

区域	基因频率（%）	蛋白质	核苷酸	外显子	类型	结构域
	7.89	p.L1371P	c.4112T > C	20	错义	TM8
伊朗	19	p.H1069Q	c.3207C > A	14	错义	ATP loop
非洲						
埃及	42.2	IVS18+6T > C	c.3903+6C > T	18	剪切	
	40.6	p.A11140V	c.3419C > T	16	错义	ATP loop
	26.5	p.K832R	c.2495A > G	10	错义	TM4/Td
美洲						
美国	40.3	p.H1069Q	c.3207C > A	14	错义	ATP loop
	1.9	p.N1270S	c.3809A > G	18	错义	ATP 铰链
	1.9	p.G1266R	c.3796G > A	18	错义	ATP 铰链
巴西	37.1	p.H1069Q	c.3207C > A	14	错义	ATP loop
	31.25	p.A1135fs	c.3400delC	15	成熟前停止	ATP loop
	11.4	p.A1135QfsX13	c.3402delC	15	成熟前停止	ATP loop
		p.L708P	c.2123T > C	8	错义	TM2
哥斯达黎加	61	p.N1270S	c.3809A > G	18	错义	ATP 铰链
委内瑞拉	26.9	p.A1135Qfsp.X13	c.3402delC	15	成熟前停止	ATP loop
	9.6	p.G691R	c.2071G > A	7	错义	TM2

（资料来源：CHANG I, HAHN S H. The genetics of Wilson disease. The genetics of Wilson disease. Handb Clin Neurol, 2017, 142: 19-34. ）

位于 8 号外显子的 p.R778L 是中国、朝鲜和日本等东亚地区最常见的突变，基因频率是 12%～45%（表 9-6），位于第 4 跨膜区的精氨酸残基被亮氨酸替换，碱性氨基酸变为中性氨基酸，改变了氨基酸的性质，可能影响铜离子的跨膜转运，但并没有完全终止铜的转运。p.R778L 纯合突变患者病情相对较轻可能与此相关。在我国，p.R778L 多与年轻发病的肝型相关。40% 的亚洲患者拥有 p.R778L 突变。部分患者的 p.R778L 与 p.L770L 高度连锁，他们可能来自 5500 年前的共同祖先。

除 p.R778L 外，一些较大的研究提示 p.R992L 为中国人群中排名第二的常见突变。以福建省为主的中国南方人群中 p.T935M（c.C2804T）也是突变热点，该位点突变是一个发生在保守序列的突变，是基因上 2804 位碱基 C 突变为 T，使 935 编码区发生错义突变，苏氨酸突变为蛋氨酸，使亲水氨基酸变成疏水氨基酸，编码氨基酸的极性改变可能导致 ATP7B 酶第 5 跨膜区蛋白构象的改变，而致使转铜障碍，但仍可能残存有转铜功能，故发病较迟，症状较轻。以广东省为主的中国南方人群中 p.I1148T 为次常见突变；p.A874V 则是中国北方人群中排行第二的突变。

其他较为常见的 ATP7B 基因的突变包括 p.E1064A、p.G943S 和 p.M769V。p.E1064A 突变也位于 SEHPL 结构域，ATP 结合的亲和力完全消失，但不导致蛋白质误折叠、运输障碍、热不稳定等。p.G943S 和 p.M769V 位于 M-domain，导致铜代谢障碍，但血清铜蓝蛋白不降低。移码突变、无义突变、插入缺失及剪切位点突变等常造成编码蛋白截短。引起蛋白质截短的无义突变（占已知点突变的 13% 左右）和框架移动突变可引起 mRNA 退变，使蛋白质水平下降，出现磷酸化或铜转运异常、ATP 结合力下降、胞内转运障碍等，导致起病时间更早，代谢异常更为严重，急性肝衰竭等严重临床表现也更常见。错义突变引起的临床表现轻微，发病较晚。

人群中位于 14 号外显子的接近 ATP 结合区的 p.H1069Q 突变的等位基因频率是 10%～40%，50%～80% 的北欧、中欧、东欧患者至少有一个等位基因含有此突变，等位基因频率位于 57%～73%，最高的是在波兰、拉脱维亚、前东德、保加利亚和捷克共和国。北美的等位基因频率是 40%。在澳大利亚，p.G710S 的等位基因频率是 6.4%。在英国，具有最高的等位基因频率的突变是 p.H1069Q，但仅为 19%，比其他欧洲国家低；具有次高的等位基因频率的突变是 p.M769V，为 6%。在意大利内陆，具有最高的等位基因频率的突变是 p.H1069Q，为 17.5%；其他突变（p.V845fs 和 p.M769fs）低于 10%。在西班牙，与其他欧洲国家不同，具有最高的等位基因频率的突变是位于外显子 6 的 p.M645R。在法国，具有 p.M645R 突变的杂合子频率是 1.8%。

大多数患者是复合杂合突变，每一个染色体上有不同的突变。p.H1069Q 突变使位于 *ATP7B* 基因的 N- 区的 SEHPL 结构域的组氨酸被谷氨酸替换，导致该段蛋白错误折叠，P 区磷酸化异常，ATP 结合力降至正常的一半。此外，p.H1069Q 突变体的热稳定性下降，在高铜状态下，ATP7B 酶内质网合成后向 Golgi 外侧网络的迁移定位也存在影响，滞留在内质网，导致铜离子跨膜转运障碍；在低铜状态下，ATP7B 酶的折叠和稳定性是正常的。含 p.H1069Q 突变体的患者多表现为神经型，且起病时间往往更迟。一项针对保加利亚人群的回顾性研究结果表明，纯合子 p.H1069Q 突变体多表现为肝型，提示肝豆状核变性基因型 - 表现型的联系存在种族差异性。

在欧洲高加索人群中发现 918-931del 突变，即缺失了 918-931 的 13 个碱基，使第 306 个密码子发生框架移位，丝氨酸突变为丙氨酸，使基因表达提前终止，该突变点位于 cu3/cu4 铜离子结合区，导致 ATP7B 酶与铜离子结合障碍，使铜不能转运至跨膜区与铜蓝蛋白结合，从而引发疾病。

表 9-6　部分东亚地区人群的常见等位基因频率

外显子	中国南方汉族		中国北方汉族		中国台湾地区		韩国		日本	
	等位基因	基因频率	等位基因	基因频率	等位基因	基因频率	等位基因	基因频率	等位基因	基因频率
8	p.R778L	17.3%	p.R778L	33.8%～45.6%	p.R778L	28.9%～43.1%	p.R778L	37.9%～39.2%	p.R778L	13.4%～25%
	c.2304dupC	3.1%	p.R778Q	1.5%	p.R778Q	6.6%			c.2304dupC	1.2%～7.5%
					c.2304dupC	2.6%			p.R778W	2.4%
2	c.525dupA	5.5%	c.525dupA	2.3%						
	p.S105X	2.4%								
3	IVS3+1G>T	3.1%							IVS4-5T>G	5%～11%
5									p.A874V	7.5%
									c.2695delG	7.5%
10～11			p.A874V	2.3%			p.A874V	8.3～9.4%	p.A874V	7.5%
									c.2695delG	7.5%
12	p.T935M	3.9%	p.T935M	10%					p.R919G	3.7%
	p.G943D	3.9%	p.G943D	2.3%	p.G943D	7.9%			c.2764del9	2.4%
13	p.P992L	13.4%	p.P992L	7%	p.P992L	14.5%			c.2871delC	15.9%～30%
									p.N1010S	2.4%
16	p.I1148T	8.7%	p.Q1142H	3.1%	p.Q1142H	3.4%			p.G1186S	1.2%～2.5%
	p.T1178A	5.5%			p.T1178A	3.4%				
18～19	p.P1273Q	2.4%			p.N1270S	2.6%～5.1%	p.N1270S	12.1%	p.N1270S	4.9%

在高加索人群中还发现了 c.2298-2299insC；在冰岛发现了 c.2007-2013del；在撒丁岛发现 85% 的突变是 c.129-125del、c.2463delC、p.V1146M、c.213-214delAT、p.R778W、c.1512-1513insT 等 6 种突变；在巴西南部发现了 c.3402delC；在印度发现了 p.C271Stop（基因频率约 20%）；在中东发现了 p.Q1399R（基因频率约 30%）。

第六节　*ATP7B* 基因突变的功能特征

肝豆状核变性患者的临床表现各异，尚不了解其内在的机制。为此必须研究致病的基因突变对细胞内蛋白质稳定性、定位、催化活性和运输功能的影响。

一、使用酵母模型系统进行突变的互补分析

酵母和哺乳动物的铜代谢基因间具有高度的功能保守性。酵母的铜运输 ATP 酶 Ccc2p 与人 ATP7B 酶具有高度的序列同源性，在细胞内具有转运铜的功能。Ccc2p 运输铜至亚铁氧化酶 Fet3p（与铜蓝蛋白同源）。Fet3p 与高亲和力铁转运子 Ftr1p 协同转运铁。若 Fet3p 发生缺陷，细胞不能有效地吸收铁，ccc2Δ 酵母突变体不能在铁限制介质中生长。在 ccc2Δ 酵母突变体中表达功能性的 ATP7B 酶，将恢复铜转运至 Fet3p 的功能，重启细胞生长。

通过位点引导突变技术，将人 ATP7B 基因（野生型和突变型）克隆至一个酵母表达载体，使酵母有同样的基因，比较不同突变的功能。p.E1064K 和 p.V1106D 不能互补酵母的高亲和力铁吸收缺陷表现型，酵母的 Fet3p 的氧化酶活性也未恢复。p.L1083F 和 p.Q1173G 表现出一个温度敏感性表现型，在 30 ℃时部分互补，在 37 ℃时呈严重缺陷表现型。p.M1169V 在 30 ℃和 37 ℃时部分互补。携带 p.T788I、p.V1036I、p.R1038G-fsX83 突变的细胞不能将铜分泌入介质中。通过酵母互补分析，尚不能确定酵母生长需要多少铜转运活性的支持。

二、哺乳动物细胞和动物模型中突变的功能检测

定位异常是 ATP7B 基因突变引起的铜转运至 Golgi 体外侧网络障碍的主要原因。在中国仓鼠卵巢（Chinese hamster ovary，CHO）细胞中，p.R778L 突变体定位于内质网。p.G943S、CysProCys/Ser（保守的 CysProCys 结构突变为 SerProSer）突变体的定位正常，但在 CHO 细胞中不能因铜浓度的改变而再分布。在来自携带 p.R778L 突变体的肝豆状核变性患者的类淋巴母细胞株中，由铜刺激引起的 ATP 酶活性降低。p.R778L 突变体也定位于内质网。通过检测覆盖蛋白质编码区的 ATP7B 基因突变体的转运铜进入囊泡的功能、催化活性及细胞内的定位，发现即使位于同一个功能区，不同的引起病理性氨基酸替换的 ATP7B 基因错义突变的表现各异。

毒奶小鼠（toxic milk mouse，tx）的 p.M1386V 突变所引起的临床表现类似于肝豆状核变性，将该突变导入 CHO 细胞后，发现细胞内铜转运活性降低，铜诱导的 ATP7B 酶的穿梭消失，ATP7B 酶介导的铜抵抗消失。

第七节　基因型-表现型关系

诊断依据不充分、延误诊断、医生的偏倚等因素均影响肝豆状核变性的诊断。因为肝豆状核变性发病率偏低，更为罕见的基因型只能通过生物信息技术或异种同源蛋白进行预测，大多数患者是复合杂合子突变，使得基因型难以在统计学上与表现型建立关联。不是所有的患者都能发现基因缺陷。患者的表现型不能简单还原为特定的基因型，而是与遗传因素、代谢及环境因子相关，转录的调控、翻译后蛋白的修饰、与其他蛋白的作用等可能也是其发病原因。

目前的研究显示部分基因突变与某些临床症状存在相关性，最公认的基因型-表现型关系见于最严重的、早发、以肝病为主要表现的患者，其基因缺失突变引起 ATP7B 酶活性缺乏。p.L492S、p.V519M、p.E541K、p.L549P、p.A604P、p.R616W、p.P992L、p.N1270S 等预示发病早，具有 p.I1148T 突变的患者大多在 12 岁以后发病。毒奶小鼠模型研究提示点突变不影响 ATP7B 酶的合成，而影响 ATP7B 酶的功能。相对不重要区域的突变引起晚发的、以神经精神病变为主的疾病，以错义突变多见。如纯合 p.R778L 突变被认为与早发肝脏损害有关，纯合 p.H1069Q 突变和 p.R969Q 突变与迟发神经系统疾病相关。在外显子 18 的铰链（hinge）区的突变更易导致肝病。位于外显子 8 的基因突变大多引起肝病。具有 ATP7B 基因移码突变、无义突变和缺失突变的患者的血清铜蓝蛋白血症水平低。但临床症状不仅与基因型有关，还受到环境因素、遗传异质性等多种因素影响，故同样的基因突变在临床表现上也可能会有很大差别。

ATP7B 基因的遗传多态性、其他基因和遗传外因素可影响 ATP7B 酶的蛋白质结构和功能。目前已发现的与肝豆状核变性相关的基因突变中，大多是错义突变，如 p.R778L 突变，使 ATP7B 酶的铜转运功能完全失活，患者的发病年龄早，血清铜和铜蓝蛋白水平低。与错义突变相比，蛋白质截短（protein-truncating）的突变易于

引起蛋白质的稳定性和数量的变化，ATP7B酶的功能完全缺失导致快速铜过载，使相关疾病早发，更低的血清铜蓝蛋白，使患者易发生急性肝衰竭。p.R919G、p.T935M与较高的铜蓝蛋白水平相关。具有p.R919G的患者多以单纯神经系统症状为主，而具有p.T935M的患者则同时具有神经系统及肝脏病变的表型。一些突变并未导致ATP7B酶的功能完全丧失，其所致的疾病症状较轻。有p.H714Q突变的患者表现为迟发性神经系统缺损，20%的患者有此突变。p.H714Q突变影响磷酸化结构域，但仍保留一些残余的功能，可能与发病延迟相关。

欧洲和北美的高加索人中最常见的突变是p.H1069Q，比例高达50%～60%，特别是在东欧和德国的患者中常见。该突变影响了与ATP的结合。虽然p.H1069Q常以纯合子形式出现，但有此突变的患者分别表现为肝型（48.3%）和脑型（51.7%）。有39.8%的肝型患者和51.9%的脑型患者有p.H1069Q突变。p.H1069Q突变的平均发病年龄是20～22岁，主要表现为神经型，但也可以引起儿童的急性肝衰竭。p.H1069Q突变的纯合子中Kayser-Fleischer环更为常见。p.H1069Q/p.M769Hfs*26复合杂合突变表现为构音障碍和吞咽困难。p.M769Hfs*26突变携带者更易出现肝病。p.A1003T突变携带者更易出现神经系统疾病。两个常见的西印度人的突变（p.C271*、p.E122fs）似乎导致早发病、发病程度更重。印度患者的发病年龄比欧洲、朝鲜和南美患者早，比西方患者的发病程度更严重。

近亲结婚增加了纯合突变的可能性。研究纯合突变有利于探索基因型-表现型的相互关系。不同地区肝豆状核变性患者近亲结婚的比例是30%～90%。通过研究这些近亲结婚者发现，纯合子p.N1270S者易发生急性肝衰竭，纯合子c.2299insC者易表现为肝型，纯合子c.A1003T者易表现为脑型。在同一家系内，先证者及其二级亲属的表现型有类似倾向。但在不同的家系，具有同一突变者的表现可能各不相同。这种边缘差异（marginal difference）没有实际的临床意义，调节基因和环境因素可能对临床表型起重要作用。在肝豆状核变性家族内，二级亲属间的临床表型类似，这有利于管理其他家庭成员。

ATP7B基因突变可影响ATP7B酶从Golgi体外侧网络向细胞质中囊泡的迁移。如p.M875V突变导致蛋白质稳定性下降，引起可逆性ATP7B酶的定位障碍。在低铜环境中，p.G875R变异体被隔离于内质网中。在细胞生长介质中加入外源性铜可稳定这种变异体，并迁移至Golgi体外侧面，改善其表现型。理论上讲，具有p.G875R突变的患者对饮食中的铜缺乏更为敏感。

通过研究ATP7B^{-/-}纯合子小鼠模型发现，铜代谢异常也改变了肝细胞转录组（transcriptome）。蛋白组学分析表明，mRNA在疾病进展的每一个阶段均有独特的表现。在起始阶段，负责细胞循环调节、剪切和胆固醇合成蛋白质的mRNA都存在，使铜在早期沉积，在细胞质中以与金属硫蛋白结合的形式存在，在细胞核中以游离铜的形式存在。在进展阶段，mRNA的变化见于内质网、线粒体、细胞内途径，使铜病理性地沉积在肝细胞内。在末期阶段，溶酶体和核内体蛋白质的mRNA表达上调，细胞质和细胞核内的铜浓度下降，铜沉积在细胞膜上，引起胆管增生和肝细胞癌样变化。总之，铜沉积的定位比总铜含量与疾病的预后相关性更强。

有人研究了同一突变的纯合子和复合杂合子突变的表现型的差异，试图建立基因型-表现型的关系。在对有76人的黎巴嫩家族研究表明，c.2299insC突变与肝病相关，p.A1003T与脑病相关。

其他与临床表型相关的候选基因有MTHFR、COMMD1、Atox1、XIAP、PNPLA3和DMT1，但目前尚未基因的诊断和预后价值。

同一突变不同个体、同一家族不同个体，甚至单卵双胞胎间的临床表现明显不同，说明临床表型不仅变的影响，还可能与其他因素相关。也有研究表明在同一家族内临床和生化表现具有一致性。

核变性基因型-表现型关系的研究中大多数结论尚未有定论。一方面，确定起病年龄及临床表常因接诊医生的差异而具有明显的主观性；另一方面，因为肝豆状核变性的发病率偏低，更为罕通过生物信息学技术或异种同源蛋白进行预测，难以在统计学上与表现型建立关联。此外，疾还原为特定的基因型，而是亚细胞水平的、复合的外显。建立基因型-表现型关系有赖于更临床表型、更广泛的科研临床合作以及更深入的分子机制研究。

近年来,有研究者认为"基因突变后编码异常产物,使得某种疾病发生"的观念可能过于简单。随着研究深入,人们发现"基因"难以简单准确地进行定义:基因的结构可能不仅仅是单纯的 DNA 编码序列及邻近的调控序列;此外,基因表达后才能行使其核心功能。基因表达在细胞中进行,最终形成蛋白质。数个蛋白质及其他细胞成分可以调节 DNA 功能。一些突变基因编码的蛋白质功能与根据突变基因序列预测的蛋白质结构不相对应。Huster 还描述了一种"转变的表现型"现象:发生 p.G875R 突变时,细胞内铜离子浓度升高使得突变蛋白更容易从内质网脱离并与 Golgi 体外侧网络结合,从而增强 ATP7B 酶的功能。寻找基因型-表现型之间的直接联系是建立在"表现型改变只可能是基因型改变所致"的假想理论基础之上的,而"转变的表现型"现象说明这种假想不一定正确。

第八节 临床分子诊断

目前诊断肝豆状核变性的金标准是对 *ATP7B* 基因进行测序分析或检测是否存在已经发现的病理性突变。曾用过的检测方法有聚合酶链分析(polymerase chain reaction,PCR)、限制性片段长度多态性(restriction fragment length polymorphism,RFLP)、单链构象多态性(single-strand conformation polymorphism,RFLP)、变性梯度凝胶电泳(denaturing gradient gel electrophoresis,DGGE)、瞬时温度梯度电泳(temporal temperature gradient electrophoresis,TTGE)、变性高效液相色谱(denaturing high-performance liquid chromatography,DHPLC)和 Sanger 测序。*ATP7B* 基因的外显子分散在 4.3 kb 的序列中,对突变热点区域进行测序,经济而高效。单体型(haplotyping)分析需要靶基因内或其侧翼的分子标志,微卫星或单核苷酸多态性可作为 *ATP7B* 基因的单体型,而无须知道单体型的突变类型。单体型分析适合筛查肝豆状核变性患者的亲属。如果单体型用于低概率的基因重组,可以出现假阳性结果。这些方法的缺点是效率不高。虽然已证实某些突变有区域聚集性,但种族间差异性和临床表现的差异性可使检测的效率下降。生化结果反映病情也经常不够准确,如尿铜常常延迟升高,超过 30% 的症状前患者的 24 小时尿铜低于 100 μg。所以,直接测序分析的诊断效率应是最高的。

进行分子生物学检查可减少肝活检的次数。单独肝铜含量的检测也不足以除外肝豆状核变性,一些患者的肝铜含量并不增高。经临床和生化检查确诊的肝豆状核变性患者中,80%~98% 的患者被发现有两个等位基因突变。现行的各种实验均不能完全除外肝豆状核变性。需要注意的是,许多患者的临床表现轻微且不典型。对假阳性患者进行驱铜治疗可造成铜缺乏,出现神经系统和血液系统的后遗症。

多重 PCR 被用来扩增 *ATP7B* 基因的全部 21 个外显子、剪切位点、启动子区。通常的 Sanger 测序不能检测大的缺失和重复,但这些突变存在的概率也很低。对于临床高度疑似但仅发现一个病理性突变的患者,应考虑使用多重连接依赖的探针扩增技术(multiplex ligation-dependent probe amplification,MLPA)。基于微阵列(microarray)的比较基因组杂交(comparative genomic hybridization,CGH)是一个敏感性高的评估全基因缺失和重复的技术。

肝豆状核变性是一个常染色体隐性遗传性疾病,这意味着先证者的后代有 25% 的可能性患病。如果先证者被发现有纯合子或复合杂合子突变,应对其家族成员进行基因扫描分析。也可通过分析单倍体和与 *ATP7B* 基因相关的多态性标记,进行基因扫描分析。对筛选出的症状前患者进行早期治疗,可避免临床症状的出现;对杂合子或健康人群可避免不必要的治疗。

由于基因突变数量众多、存在非编码区的突变、基因较长及技术手段的限制,很难完全准确检测出 *ATP7B* 基因突变。高通量扫描每小时可检测 600 万个碱基对,准确率超过 99%。使用这种测序技术,可对包括非编码序列在内的全部 *ATP7B* 基因进行检测。

如何解释不同突变的临床意义与疾病的诊断、遗传咨询和预防相关。对先证者的家族成员进行基因扫描检测,可解释部分基因突变的意义。可通过计算机程序来预测基因突变的意义(图 9-2)。

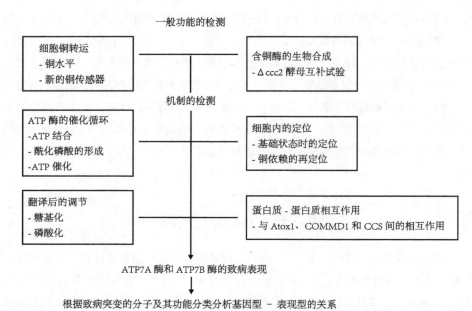

图 9-2　分析 *ATP7A* 基因和 *ATP7B* 基因突变的基因型－表现型关系的流程

（王　韵　李晓东）

第十章 肝豆状核变性的遗传和环境因素的调节作用

摘要

肝豆状核变性的临床表现复杂多样，患者常表现为不同程度的肝脏、神经系统和精神症状。目前尚未发现明确的基因型 – 表现型的相互关系，推测可能存在 *ATP7B* 基因以外的基因对发病起一定作用，即修饰基因或是影响其他基因表达的基因。这些基因包括含铜代谢 MURR1 区的蛋白 1 基因、抗氧化因子 1 铜伴侣蛋白、载脂蛋白 E、X– 连锁细胞凋亡抑制剂、血色病基因、5,10– 亚甲基四氢叶酸还原酶。临床和基础研究都表明环境和饮食因素都潜在地影响疾病基因的表达，继而影响病程的进展。饮食因素包括铁和甲基团供体，它们可以影响蛋氨酸代谢，是基因表达调节的遗传外机制。这些研究都处于初始阶段，未来有希望改善肝豆状核变性的诊断和治疗。

尽管目前已知肝豆状核变性是由 *ATP7B* 基因突变引起，但对其表现型的差异和治疗反应等的机制仍缺乏了解。除 ATP7B 酶外，其他蛋白质的变异可能也与肝豆状核变性的发病和病程变化相关。修饰基因是加重或缓解其他致病基因表型的一组基因。由于这些基因突变罕见，而且患者的数量少，很难进行有统计学意义的研究。

第一节　含铜代谢 MURR1 区的蛋白 1 基因

含铜代谢 MURR1 区的蛋白 1（copper metabolism MURR1 domain-containing protein 1，*COMMD1*）基因可能是肝豆状核变性的候选基因。COMMD1 缺陷可引起伯灵顿犬（Bedlington terriers）发生类似肝豆状核变性的铜中毒，病犬体内的血清铜蓝蛋白水平并不低，没有明显的神经系统症状。COMMD1 特异性地与 ATP7B 酶的 N-末端结合，易与不稳定的、误折叠的 ATP7B 酶结合。*COMMD1* 的过度表达可抑制 *ATP7B* 基因的表达；敲除 *COMMD1* 基因则反之。人类类似 *COMMD1* 的基因位于 2p13-16，离 *ATP7B* 基因较远。目前还未在肝豆状核变性或其他铜过载患者，如印度儿童肝硬化、地方性提洛尔婴儿肝硬化、特发性铜中毒中，发现 *COMMD1* 突变。有报道 *COMMD1* 基因多态性与具有 p.H1069Q 突变的患者的发病相关，具有 p.Asn164（GAT/GAC）多态性的患者明显比野生型（GAT/GAT）的发病时间要早。但只有部分学者能证实此结果。

第二节　凝聚素

凝聚素（clusterin）是一个分子伴侣，可促使 ATP7B 酶退行性变。其作用与 COMMD1 密切相关。二者共同存在于一个化合物内。敲除和过表达凝聚素可分别提高和降低 COMMD1 的水平。二者调节 ATP7B 酶的机制不同，COMMD1 对 ATP7B 酶误折叠敏感，凝聚素对氧化应激敏感。

第三节　抗氧化因子基因

人类的抗氧化因子 1（antioxidant factor 1，Atox1）铜伴侣蛋白是一个 8 kDa 的细胞质蛋白，在 N- 末端含有单拷贝的高度保守 MxCxxC 结构域，在 ATP7A 酶和 ATP7B 酶的 N- 末端也重复出现 6 次。Atox1 直接与 ATP7B 酶相互作用，调节后者与铜的结合。通过调节结合于 ATP7B 酶的铜的数量，Atox1 作为一个在细胞增生中的铜依赖转录因子，具有翻译后调节作用，调节 ATP7B 酶的活性。在 49% ~ 57% 的人群中发现 5' UTR-99T>C 的普通多态性。目前尚未发现有意义的人类 Atox1 基因的突变。基于这些资料，表明 Atox1 与肝豆状核变性的病理生理学和临床表现的变化无关。

第四节　X- 连锁细胞凋亡抑制剂

X- 连锁细胞凋亡抑制剂（X-linked inhibitor of apoptosis，XIAP）是一个抗凋亡蛋白，对铜诱导的细胞损害具有调节作用。在培养的细胞中，高铜使 XIAP 的蛋白质构象发生变化，并使其的半衰期下降。XIAP 与铜直接结合，抑制并使 caspases 发生退变。除铜过载外，与铜结合的 XIAP 使肝细胞对凋亡变得更为敏感，提示可能存在一个新的铜诱导细胞损害的病理生理机制。

XIAP 通过蛋白酶体（proteasomes）可使 COMMD1 退变，通过调节 COMMD1 表达水平参与铜的稳态调节。XIAP 基因敲除小鼠的细胞和组织中的含铜量下降。目前尚未发现有临床意义的 XIAP 基因突变。

第五节　载脂蛋白 E 基因

有研究表明，类似于肝豆状核变性，铜代谢异常和 ATP7B 基因突变可能在 Alzheimer 病等退行性病变的发病中起一定作用。位于 19q13.2 的载脂蛋白 E（apolipoprotein E，ApoE）是与肝豆状核变性相关性最强的修饰基因，该基因座主要存在 ε2、ε3、ε4 三种共显性基因，ε3、ε3/3 分别为最常见的等位基因和基因型，其编码的 ApoE 在脂质代谢中发挥主要作用。ApoE 对铜具有高亲和力，可增加培养的细胞对氧化应激的耐受性。不同 ApoE 亚型的神经保护作用不同。

等位基因 ε4 被认为与脂质紊乱、神经退行性疾病，如 Alzheimer 的发生有关。等位基因 ε3/3 具有中等程度的神经保护作用。ApoE 基因型 ε3 与肝豆状核变性迟发有关。一项荟萃分析表明，特别是在 p.H1069Q 纯合子患者中，纯合子 ApoE 基因型 ε4 与肝豆状核变性早发有关。推测雌激素对神经生长的保护作用只在 ε3/3 基因型中生效，而 ε4 基因型剥夺了这一保护机制，造成机体对毒性物质的抵抗能力下降。ε4 阳性的肝豆状核变性妇女比 ε3/3 阳性的肝豆状核变性妇女早 4 年发病，特别是在 p.H1069Q 纯合子的妇女中。但也有许多作者的研究表明未证实这种相关性。ε4 阳性患者从小肠吸收了更多的胆汁酸和胆固醇，加重了肝脏负担。ε4 的抗氧化作用可能也较弱，不能有效地保护肝细胞和神经元。

第六节　血色病基因、二价金属转运子基因和 ATP7A 基因

肝豆状核变性患者和动物模型的资料表明铁沉积可能也与疾病的表型相关。血色病（hemochromatosis，HFE）基因突变可导致遗传性血色病，与小肠中铁被过量吸收有关，有报道发现 HFE 基因和 ATP7B 基因多态性引起肝脏中铁和铜的沉积。在一个关于撒丁岛的 32 个肝豆状核变性患者的研究中发现，有 6 个患者具有 HFE 基因的 p.H63D 突变，未发现 p.C282Y 和 p.S65C 突变，这些患者肝脏中铁的浓度是无 HFE 基因突变的患者的 2 倍。长期应用锌剂和络合剂进行驱铜治疗后，无 HFE 基因突变的患者的转氨酶水平和肝脏中铁的浓度下降，具

有 *HFE* 基因突变的患者的转氨酶水平和肝脏中铁的浓度则没有改变。也有研究表明肝豆状核变性患者和健康人群中，*HFE* 基因中 p.C282Y 和 p.H63D 突变的等位基因频率无明显差异。

二价金属转运子基因 1（DMT1）与铁离子转运相关。ATP7A 酶与铜在小肠上皮细胞的转运相关。一些肝豆状核变性患者的 *DMT1* 基因突变 IVS4 C（+）的基因频率增加，而 *ATP7A* 基因突变的频率未见增加。在动物模型中发现，*DMT1* 基因与 *ATP7A* 基因的 mRNA 转录增加，可能是铜沉积后的一种代偿机制。

第七节　亚甲基四氢叶酸还原酶基因

5,10- 亚甲基四氢叶酸还原酶（methylenetetrahydrofolate reductase，MTHFR）是叶酸和蛋氨酸代谢的一个关键酶，催化 5,10- 亚甲基四氢叶酸转化为 5- 亚甲基四氢叶酸，后者是同型半胱氨酸再甲基化至蛋氨酸的底物之一。*MTHFR* 突变与同型半胱氨酸增高有关，使细胞内铜毒性增加，从而加重肝豆状核变性。有 2 个 *MTHFR* 突变较为常见：c.C677T 和 c.A1298C。c.C677T 突变更为常见，多见于肝型患者。具有 c.A1298C 突变的患者发病年龄较低。具有野生型 c.677CC/1298AA 的个体比突变型的个体晚发病 6 年。*MTHFR* 基因多态性与铜代谢异常无关。在肝豆状核变性患者中也未发现高同型半胱氨酸血症，蛋氨酸代谢异常是否与肝豆状核变性相关还有待于进一步探讨。同型半胱氨酸可透过血 - 脑屏障，与铜相互作用，具有神经毒性。蛋氨酸代谢与 DNA 和组蛋白甲基化相关，有可能参与基因表达的调节。

第八节　朊蛋白

朊蛋白（prion protein，PRNP）与铜离子具有低亲和性。在中枢神经系统中，PRNP 高表达，影响铜代谢。PRNP 与铜相互作用，对神经元具有保护作用。在一个研究中发现，肝豆状核变性患者与健康对照组的 PRNP 多态性 p.M129V 的发生率相似。与 p.M129V（+）患者相比，纯合子（p.129M/M）的患者多在 5 岁左右发病，平均晚 7 年后出现神经系统症状。

第九节　性别

患者的性别和年龄也与其临床表现相关。儿童较少出现神经系统症状。脑型肝豆状核变性更常见于男性，女性患者较男性患者出现神经系统症状的时间晚。年轻女性更易于出现急性肝衰竭。出现这些情况可能与激素变化相关。在 LEC 大鼠模型中，雌性大鼠比雄性大鼠发病更早、症状更严重。去除雌激素的影响后，这种差别消失。

第十节　铁

铜蓝蛋白具有亚铁氧化酶活性，可将 Fe^{2+} 氧化为 Fe^{3+}，后者可与转铁蛋白结合，后被转运到各器官组织。肝豆状核变性患者的铜蓝蛋白降低，导致铁沉积。另外，肝豆状核变性患者经长期驱铜治疗或过度治疗后，铜的生物活性降低，低铜蓝蛋白血症恶化，铁沉积加重。在经 D- 青霉胺治疗的患者的肝脏中发现铁浓度明显升高，而用锌治疗的患者的肝脏中的锌未见明显沉积。在一个 LEC 大鼠的遗传性肝豆状核变性模型的研究中发现，尽管未进行驱铜治疗，低铁饮食或放血疗法可防止急性肝衰竭和肝细胞癌的发生。肝豆状核变性患者应用 D- 青霉胺治疗 3 ~ 8.5 年后，肝内有铁沉积，铜沉积缓解。一些肝豆状核变性患者在放血治疗后，铁蛋白和肝转氨酶水平都下降。以上说明铁可影响肝豆状核变性患者的临床表现，应将铁代谢参数检查纳入患者的长期监测中。

第十一节 甲基团

蛋氨酸代谢的中心物质是腺苷蛋氨酸（S-adenosylmethionine，SAM）、腺苷同型半胱氨酸（S-adenosylhomocysteine，SAH）和双向 SAH 水解酶（SAH hydrolase，SAHH）。SAM 将甲基转移给 DNA 甲基转移酶后，不可逆地转化为 SAH。SAM 是甲基的提供者，SAH 是几乎所有甲基化反应的抑制剂，所以 SAM/SAH 比值被认为是甲基化指数。SAHH 是一个双向酶，可以调节同型半胱氨酸的产生，过量的同型半胱氨酸又变为 SAH。SAHH 是调节甲基化反应的一个关键酶，被抑制后可导致底物 SAH 增加，从而抑制基因甲基化。饮食中的甲基团由甜菜碱（betaine）或胆碱（choline）提供，它们主要存在于菠菜、甜菜、谷类、鸡蛋、肝脏、杏仁和西蓝花等中。

铜通过作用于 SAHH，是蛋氨酸代谢的主要调节者。铜与 SAHH 结合后，导致 NAD$^+$ 释放，以非竞争方式抑制 SAHH。肝豆状核变性的鼠模型中，肝脏 *SAHH* 基因表达下降。母亲富含胆碱的饮食能增加子代 *SAHH* 基因的表达。说明遗传外因素也与肝豆状核变性的表型相关。

第十二节 其他因素

在研究饮食因素对 LEC 大鼠的影响中发现，多不饱和脂肪酸（n-6 和 n-3 型）可使雌性大鼠的肝脏病变好转，肝酶下降，炎性因子环氧化酶 -2 的转录水平下降。轻度缺锌饮食可引起 LEC 大鼠的急性肝损害。富组氨酸饮食可降低肝铜，促进尿铜增加。富大豆蛋白饮食可增加肝铜，降低生存率。有些早期发病的儿童喜食高铜食物，提示高铜饮食可能是其早发病的原因之一。

携带编码细胞因子 *IL1BC-511T* 基因的个体的血中铜和铜蓝蛋白水平增加；携带 *IL1RN*2* 基因的个体的血中铜蓝蛋白水平增加，发病延迟。

羟化类固醇 17β- 脱氢酶 13（hydroxysteroid 17 β -dehydrogenase 13，HSD17B13）是一种肝特异性脂滴相关蛋白质。在慢性肝病患者中，HSD17B13 表达增高，促进脂质聚集。具有 *HSD17B13* 基因突变（等位基因频率 26%）的人群发生肝硬化的概率较低，提示调节 HSD17B13 活性可能是肝豆状核变性的治疗靶点。肝豆状核变性的修饰因素见表 10-1。

有文献表明，长期运动可能通过影响线粒体的活动而缓解肝豆状核变性患者的疾病症状。

肝豆状核变性的表型与遗传、遗传外环境因素相关。环境、饮食、生活习惯等因素的差异亦可能对患者是否发病或发病时间有重大影响。由于母亲饮食能影响患儿表型，应及时对新生儿进行筛查，以便及时治疗。通过调节饮食，优化驱铜治疗，改善疾病进程。

表 10-1 肝豆状核变性的修饰因素

因 素	效 应
***ATP7B* 基因突变**	
p.H1069Q 纯合子	迟发，神经系统病变多发
外显子 8 和 13	肝脏病变多发
截短突变	早发，肝脏病变多发
COMMD1 基因突变	ATP7B 酶的稳定性↓，凋亡↑，在人类疾病中的作用尚未确定
载脂蛋白 E	资料有冲突，神经系统病变者 ε4 多见

因　素	效　应
MTHFR 基因突变	
c.C677T	多见于肝型患者
c.A1298C	发病年龄较低
c.677CC/1298AA	野生型的个体比突变型的个体晚发病 6 年
HSD17B13 基因突变	*HSD17B13* 基因突变（等位基因频率 26%）的人群发生肝硬化的概率较低

注：**性别**：急性肝豆状核变性女性：男性 = 2：1。**饮食**：高铜饮食促使早发病、症状重；低铜高锌饮食、含锌牙膏促使发病迟、症状轻。

（王　韵）

第十一章　肝豆状核变性的病理生理机制

摘要

肝豆状核变性是一个由铜转运 ATP 酶 ATP7B 的遗传损害引起的常染色体隐性遗传性疾病。ATP7B 酶具有胆汁排铜和加载铜至铜蓝蛋白中的作用。在肝豆状核变性中，ATP7B 酶功能受损导致铜沉积于肝、脑及其他组织中。过量的铜沉积诱导氧化应激、修饰基因表达、直接抑制蛋白质、损害线粒体功能，导致出现肝脏、神经精神、肾脏、肌肉骨骼和其他症状。肝细胞损害起始表现为脂肪变性，逐渐进展为其他肝损表现，如急性肝衰竭、肝炎和纤维化。在脑部，铜沉积于星形胶质细胞，导致血 – 脑屏障损害，继发神经元和少突胶质细胞受损。基底神经节和脑干是对铜毒性的易感性最高的部位，这些部位的损害导致各种类型的运动和精神疾病。本章总结了铜对生物过程的必需生理作用及细胞内维持正常范围内的铜水平的机制。阐明了 ATP7B 酶的生理功能及其受损后所导致的病变。探讨了出现肝脏和神经精神症状的发病机制。也描述了铜沉积于其他脏器所导致的病变。

肝豆状核变性是由 *ATP7B* 基因突变导致的铜代谢障碍引起，过量的铜沉积于肝脑等器官使其出现功能缺陷，通过驱铜治疗能明显改善症状，防止进一步的组织损害。肝豆状核变性患者的临床表现复杂多样，即使在同一家族内有相同基因突变者的临床表现也不一，可能与患者饮食中的铜吸收情况、个体的抗氧化能力、肝纤维化的易感性和激素的影响等因素相关。

第一节　肝豆状核变性患者体内铜沉积的一般规律

肝豆状核变性患者由于胆道排铜障碍，细胞内过量的铜或与金属硫蛋白、谷胱甘肽等储存蛋白结合，或成为游离铜。肝豆状核变性主要影响肝、脑、肾及眼角膜，都是游离铜在细胞和组织内的慢性沉积引起的。铜在体内各组织内的沉积有明确的选择性，其中与脑、肝及眼角膜的亲和力最为突出，这些组织含铜量明显高于其他组织，各组织内铜含量的程度与病理变化的严重程度有一定的平行关系，病变最严重的部位如肝、豆状核及大脑皮质的含铜量最高。肝脏是人体内铜的代谢中心，基底神经节易受累的原因可能与其基础代谢率高、血液供应丰富、线粒体含量较多有关（图 11-1）。

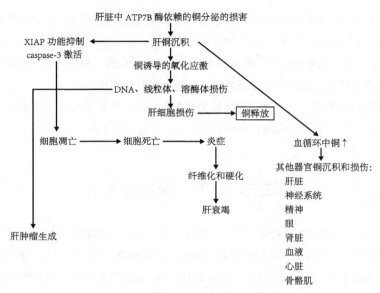

图 11-1　肝豆状核变性发病的病理生理机制

　　其他各个系统、组织的含铜量大都显著高于正常人。铜不仅在体内不同器官的沉积差异极大，在同一器官内的不同位置的沉积差异也较大。以脑为例，即使在同一部位，其左右两侧的沉积也可有较大差异。至于游离铜如何选择性进入不同的组织；不同的组织需要多少游离铜离子的沉积，才会出现临床表现；是否存在其他调节基因，参与铜离子的排出或致病等，目前并不明确。

　　为了更好地解释肝豆状核变性患者体内铜沉积过程，有学者提出按年龄组的病理改变进行病理分期（表 11-1）。这可对复杂多样的临床表现做出较合理的解释。

表 11-1　肝豆状核变性的病理分期

分期	临床表现	年龄	肝脏表现	角膜表现	脑部表现
1	肝铜沉积期	0～5 岁	无	无	无
2	肝铜饱和释放期	5～10 岁	慢性肝炎、一过性溶血性贫血	无	无
3a	肝损伤期	5～10 岁	急、慢性肝衰竭	K-F 环	无
3b$_1$	脑症状潜伏期	＞10 岁	肝受损症状	K-F 环	无
3b$_2$	脑症状期	＞10 岁	肝受损症状	K-F 环	神经精神症状
4a	治疗后缓解期	各年龄均可	肝受损症状缓解	K-F 环可变淡或消失	神经精神症状缓解
4b	终末期	＞10 岁	肝衰竭	K-F 环	严重神经精神症状

　　1 期（肝铜沉积期）：自出生至 5 岁左右，主要是游离铜在肝脏内逐渐缓慢地沉积，弥散地分布于肝细胞内，早期铜与金属硫蛋白结合，晚期铜沉积于溶酶体内。大多数患儿不出现任何症状，少数可能产生症状前性肝硬化。

　　2 期（肝铜饱和释放期）：此期大多发生于 5 岁以上，游离铜在细胞内自轻度逐渐增至中度的沉积。肝脏向血液中释放大量的铜，对红细胞产生毒性作用，导致不同程度的溶血现象，临床上大多数表现为短暂性溶血性黄疸，极少数发生严重的非免疫性溶血性贫血。部分游离铜向肝以外的组织沉积。尿铜明显增加，但不能代偿胆道排铜的缺陷。

　　3a 期（肝损伤期）：部分患者虽然游离铜在肝脏缓慢促进达到饱和状态，但铜向血液内转移困难，游离铜在肝细胞内大量沉积，造成肝组织大块坏死（坏死范围超过肝实质的 2/3），临床上表现为急、慢性肝衰竭，称为腹型肝豆状核变性。

3b₁ 期（脑症状潜伏期）：大多发生在 10 岁以上，铜在肝外各组织尤其是脑内和眼角膜逐渐缓慢地沉积，临床上呈现角膜色素环，但一般并不出现明显的神经精神症状。

3b₂ 期（脑症状期）：脑内铜重度沉积，临床出现缓慢进行的、以运动障碍为主的各种脑症状。眼角膜色素环阳性，血清铜蓝蛋白显著降低，尿铜排泄显著增加，胆汁铜排泄显著减少。

4 期（治疗后缓解期或终末期）：通过系统的强力驱铜治疗，临床症状缓解或显著缓解，称为治疗后缓解期（4a）；或因治疗不当，肝、脑及肾脏等重要脏器严重受损，进入终末期（4b）。

第二节　ATB7B 酶功能失调

在肝豆状核变性患者中，ATP7B 酶功能受损（包括稳定性、活性、细胞内定位、穿梭等）造成胆汁排铜障碍，使铜排泄减少 10 倍以上。大量的铜沉积于肝脏，细胞内沉积的增至 100 倍以上，出现肝功能受损，铜蓝蛋白合成受损，转运铜的功能下降，肝脏的铜沉积到达一定程度后，游离铜出现在血液和组织中，导致铜沉积于脑、眼及其他组织中。尿铜排泄增加，但不能代偿胆汁排铜障碍，机体内铜呈正平衡状态。

ATP7B 酶功能失调导致前铜蓝蛋白不能与铜结合，前铜蓝蛋白的半衰期较短，致使血中铜蓝蛋白水平减低。患者肝铜含量明显增高，大多在 250 μg/g 干重以上，正常人肝铜含量在 15～55 μg/g 干重；脑铜含量也明显增高，大多在 450 μg/g 干重以上，正常人脑铜含量在 7～60 μg/g 干重。由于 90% 的血铜由铜蓝蛋白携带，血中铜蓝蛋白水平减低后，血铜水平也下降。

ATP7B 酶有两种丧失转运铜的模式：ATP7B 酶跨膜转运的功能受损；ATP7B 酶的细胞内穿梭功能异常（表 11-2）。后者有 3 种方式（图 11-2）：当细胞内铜浓度增高时，丧失了对铜的应答，ATP7B 酶仍位于 Golgi 体内，不能进入囊泡。典型变异位点是 p.G943S，这种模式不影响铜蓝蛋白的形成，这也是少数患者铜蓝蛋白水平不降低的原因，且中枢神经系统症状轻；ATP7B 酶沉积于细胞边缘，而不是位于正常的 Golgi 外侧网络内，不能结合铜并将其转运至细胞外，如 p.M769V；最常见导致临床病变的模式是：ATP7B 酶不能克服内质网的质量控制（quality control），滞留于内质网，容易被蛋白酶体降解，不能完成对铜的转运，如最常见的变异位点是 p.H1069Q 和 p.R778L。

表 11-2　铜依赖穿梭途径的损害

机制	代表突变	血清铜蓝蛋白	排铜功能
ATP7B 酶滞留在内质网	p.H1069Q、p.R778L	下降	下降
ATP7B 酶滞留在 TGN 中（不能进入囊泡）	p.G943S	正常	下降
ATP7B 酶滞留在细胞边缘	p.M769V	正常	下降

有作者研究了 c.A2623G 突变，该突变产生了 p.G875R 的改变。ATP7B-Arg⁸⁷⁵ 变异体比 ATP7B-Gly⁸⁷⁵ 的稳定性差，至少在细胞模型中，前者滞留于内质网。在细胞生长介质中，外源性的中度生理性的铜浓度的增加（1～10 mM）使 ATP7B-Arg⁸⁷⁵ 变异体变得稳定，后者逃脱内质网的质量控制，到达 Golgi 体外侧网络，此时 ATP7B-Arg⁸⁷⁵ 变异体具有易测量的降低的铜转运功能。若是内源性的铜增加，则未观察到上述现象，这可能与内源性的铜被细胞内的金属硫蛋白结合有关。根据这些体外实验资料，可推测具有 c.A2623G 突变的患者如果饮食中铜缺乏，病情将会加重。实际的患者由于合并其他的 *ATP7B* 基因突变，情况更为复杂。p.G875R 突变在中国人群中不具有致病性，在印度南部人群中具有致病性，这种差异性不除外与饮食因素等相关。

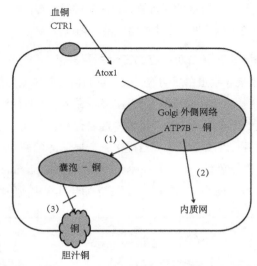

注：（1）ATP7B 酶滞留在 TGN 中（不能进入囊泡）；（2）ATP7B 酶滞留在内质网中（如 p.H1069Q 和 p.R778L）；（3）ATP7B 酶滞留在细胞边缘（不能将铜排入胆汁中）。

图 11-2　三种依赖铜穿梭途径的损害

第三节　过量铜的毒性作用

细胞内或血液内过量的游离铜的毒性作用是导致肝豆状核变性患者出现临床症状的主要原因。游离铜通过 Haber-Weiss 反应，使过氧化氢和超氧化物生成羟自由基（hydroxyl radicals）导致细胞内氧化应激（oxidative stress）加剧，继而损害蛋白质、脂类和核酸分子。在细菌的研究中发现，Cu^{1+} 可替换 Fe/S 簇中的 Fe，从而抑制了含 Fe/S 簇的酶的功能。铜也可通过类似 Fenton 反应的作用，分裂氢过氧化物（hydroperoxides），生成烷氧基（alkoxyl）和过氧（peroxyl）自由基，加速脂质过氧化（lipid peroxidation）。游离铜攻击的首个目标可能是细胞核，已在肝豆状核变性患者的肝脏内观察到脂质过氧化和 DNA 损害。线粒体是铜诱导的氧化应激反应的敏感目标。心磷脂（cardiolipin）对线粒体膜的完整性和功能是极其重要的，铜可诱导心磷脂碎片化，破坏线粒体功能。已在肝豆状核变性患者的肝细胞中发现呼吸链酶障碍。在 32 周时，心磷脂的自由基片段磷脂酸（phosphatidic acid，PA）和磷脂酰羟丙酮（phosphatidylhydroxyacetone，PHA）增加。尚不清楚是铜沉积诱导的氧化应激导致线粒体功能失调，还是铜沉积于线粒体导致氧化应激。两个可能的机制都非常重要。在培养的星形胶质细胞中，铜诱导的氧化应激可引起线粒体膜渗透性转换（mitochondrial permeability transition，MPT）。在疾病早期，肝细胞中的线粒体即可发生严重的病变，线粒体病变可作为肝损害的早期标志。

细胞内铜过量时，酸性鞘磷脂酶（sphingomyelinase）被激活，诱导细胞凋亡。铜直接与 X- 连锁的细胞凋亡抑制蛋白（XIAP）结合，使细胞更易凋亡。铜与蛋白质的硫醇（thiol）基和氨基结合改变蛋白质的结构和功能。铜蓝蛋白失活导致其亚铁氧化酶功能缺失。但目前已证实铜蓝蛋白氧化酶功能损害和继发的铁代谢障碍在肝豆状核变性中所起的作用是可以忽略的。

第四节　内质网应激和蛋白质误折叠在肝豆状核变性发病中的作用

内质网是膜蛋白和分泌性蛋白合成及折叠的位置。通过内质网的蛋白质占细胞中蛋白质总量的很大部分。蛋白质折叠、糖基化、分类和运输是内质网的基本任务。受损的内质网折叠网络与许多代谢性疾病相关。同时，内质网折叠网络也是一个治疗靶点。有许多病因可导致内质网应激（endoplasmic reticulum stress，ER-stress）。

内质网的钙平衡紊乱、氧自由基形成、持续的误折叠、蛋白质过载等与疾病形成有关。本节讨论了内质网应激在肝豆状核变性中的作用，也讨论了内质网应激中的潜在治疗靶点。

一、识别内质网应激和诱导展开蛋白质反应的三个主要途径

过量的误折叠蛋白质聚集不仅导致蛋白质功能丧失，也与内质网应激和展开蛋白质反应（unfolded protein response，UPR）有关（图11-3）。内质网应激是一个凋亡诱导信号，通过激活caspase 12，UPR引起细胞死亡。内质网应激的调节对细胞生存十分必要，在许多疾病中起着保护性作用。在UPR中有3条途径，调节UPR相关基因的表达和细胞蛋白质退行性变途径（如自噬）：需要肌醇的酶1α（inositol requiring enzyme 1α，IRE1α）；蛋白激酶RNA样内质网激酶（protein kinase RNA-like endoplasmic reticulum kinase，PERK）；激活转录因子6（activating transcription factor 6，ATF6）。这3条途径具有相似的功能，诱导不同的下游途径。

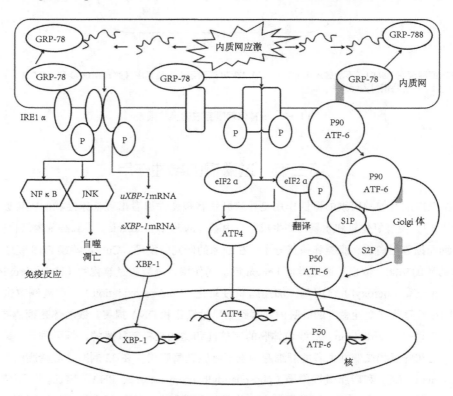

图11-3　识别内质网应激和展开蛋白质反应的途径

（一）IRE1α

内质网腔中展开或误折叠蛋白质的增加，导致IRE1α释放出内质网伴侣蛋白GPR-78，后者也被称为结合免疫球蛋白蛋白质（binding immunoglobulin protein，BiP）。IRE1α的激酶活性被诱导，导致自我磷酸化（autophosphorylation）和寡聚化（oligomerization）。激活的IRE1α具有核酸内切酶活性，可选择性剪切X-盒子结合蛋白质1（X-box binding protein 1，XBP-1）mRNA。XBP-1是一种亮氨酸拉链蛋白质的转录因子，与HLA-DRα结合，调节MHC Ⅱ类复合物的表达。XBP-1 mRNA的选择性剪切导致翻译区的框架移动，合成了40 kDa的XBP-1，而不是33 kDa的XBP-1，即XBP1u同型species。XBP-1转换调节了内质网伴侣蛋白（如GPR-78）或内质网相关蛋白质退行性变途径（ER-associated protein degradation pathway，ERAD）蛋白质的转录。包括IRE1α自我磷酸化在内，细胞质激酶活性也与JNK途径相互作用，调节在对UPR活性的直接反应中自噬的诱导。这种相互作用由TRAF2调节，后者也激活NFκB调节途径。核因子NFκB是一个典型的炎症前信号途径，调节数个炎症基因，如细胞因子和趋化因子。内质网应激通过IRE1α和NFκB的相互作用，直接导致炎

症前免疫反应。

（二）PERK

PERK 是一种位于内质网膜的蛋白质。展开或误折叠蛋白质的聚集导致 GPR-78/BiP 与 PERK 分离，PERK 自我磷酸化。PERK 细胞质激酶结构域的靶点是转录延长启动因子 2α（elongation initiation factor 2α，eIF2α）。eIF2α 是蛋白质转录启动所必需的。eIF2α 的磷酸化使其失活，减少了展开蛋白质合成，防止了内质网应激。但不是所有蛋白质的转录都受影响。转录因子 4（transcription factor 4，ATF4）持续表达，激活了 BCL-2 家族蛋白质和转录因子 C/EBP 同源蛋白质（C/EBP homologous protein，CHOP）的转录。生长抑制和 DNA 损害诱导转录 34（growth-arrest and DNA-damage-induced transcript 34，GADD34）也未受 PERK 影响，结合于丝氨酸/苏氨酸蛋白质磷酸酶 1（protein phosphatase 1，PP1），通过去磷酸化恢复 eIF2α 的功能。GADD34 的表达、防止内质网应激的相关基因的转录、对 ROS 抵抗的基因的表达均在转录因子 ATF4 的控制下。转录因子 CHOP 通过凋亡前基因转录上调，调节凋亡过程。PERK 途径直接与抗应激反应机制、细胞死亡途径（如凋亡）相关。

（三）ATF6

通过跨膜结构域，ATF6 激活直接与内质网膜相关。在内质网应激期间，GFP-78 从 ATF6（p90）脱离，导致 ATF6（p90）穿梭至 Golgi 体，其跨膜部分被蛋白酶 S1P 和 S2P 切割，释放出 ATF6（p50）至细胞质。成熟的 ATF6（p50）转位至细胞核，起着类似于 CHOP 或 XBP-1 的 UPR 或 ERAD 途径的转录因子的作用。

二、内质网应激在肝豆状核变性发病中的作用

对于构成大多数细胞内分泌性蛋白和膜内蛋白质的糖基化蛋白质，内质网与其加工，包括展开、误折叠和聚集的 ERAD 在内的质量控制相关。ATP7B 酶不是糖基化蛋白质，对其折叠加工过程并不十分清楚。糖蛋白质量控制的不同成分也被认为可能参与监测非糖基化蛋白。在内质网应激时，可能存在一个单独的机制。无论误折叠或聚集蛋白在内质网是否处于糖基化状态，通过泛素（uiubiqtin）蛋白酶系统降解是一个共同途径。

蛋白质的折叠、加工和内吞与肝豆状核变性发病相关。基因突变可引起 UPR。持续的内质网应激诱导氧自由基形成。4-苯基丁酸（phenylbutyrate）可减轻内质网应激，说明在肝豆状核变性，氧化应激、内质网应激和肝毒性具有相关性。

第五节　低铜蓝蛋白血症不是致病病因

在 90% 以上的肝豆状核变性患者中，血清铜蓝蛋白水平降低甚至缺乏，但低铜蓝蛋白血症（hypoceruloplasminemia）并不是肝豆状核变性的致病病因，这是因为：铜蓝蛋白的基因位于染色体 3，肝豆状核变性的基因位于染色体 13；一些肝豆状核变性患者的血清铜蓝蛋白水平正常；杂合子可有明显降低的血清铜蓝蛋白水平，但并不会出现毒性的铜沉积；血清铜蓝蛋白水平与临床的严重程度不相关；给肝豆状核变性患者静脉注射纯化的从正常人中提取的铜蓝蛋白不能改善患者的铜代谢缺陷，但可诱导肝脏释放铁。

低铜蓝蛋白血症和肝豆状核变性的密切关联提示二者的基因可能存在相互作用。肝豆状核变性患者的肝脏铜蓝蛋白的 mRNA 水平明显比其他肝病患者要低。因此，肝豆状核变性的血清铜蓝蛋白水平降低可能部分是与铜蓝蛋白基因转录降低有关。在一个铜蓝蛋白 mRNA 水平正常而血清铜蓝蛋白消失的患者中，可能存在翻译或翻译后水平的缺陷。胎鼠和成年大鼠的肝脏铜蓝蛋白的 mRNA 水平相当，推测新生大鼠的低铜蓝蛋白血症与转录后水平的调节相关。因此，Epstein 和 Sherlock 假说认为：肝豆状核变性的低铜蓝蛋白血症是由铜蓝蛋白的基因表达未从胎儿模式转换至成人模式所致。

第六节　肝细胞损害的机制

肝脏在系统性铜代谢中具有中心性的地位，具有储存铜、将过量的铜排入胆汁和生成铜蓝蛋白的作用。肝脏损害是肝豆状核变性最重要的表现。即使脑型患者的肝脏中也有过量铜，半数患者有肝硬化表现。

一、炎性假说

炎性假说认为炎性反应导致了器官损伤，在肝豆状核变性患者中肿瘤坏死因子 α、干扰素 γ、白细胞介素 6 的含量较对照组显著增加，通常这些细胞因子的含量增加代表炎性反应的存在，炎性抑制因子白细胞介素 2 较对照组显著降低。

二、肝细胞脂肪变性

肝细胞中过量铜的毒性效果主要与铜的氧化应激作用有关。线粒体被推测为铜介导的氧化应激的起始靶目标。在早期肝豆状核变性患者的肝中，已发现严重的线粒体病变。肝细胞的脂肪变性是最常见的肝脏病理学改变，可能是线粒体损害的直接结果。但是，至少在症状前的 6 周 *ATP7B$^{-/-}$* 小鼠中，尽管有明显的铜沉积，铜介导的氧化应激（oxidative stress）还没有起主要作用。沉积的铜选择性的上调 *ATP7B$^{-/-}$* 小鼠与细胞循环和染色质（chromatin）结构相关的基因表达，下调脂质代谢，这与其脂肪变性的改变是一致的。ATP7B$^{-/-}$ 动物模型中的胆固醇代谢下调与固醇调节结合蛋白 2（sterol regulatory-binding protein 2，SREBP-2）有关，SREBP-2 是一个铜依赖激活胆固醇生物合成的转录因子。已证实肝豆状核变性患者的肝脏中 SREBP-2 靶基因下调。肝细胞脂肪变性还与含马铃薯样磷脂酶结构域 3（patatin-like phospholipase domain-containing 3，*PNPLA3*）基因的一个单核苷酸多态性（single-nucleotide polymorphism，SNP）（rs738409）有关。红细胞中出现 Heinz 小体和还原型谷胱甘肽下降。

过氧化物酶增殖物激活受体 γ（peroxisome proliferator-activated receptor γ，PPAR γ）和过氧化物酶增殖物激活受体 α（PPAR α）通路的变化可能与肝豆状核变性患者中肝细胞脂肪变性相关。PPAR γ 激活可能通过增强肝脏脂肪合成或增加脂质吸收来达成；PPAR α 的抑制则可能减少线粒体内脂肪酸的 β - 氧化，从而导致肝细胞脂肪变性的发生发展。铜诱导后氧化代谢产物的沉积与脂代谢可能也相关。酸性鞘磷脂的激活和神经酰胺的释放可能参与铜超载后脂代谢异常。铜还可能激活磷酸肌醇 3- 激酶 /Akt 信号通路，从而导致同源合酶（GSK-3）以及 FoxO 转录因子家族 FoxO1a 和 FoxO4 的磷酸化。肝细胞内谷胱甘肽水平的变化将影响脂肪酸合成酶的表达，提示脂肪生成可能依赖巯基的氧化还原状态，而巯基的氧化还原状态受铜超载的影响很大。

肝细胞脂肪变性是脂质代谢受损的结果，肝衰竭、肝炎、纤维化是肝细胞损害和细胞死亡的结果。肝细胞死亡可以由死亡或凋亡引起，凋亡在肝脏疾病的病理中更为重要。在肝豆状核变性中，铜介导的氧化应激通过损害线粒体诱发凋亡，导致细胞色素 C 释放，激活内在的 caspases 依赖的凋亡瀑布，继而发生组织炎症性改变。铜还可过激活酸性鞘磷脂酶（acid sphingomyelinase，ASM），释放神经酰胺，激发肝细胞凋亡。酸性鞘磷脂酶的发生遗传缺陷被药物抑制后，铜诱导的肝细胞凋亡被抑制，遗传上易于发展为肝豆状核变性的患者或模型可避免发生急性肝细胞死亡和肝衰竭。在急性肝衰竭患者中，铜离子是一个 CD95 介导的凋亡的诱导剂。抗氧化剂和自由基清除剂可以抑制由铜诱导的凋亡。患者的血中酸性鞘磷脂酶、神经酰胺、磷脂酰丝氨酸（phosphatidylserine）阳性的红细胞增加，提示酸性鞘磷脂酶激活和神经酰胺释放与肝硬化和贫血相关。

三、急性肝衰竭

急性肝衰竭的发病机制不清，是以铜为主导因素的各种途径引起的类广泛肝损伤，其细胞损害可能与细胞内谷胱甘肽水平和谷胱甘肽还原酶活性降低有关。体外细胞实验显示过量铜可活化 caspases 依赖性和独立途径导致的细胞凋亡，凋亡进一步加重肝细胞死亡。合并发生的 Coombs 试验阴性的溶血性贫血，红细胞被破坏后产生大量的胆红素等代谢产物，进一步加重肝损害（图 11-4）。

急性肝豆状核变性是肝豆状核变性中一种较为少见而极为严重的类型，以急性肝衰竭起病，多伴有 Coombs 阴性的溶血性贫血，可出现肝性脑病、原发性腹膜炎、肝肾综合征等并发症，其临床表现与其他原因引起的急性肝衰竭相似，可能的发病机制有：血中游离铜增加，直接损害细胞膜，破坏线粒体，引起氧自由基介导的肝损害；肝细胞坏死释放大量铜离子，明显增加了血液中游离铜离子，而游离铜离子进一步加重肝损伤；铜在肝细胞溶酶体内沉积，损伤溶酶体膜，使水解酶进入胞质，致细胞变性死亡；肝豆状核变性患者体内过量的铜可诱导 Fas/FasL 活化，使肝细胞大量凋亡；雌激素或自身免疫性反应可能与发病相关。溶血的机制为肝细胞大量坏死，大量游离铜从肝细胞释放，大量铜直接损伤红细胞膜；铜与红细胞膜的巯基结合使红细胞内谷胱甘肽减少，加剧氧化应激反应、激活炎症反应；红细胞膜上磷脂被氧化，葡萄糖 -6- 磷酸脱氢酶也可能被抑制，使红细胞内的抗氧化物质减少，氧自由基可对血红蛋白及红细胞膜造成损伤，使红细胞膜的稳定性被破坏，变形性降低，膜渗透性增加，引起急性溶血。溶血性贫血时，由于红细胞破坏的速度超过了机体骨髓增生代偿的速度，因此患者常出现贫血、网织红细胞增多、间接胆红素和血清乳酸脱氢酶升高等临床症状。发生严重溶血时，游离血红蛋白数量超过了结合珠蛋白的结合能力，游离血红蛋白从肾小球中滤过后从尿中排出，即称为血红蛋白尿。溶血后释放的血红素中的铁对肝脏也有损害；血液中的游离铜损害肾功能，肾脏排铜的能力进一步下降。

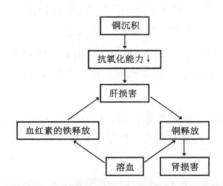

图 11-4　肝豆状核变性患者发生急性肝衰竭时的肝损害和溶血

第七节　神经精神症状的发病机制

脑病症状主要由肝外铜毒性引起。在生理情况下，不同脑区的铜含量不一。铜浓度最高的区域是蓝斑（locus coeruleus），继之是黑质、纹状体、大脑皮质和苍白球。海马（hippocampus）也可能含有高浓度的铜。在肝豆状核变性患者中，脑部所有区域的铜含量均有明显增加，包括脑干、皮层下白质等，达到正常人的 10 倍以上。即使进行了数年的驱铜治疗后，患者脑部和脑脊液中铜含量依然很高。大约需要接受多达 4 年的络合剂治疗，患者的脑脊液中铜的含量才可能正常。脑组织的铜浓度与其损害的严重程度相关。

星形胶质细胞是血 - 脑屏障的一部分，也是缓冲铜的毒性作用的主要细胞，可能通过上调谷胱甘肽和金属硫蛋白的表达，具有储存大量铜的能力。在慢性铜中毒时，星形胶质细胞的数量增加，细胞肿胀。在死于肝豆状核变性的患者的脑组织发现，被称为 Alzheimer Ⅰ 型神经胶质和 Opalski 细胞的金属硫蛋白和铜的染色明显增强，说明胶质细胞具有明显的铜缓冲作用。随着病情的发展，星形胶质细胞的铜储存达到顶点，导致其他脑组织的铜浓度增加。组化检查发现在小血管的外膜、中膜和管周颗粒中有铜。

神经元损害的病理生理机制包括：血 - 脑屏障破坏后，铜的直接毒性作用；星形胶质细胞具有参与谷氨酸代谢、钾代谢、水代谢、调节血 - 脑屏障功能、清除自由基及其他毒性物质（如氨等）的作用，其功能的损害也引起神经元损害，并出现轴索肿胀及球状体形成（spheroid formation）。

少突胶质细胞也同样受损。由于髓鞘内具有大量脂类，能量代谢旺盛，少突胶质细胞易受氧化损害，在铜中毒动物模型和肝豆状核变性患者中均可见到脱髓鞘，特别是基底神经节、皮层下额叶白质、中脑等。髓鞘水肿可能是铜中毒的第一征象。长期的铜中毒可使所有神经结构坏死。从生化角度看，铜中毒导致脑组织中还原型谷胱甘肽及 SOD1 减少，提示细胞内抗氧化系统受损。细胞内抗过氧化氢能力的减低与肝豆状核变性神经系统症状的严重程度是一致的。体外实验表明：使用铜 - 多巴胺处理后，RCSN-3 细胞（一个可表达多巴胺、去甲肾上腺素和 5- 羟色胺转运子的细胞）出现线粒体自噬和寡核小体（oligonucleosomal）DNA 片段，发生不依赖 caspase 3 途径的凋亡。多巴胺 - β - 单加氧酶等含铜酶的功能紊乱也与神经心理症状相关。基底神经节、丘脑、脑干上部等最易受铜中毒的影响。黑质纹状体系统（nigrostriatal system）受损易出现肌张力障碍、帕金森样表现等运动障碍。基底神经节区的损害也可引起认知、情感、行为、人格障碍。皮质纹状体途径（corticostriatal pathway）受损最易影响认知部分的执行功能。患者全脑的葡萄糖代谢下降程度可达到 40% 以上，主要表现在额叶的皮质、顶叶的皮质、豆状核与尾状核以及额顶叶的白质等，均出现不同程度的葡萄糖代谢下降。由于该区解剖结构与机体记忆密切相关，所以一旦葡萄糖代谢下降，必然导致患者出现记忆力减退情况，以及精神紊乱状态。

肝豆状核变性患者的震颤主要表现为上肢的粗大的不对称性震颤，当双手平举时可见"扑翼样震颤（wing-beating tremor）"，类似于中脑震颤。这种震颤主要由红核（nucleus ruber）及其联系纤维受损引起。一些患者的震颤类似于特发性震颤（essential tremor），与小脑 - 脑干途径受损有关，如齿状核－红核－橄榄核及其联系纤维。动作性震颤与小脑蚓部和大脑半球的铜沉积相关。壳核损伤可引起肌张力障碍。共济失调与脑干、基底神经节、小脑（齿状核）、大脑皮层和白质病变有关。舞蹈手足徐动症（choreoathetosis）与纹状体、苍白球、蓝斑、黑质和大脑皮层的铜沉积相关。

其他较少见的脑干受损的表现是快速眼动睡眠行为（rapid eye movement sleep behavior disorder）及眼球运动障碍，特别是垂直扫视障碍。皮层和皮层下白质（特别是额叶）仅在长期暴露于铜中毒后才受累，相关报道较少。

还不清楚其他因素如 ATP7B 酶损害、肝性脑病和铁沉积等是否会影响到脑病的发病。脑中 ATP7B 酶的功能尚不完全清楚。*ATP7B* 基因突变似不引起任何脑部症状。只有当铜沉积超过脑部功能需要时，才会引起脑部症状。但在 *ATP7B$^{-/-}$* 小鼠中即使脑部没有明显的铜沉积，其神经元也有形态学改变。肝性脑病可能在发病中起一定作用：肝豆状核变性时出现的 Alzheimer Ⅰ 和 Ⅱ 型神经胶质类似于肝性脑病时的表现；肝豆状核变性患者的脑部磁共振成像示 T_1WI 高密度影，类似于门体静脉分流（portosystemic shunt）时的表现，与锰沉积相关。已通过生化、神经病理、正电子发射断层成像（positron emission tomography，PET）证实，肝豆状核变性患者的基底神经节区有铁沉积，脑部磁共振成像 T_2WI 的低密度提示与铁蛋白的顺磁效应（paramagnetic effect）有关。尚不清楚是何种形式的铜沉积于脑内，T_2WI 的低密度影像随络合剂治疗而扩大，似乎也与铜沉积无关。PET 分析表明，肝豆状核变性患者的脑部对铁的吸收增加。

铁沉积的临床意义依然不清楚。铁沉积与铜蓝蛋白降低有关。D- 青霉胺减少了组织中用于铜蓝蛋白合成的铜，不清除铁，使得组织内铁沉积增加。通过对猪的模型的研究发现，10% 的铜蓝蛋白即可维持正常的铁代谢。在肝豆状核变性患者中，损害的铁代谢仅见于具有低于 5% 的铜蓝蛋白的患者，而具有大于 10% 的铜蓝蛋白的患者的铁代谢正常。大多数肝豆状核变性患者的铜蓝蛋白水平大于正常值的 10%，说明其铁代谢不会有明显的改变。一些研究表明肝豆状核变性患者的肝铁水平增高，但与临床症状的变化无关。随着肝豆状核变性的病情发展，脑内铁在局部聚集。

第八节　骨关节与肌肉疾病的发病机制

对于发病机制的推测主要包括：铜代谢障碍导致大量的铜在骨骼关节和肌肉等运动系统沉积，患者骨中铜沉积的铜含量可以达到正常人的 4 倍，导致胶原和蛋白降解、慢性炎症；饮食摄入钙以及维生素 D 减少；肾脏钙磷吸收障碍；铜沉积于甲状旁腺导致甲状旁腺功能障碍；长期制动以及姿势异常。

骨骼的骨质软化、骨质疏松的病理性改变，增加了自发性骨折的可能性，与钙磷经过肾丢失有关。特别是在大关节中，铜沉积在滑膜和软骨，引起骨关节炎，加速退变。D- 青霉胺引起的狼疮样反应也可加重关节病（arthropathy）。

肝豆状核变性患者可存在营养障碍，一方面由于患者需要严格进行低铜饮食，限制贝类、动物内脏、坚果类的摄入，限制了钙以及维生素 D 的饮食来源；另一方面，患者由于存在严重的吞咽功能障碍（进食、饮水呛咳）从而影响进食，引起钙以及维生素 D 摄入障碍，可以造成骨骼脱钙、强度降低，从而导致骨骼疾病。

铜沉积于肾小管可以导致肾小管功能损害，引起重吸收障碍，严重时可以导致 Fanconi 综合征。严重的钙磷流失可以导致继发性甲状旁腺功能亢进，通过动员骨钙以维持血钙的平衡，最终引起骨骼脱钙，脆性增加，甚至多发性病理骨折。

肝豆状核变性患者的甲状旁腺功能减退可以表现为症状前，也可以表现为顽固性低钙、低镁血症（静脉补充钙、镁无效）。尽管理论上钙磷重吸收障碍可以引起继发性甲状旁腺功能亢进，但实际此病变少见。青霉胺在驱铜的同时，也会促进其他金属的排泄。但目前尚不清楚尿钙排泄增多是否与骨质疏松有相应的关系。

具有严重神经系统症状的患者因无法行动而导致长期卧床。此类患者由于长期废用，可以导致骨骼肌肉萎缩。肌张力障碍可以导致患者肢体长期处于异常姿势，从而引起相应的骨关节畸形。

第九节　其他症状的发病机制

一、肾脏

铜可以沉积在任何人体器官，除肝脏、脑部和骨骼肌以外，最常受累的组织是肾脏、血细胞。肾脏病变与肾小球囊壁层上皮细胞也常有铜颗粒沉积，引起肾小球滤过率下降等有关。继发免疫球蛋白增多也产生对肾小球系膜区的损害。肝豆状核变性时肝细胞内铜沉积使肝功能下降，肝脏蛋白合成减少且肝脏生物转化能力降低，对血中 IgA 或含 IgA 的复合物的清除能力下降，导致 IgA 增多，通过血循环于肾脏中沉积，发生继发 IgA 肾病。铜颗粒开始在各组织器官沉积时，即可对包括肾脏在内的器官造成损害，这也是早期肾损伤的原因，随着器官损害的加重，继发的免疫球蛋白增多可能是后期肾脏损伤的重要原因之一。急性肾衰竭与铜对肾实质的毒性作用、血红蛋白尿（hemoglobinuria）、肌红蛋白尿（myoglobinuria）和低血容量（hypovolemia）有关。肾脏病变包括氨基酸尿症（aminoaciduria）和肾钙质沉积症（nephrocalcinosis）与铜对肾小管上皮细胞的毒性有关，随驱铜治疗逐渐好转。

二、血液系统

当肝脏坏死时，铜在肝细胞大量沉积，达到一定量时，肝细胞溶酶体破裂，肝细胞中的铜快速释放入血，出现类似急性铜中毒的效应：溶血性贫血（hemolytic anemia）、横纹肌溶解（rhabdomyolysis）和肾小管损害等。溶血的发病机制可能为：血铜在肝细胞大量沉积到一定量时，肝细胞中的溶酶体破裂，将铜释放入血液中，使血清铜增高，沉积在红细胞表面，导致红细胞膜变形能力下降，在循环中易受机械损伤而被破坏，且易被单核 - 巨噬细胞吞噬。同时血清铜增高可使红细胞的谷胱甘肽起氧化作用，抑制葡萄糖 -6- 磷酸脱氢酶、谷胱甘肽还原酶的活性，从而导致血红蛋白自动氧化过程加剧，Heinz 小体在红细胞内沉积，发生血管内溶血；铜代谢异常可影响铁代谢而导致缺铁性贫血，或因多系统的侵犯出现鼻衄、血尿等而致慢性失血性贫血，导致脾功能亢进，造成继发性溶血。由于铜离子可多次释放入血，每次入血的数量也不同，引起损害的程度也不一，故临床上患者可有多次一过性急性溶血性贫血的发作，而呈现反复发作的倾向，严重者起病初期即表现为溶血危象，且这种溶血现象往往与肝衰竭同时存在,可见血红蛋白尿、肾功能障碍等复杂多样的肝、肾功能不全的临床表现,并常并发脾功能亢进,出现白细胞减少、血小板减少等,甚至死亡。急性的横纹肌溶解与铜诱导的 Na^+/K^+-ATP 酶活性抑制有关。

三、甲状腺

甲状腺功能减退也可作为肝豆状核变性的首发症状,其发生机制可能是伴肾功能不全时,摄取的酪氨酸等氨基酸不足,合成甲状腺球蛋白的前体不足;此外由于铜在甲状腺实质的沉积,干扰了碘与甲状腺球蛋白前体的结合,导致甲状腺素合成减少;下丘脑 - 垂体 - 甲状腺轴受影响,内源性促甲状腺激素释放激素(thyrotropin-releasing hormone,TSH)受到抑制,T_3 的降低反馈性地使 TSH 分泌轻度增高。

四、皮肤

人类皮肤变黑一般由以下原因导致:影响肤色的黑色素不断产生;老化细胞聚集在皮肤表层,导致色斑浮现或肤色不均;紫外线照射,加速黑色素形成。约 70% 的肝豆状核变性患者有皮肤色素沉着,皮肤较黑,尤以面部及双小腿伸侧明显,当症状好转时可见色素沉着减轻。皮肤变黑主要与前两种原因有关,可能的原因是:铜沉积于皮肤:铜作用于酪氨酸酶,使较多的酪氨酸转变为多巴,多巴继续氧化,使黑色素生成增多,皮肤呈局限性或全身性的黑色素沉着,一般呈古铜色;肝功能障碍:过量的沉积铜除引起色素代谢障碍外,还可导致维生素 A 代谢障碍,出现毛囊角化,致使皮肤变得粗糙、变黑;内分泌障碍:肝豆状核变性患者明显存在下丘脑 - 垂体 - 肾上腺轴的功能障碍,导致色素代谢紊乱,皮肤变黑;自主神经受损:末梢血液循环不良,导致皮肤、指(趾)甲营养代谢出现障碍等。

五、心脏

铜沉积在心肌,引起纤维化、小血管硬化和局部炎症细胞浸润,导致心肌病,诱发室上速等心律失常。

第十节　中医对肝豆状核变性的认识

中医上并无肝豆状核变性病名,但,观其名,思其意,察其机,从中医角度来梳理它,则别是一番景象。现代医学是依病变累及最重要的两个组织器官(肝与豆状核),二者相结合作为疾病的名称。而实际上,它是一种基因突变所致铜代谢障碍的遗传性疾病。若以病因来命名它,不免有点抽象、晦涩,而以相关的组织器官来命名,便具体通俗些。耐人寻味的是,这和祖国医学对它的认识有不谋而合之处。那么中医是如何来认识这种病的呢?

一、肝脉

肝豆状核变性,从中医角度来看,正是人体上肝的这条经脉,出现了严重病变。《灵枢·经脉第十》:"肝足厥阴之脉,起于大趾丛毛之际,上循足跗上廉,去内踝一寸,上踝八寸,交出太阴之后,上腘内廉,循股阴,入毛中,过阴器,布胁肋,循喉咙之后,上入颃颡,连目系,上出额,与督脉会于巅。"此段文字,很清晰地描述了肝脉的整个循行路径,能明显看出,肝脉是通向于脑的,但在颅内的具体走向没有讲,就目前的古代典籍文献来看,古人对颅脑的局部细微解剖似乎没有过多研究,但对肝的经脉在脑内的范围分布,大体上还是清楚的。仔细研读一下《素问·阴阳离合论》,便会明白,肝的经脉,左右各一,其在人体躯干部位的上行通道,基本是在接近人体的正中线处,穿行而上。得益于现代医学解剖,我们知道,颅内的豆状核、丘脑恰是分布在脑的正中线上的两侧区域。此处,便是肝脉的循行终点。阅读头颅的影像片时,一目了然,肝豆状核变性的铜的过度沉积正是发生在肝的这条经脉线上,而肝和豆状核,这两大块,一头一尾,首当其冲。如此看来,沉积的铜简直就是肝经的示踪剂,这种沉积,导致人体诸多功能障碍。那么,中医治疗,便是着重在调理肝经。肝经的寒热、虚实，在气、在血，孰轻孰重，临证需细辨之。而且，肝开窍于目，眼睛也受累，角膜可见到铜沉积的 Kayser-Fleischer 环，故治肝势在必行。

二、风

震颤，在中医看来，主要病机是风，风邪所致也，《素问·至真要大论》："帝曰：夫百病之生也，皆生于风寒暑湿燥火，以之化之变也"，又帝曰，"愿闻病机何如？岐伯曰：诸风掉眩，皆属于肝……，诸暴强直，皆属于风"。掉者，摇也，颤抖也，乃肝木风动之象。临床治疗，正是要治风。部分严重患者，会产生角弓反张，这也是风邪所致。《诸病源候论·角弓反张候》曰："角弓反张，是体虚受风，风入诸阳之经也，人阴阳经络，周环于身，风邪乘虚入诸阳之经，则腰背反折，挛急如角弓之状。"肝豆状核变性患者，体质多瘦，也易招风邪。《灵枢·五变》："黄帝曰：人之善病风厥漉汗者，何以候之？少俞曰：肉不坚，腠理疏，则善病风。"又《灵枢·论勇第五十》："黄帝曰：四时之风，患者如何？少俞曰：黄色薄皮弱肉者，不胜春之虚风；白色薄皮弱肉者，不胜夏之虚风；青色薄皮弱肉者，不胜秋之虚风；赤色薄皮弱肉者，不胜冬之虚风也。"可见，风之为病甚广，又有内风外风之别，临床行事，需斟酌而为。

三、痉

肝豆状核变性，因肌张力障碍，导致机体动作迟缓、僵硬，这属于中医的痉病。《医碥》："痉，强直也，谓筋之收引紧急，而不舒纵也。其所以致此者有二：一曰寒，筋得寒则血冻而坚凝，故紧急。观物之寒凝者必强硬可见，所谓寒则收引也。湿亦寒之属，故《经》谓诸痉皆属于湿。一曰热，热甚则灼其血液干枯，干枯则短缩，观物之干者必缩可见。寒热皆足以致痉，而多由于热，以热者火之有余也。火之有余，由水之不足，故血液枯竭之人，多患此。"观肝豆状核变性患者，其脉多弦细，其肝血不足可知也，其治当从痉。

四、少阳

肝豆状核变性患者，血液中铜蓝蛋白减少，导致胆道排铜障碍。胆，属少阳，主枢机开合，胆有病，人体气机开合不利，其治当从少阳。为何胆有病，肝胆相表里，肝病及胆也。《灵枢·根结第五》："枢折，即骨繇而不安于地，故骨繇者，取之少阳，视有余不足。骨繇者，节缓而不收也。所谓骨繇者，摇也，当穷其本也。"枢，枢机也，开合也，骨繇，震颤也。临床治疗，要从少阳这个大方向来思考。

五、志

肝豆状核变性患者，常伴有精神症状，注意力和记忆力减退，反应迟钝，情绪不稳，甚至人格障碍。这是中医的情志病，与铜代谢障碍致沉积在肾有关。肾主志，志，情志也，肾有病，情志不遂。《灵枢·本脏》："志意者，所以御精神，收魂魄，适寒温，和喜怒者也。志意和则精神专直，魂魄不散，悔怒不起，五脏不受邪矣。"何以为然，肝肾同居下焦，肝肾同源，肝病及肾也。故，临床上，治肾调志也是一个不可或缺的方面。

（焦俊杰 李晓东）

第十二章　肝豆状核变性的研究模型

摘要

　　肝豆状核变性是由 *ATP7B* 基因突变引起的铜沉积于肝脏和脑部。早在1993年，已发现受损基因，铜沉积损害的特殊机制和疾病表型的差异性尚需进一步研究。类似于人类 *ATP7B* 基因突变的动物模型的建立有助于发现新的致病机制。

　　本章描述了4个有 *ATP7B* 基因突变的啮齿类动物模型：长－埃文斯肉桂大鼠；近亲交配的小鼠模型——毒奶小鼠；Jackson 实验室的毒奶小鼠；基因工程 *ATP7B* ⁻/⁻（敲除）小鼠。这些小鼠模型都有不同程度的肝脏病变。LEC 大鼠和 tx/tx-j 小鼠的脑内有铜沉积，出现神经系统症状，但病理表现较脑型肝豆状核变性患者轻。几种犬模型显示有类似于肝豆状核变性的肝铜毒性，没有脑损害，其遗传损害各不相同。

　　动物模型在研究铜的分布和代谢、基因表达、肝脏和脑的病理变化等方面有较大的价值，对治疗方面（药物、基因、细胞治疗）的研究也极其重要。从动物模型中的发现促进了特殊治疗的发展，改善了肝豆状核变性的预后。

　　由于肝豆状核变性的发病率极低，很难获得患者的肝脏和脑组织标本进行研究。动物模型可以使人们能更好地了解肝豆状核变性的发病机制。相对于一些啮齿类动物（rodent）模型，肝豆状核变性患者在出生时的临床表现是正常的。在儿童期，铜在患者体内沉积。经过一个症状前期，大多在10～20岁出现肝脏症状，在成年早期出现神经精神症状。人们可以观察啮齿类动物模型的症状前期的进展情况。早年对肝豆状核变性的治疗大多是实验性的，存在许多风险。正是因为对动物模型的研究，使肝豆状核变性的治疗有了创新性的发展。

第一节　肝豆状核变性啮齿类动物模型的铜中毒和肝脏病变

一、长－埃文斯肉桂大鼠

（一）发现、基因缺陷和疾病的自然进程

　　长－埃文斯肉桂（Long-Evans Cinnamon，LEC）大鼠来自于近亲交配的长－埃文斯大鼠，亲代株（parental strain）是长-埃文斯刺鼠（Long-Evans Agouti）。人和大鼠的基因编码的氨基酸中，有超过80%的氨基酸都是相同的。大鼠的 *ATP7B* 基因在1994年被克隆。LEC 大鼠的 *ATP7B* 基因发生部分缺失，缺失区域包括3'- 末端编码区至少900 bp 的基因缺失和非翻译区至少400 bp 的基因缺失。由于铜蓝蛋白 mRNA 的转录和翻译未见明显异常，因此铜与前铜蓝蛋白在 Golgi 体内合成完整铜蓝蛋白的过程可能存在缺陷。这些恰好与人类肝豆状核变性的生化异常一致。因此 LEC 大鼠常常被看作是肝豆状核变性动物。

　　LEC 大鼠的自然病程是在四月龄时，出现肝酶和胆红素升高等急性肝炎表现，大量肝组织坏死，30%～40%的大鼠死亡。未被治疗的大鼠的天门冬氨酸氨基转移酶（aspartate aminotransferase，AST）和丙氨酸氨基转移酶

（alanine transminase，ALT）可升至 500 U/L，胆红素可超过 30 mg/dL。幸存的大鼠在 1 岁时逐步发展为肝纤维化、肝细胞癌和胆管癌等。LEC 大鼠的肝脏逐渐出现铜沉积、血清铜降低、铜蓝蛋白降低，8 周时肝铜含量超过 1000 μg/g 肝干重。同时肝脏和脑也出现铁沉积，低铁饮食或放血疗法（phlebotomy）可减少肝内氧化应激标志物。锌剂可减少肝内铜与铁的沉积。LEC 大鼠的神经系统损害较轻。

在 LEC 大鼠肝内 *ATP7A* 基因的同源基因的表达比对照大鼠有增强，提示 *ATP7A* 基因产物对于功能性 ATP7B 酶缺陷具有可能的代偿作用，而类似结果在肝豆状核变性患者中尚无发现。在 LEC 大鼠，发现肝外全铜蓝蛋白可以利用 ATP7A 酶来合成，这些也许能解释部分（5%～10%）肝豆状核变性患者的血清铜蓝蛋白水平一直"正常"的现象，但至今在人体内尚无任何证据。

（二）肝脏病理学、超微结构和代谢

LEC 大鼠在 6 周龄时，肝脏组织病理学显示在黄疸出现前的疾病早期阶段，出现肝细胞气球样变、Kupffer 细胞和多形核白细胞增加，并有巨大细胞。随着黄疸出现和胆红素升高，肝脏出现胆汁淤积、肝细胞坏死和噬红细胞作用（erythrophagocytosis）。微阵列分析（microarray analysis）表明 LEC 大鼠的肝病进展与肝铜沉积与 P-450、氧化应激、DNA 损害和凋亡相关基因的转录上调相关。在 LEC 大鼠高龄和疾病末期，出现胆管纤维化。肝脏病变被认为主要与氧化应激机制相关：超氧化物歧化酶活性增强、谷胱甘肽比值（GSH/GSSG）降低、硫代巴比妥酸（thiobarbituric acid）反应物明显升高。类似于肝豆状核变性患者，LEC 大鼠肝脏中的线粒体也有明显变化：形态变化多样，嵴变长、变宽、堆积或消失，基质中有电子致密物沉积，蛋白质组学分析表明线粒体基质蛋白质表达增高。线粒体是铜毒性的主要靶目标，导致线粒体膜的交联和分解，最终诱发肝细胞死亡。

肝脏病理学改变和肝铜沉积与脂质代谢变化也相关。LEC 大鼠在 12 周龄时，其肝脏的甘油三酯、游离胆固醇、胆固醇酯（cholesteryl ester）含量增加。肝脏脂类含量增加可能与其微粒体甘油三酯转移蛋白改变和脂肪分泌减少相关，形成低甘油三酯血症和低胆固醇血症。随病情发展，与蛋白质降解相关的基因表达上调。

（三）神经系统变化和脑部病理学

与肝脏病理学相比，对 LEC 大鼠的神经系统变化和脑部病理学的研究相对较少。与健康对照相比，从 20 周龄时起，在 LEC 大鼠的所有脑组织中，铜的沉积明显增加，在 24 周龄时达到顶峰，同时也可检测到 DNA 单链断裂。微阵列分析证实这些变化与神经元发育、氧化应激、凋亡和炎症相关的基因转录水平增加相关。

琥珀酸脱氢酶复合物装配因子 2（succinate dehydrogenase complex assembly factor 2，Sdhaf2）和 NADH：泛醌氧化还原酶（NADH:ubiquinone oxidoreductase subunit B7，NDUFB7）是线粒体氧化磷酸化途径中的关键酶，有证据表明二者表达增加。基底神经节区 Mn-SOD 活性增加，说明氧化应激活动增加。通过对 4～20 周龄 LEC 大鼠的羟化酶和 5- 羟色胺免疫反应性纤维密度的研究，显示 5- 羟色胺单胺能神经元酪氨酸酶的活性也有改变。在行为试验中，LEC 大鼠的惊跳反射表现相对迟钝。

（四）治疗干预

已使用 LEC 大鼠模型研究肝豆状核变性的治疗。LEC 大鼠口服 12 周 D- 青霉胺后，可防止其肝炎的发展，降低肝酶，改善肝脏组织学；抑制肝细胞溶酶体内的铜沉积，使这些铜成为可溶物，但不减少金属硫蛋白结合的铜。曲恩汀也可以阻止肝炎的发展，降低肝酶，改善肝脏组织学，远期效应为减少肝细胞癌和胆管纤维化的发生。在发生急性肝炎早期，LEC 大鼠服用四硫钼酸盐后，可降低肝铜沉积，改善肝损害。LEC 大鼠口服锌剂可提高肝脏金属硫蛋白的转录，减少氧化应激，从而防止肝炎的发展，提高生存率。改善铁代谢也可减轻 LEC 大鼠的肝损害，如给 LEC 大鼠以铁缺乏饮食，可防止肝炎和肝细胞癌的发生，说明铁和铜的相互作用在 LEC 大鼠的肝损害进展中起重要作用。

通过研究 LEC 大鼠，说明肝细胞移植、干细胞移植、基因治疗等新的途径的可行性。通过门静脉将 *ATP7B* 基因转换的骨髓间质干细胞输入 LEC 大鼠的肝脏，可增加 *ATP7B* 基因的表达，提高铜蓝蛋白浓度，降低肝铜

浓度和肝酶水平。在进行门静脉输注前,对肝脏进行放射和缺血再灌注等预处理,可获得最佳的肝细胞植入和重建。通过慢病毒 *ATP7B* 基因转移进行针对 LEC 大鼠的基因治疗,24 周龄时在肝脏中可检测到转移基因的表达,肝铜水平下降,肝纤维化也得到改善。对 LEC 大鼠进行肝细胞治疗也获得成功,肝铜浓度下降,肝脏组织学得到改善。在移植前,应用胆盐治疗可改善移植的效率。

被切除卵巢的雌性 LEC 大鼠发生严重肝损害的时间略有延迟,说明雌激素提高了罹患严重肝损害的易感性。这部分解释了为什么女性患者易发生急性肝衰竭。

LEC 大鼠还被作为用来研究肝细胞癌的模型,超过 90% 的 LEC 大鼠都伴有肝细胞癌的发生。LEC 大鼠肝细胞癌的形成与凋亡减少、沉积的 DNA 链断裂、高细胞增生相关。在 LEC 大鼠肝细胞癌组织中,DNA 甲基转移酶转录水平上调。

总之,LEC 大鼠可快速发展为肝铜沉积的模型,在 4 月龄时因重症肝炎死亡,远期发展为肝细胞癌,但人类肝豆状核变性很少发展为肝癌。由于快速发展为严重肝脏疾病,LEC 大鼠适合进行干预研究,也适合进行肝癌的研究。尚需进一步研究 LEC 大鼠的神经系统表现。

二、毒奶小鼠

(一)发现、基因缺陷和疾病的自然病程

毒奶小鼠(toxic milk mouse,tx)是第一个类似于人类肝豆状核变性的小鼠模型,于 1983 年由 Rauch 观测到。与人类肝豆状核变性的表现不同,突变雌性小鼠的后代出生后即有临床表现:生长缓慢,低色素,震颤,因妊娠期肝铜缺乏在数周内死亡。在饮用母乳后上述症状更加明显,如予以正常母乳或补铜后症状缓解。因为如上观察,这个模型叫作毒奶小鼠。乳汁中铜缺乏的原因与毒奶小鼠乳腺中 *ATP7B* 基因突变有关,导致铜不能正常分泌入乳汁中。对毒奶小鼠予以补铜不能纠正乳汁中铜缺乏。tx/tx 突变基因的纯合子出生时即有铜缺失,如予其杂合子母鼠(已低铜)的奶喂养,因持续缺铜,小鼠多在出生后 2 周死亡;但如用正常鼠奶喂养,幼鼠在其肝内又沉积了过量的铜(至少 10 倍以上),并且血清铜蓝蛋白水平也明显下降,从而出现类似肝豆状核变性的因铜中毒引起的肝脏功能和形态的改变。在人类,肝豆状核变性母亲的乳汁中的铜并不缺乏,新生儿不会发生铜缺乏。

1995 年,在发现人 *ATP7B* 基因 2 年后,Rauch 和 Wells 报道 tx 突变位于小鼠染色体 8。Theophilos 等克隆了人 *ATP7B* 基因的同源物 *ATP7B*,确定了致病突变(位于第 8 个跨膜区域的 p.M356V)。p.M1356V 突变引起细胞内铜发生错位和转运障碍,人 *ATP7B* 基因突变有类似表现。尽管有一些差别,毒奶小鼠仍被认为是一个真正的人类肝豆状核变性的动物模型。

(二)肝脏病理学、超微结构和代谢

毒奶小鼠的肝脏(包括左叶、右叶、中叶和尾叶)与正常对照相比:颜色灰黄;质地较韧;大小正常;表面光滑;无结节状增生。毒奶小鼠体内早期即沉积大量的铜并有严重的肝损害,在 6 月龄时,肝脏显示结节性纤维化,胆管增生和炎性细胞浸润。肝细胞排列紊乱,细胞大小不均一,丧失了正常的肝索结构,部分肝实质细胞肿胀呈玻璃样改变,细胞质内含有较多脂滴,细胞核肿大甚至表现空泡状,另有部分肝细胞为双核。肝血窦或肝索内有增生活跃的卵圆细胞,胞核较小,细胞体积约为正常细胞的 1/4。肝血窦内有较多的淋巴细胞浸润,超微结构观察电镜下肝细胞排列紧密,可见桥粒。粗面内质网有断裂现象,线粒体增多肿胀,溶酶体可见典型的板层结构并有大量的电子致密物沉积。细胞核大且大小不一,核形不规则,异染色质边集浓染。进一步研究显示毒奶小鼠和肝型肝豆状核变性患者的肝脏病理特点高度相似。除了出生时有与铜缺乏相关的震颤外,毒奶小鼠没有明显的和人类肝豆状核变性类似的神经系统症状。

毒奶小鼠的血清铜蓝蛋白活性下降,但其 mRNA 表达并不下降,甚至怀孕的毒奶小鼠中铜蓝蛋白基因的表达水平更高。因此,与人类相似,毒奶小鼠的血清铜蓝蛋白活性下降不是铜蓝蛋白基因突变所致,而是铜进入

前铜蓝蛋白的过程发生障碍引起。ATP7B 蛋白位于核周，而不是弥散分布于细胞质内。毒奶小鼠的肾脏、脾脏、脑、肌肉和红细胞均有铜沉积，并可发生人肝豆状核变性常见的溶血。仅肾有铁沉积，海马的铁甚至是减少的。为拮抗过度的铜沉积，毒奶小鼠的肾脏、脾脏、肝脏的金属硫蛋白是过度表达的，其含量明显增高，以拮抗过度的铜沉积。

线粒体功能明显损害，预示肝损害的发生。在 3 ~ 4 月龄 tx 小鼠中，线粒体酶复合体Ⅳ表达下调，硫氧化还原蛋白（thioredoxin）表达上调。

（三）神经系统改变和脑部病理学

如上所述，尚未发现有 *ATP7B* 基因缺陷的以神经系统症状为主的啮齿类动物模型。研究表明毒奶小鼠的大脑皮层、纹状体、丘脑、下丘脑和脑干的铜含量明显增加，同时其金属硫蛋白的含量在所有脑区也明显增加，拮抗了过度的铜沉积带来的毒性作用，这可能是神经系统症状缺乏的原因。

（四）治疗干预

已使用四硫钼酸铵等多种药物成功地治疗了毒奶小鼠的肝豆状核变性。肝细胞移植和骨髓肝细胞移植可纠正毒奶小鼠的基因缺陷，明显地降低肝脏、肾脏、脾脏的铜浓度，但脑内的铜含量并未降低。在进行骨髓肝细胞移植 5 个月后，毒奶小鼠的铜代谢紊乱也得到纠正，但不能长期维持，9 个月后铜代谢紊乱和肝脏组织学均未明显改善。这些结果对研究肝豆状核变性的治疗具有重要意义。

三、来自 Jackson 实验室的毒奶小鼠

（一）发现、基因缺陷和疾病的自然病程

来自 Jackson 实验室的毒奶小鼠（toxic milk mouse from the Jackson laboratory，tx-j）的亲代株是 C3H/HeJ，在 *ATP7B* 基因的第二个跨膜区，来自 Jackson 实验室的毒奶小鼠有先天性的位于外显子 8 的 2135 位点的 p.G712D 隐性遗传的错义点突变。这个突变导致类似于肝豆状核变性的疾病。位于 2 号外显子的 p.K107S 和 p.H108A 是多态性突变。与毒奶小鼠一样，tx-j 小鼠乳汁中的铜含量不足以维持新生鼠的生长和发育，因此 tx-j 幼鼠必须食用健康母鼠的乳汁才能成活。

（二）肝脏病理学、超微结构和代谢

tx-j 小鼠肝脏损害的特征性表现是逐渐进展的肝硬化。在 3 ~ 4 月龄时，肝脏的组织学表现几乎是正常的。大约比正常小鼠大 2 倍的肝细胞核几乎是第一个明显的病理学表现。从 5 月龄始，有炎性细胞浸润和轻微的小泡型脂肪变性。从 6 ~ 7 月龄始，有轻微的纤维化表现，最终进展为肝硬化。

在 2 月龄后，肝铜浓度升高至正常的 40 ~ 50 倍的水平。在 1 岁后，肝铜浓度继续升高。线粒体形态学也随肝铜浓度升高而改变，从 3 月龄始，电镜下示嵴扩张。在 5 月龄时，柠檬酸合成酶活性增强，酶复合体Ⅳ活性降低。tx-j 小鼠也是一个很好的研究铜沉积与金属硫蛋白代谢相互作用的模型。tx-j 小鼠的双向酶——腺苷同型半胱氨酸水解酶（S-adenosylhomocysteinase，AHCY）下调。AHCY 的作用是根据底物情况，使腺苷同型半胱氨酸（S-adenosylhomocysteine，SAH）变为同型半胱氨酸，或反之。在 tx-j 小鼠中，与 SAH 升高有关，DNA 甲基转移酶（DNA methyltransferase，DNMT）的转录被抑制，DNA 甲基化（methylation）较正常小鼠降低。从妊娠的第 17 天起，tx-j 小鼠的脂质代谢也有改变：肝脏中处于脂质生成中心地位的固醇调节元件结合转录因子 1（sterol regulatory element-binding transcription factor 1，Srebf1）的表达下调；在脂肪酸氧化中起重要作用的肉毒碱棕榈酰转移酶 1A（carnitine palmitoyltransferase 1A，CPT1A）、过氧化物酶体增殖物激活受体 α（PPAR α）的表达也下调。雌性 tx-j 小鼠补充胆碱后，可防止 tx-j 胎鼠的肝脏转录缺陷，这可能与 DNA 甲基化有关。说明饮食因素在肝豆状核变性的病程中起着重要作用。有报道一对具有 p.H1069Q 纯合子突变的双胞胎的病情差异明显，一位是急性肝衰竭，而另一位仅有轻度肝脏炎症，二者此前病史的主要差异是在发病的初始阶段，饮食状况有较大的差异。

（三）神经系统改变和脑部病理学

在 12 月龄时，tx-j 小鼠的纹状体、海马、大脑皮层和小脑均发现铜含量增加。神经组化的研究表明纹状体区域星形胶质细胞和小胶质细胞增生活跃，白介素 -1β、白介素 -4、肿瘤坏死因子和一氧化氮合成酶 2 的转录增加。在小鼠转棒仪等实验中，tx-j 小鼠的运动、视空间能力下降。与神经元丢失相关的酶（多巴胺能、去甲肾上腺素能、血清素能特异性）的表达并无明显变化。

（四）治疗干预

尽管 tx-j 小鼠是一个相对较新的肝豆状核变性动物模型，已将这个模型用于干预和治疗研究。根据在对成年小鼠研究中发现的蛋氨酸代谢和 DNA 甲基化的变化情况，在雌性 tx-j 小鼠孕前和妊娠期间予以胆碱，研究胎鼠肝脏基因表达的变化，结果显示其脂类和蛋氨酸代谢相关基因的表达都得到改善，说明环境和宫内因素都能影响成年小鼠的肝豆状核变性表现。

在给予 tx-j 小鼠服用青霉胺 14 天后，游离铜增加，蛋白结合铜减少。氧化应激的标志物有改变，如皮层和基底神经节中 GSH/GSSG 比值下降，丙二醛（malondialdehyde）增加。这可能是肝豆状核变性患者开始青霉胺治疗后，其神经系统症状加重的原因。

高糖饮食可诱导大鼠 PPARα 的启动子区域发生高度甲基化，PPARα 表达下调，提示高糖饮食可能是肝豆状核变性的潜在危险因素。高糖饮食诱导活性氧的产生和线粒体代谢产物的变化，对表观遗传调控起着重要作用。

总之，tx-j 小鼠是一个理想的肝豆状核变性的动物模型，在出生后一年多的时间，肝脏损害持续进展，脑代谢也有改变。tx-j 小鼠特别适合用于铜代谢和驱铜治疗的研究。

四、ATP7B−/− 小鼠

（一）发现、基因缺陷和疾病的自然病程

ATP7B−/− 小鼠具有明确的遗传背景，其生化表现和肝脏病理表现类似于肝豆状核变性患者，是一个极好的肝豆状核变性动物模型。ATP7B−/− 小鼠的亲代株是 C57BLx129S6/SvEv。通过基因工程手段，在野生型小鼠 ATP7B mRNA 的外显子 2 引入终止子，使相应的蛋白质不能合成。这个 ATP7B 基因敲除小鼠具有肝豆状核变性患者和毒奶小鼠的特性。尽管胎盘和乳腺中的铜含量是增高的，新生 ATP7B−/− 小鼠也会发生铜缺乏。到 5 月龄时，ATP7B−/− 小鼠肝脏、肾脏和脑组织中的铜含量比正常小鼠高 60 倍以上。ATP7B−/− 小鼠具有轻微的神经系统症状和发育迟缓，不会发展为肝脏肿瘤，但胆管增生明显并有肿瘤发生；脂质代谢相关基因表达下调；肝脏中胆固醇和血清中极低密度脂蛋白胆固醇下降。与近亲交配的小鼠相比，ATP7B−/− 小鼠模型的优点是遗传背景明确，在比较分析中，可作为原始对照。

（二）肝脏病理学、超微结构和代谢

ATP7B−/− 小鼠的血清铜蓝蛋白降低、尿铜增加、肝细胞内及细胞核中铜含量增加，肝脏的病理学改变也很明显。与上述的动物模型相比，ATP7B−/− 小鼠的发病更早，病情更为严重。

6 周龄时出现轻度炎症，肝脏内铜含量达到最高，是正常小鼠的 18 倍。铜主要沉积在细胞质，与低分子量蛋白质结合（可能主要是表达上调的金属硫蛋白）；铜在细胞核中也有分布，但不替换其他金属，提示核内的金属缓冲能力较强。在不溶物上，细胞核的含铜量最高，与其体积增大相关。细胞核的铜负荷增加和形态学上的改变早于明显的肝脏病理学改变，提示细胞核是铜中毒（copper toxicity）的重要的和早期的靶目标。核内蛋白质氧化不明显，还原型硫醇、蛋白质硝基化、蛋白质谷胱甘肽化并无明显改变，具有谷胱甘肽还原酶活性的硒蛋白 H（Selenoprotein H，SelH）增加，维持了核内谷胱甘肽的氧化还原状态；线粒体内铜含量的增加相对较少。肝脏病理学改变缺如，或仅有轻微改变，但转氨酶升高；局灶肝细胞肿胀、坏死、炎性改变，糖原贮存缺失，但电镜下显示线粒体局部扭曲、扩大。

在 12 ~ 20 周时铜继续沉积于肝细胞，细胞内外的铜浓度明显增高，细胞核和细胞质中的铜含量开始下降，逐渐出现坏死性炎症，肝实质退行性变。在 20 周时，由于同年龄的正常小鼠的肝脏含铜量下降，*ATP7B$^{-/-}$* 小鼠肝脏含铜量是正常小鼠的 37 倍。*ATP7B$^{-/-}$* 小鼠出现严重的肝细胞损害：广泛的肝坏死、炎症、核扩大伴明显的核仁和空泡，也可见到纤维化、胆管炎（cholangitis）、散在的巨噬细胞浸润和局部脂肪变性。

在 36 周左右伴随胆管增殖、纤维化和肿瘤性增殖；大部分小鼠最终表现为严重的肝炎，肝脏的大部分地区有再生现象，线粒体内心磷脂片段化，细胞核和细胞质中的铜含量降低，铜主要沉积于膜性细胞小体内（可能是溶酶体、核内体）。

因此，*ATP7B$^{-/-}$* 小鼠不仅是一个较好的研究铜中毒病理学的模型，也可以研究肝脏的防御和代偿机制。和其他啮齿类动物模型一样，这些基因敲除小鼠并无严重的神经系统症状和脑部病理学改变。全脑、大脑皮层、基底神经节和小脑的铜无明显增加。尽管基底神经节区线粒体是铜代谢紊乱时主要的受损部位，其铜的浓度也无明显增加。基底神经节区神经元的超微结构有明显的损害，提示可能有其他致病因素增强铜的毒性作用。

在 *ATP7B$^{-/-}$* 小鼠中，铜沉积可通过各种复合机制引起尿铜增加，如 Ctr1 下调、尿中出现小铜载体（small copper carrier，SCC）等，维持体内铜平衡。SCC 是一种 1.5 ~ 2 kDa 的小分子，与铜形成 Cu-SCC 复合物。在早期尿中的 SCC 并不高，随疾病进展，SCC 逐渐增高。尿中铜的增加是有选择性的，其他金属如铁、锌、镁等并不增加。可能存在一种调节机制使尿铜增加，肝损害可能不是尿铜增加的主要因素。晚期，尿中各种金属及蛋白质等均增加，这可能与肾脏损害有关，而与肝组织的恶化无关。

在肝豆状核变性人类和铜中毒小鼠中常可观察到肝脂肪变性。近来利用微阵列技术和实时 PCR 技术证实这与脂类代谢相关基因的表达下调相关。与野生型小鼠相比，基因敲除小鼠在 6 周龄时，肝脏中的限速酶羟甲基戊二酸单酰 CoA（3-hydroxy-3-methyl-glutaryl-coenzyme A，HMG-CoA）还原酶和与胆固醇生物合成相关的 8 个酶的表达下调。在肝豆状核变性患者的肝脏中也可发现类似现象。血脂也明显降低，总胆固醇、高密度脂蛋白、极低密度脂蛋白和甘油三酯的含量分别降低 1、2、3 和 6 倍。在 30、46 和 60 周龄的小鼠中也有相同结果。LEC 小鼠也有类似表现（表 12-1）。在肝细胞中，病毒介导的活性 *ATP7B* 基因的表达可恢复脂类代谢相关基因的表达。在肝豆状核变性患者和小鼠模型中，都观察到这种现象。脂类和其他物质的代谢是一个有吸引力的研究方向。

表 12-1　LEC 大鼠和 *ATP7B$^{-/-}$* 小鼠的临床表现

年龄	临床表现
6 周	LEC 大鼠和 *ATP7B$^{-/-}$* 小鼠的肝铜↑，肝脏组织学正常
8 ~ 9 周	肝细胞增大，细胞核明显。LEC 大鼠出现黄疸
12 ~ 20 周	肝脏出现明显的炎症、坏死，肝功能↓。30% ~ 40% 的 LEC 大鼠在 4 月龄时死亡，其余的大鼠沿着再生结节发展为肿瘤
30 ~ 35 周	随病情发展，*ATP7B$^{-/-}$* 小鼠的死亡率不增加。出现明显的肝组织再生及胆管肿瘤

由于 *ATP7B* 基因突变引起的肝铜升高可导致细胞周期的变化。在疾病早期，与细胞周期、DNA 复制、染色体固缩和装配、核和细胞分裂相关的酶的表达上调，但没有明显的细胞损害和炎症，这可能与免疫反应被激活有关。细胞周期循环基因表达的上调与疾病晚期防御机制和再生相关。推测晚期由于增高的铜激活炎症和免疫"瀑布"，上调的增殖信号是有害的。仍不清楚铜进入细胞核的机制、铜增加与特异核反应的相关性和蛋白质合成改变的机制。有研究表明核内的铜没有改变离子浓度或导致明显的蛋白质氧化，但可导致与 RNA 加工相关的核蛋白的修饰。细胞核和细胞质中的铜离子浓度近似，由于细胞核内的金属硫蛋白含量相对较低，核内的可交换铜较高，启动了各种病理性反应。

通过研究症状前患者肝细胞核蛋白质组学和肝脏代谢发现，核内 FXR 和糖皮质激素受体（glucocorticoid receptor，GR）表达降低，两个受体均与脂质代谢相关，致使胆固醇的生物合成下降。与 DNA 修复功能相关的分子和与氧化防御相关的酶的表达增高。

通过研究 *ATP7B⁻/⁻* 小鼠和肝豆状核变性患者发现核内 FXR、维 A 酸受体（retinoic acid receptor，RXR）、肝细胞核因子 4 受体 α（hepatocyte nuclear factor 4α，HNF4α）与启动子反应元件肝脏受体同源物 1（liver receptor homolog 1，LRH1）结合减少，核受体靶基因的 mRNA 表达降低。核受体活性的改变与慢性肝铜沉积相关。锌剂治疗可改善核受体活性或其他转录因子的功能。

已使用一些先进技术来探测 *ATP7B⁻/⁻* 小鼠体内铜的分布状况和动态变化，如激光剥蚀电感耦合等离子体质谱法（laser ablation inductively coupled plasma mass spectrometry，LA-ICP-MS）、体内荧光技术、正电子发射计算机断层扫描（positron emission tomography，PET）等，提示 *ATP7B⁻/⁻* 小鼠肝细胞线粒体内磷脂酸和磷脂酰羟丙酮增加。

ATP7B⁻/⁻ 小鼠以肝脏损害为主要表现，但不同小鼠的差异性极大。即使在 ATP7B 酶功能缺乏及大量铜沉积的情况下，与人类细胞相比，在 *ATP7B⁻/⁻* 小鼠诱导产生的金属硫蛋白更多，可交换铜相对较少，这使得 *ATP7B⁻/⁻* 小鼠几乎不会出现肝衰竭。而其他动物模型在同样条件下，则可能产生肝衰竭。对这些动物模型进行比较研究，可能会产生有价值的信息。如同时敲除正常小鼠的 *ATP7B* 基因和金属硫蛋白基因，对其胚胎发育是致命的，说明金属硫蛋白对铜的结合作用和对氧化应激的防御作用是极其重要的。

给予 *ATP7B⁻/⁻* 小鼠口服放射性铜的研究发现，其肝脏随年龄增长铜吸收减少，Ctr1 的 mRNA 表达降低，质膜上 Ctr1 减少，铜逐渐分布于其他组织。

（三）神经系统改变和脑部病理学

目前还没有详细的关于 *ATP7B⁻/⁻* 小鼠的行为学研究。LA-ICP-MS 成像技术证实与健康对照组相比，*ATP7B⁻/⁻* 小鼠脑内各区域的铜是按比例增加的，可能与各区对铜的易感性相关。在脑室周围区域铜的含量减少，说明存在活跃的铜转入脑脊液的活动。也有作者认为铜在脑内的分布是均匀的。

在健康小鼠中，ATP7B 酶在小脑的 Purkinje 细胞中表达，把铜传递给铜蓝蛋白。在 *ATP7B⁻/⁻* 小鼠中，Bergmann 胶质细胞的 ATP7A 酶把铜传递给铜蓝蛋白，可能是对 ATP7B 酶缺乏的代偿。这可以部分解释为什么 *ATP7B⁻/⁻* 小鼠缺乏神经系统症状。

（四）治疗干预

由于 *ATP7B⁻/⁻* 小鼠肝脏内的铜含量较高，并有明显的临床表现，所以 *ATP7B⁻/⁻* 小鼠也是一个有价值的进行治疗干预的模型。已对 *ATP7B⁻/⁻* 小鼠进行了成功的肝移植。在妊娠期进行肝细胞移植，可显著改善小鼠的铜沉积及肝脏损害。研究证明应用携带 *ATP7B* 基因的慢病毒载体对肝豆状核变性进行基因治疗是有可行性的。

第二节 不同啮齿类肝豆状核变性动物模型的比较

虽然不同啮齿类肝豆状核变性动物模型之间的病理学改变不完全相同，但肝脏疾病的表现类似。

啮齿类动物模型经常被用来研究铜的失衡和毒性作用（图 12-1）。人类、LEC 大鼠、tx-j 小鼠、*ATP7B⁻/⁻* 小鼠肝脏病理学之间的比较见表 12-2。没有任何一个小鼠模型携带人类最常见的 *ATP7B* 基因的错义突变（p.H1069Q 或 p.R778L）。啮齿类动物的代谢途径与人类不同。每一个小鼠模型都有特殊的表现，与人类肝豆状核变性有着相似性和差异性。这些表现有助于我们了解不同肝豆状核变性患者之间的差异性。

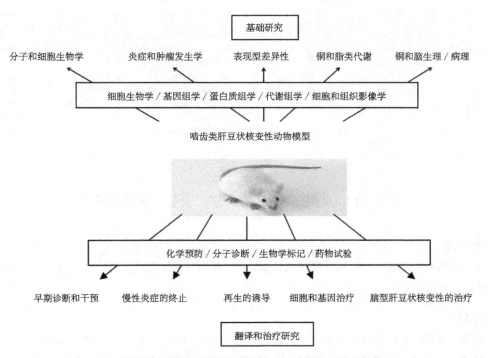

图 12-1　使用肝豆状核变性动物模型进行研究的目标和对策

表 12-2　肝豆状核变性病的动物模型

名称	突变	*ATP7B* 合成和活性	表现型	与人 WD 相同点	与人 WD 不同点
LEC 大鼠 亲代株：LEA	3'- 编码区的 900 bp 和 3' UTR 的 400 bp 的基因缺失；在 *ATP7B* 基因外含有 2 个其他的突变	全长蛋白质合成障碍；铜运输活性消失	早期铜沉积于肝脏，继而沉积于其他组织；肝脏在病理学上有明显变化；在 4 月龄时死亡率明显增加；铜蓝蛋白活性↓；脂质代谢异常；血清素 N- 乙酰转移酶活性↓；毛色异常	肝铜沉积 肝病 线粒体异常 脂质代谢受损 铜蓝蛋白水平↓ 金属硫蛋白↑	仅有轻微神经系统症状 肝脏肿瘤常见
LPP 大鼠 亲代株：LEC 大鼠	*ATP7B* 基因内含子 15 的 2110 核苷酸的位置与 LEC 大鼠有同样的缺失。非 *ATP7B* 基因突变被纠正	全长蛋白质合成障碍；铜运输活性消失	血清素 N- 乙酰转移酶活性正常；毛色正常；肝脏的表现型类似于亲代 LEC 大鼠	肝铜沉积 肝病 线粒体异常 脂质代谢受损 铜蓝蛋白水平↓ 金属硫蛋白↑	仅有轻微神经系统症状 肝脏肿瘤常见
毒奶小鼠（tx） DL 株首先出现突变，然后与 C57BL/6 异型杂交	位于第八跨膜区的 p.M1386V 突变	蛋白质可合成。铜转运活性明显↓	铜沉积于肝脏、脾脏、肾脏和脑；肝细胞的形态学表现为小泡型脂滴沉积	肝铜沉积 肝病 脑铜沉积 线粒体异常 铜蓝蛋白水平↓ 金属硫蛋白↑	出生时有铜缺乏，人类乳汁中的铜无缺失 由于铜缺失，新生小鼠有震颤 无神经系统症状
来自 Jackson 实验室的毒奶小鼠（tx-j） 亲代株：C3H/ HeJ	外显子 8 的 c.G2135A 突变导致位于第二跨膜区的 p.G712D 突变。认为 p.K107S 和 p.H108A 是多态性	尚不确定其蛋白质表达及活性	铜沉积于肝脏；6 月龄时沉积于脑，并发生肝硬化；额颞枕叶的背侧和外侧发生神经元坏死；婴鼠是铜缺陷的，死亡率↑	肝铜沉积 肝病 脑铜沉积 铜蓝蛋白 金属硫蛋白	出生时有铜缺乏，人类乳汁中的铜无缺失 仅有轻微神经系统症状

（续表）

名称	突变	*ATP7B* 合成和活性	表现型	与人 WD 相同点	与人 WD 不同点
ATP7B$^{-/-}$ 小鼠背景株：C57BLx129S6/SvEv	通过基因工程在 2 号外显子生成多重终止密码子	全长蛋白质合成障碍；铜运输活性消失	早期铜沉积于肝脏，逐渐沉积于其他器官；肝脏的病理学改变明显；铜蓝蛋白活性↓；脂质代谢异常；胆管增生	肝病脑铜沉积线粒体异常脂质代谢受损铜蓝蛋白水平↓金属硫蛋白↑	出生时有铜缺乏，人类乳汁中的铜无缺失无神经系统症状肝脏肿瘤或胆管肿瘤样增生

第三节　其他铜沉积的动物模型和细胞模型

一、动物模型

有几个其他的铜沉积动物模型，其肝脏和脑组织受损，但其遗传缺陷与肝豆状核变性不同，因此它们作为肝豆状核变性的意义是有限的。

（一）伯灵顿犬

伯灵顿犬有铜沉积，其肝脏有铜中毒表现，出现了肝纤维化和硬化。伯灵顿犬的基因缺陷是含有铜代谢结构域 1（*COMMD1*）基因（正式名称为 *MURR1*），不是 *ATP7B* 基因。伯灵顿犬的铜沉积和肝脏病理学表现类似于肝豆状核变性患者。如同啮齿类动物模型，伯灵顿犬缺乏神经系统症状，铜蓝蛋白浓度正常。

（二）北罗纳塞德赛绵羊

北罗纳塞德赛（North Ronaldsay）绵羊是另一个有肝脏和神经系统铜沉积的哺乳动物模型。像犬类动物模型一样，北罗纳塞德赛绵羊的临床表现和遗传缺陷均不同于人类肝豆状核变性，其基因缺陷尚不清楚。研究这个动物模型的意义在于分析脑铜沉积、血 - 脑屏障的参与、环境中铜的影响。其他的犬类、猫、反刍类动物的模型也有报道。

二、细胞模型

（一）斑点小鼠成纤维细胞株

斑点小鼠成纤维细胞株来源于携带有 Menkes 病突变基因（存在 6 bp 缺失）的小鼠的皮肤成纤维细胞，由于其铜转运功能障碍，常被用作 Menkes 病的细胞模型。将野生型肝豆状核变性 cDNA 或突变型肝豆状核变性 cDNA 转入该细胞进行表达，发现该细胞株在表达野生型肝豆状核变性 cDNA 时，可以恢复其铜转运功能，表现为细胞内铜沉积量减少，并且细胞在高铜时可以成活。而表达突变型肝豆状核变性 cDNA 时，则不能恢复铜转运功能，认为该模型是研究肝豆状核变性分子生物学异常的一个理想模型。

（二）源于干细胞的肝细胞样细胞

通过肝活检得到的肝细胞不是一个理想的用于肝豆状核变性研究的模型系统，这种细胞在活检时常已受损，在体外培养困难，不能繁殖并迅速凋亡。近年来发展了一种源于干细胞的肝细胞样细胞（hepatocyte-like cell，HLC）用于基因和药物治疗肝豆状核变性的研究。通过重组人成纤维细胞，可从诱导的多能干细胞（induced pluripotent stem cell，iPSC）中获得 HLC。这个新的体外模型较好地模仿了患者的细胞生物学。已开展从肝豆状核变性患者中获取 HLC 的研究。iPSC 拥有与胚胎干细胞同样的特征，可在体外无限的扩增，可分化为来源于 3 个胚层的所有类型的细胞，避免了损害胚胎和免疫不相容的难题，但 iPSC 在体内增殖缓慢。人 iPSC 是一种无限来源的肝细胞，可用于转化研究，为药物筛选和肝病治疗带来了新的希望。除了分化为 HLC 外，iPSC 还可分化为神经元，可用于研究 *ATP7B* 基因突变是如何影响神经系统功能的。

第四节 肝豆状核变性的研究和治疗前景

过去 30 年对肝豆状核变性动物模型的研究为发现新的治疗干预措施提供了基础（图 12-1）。虽然肝豆状核变性是可治性疾病，但药物的不良反应、启动治疗后的神经系统症状加重、残留症状、依从性缺乏和治疗失败等问题依然困扰着我们。目前，肝移植是仅有的病因治疗，可以治愈肝豆状核变性，但肝移植对脑型肝豆状核变性的治疗效果是有争议的。期待对动物模型的研究能使我们在细胞核基因治疗方面有突破性进展。

对动物模型进行详细研究可以揭开其他肝病和脑病的秘密，为铜代谢、炎症和肝脏肿瘤、胆固醇代谢、肝纤维化和修复机制等方面的研究提供新的视野。在脑病研究方面才刚刚起步。

铜失衡在肝豆状核变性的病理生理中起着重要作用。任何革命性的靶向治疗都基于对脑内金属代谢的研究。目前对不同患者脑部症状差异性的机制尚了解甚少。随着分子生物学、神经影像学等工具学的发展，期望未来在动物模型的研究上能取得更大进展。

肝豆状核变性是一个氧化应激、细胞死亡、组织修复方面很好的模型，利用啮齿类动物模型研究发病机制和治疗学，不仅有助于了解和治疗肝豆状核变性，还可能有助于研究其他肝病和神经系统疾病。

（李晓东　李淑娟）

第十三章　肝豆状核变性的肝脏和肾脏病理学

摘要

肝豆状核变性患者肝脏的损害程度不一，一些患者几乎没有明显的镜下损害，一些患者则表现为急性肝炎或急性肝衰竭。大多数肝活检标本表现为中重度的脂肪变性，不同程度的汇管区或小叶性炎症、纤维化，甚至肝硬化。肝细胞出现退行性变和气球样变、Mallory透明小体、坏死、门静脉周围肝细胞核糖原变性，这些表现并不为肝豆状核变性所特有，应根据病情来解释这些病理学表现。从病理方面来讲，肝豆状核变性易被误诊为其他肝脏疾病，如病毒或自身免疫性肝炎、酒精性/非酒精性脂肪性肝炎、中毒性肝损伤、隐源性肝硬化、代谢性肝病等。如青年人出现不能解释的肝病时，应考虑肝豆状核变性的诊断。肾脏也可出现肾小管和肾小球的铜沉积等病理性改变。

在一部分肝豆状核变性患者中，特别是儿童和青少年，肝病往往是其最主要的临床表现。通过肝脏活检，可以发现肝脏组织的病理学变化，从而用于指导临床。多达50%的患者发病时已发展为肝纤维化，甚至肝硬化。肝豆状核变性患者的肝脏活检标本的病理分析表明37%的患者存在肝硬化，36%存在纤维化，54%存在脂肪变性。肝脏症状可以自然缓解。肝豆状核变性的肝脏病理表现类似于其他非肝豆状核变性肝病。传统的组织学结果阴性不能排除肝豆状核变性的诊断。肾脏也可出现肾小管和肾小球的铜沉积等病理性改变。

第一节　大体标本的表现

早期变化不明显，晚期肝脏体积缩小，质硬，结节呈弥漫性分布，结节周围组织呈条索样增生。肝脏外表及切面均可见大小不等的结节或假小叶，病变明显者类似于坏死后肝硬化。

第二节　光镜下的表现

肝豆状核变性患者肝脏的病理改变可分为4期：脂肪变性期（steatosis）；界面性肝炎（interface hepatitis）；桥接性纤维化（bridging fibrosis）；肝硬化（cirrhosis）。不同阶段的病理改变往往是重叠的。

一、肝脂肪变性

脂肪变性是一个肝细胞受损后的非特异性表现。在肝豆状核变性中，脂肪变性是最为典型的表现。脂肪沉积的范围不一，从轻度地位于肝细胞核的周边、局部严重到弥散，有些肝细胞的大部分细胞质被较大的脂滴占据。由甘油三酯组成的脂滴的数量和体积呈进行性增加，与酒精性脂肪变性类似。可为大泡型（macrovesicular）或小泡型（microvesicular），或共存。大泡型脂肪变性型肝脏细胞的胞质中有一大的、未染色的、几乎占据所有细胞质的空泡，细胞核变形、扭曲，被推向细胞周边。小泡型脂肪变性型肝脏细胞的胞质中有数个空泡，空泡的直径大小不等，但小于细胞核的直径（图 13-1）。

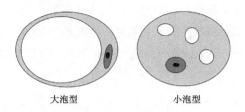

大泡型　　　　　小泡型

图 13-1　脂肪变性型肝脏细胞示意

一些患者的肝脏脂肪变性和炎症表现类似于非酒精性肝病、代谢综合征或其他的脂肪性肝炎。细胞可融合，或碎裂、消失。特别是在年轻患者和非超重患者中，如在肝脏活检中发现脂肪性肝炎，应除外肝豆状核变性。肝脂肪变性与 *PNPLA3* 基因突变相关。

二、炎症

在肝豆状核变性中，可见到任何种类和不同程度的非感染性肝炎。推测在 35 岁以前患慢性活动性肝炎的患者中，5% 是由肝豆状核变性引起。按照组织病理学类型，肝豆状核变性可类似于病毒性、自身免疫性或其他形式的肝炎，可为急性或慢性。门管区炎性细胞浸润，伴随急性界面性肝炎。炎性细胞也可见于小叶内，可有单核浸润，多数为淋巴细胞和浆细胞，可有碎屑样坏死，并且这种坏死可越过界板，可有肝实质塌陷、桥接样坏死和肝纤维化。门管区和小叶内肝炎可同时出现。

三、肝纤维化和肝硬化

肝纤维化是多种慢性肝病的共同病理基础与特征，表现为以胶原为主的肝脏细胞外基质各成分合成增多，降解相对不足，过多地沉积在肝内。在肝豆状核变性患者中，发生纤维化的肝脏受到慢性损伤时，细胞外基质呈现可逆性沉积的创伤愈合过程。随着铜沉积及损害加重，继发肝星状细胞激活，肝纤维化逐渐进展，间质细胞合成透明质酸（hyaluronic acid，HA）和Ⅲ型前胶原（procollagen）增多，且降解减少，直接导致二者血清水平增高。假小叶周围胶原纤维增生，间有散在淋巴细胞浸润，纤维组织首先在汇管区形成，产生薄的窦周纤维带、桥接样坏死，汇管区内小动脉、静脉、胆管的排列紊乱及其内皮细胞损伤。主要由Ⅰ型和Ⅲ型胶原组成的纤维分隔（fibrous septa）宽窄不一。毛细胆管扩张、增生，可见胆栓形成。胆管增生肝豆状核变性的肝硬化往往是大结节型的。在结节周边，肝细胞内常出现 Malloy 小体。少数仅有神经系统症状的老年患者并无明显的纤维化或肝硬化。

四、细胞核糖原变性

糖原沉积在细胞核中是肝豆状核变性的典型病理表现之一，在光镜和电镜下都可观察到这种现象，见于肝小叶的门静脉周围区域。在细胞核中的糖原沉积是非特异性的，见于许多其他肝病。

五、坏死

在肝豆状核变性患者中，可观察到散在的肝细胞坏死。在罕见的急性肝炎中，可见广泛或弥散性肝坏死、新生毛细胆管和纤维化，常缺乏肝细胞再生现象。

六、气球样变性

气球样变性表现为肝细胞扩大、细胞质空化，见于脂肪性肝病中，并不是肝豆状核变性的特异性变性。

七、马洛里小体

马洛里（Mallory）小体是细胞质内嗜酸性透明蛋白小体，由细胞骨架蛋白（主要是角蛋白 keratin）、p62、泛素组成，不仅见于肝豆状核变性，也见于酒精性脂肪性肝病和其他慢性肝病。

八、糖原过碘酸-Schiff染色

肝豆状核变性患者肝细胞普遍缺乏特异性染色，在假小叶中的肝细胞可染成红色。糖原过碘酸-Schiff（periodic acid Schiff, PAS）染色显示脂褐素存在。脂褐素是细胞衰老的基本特征，与过度的脂质过氧化反应有关。糖原沿脂滴的周边分布，细胞核偏于一侧，少数肝细胞内糖原溶解，肝细胞内偶见糖原颗粒。

九、铜沉积

症状前患者的铜主要沉积在门静脉和肝窦周围区域。应用传统的苏木精-伊红染色不能发现沉积于肝细胞内的铜，必须使用特殊的染色方法，在光镜下几乎无法辨认。仅极少数病例在汇管区周围Ⅰ区带肝细胞胞质内，可见蓝紫色脂褐素样铜颗粒。最常用的染色剂是：Timms银染，显示沉积于肝细胞质内的游离铜为小的黑颗粒；地衣红（orcein）染色，揭示金属硫蛋白聚积，显示铜沉积为大的不规则暗棕色颗粒；红氨酸（rubeanic acid）染色，显示细胞内铜为绿色颗粒；罗丹宁（rhodanine）染色，使肝细胞溶酶体内铜呈橙红色。有证据表明Timms染色显示各阶段的细胞内铜沉积最为有效。在早期，Timms银染见细胞内弥散性铜染色。在晚期，铜沉积在肝细胞的溶酶体内，即使肝脏内总铜量比早期下降，也可被常规的组织化学技术染色。由于铜在肝组织内分布的不均衡性，使得这些染色方法的灵敏度受限。联合应用多种组织化学的染色方式，可提高阳性率。在慢性胆汁淤积性肝病中和一些正常的新生儿中也可见到铜沉积现象。因此，铜染色的诊断价值有限。

早期的铜沉积可分为4种类型：A型为铜分布于门脉周围区域；B型为铜分布于残余的胆道、纤维分隔，出现伴有假小叶的大结节型硬化；C型在混合型大结节型-小结节型硬化中，退行性结节无铜沉积；D型类似于C型，但所有结节均含铜。

综上所述，肝豆状核变性患者肝脏的典型病理改变包括：脂肪变性、脂肪性肝炎样损害，伴随不同程度的纤维化；不能解释的肝硬化和肝纤维化；急性或亚急性肝炎；轻度或广泛性的病理改变；也可是正常的（表13-1）。

表13-1 肝豆状核变性的病理特征

大体发现
晚期有大结节型肝硬化 某些病例出现大面积坏死

镜下发现
非特异性肝炎型损害 　　轻度门脉慢性炎症浸润 　　小叶斑状肝细胞坏死和凋亡肝细胞 　　导致肝硬化的门脉周围肝硬化 糖基化核 轻到中度的脂肪变性 Mallory小体 肝细胞内铜增加，罗丹宁或红氨酸染色呈不规则分布 在Kupffer细胞和肝细胞，有不同程度的含铁血黄素沉积 脂褐素沉积增加

第三节　肝脏不同时期的病理学改变

肝内铜沉积引起的病理改变依次从弥散性细胞质铜沉积，发展为脂肪变性、脂肪性肝炎（steatohepatitis）和肝硬化。依据进展程度，肝脏病变分为早期、肝硬化前期和肝硬化三期（表13-2）。

表 13-2 肝豆状核变性各时期的肝脏病理学改变

病理改变	早期	肝硬化前期	肝硬化
大体标本	不明显	不明显	缩小、质硬、结节形成，结节间可见纤维分隔
脂肪变性	小泡型为主	大泡型为主	混合型
肝细胞坏死	少见	不同程度坏死	融合性坏死
炎性细胞浸润	无或少见	明显	明显
纤维组织增生	无	明显	假小叶
胆管增生	无	不明显	明显（假胆管）
铜颗粒	弥散分布	弥散分布	主要见于溶酶体
线粒体改变	大小、形态不一	基质密度不规则增高，可见 Wilson 颗粒	内外膜分离；嵴扩张，部分或大部分消失
肿瘤细胞	无	无	偶有

一、早期

早期的表现类似于非酒精性脂肪性肝炎。

（一）光学显微镜

轻度肝细胞损伤，门脉周围肝细胞出现不同程度浊肿变性或伴脂肪变性、糖原沉积核，有非典型脂褐素（lipofuscin）和空泡样核（vacuolated nuclei）。脂肪变性起初为小泡型，随脂肪滴增大，变为大泡型或混合型。肝小叶及汇管区炎症轻微或缺如。肝细胞坏死少见，无或少见淋巴细胞浸润。在非超重的无症状儿童中，若出现转氨酶升高、不同程度的门静脉纤维化、小泡型脂肪变性，要考虑肝豆状核变性的可能。

（二）电子显微镜

肝豆状核变性最早、最具有病理诊断价值的电镜下表现是线粒体的变化。早期线粒体扩大、形态不规则，基质密度增加，线粒体水肿，嵴间隙增大，嵴突顶部膨胀而呈囊性改变。

二、肝硬化前期

该期病理改变类似慢性活动性病毒性肝炎或自身免疫性肝炎。

（一）光学显微镜

肝细胞显著浊肿变性，甚至出现气球样肝炎、羽毛样变性，显著的大小泡混合性脂肪变性；肝细胞不同程度坏死，包括点状或灶性坏死、碎屑样坏死、融合性坏死、桥接坏死等；汇管区较多淋巴细胞、浆细胞和单核细胞等浸润。Kupffer 细胞增生肿大，含有含铁血黄素（hemosiderin）。细胞周围胶原沉积，纤维组织增生，桥接纤维、弓形纤维形成并向周围肝小叶内延伸形成纤维间隔，汇管区胆管增生；有时在 I 区带肝细胞内可见蓝紫色脂褐素样的粗颗粒状铜沉积。在年轻的症状前患者中，铜弥散地分布于细胞质。门脉周围可见糖原沉积的细胞核。窦周隙内成纤维细胞及贮脂细胞增多，成纤维细胞及贮脂细胞的波形蛋白（vimentin）染色均呈阳性反应，提示二者是同一体系的细胞。贮脂细胞内细胞器较为丰富，细胞质两侧可见 1～2 个脂滴，密度中等，细胞周围有胶原纤维，说明贮脂细胞具有合成胶原的能力。在肝窦与窦周隙之间可见基膜形成，Ⅳ型胶原染色呈连续阳性反应。

（二）电子显微镜

线粒体基质密度呈不规则性增高，形成类圆形或不规则的高电子致密物。致密物密度不均，其间可见透亮的空泡，外周包绕不规则的双层单位膜，即所谓的特征性 Wilson 颗粒。内、外膜分离，线粒体内容物呈丝状。

在胆汁淤积性疾病中，也可偶见线粒体嵴扩大，但未见特征性多泡状包涵体。

三、肝硬化期

（一）光学显微镜

肝细胞坏死严重，细胞大小不等，部分细胞融合、空泡样变，形成较多桥接坏死（较广泛的融合性坏死并破坏肝实质结构）；汇管区明显扩大伴大量慢性炎症细胞浸润，肌层坏死，纤维组织增生，进一步延伸包绕周围肝组织，假小叶形成，门脉周围纤维化并发生炎症，细胆管增生明显，导致大结节型肝硬化（macronodular cirrhosis），也可以是小结节型或混合性。纤维隔增生明显，厚薄不均，伴有淋巴细胞浸润。在慢性肝炎的基础上发生急性肝损害的患者可见界面性肝炎，肝小叶排列紊乱，见大量浆细胞，这与自身免疫性肝炎不同。有些患者炎症反应并不明显，见于 10～20 岁的患者。糖原沉积于门静脉周围区域的肝细胞核内，可见脂肪变性、多相性或颗粒状过氧化物酶体。在结节上可见大小不一的气球样变性、Mallory 小体（见于 50% 的活检标本）、2 核或 3 核的肝细胞。色素沉着增加（脂褐素、铁、铜相关蛋白和酸性磷酸酶），分布不均，呈团块状，部分核碎裂、消失。随疾病进展，可见细胞周围纤维化。铜染色阳性呈斑片状，纤维隔周围、结节内均可见铜沉积，此阶段铜主要沉积于溶酶体。铜沉积早期在门脉周围区较明显，随病情发展逐渐弥散。结节内铜沉积少见于其他类型的胆汁淤积，如原发性胆道疾病。铜沉积于肝细胞可引起肝细胞坏死，在急性肝衰竭的患者中，主要发生细胞凋亡。各肝细胞的变化并不一致，一些小叶变化明显，另一些小叶则正常。

在失代偿肝硬化中，形态学变化更加明显。结节中有大量糖原沉积的细胞核、小泡型脂肪变性。结节排列紊乱，肝细胞气球样变，有大的色素沉着的 Kupffer 细胞，偶有巨大细胞。小叶结构破坏。通过细胞角蛋白（cytokeratin 或 CK8/18）、泛素（ubiquitin）或 p62 染色，可见大量 Mallory 小体。临床上若有溶血发生，可见肝细胞及毛细小管胆汁淤积、门脉周围羽毛样退行性变、胆小管增生（假胆管），呈现"鱼嘴样"外观。由于铜蓝蛋白下降，可见铁沉积。有时合并肝细胞癌、胆管细胞癌或其他未知起源的腹内肿瘤。在这些肿瘤细胞中，铜染色常常是阳性的。

即使没有明显的炎性细胞浸润或坏死，肝脏病变也可进展为肝硬化，组织学上可见大结节型或混合性大－小结节型肝硬化，伴纤维隔、胆小管增生，隔内圆形细胞浸润。结节周围的肝细胞常含有 Mallory 小体。过量沉积的肝铜可诱导间充质细胞的移动和纤维增生。各种类型的肝炎可能仅是肝硬化的并发症，而不是其中的发展阶段之一。

（二）电子显微镜

线粒体改变更为明显：内外膜分离；嵴扩张，部分或大部分消失。细胞内出现电子致密胞内包涵体、溶酶体铜沉积和脂肪沉积。可见不同阶段的溶酶体，内含大小不一的致密颗粒和低密度脂滴，有界膜包绕，部分界膜不清。肝细胞核部分空泡样变，部分核团缩、核溶解、核仁分离，肝细胞质内糖原颗粒减少，可见灶性嗜锇性膜样结构。Golgi 体扁平囊样形态变异。粗面内质网的腔扩张，核糖体脱颗粒。肝细胞表面微绒毛化明显，细胞外胶原纤维大量增生，呈束状排列。部分肝细胞间胆小管及两相邻细胞接触面微绒毛增多，方向不一，并伴有桥粒增多，部分肝细胞间出现束状胶原纤维。

经过数年的驱铜治疗后，肝脏的病理改变减轻，部分改变甚至消失。

第四节　肝脏炎症、纤维化及脂肪肝的分期

一、炎症活动程度分级

G1：变性及少数点、灶状坏死灶；G2：变性及点、灶状坏死或嗜酸小体；G3：变性、融合坏死；G4：多小叶坏死。

二、纤维化程度分期

S1：包括汇管区或周围纤维化和局限窦周纤维化或小叶内纤维瘢痕；S2：纤维间隔即桥接纤维化，虽有纤维间隔形成，但小叶结构大部分仍保留；S3：大量纤维间隔，分隔并破坏肝小叶，小叶结构紊乱，但尚无肝硬化；S4：早期肝硬化，肝实质广泛破坏，弥漫性纤维增生，被分隔的肝细胞团呈不同程度的再生及假小叶形成。

三、脂肪肝分度

依据肝细胞脂肪变性占据所获取肝组织标本量的范围进行分度：F0 < 5%；F1 5% ~ 30%；F2 31% ~ 50%；F3 51% ~ 75%；F4 > 75%。

第五节　症状前患者的病理表现

早期肝脏异常病理改变是轻度脂质小滴沉着。随着病程的进展，脂质小滴的数量和体积逐渐增加，肝脏脂肪变性改变类似酒精中毒引起的脂肪变性。可发生 Kupffer 细胞增生和少量单核细胞浸润，随后门静脉系统周围胶质增生、小叶中心静脉周围纤维化，可进一步发展为无症状性肝硬化。有些患者呈慢性活动性肝炎样表现，除上述病理改变外，还表现为肝细胞内糖原蓄积，界板界线不清，增生的胆管周围被炎性细胞和纤维组织围绕，伴有肝硬化，为大结节型或大、小结节混合型肝硬化。

第六节　急性肝衰竭的病理表现

一些患者发生急性肝衰竭时，Kayser-Fleischer 环尚未形成，但几乎所有患者都已发生肝硬化。光镜下可见广泛大块坏死，坏死区可见陷落的肝细胞岛。肝板排列紊乱，肝细胞脂肪变性、溶解，嗜酸性坏死，大量肝细胞内可见黄褐色颗粒沉着。胆汁淤积，汇管区大量细胞浸润，重度界面性炎症，嗜银染色可见汇管区纤维化，坏死区纤维塌陷。形成大量的芒状纤维及粗大而厚重的纤维间隔。肝小叶结构极度变形，见多个不规则结节性再生。肝铜主要沉积于 Kupffer 细胞，而不是肝细胞。电镜下线粒体的变化最有价值，其大小形态不一，基质电子密度明显增高，内池扩大，内外膜分离，嵴的尖部扩张，形成"网球拍（tennis racquet）"样，多见包涵体、溶酶体、多泡体及 Mallory 小体。也有部分急性肝衰竭患者发病时无肝硬化。

其他类型肝衰竭的病理表现：亚急性肝衰竭的表现主要为肝组织呈新旧不等的亚大块坏死或桥接坏死。较陈旧的坏死区网状纤维塌陷，或胶原纤维沉积。残留的肝细胞有程度不同的增生，并见细、小胆管增生和胆汁淤积；慢加（亚急性）急性肝衰竭的表现主要为在慢性肝病病理损害的基础上，发生新的程度不等的肝细胞坏死性病变；慢性肝衰竭的表现主要为弥漫性肝脏纤维化以及异常结节形成，可伴有分布不均匀的肝细胞坏死。

第七节　肾脏的病理学改变

采用 kubeanic acid 染色证实近曲小管、肾小球囊壁层的上皮细胞内有铜颗粒沉积。光镜见肾近曲小管上皮变平，刷状缘消失，之后肾小管基膜（tubule basement membrane，TBM）增厚，间质出现早期纤维化伴局限性白细胞浸润，肾小球开始稍有变化，后期可有肾小球硬化和毛细血管丛闭塞。电镜示近曲小管刷状缘消失、结构紊乱、线粒体变性，嵴的正常结构紊乱伴大量电子致密物沉积，肾小管基膜及肾小球基底膜（glomerular basement membrane，GBM）均增厚。

（李晓东　王 韵）

第十四章　肝豆状核变性的脑部病理学

摘要

　　肝豆状核变性的脑部损害与铜沉积相关。脑型患者的纹状体损害是最具特征性的损害。脑桥、中脑、丘脑、齿状核、胼胝体和皮层均可受损。在一些病例中，可见到广泛的皮层 – 皮层下病变。被称为Alzheimer型胶质细胞的星形胶质细胞和被称为Opalski细胞的特异性细胞增生，是肝豆状核变性的特征性改变。大脑各部位铜的含量与神经病理学改变及神经精神症状的严重程度不相符，可能存在铜沉积以外的因素参与肝豆状核变性的病理生理学过程。

　　S.A.K.Wilson医生早在1912年发表的论文中就描述肝豆状核变性患者的神经病理学改变：壳核的病变是"软化"，甚至空洞化。苍白球和尾状核也有类似改变，但较壳核的病变轻。也有3个病例未见中枢神经系统损害。其中一个病例有严重的肝硬化，但终身未出现神经系统症状。1912年，当时并不了解肝豆状核变性的Von Hesslin和Alzheimer报道一例Westphal-Strümpell假性硬化患者，同时有肝硬化、神经组织缺失和受损的星形胶质细胞，后者被称为Alzheimer型星形胶质细胞。1920年，Speilmeyer认为假性硬化与肝豆状核变性是同一种病。1930年，Opalski描述了后来以他的名字命名的"特殊类型的神经细胞"。

　　典型的病理改变见于脑中央灰质核团和脑干白质的传导束，这些区域的铜中毒易感性原因未明。脑型患者的纹状体损害（特别是壳核）是最特征性的损害，主要的病理变化包括组织疏松、反应性星形胶质细胞增生、脱髓鞘和含铁巨噬细胞。脑桥、中脑、丘脑、齿状核、胼胝体及皮层均可受损。在一些病例中，可见到广泛的皮层 - 皮层下病变。

第一节　病理变化

　　脑的大体检查一般无特殊发现。在长期的慢性病例中，可见脑萎缩。但在肝型病例中无此现象。尾状核头部凸面的扁平化可引起脑室扩大。主要的损害位于壳核的变成棕黄色的中央区域。细胞核团萎缩、碎片化。在大多数未治疗的患者中，在细胞核团的中央和一侧有空洞形成，在水平和垂直方向细胞核团变长而扁平，接近于苍白球和外囊。空洞的平均大小约1 cm宽和1～2.5 cm长。在肝豆状核变性的原始报告中，这种空洞被描述为软化。壳核和额叶有空洞和囊变形成，特别是在额叶，皮层和皮层下白质可见海绵状退行性变。在极少数病例，空洞见于丘脑、下丘脑核、红核、齿状核、小脑皮层和白质。中央脑桥髓鞘溶解症（central pontine myelinosis，CPM）常见。脑软化多发生于白质，皮质相对保留。额叶受损较明显，有时呈不对称的损害。颞叶、顶叶、枕叶、放射冠、胼胝体、小脑和视辐射也有受损。这些损害可与基底神经节损害并存。10%的患者的白质损害比基底神经节病变更为严重。通过磁共振扫描可发现大多数病损。

　　脑内最易受损的部位是壳核、苍白球和尾状核，机制尚不清楚，可能与这些部位具有最高的铜含量、高密度的铜转运子、丰富的毛细血管和血流量高等因素相关。

镜下壳核有不同程度的变化，组织裂解（disintegration of tissue）是变化的第一步，晚期大量局灶性海绵状病灶沉积，形成空洞。空洞的边缘是不规则的，没有胶质瘢痕。神经元细胞核固缩，出现凋亡性变化，具有铜沉积的星形胶质细胞发生变性、坏死、增生（astrogliosis）和退行性病变，出现富含铁色素和脂肪的巨噬细胞，呈现"原发性胶质细胞病（primary gliopathy）"样改变。空洞多见于未接受驱铜治疗的患者的壳核，少见于丘脑、齿状核或白质。接受驱铜治疗的患者较少发生空洞样改变。

Von Höβlin 和 Alzheimer 描述了两种转化了的星形胶质细胞，亦即 Alzheimer 星形胶质细胞（Alzheimer's astroglia, AIA），分为 1 型和 2 型，其出现的频率不一，从逐渐的肥大、增生到退行性变，巨大胶质细胞散在分布，不能形成纤维。星形胶质细胞扩大，在细胞质中有直径 1 ~ 2 μm 的空洞，空洞没有包裹的膜、糖原和核糖体。神经元继发肿胀。从形态学上，星形胶质细胞的转化分为四个连续的阶段：肥大；出现核仁和核变形；核明显变形，出现多核；核膜破裂、核溶解、核膜消失，神经突起片段化。激活的小胶质细胞也见于肝豆状核变性，呈杆状、分枝状或阿米巴状。

Alzheimer 细胞的变化不完全继发于神经元细胞的变化。Alzheimer 细胞的细胞核肿胀，可达到正常胶质细胞的 6 倍大小，几乎没有染色质，核膜模糊不清、片段化、凌乱，形似多核化，细胞质几乎消失。这些星形胶质细胞具有一定的标志性，但并不为肝性脑病所特有。1 型星形胶质细胞主要分布于壳核，其标记物是胶质原纤维酸性蛋白（glial fibrillary acidic protein，GFAP）、S-100 蛋白和金属硫蛋白，它们与反应性星形胶质细胞增生相关。在这些细胞的细胞质中可见铜相关的阳性反应，有许多绿色颗粒，核深染、肿胀。在常规染色中，2 型星形胶质细胞萎缩，呈弥散分布，细胞核肿胀呈泡状多核样，核膜内折，核仁在细胞膜附近，S-100 蛋白的免疫反应阳性，GFAP 反应阴性。一些 2 型星形胶质细胞的 2 种标记物的反应均阴性。2 型星形胶质细胞见于获得性肝性脑病，有时也见于与肝病不相关的脑病。使用抗金属硫蛋白抗体，细胞质的反应是阳性的，而细胞核的反应是阴性的。这些细胞在灰质的分布更多一些，在数量上因人而异。

当脑组织受损时，出现巨噬细胞浸润，少突胶质细胞减少，血管周围淋巴细胞浸润。Opalski 细胞（Opalski cells，OCs）是肝豆状核变性的特征性细胞，但未见于肝型肝豆状核变性，主要分布于壳核。Opalski 细胞直径可达 35 ~ 45 μm，常大于神经元细胞，细胞质呈圆形或椭圆形的泡沫状，无特殊染色，间或有酸性 Schiff 染色阳性颗粒，细胞核常是偏心性的。Opalski 细胞的起源还有争议，有作者认为来源于 GFAP 阳性、CD68 阴性、CD68 阳性、金属硫蛋白阳性、组织细胞、泛素阳性、IL-1 阳性等细胞。也有作者认为 Opalski 细胞与 Alzheimer 细胞同源，均来自星形胶质细胞。分枝状和杆状小胶质细胞分布于白质和灰质中。苍白球、尾状核、丘脑、下丘脑、齿状核、中脑和脊髓有类似但程度较轻的病变。胶质细胞反应（特别是 2 型）和 Opalski 细胞多见，伴随毛细血管增生。小脑白质受损，伴或不伴齿状核、小脑皮层受损。灰质病变延伸至 U 纤维外，由位于灰质的、小的、海绵状的病灶和深部皮层的囊性坏死灶组成。在深部皮层有中间神经元，皮层外部相对完整。髓鞘脱失，轴索保留，形成脱髓鞘型肝豆状核变性。这些病灶见于脑型肝豆状核变性，未见于肝型。

中央脑桥髓鞘溶解发生于脑桥的中部和腹侧，其外形呈三角状或横断状，极少数呈空洞状。组织学上，髓鞘纤维褪色，出现星形胶质细胞、Opalski 细胞和泡沫样巨噬细胞。中央脑桥髓鞘溶解症也存在于严重肝病患者中。一般认为中央脑桥髓鞘溶解症继发于脑功能紊乱和低钠血症的快速纠正后，由局部脑细胞髓鞘破坏所致。在肝豆状核变性中可能有类似起源。

在一个额叶活检的超微结构中发现，球形体是丰富的，随机地分布于神经纤维网，伴随有 Hirano 小体和轴突肿胀。神经元中有大量的脂褐素和核内杆状包涵体。在严重病例，可发生神经元丢失。原浆性星形胶质细胞有低密度的细胞质。一种延长的具有原浆质的细胞类型被称为基于神经纤维网的非神经元成分（neuropil-bases non-neuronal element）（"M"）或中间细胞（intermediate cell），其细胞质含有液泡，内有绒毛状物。在细胞核中，异染色质群聚于核被膜下。

电镜下线粒体嵴变宽，嵴的顶部变成微小囊的形状。铜沉积呈高度电子致密状。

在神经系统症状被治愈的患者中发现：仅有非常微小的局限于壳核的海绵状病灶，伴随含铁血黄素色素沉着的巨噬细胞和胶质细胞。神经病理表现和临床症状的严重程度与脑铜含量不相关。

临床上周围神经的症状少见，相关的研究也较少。周围神经的髓鞘可发生片段化、脱失，在 Schwann 细胞的细胞质和一些轴突中可见管状结构和致密神经纤维细丝。这是原发性脱髓鞘病变的特征，继发轴索改变。

第二节　颅内铜的分布

一、生理状态下颅内铜的分布

在所有生物中，铜是一种酶所必需的微量元素，参与许多生理活动，如线粒体呼吸链、神经递质合成、铁代谢等。铜在神经系统发育和功能中起着关键性作用。铜离子较小，在经典的投射显微镜中不能被发现。生化研究表明铜在不同脑区的分布不同。目前尚不能用组织学方法准确观察铜的分布，不同脑区铜的浓度仍是最好的指标之一。

人类脑内铜的含量仅次于肝脏，占体内总铜的 7% ~ 10%，平均浓度为 2.9 ~ 10.7 μg/g（湿重）或 13 ~ 60 μg/g（干重）。

生理状态下铜分布的差异性很大。多数研究证实灰质中含铜量比白质高。使用二乙基二硫代氨基甲酸钠（sodium diethyldithiocarbamate）方法发现灰质的铜浓度是 3.33 μg/g（干重）（范围 1.1 ~ 7.2 μg/g），白质的铜浓度是 3.06 μg/g（干重）（范围 1.2 ~ 8.2 μg/g）。苍白球的铜浓度最高，为 10.5 ~ 18.8 μg/g（干重）；壳核是 6.1 ~ 12 μg/g（干重）；尾状核是 3.4 ~ 9.4 μg/g（干重）；丘脑是 3.1 ~ 12.4 μg/g（干重）。黑质和齿状核的金属离子浓度高于基底神经节。

尚不清楚铜含量的变化与年龄的关系。有研究表明在青少年中，灰质中的铜随年龄增长而增加，白质中铜含量的变化并不明显，在 40 ~ 50 岁时趋于稳定。也有研究表明 50 岁以后，铜的含量是逐渐减少的。

二、肝豆状核变性患者颅内铜的分布

脑型肝豆状核变性患者脑内铜的含量是升高的，达到正常的 10 ~ 15 倍，并再分布，不同脑区的差异极大。尚不明确不同脑区铜的含量与其相应临床症状的关系。影像学研究表明最常见的病变部位是基底神经节。壳核的铜含量与病程相关，与性别、表型和治疗的时间长短无关。在出现癫痫和认知障碍的患者中，白质的铜含量明显增加。脑部易损性与代谢旺盛、血供丰富、富含线粒体等有关，使得脑对毒素和金属沉积更为敏感。在脑内铜含量增高的同时，铁、镁、锌、钙和磷等的含量降低，可能有其他因素增加了铜的毒性。

第三节　脑内 ATP7A 酶和 ATP7B 酶的定位

ATP7A 酶广泛存在于脑内。在过度表达人 ATP7A 酶的转基因小鼠中，ATP7A 酶主要表达于海马的 CA2 区、小脑的 Purkinje 神经元和脉络丛。在人血 - 脑屏障的上皮细胞、基底神经节、小脑和脉络丛的基底侧表面上高度表达，也存在于其他大多数中枢神经系统的细胞中。在出生后早期，ATP7A 酶表达增加，说明铜在早期发育中起着关键作用，特别是在突触生成和轴突延伸中。

ATP7B 酶在脑组织中广泛表达，但对其在脑铜代谢中作用的了解尚不及 ATP7A 酶。在成年小鼠，ATP7B 酶见于毛细血管内皮细胞、脉络丛上皮细胞的顶侧、室管膜细胞、海马、齿状回的颗粒细胞、CA1 至 CA4 层的锥体细胞、嗅球、小脑的 Purkinje 神经元、大脑皮层的锥体神经元、脑干的脑桥核和外侧网状核。通过铜络合剂浴铜灵二磺酸（bathocuproine disulfonic acid）染色发现，ATP7B 酶的出现与铜的分布相关。在人脑，免疫

组化分析表明铜分布于视皮层、扣带回皮层、尾状核、壳核、基底神经节和小脑，其中 Purkinje 神经元、扣带回皮层、尾状核和壳核的分布最为丰富。未发现各脑区中铜的含量与 ATP7A 酶和 ATP7B 酶的含量有相关性。*ATP7B*^{-/-} 小鼠的脑铜含量在成年后持续轻度增加，提示 ATP7B 酶可能于出生后开始表达。相对于 ATP7A 酶，ATP7B 酶在成年小鼠的小脑的 Purkinje 神经元持续表达，但随增龄而下降。

第四节　星形胶质细胞：一个有关脑铜平衡的关键细胞

星形胶质细胞具有多种功能：细胞外离子平衡、神经元的代谢供应、血 - 脑屏障的维持、突触传递的调节和突触可塑性、防御氧化应激和毒素。星形胶质细胞位于脑毛细血管上皮细胞和脑实质神经元之间，是第一个接触穿过血 - 脑屏障的金属离子的细胞。星形胶质细胞具有摄取、贮存、输出铜的功能，可有效地调节脑铜，保护其他脑细胞免受铜的损害，同时也给神经元和其他邻近的细胞提供铜。

第五节　铁、锰和其他的致病因素

许多研究表明肝豆状核变性存在铁代谢紊乱。在尸检标本中发现，纹状体、灰质、白质、小脑的齿状核中的铁含量均增加。在壳核的软化区有铁沉积，在星形胶质细胞中更为明显。磁共振成像证实在肝豆状核变性患者的一生中，苍白球、尾状核、壳核、丘脑、基底神经节和红核均有低密度灶。这些具有顺磁性质的沉积的精确特性尚不清楚，但主要由铁沉积引起。应用放射性标记铁的正电子发射断层扫描发现，肝豆状核变性患者脑内铁的吸收明显较正常人多。铁沉积对肝豆状核变性的病理生理学的影响尚待进一步研究。铜依赖性酶在铁代谢中起着重要作用。络合剂治疗也影响铁代谢。青霉胺不能从组织中移除铁，相反由于生产铜蓝蛋白所需要的铜减少，使得更多的铁沉积于组织中。曲恩汀可以络合铜、铁和锰。

锰也在肝豆状核变性患者脑中沉积。肝功能不全可导致锰沉积于中枢神经系统，在慢性肝病中，T_1WI 在苍白球中可见双侧对称性低密度，MRI 改变与肝病的严重程度、门体静脉分流的存在和严重程度相关。这些 T_1WI 高密度灶被认为是锰沉积。

第六节　鉴别诊断

一、获得性肝脑退行性变

1914 年，Van Woerkom 报道一例成年患者，表现为震颤、嗜睡、情绪不稳定和肝硬化，尸检发现纹状体有神经细胞丢失和胶质细胞增生，但壳核病变并不突出。在此后很长一段时间内，此例病例和其他类似病例与肝豆状核变性的关系一直不清楚。以后的研究表明，这是继发于急性或慢性肝病的获得性肝脑退行性变性（acquired hepatocerebral degeneration，AHCD）。获得性肝脑退行性变性的特点是波动性智力下降、意向性震颤，缺乏家族史和眼角膜的 Kayser-Fleischer 环，缺乏铜沉积，在豆状核上未见空洞。

病理学上，肝豆状核变性的鉴别诊断主要是获得性肝脑退行性变。在大体标本上，在皮层和白质之间可见片状棕色坏死带，主要分布于顶叶和枕叶。血管很少受累。镜下髓鞘染色显示这种病灶由小的局灶性空泡融合而成。这种空泡内或是完全空的或有巨噬细胞浸润，可有少突胶质细胞和星形胶质细胞浸润，髓鞘断裂。小的海绵样病灶很少存在于基底神经节，程度也不及肝豆状核变性。皮层、基底神经节、丘脑、小脑、齿状核中神经元及其他组织发生退行性变，脑干病变较轻。最明显的病变是大量的弥散性反应性星形胶质细胞增生。存在与肝豆状核变性同样的 Alzheimer 型星形胶质细胞，后者被认为是肝性脑病的特征之一。2 型星形胶质细胞的核扩大与浸泡固定与伪迹有关。肥厚和增生的细胞显示线粒体和内质网增生。无胶质纤维增生，与 GFAP 的免疫反应缺乏有关，其机制可能是锰的毒性效应所致。

二、无铜蓝蛋白血症

无铜蓝蛋白血症是由位于 3 号染色体的铜蓝蛋白基因突变引起。铜蓝蛋白是一个携带 95% 血清铜的铜结合氧化酶，具有铁氧化酶活性，将 Fe^{2+} 氧化为 Fe^{3+}。无铜蓝蛋白血症的临床症状与过量铁沉积于内脏器官和脑部有关。神经系统症状有认知损害、小脑性共济失调、锥体外系症状，伴随视网膜退行性变和糖尿病。大体解剖上可见基底神经节、丘脑、齿状核有铁锈色（rust-brown）色素，在纹状体可见空洞。主要的损害是铁沉积于胶质和神经细胞，主要发生于纹状体的神经元丢失，Purkinje 细胞也有明显丢失。无铜蓝蛋白血症的标志是位于血管周围的畸形星形胶质细胞、许多凝结小体、泡沫样球形小体。罕有经过数十年驱铜治疗的肝豆状核变性患者的血清铜蓝蛋白的氧化酶活性低至不能检测的程度，其临床表现类似于无铜蓝蛋白血症。曾有报道患者同时患有经突变分析证实的肝豆状核变性和无铜蓝蛋白血症。

三、其他疾病

糖尿病、酒精滥用、病毒或自身免疫性肝炎、α_1- 抗胰蛋白酶缺乏、罕见的特异性药物反应的脑部病理变化与肝豆状核变性类似。过量服用对乙酰氨基酚（acetaminophen）、误服四氯化碳（carbon tetrachloride）和鞣酸（tannic acid）也可引起类似于肝豆状核变性的亚大块坏死并伴有脂肪变性。

第七节　结论

脑型肝豆状核变性主要影响壳核，苍白球、丘脑、下丘脑等也受累。镜下可见被修饰的星形胶质细胞和 Opalski 细胞。肝豆状核变性的星形胶质细胞的修饰与肝性脑病类似。这些细胞所起的作用尚不清楚，可能与铜毒性相关。铁和锰对铜毒性具有协同作用。一些非典型病例显示有白质损害和脑桥中央髓鞘溶解，其发生的病理生理机制尚不明确。ATP7A 酶和 ATP7B 酶在许多脑区中均有表达，共同参与铜代谢。虽然铜过载是肝豆状核变性的主要致病机制，但其相关的神经退行性变的分子机制尚未完全清楚，尚有待于进一步研究。

（李晓东　王　韵）

第十五章　肝豆状核变性的临床表现

摘要

肝豆状核变性患者临床表现的个体差异特别明显，即使有相同基因突变的患者临床表现也不尽相同。在患者中，既有 8 个月大的婴儿因肝功能异常而确诊的，也有超过 80 岁才得到确诊的。肝豆状核变性有 3 个常见的临床表现形式：肝病、神经系统疾病和精神病。临床医生应提高肝豆状核变性的诊断水平，使这一可治性疾病尽早得到治疗。

第一节　临床表现

一、发病时年龄与症状

肝豆状核变性的临床表现复杂多样，是一个"伟大的模仿者（great masquerader）"。多数患者在 10 余岁的青少年时期发病，大多数人的发病年龄在 5～35 岁，10～24 岁发病最为常见。肝豆状核变性很少在 6 周岁以下的儿童中发病，但也有例外。有报道发病年龄为数月至 80 多岁（均经基因检测证实）。尽管饮食中含铜量较低，但与欧洲人和美洲人相比，亚洲人的发病年龄更早。约 8% 的患者在 35 岁以后发病，40 岁以上发病者占 3%。以神经精神损害为主者占 74%，以肝脏损害为主者占 24%。迟发型患者的表现类似于许多与年龄相关的疾病。以肝功能障碍起病的患者的年龄为 11～15 岁。以神经系统起病的患者的年龄为 15～21 岁，许多患者同时有肝脏和脑部症状。男性患者略多，可能与雌激素水平和铁代谢相关。许多儿科临床数据表明，肝豆状核变性的性别分布显示了男性优势，男女比例 5 ∶ 4，确诊时的平均年龄为 9～10 岁。年轻女性患者肝病多见，而男性患者神经系统症状多见，儿童很少出现神经系统症状，肝脏的主要表现是脂肪肝。女性脑型肝豆状核变性患者发病年龄主要集中在学龄期及青年，青少年时期发病较少。男性脑型肝豆状核变性患者发患者数随年龄段的变化而递增，青年期达到顶峰，而学龄前期及中年期发患者数极少。

应用分子生物学技术可以诊断症状前患者。约 40% 的患者起病时以肝脏症状为主，40%～50% 的患者起病时以神经系统症状为主，约 10% 的患者起病时以精神症状为主。随着疾病进展，大多数患者都会同时出现肝脏、神经精神损害。大约在 17 岁，患者中表现为肝型、神经型和精神型的比例大致相等。约 10% 的患者在被确诊时没有任何临床症状，多在筛查先证者亲属，或在健康体检时发现不明原因的肝酶升高时被发现；或有学习成绩下降、手笨拙、书写困难、贫血、骨痛和关节痛等非特异性症状。10 岁以前发病者，以肝脏症状为主者占 83%，以神经精神症状为主者占 17%。

二、病程经过

在驱铜治疗发现前，观察的肝豆状核变性自然病程多为 5～10 年，最长可达 15 年。如果肝豆状核变性患者不接受规范治疗，铜会在体内越沉积越多，过多的铜会引起细胞功能障碍，导致肝脏、脑、肾脏、内分泌、骨骼和皮肤等损害。肝豆状核变性患儿在出生后，体内即存在铜代谢障碍，铜的沉积首先发生于肝细胞内。生化检查的异常往往早于临床症状。由于肝脏有显著的代偿和适应能力，它能结合比正常浓度高 50 倍的铜，所以在出生后数年内一般还不会出现严重的病理变化。随着铜在肝细胞内的沉积显著增多，一旦肝脏的代偿适应能力不能继续维持，肝细胞就出现变性坏死。症状前期的肝豆状核变性是指铜在患者的肝脏、脑、肾脏和角膜等全身器官缓慢地逐渐沉积，而患者尚无相应的临床表现，又称亚临床（无肝症状）型肝豆状核变性、潜伏期肝豆状核变性。本型多见于学龄前儿童，多于 3 ~ 5 岁体检时发现。患儿多无任何症状，常常是因其他疾病就诊时，通过化验肝功能发现转氨酶增高，或体检发现肝大、脾大；也有先证者的症状前同胞，经筛选检查发现铜生化异常，或基因检测发现与先证者有相同的基因突变，得到了更早的诊断。本型患者若给予恰当的驱铜治疗，预后较好，可无肝脏及神经精神症状出现。若不给予合理的驱铜治疗，即可转为有临床症状的患者，出现肝脏受损症状，并可逐渐出现神经精神损害及眼角膜 Kayser-Fleischer 环等表现。

Gheorghe 等发现肝型患者中，25.4% 的患者无临床症状，21.8% 的患者表现为急性肝衰竭，52.8% 的患者表现为慢性肝病。如未治疗，肝病症状可以是自限性的或进展性的。大多数肝型患者经过治疗后，效果良好。Merle 等报道神经型患者经过治疗后，53.5% ~ 58.2% 的患者的临床症状改善，22.4% ~ 27.3% 的患者的临床症状无变化，3.6% ~ 24.1% 的患者的临床症状恶化。Dening 等报道多达 51% 的患者以精神症状为首发表现，有 72% 的患者在治疗中出现精神症状。最常见的精神症状包括焦虑、抑郁、易激惹、情感淡漠。认知功能的改变可以是轻微的，与情感变化相关，经驱铜治疗后可好转。

三、肝脏症状

由于肝脏强大的储铜能力，铜在肝脏内不断地沉积，患者在 5 ~ 10 岁时，肝内的铜趋于饱和，此时临床症状开始逐渐出现（表 15-1）。发病越早，临床上越可能以肝病起病。起病多缓慢、隐匿，发病初期往往轻微，部分患者出现缓慢进行性食欲减退，常在体格检查时发现肝脏和（或）脾脏轻度增大，或化验检查时发现肝功能异常，易被忽视或误诊。部分儿童肝豆状核变性患者，在 5 ~ 10 岁出现一过性黄疸、轻度转氨酶升高，不久迅速恢复。也可能迅速进展（数周或数月内）或阶段性缓解和进展交替。以肝脏症状为主者，早期可仅有实验室检查异常而没有任何自觉症状，一旦出现黄疸、肝脾大、腹腔积液乃至上消化道出血等症状到医院就医时，往往已进展至肝硬化，甚至达到失代偿期的肝硬化；或出现行为异常、学习成绩下降和书写障碍等。若不及时治疗，数月或数年后，在上述消化道症状加重的同时，逐渐出现震颤、运动协调能力差、流涎、构音障碍和肌肉僵直等神经症状，病情迅速恶化。在肝硬化失代偿期有门静脉高压合并食管胃底静脉曲张者，易发生急性上消化道出血，甚至发生失血性休克，迅速出现严重神经症状；或在盲目脾脏切除后数天或数月内，出现进行性重度肌张力障碍；肝脏的解毒能力下降，易出现肝性脑病、肝肾综合征等。

青少年患者表现为缓慢进行性脾大，导致贫血、白细胞减少及血小板减少等脾功能亢进症状。个别患者以急性肝衰竭起病，也可以急性溶血起病，或两者同时出现。发病越急，预后越差。肝豆状核变性患者的肝脏损害程度往往是决定患者预后的重要因素，也是导致患者死亡的主要原因之一。在临床确诊时，60% 的患者表现为肝型。随着病程进展，所有患者都会出现临床或亚临床的肝脏损害的表现。

四、神经精神症状

以神经症状为主者，早期可表现为不易为人察觉的轻微性格改变、部分肢体的动作不灵活、讲话不灵活或学习成绩下降等，并未引起患者本人和家长重视，未能及时就医；部分患者由于生活事件造成精神刺激、情绪波动，或者由于感染、外伤及手术等应激因素，呈急性方式发作；铜逐渐沉积在脑内，可引起脑损害。患者的动作缓慢笨拙，出现震颤、舞蹈、肌肉僵直和扭转痉挛等不随意运动以及癫痫等。部分患者有吞咽困难、构音障碍等。早期可能是单一症状，后期会出现不同的组合症状，甚至出现肌张力障碍性无动性缄默状态（dystonic akinetic mute state），最终可因病情恶化而死亡。未经治疗的有神经系统症状的肝豆状核变性患者的中位生存时间是 2 ~ 5 年。也有报道个别患者的病情进展缓慢，生存时间超过 25 年的。大多数未经治疗的肝豆状核变性患者在 30 岁之前死亡。

表 15-1 肝豆状核变性患者的临床特征

受累部位	临床表现
肝脏（40%～60%）	症状前性肝大 单有脾大 血清肝转氨酶持续升高 一过性或复发性黄疸 脂肪肝 急性肝炎（黄疸、腹痛等） 类自身免疫性肝炎 急性肝衰竭（凝血障碍、黄疸、脑病等） 肝硬化：代偿性或失代偿性。急性黄疸时发现肝硬化（易疲劳、蜘蛛痣、门静脉高压，脾大、出血） 肝脏肿瘤
神经系统（40%～50%）	运动障碍（震颤、肌张力障碍、共济失调、舞蹈症、书写障碍、行走困难） 笨拙 构音障碍（锥体外系型、肌张力障碍型、小脑型、混合型、未分类） 假性延髓麻痹 自主神经功能异常（流涎、心电图异常、体位性低血压等） 偏头痛 失眠症 癫痫发作（良性儿童癫痫、癫痫持续状态） 中风样发作
精神（10%～25%）	情感障碍（抑郁、双相情感障碍） 学习成绩下降 神经质行为 性格变化（反社会、易激惹） 精神病和其他心理改变（厌食症、睡眠障碍）
眼	角膜 K-F 环（在脑型患者中 90%～100%，在肝型患者中 40%～50%，在症状前患者中 20%～30%）；"向日葵"样白内障
肾	肾小管功能异常 高钙尿 氨基酸尿 肾结石 血尿 肾小管酸中毒（伴肾小管酸中毒）
骨骼肌肉	下肢近端肌力下降 骨质疏松、软骨钙质沉着病 骨痛（易误为"生长痛"） 一过性关节痛（踝、膝、腕和肘关节多见） 不能解释的孤立性关节炎 不能解释的骨折 背痛 不能解释的关节肿胀
其他系统	易擦伤 皮肤（不能解释的瘙痒、下肢的色素沉着、干燥症、黑棘皮病、皮下脂肪瘤、皮肌炎） 血液（不能解释的贫血、血小板减少、白细胞减少） 皮肤症状：指甲弧缘蓝斑 心肌病、心律失常、左心室肥厚、双心室肥厚、早期去极化、ST 段下移、T 段抬高、直立性低血压 呼吸衰竭 胆结石 胰腺炎 内分泌（甲状旁腺功能减退症、糖耐量异常、生长异常） 月经不调，原发性或继发性闭经，不孕，习惯性流产、青春期延迟 无痛性腿移动足趾综合征 孤立舌突出运动 原发性抗磷脂综合征
家族史	肝豆状核变性家族史 家族中有不能解释的肝脏或神经系统疾病 家族中有不明原因死亡病例

五、其他症状

肝豆状核变性还可有骨骼肌肉、肾脏、心血管、内分泌、血液和皮肤等方面的改变。铜沉积在肾脏可以引起肾炎，导致血尿、蛋白尿、面部和四肢水肿；铜沉积在骨关节部位可以引起关节疼痛、关节变形和运动受限；从坏死的肝细胞中释放的大量铜可导致溶血性贫血；铜沉积在眼角膜边缘后，可引起特征性的 Kayser-Fleischer 环。

肝豆状核变性患者免疫功能低下。长期卧床的患者易患坠积性肺炎、尿路感染和压疮；有行走困难者，易跌倒而出现骨折。上述并发症往往会加重病情，严重影响治疗效果，使患者的住院时间延长。如不及时准确处理，这些患者的预后较无并发症的患者差。

由于过度驱铜，极少数患者出现铜缺乏的表现，如贫血、淋巴细胞减少，甚至进行性脊髓后索综合征。中断驱铜治疗后，症状可缓慢恢复。少数不能坚持服药或晚期重症的肝豆状核变性患者的病情易发生反复、恶化，最终导致死亡。坚持规范的药物治疗与康复措施，注意低铜饮食，避免诱发因素，加强生活与心理护理，提高患者的依从性等，可以防止患者出现症状的反复。

第二节　分型、分期和分级

一、分型

肝豆状核变性的临床类型分型如下。

（一）肝型

①持续性症状前性血清转氨酶增高；②急性或慢性肝炎；③肝硬化（代偿或失代偿）；④急性肝衰竭（伴或不伴溶血性贫血）。

（二）脑型

①帕金森综合征；②运动障碍：扭转痉挛、手足徐动、舞蹈样症状、步态异常及共济失调等；③口–下颌肌张力障碍：流涎、讲话困难、声音低沉及吞咽障碍等；④精神障碍。

（三）其他类型

以肾损害、骨关节肌肉损害或溶血性贫血为主。

（四）混合型

以上各型的混合，其中最常见的是肝型和脑型的混合。许多患者合并肾损害，部分患者还可合并溶血、关节损害等多种病变。

2001 年 4 月，在德国 Leipzig 召开的关于肝豆状核变性病和 Menkes 病的第八届国际会议提出了肝豆状核变性的表现型的分类，见表 15-2 。

表 15-2　肝豆状核变性的表现型的分类

分　型	表现型
肝型	需通过详细的神经系统检查，以除外神经系统的表现
H1：急性肝型肝豆状核变性	在以前明显健康的个体中，出现急性黄疸，由于肝炎样疾病或 Coombs 阴性溶血性疾病，或二者兼而有之。患者可以进展为急性肝衰竭，需要接受急性肝移植手术治疗
H2：慢性肝型肝豆状核变性	任何类型的慢性肝病，伴或不伴症状。可以导致或表现为失代偿型肝硬化。基于标准的生物化学、影像学或活检的证据
神经型	患者表现为神经系统伴或不伴精神症状

分　型	表现型
N1：合并症状性肝病	在确诊时已合并肝硬化症状。慢性肝病可早于神经症状数年前发生，或在诊断神经型肝豆状核变性时确诊
N2：不合并症状性肝病	无明显的肝病症状，但任何时间均可存在纤维化、脂肪变性，可能需要进行肝活检
NX：未进行肝脏方面的检查	
其他（O）	

肝豆状核变性有三个主要的临床亚型，即肝型、神经型（或脑型）、精神型，后两型有时联合出现。不同的临床医生观察到的患者的临床表现有所不同。神经内科医生报道的患者中神经型占 69.1%，肝型占 14.9%。肠胃科医生报道的患者中肝型占 68.1%。Litwin 等报道了 627 个波兰患者，男性占 55%，平均在症状体征出现 2 年后被确诊，肝型患者发病年龄 [（23.7±8）岁] 比神经精神型患者 [（28.0±8）岁] 早 4 年。Merle 报道了 163 个德国患者，有类似结果，肝型患者的平均发病年龄是 15.5 岁，神经型患者的平均发病年龄是 20.2 岁，前者平均在症状体征出现 44.4 个月后被确诊，而神经型患者平均在症状体征出现 14.4 个月后被确诊。

二、分期

一般将肝豆状核变性的临床表现分为以下各期。

（1）症状前期：铜在肝、脑、肾及角膜等器官逐渐沉积，患者已有 *ATP7B* 基因突变而无相应的临床表现；

（2）症状期：患者由于铜的毒性作用而出现各种临床表现；

（3）恢复期：经过治疗，患者的症状获得部分或完全缓解；

（4）稳定期：经过治疗，患者的症状稳定，24 小时尿铜水平较为稳定；

（5）终末期：各脏器（主要是肝、肾）功能衰竭或顽固的不能逆转的神经系统症状，患者生活完全不能自理。

大多数患者临床上的发展会经历以上五期，但不同类型的肝豆状核变性患者因其治疗情况、个人依从性不同，会出现不同的经历。例如，症状前期的患者获得早发现、早诊断、早治疗后，可以长期无临床症状，从而避免进入后面各期；绝大多数急性肝衰竭患者往往在发病后 2～4 周内未能进入恢复期就死亡了；有严重运动障碍的患者，如未能得到及时和恰当的治疗，很可能病情会逐步加重、恶化，终身不能恢复，不能进入恢复期，从而进入终末期后死亡。

三、分级

肝豆状核变性严重程度分级如下（表 15-3）。

（1）0 级：患者处于症状前状态或经治疗后临床表现消失，能正常生活和工作。

（2）1 级：患者言语清楚或稍缓慢，步态欠稳，上肢轻微震颤，肌张力呈轻度齿轮样或铅管样增高，伴或不伴轻微肝、脾大，肝功能正常。患者能自理日常生活及从事轻微工作。

（3）2 级：患者言语较慢且欠清晰，四肢轻度痉挛，能独立行走，但步态不稳，可有较明显的四肢震颤、扭转痉挛或舞蹈样不随意运动，肌肉僵直或肌张力减低，动作笨拙，吃饭或端水易洒落，伴或不伴肝、脾轻至中度大，有轻度肝功能损害。患者能部分自理日常生活。

（4）3 级：患者发音偏低，言语缓慢不清晰，但能表达内容。吞咽稍缓慢，能被喂食半流质食物或软食。四肢中度挛缩畸形，肌力减退。能独坐或半卧，能持物，在扶持下能站立或短距离行走，显著肌肉僵直，严重四肢震颤、扭转痉挛或舞蹈样不随意运动，伴或不伴中度以上脾大，轻至中度腹腔积液，有中度肝功能损害。患者生活不能自理。

（5）4 级：患者发音低微，言语含糊不清，仅能讲单词或不连贯短句，其中的部分内容能被理解。吞咽缓慢，能被喂食流质或半流质饮食，偶有反呛。四肢重度挛缩畸形，肌力明显减退，能半卧，需协助才能翻身，有严重肌肉僵直、震颤、扭转痉挛或舞蹈样不随意运动,伴或不伴中度以上脾大、腹腔积液,有严重肝功能损害。患者生活不能自理。

(6)5级:患者有意识障碍或痴呆,不能言语。吞咽困难而不能被喂食。四肢重度挛缩畸形,肢体几乎完全不能自主活动,重度腹腔积液,有严重肝功能损害。患者生活不能自理。

表 15-3 肝豆状核变性的严重程度分级

分级	言语	步态	震颤	肝功能	进食	日常生活
0	正常	正常	正常	正常	正常	正常
1	轻度异常(稍慢、清晰)	轻度异常	轻度	正常	正常	生活自理,能从事轻微工作
2	中度异常(较慢、欠清晰)	中度异常,尚能独立行走	中度	轻度异常	轻度异常,易洒落水和食物	轻度异常,部分自理
3	重度异常(音低、缓慢、不清晰),尚能表达完整内容	重度异常,需在扶持下行走	重度	中度异常,轻度腹腔积液	中度异常,需被喂食,偶有反呛	不能自理
4	不能表达完整内容	卧床,协助下可翻身	肌肉僵直	重度异常,中度腹腔积液	重度异常,需被喂食,明显反呛	不能自理
5	不能言语	几乎无自主活动	四肢挛缩畸形	极重度异常,重度腹腔积液	不能被喂食	

第三节 预后

一、影响预后的因素

(一)确诊的时间

延误诊断是肝豆状核变性患者最常见的死亡原因。误诊误治的时间越久,病情就越难恢复,甚至不可逆,导致患者致残致死。大多数肝豆状核变性患者经治疗后,可以正常工作、学习。肝豆状核变性患者应减轻心理负担,正确地认识疾病,积极配合治疗,促进机体功能的恢复,从而进一步提高生活质量。

(二)治疗情况

肝豆状核变性患者的预后与是否正规治疗有关:影响肝豆状核变性预后的最重要因素是早期诊断、早期治疗、低铜饮食及坚持治疗;与发病时间相关:通常发病越早,其预后越差,可能由于肝豆状核变性发病越早,如未得到及时治疗,铜代谢障碍的程度越严重,即铜在体内吸收、沉积的速度越快,自身排铜越差,导致临床症状出现早,且病情较凶险;与发作类型相关:不同类型的肝豆状核变性患者的预后明显不同,对药物的反应也不一样。

多数肝豆状核变性患者经正规治疗后病情平稳或者恢复正常,但若患者不能坚持长期维持治疗,不注意低铜饮食以及其他在日常生活中应该注意的事项,就会出现铜重新沉积在已经受损的脏器里,病情会出现复发、加重,其预后往往较差。故患者应定期到医院复查,一旦发现问题就能够及时进行处理,防止病情复发。

(三)发病类型

处于症状前期的肝豆状核变性患者,如果能获得早期发现、早期诊断和早期正规驱铜治疗,并注意坚持低铜饮食,那么患者可以长期无临床症状。肝型患者的预后较脑型差,死亡率高。对于肝型患者来说预后主要取决于治疗的早晚和发病时肝脏的情况以及肝病的进展快慢。经过正确的驱铜治疗,90% 以上的肝型患者在 2 ~ 6 个月内临床症状发生改善。急性肝炎常很快自限而被忽略。慢性活动性肝炎及肝硬化型较为多见，如果能及时发现并治疗，大部分患者预后较好。对于只有肝功能损害而无脑部症状的患者，应早期开始青霉胺治疗，这样可以延缓病情进展，避免因发展为晚期肝病而必须做肝移植手术；急性肝衰竭亚型的患者，首选肝脏移植挽救生命，否则死亡率极高。黄疸和腹水是评价肝型患者预后最有价值的两个指标。具有黄疸和腹水的患者预后较差，常在神经症状未出现前，于发病后 2 ~ 4 周内死于肝衰竭，预后最差；脑型患者临床症状看似较重，患者也较痛苦，但因内脏功能损害一般不及内脏型患者，故预后较好。严重脑型患者表现为吞咽、语言障碍及运动功能障碍，致残率较高。60% 以上的脑型患者在 1 ~ 3 年内临床症状发生改善。肝豆状核变性患者的认知功能低于正常人，其中脑型患者的智能明显低于正常人，但是规律的驱铜治疗，可使患者的智商有所恢复。早期、正规的治疗对肝豆状核变性患者提高和保持记忆力是有帮助的。青少年患者可能由于脑功能的可塑性强，病变的脑组织经正规驱铜治疗后，铜沉积消失，神经元再生修复。但是，若患者病程长，记忆损害严重，则预后不良。

（四）性别因素

从理论上看，肝豆状核变性是常染色体隐性遗传病，男女患者的发病率、预后应无差别。在临床表现上有性别特异性，观察发现男性患者比女性稍多，55% ~ 60% 的女性患者表现为肝型，女性患者平均比男性患者晚发病 2 年左右，也更容易发展为急性肝衰竭，但铜沉积的程度在男女是一样的，这可能是雌激素的保护作用。男性患者的预后似好于女性，其可能的原因有：部分患者家属尚存在重男轻女现象，对女性患者重视程度稍轻，使女性患者不能获得早期及时和长期规范的医疗支持。某些家庭里若同时有几个肝豆状核变性患者，往往优先考虑为男性患者医治；女性患者存在生理上的特殊性，如月经性铁丢失（menstrual iron loss）、生育等，对驱铜治疗有一定影响；女性患者需承受更大的心理压力。

（五）其他因素

外伤和手术可以引起铜在体内再分布，使肝豆状核变性患者的病情加重，严重影响肝豆状核变性患者的预后，甚至会引起患者死亡。感染等应激因素可引起疾病复发。因此肝豆状核变性患者应尽量避免外伤和手术，尤其是需加强护理具有步态不稳、扭转痉挛、舞蹈 – 手足徐动及冻结足等运动障碍的患者。一旦发生外伤，除应积极处理并发症外，需及时予以强力驱铜治疗。

二、判断预后的实验室指标

通过下列实验室检查可判断肝豆状核变性患者的预后。

（一）血常规

血常规正常者预后较好。血常规异常者多为白细胞、血小板下降，其预后较差，常提示明显肝硬化导致的脾大、脾功能亢进。一般首先以血小板减少出现较早、较明显，白细胞下降次之，而红细胞、血红蛋白降低相对少见。如白细胞、血小板明显下降，需行脾脏切除。如白细胞、血小板及红细胞均明显下降，提示肝脏疾病严重，预后不良。必要时需行肝移植手术。

（二）肝功能

肝功能与肝豆状核变性预后明显相关，与预后相关的主要指标有胆红素、白蛋白、胆碱酯酶及谷丙转氨酶等。上述指标正常，提示预后良好。如胆红素明显升高，白蛋白和胆碱酯酶明显下降，多见于重型肝型或晚期肝 - 脑型肝豆状核变性，表明预后不良。

（三）凝血功能检查

肝脏是合成多种凝血因子的器官。当肝细胞受损时，往往可引起凝血因子合成障碍，凝血时间明显延长，其严重程度与肝细胞的受损程度相关。

（四）肝纤维化指标

肝纤维化指标包括透明质酸、层粘连蛋白（laminin，LN）及Ⅳ型胶原（collagen type Ⅳ，Ⅳ-C）等。正常者预后好，明显升高者预后差。目前无有效的抗纤维化治疗的药物。

（五）铜代谢检查

铜代谢检查主要包括血清铜、铜蓝蛋白、铜氧化酶及24小时尿铜测定。一般认为其数值高低与预后无明显相关性，但与诊断有密切关系。血清游离铜可作为肝豆状核变性诊断和判断预后的指标。在驱铜治疗过程中，如果尿铜和血清游离铜偏低，提示治疗过度；如果尿铜低，而血清游离铜升高，提示治疗效果不良，或患者依从性差。

（李晓东　董　谦）

第十六章　肝豆状核变性的肝脏病变

摘要

　　肝豆状核变性的肝脏损害常先于神经和精神表现，其临床表现变化多端。大多数具有神经和精神症状的患者同时也有不同程度的肝脏损害。通过家族筛查或常规的实验室检查可发现无临床症状的肝豆状核变性患者。一些患者表现为慢性活动性肝炎或有肝硬化的终末期肝病。极少数患者表现为急性肝衰竭，常伴有晚期肝纤维化。肝脏疾病的主要并发症是门静脉高压。伴随的其他肝脏疾病可以加速疾病进程。肝豆状核变性患者可患肝癌，这种情况最常见于患有肝硬化和肝炎的患者。肝豆状核变性患者的预后较好，特别是在确诊时尚未发生肝硬化并对肝豆状核变性及其他伴随肝病进行了及时的、适当的治疗的患者。

　　临床以肝脏症状为首发及主要症状，尚未出现神经系统表现，且经颅脑磁共振成像检查暂无脑部损害证据的患者称为肝型肝豆状核变性。肝脏的临床表现复杂多样，个体差异较大，可表现为症状前的实验室检查异常、体检发现肝脏增大，到急、慢性肝炎，肝硬化，有约 5% 的患者表现为急性肝衰竭。

第一节　肝豆状核变性的肝脏表现

一、肝脏病变的发展经过

（一）肝脏病变的影响因素

1. 肝脏症状发生的必然性

　　由于肝豆状核变性是一种常染色体隐性遗传的铜代谢缺陷病，在肝豆状核变性患者的生命早期，铜就开始沉积在肝细胞内而不能排出，造成肝细胞向胆汁内排铜的能力减弱，所以铜的沉积首先发生在肝脏。铜在肝细胞内的沉积逐渐增高，超过其代偿能力后，导致肝细胞的变性坏死，逐渐演变成坏死性肝硬化。在尸检或肝活检时，肝脏损害几乎见于所有临床表现为单纯脑型的肝豆状核变性患者，大多数具有神经和心理症状的患者同时也有不同程度的肝脏损害，甚至肝硬化，但无肝脏症状。伴随的其他肝脏疾病可以加速疾病进程。

2. 临床表现差异的影响因素

　　（1）与患者就诊或确诊时间的早晚有关。

　　（2）与就诊时病情的轻重及病情的进展速度有关。

　　（3）与合并感染或短时间内的高铜饮食有关（如进食大量带壳海产品）。

　　（4）与遗传背景（基因突变的形式或其他基因多态性的影响）有关。

　　（5）与医生的专业背景相关。

18%～84% 的患者有肝脏症状，平均为 40%～50%。报告症状的差异性部分与诊治医生的专业相关，比如神经病学家可能较注重患者的神经系统症状，会报告大多数患者有神经系统受累。

二、肝脏病变的临床表现

患者多于儿童期起病，一般于 20 岁之前发病，但最小的患者是 9 个月，最大的患者是 74 岁，平均发病年龄是 11.4 岁。白蛋白下降、国际标准化比值（international normalized ratio，INR）上升、胆红素上升等指标的变化可提供早期线索，但与疾病的严重程度不相关。最常见的肝脏表现是黄疸、肝大和腹痛（表 16-1）。

表 16-1 肝豆状核变性患者的肝脏表现

症状前性肝大
孤立性脾大
血转氨酶持续增高
黄疸
脂肪肝
类似于自身免疫性肝炎
急性肝炎
代偿性肝硬化
失代偿性肝硬化（黄疸、腹水、食管静脉曲张、肝性脑病、肝脏肿瘤）
急性肝功能衰竭（凝血障碍、肝型脑病）
胆结石

（一）亚临床型肝型肝豆状核变性

症状前者仅表现为肝酶升高，常被偶然发现。许多症状前患者是在家族中有一个先证者被发现后，通过临床和生化等辅助检查，尤其是通过对 *ATP7B* 基因直接测序进行家族筛查（尤其是一级亲属）后被确诊。在症状前患者中，特别是通过家族筛查发现的患者中，许多患者没有肝病的症状和体征，仅有肝功能异常。18%～23% 的症状前患者仅有轻度的肝功能异常，体格检查可能仅发现轻度的肝大。一些患者可能有未被发现的晚期肝病，有的患者在确诊时已发生肝硬化。

（二）急性或慢性肝炎型肝豆状核变性

25% 的患者表现为一过性的急性病毒性肝炎（精神萎靡、厌食、恶心、厌油腻、黄疸、转氨酶升高、出血倾向、乏力、腹胀、肝区不适或疼痛等）或自身免疫性肝炎（精神萎靡、关节病变、皮疹、血清转氨酶升高、血清 IgG 升高、非特异性抗体如抗核抗体和抗平滑肌抗体阳性），肝脏可有轻度至中度增大，伴有轻度触痛。出现黄疸，症状上可自愈，部分患者出现 Coombs 试验阴性的一过性黄疸或溶血性贫血，甚至出现急性肾衰竭。鼻衄是儿科患者的常见主诉。患者出现肝硬化时，临床上可以是症状前状态，也可以是在出现神经系统症状后偶然发现的。在某些特定区域，如伊朗和印度，肝豆状核变性是导致儿童肝硬化的主要原因。肝硬化由代偿期进入失代偿期后，出现门静脉高压、食管 - 胃底静脉曲张出血、腹水或脑病。这类患者常合并有反流性食管炎，使食管下端黏膜受到侵蚀；咳嗽、呕吐及排便等腹腔压力增高因素引起的原已增高的门静脉压力的再骤然增加，坚硬食物等引起的机械性外伤，均可导致高度扩张的、极为菲薄的曲张静脉壁破裂、出血。一旦发生消化道出血，患者往往因失血性休克、肝性脑病而死亡。

患者经过驱铜和适当护肝治疗数月后，临床症状消失，肝功能趋于稳定。但若驱铜治疗不充分，患者的临床症状可能会反复发作。反复发作的肝损害一般程度较轻，主要表现为转氨酶轻到重度升高、黄疸及胆红素升高。

有些患者可表现为慢性肝炎，慢性活动性肝炎可发生于 10%～30% 的肝豆状核变性患者。开始常出现非特异性症状，如疲乏、厌油腻、腹胀、食欲不振及发热等。以后逐渐出现肝区疼痛、肝大、质较硬而有触痛。此型肝豆状核变性若不经规范的驱铜治疗，肝脏损害逐渐加重，可出现肝硬化症状，如脾大、脾功能亢进、腹水、食道静脉曲张破裂及肝昏迷等。肝脏质地坚韧，表面光滑，部分患者肝缩小。肝脏损害使体内激素代谢发生改变，肝脏对雌激素的灭活作用减弱，导致患者出现蜘蛛痣和肝掌。可引起内分泌紊乱，如青春期延迟、闭经、流产及男性乳房女性化等。表现为肝炎时，除非患者各项肝炎病毒标记物检测都是阴性，否则难以与病毒性肝炎区别。

在 35 岁以下的特发性慢性活动性肝炎患者中，有 2%～10% 的患者实际是患有肝豆状核变性。

在疾病早期，患者可从症状前的转氨酶升高进展至慢性活动性肝炎，再发展至晚期肝纤维化、肝硬化，甚至肝癌。肝豆状核变性患者的预后较好，特别是那些在确诊时尚未发生肝硬化，并对肝豆状核变性及其他伴随肝病进行了及时的、适当的治疗的患者。

患者平均在 10～13 岁出现肝脏症状。最常见的肝脏表现是无症状性慢性进行性肝硬化（代偿或失代偿），伴孤立性脾大和门脉高压。与病毒性肝炎相比，本病症状轻微而体征明显，患者消化道症状常不突出，但是肝病面容、肝脾大、腹水和性腺发育迟缓更为常见。肝酶变化轻微而肝功能受损较明显，转氨酶多数正常或轻度增高，仅少数患者升高 10 倍以上。但是白蛋白、凝血功能异常出现早且明显，与症状和黄疸不成比例。最常见的有关肝脏的症状体征是黄疸、食欲不振、呕吐（37%～44%）、腹水 / 水肿（23%～26%）、肝脾大（16%～29%）等。由于溶血，一些患者出现一过性黄疸。即使肝脏受损较轻，没有发生急性肝衰竭，也可出现轻度的溶血。在一个有 283 名日本患者参加的研究中发现，仅有 3 名患者表现为急性溶血，出现黄疸的患者中 1/4 有溶血。其他的症状包括疲劳、由肝性脑病引起的意识错乱、男性乳房发育、肝掌、易出现擦伤、出血症状（鼻衄、牙龈出血）和肌肉萎缩等。

40 岁以后发病者被称为晚发型肝豆状核变性。患者往往以发病缓慢、症状轻微、表现不典型为临床特征，以震颤及讲话时发音不清为主者，易被误诊为特发性震颤、帕金森病；也有部分患者仅以原因不明的肝大起病，易被误诊为肝炎后肝硬化，往往迁延到显著肝硬化、腹腔积液时才被确诊。

（三）肝硬化型肝豆状核变性

许多成年肝豆状核变性患者就诊时已发展到肝硬化，部分患者甚至以失代偿肝硬化症状（或腹水）或其并发症为首发症状。患者确诊时是否存在肝硬化与预后和临床管理有关。在一个 229 个患者的回顾性研究中发现，62% 的患者有肝硬化。与此相对的是，11% 的症状前患者有肝硬化。在一个 14 个 40 岁以上脑型患者的研究中发现，71% 的患者存在明显的肝硬化。另一个 34 个患者的研究发现，41% 的脑型患者存在肝硬化。还有一个研究发现，48% 的脑型患者存在肝硬化。

1. 代偿期肝硬化

在临床上无任何特异性表现，但部分早期肝硬化患者可有以下症状。

（1）全身症状：主要有乏力、易急倦及体力减退等。少数早期肝硬化患者可出现面部色素沉着。

（2）消化不良症状：食欲减退、腹胀、便秘、腹泻及肝区隐痛等，劳累后明显。

（3）体征：少数患者可见蜘蛛痣，肝脏轻到中度增大，一般无压痛，脾脏可正常或轻度增大。

2. 失代偿期肝硬化

患者的症状较明显，主要表现如下。

（1）全身症状：疲倦、乏力是失代偿期肝硬化患者最主要的症状之一，肝硬化晚期患者多伴皮肤干燥粗糙，面部灰暗黝黑。

（2）消化道症状：更为明显，食欲缺乏是失代偿期肝硬化患者最常见的表现，部分患者伴有恶心和呕吐，尤其是对脂肪和蛋白质的耐受性差的患者，进食油腻或高蛋白食物后，易出现腹胀不适，甚至引起腹泻。腹胀主要是由腹水和胃肠胀气所致。

（3）内分泌失调：失代偿期肝硬化时，患者肝脏的功能衰退更加明显，性激素失衡，肝掌、蜘蛛痣和毛细血管扩张较为明显，可出现青春期延迟、女性月经失调和性欲减退，甚至出现男性的乳房女性化等。

（4）出血倾向及贫血：患者可出现齿龈出血、皮肤瘀斑、胃肠黏膜糜烂出血、鼻腔出血、呕血和黑便等。

（5）腹水：患者因大量腹水可导致腹部膨隆，状如蛙腹，腹壁绷紧发亮，也可出现胸腔积液，甚至出现呼吸困难和脐疝；如合并感染，可伴有发热和腹痛。

（6）门静脉高压：患者主要表现为食管–胃底静脉曲张，很易导致消化道大出血。

（7）肝、脾大：患者常有不同程度的肝大，质地较韧，表面光滑；也有不少患者肝脏不大，甚至出现肝脏萎缩。脾大更为常见，可伴有不同程度的脾功能亢进（血液中白细胞、血小板减少）。

（8）肝性脑病：肝硬化患者发生门静脉高压后，可出现各种并发症。门静脉高压随胶原沉积增加而加重，静脉腔扩大，以使更多的血流至肝脏，肝脏形成皮革样海绵状外观。食管胃底静脉曲张是门静脉高压最常见的表现，也可出现腹水和肝性脑病。症状前性脾大可以是最早的临床表现，尤其是儿童。在一个有 14 个脑型患者参加的研究中发现，若在起病 2 年内启动驱铜治疗，即使是严重的门脉高压和肝脏损害也是可以逆转的，或停止发展。

肝硬化和反复发作的溶血预示结石的发生。儿童发生不能解释的胆结石（cholelithiasis），特别是胆色素结石（bilirubinate stone）时，应除外肝豆状核变性。

3. 脾大

脾大的主要原因是随着铜在肝细胞内大量沉积，导致弥散性肝细胞肿大、坏死和纤维组织增生，病程中可出现类似急、慢性肝炎或脂肪肝的症状，最终转为肝硬化，引起门静脉高压，从而导致脾大，多为正常的 2～3 倍，脾脏下缘可达到平脐或脐以下水平，一般脾脏增大到一定程度后就不再增大。罕见患者出现不伴肝大的孤立性脾大。

脾功能亢进简称脾亢，临床表现为脾大，一种或多种血细胞减少，在脾脏切除后血细胞减少恢复。但脾大与脾功能亢进的程度并不一致。

约半数肝豆状核变性患者合并门静脉高压及脾功能亢进。脾功能亢进的机制可能与血液中过量的铜沉积在红细胞并引起过氧化损伤，从而导致溶血性贫血有关，确切的机制未明。脾功能亢进时，血细胞尤其是白细胞的减少可影响患者的免疫功能，易导致反复感染而诱发肝性脑病。脾脏切除术可解决由于患者脾功能亢进引起的白细胞和血小板减少，保证了有效的肝血流灌注，有利于再生修复肝细胞，改善肝功能。

脾脏有储血功能，循环中大部分中性粒细胞和 1/3 左右的血小板储存在脾脏中。脾大时，90% 的血小板可被滞留于脾脏。脾脏功能亢进会引起血细胞减少，出现贫血、感染及出血倾向。另外，脾大常伴随血容量增加，脾脏血流量增加，使脾静脉超负荷，从而引起肝脏门静脉压力增高，使肝脏长期淤血，最终发展为淤血性肝硬化，出现消化吸收功能不良、黄疸、内分泌失调及腹水等表现。切除脾脏后，多数患者的肝功能明显改善。

4. Child-Turcotte-Pugh 分级

临床上采用 Child-Turcotte-Pugh 分级（表 16-2）来评估肝硬化代偿情况和预后，分数越高，预后越差。

表 16-2　Child-Turcotte-Pugh 肝脏疾病严重程度与分级

参数	1 分	2 分	3 分
脑病	无	1～2 级	3～4 级
腹水	无一轻微 （仅在影像上可见）	中等的 （或对利尿剂敏感）	严重的 （或对利尿剂不敏感）
白蛋白（g/dL）	≥ 3.5	2.8～3.4	≤ 2.7
胆红素（mg/dL）	1～2	2.1～3	≥ 3.1
凝血酶原时间比正常对照延长时间（s）	1～4	4.1～6	≥ 6.1
或 INR	≤ 1.7	1.8～2.3	≥ 2.4

注：分级：A 级（5～6 分）；B 级（7～9 分）；C 级（10～15 分）；

对于原发性硬化性胆管炎的患者，关于胆红素的分值不同：1～4 mg/dL 为 1 分；4.1～10 mg/dL 为 2 分；≥ 10.1 mg/dL 为 3 分；

INR = international normalized ratio。

（四）急性肝衰竭肝豆状核变性

急性肝衰竭是指由多种病因引起的大量肝细胞坏死及严重功能损害，既往无肝病史并在发病后 8 周内出现肝性脑病的综合征（表 16-3）。肝豆状核变性是急性肝衰竭的病因之一，占急性肝衰竭的 2%～3%，于 20 世纪 70 年代末期首先报道。3%～5% 的肝豆状核变性患者会发生急性肝衰竭。以年轻女性患者多见，发病前一般无肝病史，但部分肝豆状核变性患者发病前可有肝脏功能异常，或已确诊为肝豆状核变性，患者发生肝衰竭前已有过量铜沉积，肝细胞已受损，所有患者的肝脏都有纤维化或硬化。大多数患者发生急性肝衰竭前并无明显诱因，少数患者是由于短期内进食过量带壳海产品或豆制品、突然停用驱铜药物引起。

表 16-3　急性肝衰竭的特异性临床表现

临床表现
女性：男性＝4：1
发病年龄 <22 岁
急性血管内 Coombs 试验阴性的溶血性贫血
对肠道外维生素 K 无反应的凝血障碍
高胆红素血症
快速进展至肾功能不全
可无肝病病史
早期无肝性脑病

实验室检查
血清转氨酶 <10 倍正常上限
AST/ALT>2.2
正常或轻度少的血清碱性磷酸酶（<40 IU/L），碱性磷酸酶 / 总胆红素 <4
溶血表现
尿铜↑
血小板↓
INR↑
遗传性检测：*ATP7B* 基因的纯合子或复合杂合子突变

发生肝豆状核变性引起的急性肝衰竭的女性与男性的比例是 4：1。起病多急骤，前期可有"感冒"样症状，如疲倦乏力、中低度发热、食欲减退、咳嗽和全身不适等；也可无任何前驱症状，很快出现进行性加重的黄疸、大量腹腔积液及神经精神症状，中低度发热；多伴有溶血性贫血，急性溶血时可有发热、寒战、头痛和腰背疼痛等；尿呈酱油样；消化道症状为厌食、恶心、呕吐、呃逆、上腹部不适、腹胀和肝区疼痛等；还有肝性脑病表现，以及皮肤淤点和淤斑，牙龈出血，鼻衄。可出现消化道大出血，多为食道静脉曲张破裂出血。此外还有对肠外使用维生素 K 无效的凝血功能障碍和肝肾综合征。感染以自发性腹膜炎最为常见。体征可见 Kayser-Fleischer 环，部分患者的此环缺失，尤其是年龄偏小者；肝病面容，蜘蛛痣；黄疸；肝脏可肿大触及，但不多见，脾大；腹水、水肿。D- 青霉胺或曲恩汀因需经肾脏排泄，对已发生肾功能不全的患者是无效的。如不及时进行肝移植治疗，患者常在数天至数周内死亡。

有两种情况引起严重急性的肝病预后很差，可在数天至 2 个月内死亡，需要迅速的诊断和干预。第一种情况是急性肝衰竭；第二种情况是治疗中患者对药物治疗变得不敏感，快速进展至肝衰竭。两种患者都会发生晚期的肝肾衰竭、脑水肿等，应该迅速将其转诊至肝移植中心进行肝移植。这两类患者若单纯用药物治疗，最终几乎都会死亡。国外报道患者由肝豆状核变性引起的急性肝衰竭，如不进行肝移植，病死率为 95%～100%。但也有报道即使是肝脏功能严重损害的患者，尤其是儿童患者，经及时的诊断和治疗（包括规范的和足量的驱铜治疗）后，也有存活的可能。由肝豆状核变性引起的急性肝衰竭的预后与严重的病毒性肝炎不一样。为采取准确的治疗措施，所有因肝衰竭入院的患者都应进行铜代谢方面的检查。死亡原因主要为肝衰竭、肝性脑病、出血和继发感染等。

急慢性的晚期肝病都会出现高胆红素血症、凝血障碍、肾衰竭，通过总胆红素、INR、肌酐等指标形成的终末期肝病模型（model of end-stage liver disease，MELD）指数可反映疾病的严重程度。MELD 用于预测晚期肝病患者死亡率，分数越大，提示治疗无效，死亡率也越高。MELD 值的计算公式是 $3.8 \times \log_e$[胆红素（mg/dL）]$+11.2 \times \log_e$（INR）$+ 9.6 \times \log_e$[肌酐（mg/dL）]$+6.4 \times$（病因：如是胆汁淤积性或酒精性为 0；其他为 1）。为方便使用，将 MELD 值乘以 10，再四舍五入至整数。

第二节 肝性脑病

一、发病机制

肝性脑病也叫肝昏迷，是肝硬化的常见并发症，是由急性肝衰竭、肝硬化、门 - 体分流等引起的与肝脏代谢相关的神经毒素沉积，有些病例无内源性肝病，临床上以神经精神症状为主，临床表现多样，轻重不一，主要临床表现是意识障碍、精神行为异常和震颤。尚未完全了解其发病机制。因为肝脏清除率下降或门 - 体分流引起的来自消化道和其他部位的氨可导致脑星形胶质细胞内的谷氨酰胺沉积，使星形胶质细胞肿胀。低钠血症可加重肝性脑病。食管静脉曲张破裂引起上消化道出血、感染、不恰当的放腹腔积液和大量排钾利尿剂的使用均是诱发因素。

二、诊断和分类

肝性脑病的诊断依靠临床表现、血氨，需要除外其他有精神症状的疾病，包括低氧血症、高碳酸血症、酸中毒、尿毒症、药物及其他原因引起的中毒、电解质紊乱、中枢神经系统功能紊乱（如癫痫、休克、颅内出血和脑膜炎等）、低血糖、震颤性谵妄和 Wernicke-Korsakoff 综合征等。典型的肝性脑病可通过床旁检查发现，轻微的患者仅能通过特殊的量表检查发现。30%～45% 的肝硬化患者和 10%～50% 的患者行经颈静脉肝内门 - 体分流术（transjugular intrahepatic portosystemic stent shunt，TIPSS）的患者有典型的肝性脑病表现。

三、临床表现

（一）主要表现

肝性脑病的临床表现是非特异性的，可发生各种神经精神症状。典型的肝性脑病表现为：精神病变，通过 West Haven 标准分级（表 16-4）；神经运动病变，如反射亢进、肌张力增高和扑翼样震颤。肝性脑病患者可在智力、认知、情感、行为、精神运动和细微运动等方面发生变化。这些变化可导致个性变化、疲乏感、睡眠 - 觉醒周期变化、意识障碍、扑翼样震颤或运动控制不能等。患者也可表现为局部的神经系统损害，如偏瘫。应除外其他的可引起局部损害的病变，如脑出血等。

表 16-4 精神状态的半定量分级 West-Haven 标准

分级	标准
1	轻度意识障碍 欣快或焦虑 注意力缺陷 计算能力下降
2	嗜睡或淡漠 轻度的时间或地点定向缺陷 轻度人格障碍 行为异常
3	昏睡 意识模糊 明显的时间或地点定向缺陷
4	昏迷

（二）临床分期

根据患者的意识障碍程度、神经系统表现和脑电图表现，将肝性脑病分为4期（表16-5）。

1. 前驱期

患者有轻度性格改变和行为失常，如欣快激动或淡漠少言，衣冠不整或随地大小便。应答准确，但吐词不清且较缓慢。可有扑翼样震颤，脑电图多数正常，少数出现基本节律减慢。此期历时数日或数周。此期患者易被忽视，如不予以积极治疗，则进展至昏迷前期。

2. 昏迷前期

患者以意识错乱、睡眠障碍和行为异常为主，甚至出现幻觉、恐惧和狂躁。定向力和理解力均较差，对时间、地点和人物的概念混乱，不能完成简单的计算和智力拼图。可有言语不清、书写障碍。常常睡眠时间错乱，即白天嗜睡，夜晚兴奋、躁动，有时出现恐怖的视幻觉，造成恐惧、惊叫和狂躁等。此期患者的扑翼样震颤存在，脑电图有弥漫性慢波。

3. 昏睡期

患者以昏睡和精神错乱为主，可以唤醒，醒后虽可简短应答，但往往不切题。也可以昏睡与兴奋交替出现。各种症状持续加重。若患者合作，此期患者的扑翼样震颤仍可引出。脑电图有弥漫性慢波。

4. 昏迷期

患者的神志完全丧失，不能被唤醒，扑翼样震颤无法引出。浅昏迷时，患者对疼痛刺激尚有反应，深昏迷时则意识完全丧失，且对外界刺激无反应。可出现阵发性惊厥、过度换气，脑电图有明显异常的弥漫性慢波。

表16-5　肝性脑病的各期临床表现

临床分期	扑翼样震颤	意识水平	精神症状	言语	睡眠异常	脑电图
1期：前驱期	有	清醒	轻度异常	基本正常	失眠或嗜睡	多数正常
2期：昏迷前期	有	清醒	明显异常	言语不清	睡眠颠倒	弥漫性慢波
3期：昏睡期	有	昏睡	重度异常	明显异常	昏睡，可被唤醒	弥漫性慢波
4期：昏迷期	无	昏迷	昏迷	不能言语	不能被唤醒	弥漫性慢波

以上各期的分界并不是很清楚，前后期的临床表现可以重叠，病情发展或经治疗好转时，程度可升级或降级。

四、诊断试验

肝性脑病是一个排他性诊断，同时也要寻找其诱发因素。

（一）实验室检查

在一定范围内，动脉血氨和静脉血氨与肝性脑病的严重程度呈相关性。为保证准确性，需注意在采集血时，避免使用止血带，将装有血液标本的试管放置于冰上，在20分钟内分析标本。高氨血症也可由非肝原因引起，如胃肠道出血、肾衰竭、低血容量、运动过度、尿素代谢性疾病、肠外营养、尿脓毒症（urosepsis）和使用某些药物（如丙戊酸）等。无须常规随访血氨，观察临床表现和对治疗的反应更为重要。

（二）神经精神量表

如体检时未见异常，神经精神量表可检测注意力、视空间、精细动作和记忆力，对诊断轻微肝性脑病有帮助。早期的肝性脑病可能仅有驾车能力下降。这些检查需要一定的经验，且耗时，难以广泛开展最常用的检查是数字连接试验，可在诊室和床旁进行，但特异性有限。

第三节　体格检查和实验室发现

体检时可发现早期患者有肝大，随时间变化肝脏由于损害和瘢痕形成，肝脏变小，并出现门静脉高压。门静脉高压的体征包括脾大、腹水、食管胃底静脉曲张（伴或不伴出血）和肝性脑病。慢性肝病的体征包括蜘蛛痣、黄疸、巩膜黄染、肝掌和男子乳房女性化等。肝性脑病的体征包括睡眠模式的改变、扑翼样震颤等，可发展为肝昏迷。肝性脑病患者原有的神经系统症状会加重，血氨升高。急性肝衰竭患者由于肝损害和溶血，可发生急性黄疸。

Kayser-Fleischer 环是由铜沉积于 Descemet 膜引起，并不为肝豆状核变性患者所特有，也可见于慢性阻塞性黄疸患者、新生儿胆汁淤积症，这些患者在临床、生化和病理上明显与肝豆状核变性患者不同。大量的研究表明仅 44% ～ 62% 的肝型肝豆状核变性患者有 Kayser-Fleischer 环，肝型肝豆状核变性儿童常缺乏 Kayser-Fleischer 环。

最常见的实验室发现是转氨酶上升至正常上限的 2 ～ 5 倍，但转氨酶升高的程度与肝病的严重程度不相关。随疾病进展，白蛋白降低，INR 值升高，出现高胆红素血症。由于直接的铜诱导的肾小管损害和终末期时因低灌注引起的肝肾综合征，患者可出现肾功能损害。

急性重症肝炎时，病程初期转氨酶升高，以天门冬氨酸氨基转移酶升高显著。如在症状恶化时，黄疸进行性加深，酶活性反而降低，即出现胆酶分离现象，提示肝细胞严重坏死，预后不良。

第四节　伴有其他肝病的肝豆状核变性

肝豆状核变性的表现具有多样性，目前尚无与其共存的其他肝病的临床流行病学资料。在一个有 42 个患者的回顾性研究中发现，有 9 个患者伴发其他肝病，其中 4 位是自身免疫性肝病，2 位是丙型肝炎，1 位是丙型肝炎伴肝细胞癌，1 位是肝细胞癌，1 位是血色病。伴有其他肝病的肝豆状核变性患者的年龄明显偏大，肝硬化程度更重，死亡率更高。

肝豆状核变性与其共存的其他肝病具有协同作用，加速了肝细胞损害。有三个问题存在：医患都可能认为病情由其他疾病引起，却忽略了肝豆状核变性的诊断；病毒性肝炎、非酒精性脂肪性肝炎、自身免疫性肝炎、血色病等未被诊断时，如仅针对肝豆状核变性进行治疗，病情也会逐渐加重，发展为肝衰竭，甚至需要肝移植；由于误认为疾病进展是由驱铜不足引起，患者可能被驱铜过度，引起继发性铁过载，特别是在年轻男性患者长期应用 D- 青霉胺后容易出现。铁过载仍会引起持续肝损害，停止驱铜治疗并补充铜，或采取放血疗法，可以纠正这种损害。

从病理生理学角度讲，当合并其他肝病时，原表现为症状前或慢性活动性肝炎的肝豆状核变性患者可进展为晚期肝病，甚至需要肝移植。应早期采用分子生物学等更敏感和特异的技术，对肝病患者进行肝豆状核变性的筛查，做到早期诊治。

一些肝豆状核变性患者合并非酒精性脂肪性肝炎，二者早期的病理表现类似，包括轻微的脂肪变性（包括小泡型和大泡型）、肝细胞核糖基化和局部肝细胞坏死。虽然肝脂肪变性在肝豆状核变性患者中很常见，但其严重程度不及合并非酒精性脂肪性肝炎的患者。

肝豆状核变性患者的肝活检标本的病理改变也可类似于经典的自身免疫性肝炎（也即所谓慢性活动性肝炎的表现），一些肝豆状核变性患者的有关自身免疫性疾病的血清学指标呈阳性，特别见于较年轻的患者。所有确诊的患自身免疫性肝炎的儿童和疑似的患自身免疫性肝炎的成年人，如对皮质激素治疗的反应不敏感，应除外肝豆状核变性。偶有肝豆状核变性患者对激素治疗有反应并可检测出血清学指标，可能他们同时患有自身免疫性肝炎。在共患肝豆状核变性和自身免疫性肝炎的患者中，两种疾病都需要治疗。

第五节 肝细胞癌和肝豆状核变性

肝豆状核变性很少合并肝细胞癌或肝内胆管细胞癌（intrahepatic cholangiocarcinoma，ICC）。有假说认为实际上肝细胞内的铜可保护细胞，避免肝脏发生肿瘤性变化；一些肝豆状核变性患者在进展为原发性肝癌前就已死亡；一些不明原因的肝硬化或者原发性肝癌患者，其原发病可能为肝豆状核变性，但临床未能确诊；有证据表明驱铜治疗可抑制原发性肝癌的发生，主要的假设机制有两个：铜与DNA结合，具有稳定DNA的作用，可拮抗氧自由基对DNA的损害；由于铜沉积于肝脏和其他组织，血清铜下降，铜的生物利用度下降，由铜刺激引起的VEGF的表达下降，血管生成下降，从而抑制了肝细胞癌的发生（图16-1）。

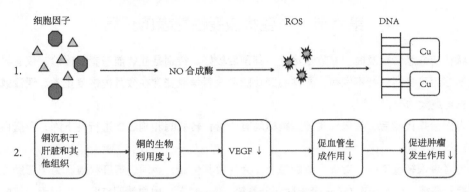

图 16-1　铜抑制肝脏肿瘤发生的可能机制

肝豆状核变性患者发生肝脏恶性肿瘤的概率是否增大尚不清楚，但发生其他腹部恶性肿瘤的概率增加。在一项有363个患者参加的系列研究中发现，有2个（0.5%）肝硬化患者分别于诊断为肝豆状核变性31年和38年后，罹患肝细胞癌。另外，有3个患者患胆管癌，有5个患者患有未知来源的低分化腺癌。肿瘤的发生率与患肝豆状核变性的时间长短相关。肝细胞癌患者的预后较差，估计中位生存时间为4.3～20个月，5年生存率为10%～15%。有症状发生后确诊的肝细胞癌患者的5年生存率为0～10%。

几乎所有报道的肝豆状核变性合并肝细胞癌的患者均发生于肝硬化后，但也有1例非肝硬化的患者发生肿瘤的报道。有作者复习文献中报道的28例肝豆状核变性合并肝细胞癌，发现男性多见，女性病例占14%。在其他人群中女性肝细胞癌占30%。

一个近来的欧洲多中心研究表明肝癌的年发病率为0.28/1000。在2个来自于德国、比利时、波兰和新西兰的1186例患者参加的独立的回顾性研究中发现，恶性肝胆肿瘤的发病率是1.2%，其中胆管癌的发生率是0.5%。一个来自荷兰的研究发现，在130位平均随访了15年的患者中发现，2个患者患肝细胞癌，一位是在确诊肝豆状核变性时被发现，另一位是在随访15年后时被发现，作者估计所有患者的肝细胞癌年发病率是0.04%，在肝硬化患者中是0.14%。

在上述研究中，即使在肝硬化患者中，肝细胞癌的发病率也很低，尚不足以达到筛查和监测肝细胞癌的阈值。美国肝病研究协会（American for Study of Liver Diseases，AASLD）的实践指南指出：如果丙型肝炎患者的肝细胞癌的年发病率超过1.5%，乙型肝炎患者的肝细胞癌的年发病率超过0.2%，对肝细胞癌进行监测的费用/效益比是有意义的，可以通过每6个月进行一次超声检查，来监测肝细胞癌的发生。对于肝细胞癌，超声检查的敏感性为65%～80%，特异性为87%～94%，并与操作者的技术水平相关。利用CT、MRI等技术，通过筛查和监测肝细胞癌，可以提高肝豆状核变性患者的生存率。如超声发现结节，可用其进一步检查。血管造影不仅可以确诊肝细胞癌，还可进行动脉导向治疗和栓塞治疗。如患者的肝内病变与肝细胞癌不符，应对肝切除或肝活检标本进行组织病理学分析，除外胆管细胞肿瘤。因敏感性和特异性太低，监测血清甲胎蛋白的意义是有争议的，一般不单独用于肝细胞癌的监测。

如经动态对比增强型CT扫描和MRI检查发现了典型的影像学表现,对于>1 cm的病灶即可确诊为肝细胞癌,无须进行肝脏活检。影像学特征包括早期动脉增强影或静脉延迟相。对于<1 cm的病灶,应每3个月随访一次。对于不典型的病灶,应行影像引导下活检或密切监测。

对于没有门脉高压的代偿性肝硬化患者,可以考虑肝脏切除手术,但5年内有50%的患者复发。射频消融术、经皮酒精注射和化疗栓塞等局部治疗后,也存在肿瘤复发的风险。符合米兰标准(单个病灶小于5 cm;多发病灶的数量少于3个,每个病灶小于3 cm)、无肝外转移表现,但不能进行肝切除的患者可考虑肝移植治疗,在一些国家具有优先权。符合米兰标准的肝移植患者术后1年和5年的生存率分别为尚可接受的89%和61%。

第六节　肝豆状核变性患者的预后

如果肝豆状核变性患者被及时、有效地治疗,其预后较好。特别是症状前患者在确诊时仅有异常肝功能和组织学,经过治疗后可长期保持不发病,异常的肝功能和放射学改变常在数月内恢复正常。误诊或延误诊断是肝豆状核变性患者最大的死亡原因。

肝硬化患者经治疗代偿后,临床和实验室指标均有改善:转氨酶和胆红素进行性下降,白蛋白上升,在治疗约3年后达到基本正常。

失代偿的患者表现轻重不一,对最严重的患者,为挽救其生命,必须进行肝移植。为了帮助确定急性肝衰竭患者是否需要肝移植,Nazer建立了一个预后评分系统(0~12),由血清胆红素、血清天冬氨酸转移酶、凝血酶原时间等指数组成,评分大于7的患者将不能生存。考虑到炎症反应因素,增加了白细胞计数,分值范围调为0~20,大于10分的患者如不进行肝移植,将会死亡。改良Nazer评分的作用在儿童和成年患者中均已得到证实。

根据此标准,分数越高预后越差,总分少于6分评为A级,提示患者的肝功能代偿良好、预后尚可;总分位于7~9分评为B级,提示患者的肝功能显著受损;总分位于10~15分评为C级,提示患者的肝功能处于失代偿期,高度存在出现并发症的可能;分数大于11分者需行肝移植治疗,否则极有可能近期死亡。

改良Nazer评分在10分以下的患者应该尝试药物治疗。在治疗过程中,应密切观察8~10分的患者,如分值增高,应考虑肝移植。

除了急性肝衰竭的患者,由于末期肝病而进行肝移植的肝豆状核变性患者预后好于由于因其他病因进行肝移植者。

有作者分析了澳大利亚从1961年至2013年50年间175个患者的预后,经过药物治疗或肝移植,85%的患者预后良好,他们认为在诊断时发现的肝硬化是最好的死亡和需要肝移植的预测因子。在肝硬化发生前进行早期诊断可延长生存时间,减少肝移植的需要。早诊断、早治疗仍是改善预后的最佳手段。即使是晚期肝纤维化患者,经过积极的驱铜治疗,肝纤维化程度仍可减轻。

第七节　结论

肝豆状核变性的临床表现复杂,既有仅生化异常的症状前患者,也有急性肝衰竭、伴肝硬化和肝功能不全的末期肝病患者。伴发的其他肝病可加重肝豆状核变性患者的预后。肝癌多发生于晚期肝纤维化和肝硬化的患者,因其发病率较低,尚不清楚是否有必要对肝癌进行筛查和监测。早诊断、早治疗使几乎所有肝豆状核变性患者都有一个好的长期预后。诊断时就已发生的肝硬化是预后不良主要指标,可增加肝移植的概率。有效的治疗可逆转肝纤维化,改善代偿型肝硬化患者的预后。

(李晓东　李淑娟)

第十七章　肝豆状核变性的神经系统病变

摘要

　　肝豆状核变性是一个神经退行性疾病，有一系列神经系统表现：震颤、动作迟缓僵硬、肌张力障碍、舞蹈症、构音障碍、吞咽困难等，易导致误诊、漏诊。早诊断、早治疗可明显改善患者的预后。延误或未治疗甚至是致命的。本章详细描述了肝豆状核变性患者的神经系统表现及其评估，并描述了眼科检查、脑成像以及其他可显示神经系统是否受损的实验室检查。

第一节　肝豆状核变性的神经系统表现

一、神经系统表现的发展经过

　　肝豆状核变性的病理生理学机制表明，铜沉积于不同器官，主要是在肝脏、脑、肾和角膜等，引起这些器官的功能损害。肝脏最易受损，其次是神经系统（包括角膜）。患者的神经系统症状较肝脏症状晚 10 年左右出现。约 50% 的有神经系统症状的患者在确诊时存在肝硬化。尚不清楚是否存在仅有神经系统症状而无肝脏受累的患者。到目前为止，最早出现神经系统症状的患者是 6 岁，最晚的是 72 岁，平均发病年龄是 19.4 岁。神经系统症状的出现主要与诊断延迟、依从性差或治疗失败有关。延误诊断的患者对药物的疗效也较差。神经系统症状主要与运动相关，包括震颤、肌张力障碍、运动迟缓、舞蹈症相关的吞咽困难、构音障碍、流涎和眼 - 手动作协调性差等。患者可以单独症状首发，在晚期多种症状并存。23% ~ 30% 的神经型患者有一过性黄疸或肝病表现（表 17-1）。

表 17-1　脑型肝豆状核变性的首发表现

首发表现	平均值	首发表现	平均值
发病年龄	19.4 岁	震颤	36.2%
延迟诊断	24 个月	帕金森样表现	17.3%
构音障碍	57.6%	舞蹈症或手足徐动症	15.3%
肌张力障碍	42.4%	癫痫	4.7%
异常步态	37.8%		

　　肝豆状核变性的神经系统症状波动很大。应激、其他疾病和药物治疗等都可能加重病情。未经治疗的患者的神经系统症状逐渐加重，最终发展为严重的残疾，甚至死亡。很难预测患者的病程，一些患者的神经系统症状在数年内缓慢进展，而一些患者则快速进展。患者出现神经系统症状后，如未经驱铜治疗，中位生存时间少于 5 年。

早期的神经系统表现是轻微的、非特异性的、阵发性的，表现为注意障碍、动作协调性差、笔迹变化和言语不利等，此时的神经系统体检为阴性，患者精神方面的变化常被误诊为由其他疾病引起。最常见的神经系统损害表现为肌张力障碍、构音障碍、流涎、动作笨拙、震颤和帕金森样表现等。较少出现的神经系统损伤表现为痉挛、舞蹈症、手足徐动和肌阵挛等。大多数患者有多种表现。症状波动与情绪、应激、整体健康状况、伴发疾病和药物等因素相关。构音障碍见于绝大多数患者。壳核及尾状核受累与构音障碍之间有密切关系；肌张力障碍和运动徐缓则为壳核受累的结果；小脑、脑桥基底部及丘脑受累表现为共济失调；壳核、丘脑外侧核、黑质、小脑齿状核和中脑被盖区出现病变可表现为震颤；舞蹈症与尾状核病变有关。许多有神经系统损害的患者的肝脏症状并不明显。首发的单个症状逐渐恶化，并在其他症状出现前相当长的时间内占据主要角色。个别患者可以出现锥体外系损害的表现，如膝反射亢进，但肌力下降罕见。感觉障碍几乎不见于肝豆状核变性。年龄较小的患者多表现为舞蹈症和肌张力障碍，而年龄较大的患者多表现为震颤。即使在同一天内，症状的起始和严重程度也会因疲劳、情绪应激和发热等而变化。随着疾病发展，逐渐出现新的神经系统症状，最终发展为姿势固定（immobilization）和恶病质（cachexia）（表17-2）。

表17-2 肝豆状核变性的核心运动症状、延髓症状和其他的神经系统症状

核心运动症状	延髓症状	其他的神经系统症状
震颤	构音障碍	小脑功能失调
肌张力障碍	流涎	舞蹈症
帕金森症	吞咽困难	反射亢进
		癫痫
		认知损害

经过积极的治疗，大多数症状消失或明显缓解，部分症状可持续存在。比如，通过回顾性观察发现，震颤常经治疗后好转，而肌张力障碍则很难痊愈。有神经系统症状的肝豆状核变性患者几乎都同时有行为、认知，甚至精神病症状。除了运动症状，肝豆状核变性患者很少出现其他神经系统症状，如神经病、自主神经系统功能紊乱、头痛和癫痫等。

几乎所有有神经系统症状的肝豆状核变性患者的头部磁共振成像检查均有异常。磁共振成像检查可以协助诊断、检测脑受累的程度及随访。其他的影像学检查，如MRS（MR spectroscopy）、CT和经颅脑超声检查等，也有一定意义，但还不是常规检查。电生理学（脑电图、肌电图和诱发电位等）的临床价值有限，主要用于实验研究。眼震电图检查示85%的患者的垂直平滑跟踪试验异常，视力正常。因为视觉系统是脑的组成部分，视网膜和视觉通路的损害也是当今较为活跃的研究领域。

一个来自印度KDAH Mumbai的肝豆状核变性诊疗中心患者的神经精神表现的发病情况如表17-3。

表17-3 肝豆状核变性患者的神经精神表现

神经系统表现	比例（%）	神经系统表现	比例（%）
肌张力障碍	93.44	帕金森症	57.37
语言损害	91.80	流涎	55.73
Wilson脸	90.16	震颤	45.90
K-F环	85.24	吞咽困难	42.62
学习成绩下降	72.13	抑郁	22.95
精神病	68.85	舞蹈症	11.47
直线行走困难	68.85		

以震颤为主的患者的疾病发展速度较以肌张力障碍为主的患者缓慢。未经治疗的患者的神经系统症状会逐渐加重，出现致残性运动障碍、缄默、易于跌倒，最终卧床，呈现肌张力障碍性无动性缄默状态，往往于数年

后死于各种并发症。个别病例的自然病程较长。经过 1～3 年的驱铜治疗后，患者的各种症状好转，甚至卧床患者也可以基本恢复日常生活。

二、特殊表现

（一）肝豆面容

Wilson 在最初发表的文章中已经描述了肝豆面容（Wilson face）。肝豆面容是肝豆状核变性患者的特征性面容，表现为张嘴、假笑、流涎、眨眼次数减少、探索性眼球运动和愚钝外貌等。特征性的肝豆面容和肢体的肌张力障碍或其他运动障碍，是诊断肝豆状核变性的重要线索。随着驱铜治疗，肝豆面容是最早的对治疗有反应的临床症状，可以对治疗效果起到监测作用。

（二）帕金森症

19%～62% 的肝豆状核变性患者有帕金森样表现。患者表现为表情呆板、流涎、小写症、动作迟缓、齿轮状僵硬等，步态和姿势不稳。帕金森症的 Hoehn-Yahr 分级见表 17-4。

表 17-4　帕金森症的 Hoehn-Yahr 分级

级　别	表　现
0 级	无症状
1 级	单侧疾病，轻度功能障碍
1.5 级	单侧躯干症状
2 级	双侧症状，无平衡障碍
2.5 级	轻度双侧症状，后拉试验可恢复平衡
3 级	轻至中度双侧症状，某种姿势不稳，但仍可独立生活
4 级	严重障碍，但仍可独立行走或站立
5 级	无帮助时只能坐轮椅或卧床

（三）震颤

肝豆状核变性中最特征性的神经系统症状是震颤，震颤是最早、最多见的症状，也是肝豆状核变性中治疗效果较好的症状之一。22%～55% 的肝豆状核变性患者有震颤。约 80% 的伴神经系统症状的肝豆状核变性患者有震颤。震颤可以是较长时间（1～2 年）内患者的唯一表现。震颤往往见于成年期起病的患者，最常影响头和手，下肢、躯干和舌也可受累。

震颤的形式多样，包括静止性（rest）、姿势性（posture）、动作性（kinetic），类似于原发性震颤、肌张力障碍性震颤、红核性震颤。表现为姿势性和动作性震颤者，易被误诊为原发性震颤，后者见于 0.5%～5% 的普通人群。肝豆状核变性的震颤多表现在肢体、躯干或身体某一部分不自主的、有节律或无节律的抖动。震颤可表现为单侧或双侧，或由单侧发展为双侧，两侧震颤的强度可以类似或不一致。患者半伸手臂时，震颤比较明显。尤以上肢远端先出现，早期出现手指的细微震颤，数分钟后加剧。随病情进展呈动态性变化，四肢、头颅、下颌甚至躯干等部位均可见震颤。震颤幅度可细小或粗大，细微的震颤不影响日常生活，早期或轻型患者仅在两臂向前平伸时，出现双手轻微的细小震颤，但患者常有写字困难的主诉。震颤幅度和节律可有变化，静止和睡眠中消失，激动时加重。也有以腕部明显，表现为快速的拍打样动作。粗大震颤往往出现在随意运动时，如上肢震颤，患者在走路和说话时不得不把手放在背后，以减轻症状。严重的震颤还可影响患者的进食、穿衣等日常生活，以致生活不能自理。震颤在情绪激动及紧张时尤为明显，入睡时消失，安静状态下可明显减轻，因此有的患者必须把自己单独关在安静的屋子里，才能自行进食。轻型患者的震颤常可由意志短暂控制数秒至数分钟，但不久震颤的幅度往往可一过性加重。严重的震颤一般不受意志控制。肝豆状核变性震颤的不对称性和缺乏声音震颤的特征可与原发性震颤相鉴别。如果不同时合并肌张力障碍，震颤可在治疗后好转。所以对震颤进行准确的分类是非常重要的（表 17-5）。

表 17-5　震颤的临床特征和诊断

类型	临床特征	诊断途径
生理性震颤	姿势性震颤：无神经系统损害	生化指标 甲状腺功能 分析应用的药物
原发性震颤	姿势性震颤：影响手、上肢，有时头受累；紧张、疲倦、激素刺激时幅度增大 服用酒精后缓解	无特异性检测 排除其他病因
少年型帕金森病	静息时震颤；紧张时幅度增大 随肢体的自主活动而消失	无特异性检测 对于非典型表现，进行 MRI 检查 排除其他病因
小脑性震颤	意向性震颤：影响手、上肢，有时影响头；指鼻试验、跟膝胫试验（+）；步态异常；构音障碍；眼球震颤	CT 或 MRI 如怀疑多发性硬化，进行脑脊液检测 如怀疑中毒，进行毒素和酒精检测
肝豆状核变性	扑翼样震颤 合并肝脏损害表现（如腹水或黄疸）	肝功能检测 血清铜蓝蛋白水平 尿铜 裂隙灯检查

当震颤以上肢近端明显时，形成所谓的"扑翼样（wing-beating）震颤"，提示齿状核 – 红核 – 丘脑通路受损（dentatorubrothalamic pathway）。患者平举（伸向两侧或前方）双上肢时，震颤最明显且有特异性，曲肘 90°，手掌面向下，上肢远端可见低频高幅的震颤（姿势性震颤），手指分开时震颤明显，拇指呈快速旋转样震动，肩关节和上肢上下摆动，像鸟展翅样。颜面、舌及身体其他部位也可见震颤。随举手时间延长，震颤的幅度增加。

动作性震颤具有致残性，以上肢远端受累为主，是低幅、中至高频率性震颤，影响许多日常生活的动作，如进食、饮水或化妆等，常与"扑翼样震颤"共存。

类似于帕金森病的静止性震颤并不常见。如存在，则常合并比静止性震颤更为严重的动作性或姿势性震颤，患者常表现为肌张力低、声音低沉、猛冲或冻结步态。应用多巴胺激动剂——阿扑吗啡（apomorphine）可以检测一个患者是否可以从抗帕金森病治疗中获益。

姿势保持不能（asterixis）是一种类似于震颤的节律性运动疾病。从病理生理学角度来看，姿势保持不能不是震颤，而是一种负性肌阵挛（negative myoclonus），它是重度肝性脑病的特征性表现，表现为掌指关节、腕关节的屈伸运动，在保持持续的姿势时运动幅度增大。

（四）肌张力障碍

肌张力障碍是继发于肝豆状核变性的有严重致残效应的神经系统症状。10% ～ 30% 的有神经系统症状的肝豆状核变性患者首发症状是肌张力障碍。11% ～ 65% 的肝豆状核变性患者在病程中出现肌张力障碍。肌张力障碍是最严重的、难以治疗的神经系统症状，严重程度可从轻微至致残，常表现为扭转痉挛、强直、挛缩，导致许多患者活动受限，甚至丧失运动能力，影响日常生活，更有甚者导致关节畸形固定，最终导致骨关节不可逆的损害。常单侧（hemidystonia）起病，或以单侧为主，逐渐进展为双侧或全身性（generalized dystonia）。伴有震颤出现，可表现为肌张力增高或低下，伴有一些缓慢的不随意运动和动作的不协调，症状最初常始于个别的手指，甚至足趾。随病情的逐渐进展，几乎可累及全身的随意运动肌肉，但不同患者的症状出现的部位不同，常累及颈肌、面肌、脊旁肌及上臂近端的外展肌。早期伴语言障碍。肌僵直通常见于儿童期及青少年期的患者，首发症状或体征以运动缓慢为主，震颤轻微或缺如。与以震颤为特征的肝豆状核变性相比，出现四肢挛缩畸形的时间相对较早。90% 的患者表现为铅管样肌张力增高，仅有部分患者出现齿轮状增高，极少数患者出现折刀样增高。肌张力障碍持续状态（status dystonia）是指持续的、频繁的和致残性的全身性肌张力障碍的发作，伴有横纹肌溶解、急性肾衰竭和呼吸衰竭。与其他类型的肌张力障碍相似，感觉诡计（sensory trick）可暂时缓解症状。

对患者进行仔细的神经系统检查，往往能够发现比患者主诉更为详细的临床内容，特别是肌张力增高所涉及的部位和范围（肌肉和关节）。与脑内铁沉积所引起的神经退行性病变不同，肝豆状核变性无角弓反张（opisthotonus）发生。磁共振成像证实肌张力障碍的形成与壳核的损害相关。

肌张力障碍可表现为局灶性、节段性、多灶性、偏身性或全身性。

1. 上肢肌张力障碍

此症状最多见，多表现为手部的姿势异常，手指过伸，手部动作不灵活，写字和持筷等精细动作困难。上肢不自主前伸或后伸，以走路时为甚。严重者手部及上肢表现为严重的畸形、扭转痉挛，完全丧失运动能力。

2. 下肢肌张力障碍

早期仅以下肢肌肉痛性痉挛为最早出现的症状，这时很容易被人们忽略或误诊为一般的腓肠肌痉挛，若此时能进行详细的神经系统检查，可以发现患者在做被动屈伸运动时，身体的局部或全部存在轻度的肌僵直，早期通过强化肌张力检查法能够发现一般检查所不能发现的轻度的肌僵直。随病情进展出现步态异常，如起步困难、慌张步态、步履僵硬并伴双上肢外展。部分患者可利用一些特别的动作缓解行走困难，如因肌张力增高不能行走的患者，只要拿张凳子放在前面，就能跨过凳子，以致患者为了能够行走，需手拿凳子，才能跨越凳子而前进；而另一些患者，在起步走动前，总要先蹲下，然后站起起步走动，或起步前先原地踏步数次才能起步走动。由于肌张力增高，许多患者表现为足部的畸形，如足趾过伸或过屈、足内翻及足跟不能着地等，严重者完全不能行走，下肢持续性伸直，踝关节伸直，各足趾跖屈，呈"芭蕾"样足。

3. 头面及颈部肌张力障碍

累及面部及口部肌肉时，引起口面部下颌（oromandibular）肌张力障碍、不随意运动等，影响言语、吞咽困难和发音。最常见的肌张力表现是异常的面部表情、下颌下垂形成的张嘴微笑（vacuous smile）、由上唇痉挛形成的苦笑。发生于颈，如痉挛性斜颈（torticollis）；手，如书写痉挛（writer's cramp）；口舌及下颌，如口、下颌肌张力障碍（oromandibular dystonia）；下肢，如马蹄内翻足（talipes equinovarus）；上面部，如眼睑痉挛（blepharospasm）的肌张力障碍也较为常见，孤立性的颈部肌张力障碍并不常见。呼吸肌、声带、舌和唇受累后可引起构音障碍、吞咽困难和流涎。

4. 躯干肌张力障碍

表现为躯干僵硬和扭曲，姿势异常，动作缓慢，转变姿势及卧床时翻身困难等。严重者呈现出头颈后仰、脊柱过伸及四肢伸直的"角弓反张"姿势。这种姿势往往出现在疾病的晚期，治疗困难。在重度的病例中，患者出现全身性的肌张力障碍，形成特殊姿势——肌张力障碍持续状态。严重的局部肌张力障碍可引起骨折，患者出现虚弱的表现，继发骨骼畸形，步行困难，长期卧床，不能翻身，咀嚼和吞咽缓慢或不能，常有强哭。出现肌张力障碍的患者治疗较为困难，其死亡率较高。但患者神志清楚，呈假性延髓性麻痹状态。

由于肝豆状核变性患者的基底神经节区多巴胺 D2 受体功能减低，使其对多巴胺阻断剂极为敏感，易发生药物诱导的肌张力障碍。应避免使用这样的药物。

（五）共济失调

几乎 30% 的有神经系统症状的肝豆状核变性患者首发症状是小脑性共济失调，常同时合并有其他脑部症状。类似于多发性硬化，患者可出现语言障碍和意向性震颤，所以起初肝豆状核变性也被称为假性硬化症。最常出现的共济失调表现是共济失调步态。患者在站立和行走时均有宽步基，随意步行受限，出现步长不一的跳跃样步态。还可出现由于动作性震颤形成的大写症；意向性震颤，静止时消失；轮替运动障碍。其他的小脑性损害（如眼球震颤）罕见，可合并眼和肢体的辨距不良（dysmetria）以及共济失调性构音障碍。由于患者常合并震颤、肌张力障碍、震颤麻痹等，共济失调很难独立地被诊断。

（六）舞蹈样手足徐动

舞蹈症（chorea）和手足徐动症（athetosis）是罕见的肝豆状核变性的神经系统并发症，也很少导致残疾，见于6%～16%的有神经系统症状患者，易被误诊为由烦躁不安引起。舞蹈症表现为面、头、躯干和肢体的不自主、无规律的快速运动，间断运动正常。舞蹈样运动可以是发生在手指远端的微小动作，类似于弹钢琴（piano-playing）时的动作；也可以表现为坐立不安，间或有目的的动作；严重时表现为偏身投掷运动（hemiballismus）。手足徐动症表现为肢体、躯干或颈部的缓慢扭动。舞蹈症和手足徐动症同时发生时，被称为舞蹈手足徐动症。在肝豆状核变性患者中，舞蹈症多见于16岁以下的患者，约占20%。17岁以上的患者中仅3%发生舞蹈症。舞蹈样手足徐动症是肝豆状核变性出现的与帕金森病有显著差别的重要特征性表现。在肝豆状核变性本身，集中反映了两大锥体外系的特征性表现，就是肝豆状核变性既可出现肌强直-运动过少综合征，又可出现舞蹈手足徐动-运动过多综合征。这主要是由于肝豆状核变性所致锥体外系的弥散性决定的，而不像帕金森病是因为黑质、纹状体多巴胺能神经元受损变性，恒定地出现以肌强直、静止性震颤、运动缓慢、姿势调节障碍为代表的运动过少的表现。临床上此类不随意运动可有以下三种表现形式：舞蹈样运动，患者出现以四肢近端为主的无预兆、无目的、无节律、两侧不对称、幅度不等、急促、较粗大的不自主舞动；舞蹈样手足徐动症是在快速舞蹈样运动的基础上发生的在肢体远端出现的徐缓的、蠕动样、奇异的不随意运动。在上肢由于指端、掌指关节过度伸展，与诸指不同步扭动，外观可呈"佛手样""餐叉样"等特殊姿势；介于快速的舞蹈样运动和缓慢的手足徐动之间的不随意运动。上述三种不随意运动临床上均可伴有头、脸、颈部的舞蹈样不随意运动，如蹙额、挤眉、弄眼、咧嘴、苦笑、摇头、扭颈和耸肩等扮鬼脸动作。下肢受累时，可出现扭腰、摇臀、摆腿、踢足和屈趾等不随意运动。如果外侧诸趾跖屈，而拇趾常自发性背屈，似自发性Babinski征，称作假性病理反射。舞蹈手足徐动型肝豆状核变性患者与其他病因引起的舞蹈运动一样，通常伴有肌张力减低，但也有部分患者存在轻度铅管样肌张力增高。轻症患者一般不影响日常生活，重症患者行走困难、生活不能自理。

（七）构音障碍

1. 表现

构音障碍是肝豆状核变性患者最常见的神经系统症状，85%～97%的有神经系统症状的肝豆状核变性患者出现构音障碍，约46%的有神经系统症状的肝豆状核变性患者的首发症状是构音障碍。在大多数患者中，构音障碍的程度与其他症状（如震颤和肌张力障碍）的严重程度相符。初期患者自己并不能感知，其家属因和其长期生活在一起也难以辨析，这主要是因该病隐袭起病，缓慢发展。一些父母或老师误认为儿童已进入青春期，声音变调是自然现象。随着病情进展，患儿多出现动作缓慢、写字困难等症，此时若积极治疗，患者的临床症状和体征能得到控制或缓解，即使对于严重病例，驱铜治疗也可以缓解症状，但可能是不完全性的。否则病情进展后，治疗效果较差。

严重者则完全丧失口语交流能力，不能与人交流，出现缄默。晚期病例出现声音低弱，吐字严重含糊不清，虽多次重复，其语言仍难以被别人所理解，最后患者只能发出"啊"的单音节，或不能言语。患者在说话的同时，为了使别人更好地理解其所要表达的意思，常常用面部表情或手势来协助，因而临床可以见到患者挤眉弄眼、躯干、头部、手足出现刻板动作或节律运动。患者常由于部分口、舌、咽和颈部肌肉系统严重僵直，引起吞咽困难、流涎和饮水呛咳，需要鼻饲，以保证营养供给。

2. 分类

构音障碍与基底神经节、小脑核及其传导束、上运动神经元（脑干核）等受损有关，这些损害导致咽喉、舌及面部肌肉强直，可分为肌张力障碍型、小脑型、帕金森型、丘脑型和混合型。

（1）肌张力障碍型（过度运动型）：由于与言语相关肌肉发生共济失调，导致讲话时出现过度安静的发音和呼吸紊乱。

（2）小脑型共济失调：出现于假硬化型患者，表现为协调性差、过度的发音和分离的音节、发音速度减慢、发音失真、发音不能、急性语言、吟诗样语言等，常伴有鬼脸。

（3）运动过少型（震颤麻痹型）：表现为言语速度减慢或增快、言语启动困难、言语重复、语音单调、急性语言、发音失真、词语短促、鼻音过重，类似于帕金森病。

（4）丘脑型：主动言语减少，音量明显降低伴清晰度下降等。患者声音低沉（hypophonia）、含糊且无变化，断断续续，严重时不能发声，常有张大嘴不容易合上的现象（vacuous look）。

（5）混合型：包含所有表现，以痉挛型为主，更多见的为运动失调－运动过少－痉挛型。

（八）吞咽困难

高达 50% 的有神经系统症状的肝豆状核变性患者在确诊时有吞咽困难。通过问卷调查发现在所有患者中，18% 报告有吞咽困难。由于咽喉肌肉张力增高，喝水呛咳常见，严重者出现吞咽困难，进半流食稍容易些。某些患者需选择一些体位，如半卧位进食以减轻进食困难。吞咽困难是一个常见的肝豆状核变性的神经系统症状，见于几乎半数患者。吞咽困难与震颤和肌张力障碍有关，由唇、咽喉、下颌和食管的运动障碍引起，可发生于吞咽的任何阶段，如咀嚼、口腔内食物移动和吞咽等。例如，基底神经节和小脑受损常引起咀嚼和吞咽的协调性障碍；涉及面部、颈部肌肉的肌张力障碍损害吞咽；脑干受累可影响唇、舌和喉部肌肉运动，使咀嚼、食物准备和吞咽功能受损。

肝豆状核变性患者发生吞咽困难的程度不一。吞咽困难可以引起支气管误吸，导致肺炎、体重减轻和营养不良，降低患者的生活质量，预后不良。应使用活动影像放射造影、纤维光学内镜等，结合 UWDRS、GAS 等量表对吞咽困难进行评价。

大多数即使是需要鼻饲的吞咽困难的患者，经过一年左右的驱铜治疗，也可以恢复自主进食。许多商业公司提供的鼻饲饮食中铜含量过高，因此这部分患者的鼻饲食物应进行特别的制备。

（九）书写困难

这是学龄期儿童并不少见的临床症状。早期表现为写字速度下降，字迹变得潦草，但家庭作业也能够在规定的时间内完成，因而并不为家长或老师重视。单从字迹上看，病儿往往被老师误认为学习态度不端正。随着病情发展，病儿的字迹越来越难以辨认，写字速度明显下降，作业往往不能及时完成，学习成绩明显下降。这才引起家长重视并带其就医。如小脑受损严重，可出现典型的"大写症"，即让患者写一行文字后，可明显看出患者的字体越来越大。如合并有严重的肌张力增高，也可出现典型的"小写症"，即患者写一行文字后，可明显看出患者的字体越来越小。合并严重震颤时，字迹更加潦草，辨认困难，甚至无法辨认。这主要是由于患者脑部病变，锥体外系包括小脑受损，出现四肢肌张力改变或共济运动失调所致。单纯以书写困难为临床首发症状者，极易被误诊，认为是心理因素所致，这可能是误诊的第一位原因。

（十）流涎

所谓流涎，是指由于缺乏对口腔分泌物的有效控制，唾液从口中不自主地流出。流涎是常见的肝豆状核变性的症状，32%～46% 的肝豆状核变性患者有流涎，约 68% 的脑型患者有流涎，特别见于有口面肌张力障碍的患者。流涎的原因有：过量的唾液分泌、吞咽困难、感觉异常、神经肌肉功能障碍、解剖畸形（如巨舌）、认知障碍、姿势异常和口面部的肌张力障碍等。在肝豆状核变性中，流涎主要与吞咽困难和口面部的肌张力障碍有关，而不是唾液分泌过多。

一般认为，新生儿或婴幼儿流涎大多属于正常生理现象。随着年龄增长，到了儿童期，这种现象会逐渐消失。但部分肝豆状核变性患者，这种原本消失的现象又复现，并成为患者的临床首发症状。早期仅在睡眠中发生，不易引起患者或其家属的注意，很容易误诊为正常的生理现象，随着病情进展，患者白天也出现流涎，流涎量因病情加重而明显增加，同时可出现明显的唾液增多。患者往往在合并有肢体震颤、动作缓慢笨拙和言语不清时才就诊。就诊时患者也常被误诊。

在儿童期乃至成人出现以流涎为首发症状者，肝豆状核变性是诊断与鉴别诊断时必须首先考虑的疾病。

（十一）步态和姿势

步态异常可以是肝豆状核变性的早期表现，见于 45%～75% 的有神经系统症状的肝豆状核变性患者，主要与锥体外系、小脑受损有关。步态异常的表现和分级见表 17-6。有学者研究了 103 个有神经系统症状的肝豆状核变性患者，发现 59% 的患者有步态异常，其中 45% 的患者是共济失调型、25% 的患者是混合型、18% 的患者是帕金森型；有 35% 的患者发生跌倒。姿势异常主要与躯干肌肉的张力障碍（Pisa 征）、震颤麻痹（致使腰弯曲或躯干扭曲）、共济失调（摇摆晃动，严重者不能静止站立）有关。步态异常研究的方法见表 17-7。

表 17-6　步态异常的表现和分级

分　级	步　态		
	肌张力障碍型	共济失调型	帕金森型
0	无	无	无
1	轻微，未引起损害，临床上不明显	轻度，仅在快步行走或无视觉反馈时可见	步行缓慢，可以碎步慢走，无慌张步态或前冲
2	轻度，步行轻快，不需要辅助用具	中度，在正常行走时可见，快步行走困难	步行困难，但需极少或无须辅助用具，可以有慌张步态、碎步、前冲
3	中度，步行严重损害，需要辅助用具	明显，宽步基、跳跃步态，不能快步行走	严重的步态异常，需要辅助用具
4	重度，受累下肢不能站立或步行	重度到极重，需要辅助用具，或需要坐轮椅，或卧床	即使用辅助用具，也不能步行

表 17-7　步态研究的方法学

运动的记录	站立时足底压力中心
电影，录像 位置传感器 测角仪	姿势描记仪
步态分析	**静息或步行期间脑活动成像**
下肢和躯干肌肉的肌电图 地板反应力 足迹 跑步机 运动步态记录于压力敏感垫	PET SPECT

发生于青少年的以持物不准或行走困难为早期表现者，如有家族史，极易与遗传性共济失调相混淆，二者的遗传类型明显不同，前者为常染色体隐性遗传，后者为常染色体显性遗传，同时铜生化检查可以将二者明显区别开来。铜沉积于小脑，出现小脑性共济失调、肌张力降低、眼球震颤和小脑性语言等。铜离子沉积于大脑皮层和脑干（特别是中脑和脑桥）等部位也易造成共济失调而引起步态不稳。

（十二）癫痫

1902 年，Wilson 描述的 12 个患者中，有 3 个人患癫痫，占 25%。由于当时没有进行脑电图监测，运动性症状可能被认为是癫痫发作。1988 年，Denning 等第一次记录并分析了肝豆状核变性患者中癫痫发作的比例和意义，其中发作比例是 6.2%，比普通健康人群高 10 倍。4%～8.3% 的患者有癫痫发作。最常见的发作形式是全身性的，起初是部分性的，有 1% 的发作是癫痫持续状态。发生癫痫的患者一般会合并逐渐加重的神经或精神症状。癫痫可发作于疾病的任何阶段，最易在驱铜治疗不久后发生。脑电图无特异性表现，在无癫痫发作的情况下，仅出现弥漫性 α 活动减少、非特异性慢波、低电压，并可见到局灶性癫痫放电。肝豆状核变性患者癫痫的预后和治疗与原发性癫痫类似。伴有胶质增生和神经元丢失的皮质萎缩（主要是额叶，也见于顶叶和枕叶）可能是致癫痫的病灶。不规律驱铜或颅内铜沉积也可能是癫痫的病因之一，游离铜可能通过抑制膜性 ATP 酶而导致癫痫。过度驱铜后引起的铜缺乏，也可导致癫痫。选择抗癫痫药物时，应避免使用具有肝脏毒性的药物，如丙戊酸制剂。长期的标准化驱铜治疗可有效地预防广泛的脑损伤，并改善患者的预后。

（十三）周围神经病

关于肝豆状核变性患者的周围神经病的资料相对较少，有数例报告显示表现为多神经病、自主神经功能障碍。周围神经病也可是肝豆状核变性的首发表现，是混合性的（轴索脱髓鞘、自主神经紊乱和运动感觉改变）。青霉胺也可导致周围神经病，停用后，在临床上和电生理上都是可逆的。

近年来，在因非医学原因使用锌剂（如化妆品）的人群中发现一种周围神经病，可以是轴索感觉型或感觉运动型神经病，发病原理是因为锌诱发了铜缺乏。也可有脊髓神经病（myeloneuropathy）的表现，类似于维生素 B_{12} 缺乏综合征，在脊髓磁共振成像上显示后索有脱髓鞘改变。纠正铜缺乏后，患者的临床和电生理表现都会得到改善。

（十四）嗅觉损害

嗅觉损害常作为神经变性病的标志之一，在发病前出现。有神经系统症状的肝豆状核变性患者的嗅觉损害比肝型者更为严重。嗅觉损害越严重，患者的神经功能损害也越严重。患者的嗅球、梨状皮质未受累，嗅觉损害可能与投射至嗅中枢多巴胺能神经末梢的代谢性损害有关。

（十五）其他的神经系统损害

肝豆状核变性患者还可出现其他的神经系统受损表现，如中风样发作、嗅觉损害、眼球旋转危象（oculogyric crisis）、味觉异常、伴构音障碍的假性延髓性麻痹、伴有咳嗽的呼吸困难、不宁腿综合征、抽动（tic）、孤立的伸舌综合征（isolated tongue protrusion syndrome）、肌阵挛（局部或伴脑病的全身性肌阵挛）、足趾移动、刻板动作（stereotyped movement）、下肢疼痛、反射亢进、锥体束征、睡眠障碍（失眠或过度睡眠）、肌肉痉挛、偏头痛、排便障碍、周围性运动感觉性多发性神经病和自主神经功能紊乱（如体位性低血压、出汗异常、排便障碍和性功能异常）等。皮质功能损害引起进行性智力减退。下丘脑损害可产生肥胖、持续高热、高血压和发作性昏迷等。罕见锥体束征和感觉障碍。

第二节　神经系统表现的分类和评分

一、分类

有神经系统症状的肝豆状核变性患者以锥体外系损害为主要表现，其经典分类是：动作减少僵硬综合征（akinetic rigid syndrome；Parkinsonism），以进行性僵硬和震颤为主，10 ~ 30 岁起病，以僵硬为主，常预后较差；震颤型类似于多发性硬化，成年期发病，病情较轻，也称为假硬化型（pseudosclerosis form）；扭转痉挛型，也称为肌张力障碍型（dystonic syndrome）；舞蹈型（choriform syndrome）。肌张力障碍型和假硬化型最为常见。

Konovalov 在 1960 年建议的分类是：节律不整 – 运动过度型（包括运动过度 – 肌张力障碍）；震颤型（包括共济失调、姿势性震颤）；震颤 - 僵硬型（包括僵硬和静止性震颤）。

Denny-Brown 在 1962 年建议分为 2 类：青少年型，神经系统症状在 20 岁前发病，运动过度 / 肌张力障碍，主要的病理变化发生于壳核；假硬化型，意向性 / 姿势性震颤，主要的病理变化发生于大脑皮层、丘脑、下丘脑和齿状核等。

1987 年，Marsden 建议另一种分类，包括运动过度 - 肌张力障碍型（伴肌张力障碍性姿势和舞蹈手足徐动）、共济失调型（伴姿势性、意向性震颤和共济失调）和帕金森型（僵硬、静息性震颤和运动减少）。

Order 等在 1993 年建议的分类（表 17-8）是运动障碍型（包括肌张力障碍和舞蹈手足徐动）、假硬化型（伴共济失调和姿势性震颤）、假帕金森型（僵硬、静息性震颤和认知障碍）。最近的分类是根据患者的主要临床表现进行分类，如肌张力障碍、震颤、僵硬 - 震颤和僵硬。许多患者的临床表现是混合性的，且有波动性变化。

表 17-8　以神经系统症状为主的肝豆状核变性的分类

临床亚型	神经系统症状	MRI 表现
运动障碍型	肌张力障碍姿势 舞蹈 器质性人格综合征	壳核和苍白球的局部病变
假硬化型	震颤 共济失调 认知功能下降	局部丘脑病变
假帕金森型	动作迟缓 僵硬 认知障碍	第三脑室扩张

二、评分

2005 年，Medici 等描述了肝豆状核变性患者的神经系统症状和体征的评分系统（表 17-9），特别适合于回顾性研究。该评分系统除了对神经科医生有使用价值外，也适用于胃肠病科或肝病科医生。

表 17-9　肝豆状核变性患者的神经系统缺陷的评分

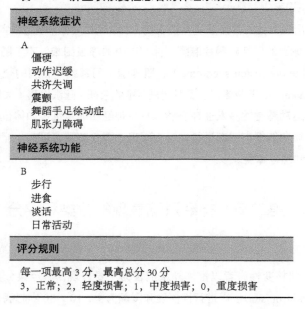

神经系统症状
A 　僵硬 　动作迟缓 　共济失调 　震颤 　舞蹈手足徐动症 　肌张力障碍

神经系统功能
B 　步行 　进食 　谈话 　日常活动

评分规则
每一项最高 3 分，最高总分 30 分 3，正常；2，轻度损害；1，中度损害；0，重度损害

第三节　结论

肝豆状核变性是一个神经退行性病，在神经系统主要影响锥体外系。特别是年轻患者有运动异常和肝功能障碍时，应除外肝豆状核变性。眼角膜 Kayser-Fleischer 环和脑磁共振成像检查是最有意义的与神经系统病变相关的检查。

（李晓东　李淑娟）

第十八章　肝豆状核变性的认知和精神症状

摘要

肝豆状核变性具有复杂的精神症状，这些症状包括认知缺陷、执行功能损害、情绪紊乱或精神病，可发生于疾病的各个阶段，发病程度因人而异。本章总结了肝豆状核变性的认知和精神症状的发病机制、临床表现和流行病学特点，也讨论了药物和非药物治疗。

第一个描述肝豆状核变性患者的精神症状的学者是 Wilson。1912 年最初发现的 12 例病例中，有 66%（8/12）的患者有精神病症状，这些症状包括精神分裂症样状态、情绪不稳定和进行性认知下降。Wilson 不认为患者的精神症状是由肝豆状核变性引起。现认为精神症状是肝豆状核变性患者的常见症状。

第一节　肝豆状核变性患者认知损害和精神症状的概况

肝豆状核变性的表现复杂，Walshe 曾说"没有两个患者完全是一样的，即使是同一诊断（no two patients are ever the same，even in a ship）"。多种遗传和非遗传因素与这种异质性相关。随着病情发展，30% ~ 65% 的肝豆状核变性患者在被确诊时有精神症状，其中 20% ~ 50% 的患者曾至精神科医生处就诊。肝豆状核变性患者具有多种多样的认知障碍和精神病症状。这些合并的精神症状负性地影响患者的预后、对治疗的顺应性和生活质量。患者的精神症状多半是非特异性的，从抑郁到急性精神病发作都可出现。患者表现为冲动性、强迫性、冷漠性行为。有神经系统症状者多合并不同程度的精神症状，且随神经系统症状的加重而进展。有精神症状的患者伴发神经系统症状，有时被误诊为由精神药品的不良反应引起。

在中枢神经系统，肝豆状核变性主要影响基底神经节，可引起各种精神症状，类似于其他发生于基底神经节的退行性病变，如帕金森病和亨廷顿病等。发生于肝豆状核变性患者的精神疾病可被分类为继发于躯体和脑部病变的精神疾病，符合 ICD-10 的 F06 诊断标准"由于脑部损害和功能失调以及躯体疾病引起的精神疾病"，或 F07"由于脑部疾病、损害和功能失调引起的人格和行为疾病"。

帕金森病或亨廷顿病的精神症状往往发生在明显的神经症状之后，很少被误诊。在多数情况下，肝豆状核变性精神症状与神经系统症状同时存在，或不伴有神经系统症状，极易被误诊为神经症、抑郁或精神分裂症。10% ~ 20% 的肝豆状核变性患者起病时仅有精神症状，这些患者多先在精神科就诊，没有进行进一步的实验室筛查，平均延误诊断的时间是 2 年。青少年出现精神症状时，特别是同时合并肝功能异常或有肝豆状核变性家族史时，应除外其患肝豆状核变性的可能。最常见的精神异常是行为异常（典型表现是易激惹）、人格改变、焦虑和抑郁。

既往认为肝豆状核变性患者经常有不可逆的认知功能下降，精神病学教科书经常将这个病作为皮质下痴呆的经典疾病，认知障碍和精神病症状与神经系统损害常常密不可分。近 30 年的研究表明认知障碍、精神病症状和神经系统损害可以独立进展。纵向观察表明认知功能下降并非不可逆。重症患者的精神病症状也可得到有效治疗。随着诊断技术的进展，即使不典型的病例也可得到及时诊断。

另外，也存在精神疾病（如重度抑郁或双相情感障碍疾病）和肝豆状核变性共患的问题，特别是在有精神疾病史的家族中。但尚无资料阐述不同时期的精神症状的区别，如症状前期、驱铜治疗起始后、成功治疗后或慢性期等。精神症状可出现在驱铜治疗开始后，甚至出现于患者的神经系统症状好转后。

第二节　肝豆状核变性认知和精神症状的生理学基础

铜是维持正常脑功能的必需的微量元素，其在精神病中的作用已研究了数十年，早在 20 世纪 40 年代，推测铜可能在精神分裂症的发病中起重要作用，但外周铜水平和颅内铜作用之间的关系尚未确立。研究表明，与对照组相比，急性精神分裂症患者的血清和头发中的铜水平增加。与非精神分裂症患者比，患有精神分裂症的男性被监禁者的血清铜增加。近来的研究也表明，与正常对照相比，精神分裂症患者的血清铜增加 23%，血清铜蓝蛋白增加 20%。

一、与精神症状有关的神经传导通路

尚不清楚铜是如何参与精神疾病发病的，推测可能与铜在脑内沉积及铜毒性有关。血清中过量的铜通过几个铜依赖酶，如多巴 - 脱羧酶、β - 羟化酶和单胺氧化酶，影响多巴胺的活动。过量铜可诱导自由基形成，在微酸性条件下可诱导 Aβ 增加，导致智能障碍。但肝豆状核变性患者的精神症状与铜代谢水平关系不大。肝豆状核变性患者在治疗过程中，其血清游离铜和脑脊液铜下降，但精神症状的改变不一定同步，提示体内铜代谢异常并非是导致精神症状的直接原因，可能与铜的沉积导致基底神经节、皮层等相关结构受损有关。基底神经节 - 丘脑环路和边缘系统、额叶参与情绪过程（表 18-1）。双侧杏仁核参与了视空间知觉、厌恶等情绪的加工和表达过程。情感障碍、智能障碍、精神分裂症状与基底神经节损害有关，这与多巴胺递质系统紊乱有关。ATP7B 基因的多样性或可解释精神症状的多样性和对排铜反应的不一致性。

表 18-1　神经精神症状与基底神经节损害的关系

神经精神症状	损害部位
抑郁	帕金森样损害
人格障碍	尾状核、壳核
精神病、冲动、性心理障碍	尾状核
痴呆、躁狂	尾状核、苍白球
强迫	苍白球

除多巴胺系统外，肝豆状核变性也存在 5- 羟色胺异常。肝豆状核变性患者抑郁的严重程度与丘脑 - 下丘脑区域和下丘脑的突触前 5- 羟色胺转运子（serotonin transporter，SERT）密度呈负相关。单光子发射计算机断层扫描（single photon emission computed tomography，SPECT）证实在患者的基底神经节区、丘脑、下丘脑区，突触的 5- 羟色胺转运子的密度下降。肝功能异常引起的肝性脑病，也可诱发精神症状。

情绪不稳定、易激惹、攻击性、欣快感、社会去抑制、性欲亢奋、制订计划困难等与额叶或其通路损害相关。

肝豆状核变性的脑损害与非铜代谢障碍引起的肝硬化所造成的脑损害无明显区别。在症状期或症状前期的患者中，血清铜水平与神经心理症状的程度、发作频率和其他特征无关。推测直接的铜毒性可能不是主要的致病因素。神经心理症状的发病可能与继发于铜毒性的改变，或与来自于肝脏的异常生化改变有关。

二、与精神症状有关的其他因素

由于部分肝豆状核变性患者以精神症状起病，所以不能单独用疾病的社会心理影响（psychosocial impact）

来解释患者的精神症状，但社会心理影响对患者的作用也是很大的。个体处于经常变动的社会环境，在生命不同时期接受不同的社会影响，主要表现在社会压力及社会支持两方面。肝豆状核变性患者的社会压力较正常人群大，可能原因为高额费用、长病程及为预后担心等。经济状况较好者获得治疗及康复的支持较多，出现精神障碍的可能性明显减少，病程长及住院次数多的患者社会支持差，出现精神症状的可能性明显升高。患者若能及时获得社会支持与援助，有利于减轻或消除不良的情绪行为及生理反应，从而不导致或减少精神障碍与心身疾病的发生。患者自身对进行性的、未确诊的失代偿性神经系统症状，也会产生不良反应。家属是患者的主要社会支持系统，家属的严重焦虑可影响患者的健康，使其决策能力下降，产生情绪及人格变化，从而影响患者的救治和康复。

第三节　肝豆状核变性患者认知损害和精神症状

一、精神症状的发生时间

精神症状一般在 10 岁以后出现，但在肝豆状核变性的所有阶段都可出现精神症状：可单独发生于肝脏和神经功能损害发生之前（最可能在 2～3 年前），此时往往出现较长时间的误诊；可与肝脑症状共同出现，此时出现的精神症状往往被认为是脑型肝豆状核变性的主要表现之一；可发生于已经正规治疗且病情相对稳定的肝豆状核变性患者。后两种情况多表现为慢性病相关的情感障碍，以焦虑和抑郁症状为主。meta 分析表明患者出现精神症状到确诊的平均时间是 2.42 年（标准差 2.97），相对而言，出现神经功能损害到确诊的平均时间是 1.5 年，出现肝脏损害到确诊的平均时间是 0.5 年。大约 66% 的患者在整个病程中会出现精神症状。30%～40% 的患者在发病时有精神症状，这其中的 20% 的患者未出现其他的肝豆状核变性症状。20% 的患者在确诊前曾就诊于精神病学专家处，其中许多患者有多种精神疾病。从精神症状到出现神经系统症状的时间一般为 2 个月～4 年，如超过 5 年，则肝豆状核变性的可能性不大。而从神经系统症状到出现精神症状的时间为 1 个月～7 年，多在 1 年左右。起病隐袭，少数患者为亚急性起病，病程进展较快，多见于儿童或少年患者。精神症状作为患者的早期表现，在病情进展若干年后，多数患者迟早会出现神经和（或）肝脏症状，合并震颤者的预后好于合并肌张力障碍者。因此，青年患者出现精神障碍且伴有轻微锥体外系表现或肝脏异常者，或有肝豆状核变性家族史，或是难治性精神病，均应考虑肝豆状核变性的可能。肝豆状核变性患者的精神症状有时持续很久，虽经驱铜治疗也无明显好转，甚至恶化，但较少见。与神经型患者相比，肝型患者合并精神症状的比例较低。

在肝豆状核变性病程的早期、进展期，均可出现精神症状，但以青春期后的患者最多见。患儿的教师和家长往往是早期轻微症状的第一个发现者。在确诊时，儿童中最常见的精神症状是人格障碍、情感障碍、行为异常、易激惹和性暴露等；成人中多见精神病症状如偏执、精神分裂症和抑郁等。

二、精神症状的表现

（一）人格障碍

人格障碍（personality change）最常见，46%～71% 的肝豆状核变性患者有行为和人格疾病，典型的症状包括易激惹（irritability）、攻击行为（aggression），也可有暴力（violence）、反社会行为（socially disinhibited behavior）、强迫（obsession）、紧张（catatonic sign）和妄想（paranoid feature）等。

由于反社会行为导致触犯法律及家庭成员间痛苦，患者可能失业、失学或离婚。由于存在攻击性语言和治疗的依从性差，部分患者不能接受医疗服务（诊断、治疗和康复等）。这些有一定特异性的表现被称为"肝豆性格"，即肝豆状核变性患者易出现行为幼稚、自私自利、易激惹、攻击性行为和反社会行为等。但这些患者常被误诊，如仅被诊断为强迫症、神经性厌食症等。行为和人格障碍直接影响患者治疗的预后，应在早期予以诊断并治疗。

（二）情感障碍

30%～60%肝豆状核变性患者有情感障碍（affective disorder）。多为轻躁狂（hypomania）表现，如情绪不稳定（emotional lability）、注意力分散（distractibility）、学习成绩下降（dropping scholastic performance）、冲动（impulsiveness）、鲁莽行为（reckless behavior）、行为幼稚（childlike behavior）、性欲亢进（hypersexuality）、兴奋、躁动、脾气暴躁、反社会行为、焦虑及恐惧等。这些障碍与额叶及其相关通路的损害有关，与运动障碍的严重程度不相关。与年龄和性别配对的正常人群相比，肝豆状核变性患者中发生双相情感障碍疾病（bipolar disorder，BD）的比例较高，达到14%～18%。30%～60%的患者为抑郁表现，如情绪低落、活动减少、淡漠、缺少交流及思维迟钝等，少数患者有伤人或自杀行为。肝豆状核变性患者抑郁的发生与慢性疾病状态和与神经系统缺陷引起的躯体障碍相关。自杀的发生率为4%～16%，20%～62%的患者有焦虑症状，8.7%的患者有恐惧症状。

抑郁症状常因慢性神经系统疾病而不能被识别，推荐所有肝豆状核变性患者都进行抑郁方面的筛查。有学者认为抑郁不一定是器质性的，而是由于患者对慢性疾病的绝望引起。

有情感障碍的患者应接受治疗。应使用合适的量表（如Hamilton抑郁量表或Montgomery-Asperg抑郁评价量表）来监测病情的变化。

（三）精神病症状

流行病学研究表明肝豆状核变性患者发生精神病（psychosis）的可能性较低，与普通人群类似，但在有神经系统症状的患者中发生率较高。在肝豆状核变性患者中未发现特殊的精神病类型，一般被诊断为精神分裂症、情感分裂性或妄想性疾病。此类患者在确诊肝豆状核变性前被作为精神病治疗。表现为行为障碍、人格个性改变，如幼稚动作、怪异行为、生活懒散、喃喃自语、冷漠自闭、性格外向、性情暴躁、性功能异常（如性欲亢进）、毒品滥用、攻击行为及违拗等；还可表现为知觉障碍（视、听幻觉）、思维障碍（思维破裂、妄想）、紧张型、社会功能下降及食欲或性欲亢进，甚至是杀人狂（running amok）。曾有1例患者出现无故将自己的母亲推下楼梯、将自己的子女从房顶抛下、将自己的丈夫杀死并焚尸等极端异常的行为。

在首次发作的精神病患者中，3%是由器质性疾病引起，有指南建议所有首次发作的精神病的患者均应接受肝豆状核变性的筛查。筛查时仅检测血清铜蓝蛋白水平是不够敏感的。8%的有神经系统症状的患者的临床表现符合精神分裂症的诊断，这些患者服用抗精神病药物后也易出现不良反应。典型的表现是一个患者开始有精神病症状，应用抗精神病药物，然后出现明显的神经系统症状，这些症状被认为是抗精神病药物的不良反应。当这些"不良反应"发展到一定阶段，医生在对患者进行神经病学会诊时，考虑到肝豆状核变性的诊断，但此时患者的诊断和治疗都会被延迟。患者接受驱铜治疗后，精神症状可得到好转。在肝豆状核变性专病病房里，4.2%的患者以精神病症状起病。在肝豆状核变性患者治疗期间，40%的患者可出现精神病症状，甚至肝移植后的患者出现新发精神病症状，患者还可出现未达到符合精神病的诊断标准的各种症状：易激惹、情感淡漠、好斗性、行为不一致等。由于上述表现并不典型，患者很少接受抗精神病和心理治疗。

精神刺激可使肝豆状核变性患者的神经精神症状明显加重，诱发症状前期的患者发病，出现自伤或伤人，甚至杀人，易误诊为精神疾病，延误治疗，影响预后。因此精神刺激也是引起肝豆状核变性患者死亡的一个重要因素。曾有一例症状前期的患者，目睹他人从楼上坠落后发病，出现肢体震颤、紧张及记忆力下降等，经检查确诊为肝豆状核变性，驱铜治疗后病情稳定。

一些具有缄默症状或卧床的患者经过治疗，运动症状好转后，反而出现严重的精神病症状，推测出现这种情况可能是严重的精神病症状被缄默症和严重的运动障碍掩盖，一旦运动功能改善，精神症状就会表现出来。这种现象被称为复燃性精神病（preemergent psychosis）。与驱铜治疗后出现的神经系统症状加重不同，如果具有严重精神病症状的肝豆状核变性患者未得到治疗，患者会逐渐出现严重的运动残疾和缄默症，这些症状会掩盖精神病症状，这种现象称为隐性精神病（concealed psychosis）。随着进一步的驱铜治疗，隐性的精神病症状好转。

精神科医师应在首诊及治疗效果不良的情况下，重视家族史的询问，重视神经系统的体格检查及全身状况的评估，以便早期识别肝豆状核变性相关的精神症状。

（四）神经功能紊乱

神经功能紊乱包括头痛、头晕、记忆力下降、精神疲倦、四肢乏力、情绪烦躁及注意力不集中等。不少患者出现睡眠障碍，包括睡眠质量差、频繁夜间觉醒（男性36%，女性23%）、不宁腿综合征、睡眠瘫痪、白日困倦、猝倒、快速眼动（rapid eye movement，REM）睡眠行为障碍和睡行症等。患者的非快速眼动（nonrapid eye movement，NREM）睡眠阶段1和2的潜伏期缩短，阶段2的时间缩短。由于脑干的单胺能神经元受损，患者的REM睡眠功能受损。男性在睡眠及觉醒状态下易发生心动过缓。20岁以下的年轻患者易发生心动过速、周期性肢体活动增加。

（五）认知功能障碍

约25%的患者有认知功能障碍（cognitive impairment）。肝豆状核变性的认知功能障碍分为不完全独立的两类：额叶综合征（frontal lobe syndrome）和皮层下痴呆（subcortical dementia）。额叶综合征主要表现为易冲动；性行为混乱（promiscuity）；社会判断能力下降；冷漠；注意力减退；计划、决策和执行能力下降；情绪不稳定等。重度病例有假性延髓性麻痹的表现。

脑型患者的智力活动普遍低下（占25%～50%），常被情感障碍掩盖。早期肝型肝豆状核变性患者的一般智力和记忆水平与正常人群大致相当。随病情发展，患者学习和工作的能力下降，学习成绩较快速地显著下降，阅读及听课注意力不能集中，晚期可有皮层下痴呆。随年龄增长而加重。记忆损害明显重于智力损害，患者表现为思维缓慢，其口头表达能力、计算能力、执行能力、计算能力、推理判断能力、抽象概括能力及视空间运动能力明显受损，而语言能力、情景记忆能力及日常生活能力相对保存。无明显失语、失认、失用及定向障碍。智力障碍可早于其他神经症状出现。

这些症状在早期是轻微、可逆的，随病情发展，认知障碍逐渐加重，成为轻度认知障碍（mild cognitive impairment，MCI），痴呆并不常见（4.2%～5%）。认知功能障碍与运动障碍的程度、血清铜及铜蓝蛋白水平无关。认知功能障碍可能与皮质-纹状体、皮层下-额叶通路的损害有关。脑磁共振成像的表现与认知功能障碍的严重程度相关。经过治疗的患者的认知功能障碍可仅限于与额叶纹状体功能相关的执行功能的损害，语言能力和情景记忆能力正常。

驱铜治疗对认知障碍的疗效好于抑郁或易激惹等，在3.5年之前达到最高疗效，以后进入一个平台期。

（六）其他精神疾病

如神经性厌食症（anorexia nervosa）、暴食症（bulimia）、注意力缺陷-过度疾病（attention deficit hyperactivity disorder，ADHD）等也有报道。在大多数报道的病例中，精神异常常导致肝豆状核变性的延迟诊断，但随着诊断及驱铜治疗后，精神症状好转。

第四节 肝豆状核变性患者认知损害和精神症状的评估

认知是指通过语言和行为来进行正确的、有逻辑性的、有效的推理。因为各项认知功能同时发生并相互影响，很难将各项认知功能分开测定。清醒的、有目的的和明智的行为是通过许多基本的认知功能实现的，如感知、记忆学习、语言能力、推理、实践和构造等。为描述和测量方便，将认知功能、语言能力或行为人为地分开。每项测量都有更详细的参数（如速度、精度等）。

在脑的动态组织里，认知功能与意志、动机、情感、执行等有关。执行系统包括一系列能力，如抑制控制、工作记忆、认知弹性、问题解决和计划。很少有患者仅有执行系统的某一方面的损害，而是有一组损害，并以某项为主。肝豆状核变性患者常有额叶前部损害及额叶前部皮质损害，亦有执行功能损害。

在进行神经心理测定时，临床医生对鉴别认知功能损害是原发性或是继发性较为关注，特别是对由于意识改变、躯体疾病、情感损害、语言障碍和感觉运动性损害引起的认知功能障碍。肝豆状核变性患者常有感觉运动性损害。

对认知功能评估的质量取决于测试的信度、敏感性、时间变异和预测效度。因为不同疾病有不同的限制，如肝豆状核变性有运动障碍和构音障碍，很难设计针对具体疾病的量表。在实践中一些变异难以控制，降低了评估的可信度。

在检测肝豆状核变性患者的认知功能时的差异性与不同研究者所使用的测量工具的不同有关。一些研究者使用敏感性较差的筛查工具；另一些研究者使用高敏感度的筛查工具，但仅测量认知功能的某一方面（如分配性注意或信息加工速度）。由于肝豆状核变性患者有运动功能障碍，如测试中包含操作技能，应重新选择。肝豆状核变性是罕见病，研究时由于参与人数少、患病时间和治疗时间不一、疾病的严重程度不一和临床表现不一等因素，降低了研究的可信度，很难以此来预测疾病的预后。

由于肝豆状核变性患者往往同时存在精神、认知和神经系统损害，直到20世纪70年代才将它们分开进行测定，人们开始研究心境、精神或行为障碍，但也遇到上述问题。许多量表的可信度在一些特殊疾病中未得到证实；由于运动和语言功能障碍，有限的纵向随访不能解释患者心境或焦虑的变化情况。

第五节　辅助检查

一、铜和铜蓝蛋白水平

目前还没有足够的资料表明特殊的心理症状与血清铜和铜蓝蛋白水平的关系。

二、脑电图

小规模研究表明，有认知和精神症状的肝豆状核变性患者的脑电图的 β 波增加。但目前尚无明确证据表明这些患者与异常脑电图之间的关系。

三、神经影像

在肝豆状核变性患者中最常见的脑磁共振成像的表现是基底神经节的 T_2WI 高信号，在丘脑、脑干和小脑，为难治性病例提供信息，如在一例确诊后15个月时在脑 CT 上发生双侧壳核坏死。目前尚无明确证据表明特殊的精神症状与异常神经影像学之间的关系。

很少有关于认知障碍与脑磁共振成像之间的关系的研究。一个包含50例有神经系统症状的肝豆状核变性患者、17例无神经系统症状的肝豆状核变性患者、50例健康人的研究表明有认知功能损害者脑萎缩更加明显。

四、事件相关电位

事件相关电位（event-related potentials，ERP）可反映痴呆患者认知功能下降的情况。有一个研究包含25个有神经系统损害（基底神经节、小脑）的肝豆状核变性患者、10个肝型或症状前患者，应用针对 Alzheimer 型痴呆、多梗死型痴呆和其他原因的痴呆的结构性访问（structured interview for the diagnosis of dementia of the Alzheimer type，multi-infact dementia，and dementias of other etiology，SIDAM）量表和 MMSE（mini mental state examination），表明认知功能损害的患者的潜伏期延长和波幅减低，但两组患者的结果都在正常范围内，说明此组患者中事件相关电位变化并不明显。

五、遗传研究

目前尚无明确证据表明特殊的精神症状与 *ATP7B* 基因突变之间的关系。

第六节 精神症状的诊断标准

肝豆状核变性所致精神障碍的诊断标准是：符合脑器质性精神障碍的诊断标准；有肌张力增高、震颤、肝硬化等临床表现，角膜可见 Kayser-Fleischer 环；精神症状有情绪障碍、进行性智能减退和人格改变等；实验室检查有铜代谢障碍的证据或分子生物学检查阳性。年轻患者以精神症状为首要表现者；或年轻的精神患者合并锥体外系或肝病症状；有肝豆状核变性家族史；有难治性精神症状者，均应考虑肝豆状核变性的可能。

（李晓东　李淑娟）

第十九章　肝豆状核变性患者的睡眠障碍

摘要

类似于其他影响基底神经节的病变，肝豆状核变性患者常合并睡眠障碍，以入睡困难、夜间觉醒和白天过度嗜睡为主，其中脑型患者的睡眠质量差于肝型和无症状患者。肝豆状核变性患者的睡眠障碍的发生机制与睡眠－觉醒通路发生障碍、医源性治疗的影响和精神疾病等有关。

睡眠障碍可发生于绝大多数中枢神经系统疾病，如锥体外系疾病，即帕金森病和亨廷顿病等。肝豆状核变性也可导致多巴胺能神经元减少，被认为是继发性帕金森病，这类患者也常出现睡眠障碍。42% ～ 80% 的肝豆状核变性患者有睡眠障碍，包括失眠、日间打盹、不宁腿综合征（restless legs syndrome，RLS）、猝倒样发作、快速眼动睡眠行为障碍（rapid eye movement sleep behavior disorder，RBD），机制包括（图 19-1）：调节睡眠、觉醒、情绪和运动的通路缺陷；医源性治疗的影响；运动、自主神经功能障碍或代谢性疾病的影响。肝豆状核变性的类型与睡眠障碍的发作类型无关。

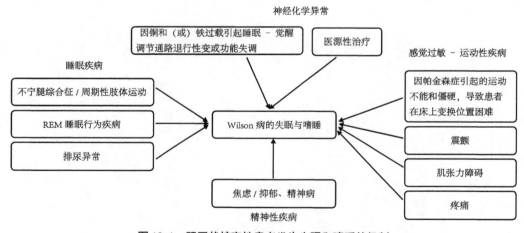

图 19-1　肝豆状核变性患者发生失眠和嗜睡的机制

第一节　失眠

27.5% 的患者发生失眠，患者出现入睡困难、夜间频繁觉醒（片段化）、夜尿增多、醒后疲乏感、早醒。失眠可以作为肝豆状核变性的第一个症状，可随肝豆状核变性的症状恶化而加重，随停用驱铜药物而出现。失眠的发生机制可能有：排尿异常、夜间不适、抑郁和焦虑、精神病、各种睡眠疾病、睡眠－觉醒调节系统障碍和医源性治疗的影响。肝硬化可引起昼夜节律的异常和继发性睡眠形式的转换。

第二节 夜间不适

严重运动障碍、夜间运动不能、僵直、肌张力障碍或震颤等可引起患者夜间不适，导致患者入睡困难或睡眠紊乱。一些特殊的治疗可减轻这些不适。对于有局部肌张力障碍的患者，注射肉毒毒素或口服抗胆碱能药物（苯海索）、巴氯芬、苯二氮䓬类（氯硝西泮）和抗癫痫药物（奥卡西平）等可减轻疼痛。对于有肌肉僵直、痉挛和帕金森病样症状的患者，口服左旋多巴、阿扑吗啡、巴氯芬、抗胆碱能药物和 GABA 拮抗剂等可缓解症状。对不易控制的震颤，可使用 β - 受体阻滞剂（普萘洛尔）、巴比妥类（扑痫酮）和苯二氮䓬类（氯硝西泮）等。

第三节 精神疾病

精神行为疾病在肝豆状核变性患者中十分常见，30% 的患者在发病时出现；在整个病程中，所有患者均会出现精神行为症状。这些疾病包括焦虑、人格改变、行为障碍、情感障碍、精神病和认知障碍，其中人格改变和抑郁是最常见的。

普通人群中继发性失眠的主要原因是焦虑和抑郁。肝豆状核变性患者中抑郁的发生率是 20%～30%，焦虑约为 10%。有情感障碍的患者的自杀率较高，达到 4%～16%，这可能与该病的病程较长、病情较重，引起早期患者的生活质量明显下降相关。

肝移植后，患者出现睡眠疾病的发生率是 45%～77%，睡眠障碍和困倦影响了患者的日间活动和生活质量。肝移植患者经受了更多的焦虑和应激，特别与同种异体肝移植功能的监测、免疫抑制的治疗及其并发症等有关。

抗抑郁药物、氯硝西泮、Z- 药（佐匹克隆、唑吡坦、扎来普隆等新型镇静催眠药）、褪黑素等均可用于有精神症状的患者。

第四节 医源性治疗的影响

一些药物可调整睡眠结构。多巴胺能药物左旋多巴在小剂量使用时可改善睡眠，大剂量使用则产生睡眠紊乱。另一些药物可调整快速眼动（rapid eye movement，REM）睡眠的潜伏期和时限。如驱铜药物可延长 REM 睡眠启动的潜伏期。苯海索降低了 REM 睡眠所占的比例。抗抑郁药物有类似的表现。

第五节 睡眠 - 觉醒调节通路

神经元损害广泛见于患者的脑中，可累及多条睡眠 - 觉醒调节通路。孤立的肝脏受累、脑磁共振成像检查正常的患者也存在睡眠异常。

松果体细胞的夜间特异性 ATP 酶（pineal night-specific ATPase，PINA）的序列分析表明，它是 ATP7B 酶的拼接变异体，由 ATP7B 酶的 N- 末端的序列被独特的非翻译的 300 bp 诱导序列替换而形成，仅有 ATP7B 酶的 C- 末端，无金属结合结构域及前 4 个跨膜结构域，但仍具有一些铜转运功能。松果体腺在昼夜节律（circadian rhythm）定时系统中起重要作用。PINA 在夜间的表达比白昼高 100 倍，提示节律性铜代谢与昼夜节律定时系统相关。在肝豆状核变性的动物模型中发现，PINA 使褪黑素分泌异常，与昼夜节律失调相关，这在人类中尚未证实。

位于中脑和脑桥的网状结构中存在启动和终止快速眼动的神经元，分别称为快速眼动"开"细胞（乙酰胆碱能神经元）和"闭"细胞（去甲肾上腺素或 5- 羟色胺能神经元）。当机体处于觉醒状态时，"闭"细胞处于活跃状态，并对"开"细胞产生抑制作用；这种抑制作用在机体进入慢波睡眠后逐渐减弱，"开"细胞开始活跃；当机体进入快速眼动睡眠期后，"闭"细胞停止活动，"开"细胞活动达到高峰。沉积于脑干的细胞功能失调可导致快速眼动睡眠障碍，从而出现白天过度嗜睡。

第六节　睡眠疾病

梦魇、不宁腿综合征、周期性肢体运动和 REM 睡眠行为疾病等睡眠疾病与失眠的发生机制相关。

一、嗜睡

与健康人相比，肝豆状核变性患者发生日间打盹更多，更容易感到疲倦和过度的日间嗜睡。

在一个使用 Epworth 嗜睡量表（Epworth Sleeping Scale，ESS）评估主观嗜睡的研究中发现，肝豆状核变性患者的平均 ESS 比健康对照更高（8 ± 5 对 6 ± 3，$P = 0.046$）；脑型患者的 Epworth 嗜睡量表评分比肝型患者高，但未达到统计学意义（9 ± 5 对 7 ± 3）；根据 Epworth 嗜睡量表，30.9% 的患者有嗜睡（ESS ≥ 10），14.5% 的患者有严重嗜睡（ESS ≥ 15）；有夜间睡眠障碍的患者的嗜睡情况比无夜间睡眠障碍的患者更为严重（9 ± 5 对 5 ± 3，$P = 0.012$）。

另一个使用 Epworth 嗜睡量表评估主观嗜睡的研究未发现患者与健康人之间的差异，在亚组分析中发现，患病时间较长并进行驱铜治疗的患者的睡眠情况相对较好。性别、年龄、疾病的严重程度和抗癫痫药物治疗等与患者是否嗜睡无关。

唯一使用多相睡眠潜伏期试验（mutiple sleep latency test，MSLT）评估客观嗜睡的研究表明，在 28 个有嗜睡表现的患者中，14% 有病理性嗜睡（平均睡眠潜伏期 <8 分钟），11% 在嗜睡的边界（>8 分钟或 <10 分钟）。大多数患者是脑型。没有患者出现入睡时的快速眼动（发作性睡病的典型表现）。较短的睡眠潜伏期、夜间睡眠不足、周期性肢体运动和睡眠呼吸障碍等之间均不相关。

有报道一例 21 岁男性患者表现为白日睡眠过度，总睡眠时间延长。除了疲倦和注意力水平降低外，他没有其他的神经系统症状。脑磁共振成像正常，肝酶中度升高。肝豆状核变性的诊断依据是铜蓝蛋白降低；尿铜升高；血铜降低；Kayser-Fleischer 环阴性。24 小时睡眠记录表明患者的睡眠时长超过 16 小时。患者没有继发性发作性嗜睡（无猝倒、睡眠麻痹和睡眠幻觉），但有入睡时的快速眼动期，快速眼动睡眠所占的百分比增加。经过 14 个月的 D- 青霉胺治疗，患者的睡眠异常消失。

另一例表现为嗜睡的 26 岁女性患者的预后较差。患者在 9 年以前发现肝酶增加，被诊断为肝型肝豆状核变性，脑磁共振成像正常，Kayser-Fleischer 环阳性。此后的 4 年和 7 年后，患者分别被诊断为焦虑和双相情感障碍疾病，每日服用艾司西酞普兰 10 mg 和拉莫三嗪 50 mg 后，控制良好。尽管每夜睡眠 7～8 小时，患者仍有白日过度睡眠，常常在工作中思睡，每次 3～5 分钟入睡后清醒。夜间睡眠记录未见异常。多相睡眠潜伏期试验证实有严重的客观嗜睡，平均睡眠潜伏期是 2.2 分钟。没有入睡时的快速眼动期，除外发作性睡病。她被诊断为继发性过度睡眠。驱铜治疗未改善患者的嗜睡情况。由于双相情感障碍疾病的病史，患者拒绝服用中枢神经兴奋剂。她通过规律性的白日短期睡眠来解决嗜睡，并不再驾驶车辆。

嗜睡可继发于失眠引起的睡眠缺乏、睡眠 - 觉醒通路损害、代谢性疾病，也可与应用阿片类、苯二氮䓬类、抗抑郁类、抗癫痫类或多巴胺能类药物等相关。

应减少使用镇静类药物，以改善嗜睡。但这些药物常过度使用。

通过视频 - 多导睡眠图记录患者的睡眠紊乱情况，如呼吸暂停或周期性肢体运动。通过测量多相睡眠潜伏期试验，确认是否需要使用中枢神经兴奋剂。需注意这些药物的疗效尚未在肝豆状核变性中得到证实。

驱铜治疗是必需的，一些患者即使有发作性睡病样的表现，也会通过驱铜治疗得到完全的恢复。

二、不宁腿综合征和周期性肢体运动

1. 不宁腿综合征

不宁腿综合征主要存在不可抑制移动腿的冲动，有时伴有感觉异常，在休息和夜间时较为明显，活动后减轻。它不应是另一个医学或行为疾病的主要症状。在一个有 55 个肝豆状核变性患者参与的研究中发现，27% 的患者

有不宁腿综合征的表现，对照组仅有 18%（$P = 0.4$）。一个近期的研究表明，按照新的国际标准，42 个脑型患者中有约 31% 的患者有不宁腿综合征的表现（对照组资料缺如）；10 个患者诉有致残性不宁腿综合征，在过去的一年内，每周至少发作 2 次；19% 的患者认为不宁腿综合征对其影响较大，具有中度严重程度的症状，平均得分 16.6 ± 7.9（$0 \sim 27$）；13 个具有不宁腿综合征表现的患者诉在检查前的 2 周内发病，其中 6 个患者有严重的症状，4 个中度，2 个轻微，1 个无。

大多数患者的不宁腿综合征症状出现在肝豆状核变性的发生之后（$10 \sim 14$ 岁）。与无此综合征的患者相比，不宁腿综合征患者的年龄较大，出现肝豆状核变性症状的时间较长。与原发性不宁腿综合征不同，合并肝豆状核变性和不宁腿综合征的患者并不以女性为主，也不合并缺铁、多发性神经病和肾脏病变，无家族史。说明在这些研究中，不宁腿综合征是继发于肝豆状核变性的。

肝豆状核变性患者如出现震颤、肌张力障碍、舞蹈症或静坐不能（与抗精神病药物相关）、下肢痛、足趾移动等类似不宁腿综合征的症状，易被误诊为不宁腿综合征。

肝豆状核变性患者不常出现感觉障碍。不宁腿综合征出现感觉异常后，易与肝豆状核变性进行鉴别。但大多数患者出现的不宁腿综合征运动症状难以与肝豆状核变性的不随意运动症状相鉴别。按现行标准，难以诊断肝豆状核变性患者合并的不宁腿综合征。患者常因使用多巴胺能药物、抗抑郁药物或抗癫痫药物，其不宁腿综合征症状减轻或加重。已应用于诊断帕金森病的制动试验（immobilization test）有助于诊断不宁腿综合征，二者大多数的混杂因素类似。

不宁腿综合征与肝豆状核变性的病理生理机制不同。不宁腿综合征的发病机制与多巴胺能功能失调、铁代谢缺陷和阿片类系统异常相关。脑内铁含量下降导致多巴胺功能下降，脊髓过度兴奋，引起感觉运动症状。

脑成像和尸检研究证实突触前多巴胺能活性增加，但未观察到多巴胺能神经元丢失和多巴胺含量下降。相反，在肝豆状核变性中，在突触前后均有多巴胺能神经元细胞丢失，铁沉积于基底神经节区。

根据 PET 和功能性磁共振成像研究，丘脑内侧核（由多巴胺能传入神经调节）和丘脑皮层通路与不宁腿综合征的发病相关。在肝豆状核变性的患者中，这些区域存在铜过载。

不宁腿综合征与铁代谢缺陷相关。在脑型肝豆状核变性患者中，铁沉积于脑内壳核、尾状核、脑桥背盖部。但合并不宁腿综合征的肝豆状核变性患者则不会出现这种现象。

合并不宁腿综合征的肝豆状核变性患者的治疗与原发性不宁腿综合征类似：如需要，可补充铁剂；对于抗精神病药物、抗组胺药物和抗胆碱能药物引起的不宁腿综合征，如有可能，减少药物用量或停用；使用多巴胺能激动剂、钙离子通道 α-2-δ 配体、氯硝西泮或阿片类药物。夜间摄入多巴胺能激动剂和左旋多巴足以减少症状。

2. 周期性肢体运动

睡眠时出现的周期性肢体运动是下肢的刻板性、重复性和非癫痫样运动，常出现踝关节背屈，一般是由共眠者发现，通过睡眠记录仪证实。周期性肢体运动增加睡眠片段，与不宁腿综合征相关。周期性肢体运动仅在影响睡眠时才需要治疗，治疗药物与不宁腿综合征类似。

三、快速眼动睡眠行为疾病

快速眼动睡眠行为疾病是一种在快速眼动期间出现的睡眠异常，伴有肌张力异常，无论做梦的主题是什么，都会出现与梦境相关的运动表现，如大笑、说话、喊叫、踢和与不可见的人战斗。快速眼动睡眠行为疾病的表现较为剧烈，可发生伤害情况。多数情况下，共眠者会受到惊吓。快速眼动睡眠行为疾病患者在白日并无攻击行为。睡眠异常是继发于快速眼动睡眠期间的正常弛缓（atonia）的下降通路（蓝斑下）缺陷，与中脑和脑桥的背盖部损害有关。这种情况大多发生于共核蛋白病（synucleinopathy），是该病的早期表现之一。特征性的梦魇和剧烈的睡眠行为与中脑和肢体系统的联系中断相关。有学者通过超声检查，在患者的中脑被盖 / 顶盖部发现强回声；脑磁共振成像检查在脑桥 - 中脑背盖部发现高信号。发生快速眼动睡眠行为期间可能是肝豆状核变性早期治疗的"时间窗"。

患者的梦境越生动，其症状越多。发病类型与快速眼动睡眠行为疾病的发病不相关。使用 D- 青霉胺的患者的快速眼动睡眠行为疾病症状较使用锌剂者突出。一些患者出现肌张力增加，但未达到诊断快速眼动睡眠行为疾病的标准。大多数患者合并精神疾病：精神病、双相情感障碍、抑郁和焦虑等。与无快速眼动睡眠行为疾病的肝豆状核变性患者相比，合并者更易发生嗜睡、睡眠质量低下和明显的精神症状，发病时间 / 年龄提前。

如快速眼动睡眠行为疾病发作频繁、剧烈，影响患者的生活质量，应予以治疗：对于增加快速眼动睡眠行为疾病发作的药物，如抗抑郁药，应减量或停用；确保床上环境和共眠者的安全；夜间服用氯硝西泮（0.5 ~ 2 mg）或褪黑素（3 ~ 12 mg）。肝豆状核变性患者仅发生可逆性快速眼动睡眠行为疾病。随着驱铜治疗，患者的快速眼动睡眠行为疾病症状消失，复查脑磁共振成像示脑桥 - 中脑背盖部高信号消失。

四、睡眠呼吸疾病

尚无关于肝豆状核变性患者的睡眠呼吸方面的研究。一些患者因肥胖合并阻塞性睡眠呼吸暂停综合征。进行驱铜治疗的患者可合并混合性的呼吸暂停。

第七节　结论

在肝豆状核变性患者中，失眠、嗜睡、不宁腿综合征和快速眼动睡眠行为疾病常见，而睡眠呼吸疾病罕见。对于有睡眠障碍的患者，推荐使用睡眠记录仪。这些睡眠疾病严重影响患者生活质量，应予以有效的管理。随着驱铜治疗，患者的睡眠障碍会发生变化，因此应反复进行监测。

（李晓东　李淑娟　周卫东）

第二十章　肝豆状核变性其他器官的临床表现

摘要

　　肝豆状核变性患者体内的铜不仅沉积于肝脏和脑部，也沉积于其他器官，如肾脏、心脏、皮肤、骨骼关节和内分泌组织等。肝脏损害、驱铜治疗也可引起其他组织的继发性损害。肾脏损害包括肾小管功能失调（如肾小管酸中毒和氨基酸尿）、肾结石等。骨去矿化是肝豆状核变性的一个常见表现。心脏损害包括心律不齐、心肌病和自主神经功能紊乱等。内分泌症状包括不育症、反复流产、生长发育障碍和甲状旁腺功能低下等。其他表现还有免疫功能紊乱、脂肪瘤和皮肤变化等。虽然其他器官的临床表现并不常见和严重，但延误诊断也可以引起不可逆的变化。因此，在进行鉴别诊断时，应考虑到其他器官受累的可能。

　　肝豆状核变性的临床表现复杂多样（表20-1），主要表现为铜沉积于肝脏和脑组织而引起的肝脏、神经精神损害。铜也可沉积于其他器官，引起相应的临床表现。

　　至少1/4的患者累及多个器官或系统。大量的铜沉积于肝豆状核变性患者的肾脏中。在一个有8个未治疗的患者参加的研究中发现，与正常组织相比，肾脏中铜的浓度很高（患者组：904 μg/g 干重；对照组：15 μg/g 干重）；心脏中铜的浓度也很高（患者组：157 μg/g 干重；对照组：17 μg/g 干重）；铜含量增高也见于骨骼中（患者组：5.5 μg/g 干重；对照组：0.8 μg/g 干重）。软骨中的铜浓度也增高。部分患者胰腺中铜的浓度增高。

表 20-1　肝豆状核变性的非运动表现

系　统	表　现
血液系统	鼻衄；急性溶血性贫血（非免疫性）
骨骼肌肉	代谢性骨病（佝偻病和骨软化）；青少年多发性关节炎；软骨钙质沉着症；急性横纹肌溶解症
肾脏	肾小管酸中毒；高钙血症；镜下血尿；蛋白尿；肾结石
消化系统	胰腺炎
内分泌系统	甲状旁腺功能减退
心血管系统	心律不齐；风湿热样表现
皮肤	色素沉着
眼	K-F环；"向日葵"样白内障
生殖系统	原发性或继发性闭经；习惯性和不能解释的自发性流产

第一节　眼部症状

肝豆状核变性的眼科表现复杂，主要有角膜病变：Kayser-Fleischer 环；晶状体病变："向日葵"样白内障；巩膜病变：黄疸；眼球运动障碍：眼球震颤；代谢障碍：维生素 A 代谢紊乱；瞳孔改变：瞳孔对光反射、调节反射及辐辏反射异常；视神经病。

一、角膜 Kayser-Fleischer 环

肝豆状核变性的角膜病变主要表现为角膜 Kayser-Fleischer 环。Kayser（1902 年）和 Fleischer（1909 年）先后对 Kayser-Fleischer 环进行了描述。1949 年 Gerlach 和 Rohsrschneider 发现 Kayser-Fleischer 环与铜有关。Kayser-Fleischer 环又称角膜色素环，是铜沉积在角膜周缘后弹力层及其附近的外浓内淡的棕黄色（golden-brown）或绿色（greenish）的重金属沉着症（metallic discoloration），是肝豆状核变性的最主要的眼部表现，提示游离铜已经释放入血中。

（一）病因和发病机制

肝豆状核变性患者由于 *ATP7B* 基因突变，引起肝细胞中铜的跨膜转运障碍，过量的铜在肝脏中沉积，这一过程通常经历肝铜蓄积期、肝铜饱和释放期等阶段。其中肝铜蓄积期通常发生于出生后至 5 岁左右，由于游离铜在肝脏内缓慢地蓄积，进入溶酶体内较少，肝组织浸润和单小叶纤维增生。此期铜主要在肝脏内蓄积，未向脑、角膜等肝外脏器转运，Kayser-Fleischer 环尚未形成，患者常无任何临床症状，但可出现尿铜增加、肝功能异常等症状。在肝铜饱和释放期（5~10 岁）的肝豆状核变性患者游离铜在细胞质内逐渐蓄积，并从细胞质渐入溶酶体内，引起肝细胞弥散性坏死和显著的肝纤维组织增生，肝铜蓄积逐渐达到饱和，铜从肝脏中释放，向体内各脏器转移。此期患者虽以肝损害为主，但因铜开始向脑及角膜转移蓄积引起脑损害及开始出现 Kayser-Fleischer 环。如果患者这一病理过程得不到纠正，由于肝铜蓄积已经达到饱和，铜大量向脑、角膜及其他脏器转移，铜颗粒随房水循环，经内皮细胞渗透到角膜后弹力层，有时可波及实质深层或内皮层。如临床出现脑病症状，只有 10% 的患者缺乏 Kayser-Fleischer 环。50% 的肝型患者、20%~30% 的症状前患者也出现 Kayser-Fleischer 环。具有 Kayser-Fleischer 环的患者的 24 小时尿铜往往更高，而肝转氨酶相对较低。

（二）病理

电镜显示此环由电子致密颗粒组成，富含铜和硫，说明环内的铜可能与金属硫蛋白结合。角膜具有 Kayser-Fleischer 环时的铜含量较正常时增加 10~100 倍。眼的其他部位也含有过量的铜。

（三）临床表现

Kayser-Fleischer 环几乎见于所有出现神经精神病变的患者，而肝型患者的阳性率为 50%~60%，症状前患者的阳性率为 10%~40%，7 岁以下的患儿较少出现 Kayser-Fleischer 环。患者的年龄越大，出现此环的可能性越大。已发现最年幼的具有 Kayser-Fleischer 环的患者是 5 岁。半数肝型患者的 Kayser-Fleischer 环并不完整，约 10% 的有神经病变者也可以缺乏 Kayser-Fleischer 环，或者在治疗过程中因为铜重新分布而出现此环。Kayser-Fleischer 环多为两侧对称性出现，也有单侧出现的报道。最早出现的部位多为上缘 10 点和 2 点钟的位置，然后为下缘的 5 点和 7 点钟的位置，与角膜溶质流动（corneal solvent flow）在此相对停滞有关，然后出现于下缘。早期在上缘和下缘的角膜缘形成新月形，逐渐发展至鼻颞两侧形成环状，驱铜治疗后以相反顺序好转，在裂隙灯下留下点状的银色外观。检查时应注意抬举患者的眼睑，以期发现早期的 Kayser-Fleischer 环。

Kayser-Fleischer 环一般宽 2~4 mm，很少超过 5 mm。由于不累及瞳孔区角膜而不影响视力。该环与角膜缘间可有一个小的较透明区带相隔。一些患者没有形成完整的环，在眼角膜 6 点和 12 点钟左右处有色素沉着。大多数 Kayser-Fleischer 环呈棕黄色，也可呈黄绿色、宝石红或深蓝色。与 p.H1069Q 复合杂合子相比，在纯合子中 Kayser-Fleischer 环更为常见。

改良裂隙灯（slip lamp）下 Kayser-Fleischer 环分级标准：

(1) 0 级：角膜无 Kayser-Fleischer 环；

(2) 1 级：Kayser-Fleischer 环局限于角膜缘上方或下方呈点状分布，范围 ≤ 1/2；

(3) 2 级：Kayser-Fleischer 环局限于角膜缘上方或下方呈月牙状分布，范围 ≤ 1/2；

(4) 3 级：Kayser-Fleischer 环呈弧形分布，占角膜缘范围 >1/2，但未达到全部角膜；

(5) 4 级：Kayser-Fleischer 环呈圆状分布，全部角膜缘后均有色素环。

Kayser-Fleischer 环是肝豆状核变性的重要诊断依据之一，此环的出现很可能提示肝豆状核变性，与疾病的严重程度不相关。Kayser-Fleischer 环可作为首发症状而早于肝脏与神经症状出现，但阴性结果并不能除外肝豆状核变性的诊断。

（四）诊断

由于角膜 Kayser-Fleischer 环检查具有较高的诊断价值，操作简单，耗时短，花费低，且在门诊即可进行，可作为诊断肝豆状核变性的首先初筛方法。早期须由有经验的眼科医师通过裂隙灯检眼镜（slip-lamp ophthalmoscopy）、前房角膜镜（gonioscopy）、眼前段光学相干断层扫描（anterior-segment optical coherence tomography，AS-OCT）或体内共聚焦显微镜（in vivo confocal microscopy，IVCM）检查发现。在晚期患者中，用裸眼或手电光照射即可发现。如果患者有典型的临床表现，24 小时尿铜增高合并角膜 Kayser-Fleischer 环检查阳性，就可以确诊为肝豆状核变性。至少 60% 的症状前儿童患者无角膜 Kayser-Fleischer 环。对于有家族史或高度怀疑为肝豆状核变性的 10 岁以下的疑诊患者，即使角膜 Kayser-Fleischer 检查结果阴性，仍不能排除本病，需行铜代谢检查，必要时可考虑行肝穿刺活检或基因诊断确诊。

由于 Kayser-Fleischer 环颜色和角膜缘正常的色素环相似，故早期需要鉴别。在使用裂隙灯检眼镜检查 Kayser-Fleischer 环时，将焦点集中在角膜周边部的后弹力层附近即可发现。如在有神经病变患者中未发现 Kayser-Fleischer 环，可能的解释为：患者年龄小于 7 岁；较浅的色素环未被发现；诊断错误。

Kayser-Fleischer 环也可见于其他疾病，如原发性胆汁性肝硬化、儿童进行性肝内胆汁淤积（血清胆红素 >20 mg/dL）、单克隆免疫球蛋白病、部分胆道闭锁、伴肝硬化的慢性活动性肝炎、不明原因的肝硬化、急慢性重症肝炎、新生儿肝炎、多发性骨髓瘤、肺部肿瘤、日本血吸虫感染、半乳糖唾液酸贮积症（galactosialidosis）、佝偻病、肾小管酸中毒、不能解释的 Coombs 阴性的溶血性贫血和铜制剂治疗等。这些疾病的 Kayser-Fleischer 环可能由铜、其他金属或胆红素沉积引起，被称为假性 Kayser-Fleischer 环。通过病史、免疫学指标、血清铜蓝蛋白水平和放射性铜动力学研究等可与肝豆状核变性相鉴别。

Kayser-Fleischer 环需与眼角膜老年环和青年环进行鉴别。眼角膜老年环是角膜周边的脂质沉着，起初混浊在角膜上下方，逐渐发展为环形，该环呈白色，通常 1 mm 左右宽，外侧边界清楚，内侧边界模糊。老年环通常是一种有遗传倾向的退行性改变，但也可能是胆固醇增高的表现。偶尔也可作为一种先天性异常出现于青壮年，又称青年环，这时病变常局限于角膜缘的一部分，而不形成环状。

（五）治疗

Kayser-Fleischer 环和"向日葵"样白内障与临床损害的严重程度没有关联。经过 3 ~ 5 年的驱铜治疗，80% ~ 90% 肝豆状核变性患者的角膜 Kayser-Fleischer 环逐渐变薄或消失，多数病例数年后完全消失，个别病例在角膜上残留斑点状金属。Kayser-Fleischer 环首先从两侧和中央消失，最后从上部消失，这种消退模式可能与眼前房房水的垂直流动有关。Kayser-Fleischer 环若在此后的复查中重新出现，则提示患者的治疗依从性差，有助于对治疗效果的观察。但部分处于肝病终末期或肝移植后的患者也可出现 Kayser-Fleischer 环逐渐减弱或消失。也有部分患者虽然临床症状改善，但 Kayser-Fleischer 环依然明显。说明即使患者的驱铜治疗有效，也不能仅将是否出现 Kayser-Fleischer 环作为临床症状改善的预测指标。

二、"向日葵"样白内障

1922年，Seimerling 和 Oloff 首先描述了"向日葵"样白内障（sunflower cataract）。产生的机制与铜沉积有关。"向日葵"样白内障是肝豆状核变性眼部另一个常见的表现，由铜、硫或铜结合蛋白质组成，发生率为2%～20%，发生机制为铜在晶体前囊中央（不是晶体皮层或核）沉积，早期呈棕黄色盘状，周边呈锯齿状或放射状，不影响视力，其大小随瞳孔扩大而扩大。含铜眼内异物可诱发"向日葵"样白内障和 Kayser-Fleischer 环。晶状体的铜在治疗过程中也可以部分或完全消失。原发性胆管硬化和常染色体显性遗传的遗传性高铁蛋白血症白内障综合征（hereditary hyperferritinemia cataract syndrome，HHCS）也可有"向日葵"样白内障。经过驱铜治疗，"向日葵"样白内障较 Kayser-Fleischer 环能更快地恢复。

三、其他眼科症状

通过应用光谱光学相干层析技术（optical coherence tomography，OCT）、视网膜电图（electroretinography，ERG）、视觉诱发电位（pattern reversal visual evoked potentials，PVEP），显示视网膜和视神经也发生神经退行性变，视网膜神经纤维层、黄斑旁区、视网膜神经节细胞/内丛状层、内核层变薄，神经传导速度减慢，视网膜功能减退。

肝豆状核变性所造成的严重肝损害可导致维生素 A 的代谢紊乱，导致结膜、角膜干燥和夜盲等眼部并发症。眼部其他少见的表现有双眼快速扫视速度变慢、追随动作异常、暗适应功能下降、集合不足、外斜视、瞳孔反应迟钝、调节减弱、眼球震颤、眼球干燥症、视神经炎和视盘水肿苍白等。

第二节　肾脏

一、病因和发病机制

肾脏损害可发生于肝豆状核变性病的任何时期，其表现与神经系统、肝脏等改变无明显相关。其损害机制尚未完全明确，目前认为有以下四个方面的原因。

（一）铜的沉积

肝豆状核变性患者体内过量的铜沉积于各脏器的细胞内，产生分子水平的结构和功能障碍。肾脏是正常人体内含铜量最高的器官之一。目前认为铜沉积在近端和远端的肾小管上皮细胞内，致使肾小管重吸收功能受损，肾小球囊壁层上皮细胞也常有铜颗粒沉积，引起肾小球滤过率下降，出现肾性糖尿、氨基酸尿、蛋白尿、高钙尿以及酸中毒等表现。

（二）免疫球蛋白的沉积

肝豆状核变性患者大多具有不同程度的肝脏损害，受损的肝脏对血中免疫复合物的清除能力下降，引起血清中免疫球蛋白 A（IgA）浓度增高，过量的 IgA 通过血液循环沉积于肾脏，从而继发 IgA 肾病。

（三）D-青霉胺等药物的继发损害

D-青霉胺的主要不良反应之一就是引起肾脏损害。部分肝豆状核变性患者的肾脏损害与服用D-青霉胺有关，大约70%的继发性肾损害在服药的1年内发生，其中最常见的临床表现为单纯的蛋白尿，亦有引起肾病综合征和急性肾衰竭的报道。

（四）肝功能不全的并发症

异常的肾功能可能也是肝功能不全的并发症。晚期的伴有门静脉高压的肝功能不全可以引起功能性肾功能不全。肝肾综合征是继发于系统性动脉血管收缩的肾血管收缩，其肾功能损害的表现包括血肌酐增高、无或轻微的蛋白尿、钠排泄速度明显下降、少尿。肝肾综合征的预后很差，发病10周后的患者生存率小于10%，主要的治疗手段是扩张血管、血液透析、人工肝治疗及肝移植等。

因此，肝豆状核变性伴肾脏损害的患者通过有效的驱铜治疗，同时辅以对症支持治疗，肾脏损害的症状大多能够好转。长期服用 D- 青霉胺的患者，应定期监测尿常规及肾功能，避免 D- 青霉胺引起的肾脏损害等不良反应。少数患者也可因出现肾衰竭，需要透析治疗，包括血液透析和腹膜透析，必要时进行肾移植，此时常需行肝肾联合移植。

二、病理

肾脏的病理变化（主要是肾小管）已被描述，与临床上观察到的肾小管损害是一致的。最常见的病理发现是钙沉积于肾小管中。也可发现肾小球细胞增生和肿胀，毛细血管的管腔闭塞。也有报道实验室结果表明存在肾脏损害，却缺乏组织学改变。

三、临床表现

1948 年，Uzman 和 Danny-Brown 第一次报道了肝豆状核变性患者的肾功能损害，即氨基酸尿。氨基酸尿与肝脏损害的严重程度不相关。晚期肾小管损害加重，提示肾脏损害继发于铜代谢紊乱。

肝豆状核变性患者可以有不同类型的肾脏损害，患者一般是在少年或青年期发病，多数患者是在出现肝脏或神经系统的损害后，再出现肾脏症状，常因损害轻微而被忽略。10% 左右的肝豆状核变性患者以肾病为首发表现，其中半数以上的患者出现血尿，以镜下血尿最为常见，也可见肉眼血尿，许多患者仅以镜下血尿为提示肾脏损害的唯一症状。另外，还出现水肿、蛋白尿、糖尿、氨基酸尿、肾结石、尿酸尿、高钙尿、肾性酸中毒和肾性佝偻病等。水肿常顽固性反复发作，累及颜面部和下肢，严重者波及全身。一般无高血压表现。肾功能指标大都正常，极少数患者有尿素氮和肌酐升高。

约60%的肾结石患者有高钙尿。伴肾脏损害的肝豆状核变性患者有高钙尿的报道始见于1959年Litin的报道。推测由于尿铜排泄增加，远端肾小管损害，钙重吸收减少，导致高钙尿。也可能与系统性酸中毒是骨骼中的钙被动员移除有关。高钙尿可以引起泌尿系统结石（>16% 的患者）。预示肝豆状核变性患者发生肾结石的最重要的可能因素是酸 – 碱排泄（acid-base excretion）紊乱。B 超示双肾内似钙质沉着症样的声像图改变。CT 见两肾区有弥漫性高密度，可能为铜沉积于近曲小管所致。

肾脏损害极少作为肝豆状核变性的初始症状。在一个有 151 个患者的研究中发现，仅有 2 个患者以血尿起病，其中一个患者的血尿自愈。在一个有 276 个患者的回顾性研究中发现，7.6% 的患者有肾炎、肾小球肾炎或肾病综合征等。肾绞痛、高钙尿也可作为肝豆状核变性的早期症状。有一个患者在 5 岁被确诊时仅有肾结石、高钙尿，并持续了 10 年。

在一个针对经过驱铜治疗的患者的肾损害的研究中发现，85 个患者中 34 个患者（40%）有肾脏损害，其中9 个患者的肾脏损害被认为是继发于 D- 青霉胺治疗。在剩余的 25 个患者中，14 个患者（56%）有血尿；12 个患者（48%）有蛋白尿；5 个患者（20%）有蛋白尿和血尿；16% 的患者有尿糖增高；20% 的患者的尿中有N- 乙酰基 -β- 葡萄糖苷酶增高；24% 的患者的尿中有 β_2- 微球蛋白增高；1 个患者的肾活检提示弥散性肾小球系膜增殖并有 IgA 沉积。

最近有一个针对不同表型的患者的肾功能（血尿素氮、肌酐和尿酸）的研究，研究对象包括 691 个新近确诊的肝豆状核变性患者、43 个症状前患者和 127 个健康人。结果显示脑型患者比混合型和肝型患者的血尿素氮和肌酐的水平更高，这也可能与脑型患者的年龄更大有关。各组患者的尿铜无明显差异。不同类型的患者肾损害的程度不同，肾损害与铜沉积相关。血清中的尿酸在肝脏中产生并由肾脏排出。肝豆状核变性患者的血尿酸低于正常对照。尿酸是一种抗氧化剂，其水平降低反映了氧化应激增加。其他的神经退行性病中的血尿酸也降低。

肾小管酸中毒是指肾脏的排酸功能障碍，出现酸碱平衡障碍，表现为高钙尿、肾钙质沉积、尿结石、低钾性周期性麻痹和骨量减低等，常表现轻微。近端和远端肾小管酸中毒都曾见于肝豆状核变性。高钙尿是由为缓冲尿中过多的酸，钙从骨骼中释放引起。骨量减低引起软骨病或佝偻病，也可以导致下肢畸形。通过驱铜治疗，患者的肾脏症状可得到好转。

　　7%～11% 的患者服用 D- 青霉胺后可引起肾损害，主要表现为蛋白尿，血尿少见。D- 青霉胺治疗平均 8 个月后出现并发症。出现肾损害时，肾小球病变并不明显，可能有轻微增殖，电镜显示免疫球蛋白沉积于上皮下的位置。肾病综合征和 Goodpasture 样综合征也有报道。停用 D- 青霉胺后，蛋白尿消失，肾病综合征也有好转。20 世纪 60 年代 Fulop 报道 1 个患者在驱铜治疗前患有极为少见的 Fanconi 综合征，表现为肾小管功能失调和维生素 D 抵抗佝偻病。

　　尚未见锌剂引起肾功能损害的报道。在使用 D- 青霉胺的过程中，应注意对肾功能的监测。

第三节　骨关节系统

　　骨关节系统及肌肉病变是肝豆状核变性的常见表现，尤其是亚洲患者，来自印度的报道较多。临床表现主要包括骨量减少、骨质疏松和关节病等。骨去矿化（bone demineralization）较为常见，可能由高钙尿和高磷酸尿引起。骨质疏松见于 2/3 的患者，可能与肾小管酸中毒或慢性肝病及 D- 青霉胺治疗有关。肝豆状核变性的骨关节损害进展缓慢，可能与铜和铁沉积于关节，产生自由基诱导的滑液和软骨损害有关。早期较少有神经精神症状和肝脏症状，多会先后出现其他部位的表现，长期以骨关节损害为单一表现的极少见，易被误诊为风湿性或类风湿性关节炎。先证者的同胞往往出现类似的临床表现。肌肉症状主要表现为肌无力、肌痛、肌萎缩及横纹肌溶解等。

　　最常见的骨关节损害是关节酸痛，其他的症状有僵硬、红肿、关节变形（X 形腿、O 形腿、膝关节内翻和脊柱侧弯等）及病理性骨折等，与关节滑液中的铜沉积相关。骨骼疼痛多发生于近关节处，局部皮肤无红肿，多表现为活动后疼痛，局部压痛明显，与天气变化无关，易误诊为儿童骨生长痛。四肢的关节均可发生病变，最常侵犯手、腕及膝关节，亦可见于肘、肩、髋关节及脊柱等，如脊柱侧弯（scoliosis）。既可单侧起病，亦可双侧同时或先后发病，对称或不对称。可仅有单个骨关节损害的表现，也可同时具有 2 个或 3 个以上关节的损害。少见骨及软骨变性、维生素 D 抵抗的肾性佝偻病等。

　　约 3/4 的患者在影像学上有关节病变。常见的骨骼损害有佝偻病、软骨病、散在软骨下骨碎片（scattered subchondral bone fragmentation）、关节旁钙化、软骨下囊肿、软骨钙质沉着病（chondrocalcinosis）和病理性骨折等。放射影像学改变包括骨关节炎、骨质疏松软化、假骨折线、病理性骨折、骨畸形、关节硬化、关节扭曲、关节下囊肿和骨软骨病；软组织损害，可见钙化和骨化影、剥脱性骨炎、关节囊或肌腱附着点钙化。

　　当出现症状性关节病变时（出现于 20%～50% 的患者），疾病通常已进展了近 20 年。膝关节和腕关节更易受累，关节病也可作为肝豆状核变性的首发表现。与普通人群相比，肝豆状核变性患者出现先天性脊柱侧弯的发生率较高。7%～14% 的患者出现骨折。D- 青霉胺治疗可引起药物性关节炎。锌剂治疗不引起关节炎。

　　肝豆状核变性患者的滑膜损害的发病机制尚不清楚，膝关节和脊柱最易受累。在受损的滑膜上并未发现铜沉积。病理上发现内膜细胞增生、血管改变、慢性炎性细胞浸润等。

　　曾有报道患者因骨量减少发生骨折，最终确诊为肝豆状核变性。在肝豆状核变性患者中，与骨吸收相关的代谢指标，如骨保护素（osteoprotegrin）、特殊胶原序列（β-cross-laps）等明显增高。肾小管酸中毒可能与骨软化相关。

　　由于在肝豆状核变性患者中，骨关节损害的表现较为常见，在进行诊断和病程监测时应注意骨关节的表现。

第四节　心血管系统

　　关于心脏受累的研究较少，一般认为肝豆状核变性患者的心脏受累轻微，心血管系统的表现包括心律失常、心肌病、心源性死亡和心脏神经官能症，与铜沉积于心脏有关，是导致肝豆状核变性患者猝死的主要原因。与正常对照人群相比，肝豆状核变性患者发生心房纤颤和心力衰竭的风险增加 29% 和 55%。尸检表明有间质性纤维化、心肌内小血管硬化及血管周围心肌炎等。心肌内铜浓度与心肌损害的严重程度不相关。

第五节　内分泌系统

内分泌病变的表现包括发育和青春期障碍、甲状腺功能减退、甲状旁腺功能减退、不育症、代谢性骨病、反复流产、葡萄糖耐量异常、胰腺炎、糖尿病和巨人症等。

肝豆状核变性患者中最常见的性腺功能失调的原因是继发于慢性肝病的促性腺激素分泌不足引起的性腺功能减退。性激素相关的球蛋白、催乳素增高。男性患者出现女性化乳房，其血液中的雌激素水平增高。

内分泌病变极少作为肝豆状核变性的初始症状。一个 24 岁的妇女起初表现为溢乳、月经紊乱和低血糖，最后被确诊为肝豆状核变性，使用锌剂治疗后，症状消失。闭经和习惯性流产可作为肝豆状核变性的初始症状。闭经与继发于肝功能损害的下丘脑、垂体或卵巢的功能紊乱有关，闭经患者的卵泡刺激激素、促黄体激素和雌二醇降低，睾酮、雄烯二酮正常或增高。卵巢卵泡芳香化酶功能失调，致使排卵异常。患者经驱铜治疗后，体内铜水平减少，下丘脑、垂体及卵巢等组织损伤得以修复，促进了患者下丘脑 - 垂体 - 卵巢轴功能的恢复，从而改善了脑垂体及卵巢酶的分泌，有利于女性患者性激素的释放，同时肝脏对雌激素灭活作用增强及肾脏排泄甾体激素功能改善等因素对性激素水平的改善也有帮助，最终部分女性患者月经紊乱及不孕不育问题得到改善。

代偿性肝硬化不是怀孕的禁忌证，失代偿性肝硬化增加了自发性流产的风险。症状前患者、症状轻微者或经过正规驱铜治疗的生育期妇女可能会怀孕。有研究表明肝豆状核变性患者后代的先天性畸形的风险增加。一般认为应用 D- 青霉胺和锌剂治疗并不增加新生儿出现先天性畸形的风险。

第六节　血液系统

血液系统的表现包括 Coombs 试验阴性溶血性贫血、白细胞减少、贫血和血小板减少。10% ～ 15% 的患者以急性 Coombs 试验阴性溶血性贫血和溶血性黄疸起病，随之可表现为脑型或肝型症状。由于骨髓具有强大的代偿增殖能力，因此估计发生症状前溶血的比例远大于此数。溶血危象发生后，出现网织红细胞增多症。明显的溶血主要发生于严重的、急性肝病中，与大量肝铜释放入血有关，此时血铜和尿铜均明显增加，铜对红细胞膜及血红蛋白产生氧化损害。溶血性贫血常是短暂性的和自限性的，常较肝病表现超前数年出现，溶血发生时常无眼角膜 Kayser-Fleischer 环发生。因而，对于 20 岁以下的 Coombs 试验阴性溶血性贫血患者，应行铜代谢检查，以除外肝豆状核变性。患者多急性起病，反复发生，主要表现为迅速的、进行性的贫血、黄疸，小便颜色加深，出现茶色尿甚至酱油色尿，常伴不同程度的肝大和 (或) 脾大，部分可伴有神经系统症状如嗜睡、烦躁、言语不利和步态不稳等。偶有患者同时出现急性溶血性贫血与急性肝衰竭，病情危重，表现为全身黄染、寒战、高热、贫血和肝脾大等，常在数周内死于肝或肾衰竭。

即使不伴溶血，患者的红细胞的寿命也缩短，谷胱甘肽水平降低。血液中的铜可引起红细胞的自身溶解，血红蛋白的热稳定性降低。

白细胞减少和血小板减少继发于脾功能亢进或药物治疗。肝豆状核变性不影响骨髓生成血小板的功能，所以新的血小板是完整的。

过度治疗引起的铜缺乏也可引起白细胞减少。

肝功能损害可引起肝脏凝血因子的生成，如因子Ⅱ、Ⅴ、Ⅶ及Ⅹ等，但是没有疾病特异性。同时可能出现血小板功能减退、脾大所致的血小板减少和白细胞减少等，使肝豆状核变性患者出现出血倾向，如鼻衄、牙龈出血和皮下出血等。常反复发作，因症状无特异性，难以引起重视。患者即使就医，也多被漏诊或误诊。患者常在出现神经精神症状后，才可能被确诊为本病。

第七节　皮肤

在肝豆状核变性发展过程中或 D- 青霉胺治疗期间，均可出现皮肤并发症。下肢出现皮肤色素沉着，需注意与 Addison 病相鉴别。肝硬化时常见的皮肤病变是蜘蛛痣和肝掌。10% 的患者的皮肤病变还包括指甲出现"天蓝色月亮（blue lunulae）"样改变；皮肤松弛；干燥症；黑色棘皮症；鱼鳞病和皮肌炎等。

在一个由 37 位肝豆状核变性儿童组成的研究中，67% 的患者至少有一种皮肤病变，24% 的患者有指甲和黏膜病变，最常见的皮肤病变是干燥症（45.7%）。

脂肪瘤在肝豆状核变性患者中较为常见，多在肢体和躯干的皮下。脂肪瘤发生的机制未明，与驱铜药物治疗无关。

第八节　胰腺

肝豆状核变性患者胰腺的铜沉积较为轻微。在肝豆状核变性时，因门静脉系统充血，胰腺可以肿大。有报道个别患者以胰腺炎起病，经驱铜治疗后，血淀粉酶的水平下降。胰腺炎的发生与色素性胆结石有关。

第九节　免疫功能紊乱

肝硬化可引起肝硬化相关免疫功能障碍。在未经治疗的肝豆状核变性患者中，IgG 和 IgM 降低，T 细胞介导的免疫反应降低。体外实验表明，游离铜可抑制免疫功能。应用 D- 青霉胺治疗后，免疫功能可恢复正常，可能与肝功能改善和游离铜下降有关。

肝脏疾病和一些药物也可诱导自身免疫反应。在一个有 235 个肝豆状核变性患者的回顾性研究中发现，8.1% 的患者同时存在免疫介导疾病；5.5% 的患者在确诊前即有自身免疫性疾病（甲状旁腺功能低下、银屑病、自身免疫性肝炎和 Becherew 病等）；2.6% 的患者应用 D- 青霉胺治疗后，出现自身免疫性疾病（溃疡性结肠炎、多发性硬化、血清反应阴性多发性关节炎、系统性红斑狼疮、银屑病性关节炎、Werlhof 病和重症肌无力等）。

第十节　胃肠功能紊乱

锌剂治疗可引起胃肠症状，有的患者需要改为 D- 青霉胺治疗。曲恩汀治疗可诱发结肠炎。胆石症较为常见，可发生胰腺炎。

第十一节　恶性肿瘤

肝豆状核变性患者的肝胆恶性肿瘤的患病率是 1.2%，并不高于普通人群，这可能与铜的保护作用有关。也有相反报道。肝豆状核变性患者可有 2 种原发性恶性肿瘤：肝细胞癌和肝内胆管细胞癌。肝细胞癌主要发生于长期生存且未治疗的 12 ~ 73 岁患者中，可以是肝豆状核变性的首发表现，或在肝移植或肝活检时偶然发现，可发生于无肝硬化的患者。

在肝豆状核变性患者中，胆管癌的发病率较肝细胞癌低，二者的关系尚未清楚。在尸检时，偶然发现患者有胆管癌。

驱铜治疗是否影响肿瘤形成尚不清楚。在一个有 1186 个肝豆状核变性患者参加的研究中发现有 8 个患者患肝细胞癌，6 个患者患肝细胞内胆管细胞癌。肿瘤内铜的含量并无异常。随着随访时间增加，发现肿瘤患病率增加（如随访 <10 年，患病率为 0；10 ～ 19 年，4.2%；20 ～ 29 年，5.3%；30 ～ 39 年，15%）。目前无关于肝豆状核变性患者其他部位肿瘤发生率的报道。

第十二节　肝肺综合征

肝肺综合征（hepatopulmonary syndrome，HPS）是一个与肝脏疾病相关的肺功能不全，表现为呼吸困难和中心型发绀，与肺内血管畸形相关，表现为肝病、低氧和肺内血管扩张三联征。肺内血管畸形与血液中内皮素 -1 增加和一氧化氮合成酶增加等因素相关。

（李晓东　任锦霞　李　颖）

第二十一章　肝豆状核变性的诊断

摘要

　　肝豆状核变性的临床表现复杂多样，其诊断较为困难。国外的资料表明，大约75%的患者从未得到确诊。肝豆状核变性不仅是儿童和青年人的疾病，不同年龄的人均可患病。肝豆状核变性的主要表现是肝病、神经精神症状、Kayser-Fleischer环、急性溶血性贫血和急性肝衰竭等。在儿童和患有急性肝病的成年人中诊断尤为困难。实验室检查尚不完善，许多是非特异性的。对所有病例都需要进行详细的神经系统检查。神经影像学和电生理学检查对诊断是有帮助的。对于先证者的症状前的同胞兄妹，基因突变分析是最有效的诊断手段。

　　由于肝豆状核变性的临床表现复杂多样，发病率极低，起病隐袭，许多医疗机构缺乏有效的诊断设备，使其诊断较为困难。大多数临床医生在临床实践中未曾见过肝豆状核变性患者。有学者估计大约75%的肝豆状核变性患者因未能确诊并得到有效治疗而死亡，在该病是可以治疗甚至可以预防的时代，这种情况凸显出广大医务工作者的责任和使命。

　　一些患者在确诊之前，其同胞中已有死亡病例。肝豆状核变性不仅是儿童和青年人的疾病，不同年龄的人均可患病。肝豆状核变性的主要表现是肝病、神经精神症状、Kayser-Fleischer环、急性溶血性贫血和急性肝衰竭等。在典型的病例中，如出现Kayser-Fleischer环、典型的神经系统症状和（或）低铜蓝蛋白血症（<0.1 g/L）等可确诊肝豆状核变性（图21-1）。但在大多数病例中，必须结合临床表现和实验室检查进行诊断。因误诊为肝豆状核变性而进行驱铜治疗的患者，可因铜缺乏而发生血液系统和神经系统症状。

　　如果能在首发症状出现1个月内即进行治疗，患者的预后良好；如果能在首发症状出现1~6个月内进行治疗，患者遗留的残疾较轻。延迟诊断会导致患者的症状恶化，预后变差。在确诊之前，平均每个患者要经过6名医生的诊治，平均延误2年左右。在治疗后时代，延误诊断成为肝豆状核变性的首位死亡原因。许多患者因此出现神经系统残疾或不可逆的肝功能损害。

第一节　临床表现和体征

　　神经系统症状包括震颤、共济失调和肌张力障碍等。肝脏的症状没有特异性。任何不明原因的肝病均应除外肝豆状核变性。

一、肝病

　　肝豆状核变性患者可出现各种肝病。患者出现了临床证据充分的肝病后，提示至多10年后将发生神经系统损害。大多数有神经系统症状的患者也同时有一定程度的肝病表现。肝病的症状和体征轻重不一，可表现为仅有生化改变的症状前状态，许多患者表现为慢性肝炎，并有肝硬化的表现（代偿或失代偿），与其他慢性活动性肝炎难以鉴别。由于 50% 的肝病患者并无 Kayser-Fleischer 环，在对不明原因的肝病进行诊断时，如无近期肝炎病毒感染证据而有急性肝炎表现的青年患者，应注意有肝豆状核变性的可能。一些肝病患者可一过性自愈，但如果不进行驱铜治疗，其症状最终会逐渐进展、恶化。少数患者也可以表现为伴有 Coombs 试验阴性溶血性贫血和急性肾衰竭的急性肝衰竭。对于黄疸较重、血红蛋白偏低、胆碱酯酶偏低、转氨酶仅轻度增高、碱性磷酸酶偏低的急性肝衰竭患者，应除外肝豆状核变性的可能。通过 Nazer 评分可以判断患者是否需要紧急肝移植。

二、Kayser-Fleischer 环

Kayser-Fleischer 环是肝豆状核变性的临床标志，约 95% 的脑型患者和超过一半的肝型患者（无神经精神症状）有此标志。肝型儿童患者常无此环。必须由有经验的眼科医生在裂隙灯下检查 Kayser-Fleischer 环是否存在。Kayser-Fleischer 环并非完全特异性的，也见于慢性胆汁淤积患者。裂隙灯下检查也能发现较为少见的"向日葵"样白内障。

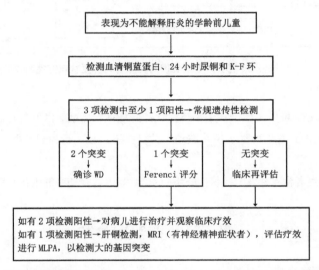

注：MLPA，多重连接探针扩增技术，multiple ligation-dependent probe amplification。

图 21-1　肝病患儿疑为肝豆状核变性时的临床诊断路径

三、溶血性贫血

Coombs 试验阴性溶血性贫血可以作为肝豆状核变性的首发症状（特别是儿童）。但主要还是与严重肝病相关。

四、神经系统疾病

脑型患者可以表现为神经系统、行为或精神疾病，可以作为肝豆状核变性的首发症状，也可以与肝病同时存在，或在肝病发生数年后发生。

神经系统症状可以是非常轻微的，或间断发作数年；也可以快速发展，在数月内完全致残。最特征性的表现是构音障碍、震颤、僵硬和共济失调等。在肝病晚期，神经系统症状易被误以为是肝性脑病的表现。患者间神经系统的临床表现、轻重程度、伴发症状的差异很大。以神经系统症状为主要表现的儿童疑为肝豆状核变性时诊断流程见图 21-2。

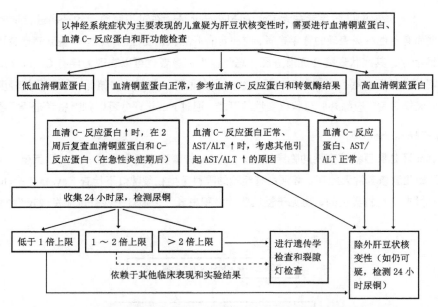

以神经系统症状为主要表现的儿童疑为肝豆状核变性时，需要进行血清铜蓝蛋白、血清C-反应蛋白和肝功能检查

低血清铜蓝蛋白 ｜ 血清铜蓝蛋白正常，参考血清C-反应蛋白和转氨酶结果 ｜ 高血清铜蓝蛋白

血清C-反应蛋白↑时，在2周后复查血清铜蓝蛋白和C-反应蛋白（在急性炎症期后）

血清C-反应蛋白正常、AST/ALT↑时，考虑其他引起AST/ALT↑的原因

血清C-反应蛋白、AST/ALT正常

收集24小时尿，检测尿铜

低于1倍上限 ｜ 1～2倍上限 ｜ ＞2倍上限 → 进行遗传学检查和裂隙灯检查

依赖于其他临床表现和实验结果

除外肝豆状核变性（如仍可疑，检测24小时尿铜）

图 21-2　以神经系统症状为主要表现的儿童疑为肝豆状核变性时诊断流程

五、精神症状

行为和精神症状较为常见，可以发生于神经系统症状和肝病症状之前，也可与它们同时发生。在儿童患者，常表现为学习成绩下降、性格异常、冲动、情绪波动、性自我展示欲、行为异常等，易被误诊为青春期表现，导致诊断延误。

表现为神经心理症状的患者常有并发的症状性肝病，约半数患者有晚期肝纤维化和肝硬化，可无明显肝病症状。

第二节　实验室参数

一、血液常规相关检查

肝豆状核变性患者脾大、脾功能亢进及肝大的发生率明显高于正常人，尤其是脑 – 内脏型患者。脾功能亢进后，衰老的细胞易受氧化剂、金属离子的影响，在脾内被单核 – 吞噬细胞系统破坏和吞噬，导致白细胞和红细胞降低。脾大时，血清总容量可能会增加，因此血液被稀释而致血细胞减少。同时脾功能亢进可能致使红细胞破坏增加，铁从红细胞中释放，以致周围血中红细胞明显减少，外周血铁浓度显著增加。血小板主要来自于骨髓中的巨核细胞，其2/3存在于血液循环中，其他存在于脾脏等其他血管外组织中，二者间自由交换，主要参与止血机制。血小板的生成下降、破坏增多和血液稀释可导致血小板减少（占50%的病例）。脾脏是血小板破坏发生的主要场所。30%的患者有中性粒细胞减少。

二、肝功能检测

与其他肝病相比，肝豆状核变性患者的血清转氨酶增高并不明显：50%的患者在正常范围内；22%的患者升高1倍左右；10%的患者升高5倍以上；升高10倍以上的患者甚为少见（1%）。除了极早期患者，大多数患者的血清转氨酶是轻到中度升高的，但增高的程度与肝病的严重程度不相关。血清天门冬氨酸氨基转移酶水平常高于丙氨酸氨基转移酶，提示肝脏线粒体存在损害。

与转氨酶类似，53%的患者血清总胆红素正常，23%的患者升高在1倍以内，仅有22%的患者升高3倍以上。非结合（间接）胆红素明显增加，提示溶血性黄疸的发生。大约50%的有神经系统症状的患者有转氨酶升高，35%的患者有白细胞减少和血小板减少。凝血因子水平无明显变化。

与转氨酶相比，白蛋白的降低非常普遍，出现早而且严重，与症状和黄疸的变化不成比例（表21-1）。

表 21-1 慢性肝病和肝硬化的化验检查

血液学
　血红蛋白、白细胞和血小板计数、凝血酶原时间
　Coombs 试验、血型、Rh 因子
生化
　胆红素
　转氨酶
　碱性磷酸酶
　γ - 谷氨酰转移酶
　白蛋白和球蛋白
　25-OH 维生素 D、甲状旁腺激素、钙、磷
　镁
　尿素、肌酐
　乳酸、空腹血糖、尿酸
　血清转铁蛋白和铁蛋白饱和度
　血清铜蓝蛋白和铜、24 小时尿铜（如 >3 岁）
　α₁- 抗胰蛋白酶表现型
如有腹水
　腹腔穿刺（如有发热或突然发生的腹水）：
　　细胞计数、白蛋白、总蛋白、中性粒细胞计数、淀粉酶、细胞学、PCR 和分枝杆菌培养（如临床上怀疑）
　　血钠、钾、碳酸氢盐、氯化物、尿素和肌酐
　　尿钠
免疫学
　平滑肌抗体、线粒体抗体、抗核抗体、抗 -LKM-1 抗体（anti-liver kidney microsomal type 1 antibodies）
　乙型肝炎抗体
　抗 HCV
　甲胎蛋白
　免疫球蛋白
　HIV 血清学
　遗传代谢病
　代谢筛查（血、尿氨基酸、尿有机酸）
　遗传性实验
　汗液电解质分析
　如怀疑进行性家族性肝内胆汁淤积症，检测血尿胆酸及其前体
　如怀疑糖原累积病，进行骨髓检查和皮肤成纤维细胞培养
其他
　内镜检查（如需要进行预防性治疗）
　腹部超声（必要时进行 X 线断层扫描或磁共振成像）
　针吸肝脏活检（如凝血状况允许）
　脑电图（如存在神经精神改变）

三、血清铜蓝蛋白

（一）血清铜蓝蛋白降低的原因

经典的铜代谢三联征包括低铜蓝蛋白、低血铜、24 小时尿铜增高。经遗传学检测证实的患者中，有 3% 的患者缺乏或无完全的三联征，16% 的健康杂合子具备三联征。

肝豆状核变性患者由于 *ATP7B* 基因突变，导致肝细胞的前铜蓝蛋白不能与铜有效地结合，出现前铜蓝蛋白向全铜蓝蛋白转化障碍，致使血清铜蓝蛋白及血清铜均降低。血清铜蓝蛋白降低是诊断肝豆状核变性的指标之一，但其程度与临床症状的轻重无直接关联。

（二）血清铜蓝蛋白的检测方法和正常值范围

大约 95% 的患者或 85% 的肝型患者的血清铜蓝蛋白水平降低。血清铜蓝蛋白可以通过针对特殊底物的铜依赖氧化酶进行检测，也可通过放射免疫测定、放射免疫扩散、酶联免疫吸附、浊度测定等抗体依赖的方法进行检测。免疫测定的方法不能区分全铜蓝蛋白和前铜蓝蛋白（总铜蓝蛋白 = 全铜蓝蛋白 + 前铜蓝蛋白），可能使测定值偏高，检测的正常总铜蓝蛋白水平为 0.2 ~ 0.4 g/L，前铜蓝蛋占总铜蓝蛋白的 10%。已有针对全铜蓝蛋白的免疫测定方法，如免疫散射比浊法，操作简便快捷，易在临床上推广应用，但不能区分无铜铜蓝蛋白及全

铜铜蓝蛋白，结果可能高于实际浓度，且急性炎症和高雌激素可以导致铜蓝蛋白升高。酶学法检测的是铜依赖氧化酶活性，这种方法可以区分全铜蓝蛋白和前铜蓝蛋白，但未广泛开展。酶学测定所使用的底物是 ρ - 苯二胺（ρ-phenylenediamine，PPA）、邻联茴香胺二盐酸（ortho-dianisidine dihydrochloride，OD）等，由于反应不稳定且底物有致癌性，限制了其临床使用。各实验室应用酶学测定方法测得的全铜蓝蛋白正常值不一，低限在 0.15 g/L 和 0.2 g/L（2.83 μmol/L）之间，肝豆状核变性患者经常低于 0.1 g/L。血清铜蓝蛋白 ≤ 0.08 g/L 具有独立的诊断价值，杂合子不可能低于此值。我国的治疗指南中将铜蓝蛋白的诊断标准确定为 < 0.2 g/L，其阳性预测率仅为 5.9%。血清铜蓝蛋白正常者并不能除外肝豆状核变性。通过免疫测定的方法发现血清铜蓝蛋白正常者中，半数患者有严重的肝病，25% ~ 36% 的儿童患者的血清铜蓝蛋白正常，极少数脑型患者的血清铜蓝蛋白正常。

血清铜蓝蛋白检查常被用于肝豆状核变性的筛查。液相 - 串联质谱分析（liquid chromatography-tandem mass spectrometry，LC-MS/MS）技术可检测血斑中的铜蓝蛋白，是一种快速、高通量且具有极高灵敏度的筛选方法。仅有血清铜蓝蛋白降低并不能确诊肝豆状核变性，患者还必须接受进一步的检查。在一个应用铜蓝蛋白进行肝豆状核变性筛查的前瞻性试验中发现，异常铜蓝蛋白的阳性预测值仅为 6%。15% ~ 36% 的儿童患者的血清铜蓝蛋白是正常的。

多铜氧化酶家族包括铜蓝蛋白、维生素 C 氧化酶、胆红素氧化酶、精氨酸氧化酶、细胞色素 C 氧化酶及过氧化物歧化酶等，都具有亚铁氧化酶活性。血清铜氧化酶测定是检测该家族酶的活性，间接反映铜蓝蛋白的活性。所以测定血清铜蓝蛋白和铜氧化酶的意义基本一致。血清铜氧化酶小于 0.2 活力单位提示肝豆状核变性的诊断。

（三）血清铜蓝蛋白变化的影响因素

1. 发病类型

血清铜蓝蛋白水平与体重、月经和性别（除外怀孕和雌激素治疗的女性）、昼夜变化（diurnal variation）和 ATP7B 基因型等无关。但也有研究者报道有纯合子突变患者的血清铜蓝蛋白水平明显比复合杂合子患者的要低。10% 的脑型患者、40% 的肝型患者、60% 的急性肝炎的患者的血清铜蓝蛋白正常或接近正常。一些血清铜蓝蛋白水平正常的纯合子患者出现铜蓝蛋白氧化酶活性降低，提示循环血液中前铜蓝蛋白的存在。不能用铜蓝蛋白单独作为确诊或排除肝豆状核变性的标准，常将其用于筛查。

在脑型患者中，血清铜蓝蛋白明显降低；在大约半数有活动性肝病的患者中，血清铜蓝蛋白处于正常值低限。当 Kayser-Fleischer 环未出现时（如肝型患者），血清铜蓝蛋白下降的意义并不确定。如果受检者血清铜蓝蛋白低于 0.1 g/L，在有肝豆状核变性家族史的背景时，基本可以被确诊是症状前期的患者。如果血清铜蓝蛋白低于 0.2 g/L 且高于 0.1 g/L，则要进一步检查尿铜、血清铜、肝功能和肝脾 B 超等，以确定受检者是症状前期的患者还是杂合子（致病性基因携带者）。

20% 杂合子和慢性活动性肝炎患者的血清铜蓝蛋白的水平也可以低下。病毒性肝炎患者的铜蓝蛋白多有轻度异常，杂合子合并病毒性肝炎时可出现铜蓝蛋白明显下降，其水平随肝功能改善而升高，可作为肝豆状核变性患者与杂合子的鉴别诊断。肝衰竭、炎症、感染、风湿性关节炎、心肌坏死、肿瘤患者，服用雌激素或避孕药者，孕妇等的铜蓝蛋白可能升高。

2. 其他疾病

在新生儿、急性病毒性肝炎、药物（或酒精）诱导的肝病、自身免疫性肝炎、获得性铜缺乏、先天性糖基化（glycosylation）疾病、营养不良、恶病质、晚期肝病发生重度肝功能不全、乳糜泻、Menkes 病、无铜蓝蛋白血症、明显的经肾或肠道丢失蛋白质、吸收不良综合征或任何病因导致的终末期肝病的患者中，血清铜蓝蛋白也降低，但无肝豆状核变性的临床症状，不需要进行排铜治疗（表 21-2）。无铜蓝蛋白血症是一种罕见的由铜蓝蛋白基因突变引起的常染色体隐性遗传病，临床表现可类似于肝豆状核变性，但发病较晚，主要病理生理改变是铁沉积，其基因携带者一般有 50% 的血清铜蓝蛋白。Menkes 病是由 ATP7A 基因突变引起的 X- 连锁疾病，其肠细胞内的铜转移至血液及通过血 - 脑屏障的过程受损。我国学者发现的一组运动障碍患者表现为血清铜蓝蛋白水平降低、*ATP7B* 基因杂合子频率显著增加、总铜降低、游离铜和 24 小时尿铜增高、不伴有角膜 Kayser-Fleischer 环以及肝、肾功能损害等，大部分患者病情长期稳定，无遗传学家族史，难以诊断肝豆状核变性和其他相关疾病，被称为低铜蓝蛋白血症相关性运动障碍（hypoceruloplasminemia related movement disorder, HCMD）。该组患者长期处于病因不明的诊断状态，是目前认识不足的肝豆状核变性变异型抑或是一种与铜蓝蛋白代谢障碍相关的新的疾病，尚无定论。

表 21-2　血清铜蓝蛋白水平降低的病因

病 因
肝豆状核变性病患者
肝豆状核变性病携带者（杂合子）
新生儿
铜缺乏
晚期肝病
伴有大量蛋白从尿中丢失的肾病
伴有大量蛋白从肠道中丢失的肠病
服用过量锌
Menkes 病或其他 *ATP7A* 基因突变引起的疾病
无铜蓝蛋白血症或其携带者

铜蓝蛋白作为急性期蛋白质，在肝脏或其他部位发生炎症时也可达到正常水平，此时可同时检查 C- 反应蛋白，以判断患者是否处于急性炎症阶段。伴严重活动性肝病的肝豆状核变性患者的血清铜蓝蛋白可以正常。

3. 驱铜治疗

在极罕见的病例中，肝豆状核变性患者经过数十年积极的驱铜治疗后，铜蓝蛋白的氧化酶活性降低至不能检测的程度，呈现类似于遗传性无铜蓝蛋白血症的表现。偶有肝豆状核变性和经基因检测证实的遗传性血色病共存的报道。

四、尿铜蓝蛋白

目前有研究报道将尿铜蓝蛋白 < 45 ng/mg Cr 作为 3 岁儿童筛查早期及症状前肝豆状核变性的标准，经济、快速且易于推广，有待广泛应用于儿童的筛查。

五、血清铜

（一）总血清铜和游离铜的检测方法

总血清铜包括铜蓝蛋白结合铜和非铜蓝蛋白结合铜，其诊断价值不高，变异度大，与全铜蓝蛋白的含量相关。生理状况下，血中 2% ~ 5% 的铜与白蛋白疏松结合，95% ~ 98% 的铜与铜蓝蛋白结合。与白蛋白疏松结合的铜易于与白蛋白分离，成为游离铜而沉积在组织中或从尿中排出。真正有生物学活性的是游离铜。非铜蓝蛋白结合铜包括游离铜和与白蛋白疏松结合的铜，后者是前者的 9 倍。虽然肝豆状核变性是一种铜过载性疾病，由于血液循环中铜蓝蛋白结合铜下降的量远超非铜蓝蛋白结合铜增加的量，总血清铜是下降的，随驱铜治疗而下降。如铜蓝蛋白降低，血清铜正常或增高，提示血中与白蛋白和氨基酸结合的游离铜增加，高度提示肝豆状核变性的可能。与白蛋白等疏松结合的铜易于与白蛋白分离而沉积在组织中或经尿排出，成为游离铜，是导致肝豆状核变性组织损伤的关键原因。铜蓝蛋白含有约 0.3% 的铜，如果据此计算出的铜蓝蛋白结合铜的数量大于总血清铜，说明总血清铜的检测可能有误。可以通过总血清铜（μg/dL）减去铜蓝蛋白结合的铜 [铜蓝蛋白结合的铜（μg/dL）=3.15 × 血清铜蓝蛋白（mg/dL）] 而计算出；或非铜蓝蛋白结合铜（μmol/L）= 总血清铜（μmol/L）- 47 × 血清铜蓝蛋白（g/L）。这些公式并未在临床上得到广泛应用，其缺点是明显的：联合了血清铜和铜蓝蛋白两种测定方法的不精确性和偏倚；缺乏检测铜蓝蛋白的标准化方法；由于铜蓝蛋白检测方法的局限性，约 20% 的患者的非铜蓝蛋白结合铜是负值。

应用原子吸收光谱测定法（atomic absorption spectrometry）、超滤后电感耦合等离子体质谱（inductively coupled plasma mass spectrometry）或固相萃取法（solid-phase extraction）等，可以直接测定非铜蓝蛋白结合铜。仅有少数商业机构可以直接检测血清游离铜。

（二）总血清铜和游离铜的检测意义

由于肝细胞坏死时细胞中的铜释放入血可引起血清游离铜不同程度的增加，肝豆状核变性患者在不同的病理阶段，血清铜可减低、增高或正常。在严重肝损害患者，无论血清铜蓝蛋白是减少或增加，血清铜都可以在正常范围内。在肝豆状核变性发生急性肝损害的情况下，由于肝脏中贮存的铜大量释放入血中，血清铜甚至可以明显增高。肝豆状核变性患者服用络合剂后，血清游离铜增加，致使神经系统损害加重。肿瘤性疾病（如白血病、多发性骨髓瘤等）、妊娠、感染、炎症、风湿性关节炎、急性溶血、接受雌激素治疗者出现不依赖饮食铜吸收的血清铜增高。因此，尽管血清铜是肝豆状核变性早期诊断的重要依据，但其检测结果正常并不能排除本病，还需参考临床表现和其他辅助检查。

大多数实验室的血清铜正常值是 $65 \sim 140$ μg/dL（$10 \sim 22$ μmol/L），血清游离铜的正常值是 $5 \sim 15$ μg/dL（$50 \sim 150$ μg/L 或 $0.84 \sim 2.4$ μmol/L），低于 5 μg/dL 可见于过度驱铜治疗的肝豆状核变性患者；大多数未经治疗的肝豆状核变性患者的血清游离铜的值在 25 μg/dL（3.94 μmol/L）以上，急性肝病患者的血清游离铜也增高；维持治疗的患者在 $15 \sim 25$ μg/dL。新的治疗手段致力于控制血清游离铜。血清游离铜 >20 μg/dL（3.14 μmol/L）已被作为肝豆状核变性的诊断指标之一。在任何原因所致的急性肝衰竭、胆汁淤积、铜中毒等情况下，游离铜也增高。血清游离铜也可作为治疗过程中的监测指标：驱铜治疗中，如果尿铜和血清游离铜均降低，提示治疗过度；如果尿铜低，而血清游离铜高，提示驱铜疗效不良，或患者依从性差。

（三）相对可交换铜的检测方法和意义

应用游离铜作为肝豆状核变性的诊断指标的主要问题是检测血清铜和铜蓝蛋白的精确性问题。与作为诊断指标相比，游离铜在药物检测上更有价值。为了克服上述问题，相对可交换铜（relative exchangeable copper，REC）[可交换铜（exchangeable Cu，CuEXC）/总血清铜（total serum copper，CuT）] 是 CuEXC 含量约占血铜含量的比例，被用来作为肝豆状核变性的诊断指标，正常指标为 5.6%，大于 18.5% 有临床意义，以此可将肝豆状核变性与其他肝病（如非酒精性脂肪性肝炎、自身免疫性、感染性等）区分开来。正常人的 CuEXC 含量约为游离铜的 9 倍。在正常人的血清结合铜中，与铜蓝蛋白结合的铜离子结合作用较强，大部分铜离子不能随意解离；CuEXC 是结合于白蛋白的不稳定的铜，在络合剂的作用下能够迅速解离并转变为游离铜。CuEXC 含量的检测方法为：在乙二胺四乙酸（EDTA）等高铜亲和力络合剂的作用下，CuEXC 被交换出来。在和 EDTA 孵育 1 小时后，再将稀释后血液超滤，可测定 CuEXC 的含量。在长伊文思肉桂（LEC）大鼠，REC 大于 19% 时，能在每一个时间点将 LEC 大鼠与正常对照区分出来。在成年大鼠，REC 的敏感性和特异性达到 100%。在对肝豆状核变性患者和其亲属的研究中发现，REC 大于 15% 时，能将杂合子和无 *ATP7B* 基因突变者从肝豆状核变性患者中区分出来，可用于家系筛查。CuEXC 是肝外受累及其严重程度的指标，大于 2.08 μmol/L 提示角膜和脑部受累（敏感性 86%，特异性 94%）。当 CuEXC 明显增高时，应减少络合剂的用量，以防止神经系统症状进一步恶化。

目前 REC 检测方法的准确性尚未得到完全证实，不推荐其作为诊断和药物治疗监测的方法。

六、尿铜

（一）检测 24 小时尿铜的意义

由于在每日不同的时间点，尿液中的铜含量变化很大，因此不能用单次尿液标本检测尿铜，而应测定 24 小时尿液的总铜量。每一个疑似患者都需要测定 24 小时尿液中的铜含量。24 小时尿铜检测可作为诊断和药物治疗监测的方法。在各种肝豆状核变性的诊断试验中，24 小时尿铜检测的敏感性是最高的，性价比也是最高的。治疗期间监测 24 小时尿铜的意义有：计算每日的排铜量；作为判断排铜效果、补充微量元素的参考；判断预后；由于不同种类和剂量的驱铜药对尿铜有不同的影响，且因人而异，监测 24 小时尿铜有助于制订个体化治疗方案。有研究发现，晨尿的铜浓度与 24 小时尿铜极其接近，有望替代 24 小时尿铜作为肝豆状核变性的诊断指标。

血液中的铜以大分子物质铜蓝蛋白的形式存在，无法通过肾小球滤膜，只有非铜蓝蛋白结合铜可少量经肾脏排出体外。尿铜和血清铜水平无明显相关性，尿铜升高主要反映的是血液循环中非铜蓝蛋白结合铜含量增加，并不是由于肾脏损害引起。

（二）24 小时尿铜变化的意义

1. 肝豆状核变性的重要诊断指标

正常人的 24 小时尿铜低于 50 μg（0.8 μmol）。一般认为 24 小时尿铜 >100 μg（1.6 μmol）是肝豆状核变性的诊断指标之一，对脑型肝豆状核变性的诊断价值较大（表 21-3）。

表 21-3　血清铜蓝蛋白和 24 小时尿铜对诊断肝豆状核变性的敏感性和特异性

检测指标	界值	敏感性	特异性
血清铜蓝蛋白	0.20 g/L	87%	83%
	1.6 μmol/24 h（100 μg/24 h）	84%	100%
	0.6 μmol/24 h（40 μg/24 h）	96%	89%

有 16% ~ 23% 患者（特别是新生儿、儿童和症状前患者）的 24 小时尿铜 <100 μg（1.6 μmol）。尿铜 <100 μg/24 h，有症状的肝豆状核变性的可能性极小，但单独尿铜正常不能排除肝豆状核变性的诊断。尿铜在 40 ~ 100 μg/24 h 时，应进一步检查。若 1 次尿铜检查阴性，应于数天后重复送检；未经驱铜治疗，尿铜在 100 ~ 200 μg/24 h，是肝豆状核变性和其他肝病的重叠带，单凭尿铜很难鉴别肝豆状核变性和其他肝病；尿铜在 200 ~ 600 μg/24 h，主要为肝豆状核变性，但偶尔也可见于重症肝炎和胆汁淤积性肝病；尿铜极度增高，其他肝病的可能性极小。未经治疗的肝豆状核变性患者的尿铜值与症状的严重程度无明显相关性。

2. 用于症状前患者的筛查

筛查症状前患者的主要检查是血清铜蓝蛋白和 24 小时尿铜。如果先证者的同胞的 24 小时尿铜 >100 μg，几乎就可以确诊；如果成年人的 24 小时尿铜 <40 μg（0.64 μmol），基本可以除外肝豆状核变性；如果介于二者之间，则受检者可能是携带者或症状前患者（尤其是儿童），这些患者除了进行定期复查外，还应进行遗传学检查或肝活检，以明确诊断。

3. 获得性铜中毒

铜中毒可分为生活性中毒、医源性中毒及职业性中毒。患者的血清铜、血清铜蓝蛋白、尿铜水平均升高。铜检测在辅助诊断铜中毒的同时，还可对患者后期的治疗工作具有明确的指导作用（表 21-4）。

表 21-4　铜相关疾病的铜代谢结果的比较

	Wilson 病	Menkes 病	枕角综合征	ATP7A 相关神经病	无铜蓝蛋白血症	获得性铜缺乏症	获得性铜中毒
血清铜	↓	↓	正常 / ↓	正常	↓	↓	↑
尿铜	↑	↓	正常 / ↓	正常	正常	↓	↑
铜蓝蛋白	↓	↓	正常 / ↓	正常	↓↓	↓	↑

4. 引起 24 小时尿铜增高的其他病因

肿瘤性疾病（如白血病、多发性骨髓瘤等）、自身免疫性肝炎、慢性活动性肝病、胆汁淤积、任何原因所致的肝损害或衰竭、肾病综合征、伴有大量白蛋白尿的 2 型糖尿病等，24 小时尿铜也是增高的，因而不能以此指标单独诊断本病。杂合子的 24 小时尿铜会增高，但达不到诊断水平，大多 <70 μg。由肝豆状核变性引起的

急性肝衰竭患者的尿铜可 >1000 μg/24 h。外源性铜污染可导致尿铜量的高估。

（三）24 小时尿液的留样办法

24 小时尿液留样的注意事项是收集全部的尿液；适当饮水；防止污染；准确地测量尿容积。

24 小时尿液留样办法：舍去第 1 天某时间点的第一次尿液，以后的尿液均需收集在同一容器中；第 2 天在同样的时间点，收集最后 1 次尿液，保留 24 小时尿液，混匀后计量，取 10 mL 尿液送检。容器不加防腐剂。要防止尿液被粪便污染。如果尿液装在几个容器内，取样前应将各个容器内的尿液合并，并充分混匀后，然后计量和送检。收集尿液的容器应彻底用纯净水洗净，特别是已使用过的容器。不要使用含铜容器，最好经过酸性溶液洗涤，推荐使用广口的、无铜的、一次性的聚乙烯瓶。Foley 导尿管不适合用于尿液收集。普通尿袋也含有铜。

不完整的尿量收集或过多的收集可导致尿铜量的低估或高估。收集幼儿和有神经系统症状的患者的 24 小时尿较为困难。测定尿肌酐量有助于估计 24 小时的尿量。有研究表明在儿童中，24 小时尿铜与尿铜：尿肌酐（晨尿）（正常值约为 0.05）或尿铜：尿锌具有良好的相关性，敏感性和特异性较高，比值过高提示体内铜过高。如有肾功能损害，24 小时尿铜检测是没有应用价值的。约有 1/4 以上的患者在确诊时，24 小时尿铜低于临界值，特别是儿童和症状前患者。

（四）青霉胺负荷试验

青霉胺负荷试验（penicillamine challenge test，PCT）用于 24 小时尿铜偏低的疑似儿童脑型患者，原理为：口服青霉胺后，正常人和未经治疗的患者的 24 小时尿铜均可以增高。但由于肝豆状核变性患者的肝脏等脏器中存在大量的沉积铜，其 24 小时尿铜增高较正常人更为显著，因此对肝豆状核变性疑诊患者具有较高的诊断价值。美国肝病学会 2008 年发表的《肝豆状核变性诊断和治疗指南（修正版）》推荐的青霉胺负荷试验的方法为：口服 D- 青霉胺 500 mg，每 12 小时 1 次（药物剂量与体重无关），第一次服药 12 小时后开始收集 24 小时尿液，检测其中铜的含量。如尿铜 >1600 μg（25 μmol）/24 h，则支持肝豆状核变性的诊断，需除外其他肝病，如自身免疫性肝炎、原发性硬化性胆管炎和急性肝衰竭等。该方法的敏感性是 88.2%，特异性是 98.2%。与常规的监测基础 24 小时尿铜试验相比，敏感性更高。但该方法对症状前患者排除诊断的敏感性较差，仅为 46%。该试验不适宜于筛查有患病风险的先证者的症状前亲属，因其仅能确诊约半数症状前患者。自从分子生物学检查开展以来，青霉胺负荷试验已较少开展。2008 年中华医学会神经病学分会帕金森病及运动障碍学组亦推荐该实验方法。对于高度怀疑是肝豆状核变性，而实验室检查又不十分明确时，可以考虑用青霉胺负荷试验，特别适用于儿童症状前期的患者的诊断。尽管近年来随着基因诊断技术的发展，使得肝豆状核变性早期诊断的水平获得明显提高，但在临床实践中，尤其在广大的基层医院中，青霉胺负荷试验的诊断价值仍不可替代。在儿童中，24 小时尿铜 >40 μg（0.64 μmol）被作为诊断指标，可提高诊断的敏感性，减少做青霉胺负荷试验的需求。儿童的 24 小时尿铜值偏低可能与其体内沉积的铜较少、饮食中的铜含量低和收集尿液困难等因素相关。

成人患者做青霉胺负荷试验的意义未定，故此项检查不适用于成年人，尤其是对于脑型患者。但仍有学者推荐成人的青霉胺负荷试验：对未经驱铜治疗的疑似患者，试验前先测定 24 小时尿铜值，然后每日予以 D- 青霉胺 1000 mg 口服，连续 4 天，第五天测定 24 小时尿铜值，若 >1000 μg，则支持诊断。

七、肝实质铜浓度

肝铜是一个诊断肝豆状核变性的"金指标"。肝组织的铜沉积是肝豆状核变性的标志性改变，未经治疗的肝豆状核变性患者的肝铜可明显增高，可达 250 ~ 3000 μg/g（肝干重）。因为罗丹明和地衣红仅能检测溶酶体中的铜沉积，所以铜染色的阳性率低于 10%。红氨酸和醛复红（aldehyde fuchsin）也可对铜进行染色。单依靠肝组织活检后的组织学染色不能除外铜沉积。测定肝组织中的铜浓度是肝豆状核变性的诊断的"金指标"（表21-5）。穿刺针应是钢质的，或是 Klatskin、Menghini 针，以乙二胺四乙酸（EDTA）处理后，在纯净水中漂洗。进行定量测量的肝活检标本应在干燥后，再放在无铜容器中，标本无须冷冻。为提高检查的精确度，标本至少需要 2 mg（相当于用 14 G 针时，取 0.5 cm 的组织；用 18 G 针时，取 1.0 cm 的组织）。石蜡包埋的标本也可用检测，但如果标本量过小，易影响准确度。

表 21-5　具有异常铜代谢的肝豆状核变性的百分比

检测项目	肝　型	脑　型
血清铜蓝蛋白（<20 mg/dL）	59	85
尿铜（>100 µg/24h）	90	78
肝铜（>250 µg/g 肝干重）	90	93
K-F 环（裂隙灯下）	41	90

电感耦合等离子体光发射光谱法（inductively coupled plasma optical emission spectroscopy，ICP-OES）或电感耦合等离子体质谱分析法（ICP-mass spectrometry，ICP-MS）等方法检测正常人的肝铜含量为 20 ～ 50 µg/g（肝干重）。肝铜含量大于 250 µg（4 µmol）/g（肝干重）是诊断肝豆状核变性最好的生化证据，敏感性为 83.3%，特异性为 98.6%，最高可达 3000 µg/g（肝干重）。小于 75 µg/g（肝干重）者可除外肝豆状核变性，敏感性为 96.5%，特异性为 95.4%。肝铜含量在 250 µg/g（肝干重）到 75 µg（1.2 µmol）/g（肝干重）之间，敏感度得到改善，在 83.3% ～ 96.5%，而 95.4% 的特异性还可接受，需进一步检查。如果肝铜介于 50 ～ 200 µg/g（肝干重），则受检者可能是携带者或症状前患者，他们的肝铜几乎不会超过 200 µg/g（肝干重）。其他疾病所致的肝硬化、原发性硬化性胆管炎、肝外胆管阻塞、胆管闭锁、肝内胆汁淤积或其他胆道疾病的患者的肝铜也可能增高（表 21-6）。

表 21-6　引起肝铜升高的其他疾病

具体疾病
原发性胆汁性硬化
原发性硬化性胆管炎
肝外胆管阻塞或胆道闭塞
儿童胆汁淤积综合征
慢性活动性肝炎（罕见）
肝细胞癌（罕见）
葡萄园喷雾器引起铜盐误吸

测定肝铜含量的主要问题是晚期患者中由于肝纤维化，肝内铜分布不均匀。由于所取标本的误差，肝铜浓度可能被低估。急性肝衰竭时大量铜从坏死的肝细胞释放也引起铜在肝内分布不均。标本错误和肝内铜的异质性分布可使肝铜含量的检测结果产生 500 倍的差异。多数患者并不接受肝脏穿刺的检查。有些经肝脏穿刺取得的标本量远远不够检测肝铜量之用。20% 的肝豆状核变性患者的肝铜含量正常，特别是神经精神型的患者（表 21-7）。在长期的胆汁淤积的患者、原发性铜中毒综合征（如印度儿童肝硬化）中，肝铜含量增加。肝脏穿刺的不良反应包括出血、气胸和胆道出血（hemobilia）。

表 21-7　健康人群和肝豆状核变性患者的铜代谢指标的比较

	健康人群	肝豆状核变性
铜蓝蛋白	0.2 ～ 0.4 g/L	<0.10 g/L；也可正常
血清铜	10 ～ 22 µmol/L	<10 µmol/L；可正常；在肝炎或溶血时↑
可交换铜比例	<15%	>18%
尿铜	<0.8 µmol/24 h（50 µg/24 h）	>1.6 µmol/24 h（100 µg/24 h）；可正常
肝铜	<0.9 µmol/g 肝干重（56 µg/g 肝干重）	>4 µmol/g 肝干重（250 µg/g 肝干重）；正常值不除外诊断

下列患者不适宜接受肝脏穿刺检查：有大量腹水、肝外阻塞性黄疸、肝包虫病、肝血管瘤、肝淤血或肝囊肿者；有肝周围化脓性感染、腹膜或腹腔内急性炎症者；有明显的凝血机制障碍者；因精神障碍而不能合作检查的患者；肌强直或震颤等神经症状严重，不能充分配合肝脏穿刺检查者。近年来瞬时弹性成像检查可显示肝脏组织学的变化，有代替肝脏穿刺的趋势。随着 *ATP7B* 基因检测的普及，肝铜量检测的重要性已降低，且肝穿刺是有创检查，肝脏穿刺的重要性减低，现一般不推荐该项检查。

八、脑脊液铜

脑脊液铜浓度为 $70 \sim 80$ μmol，明显比血清铜高，与年龄、性别无关，与血清铜、尿铜无相关性。病程越长，脑脊液铜有增高的趋势。随着临床症状的改善，脑脊液铜会逐渐减低。说明脑脊液铜可以作为一个辅助诊断指标，在一定程度上反映了病情的严重程度与治疗的效果。

九、放射性铜的研究

放射性铜的特点有利于改善分子诊断效率，并用于研发药物、细胞和基因治疗。早期的研究中将 ^{64}Cu 和 ^{67}Cu 作为示踪剂，检测铜在血液和组织中的分布和代谢情况。特别是在铜蓝蛋白正常或接近于正常时，放射性铜试验可以区分杂合子和纯合子患者。在分子生物学时代，由于同位素试剂来源匮乏，临床上较少开展放射性铜试验的检查。

在诊断肝豆状核变性困难的情况下，如铜蓝蛋白正常；杂合子有基因缺陷；其他疾病合并出现 Kayser-Fleischer 环；肝、尿铜都增加，而又不能进行肝脏穿刺活检时，可借此试验进行鉴别。口服放射性核素（2 mg 含有 $0.3 \sim 0.5$ mCi ^{64}Cu 的醋酸铜，混合于果汁中），分别于 1、2、4、24 和 48 小时测量血清核素的放射活性。正常人口服后 $1 \sim 2$ 小时后出现高峰，以后下降。4 小时后 95% 的 ^{64}Cu 进入肝脏，随后因 ^{64}Cu 参与铜蓝蛋白合成并逐渐释放至血液中，在 48 小时内缓慢上升，24 小时后 6% $\sim$ 8% 的 ^{64}Cu 进入铜蓝蛋白并被分泌入血液中。血清核素放射活性出现双峰，或称为"驼峰"。在肝豆状核变性患者中，起始 $1 \sim 2$ 小时后出现高峰，但下降后，^{64}Cu 很少或根本不能参与铜蓝蛋白合成，因而血清放射活性不再升高，仅为单峰。杂合子出现波峰的情况介于正常人和患者之间。症状前患者吸收铜的速度较正常更快，无胆汁泌铜；症状期患者吸收铜的速度减慢；治疗后的患者铜吸收情况与症状前患者类似。

PET 和 PET-CT 可以实时定量测量体内铜代谢情况。使用微型 PET 证实 LEC 大鼠的胃肠道中存在 ^{64}Cu 沉积。

十、肝硬化指标

用于评价肝纤维化的实验诊断指标主要有两类。一类是反映胶原产生及降解的血清标志物：单胺氧化酶（monoamine oxidase，MAO）、脯氨酰羟化酶（prolyl hydroxylase，PH）、Ⅲ型前胶原 N- 末端肽（amino terminal procollagen type Ⅲ peptide，P Ⅲ P）、Ⅳ型胶原（type Ⅳ collagen，C- Ⅳ）及降解片段、透明质酸（hyaluronic acid，HA）、层粘连蛋白（laminin，LN）等。P Ⅲ P 反映肝纤维化活动程度，尤其在慢性肝病中，诊断肝纤维化的特异性、敏感性均为 100%，但当进展为肝硬化时，诊断价值有所下降。C- Ⅳ即基底膜胶原，是肝窦毛细血管化的主要成分。在肝纤维化发生时，C- Ⅳ大量合成，伴随着降解增加，它的合成和降解都处于较高水平，该指标不仅可以诊断肝纤维化，也可以反映肝纤维化的降解情况及程度，优于 P Ⅲ P。LN 属于糖蛋白类，LN 沉积是肝窦毛细血管化的改变之一，血清中 LN 抗原水平与肝纤维化程度密切相关。可将肝纤维化指标作为评估肝豆状核变性患者疾病发展程度和预后的参考依据之一。

另一类是通过测定血清多种非胶原相关成分，然后计算肝纤维化分数，如 Fibrotest、ELF-test、Hepascore、Waiscore。有学者认为在非创伤性诊断早期肝纤维化中，P Ⅲ P 测定是最有价值的指标。P Ⅲ P 是Ⅲ型前胶原分子分泌到细胞外时由端肽酶切下的 N- 末端肽，而 PC Ⅲ 是完整的Ⅲ型前胶原分子。

十一、肝脏组织学

从诊断的角度来看，肝组织活检仅在临床表现和非侵入性检查不足以得到最终诊断，或存在其他疾病可能，或需要了解肝脏病理学时进行。

肝脏最早的病理学变化是轻微的脂肪变性（包括小泡型和大泡型）、糖基化肝细胞核和局部肝细胞坏死等，这些病变经常被误诊为非酒精性脂肪性肝病或非酒精脂肪性肝炎。肝活检可显示为经典的自身免疫性肝炎（也即所谓的"慢性活动性肝炎"）的组织学改变。随着肝实质受损，纤维化和肝硬化逐渐发展。大约半数患者在诊断时有肝硬化。多数 10 岁以上的患者可发现肝硬化。一些发病晚的患者没有肝硬化表现，甚至没有肝病表现。部分伴有神经系统疾病的患者 20 岁以后仍无肝硬化。在急性肝衰竭时，在肝硬化的基础上，肝细胞发生显著的退行性变，出现细胞凋亡。

在常规组化检测肝细胞内的铜时，发现铜分布的差异性极大。特别是在疾病早期，铜主要在细胞质中与金属硫蛋白结合，不能通过组织学方法检测到。肝硬化形成的结节之间的铜含量不一，在硬化发生前，不同细胞之间的铜含量也有较大差异。组织学检查时发现铜染色阴性不除外肝豆状核变性。溶酶体体内的铜可被罗丹明和地衣红染色，细胞质内的铜可通过 Timms 染色发现，但只有不到 10% 的患者染色阳性。

电镜下肝细胞发生脂肪变性时可发现线粒体畸形。典型的线粒体改变是其大小和形状改变，基质密度增加，出现许多包涵体，内有脂肪和可能是铜的细颗粒物质。最明显的变化是嵴内空间增大，嵴间距扩大，形成囊性改变。如除外胆汁淤积，这些变化被认为是肝豆状核变性病的特征性病理改变。在晚期，溶酶体内有质膜沉积物。杂合子的肝细胞内通常未见到此类异常。

十二、X- 荧光试验

X- 荧光试验（X-ray fluorescence，XRF）是用于肝豆状核变性的一项新技术，可以对铜、铁、锌等多种元素进行定量分析。2016 年，Kaščáková 等首次利用 XRF 技术，定量分析了肝活检组织中的多种元素，可显著地区别肝豆状核变性与其他遗传性或慢性肝病，特异性为 97.6%，敏感性为 100%，从而降低了误诊和漏诊率。然而，XRF 只是对通过肝脏穿刺获得的标本的灵敏度高，临床应用仍受限制。

十三、尿酸

尿酸是一个天然的抗氧化剂，能清除人体血液内 60% 的氧自由基亦能螯合金属离子，是人体强有力的抗氧化剂之一。肝脏是尿酸的主要生成场所，除小部分尿酸可在肝脏进一步分解或随胆汁排泄外，剩余的均从肾排泄。在有锥体外系症状的患者中，可出现尿常规的异常、血尿酸减低和肾小管功能异常（Fanconi 综合征）等。在不明原因的肝病患者中，出现血尿酸减低及肾脏超声的异常改变，应高度怀疑肝豆状核变性的可能，建议进一步做铜代谢检查以明确诊断。

十四、眼部检查

除应用裂隙灯检查 Kayser-Fleischer 环外，前段光学相干断层摄影术（anterior segment optical coherence tomography）和 Scheimpflug 成像可用于检测 Descemet 膜。即使非眼科专业医生也可使用这些手段检查 Kayser-Fleischer 环。通过光学相干断层成像术（optical coherence tonography，OCT）、视觉诱发电位（visual evoked potentials，VEP）和视网膜电图（electroretinography，ERG），也可发现患者的视网膜的形态学和电生理参数和视觉系统的异常。脑磁共振成像检查可发现黄斑和视网膜纤维变薄。

十五、影像学

每一个患者都应进行影像学检查，包括症状前患者和肝型患者。几乎所有有神经系统症状的肝豆状核变性患者都会出现神经影像学改变，部分肝型和症状前患者也有神经影像学改变。病变部位主要在基底神经节（尾状核、壳核、苍白球）和丘脑，脑干偶尔受累。神经影像学技术可分为三类：脑结构分析（X 线检查、CT 和 MRI）；脑代谢分析（MRS 和 SPECT）；脑神经递质分析（PET）。

（一）X线检查

X线检查可以发现儿童的骨质疏松症，主要见于以肝脏损害为主要表现的患者，通常单纯神经系统受累的患者骨密度下降不明显。另外，对伴有骨质疏松的患者给予正规的驱铜治疗后，复查X线，仍可有明显骨质疏松的表现。

（二）CT

颅脑病变CT表现及分期：早期，即病灶仅分布于基底神经节，呈对称性蝴蝶样低密度阴影，伴有不同程度萎缩，其余部位未见累及；中期，即病灶对称性分布于双侧基底神经节区、丘脑、红核、黑质及脑干，呈密度较低的蝴蝶状阴影，双侧尾状核头部萎缩明显，可见侧脑室扩大、外侧裂池增宽的广泛脑萎缩，脑叶未侵犯；晚期，即双侧基底神经节、丘脑、红核、黑质及脑干均受累，病灶密度更低，范围较广，同时可见脑叶受侵犯，尾状核头部萎缩及脑萎缩更明显。在严重神经病变的患者中，CT上发现基底神经节有低密度改变。极少数患者基底神经节区呈现高密度区，可能为铜在此区沉积过多所致。青春期患者出现脑萎缩时，应考虑到本病的可能。驱铜治疗后，患者的影像学改变可好转。由于脑CT的特异性不高，现基本以脑磁共振成像代替。

在非增强肝脏CT中可见高密度结节和蜂巢型（honeycomb pattern）改变（低密度结节伴周围高密度间隔），分别见于92%和58%的患者（表21-8）。

表21-8　肝脏CT和MRI的发现

发现特点
尾叶/右叶正常
边界不规则
门静脉周围厚度增加
肝圆韧带厚度增加
肝实质异质性
肝实质结节
蜂巢样变化
肝周脂肪层
脾大

（三）磁共振成像

1. 中枢神经系统的磁共振成像表现

在所有的应用于肝豆状核变性的影像学技术中，脑磁共振成像是最有价值的检查（表21-9）。每一位患者都应进行脑磁共振成像检查。所有有神经系统症状的肝豆状核变性患者几乎都有脑磁共振成像的病变，42%～70%的肝型患者和20%的症状前患者也有脑磁共振成像的病变。

表21-9　肝豆状核变性的诊断实验及其结果的解释

检查项目	支持诊断的数值和结果	干扰因子		预防措施及结果解释	家族扫描
		假阳性	假阴性		
K-F环	存在	慢性胆汁淤积性疾病、急慢性重症肝炎、多发性骨髓瘤、日本血吸虫感染、铜制剂治疗	38%～56%的肝型肝豆状核变性患者阴性、5%的脑型肝豆状核变性患者阴性	由有经验的眼科/内科医生进行检查；晚期较明显时，肉眼或手电筒斜照即可见；早期需要裂隙灯进行检查；发现K-F环有助于证实诊断，追踪治疗效果	如患者的同胞存在K-F环，可证实患有肝豆状核变性
肝豆面容	存在		在肝型肝豆状核变性患者阴性、5%的脑型肝豆状核变性患者阴性		不能作为单独的诊断肝豆状核变性的筛查指标

（续表）

检查项目	支持诊断的数值和结果	干扰因子		预防措施及结果解释	家族扫描
		假阳性	假阴性		
血清铜蓝蛋白	<50 mg/L	6 月前的婴儿偏低、有蛋白丢失的疾病（肾脏、小肠和营养性疾病）、Menkes 病、无铜蓝蛋白血症	5% ～ 15% 的肝豆状核变性患者、急性炎症、雌激素水平增高（妊娠、雌激素支持治疗）	可由免疫法或酶学法测定，由于不能区分前铜蓝蛋白和全铜蓝蛋白，免疫法的监测值偏高，中度低的检测值需要进一步的检测；正常值不除外肝豆状核变性	不能作为单独的诊断肝豆状核变性的筛查指标
基础24 小时尿铜	>100 μg/24 h	自身免疫性肝炎、原发性硬化性胆管炎、急性肝衰竭、慢性活动性肝炎		确保收集 24 小时尿；避免水龙头水的污染；测量 24 小时尿的容积和尿肌酐，可以保证尿收集的完整性	不能作为单独的诊断肝豆状核变性的筛查指标
肝实质铜	>250 μg/g 肝干重。是最好的肝豆状核变性生化证据		铜在肝脏中的分布是不均匀的	肝活检有一定的风险，适用于常规检查不能确诊的患者；确保适当的标本量（推荐 1 ～ 2 cm 针芯长度）；未经治疗的患者的肝铜如 <40 ～ 50 μg/g 肝干重，则可除外肝豆状核变性；如有凝血机制障碍，可选择经颈静脉肝活检；如有急性肝病或其他肝豆状核变性的表现，肝铜在 70 ～ 250 μg/g 肝干重	不被推荐
有神经系统损害患者的脑 MRI 扫描	T_2WI 和 FLAIR 序列在基底神经节和脑干上有对称性高信号	Leigh 病、缺氧缺血性脑病、日本乙型脑炎、甲醇中毒、渗透压失衡综合征、戊二酸血症	有神经系统损害患者的脑 MRI 扫描可以阴性	脑 MRI 扫描可在神经系统症状出现之前发现异常	不被推荐

除严重软化、空洞外，经合理治疗后，上述改变可随临床症状缓解而好转甚至消失，这提示脑磁共振成像的异常信号与铜沉积在血管壁内引起局部组织缺血有关，病变早期神经元的水肿及胶质增生是可逆的。

（1）常规序列

最常见的变化是弥散性脑萎缩，也可有脑干、小脑萎缩，以及因基底神经节萎缩引起的侧脑室扩大。在壳核（72%）、苍白球（61%）、尾状核（61%）、丘脑（58%）、中脑（49%）、脑桥（20%）有广泛对称性（早期可不对称）高密度变化，FLAIR 相呈高信号，部分同时存在混杂信号，无强化效应，多呈长 T_1WI/ 长 T_2WI、长 T_1WI/ 短 T_2WI、短 T_1WI。长 T_1WI/ 长 T_2WI 最为常见，可发生在基底神经节、丘脑，机制是由于铜沉积导致神经元非炎症性变性、坏死和水肿；长 T_1WI/ 短 T_2WI 主要发生在基底神经节，是由铜在脑组织中的聚积，其顺磁作用超过水肿和胶质化所致。肝性脑病的 T_1WI 和 T_2WI 都为高信号。肝衰竭患者的基底神经节区仅 T_1WI 改变，没有典型的 T_2WI 改变。有门 – 体分流的慢性肝病患者中，可表现为门 – 体分流性脑病（portal-systemic encephalopathy），在 T_1WI 上，苍白球和壳核的高信号，并延伸至下丘脑和中脑，合并肝衰竭患者常出现此信号，可能是门体静脉分流后，有顺磁效应的锰等毒物沉积所致；或发生于水肿、神经胶质增生明显时（表 21-10）。

表 21-10　肝豆状核变性患者的脑 MRI 表现

表现类型	部位	发生机制
长 T_1WI/ 长 T_2WI	基底神经节、丘脑	铜沉积导致神经元非炎症性变性、坏死和水肿
长 T_1WI/ 短 T_2WI	基底神经节	铜在脑组织中的聚积，其顺磁作用超过水肿和胶质化
短 T_1WI	苍白球、壳核	顺磁效应的锰等毒物沉积所致；或发生于水肿、神经胶质增生明显时

铁、铜在相应的部位沉积，铜沉积不会影响磁共振的信号，T_2WI 低信号主要由铁沉积引起，造成部分磁感应线扭曲而形成磁场梯度，出现 T_1WI、T_2WI 低信号的顺磁性效应。铜异常沉积引起局部脑组织缺血、水肿、神经元变性和脱髓鞘改变，甚至出现不可逆的神经元损伤、坏死、囊变、空洞形成和胶质细胞增生，从而引起 T_1WI 低信号、T_2WI 高信号。T_2WI 高信号可在治疗后好转。铜沉积和细胞损伤对 T_2WI 图像有相反的影响。铜沉积和脑组织病理变化同时存在，则可在 T_2WI 造成高、低混杂信号。而对 T_1WI 图像而言，二者的作用是协同的，即共同使 T_1WI 图像信号更低。

铜在脑血管周围异常沉积，引起局部缺血，脑组织水肿，导致神经细胞变性、胶质细胞增生、坏死、囊变。T_2WI 出现低信号时，病灶主要发生在基底神经节，推测是因为铜在脑组织中的沉积量较大，其顺磁作用明显由水肿和胶质化引起；也有学者认为与铁局部沉积有关。70% 的患者存在皮质下萎缩，脑室系统异常扩大；在苍白球有低密度变化。DWI 可呈高信号或低信号。DWI 高信号，病理改变为神经细胞变性肿胀致布朗运动受限，病变处于细胞毒性水肿阶段。DWI 低信号，是由于脑组织的神经细胞坏死、细胞外间隙扩大、组织内出现海绵状变性及脱髓鞘，水分子布朗运动阻碍减低，主要为血管源性水肿、渐进性细胞变性、脱髓鞘，自由水分子增多。白质较少受累，可见于伴有癫痫、肌阵挛并且预后差的重度患者中。脱髓鞘可能是病程的自然进展或过度治疗引起的铜缺乏造成，具有以下特征：分布在额叶或顶叶皮层下白质内；发生在病程较长者；常伴有癫痫。肝型患者即使没有神经系统症状，其脑磁共振成像也可有异常，如 FLAIR 序列表现为壳核的高信号。在 FLAIR 序列异常发生之前，壳核的弥散序列信号降低。

小脑、皮质脊髓束、白质也可受累，在 T_1WI 上可显示为低密度灶，无明显占位及水肿效应。延髓和枕叶几乎不受累。已报道的非典型表现包括：胼胝体后部、延髓、皮层的 T_2WI 高信号；以额叶为主的不对称性白质改变。在晚期严重病例中，在半卵圆中心可见广泛白质改变。这是因为肝豆状核变性属于代谢性疾病，其病变区域供血并没有发生很明显的变化，既不同于炎症的血管充血、肉芽增生而引起的血供改变，也不同于肿瘤的内皮生长因子受刺激而引起血管增生、血 - 脑屏障破坏而改变血供。

有学者根据受累的基底神经节灰质核团部位的不同，形象地将肝豆状核变性患者颅脑磁共振成像表现比喻为熊猫脸征（panda face sign）、亮屏状核征（bright claustrum sign）、啄木鸟征、八字征、双八字征、展翅蝴蝶征。最常见的影像是中脑背盖部高信号围绕着红核和基底神经节，上丘低信号，形成"大熊猫脸征（face of the giant panda）"，见于 18% 的患者。脑桥类似的表现称为"小熊猫脸征（face of panda cub）"，脑桥的背盖中央传导束示低信号，开向第四脑室的导水管处示高信号；T_2WI 上壳核和苍白球高密度影，屏状核呈现高密度的薄边，称为亮屏状核征；啄木鸟征受累灰质核团包括尾状核、壳核及丘脑腹外侧核；八字征主要是双侧壳核受累；双八字征是指双侧壳核及丘脑同时受累；展翅蝴蝶征则在双八字征的基础上，同时伴有双侧豆状核受累。半卵圆中心可出现类似于脑白质病变的改变，提示预后较差。多数学者认为是局部神经组织变性水肿、髓鞘脱失、神经元坏死、裂隙囊腔形成和胶质增生所致，与锰沉积也相关，而与铜离子的顺磁性无关。在未经治疗或疗效不良时，随病程延长，铜在脑组织的沉积量逐渐增多，顺磁性作用日趋明显，当铜的顺磁性超过水肿、脱髓鞘及胶质细胞增生所致的 T_2WI 高信号时，在 T_2WI 上就呈现出低信号，T_2WI 低信号为本病较具特征性的病理改变，类似铁相关性疾病——伴脑铁沉积的神经退行性变（neurodegeneration with brain iron accumulation，NBIA）的"虎眼（eye of the tiger）"，表现为豆状核 T_2WI 低信号伴中央高信号。有时由于脑组织内两种病理变化的同时存在，T_2WI 可出现高低混杂信号影。

脑型肝豆状核变性患者的脑干和深部核团（杏仁核除外）体积均明显萎缩，萎缩率依次为伏隔核 > 壳核 > 苍白球 > 丘脑 > 尾状核 > 脑干，左右脑两侧各核团萎缩率无显著性差异。

少见的脑部磁共振成像表现包括 FLAIR 序列胼胝体后部高信号；不对称的大脑半球白质改变，额叶受损多见，提示预后较差；皮层损害。

一些有神经系统症状者的脑磁共振成像是正常的。肝型肝豆状核变性患者虽然以肝损伤为主，但患者可以已存在脑损伤，其脑磁共振成像异常可先于临床症状出现，表现为累及基底神经节、脑干和小脑的对称性的小片状异常信号，边界欠清，多见于女性和年长者。提示肝型肝豆状核变性患者应及时行脑磁共振成像检查，以尽早发现脑组织病变。

脑磁共振成像改变与肝豆状核变性患者的神经系统症状的严重程度无明显关系，但可能与发病年龄、延迟治疗和性别相关。发病年龄小于 10 岁的儿童在磁共振成像上仅有壳核受损表现；延迟治疗的患者更易累及脑桥、中脑和皮层；女性患者易有肝病和苍白球病变，男性患者更易表现为脑萎缩等神经退行性变。Ferenci 评分中也包含有脑磁共振成像项目，用以与其他运动性疾病进行鉴别。

不同脑区受损易出现不同的相应症状。表现为构音障碍和肌张力障碍的患者主要累及尾状核；表现为构音障碍、肌张力障碍和运动迟缓的患者主要累及壳核；表现为共济失调和震颤的患者主要累及丘脑；表现为扭转痉挛的患者主要累及中脑和皮层；表现为舞蹈手足徐动症的患者主要累及尾状核。

即使脑磁共振成像检查阴性，经颅多普勒超声也可发现豆状核高回声，与尸检中发现的铜沉积部位一致，但尚需进一步研究其应用价值。

（2）弥散张量成像

弥散张量成像（diffusion tensor imaging，DTI）是利用水分子在各个方向扩散的各向异性特征，来探测大脑微观结构的改变。与正常对照相比，肝豆状核变性患者的各向异性值降低。驱铜治疗后，肝豆状核变性患者的 DTI 图像经纤维束示踪分析后得出的扩散张量参数改善。更高级的 7 T 成像可进行非侵入性定量的脑内铜的测定。

由 DTI 基础上延伸而来的扩散峰度成像（diffusion kurtosis imaging，DKI）的研究表明，肝豆状核变性患者的豆状核和尾状核的平均扩散峰值（mean kurtosis，MK）、轴向扩散峰度（axial kurtosis，AK）、径向扩散峰度（radial kurtosis，RK）均高于健康受试组。尤以 MK 的应用价值最高，MK 值是个无量纲参数，反映随机分布量在均值附近的偏离程度，其可以通过水分子在组织内扩散受限程度，来衡量感兴趣区组织的复杂程度，组织结构越复杂，水分子在组织内的扩散越偏离高斯分布，MK 值越大。AK 值为沿神经纤维走向的扩散峰度值，AK 值越大，说明脑组织结构越规则、越紧密。RK 值为垂直神经纤维走向的扩散峰度值，RK 值越大，说明水分子扩散越受限，神经纤维髓鞘越完整。DKI 技术能够敏感地反映细胞骨架崩解、线粒体肿胀所导致的细胞黏度和曲度的改变。这主要取决于 DKI 技术可量化组织内非高斯运动，同时采用四阶三维模式来描述水分子扩散。因此，DKI 技术对水分子扩散的敏感性更好，能够细微地描绘出大脑的微观组织结构的变化。

（3）脑磁共振波谱分析

脑磁共振波谱分析（magnetic resonance spectroscopy，MRS）采用 ^{31}P 和 ^{1}H，可非侵入性地分析脑组织的化学物质。通过分析与神经元和胶质细胞的代谢活动，MRS 检查为核磁检查发现的病理学改变提供病因学分析，可检测早期脑损害，可以评估运动、认知等损害。MRS 的主要限制是检测的区域至少要有 3 cm^3 的体积。MRS 显示代谢物的信号强度，N- 乙酰天门冬氨酸（N-acetylaspartate，NAA）代表神经元活动，由线粒体产生，主峰位于 2.0 ppm，主要位于神经元和突触内，是正常波谱中的最高峰，信号减低反映神经元的丢失或神经元的功能障碍，见于神经退行性病（包括肝豆状核变性），肝型患者则没有变化。神经系统中的 NAA 主要拮抗"阴离子赤字（anion deficit）"；由神经元二肽（neuronal dipeptide）调节；是通过从神经元移出代谢水的分子水泵（molecular water pump）的共转运底物；是 N- 乙酰天冬氨酰谷氨酸（acetylaspartylglutamate）的生物合成的前体；提供神经元线粒体能量代谢中髓鞘脂类合成中的乙酸。

胆碱（choline，Cho）是乙酰胆碱的前体，位于 3.2 ppm，包括磷酸甘油胆碱、磷酸胆碱、磷脂酰胆碱，代表细胞膜的合成与降解及脂类代谢的强度，细胞密度高和细胞增生活跃时，Cho 升高。在肝性脑病时信号增加；肌醇（myo-inositol，mI）是神经胶质的标志，位于星形胶质细胞，在肝性脑病时信号减低；乳酸（lactate，Lac）是糖酵解的标志（如坏死因子）；谷氨酰胺复合物（glutamine compound，Glx）包括谷氨酰胺（glutamine）和谷氨酸盐（glutamate），谷氨酰胺是星形胶质细胞的标志物，谷氨酸盐是兴奋毒性氨基酸，在星形胶质细胞起"保护"作用和肝性脑病时信号增强。Glx 波谱也包括 γ 氨基丁酸和葡萄糖；肌酸（creatine，Cr）位于 3.02 ppm，存在于神经元和胶质细胞中，代表能量生成，在肝和肾中合成。

MRS 被用于研究各种情况下脑代谢的改变，结果显示肝豆状核变性患者纹状体的 NAA/Cho 比值和 NAA/Cr 比值明显减低，说明神经元丢失，胆碱减少相对较轻，或由顺磁效应引起。mI/Cr 比值和 Glx/Cr 比值增加，说明星形胶质细胞激活并增生。脑型、肝型、症状前患者、健康携带者的 MRS 表现均有不同。在治疗期间，肝豆状核变性患者的脑代谢得到改善，NAA/Cr 比值升高说明神经元活动恢复正常、肿胀减轻、突触生成、可能的神经元再生；mI/Cr 比值减低显示激活的星形胶质细胞的功能恢复正常。NAA/Cr 比值可作为早期驱铜治疗的敏感性、代谢恢复、在神经系统症状体征出现前代谢紊乱的指标。但目前国际上尚没有一致性的关于 MRS 应用的指南。到目前为止，MRS 仅被用于科学研究，较少用于临床实践。

2. 肝脏的磁共振成像表现

50% 的肝豆状核变性患者的肝脏病变是弥散性的，无局灶性病灶。其余的 50% 患者具有结节性病灶。大多数肝脏结节是良性的，少数转化为恶性。临床症状好转后，肝脏影像学也有好转。因为早期肝细胞中的铜与蛋白质结合，并在胞液中保持溶解均匀状态，铜在磁共振成像上无明显的顺磁效应。随着断层成像技术的应用，特别是在有门静脉高压的肝硬化患者中，肝豆状核变性的影像学改变和其病情的严重程度是正相关的。可以发现门静脉高压的一些间接性证据，如静脉曲张、肝肾分流等门－体分流、脾大和腹水等。

（1）良性结节

①再生性结节：再生性结节由增生的正常肝细胞及纤维性间质（fibrous stroma）组成，含有汇管区及主要来源于门脉系统的血供系统。再生性结节是聚集性的，在静脉注射含钆造影剂（gadolinium-based contrast agent，GBCA）后，在磁共振成像的动脉期无强化。有再生性结节的肝脏一般表现为不规则的肝脏轮廓、局灶性或弥散性萎缩、左叶外侧段（第 2、第 3 部）肥厚、第 1 部肥厚和胆囊窝增宽等，与肝功能不全的严重程度相关。

类似于病毒性肝炎、酒精滥用或 Budd-Chiari 综合征等引起的肝硬化，肝豆状核变性患者的再生性结节在 T_2WI 是低密度的，可能由肝细胞内沉积铜的顺磁效应引起。根据肝细胞内铜含量和肝细胞的受损程度不同，再生性结节在 T_1WI 上可以是高密度、等密度和低密度的。在 T_1WI 上的高密度再生性结节主要见于 Child C 级肝硬化和肝细胞内有高铜的患者，在 CT 上信号是过度衰减的，静脉注射含钆造影剂后出现与周围肝组织类似的增强，少数显示过度强化。DWI 显示再生性结节是低密度的，b 值增高，无或有弥散。

②铁沉积性结节：虽然肝豆状核变性是由于过度铜沉积引起，但其肝脏结节也可表现为铁沉积性结节（siderotic nodule），病因未明。有作者认为治疗后的铜缺失并被铁置换，制造了磁化率效应（susceptibility effect）或铜自身引起的磁化率效应。Walshe 等报道患者在接受 D- 青霉胺治疗后肝细胞内铁沉积。铁沉积性结节可随治疗而消失。

铁沉积性结节是均质性的，边界清楚，在 T_1WI 和 T_2WI 上是低密度的，静脉注射含钆造影剂后动脉期的增强与周围肝组织类似，延迟成像时不弱化。在化学位移成像，铁沉积性结节在较长的 TE（time of echo）的成像中，信号强度下降，与铁引起的质子移相（proton dephasing）相关。

③肝脂肪变性中的结节：在 T_1WI 上，肝脂肪变性显示弥散性高信号。在 T_1WI 的相内和相外上，肝脂肪变性的信号下降。部分患者的肝脂肪变性是异质性的，存在所谓"空白区（spared area）"。空白区的信号强度正常。新近发展的磁共振成像序列可以预示肝脏的脂肪含量，发现肝脂肪变性，从而进行早期诊断。

④结节性脂肪浸润：肝脂肪变性一般是弥散性的，但在儿童和成人中均报道有局灶性变性形成的结节，在组织学上相对于大泡性结节。结节性脂肪浸润（nodular fatty infiltration）在肝豆状核变性中是极其罕见的，在 T_1WI 和 T_2WI 上是高信号，在 T_1WI 的相内和相外上信号下降。

⑤假性包块：类似于其他原因所致的肝硬化，假性包块是由于聚集纤维化（confluent fibrosis）引起。聚集纤维化发生于肝豆状核变性晚期，在 T_1WI 上是低信号的，在 T_2WI 和 STIR（short time inversion recovery）成像

上呈稍高信号，在静脉注射含钆造影剂后呈现均匀性强化，周围肝组织未收缩。

⑥蜂巢样变化：在肝豆状核变性患者中，良性肝脏结节可是多发性的，引起所谓"蜂巢样"变化，可见于任何疾病阶段。蜂巢样变化与广泛肝脏受累相关，提示预后不良，由 T_2WI 上的低密度结节及周围的高密度纤维隔组成。纤维隔由纤维组织形成，内有炎性细胞浸润。结节的直径为 2～10 mm。在静脉注射含钆造影剂后，结节在动脉期显示不同程度的强化。大多是等信号（isointense）或低强化（hypointense），部分病例在其他时相轻度强化。纤维隔被强化。

结节的影像学改变可能与铜沉积有关。但根据对大鼠的研究发现，铜沉积并未改变 T_1WI 和 T_2WI 信号强度。^{31}P MRS 显示结节内有高含量的磷酸单酯（phosphomonoester）和低含量的磷酸二酯（phosphodiester）。

（2）异型增生性结节

异型增生性结节（dysplastic nodule）是指含有组织病理上的非典型细胞但无明确恶性表现的结节。根据细胞异常的程度，异型增生性结节分为低级和高级两类。作为再生性结节，典型的异型增生性结节具有几乎同样的组织学特征，含有多个汇管区及和周围硬化的肝组织几乎一样的门脉血流。因为异型增生性结节主要接受来自门脉血管的血流，在静脉注射含钆造影剂后的动脉期无增强。与之相反，随着恶性程度的增加，肝细胞癌的门脉血流逐渐减少。

在 T_2WI 上，相对于邻近的肝组织，低级别的异型增生性结节表现为小的、低密度的结节。理论上讲，结节如在动脉相增强提示恶性转化，或即为肝细胞癌。但对于肝豆状核变性，异型增生性结节在静脉注射含钆造影剂后早期即增强。蜂巢样变化结节也可能是异型增生性的，在动脉相表现为小的、高密度的结节。

（3）恶性结节

在肝豆状核变性的患者中，肝细胞癌表现为孤立的大结节或分叶状肿块。根据分级，肝细胞癌在 T_1WI 上低信号，在 T_2WI 上稍高信号或异质性。在静脉注射含钆造影剂后，肝细胞癌在动脉期显示异质性高信号。DWI 显示弥散受限和表观扩散系数（apparent diffusion coefficient，ADC）降低。

肝豆状核变性患者的胆管癌可发生于肝内、周围，呈肿块样病变，也可呈弥漫浸润性病变，在 T_1WI 上低信号，在 T_2WI 上高信号。在静脉注射含钆造影剂后，胆管癌在动脉期显示边缘性高信号。由于纤维化形成，胆管癌在强化的延迟相信号无衰减，中心部分延迟增强。DWI 显示弥散受限和表观扩散系数降低（表 21-11）。

表 21-11　肝豆状核变性患者的肝脏结节的特点

结节特征	正常人	肝豆状核变性患者
再生性结节	MRI 信号无明显增强	肝脏形状不规则，可见 MRI 信号降低
肝脂肪变性结节	小泡型	大泡型
结节性脂肪浸润	—	在 T_1WI 上罕见高信号
假性肿块	正常的组织结构	晚期肝硬化组织
蜂巢样结构	正常的结节结构	低信号结节被高信号结构分隔
异型增生性结节	—	非典型肝细胞结构
恶性结节	—	可见

（四）单光子发射计算机断层扫描

单光子发射计算机断层扫描（single photon emission computed tomography，SPECT）和正电子发射计算机断层扫描（positron emission computed tomography，PET）均用于肝豆状核变性的研究领域，很少用于临床。SPECT 应用放射性同位素（如 ^{99m}Tc-ECD）分析局部脑血流情况；应用 ^{123}I-beta-CIT 研究脑的多巴胺的重吸收；应用 ^{123}碘苯甲酰胺（iodobenzamide）作为拮抗剂，研究多巴胺 D2 选择性受体的功能。SPECT 研究表明，肝豆状核变性患者的尾状核、豆状核的处于低灌注状态，颞叶、额叶、枕叶也有不同程度的低灌注。低灌注可能的原因是微血管增厚、纤维化等结构性变化，发生于典型的脑病理性改变之前。SPECT 和脑磁共振成像的联合研究证实了低灌注的存在，建议低灌注可以预示后来的脑病理性改变。基底神经节区葡萄糖吸收减少，但没有特异性。

分析肝豆状核变性患者的多巴胺的代谢时发现（特别是脑型患者中）突触前和突触后的多巴胺 D2 受体的数量减少，驱铜治疗后受体的数量增加。其他神经退行性病变仅见突触前或突触后的异常。这个结果可以解释肝豆状核变性患者为什么会出现锥体外系症状，左旋多巴可以部分纠正大多数患者的这种缺陷。由于 D2 受体的异质性，在一些患者中应用多巴胺拮抗剂可以减轻神经系统症状。

PET 应用 ^{18}F- 氟脱氧葡萄糖（fluorodeoxyglucose，FDG）研究脑葡萄糖代谢情况，应用 ^{18}F-methylspiperone 研究多巴胺 D2 受体的密度。研究表明，肝豆状核变性患者基底神经节（尾状核最为严重）、皮层的葡萄糖代谢明显降低，驱铜治疗后好转。治疗前患者的多巴胺 D2 受体的密度也减低。

（五）听觉诱发脑干电位

听觉诱发脑干电位（brainstem auditory evoked potentials，BAEP）可证实脑功能损害，观察治疗后的改善情况，监测不被脑磁共振成像发现的可逆性变化。BAEP 异常可显示中枢感觉通路的亚临床损害，在有神经系统损害的患者中，听觉 Ⅰ～Ⅴ和躯体感觉 N13～N20 的峰间潜伏期延长。与健康个体细胞相比，患者无明显的半球间潜伏期和波幅的差别，提示中枢感觉通路的亚临床损害是广泛的。BAEP 及体感诱发电位（somatosensory evoked potentials，SEP）比视觉诱发电位（visual evoked potentials，VEP）更易受损，提示沉积铜的毒性作用更易影响脑干和垂直的神经轴（vertical neuraxis）。驱铜治疗后，BAEP 的改善比体感诱发电位更明显，提示脑干的改善比垂直颈皮层神经轴（vertical cervicocortical neuraxis）更为显著。视觉诱发和运动诱发电位也可有异常。

（六）脑电图

脑电图对诊治伴发癫痫的肝豆状核变性（约为 6%）是有价值的。在大多数患者中，有一些非特异性的脑电图表现：α 波减少，θ 波、δ 波活动增加，低电压，临床价值并不大。因此，除了疑为癫痫和肝性脑病的患者，脑电图不作为诊断依据之一。

十六、基因突变分析

（一）基因突变的检测

1. 基因突变的意义

在两个同源染色体上出现的致病性 ATP7B 基因突变阳性被认为是诊断肝豆状核变性的"金标准"。ATP7B 基因突变检测对症状前患者有不可替代的作用。目前已发现的 1000 多个 ATP7B 基因突变，但不是每种突变都被证实具有致病性。部分明确诊断的患者未检测到任何突变，ATP7B 基因突变检测阴性并不能完全排除肝豆状核变性。约有 20% 的临床确诊的患者的基因检测阴性，随着全基因测序等技术的应用，这个比例会逐渐降低。除少数频发的突变外，大多数突变较为罕见，因此直接进行分子遗传诊断是困难的。大多数患者携带 2 个不同的突变，被称为复合杂合子。由于测序技术的进展，基因突变检测日益成为一个常用的诊断手段。儿童患者进行 ATP7B 基因测序的敏感性高于成年人，可能是因为部分低铜蓝蛋白血症或尿铜 / 肝铜升高的患者并非肝豆状核变性。所有疑似患者都应进行基因突变检测。基因检测的敏感性至少不低于肝铜检测。基因突变检测不仅为了确诊，也可用于家系筛查。对我国肝豆状核变性患者基因学的研究提示，ATP7B 基因的第 8、12、14、18 号外显子为突变热点。p.R778L、p.P992L 和 p.T935M 占所有致病突变的 50%～60%。10 种常见致病突变 p.R778L、p.P992L、p.T935M、p.A874V、p.I1148T、p.Q511X、p.N1270S、p.G943D、p.R919G 和 p.R778Q，可占所有致病突变的 67%。新疆地区的维吾尔族患者最常见的突变为 p.A874V。11 号外显子是新疆地区肝豆状核变性患者的一个基因突变热区。

2. 基因检测的方法

通过精确的临床诊断和全基因测序，98% 的患者可发现 *ATP7B* 基因突变，由基因突变所致的 ATP7B 酶的功能障碍可通过计算机模拟（in silico）进行分析。有 2% 的临床确诊患者仅有一个杂合子突变或没有发现突变，可能的原因是：临床误诊；全基因测序还必须以多重连接依赖的探针扩增技术和基于微阵列（microarray）的比较基因组杂交（comparative genome hybridization，CGH）技术检测大的基因缺失和重复。当临床上高度疑似的患者仅发现一个突变时，需考虑到现行的 Sanger 测序技术不能检测基因缺失和重复。曾报道在一个患者的 20 号外显子上发现 2144 bp 缺失；*ATP7B* 基因外的因素可能与肝豆状核变性的发病相关。

常用的基因检测方法如下。

（1）连锁分析（单倍体分析）

通过分子遗传学试验，确定一套密切相关的 DNA 片段（一个标记物或一组标记物），比较家属和先证者之间的标记物的异同。该检查有助于进行家系筛查。D13S316、D13S314、D13S301、D13S133、D13S137 等高度多态性微卫星标记紧密侧翼肝豆状核变性基因。

（2）基因测序

全 *ATP7B* 基因测序以确定致病突变，可用于检查先证者、携带者和产前检查。不是所有先证者都可以检测到 2 个突变。应用多重连接依赖的探针扩增技术可检测大的基因缺失。

由于常规的产前诊断方法需在妊娠过程中从孕妇羊膜腔中抽取羊水提取胎儿的 DNA，是有创性的侵入性检查，有可能影响胎儿和孕妇的安全。外周血单分子扩增和重测序技术（circulating single molecular amplification and resequencing technology，cSMART）可从外周血中分离胎儿基因组，进行基因测序，检测是否发生 *ATP7B* 基因突变。

（3）靶突变分析

检查一个已知的突变，用于一个有共同突变的特定人群。对于拥有特定突变的人群，应用"Wilson 病钳（Wilson disease chip）"进行检测较为经济。

等位基因特异性探针可以快速地直接检测孤立人群中特定的基因突变，有利于临床诊断。但这种方法仅适用于检测出现频率较高的突变，如出现于欧洲的 p.H1069Q 突变（14 号外显子）、撒丁岛的 p. -441/-427del 突变、印度人的 p.4193delC 突变、亚洲的 p.R778L 突变。在这些病例中，发现 1 个突变能支持诊断，发现 2 个突变可以确诊。目前已有能检测大多数基因突变的单芯片（DNA chip）。对于普通人群仅筛查特定的突变是不合适的，因为大多数基因突变是罕见的，且不同人群大都不同。

（4）DNA 微阵列芯片突变分析

DNA 微阵列芯片突变分析技术因其固相杂交而具有并行性和高通量的特点，在生物分子信息获取、基因多态性检测和基因表达谱检测等方面具有明显优势，曾被认为是极具前景的肝豆状核变性基因检测方法。但由于该技术固有的假阳性或假阴性率高等缺点，已被其他基因检测技术取代。

（5）MassARRAY 突变分析

MassARRAY 是将多重 PCR 技术、质谱技术和芯片技术以及生物信息学方法结合于一体的新一代分子生物学检测平台，具有高通量、高质量、低成本、简单、灵活等优势。目前已广泛用于基因分型、表观遗传学、拷贝数变异、病原体分型和产前诊断等研究。由于肝豆状核变性是以点突变为主，MassARRAY 是进行大样本、高通量检测的有力工具。

（6）二代测序技术

二代测序技术作为新兴的高通量测序技术，一次可对几十万甚至百万条 DNA 分子进行序列测定，使得一次性对一物种的基因组或转录基因组进行细致全面的分析成为可能，是对传统测序技术的一次革命。已有多个报道将二代测序技术应用于肝豆状核变性基因诊断的研究。

（7）多态性

肝豆状核变性的分子遗传学研究的主要困难是区分 *ATP7B* 基因的病理学突变和非致病性突变。现已发现数百个非致病性突变，这些突变主要包括两类：频率大于1%的等位基因，如多态性（polymorphism）（表21-12）；同义突变（synonymous mutation）。在细胞定位或互补研究（complementation study）中，可使用位点导向的突变形成（site-directed mutagenesis）的功能研究。对于大多数 *ATP7B* 基因突变，未进行这些研究。如果一个 *ATP7B* 基因突变所影响的氨基酸位点在人、大鼠、羊、小鼠或 *ATP7A* 基因上是保守的，这个突变很可能是致病性的。基于1000基因组工程的单核苷酸多态性（single nucleotide polymorphism，SNP）和遗传变异也是一个有用的资源（http://www.1000genomes.org）。由于酵母和哺乳动物的铜转运系统是类似的，常用酵母来检测各种基因变异体的功能。应用 SIFT（sorting intolerant from tolerant）系统来检测突变型 *ATP7B* 基因及其产物的功能。

表 21-12　*ATP7B* 基因多态性

外显子 / 内含子	核苷酸变异	变异	SNP 编号
5' UTR	IVS1123_119dup 或 insCGCCG		rs3832920
内含子 1	IVS1-75c>a		
外显子 2	1216T>G/T	S406A	rs1801243
内含子 2	IVS2-95a>c		rs3742288
外显子 3	1366G>C/G	V456L	rs1801244
内含子 3	IVS3-53a>c		rs2147363
内含子 8	IVS8-296 a>g		rs752570
内含子 8	IVS8-217 g> a		rs752569
内含子 9	IVS9-25g > a		rs9526811
外显子 10	2495A>A/G	K832R	rs1061472
内含子 10	IVS10-263g> a		
内含子 10	IVS10-191 a>g		rs1061472
外显子 12	2855 G>A/G	R952K	rs732774
内含子 12	IVS12-90 g>t		rs2296246
内含子 12	IVS12-13 g>c		rs7325983
外显子 13	c.2973G>A	T991T	rs1801246
外显子 13	3009G>A	A1003A	rs1801247
外显子 13	3045G>A	L1015L	rs1801248
内含子 15	IVS15-164delT(或 C)		
外显子 16	3419T>C	V1140A	rs1801249
内含子 16	IVS16-95a>g		rs9526808
内含子 18	IVS18+6c>t		rs2282057
内含子 18	IVS18-77c>t		rs2282057
内含子 18	IVS18-17c>t		rs2282057
内含子 19	IVS19+50g>c		rs9535795
内含子 19	IVS19-159g>c		rs2282059
内含子 20	IVS20+159 c >a		
内含子 20	IVS20+226 c >g		
内含子 20	IVS20-59delA		

由于不同地区有的热点突变相对集中于某些外显子，对于包括我国在内的东亚地区人群建议筛查流程如图 21-3。

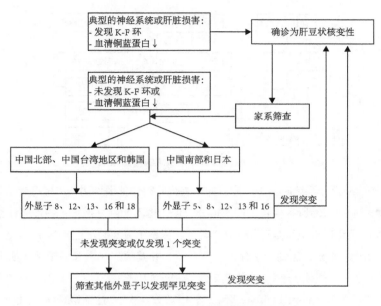

图 21-3　东亚人群的基因诊断流程

由于我国各地医疗水平发展不同，许多地方不能开展基因检测，基因检测的费用也较为昂贵，尚未纳入医保报销范围内，患者的经济负担较重，很多患者也不具备这方面的知识，所以基因检测尚未普遍开展。但只要有典型的临床表现及铜代谢检查结果，必要时结合肝脏活检组织的病理学检查，排除其他疾病，还是可以确诊肝豆状核变性的。根据肝豆状核变性的诊断标准，如患者具有典型的运动障碍、肝病表现，Kayser-Fleischer 环阳性，血清铜蓝蛋白低于正常值的下限，加上 24 小时尿铜 >100 μg，排除其他疾病，可以确诊为肝豆状核变性，不需要进一步检查。

十七、其他的检测指标

铜蓝蛋白氧化酶：诊断肝豆状核变性的敏感性和特异性优于血清铜蓝蛋白含量的测定。

神经元特异性烯醇化酶：接受 D- 青霉胺治疗出现神经症状加重的患者存在血 - 脑屏障加重，其变化规律及其与神经症状的关系尚需行大样本多中心随机研究进一步证实。

离体培养皮肤成纤维细胞铜含量测定：症状前期的患者的皮肤成纤维细胞离体培养后，其细胞内含铜量增高与有症状者相同。但本检查较为繁杂，临床上使用不多。

赖氨酰氧化酶（lysyl oxidase，Lox）及 Lox 样蛋白 2（Lox-like 2 protein，Loxl2）：Lox 及 Loxl2 的表达上调出现在肝纤维化之前，青霉胺具有抑制 Loxl2 氧化胶原的作用。

血清尿酸和磷酸水平降低，反映了肾小管功能缺陷。尿常规检测可见镜下血尿、氨基酸尿、高磷酸盐尿和蛋白尿。

十八、Leizig 诊断评分系统

为了克服诊断难题，通过 Leipzig 量表进行打分，几个临床症状体征（Kayser-Fleischer 环、神经系统症状）和实验室检查（血清、尿和肝脏中的铜；遗传学检查）被作为指标，分值从 0（无）至 2（存在）。如总分 >4，肝豆状核变性的诊断极为可能（图 21-4）。

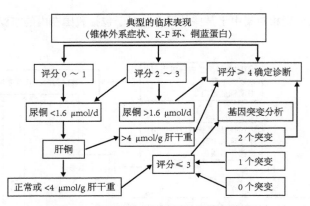

图 21-4　根据诊断评分系统的诊断路线

在应用 Leipzig 量表诊断评分系统时，必须注意如未进行肝铜和基因检测，可疑患者不能轻易排除诊断；如果一个患者不能完成量表中列入的所有检查，即使得分较低，也不能除外病变；慢性胆汁淤积性疾病可导致假阳性，如原发性胆汁性肝硬化的肝铜可显著增高（2 分），尿铜上升（1 分甚至 2 分），少数患者出现 Kayser-Fleischer 环（2 分），总分 ≥ 4 分，达到诊断标准；杂合子合并其他疾病引起假阳性，如合并乙型肝炎的杂合子的铜蓝蛋白可降低（1 分），尿铜上升（1 分甚至 2 分），肝铜升高（1 分），基因检查发现 1 个突变（1 分），极少数乙型肝炎肝硬化患者可有 Kayser-Fleischer 环（2 分），总分 ≥ 4 分，达到诊断标准。这些情况需要引起注意。

第三节　家系筛查

一位先证者的同胞兄妹的患病概率是 25%，因此必须进行家系筛查，尤其是一级亲属（图 21-5），以发现症状前患者和杂合子。非近亲结婚的患者后代的患病概率是 0.5%。虽然这个概率很低，由于肝豆状核变性潜在的灾难性病程，应对患者的后代进行基因检测。

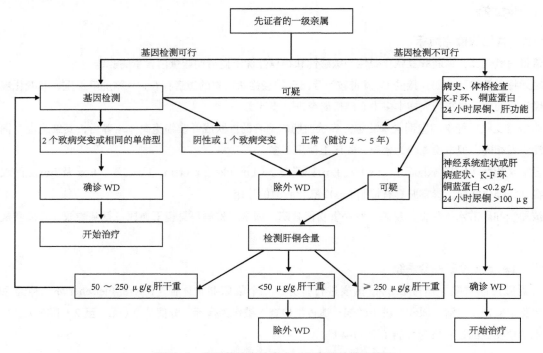

图 21-5　肝豆状核变性患者一级亲属的筛查流程

如不能对先证者进行基因检测，应进行基于围绕*ATP7B*基因多态性的单倍体分析。这个方法需要一个确诊的患者、父母双亲的DNA。然后，检测先证者及其家属的基于围绕*ATP7B*基因二核苷酸和三核苷酸重复的单倍体。通过疾病相关的单倍体的遗传性，检测先证者家属是不携带致病基因者、杂合子或患者。基因检测对区分同胞兄妹是纯合子还是杂合子是最准确的。

一、以下2组人群必须进行生化检查

（1）患者的子女。所有2岁以上的子女都应接受筛查，如果临床上没有症状，也无其他指征提示需要进一步检查，5年以后重复一次。

（2）患者的同胞兄妹。

二、询问家族史

需要询问家属的肝病和神经系统疾病病史，并进行体格检查。

三、辅助检查

肝功能检查包括ALT、AST、白蛋白、胆红素；铜代谢检查包括铜蓝蛋白、血铜、24小时尿铜；眼部的裂隙灯检查。

四、其他

对于所有患者的子女和同胞兄妹，如果裂隙灯检查阴性、肝功能和血/尿铜正常，应进行肝脏活检。其他的家属如有症状或实验室检查提示有肝脏或神经系统疾病，也应进行肝豆状核变性的筛查。

第四节　新生儿/幼儿筛查

肝豆状核变性是符合新生儿筛查条件的：有一定的发病率；发病对患者及其家庭影响较大，后期治疗费用高；可被药物有效地治疗，在临床症状之前进行治疗，可终身不发病；预防治疗药物简便易得，不良反应小，患者的接受度高。对新生儿进行基因扫描分析，无疑可以尽早诊断疾病。近年来通过串联质谱技术（tandem mass spectrometry，MS/MS）在一个干燥血点（dried blood spot，DBS）上，可以检测至少50种代谢性疾病。由于肝豆状核变性的发病率相对较高和可治性强，早期筛查具有重要意义。但目前还没有一个可行的早期人口筛查指标。由于新生儿有生理性的铜蓝蛋白减低，铜蓝蛋白并不是一个合适的筛查指标。对3岁以后儿童进行铜蓝蛋白检测可能具有筛查意义，但在许多国家和地区不能对这个年龄阶段的儿童进行强制检查。

基因检测阴性并不能完全排除肝豆状核变性。如已知家系先证者的2个致病性突变，其同胞兄妹行基因检测的阴性预测值为100%。这对于杂合子特别有意义，因为其24小时尿铜、肝铜、血清铜蓝蛋白均可处于诊断的灰色地带，极易被误诊为肝豆状核变性患者而进行驱铜治疗。

第五节　肝豆状核变性的诊断标准

一、疑似人群

对于疑似肝豆状核变性者，应尽快进行检查：肝豆状核变性患者的同胞、子女和父母；不明原因的慢性肝炎、肝硬化、肝脾大和转氨酶增高者；不明原因的急性肝衰竭者，特别是合并溶血性贫血者；不明原因的以不随意运动为特点的神经系统疾病者，特别是合并肝病和（或）精神异常者；不明原因的精神异常（包括精神分裂症）者；不明原因的关节疼痛者，特别是合并肝病和神经病者；不明原因的患有肾病、月经失调和男性乳腺肿大等者；某些已知原因的肝病患者，但治疗效果不佳，或出现不能用原发病解释的症状和体征。如非典型自身免疫性肝

炎的成年患者或对标准皮质激素治疗不敏感的患者，均应进行肝豆状核变性筛查（表 21-13）。

表 21-13　肝豆状核变性患者的临床诊断线索

临床诊断	诊断特征
一般检查	儿童和年轻人 Wilson 脸：假笑、不自然的微笑、张嘴、愚钝外貌、流涎 K-F 环 "向日葵"样白内障
运动疾病	早发的构音障碍或口 - 下颌肌张力障碍 混合性运动疾病：肌张力障碍、震颤、帕金森样症状、舞蹈症或肌阵挛等 伴有小脑症状的运动疾病
认知或行为障碍	行为障碍：情绪不稳定、伤人、性欲亢进、冲动控制疾病、精神病、抑郁或自杀企图 学习成绩或工作能力下降
伴随的肝病	儿童期肝病（一过性黄疸、一过性未能解释的肝功能异常或一过性溶血性贫血） 肝功能异常 腹部超声发现肝功能异常 血小板减少或全血细胞减少（与肝硬化相关的脾大相关） Coombs 阴性溶血性贫血（与游离铜释放入血相关）
伴随的骨骼肌肉疾病	下肢近端肌力下降、骨痛、关节痛、关节炎、非创伤性骨折
家族史	家族中曾发生不明病因的死亡 家族中的儿童或青年人曾发生不明病因的黄疸 家族中的儿童或青年人曾发生不明病因的神经系统功能异常 不能解释的流产
其他	血清尿酸水平降低 Fanconi 综合征 肝活检提示有脂肪变性 / 脂肪性肝炎，除外非酒精性脂肪肝

二、诊断标准

肝豆状核变性的临床诊断主要根据以下标准。

（一）起病年龄

多在 5 ~ 35 岁。但对 3 ~ 55 岁未明原因的肝功能异常患者也需考虑是否有肝豆状核变性。单独发病年龄不符合不应该是排除肝豆状核变性的条件。

（二）有家族遗传史

父母是近亲结婚，同胞中有肝豆状核变性患者或因原因不明肝病而死亡者；对新发现的肝豆状核变性病例的亲属，尤其是一级亲属，应做肝豆状核变性的相关项目筛查，并进行基因检测。

（三）肝病史或肝病症状

对自身免疫性肝炎患儿、典型自身免疫性肝炎或者对标准的皮质类固醇治疗疗效不良的成人，需进行肝豆状核变性的相关检查；对任何一个不能解释的肝病伴有神经或精神症状的患者，不能排除肝豆状核变性；对任何一个急性肝衰竭患者，应考虑排除肝豆状核变性。

（四）神经精神症状

神经精神症状如缓慢进行性震颤、动作迟缓、肌张力异常、吞咽障碍及精神症状等。

（五）眼角膜 Kayser-Fleischer 环

肉眼可见或裂隙灯证实有棕色（也可呈黄绿色、宝石红或深蓝色）的角膜色素环。

（六）铜生化指标

（1）血清铜蓝蛋白 < 200 mg/L；

（2）24 小时尿排铜总量 >100 μg；

（3）肝铜 >250 μg/g（肝干重）。

临床上，上述 3 项中的前 2 项已构成肝豆状核变性诊断的要点之一。血清铜蓝蛋白正常时不能除外肝豆状核变性；24 小时尿排铜总量 >40 μg 时，最好数天后再复查一次；如果未经驱铜治疗的患者的肝铜量 < 50 μg/g（肝干重），则可排除肝豆状核变性。

青霉胺负荷试验：对疑诊肝豆状核变性的儿童，可予青霉胺负荷试验。

（七）临床确诊

（1）患者具有神经精神症状，眼角膜 Kayser-Fleischer 环阳性，血清铜蓝蛋白低于正常下限，加上 24 小时尿铜 >100 μg，除外其他疾病，可确诊为肝豆状核变性，无须进一步检查。

（2）临床确诊：患者具有肝病症状，眼角膜 Kayser-Fleischer 环阳性，血清铜蓝蛋白低于正常下限，24 小时尿铜 >100 μg，除外其他疾病，可确诊为肝豆状核变性，无须进一步检查（表 21-14）。

表 21-14　根据临床资料确诊肝豆状核变性

A	B	C
基因检测（+）	K-F 环（-） 具有下列表现之一： 　铜蓝蛋白 <200 mg/L 　24 小时尿铜 >100 μg 　典型的神经系统表现 　肝铜 >250 μg/g 肝干重	铜蓝蛋白 <200 mg/L 和（或）24 小时尿铜 >100 μg，加： 　肝铜 > 250 μg/g 肝干重

第六节　肝豆状核变性引起的急性肝衰竭

肝豆状核变性患者发生急性肝衰竭（acute liver failure，ALF）时，又称急性肝豆状核变性，如不立即进行肝移植，死亡率很高。临床上如遇到疑似由肝豆状核变性引起的急性肝衰竭，应行眼科检查是否有 Kayser-Fleischer 环，结合其他的症状体征和实验室指标（铜蓝蛋白、血清铜、尿铜、基因突变分析）或肝活检进行诊断，并对症状前的亲属进行检测。

一、铜生化检查

（一）肝铜升高（> 250 μg/g 肝干重）

由于肝硬化时铜在肝内的沉积不均匀、肝铜大量释放，故肝活检对诊断帮助可能不大。但如果肝铜 >250 μg/g 肝干重，具有特异性的诊断意义。但患者因凝血障碍或腹水多，常不能进行肝脏活检。最近发展起来的经颈静脉肝活检（transjugular liver biopsy）解决了这一问题，肝铜升高是诊断肝豆状核变性的"金标准"。

（二）血清铜增高（或正常）

血清铜是急性肝豆状核变性的特异性指标，在其他类型的肝豆状核变性及其他原因引起的急性肝衰竭患者中，此项指标多降低。在合并急性溶血的急性肝豆状核变性的患者中，非铜蓝蛋白结合铜可升高 10 倍以上。

（三）血清铜蓝蛋白多数降低

由于铜蓝蛋白是一种急性期反应蛋白，通常 >200 mg/L。在合并急性溶血的急性肝豆状核变性的患者中，铜蓝蛋白可增高或正常。其他原因引起的肝衰竭其铜蓝蛋白虽可降低，但很少低于 150 mg/L。可在其同胞中发现有血清铜蓝蛋白降低者。

（四）尿铜

与血液中游离铜的增加相一致，尿铜也明显增加，是诊断急性肝衰竭性肝豆状核变性最有价值的指标。90% 的患者 24 小时尿铜 >1000 μg，其中 50% 的患者 24 小时尿铜 >2000 μg，最高达 12 610 μg。虽然各种原因的肝衰竭均可引起尿铜升高，但很少 >400 μg/24 h。尿铜越高，对由肝豆状核变性引起的急性肝衰竭的诊断意义越大。如合并肾功能损害或肝肾综合征，尿量降低，则很难收集 24 小时的尿液。

二、肝功能检查

（一）血清转氨酶和白蛋白

血清 ALT 的升高不明显，可在正常范围或轻、中度增高，一般 <2000 IU/L，血清 AST 水平一般比 ALT 水平要高。AST（IU/L）/ ALT（IU/L）的比值 >2.2 有诊断价值，敏感性 94%，特异性 86%。AST 水平更高的原因可能反映了肝脏线粒体的损害，ALT 是胞质酶，AST/ALT 增高提示有肝坏死。

人血白蛋白极度降低也支持诊断。

（二）血清胆红素

总胆红素（total bilirubin，TBIL）水平明显升高，呈直接胆红素、间接胆红素双相等比例上升。

（三）血清碱性磷酸酶

碱性磷酸酶（alkaline phosphatase，AKP）水平及活动性下降甚至测不到，一般 <40 IU/L。碱性磷酸酶降低的机制仍不明确，有文献认为是过量的铜竞争性抑制锌与碱性磷酸酶蛋白的结合，与铜结合的酶蛋白活性明显减弱所致。

由于血清碱性磷酸酶相对较低，溶血和肝衰竭导致胆红素升高，血清碱性磷酸酶（IU/L）/ 总胆红素（mg/L）的比值 <4（特别是在年龄 <40 岁的患者中），敏感性 94%，特异性 96%。在患者症状严重时血清碱性磷酸酶活性可极低，随病情好转而逐渐升高。如 AST（IU/L）/ALT（IU/L）>2.2 和 AKP/TBIL<4 同时发生，由于肝豆状核变性引起的急性肝衰竭几乎可被确诊。

（四）眼角膜 Kayser-Fleischer 环

大多数由肝豆状核变性引起的急性肝衰竭患者都有眼角膜 Kayser-Fleischer 环。

（五）非免疫性的急性溶血（Coombs 试验阴性）

短期大量溶血的患者可出现寒战、发热、头痛、腰背疼痛和腹痛，尿呈酱油色、橘黄色或茶色，血红蛋白降低。

（六）血清铜蓝蛋白＜ 200 mg/L

如用氧化酶方法测定，敏感性是 21%，特异性是 84%；如用比浊法（nephelometry），敏感性是 56%，特异性是 63%。

三、溶血指标

血红蛋白浓度降低，网织红细胞浓度升高，血红蛋白尿或含铁血黄素尿，乳酸脱氢酶明显升高。血清凝血酶原时间（plasma prothrombin time，PT）延长。

四、急性肝衰竭的鉴别诊断

（一）病因

急性肝衰竭又名暴发性肝衰竭（fulminant hepatic failure，FHF），是致命性的罕见疾病，在美国每年大约有 2000 余例病例发生。急性肝衰竭的主要诊断标准：既往无肝脏疾病病史；在 26 周内急性起病；出现凝血障碍，国际标准化比值 >1.5；出现脑病。主要临床表现为乏力、黄疸和意识障碍。在肝移植前时代，生存率仅约为 15%。随着肝移植的广泛开展，生存率明显改善，已大于 65%。对乙酰氨基酚暴露是引起急性肝衰竭的首位原因。其他药物诱导的肝损害、病毒性肝炎也是常见病因。约 2% 的急性肝衰竭是由肝豆状核变性引起。由于患者存在严重的凝血障碍，不宜行肝脏活检，因而导致诊断和鉴别诊断困难。急性肝衰竭的病因见表 21-15。

表 21-15　急性肝衰竭的病因

> 10 岁的儿童		成年人	
病因	百分比	病因	百分比
病因不明	32	对乙酰氨基酚暴露	47
对乙酰氨基酚暴露	29	病因不明	14
自身免疫病	10	其他药物诱导性肝损害	11
代谢性疾病	9	甲肝或乙肝感染	10
其他药物诱导性肝损害	7	其他原因	7
病毒性肝炎	5	自身免疫病	5
缺血或休克	3	缺血	4
静脉阻塞性疾病	2	肝豆状核变性	2
其他病因	2		
多发性病因	1		

（二）鉴别诊断

急性肝衰竭是极其严重的致死性疾病，通过肝移植和密切监护可以明显改善预后。除病毒、药物引起的肝损害外，应特别注意鉴别诊断自身免疫性肝炎、Buddi-Chiari 综合征和肝豆状核变性。对疑似自身免疫性肝炎的患者，应试用皮质激素；对疑似 Buddi-Chiari 综合征的患者，应采取措施减轻肝静脉阻塞；对疑似肝豆状核变性的患者，应采取驱铜、血浆置换等治疗；对妊娠相关性肝炎，应适时结束妊娠；对疑似缺血性肝炎的患者，应予以心血管支持（cardiovascular support）。通过这些治疗，有时甚至可显著逆转这些患者的预后，无须肝移植。急性肝衰竭的鉴别诊断如图 21-6。

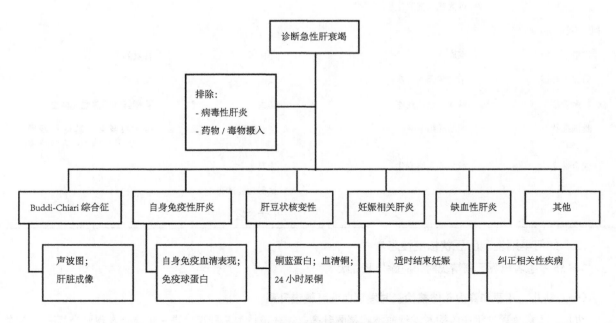

图 21-6　急性肝衰竭的鉴别诊断

第七节　早期发现肝豆状核变性患者

一、早期发现肝豆状核变性患者的必要性

约30%的肝豆状核变性患者在确诊时是无症状的，多在家族筛查时被发现。肝豆状核变性的误诊相当普遍，主要是因为肝豆状核变性可累及多个脏器，临床表现复杂且缺乏特异性。个体表现差异非常大，尤其是早期的表现并不典型。即使是同一个家族的患者，症状也有很大差异。有的患者以肝脏损害为主，有的以神经症状为主（表21-16），有的以溶血性贫血、肾脏、骨关节损害为首发症状，有的可能在先证者确诊前就因患本病去世。肝豆状核变性大多隐匿起病，但也可以出现暴发性起病，如急性肝衰竭。其首发症状和发病的形式难以提供作为诊断的主要依据。因此患者以单一首发症状就诊时，医生难以根据首发症状来诊断患者为肝豆状核变性。基层医院缺乏相应的特异性检查手段，尤其是铜生化检查，也是患者难以得到确诊的常见原因。

保持对肝豆状核变性的高度警惕是早期诊断的关键。因为每一位肝豆状核变性患者的同胞都有25%的概率患病，所以每一位肝豆状核变性患者的同胞均应接受肝豆状核变性的筛查，并进行连续的观察，必要时进行分子遗传学诊断。确诊后立即进行驱铜治疗，预防性治疗可使症状前患者终身不发病。

表21-16　肝豆状核变性患者的筛查

临床表现	病　史	体　检	实验室检查
肝脏			
急性肝炎	家族史	K-F环	AST/ALT↑
急性肝衰竭	不能解释的神经系统症状	构音障碍	碱性磷酸酶↓
肝硬化	既往一过性黄疸	流涎	不能解释的贫血（溶血）
代偿性	构音障碍	震颤	肝活检
失代偿性	流涎	肌张力障碍	罗丹明染色
慢性肝炎	书写障碍	帕金森症	肝细胞核糖基化
脂肪变性	学习成绩下降	行为变化	
	行为或人格变化		
神经系统			
震颤	家族史	K-F环	转氨酶↑
肌张力障碍	不能解释的肝病	黄疸	血小板↓
帕金森症	既往一过性黄疸	脾大	不能解释的贫血（溶血）
延髓症状	学习成绩下降	构音障碍	脑MRI异常：基底神经节、丘脑病变；脑干、大脑萎缩
混合性症状	行为或人格变化	流涎	
		执行功能障碍	
		行为变化	

二、如何早期发现肝豆状核变性患者

3～55岁患者出现下列情况时，应除外肝豆状核变性。

（一）幼儿、儿童和青少年体格检查时发现血清肝酶谱升高

幼儿、儿童及青少年在体检时发现血清转氨酶升高，往往被认为是肝炎，进一步检查发现肝炎病毒标志物

阳性，一般会按肝炎治疗。若肝炎病毒实验室指标阴性但复查血清转氨酶水平仍然居于高值水平者，需接受进一步的检查，以明确诊断。我国是乙型肝炎高发地区，部分患者可能为乙型肝炎与肝豆状核变性病共存。因此，对于出现下列表现的幼儿、儿童或青少年人群：持续性血清转氨酶增高但无肝炎症状；不明原因的肝脾大、脾功能亢进、一过性黄疸、食管静脉曲张破裂出血、急性重型肝炎合并或不合并溶血性贫血等；肝病出现前后合并构音障碍、动作笨拙、流涎及震颤等脑部症状；肝病患者伴有闭经、月经不规则、流产或青春期延长；肝病合并下肢病理反射者，无论肝炎病毒指标是否阳性，均应建议其行血清铜蓝蛋白检测，异常者还应进一步筛查肝豆状核变性基因突变。

（二）儿童和青少年 B 型超声检查发现肝硬化

我国肝硬化患者最常见的病因是慢性乙型肝炎，但大多数婴幼儿和学龄期儿童患者极少发生肝硬化。虽然肝豆状核变性患者的肝硬化发生率较高，但其肝脏形态学改变与其肝功能异常并非平行出现，有些已发生肝硬化的患者可完全不出现肝脏损害的临床表现。因此，遇到此类情况，也需进一步排查肝豆状核变性。

（三）表现为自身免疫性肝炎或非酒精性脂肪肝的患者

所有有自身免疫性肝炎表现的患儿均应进行肝豆状核变性的筛查；所有非典型自身免疫性肝炎的成年患者或者标准皮质激素治疗不敏感的患儿均应进行肝豆状核变性的筛查；有非酒精性脂肪肝表现或肝脏病理检查发现有非酒精性脂肪肝改变的患者，其他所有不明原因且治疗效果不良的肝脏疾病患者均应考虑肝豆状核变性的可能。

（四）表现为急性肝衰竭的患者

任何伴有 Coombs 阴性的血管内溶血、血清转氨酶轻至中度升高或血清碱性磷酸酶（IU/L）/ 血清总胆红素（mg/dL）比值 <2 的急性肝衰竭患者均应高度怀疑肝豆状核变性。

（五）儿童和青少年检查视力在验光时发现眼角膜 Kayser-Fleischer 环

有部分到肝豆状核变性专病门诊就诊的患儿是由眼科医生介绍而来。患儿在配眼镜时，需行眼底镜检查，被发现有眼角膜 Kayser-Fleischer 环。约有 95% 以上具有神经系统症状的肝豆状核变性患者的眼角膜 Kayser-Fleischer 环阳性，而仅表现为肝脏损害的患者，仅约半数有眼角膜 Kayser-Fleischer 环阳性。

（六）中老年人出现手颤

大多数肝豆状核变性患者于儿童或青少年时期发病，但亦有极少数患者可在中老年发病，此类患者的主要表现为手颤，伴随症状除了构音障碍外几乎没有其他如肌张力障碍、舞蹈和共济失调等表现，故临床上常易被误诊为帕金森病。肝豆状核变性出现的震颤为非静止性震颤，与姿势和运动有关，常累及上肢，下肢较少受累。应注意与帕金森病相鉴别，可借助血清铜蓝蛋白、眼角膜 Kayser-Fleischer 环及肝豆状核变性基因突变检测等进行鉴别。

（七）幼儿或儿童出现血尿

肝豆状核变性患者较少以明显的肾脏损害发病，肾脏损害发病大多数于幼儿或儿童时期出现，主要表现为血尿，可合并蛋白尿，少数影响肾功能。患儿多首诊于小儿肾脏科，由于在引起血尿的各种病因中肝豆状核变性为罕见原因，故常被误诊为肾炎或肾病综合征。此类患者若查不出引起血尿、蛋白尿的常见原因，或按血尿对症治疗后，症状仍无改善，应考虑肝豆状核变性的可能。检测血清铜蓝蛋白和筛查肝豆状核变性基因突变，以辅助诊断。

（八）儿童或青少年患儿出现流涎、吞咽和构音障碍

肝豆状核变性患者的口咽部症状十分显著，但临床上往往被忽视。据文献报道，流涎、构音障碍等症状的

发生率仅次于震颤，常见的表现为流涎、长时间张嘴、傻笑、言语含糊、发音低沉、吞咽困难及饮水呛咳等。患者一般先就诊于口腔科或耳鼻咽喉科，易被误诊为舌系带过短、鼻炎、咽炎及颞颌关节炎等。因此，遇到这些症状的患者，应注意排查肝豆状核变性。

（九）儿童或青少年出现精神异常

以精神异常发病的肝豆状核变性患者较少见，此类患者主要表现为暴力倾向、坐立不安、情绪低落及缄默等症状，一般首诊于精神科，易被诊断为精神分裂症或心理障碍等，忽略了肝豆状核变性的可能。建议行头部磁共振成像和血清铜蓝蛋白检查鉴别诊断。

（十）儿童或青少年学习成绩显著下降

由于肝豆状核变性发病隐匿，常会表现出认知和人格方面的改变，学习成绩明显下降。导致患儿学习成绩下降的原因很多，首先应排除学校、家庭及社会等因素，但在各种器质性改变的病因中切勿忽略肝豆状核变性。患儿可表现为记忆和学习能力减退、脾气暴躁、情绪变幻无常、淡漠、注意力涣散、兴趣减退、自闭或不服管教等。对于患儿的这些精神异常，家长或老师多是进行批评教育或求助心理医生；若经上述处理后，仍无法解决问题，建议排查肝豆状核变性，有助于提高早期诊断率。

（十一）出现原因不明的舞蹈－手足徐动症样不随意运动

对于经系统抗感染（含抗风湿）治疗而症状无改善甚至继续进展者，建议排查肝豆状核变性。此种情况最常见于青少年患者。如体检发现四肢肌张力增高或下肢病理反射，更提示肝豆状核变性；不明原因的步态不稳或其他方面的动作不协调；不明原因反复出现溶血性贫血；全身皮肤变黑，体检及实验室检查无肾上腺皮质功能减退；儿童－青少年原因不明的自发性骨折，X线片示全身佝偻病样改变；病因不明的膝关节、足跟疼痛，或者原因不明的肌无力等。

（十二）家族中有相同或类似疾病的患者

按照遗传规律，肝豆状核变性先证者的同胞至少有1/4的概率罹患肝豆状核变性。先证者的近亲，如同胞、堂或表兄弟姐妹等的发病率明显高于普通人群。还需注意即使在同一家族中，罹患肝豆状核变性的患者间的临床表现的差异也很大。

（十三）其他

不明原因溶血性贫血反复发作，而抗人球蛋白试验阴性的患者；不明原因关节痛，抗风湿治疗无效的患者；不明原因皮肤变黑的青少年患者；儿童及青少年出现X型腿或O型腿；健康孕妇出现溶血、肝功能升高、血小板减少综合征（hemolysis, elevated liver tests, and low platelets，HELLP）时，应除外肝豆状核变性的可能。

第八节　鉴别诊断

一、转氨酶增高的鉴别

来自美国的资料显示8.9%的人群有转氨酶升高，一般低于5倍的正常上限（upper limit of normal，ULN），其中大多数（约90%）为良性的，约30%的患者复测后转氨酶正常；少部分为病理性的，其中非酒精脂肪性肝病是最常见的（>80%），需要进一步的诊治。改善生活方式（如禁酒、控制异常的血糖和血脂、控制体重、停止应用肝毒性的药物和补剂），也可使升高的转氨酶正常。许多肝豆状核变性患者早期仅表现为无症状性转氨酶升高，正确管理这部分患者，早期发现症状前患者，显得尤为重要（图21-7）。

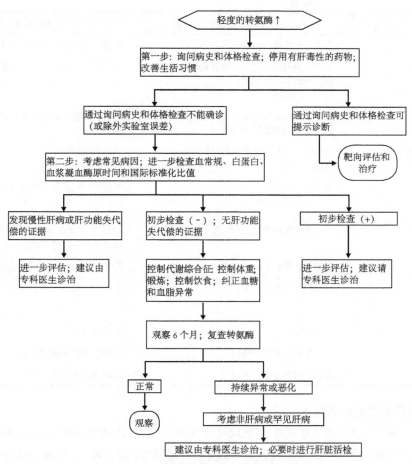

图 21-7 轻度转氨酶增高的管理路径

ALT 的正式名称是谷氨酸丙酮酸氨基转移酶（glutamic-pyruvic transaminase，GPT）。AST 的正式名称是谷氨酸草酰乙酸氨基转移酶（glutamic-oxaloacetic transaminase，GOT）。ALT 主要分布于肝细胞的细胞质，较少分布于其他组织。AST 分布于细胞质和线粒体，广泛见于肝脏、心脏、脑、胰腺、肺、白细胞和红细胞等。AST/ALT 比值可提示一定的疾病类型，如 AST/ALT ≤ 1，提示非酒精性脂肪性肝病和病毒性肝炎；AST/ALT>1，提示非酒精性肝病（非酒精性脂肪性肝病、乙型肝炎、丙型肝炎）引起的肝硬化；AST/ALT>2，提示酒精性肝炎；AST/ALT>4，强烈提示肝豆状核变性。

对转氨酶增高者，需询问其是否有伴随症状，如腹痛、体重下降，以及肝功能不全的症状，如黄疸、腹水和下肢肿胀等；药物应用情况；是否接触职业性肝毒物质，是否饮酒；是否有感染病毒性肝炎的危险因素；是否有肝病家族史。体格检查时注意是否有代谢综合征的体征；是否有眼角膜 Kayser-Fleischer 环；是否有慢性肝病的表现，如蜘蛛痣、肝掌、男子乳房女性化、脾大和腹水征等。

对于常规检查不能确诊的患者，在进一步检查时，应进行铜代谢方面的检查，必要时进行肝脏活检，以免漏诊（表 21-17）。

表 21-17 轻度转氨酶增高的病因、临床线索和初步的实验室检查

病因	临床线索	初步的实验室检查
常见病因		
药物（包括处方药、非处方药、非法使用的药物和草药）	1. 使用药前未患疾病 2. 在使用药后出现临床或生化的异常 3. 停药后改善	病史

（续表）

病因	临床线索	初步的实验室检查
酒精滥用	过度饮用酒精，AST/ALT ≥ 2	病史；AST/ALT 比值；谷氨酰转肽酶
非酒精性脂肪性肝病	代谢综合征的证据（血脂异常、高血压、糖尿病或向心性肥胖）AST/ALT<1.0	空腹血脂；血糖；超声探查脂肪肝
乙型肝炎	高危因素（包括来自流行区域、高风险性行为和静脉内药物使用）	乙肝表面抗原；乙肝表面抗体；乙肝核心抗体
丙型肝炎	胃肠道外暴露（输血、静脉内药物使用、职业接触）	丙肝病毒抗体
遗传性血色病	家族史	转铁蛋白饱和度；铁蛋白
少见病因		
自身免疫性肝炎	其他自身免疫性疾病的病史	IgG；血清蛋白电泳；抗核抗体；平滑肌抗体；肝肾微粒体抗体试验
肝豆状核变性	年龄 <40 岁；神经精神症状；K-F 环	血清铜蓝蛋白；眼科医生检查是否有 K-F 环
α_1-抗胰蛋白酶缺乏	早发肺气肿；家族史	血清 α_1-抗胰蛋白酶水平；血清蛋白电泳
非肝疾病		
肌肉疾病	力弱；肌痛	肌酸激酶
甲状腺疾病	甲状腺功能异常的表现	促甲状腺激素释放激素
乳糜泻	腹泻；腹痛；吸收障碍	组织谷氨酰胺转移酶抗体

二、与肝豆状核变性鉴别的肝病

肝型肝豆状核变性需与慢性活动性肝炎、慢性胆汁淤滞综合征或门脉性肝硬化等肝病鉴别。肝病无血清铜减低、尿铜增高、血清铜蓝蛋白和铜氧化酶显著降低等铜代谢异常，亦无眼角膜 Kayser-Fleischer 环。Mallory 小体可为诊断肝豆状核变性提供一个组织学上的线索，但在疾病早期罕见。肝豆状核变性的病理学表现无明显特异性，难以仅按组织学特征与其他疾病鉴别。肝豆状核变性与脂肪性肝炎易混淆，二者均有脂肪聚集、糖基化核和 Mallory 小体。因为一些肝豆状核变性的肝有铁沉积，可能与低铜蓝蛋白引起的肝铁释放障碍有关。

（一）与病毒性肝炎的鉴别

肝型肝豆状核变性也是慢性肝炎的病因之一。如果同时存在脑症状，则诊断不难。但如早期单独出现慢性肝炎表现，则必须与乙肝及药物引起的慢性肝炎相鉴别。我国乙型肝炎发病率高，药物性肝炎也不少见，但多数肝病学家指出，凡起病年龄 <30 岁的慢性活动性肝炎都应考虑有肝豆状核变性的可能。肝豆状核变性也应与铁储存疾病相鉴别。与 HFE 基因相关血色病相比，肝豆状核变性的发病较早。其他罕见的铁储存疾病也应鉴别。

肝型肝豆状核变性与乙型肝炎病毒所致慢性活动性肝炎和药物性慢性活动性肝炎的鉴别诊断如表 21-18。

表 21-18　肝型肝豆状核变性与乙型肝炎病毒所致慢性活动性肝炎和药物性慢性活动性肝炎的鉴别

	肝型肝豆状核变性	乙肝或药物性肝炎
眼角膜 K-F 环	95% 以上阳性	极罕见
血清铜蓝蛋白减低	95% 以上 <200 mg/L	偶见
血清乙型肝炎抗体	阴性	阳性（乙肝病毒所致的慢性活动性肝炎）
长期服用有肝脏损害作用的药物	无	有（药物性慢性活动性肝炎）
多种组织抗体	阴性	常阳性
青霉胺负荷试验	尿排铜 >1000 µg/24 h	尿排铜 <1000 µg/24 h
肝铜含量	>250 µg/g（肝干重）	<40 µg/g（肝干重）
脑电图	大多异常	一般正常

（二）与酒精性肝炎的鉴别

酒精性肝炎患者常有慢性饮酒或酗酒史，起病较晚，患者年龄往往较肝豆状核变性患者大；戒酒若干年后（往往需要 10 年以上），肝脏情况可有不同程度的改善；肝豆状核变性患者常无明显改善，甚至进行性恶化。发现眼角膜 Kayser-Fleischer 环、铜代谢检查和基因检测等有助于鉴别诊断。酗酒也可能加重肝豆状核变性。

酒精性肝炎临床诊断标准如下。

（1）有长期饮酒史，一般超过 5 年，折合酒精量男性 >40 g/d，女性 >20 g/d；或 2 周内有大量饮酒史，折合酒精量 >80 g/d。换算公式为：酒精量（g）= 饮酒量（mL）× 酒精含量（%）× 0.8。

（2）临床症状为非特异性，可为症状前，或有右上腹胀痛、食欲不振、乏力、体重减轻和黄疸等；随着病情加重，可有神经精神、蜘蛛痣和肝掌等表现。

（3）血清天冬氨酸氨基转移酶、丙氨酸氨基转移酶、总胆红素等指标升高，禁酒后这些指标可明显下降，通常 4 周内基本恢复正常。AST/ALT>2，有助于诊断。

（4）肝脏 B 超或计算机断层扫描检查有典型表现。

（5）排除嗜肝病毒感染、药物或中毒性肝损伤等。

（三）与非酒精性脂肪肝的鉴别

15% 的肝豆状核变性患者在肝活检标本中存在脂肪变性，儿童患者甚至可达到 50% ～ 80%。所有非酒精性脂肪肝改变的患者均应考虑肝豆状核变性的可能。与肝豆状核变性相比，非酒精性脂肪肝起病较晚，常见于中老年人，但近年来非酒精性脂肪肝有年轻化倾向，患者常有肥胖体型，不喜运动，相当一部分患者伴有糖尿病、高血脂。非酒精性脂肪肝患者的眼角膜 Kayser-Fleischer 环阴性，血清铜蓝蛋白水平常无明显下降，24 小时尿铜正常，肝铜正常。鉴别有困难时，可行肝豆状核变性的相关基因检测。

非酒精性脂肪肝的诊断标准如下。

（1）无饮酒史或饮酒折合酒精量男性每周 <140 g，女性每周 <70 g。

（2）除外其他病因。

（3）可有乏力、消化不良、肝区隐痛和肝脾大等。

（4）可有肥胖、血糖增高、血脂紊乱和高血压等表现。

（5）血清肝转氨酶、γ - 谷氨酰转肽酶轻度至中度升高（<5 倍正常值上限）。

（6）肝脏影像学检查表现符合弥漫性脂肪肝。

（7）肝活检表现符合弥漫性脂肪肝。

酒精性 / 非酒精性肝炎均表现为肝细胞气球样变，且 Mallory 小体多位于气球样变的肝细胞内，炎症细胞围绕在这些变性的肝细胞周围，且病变以中央静脉周围为主，窦周纤维化明显。

（四）与自身免疫性肝病的鉴别

自身免疫性肝病包括原发性胆汁性肝硬化（primary biliary cirrhosis，PBC）和原发性硬化性胆管炎（primary sclerosing cholangitis，PSC），PBC 可见铜沉积、Mallory 小体，胆管上皮变性、胆管炎甚至胆管减少和消失，但 PBC 多发于中年妇女，且血清自身抗体阳性（多为抗线粒体抗体阳性）；PSC 组织学表现为慢性肝炎，界板炎明显，汇管区纤维化，细胆管增生常见，可伴铜颗粒沉积、Mallory 小体，但影像学的独特征象为胆管串珠样改变。肝豆状核变性可以与自身免疫性肝病有类似的表现，如血清 IgG 升高、平滑肌抗体等非特异性抗体阳性。由于二者的治疗完全不同，必须予以鉴别诊断。即使发展为肝硬化，经过驱铜治疗，类似于自身免疫性肝病的肝豆状核变性预后较好（表 21-19）。

表 21-19　肝豆状核变性的鉴别诊断

诊断	类似性	区别点
病毒性肝炎	急性或慢性肝炎性损害	HAV（急性肝炎）、HBV、HCV 的血清学检测；PCR 检测 HCV
药物反应	急性或慢性肝炎性损害	药物、草药和毒素的接触史
自身免疫性肝炎	急性或慢性肝炎性损害；发生于类似的年龄组；可引起急性肝衰竭	ANA、SMA 的血清学检测；其他自身免疫标志
脂肪性肝炎	脂肪变性、糖基化核、+/–Mallory 小体	在肝豆状核变性，脂肪变性一般不似脂肪性肝炎突出
铁贮存疾病	在肝细胞和 Kupffer 细胞含铁血黄素沉积	可能需要对 HFE 或其他引起铁贮存疾病的基因进行突变分析
原发性胆汁性胆管炎	铜沉积在门脉周围肝细胞；晚期有 Mallory 小体	血清 AMA；年龄；肝活检提示多种胆管损害和胆管缺失
原发性硬化性胆管炎	铜沉积在门脉周围肝细胞；晚期有 Mallory 小体	肝外胆管狭窄的影像学检查；胆管缺失或肝内胆管管周纤维化
非肝豆状核变性铜中毒	在儿童早期，肝铜升高	在印度儿童肝硬化和其他非肝豆状核变性铜中毒疾病，铜蓝蛋白正常或升高；无神经系统疾病或 K-F 环

注：ANA = 抗核抗体；HAV = 甲肝病毒；HBV = 乙肝病毒；HCV = 丙肝病毒；PCR = 聚合链反应；SMA = 平滑肌抗体。

（五）其他

胆管损害和胆汁淤积不是肝豆状核变性的特征，根据形态学和临床特征可对二者进行鉴别。胆管胆道阻塞包括慢性大胆道阻塞和肝内胆道闭锁，前者肝细胞浊肿明显，毛细胆管及小叶间胆管胆栓形成为其特征，伴明显细胆管增生及祖细胞双向分化；后者表现为多数患者在出生后 1～2 周出现结合性高胆红素血症，汇管区细胆管增生及纤维化，胆管淤胆明显。

患者出现黄疸时，需要鉴别的疾病见表 21-20。

表 21-20　黄疸的鉴别诊断

疾病	特点
炎性肝病	
感染性——乙型肝炎病毒	在出生时感染
非感染性——自身免疫性肝炎	罕见，年龄 5～30 岁
肝胆分泌性疾病	
进行性家族性胆汁淤积	影响胆汁和脂类运输障碍的遗传性疾病
良性复发性胆汁淤积	由 ATPase 酶突变引起；胆红素↑；预后良好
非结合胆红素增高血症	
Gilbert 综合征	年龄 15～30 岁
Crigler-Najjar 综合征	出生后即有症状
结合胆红素增高血症	
Dubin-Johnson 综合征	先天性；预后良好
Rotor 综合征	先天性；预后良好
伴黄疸的婴幼儿代谢性疾病	
囊性纤维化	氯通道突变
酪氨酸血症 1 型	突变→延胡索二酰乙酰酶↓
α_1 抗胰蛋白酶缺陷	突变→蛋白酶抑制剂缺陷
胆汁酸合成酶疾病	
Niemann-Pick 疾病 C 型	常染色体隐性遗传；约 6 岁发病；肝脾大；垂直核上麻痹；小脑病变；认知↓；癫痫

三、需与肝豆状核变性鉴别的神经系统疾病

脑型肝豆状核变性需与其他疾病鉴别，如亨廷顿舞蹈病、原发性震颤、其他原因的精神异常等（表 21-21）。还需与其他系统的疾病相鉴别，如血小板减少性紫癜、溶血性贫血、类风湿性关节炎、肾炎及甲状腺功能亢进等。

表 21-21 锥体外系运动疾病和小脑疾病的鉴别诊断

疾　病	特　点
小脑性共济失调的鉴别诊断	
多发性硬化	包括感觉症状
Friedreich 共济失调	常染色体隐性遗传；约 20 岁发病
共济失调 - 毛细血管扩张症（Louis-Bar 综合征）	常染色体隐性遗传；约 3 岁发病
Creutzfeldt-Jakob 综合征	朊蛋白病
Gerstmann-Sträussler-Scheinker 病	朊蛋白病
脊髓小脑萎缩 2、6、12 型	显性遗传的共济失调症状
Niemann-Pick 病 C 型	常染色体隐性遗传；约 6 岁发病；铜蓝蛋白下降
Parkinson 病 / 震颤的鉴别诊断	
青少年发病的 Parkinson 病（Hunt）（PARK2）	常染色体隐性遗传；45 岁前发病
Parkinson 病（+）	
Kufor-Rakeb 综合征（PARK9）	基底神经节的铁沉积
肌萎缩侧索硬化 -Parkinson 症 - 痴呆综合征	运动缺陷；肌束颤动
脊髓小脑萎缩 3 型（Machado-Joseph 病）	包括僵硬、肌张力障碍、痉挛
原发性震颤	无其他的锥体外系运动障碍的表现
Westphal 变异	初始的运动功能减退
进行性核上性麻痹	45 岁后发病
毒性（MPTP、甲卡西酮、一氧化碳）	
舞蹈手足徐动症的鉴别诊断	
神经棘红细胞增多症（4 型）	运动障碍、痴呆、棘红细胞
Huntington 病	肢体远端活动过度
局部和全身性肌张力障碍（DYT3、12、16）	肌张力障碍 - 帕金森症综合征
Fahr 综合征	小脑和基底神经节钙化
NBIA 病（PKAN、PLAN、BPAN、FAHN）	基底神经节的铁沉积
Segawa 综合征	L- 多巴反应性
药源性（抗精神病药物）	迟发性运动不能和肌张力障碍
精神源性	肌张力障碍、震颤和肌阵挛

注：MPTP=1- 甲基 -4- 苯基 -1,2,3,6- 四氢吡啶；NBIA= 脑部铁质积累的神经变性；PKAN= 泛酸激酶相关的神经变性；PLAN= 相关的神经变性；BPAN=β- 螺旋桨蛋白相关的神经退行性病变；FAHN= 脂肪酸水解酶相关的神经变性。

当肝豆状核变性以神经系统症状起病时，因为其表现常较为轻微，且多在青春期，易被误认为是行为异常。年轻人出现不明原因的运动障碍应除外肝豆状核变性。出现心理或精神症状的患者常常被误诊。罕见的青少年起病的遗传性锥体外系疾病，如亨廷顿病、伴脑内铁沉积的神经退行性病、特发性扭转性肌张力障碍、舞蹈症 – 棘红细胞增多症（acanthocytosis）、良性家族性舞蹈症等，有时类似于肝豆状核变性。以震颤为主的肝豆状核变性极易与青年起病的帕金森病、原发性震颤、全身性肌张力障碍混淆，这些疾病均无铜代谢异常及 Kayser-Fleischer 环，可借此与肝豆状核变性鉴别（表 21-22）。

表 21-22　以震颤为主的肝豆状核变性与帕金森病的鉴别

	以震颤为主的肝豆状核变性	帕金森病
发病	常染色体隐性遗传	大多为散发性
起病年龄	儿童、少年多见	中老年多见
临床表现	除运动障碍外，常伴有肝脏症状	可表现静止性震颤、僵直、少动等
左旋多巴治疗	无效或稍减轻	显效
驱铜治疗	有效	无效
铜生化检查	血清铜及铜蓝蛋白下降，尿铜增加	无特殊发现

四、需要与肝豆状核变性鉴别的贫血

当婴幼儿发生贫血时，需要鉴别的疾病有血红蛋白病、缺铁、淋巴细胞性白血病、幼红细胞减少症、葡萄糖 -6- 磷酸脱氢酶缺乏症和自身免疫性溶血性贫血等。在欧洲，儿童和青少年贫血的主要原因是缺铁性贫血和轻度地中海贫血。

五、其他的铜相关性疾病

正常人接触铜制品，不会患肝豆状核变性，但如接触了过多的铜，特别是误食未除去铜锈的铜质餐具烹调过的食物后，可能会发生铜中毒。铜中毒的主要表现是恶心、呕吐、头晕、腹痛、肝大、肝功能损害、黄疸、溶血性贫血及血红蛋白尿等。肝豆状核变性与其他铜转运疾病的鉴别诊断见表 21-23。

除肝豆状核变性外，其他常见的铜过载性疾病包括特发性铜中毒（idiopathic copper toxicosis，ICT）、印度儿童肝硬化（Indian childhood cirrhosis，ICC）、地方性 Tyrolean 婴儿肝硬化（endemic Tyrolean infantile cirrhosis，ETIC）和糖基化缺陷疾病。因为过度的铜沉积，最终它们都会发生肝硬化。肝豆状核变性与这些疾病的主要区别在于其肝硬化的发展与饮食中的铜无关。大多数非肝豆状核变性的铜中毒疾病在早期死于肝病，无神经系统损害和 Kayser-Fleischer 环。

表 21-23　铜转运疾病的神经系统表现、生化和分子生物学特征

疾病	发病年龄	神经系统症状	其他的临床表现	生化表现	分子遗传学	治疗	预后	未来发展方向
肝豆状核变性	10～40岁	构音障碍、肌张力障碍、僵硬、步态异常、书写困难、震颤	K-F 环（角膜的铜沉积）	血清铜↓、铜蓝蛋白↓、尿铜↑、肝铜↑	*ATP7B* 基因突变	络合剂和锌剂、肝移植	大多数坚持驱铜治疗者的预后较好	靶向肝的基因治疗、肝细胞移植
Menkes 病	0～1岁	肌张力低下、癫痫、发育迟滞、脑萎缩	头发粗糙、下颚宽厚的面容、皮肤关节松弛、骨密度降低、膀胱憩室、胃息肉、血管扭曲	血清铜↓、铜蓝蛋白↓、尿铜↓、血清和脑脊液中神经化学物质异常、尿 β_2- 微球蛋白↑	*ATP7A* 基因突变	早期补充铜剂	如在出生后2周内治疗，效果良好	进行新生儿筛查，以早期诊断；靶向脑的联合治疗；铜 +*ATP7A* 基因治疗
枕角综合征	3～10岁	自主神经功能紊乱、肌无力	头发粗糙、枕角结节、斧状锁骨头、膀胱憩室、血管扭曲	血清铜↓、铜蓝蛋白↓、血清和脑脊液中神经化学物质异常	*ATP7A* 基因突变	L- 二羟苯基丝氨酸可能对自主神经症状有效	一般（尚不清楚发病的自然史）	进行新生儿筛查，以早期诊断和早期补充铜剂

（续表）

疾病	发病年龄	神经系统症状	其他的临床表现	生化表现	分子遗传学	治疗	预后	未来发展方向
X-连锁远端遗传性运动神经病	5～50岁	远端肌肉萎缩无力、足下垂、运动神经传导速度正常、波幅↓	无其他特殊的临床表现	无特殊实验室的检查异常	*ATP7A*基因错义突变（蛋白质的C-末端）	铜替代疗法	未知（尚不清楚发病的自然史）	靶向运动神经元的基因治疗
Huppke-Brendel综合征	0～1岁	全面发育迟滞、肌张力低下、感觉神经性耳聋、脑萎缩	白内障、眼震	血清铜↓、铜蓝蛋白↓	*SLC33A1*（乙酰CoA转运子）	无有效治疗	较差	针对*SLC33A1*的基因治疗
CCS缺陷	0～1岁	新生儿肌张力低下、全面发育迟滞、脑MRI异常、癫痫	心包积液	SOD1活性↓	*CCS*（SOD的铜伴侣）	无有效治疗	较差	针对*CCS*的基因治疗
MEDNIK	0～1岁	精神发育迟滞、耳聋、周围神经病	肠病、鱼鳞癣、皮肤角化病	血清铜↓、铜蓝蛋白↓、肝铜↑、尿铜↑、血清极长链脂肪酸↑	*AP1S1*	醋酸锌	神经系统症状预后差；肝病的治疗效果尚可	针对*AP1S1*的基因治疗
锰贮积疾病	2～14岁	类似于肝豆状核变性	红细胞增多症、肥厚性心肌病	血清锰↑、铜代谢正常、血清铁和铁蛋白↓、总铁结合能力↑、肝锰↑	SLC30A10	静脉注射依地酸钙钠和口服铁剂	血中锰浓度↓、尿锰浓度↑、肌张力障碍、脑MRI成像、肝锰含量和肝组织学等得到改善	针对SLC30A10的基因治疗
无铜蓝蛋白血症	20～60岁	视网膜变性、糖尿病、神经系统症状（不随意运动、小脑共济失调、认知障碍）	小细胞性贫血	血清铜蓝蛋白↓、血清↓、血清铁↓和铁蛋白↑	铜蓝蛋白	去铁胺、锌剂	结果不一，部分患者的神经系统症状改善	针对铜蓝蛋白的基因治疗

　　印度某些地区儿童食用铜器煮过的牛奶后，发生ICC。ICC是一种潜在的致死性疾病，主要由于儿童摄入大量铜在肝内沉积，但也有一些病例与过量铜摄入无关。ICC在4个月～5岁发病，发病高峰在2岁左右，表现为黄疸、肝大、发热，伴腹水、脾大和脑病的快速进展的肝衰竭。肝铜水平很高，铜蓝蛋白水平不低，无神经损害。流行区域的儿童改用不锈钢或铝制器皿后，该病的发病率明显下降。ICC表现为在幼儿期的进行性肝衰竭，有明显的铜过载（>800 μg/g肝干重），可能存在胆管泌铜障碍。与肝豆状核变性不同，ICC的血清铜蓝蛋白水平是正常或升高的。印度以外的类似疾病如先天性铜中毒、ETIC、非印度或早期儿童肝硬化的铜蓝蛋白均增高。尚未明确这些疾病的遗传因素。ICC的病理学表现为活动性肝细胞损害：气球样变性、Mallory小体、分布于全小叶的铜沉积、胆小管和肝细胞的胆汁淤积，再生现象不明显，脂肪变性不常见。与肝豆状核变性相比，ICC在初期即出现显著的肝纤维化。1区纤维沿肝窦呈细胞周状延伸，导致小结节型肝硬化。也可见静脉周围纤维化和中央静脉的内皮下纤维化。纤维隔厚薄不一，伴有轻度混合炎症和反应性微胆管（reactive ductules）。细胞周围有明显的纤维化，增生并不明显。在结节周边，可见地衣红染色阳性颗粒沉积，罗丹明染色一般较弱。可有明显的胆汁淤积。

ETIC 是流行于奥地利 Tyrol 地区的铜沉积性疾病，形态学上变化与 ICC 相似，不是肝豆状核变性的变异型。遗传学资料表明 ETIC 患者存在奠基者效应，即有共同的祖先。ICT 也称为非 ICC（Non-Indian Childhood Cirrhosis，NICC），较为罕见，可能与遗传因素相关。在 2 岁内发生肝硬化，组织学变化类似于 ICC，包括大、小结节型肝硬化，伴随明显的 Mallory 小体。由 *CIRH1A* 基因编码的 Cirhin 缺陷引起常染色体隐性遗传疾病被描述为北美印度儿童样肝硬化（North American Indian Childhood Cirrhosis，NAIC）。

以肝脏为主要表现且影响铜代谢的糖基化缺陷疾病主要有：CCDC115-CDG、TMEM199-CDG、ATP6AP1-CDG。糖蛋白的蛋白糖基化修饰是一个复杂的过程，根据病理生理特点将糖基化缺陷疾病分为两型：Ⅰ型为糖链合成过程中及已合成的糖链与蛋白质多肽结合过程中发生缺陷而引起的疾病；Ⅱ型为发生在已与多肽链结合的糖链的延伸、修饰过程中的缺陷，发生于内质网和 Golgi 复合体，可影响 Golgi 复合体内囊泡转运和囊泡内的 pH 值。糖基化缺陷疾病导致铜代谢紊乱的可能机制为：ATP7B 蛋白为糖蛋白，其正常功能的维持需要糖基化，糖基化异常引起 ATP7B 蛋白亚细胞定位障碍，导致铜转运至 Golgi 复合体及分泌囊泡下降，进而导致铜蓝蛋白下降和肝细胞铜沉积。肝脏病理上 CCDC115-CDG 更早出现桥接坏死，TMEM199-CDG 可表现为青少年不明原因脂肪肝。肝损伤的临床表现从转氨酶升高到肝硬化，甚至肝衰竭，伴有神经系统症状。ATP6AP1-CDG 多伴有低丙种球蛋白血症相关免疫缺陷。实验室检查示低铜蓝蛋白血症、低血清铜、碱性磷酸酶升高和高胆固醇血症，血清游离铜、尿铜和肝铜升高，血液转铁蛋白等电聚焦电泳、基质辅助激光解析电离飞行时间质谱（MALDI-TOF-MS）分析证实糖基化异常，血清免疫球蛋白下降有利于 ATP6AP1-CDG 的诊断。由于这几类糖基化异常导致铜代谢异常的机制与肝豆状核变性非常相似，临床表现难以区别，因此对低铜蓝蛋白血症伴碱性磷酸酶升高的不明原因肝病患者，尤其是 *ATP7B* 基因未检测到致病突变的患者，应筛查糖基化缺陷相关疾病。

六、不明原因引起的肝病的铜代谢异常的诊断思路

铜的代谢和分布与肝脏密切相关，对不明原因的肝病患者均应进行铜代谢筛查，常用的铜代谢生化指标是铜蓝蛋白、尿铜和游离铜，具体的诊断路径见图 21-8。

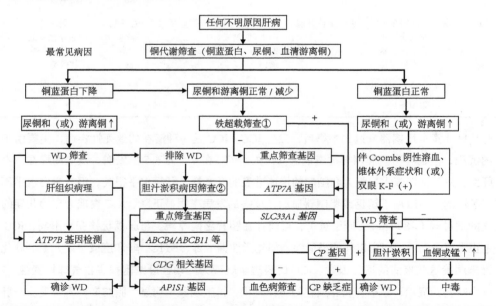

注：①铁超载筛查包括血清铁蛋白、转铁蛋白饱和度和 MRI 肝铁含量测定；②胆汁淤积性肝病病因鉴别参考《胆汁淤积性肝病诊断治疗专家共识：2015 年更新》；"+"表示有诊断依据，"-"表示无诊断依据。

图 21-8　不明原因肝病伴铜代谢异常的鉴别诊断路径

（图片来源：陈淑如，崇雨田，李新华. 遗传性铜代谢异常的致病机制及临床诊断. 临床肝胆病杂志，2019，35：1667-1672.）

不明原因肝病，铜蓝蛋白下降，但尿铜和（或）游离铜升高，提示游离铜蓄积损伤，病因多见于铜排泄障碍，临床首先进行肝豆状核变性筛查。排除肝豆状核变性后，重点进行胆汁淤积性肝病病因筛查，除外原发性胆汁性胆管炎、原发性硬化性胆管炎、药物性肝损伤等常见病因后进行基因筛查，重点关注 *ABCB4* 基因缺陷病（进行性家族性肝内胆汁淤积 3 型）、*CDG* 相关疾病基因缺陷（先天性糖基化异常）、*AP1S1* 基因缺陷（MEDNIK 综合征）等易影响铜代谢的遗传性疾病。

铜蓝蛋白下降，尿铜和游离铜正常或减少，提示铜缺乏，饮食和胃肠道疾病所致铜缺乏通过病史容易鉴别。其他遗传性铜缺乏的病因中如明显表现铁超载，需重点关注遗传性无铜蓝蛋白缺乏症。无铁超载的病例进行基因筛查，重点关注 *ATP7A* 基因缺陷导致的 Menkes 综合征和 *SLC33A1* 基因缺陷（Huppke-Brendl 综合征）。

铜蓝蛋白正常但尿铜和（或）游离铜升高的病例，仍不能排除肝豆状核变性，如伴 Coombs 阴性溶血、锥体外系症状或角膜 K-F 环阳性，则支持肝豆状核变性的诊断。其次在病史采集中关注有无铜中毒、遗传性高锰血症及锰中毒可能，均为阴性结果时，可再次进行胆汁淤积性肝病的病因筛查。

七、健康携带者（杂合子）和症状前患者的鉴别

健康杂合子是指临床表现正常但携带致病性基因的个体，终生不发病，不需治疗，但可将致病性基因遗传给下一代。给予遗传咨询，指导婚姻（避免杂合子之间的婚配可减少患者的出生）是预防本病的关键；症状前期的患者是指无明显临床体征但出现与患者相类似的生化改变的个体，这些患者迟早会发病，需终生治疗，且治疗开始得越早越好。因此对杂合子和症状前期的患者进行正确的鉴别诊断非常重要（表 21-24）。

表 21-24 健康携带者（杂合子）和症状前患者的鉴别

	健康携带者	症状前患者
患病率	1/100	（0.3～3）/10 万
预后	不发病	发病
血清铜蓝蛋白	80% 以上正常，偶有介于 200～300 mg/L	明显降低（95% 的患者 <200 mg/L）
血清铜氧化酶	大多数正常，少数降低，介于 0.2～0.4 活力单位	95% 以上 <0.1～0.2 活力单位
眼角膜 K-F 环	无	无或有
24 小时尿铜	通常 <60 μg	大多数 >100 μg
青霉胺负荷试验	通常 <1000 μg/24 h（尿铜）	通常 >1000 μg/24 h（尿铜）
肝铜	正常或偏高 <40 μg/g（肝干重）	明显升高 >250 μg/g（肝干重）
头部核磁共振成像	正常	正常或异常
肝组织活检	正常	光镜：早期呈肝脏类脂质小滴沉着；大多呈典型结节性肝硬化 电子显微镜检查：线粒体肿大，内室基质内常有小堆致密颗粒堆积
胆汁排铜量	略减少或正常	显著减少
^{64}Cu 血清清除	口服 ^{64}Cu 后 1 小时血样本呈第一次高峰，2 小时基本消失，3～4 小时出现第二次高峰（驼峰）	口服 ^{64}Cu 3～4 小时后血样本不出现第二次高峰 ^{64}Cu 胆汁排泄减少，尿排泄增加，体内清除时间长
离体培养皮肤成纤维细胞内铜含量测定	正常	增高
ATP7B 基因检测	1 个基因突变	2 个基因突变
治疗	不需要	需要终生治疗

（李晓东 李淑娟 纪蒙）

第二十二章 超声检查在肝豆状核变性中的应用

摘要

在肝豆状核变性的临床诊断中，上腹部彩超检查具有无创、廉价、快速实时等优势，且能够获得具有特征性的声像图改变，是临床诊断肝部疾病的常用首选方法。超声弹性成像能比较客观、无创、简洁、快速地评价肝纤维化的程度，甚至可挑战肝脏活检在肝纤维化诊断中的"金标准"地位，但仍需大量的研究进一步验证其应用价值。超声造影发展迅速，尤其在肿瘤诊断与鉴别诊断中发挥着举足轻重的作用。超声引导下有创肝穿刺活检可作为病理学诊断的"金标准"。

第一节 常规超声

临床上在对肝豆状核变性患者进行初步评估时，一般采用超声、CT 和 MRI 来进行腹部的影像学检查。肝豆状核变性患者的肝脏超声学检查异常率接近 100%。肝脏超声是肝豆状核变性患者最主要的无创性肝脏检测手段。一般的患者应每年检查一次肝脏超声，肝硬化患者应每年进行两次肝脏超声检查，以早期发现肝脏肿瘤。肥胖儿童脂肪肝样超声表现是肝豆状核变性患者早期的表现，对诊断肝豆状核变性具有特异性。肝大、肝实质回声增强、肝周脂肪层（perihepatic fat layer）、肝圆韧带（ligamentum teres）厚度增加、回声不均、脂肪浸润、结节形成、边界不规则（由于再生结节形成的硬化）、右叶萎缩、肝缘变钝及脾大是常见的肝豆状核变性的超声表现。常无尾叶肥厚（caudate lobe hypertrophy），如存在则应除外其他的继发性病变（如合并肝炎病毒感染）。根据改变程度，肝脏超声检查程度大致分为弥漫增强型、稍增粗型和结节型（表 22-1）。

表 22-1 肝脏超声检查结果

	肝脏	脾脏	门脉
弥漫增强型	体积稍大；包膜完整，实质回声增密增强；管道走行自然	肋间厚度在正常范围内，脾静脉内径正常	内径正常，流速及流向正常
稍增粗型	体积稍大；包膜尚完整，实质回声略增粗；管道走行欠自然	肋间厚度稍增厚，脾静脉内径正常	内径正常，流速及流向正常
结节型	体积缩小；包膜不完整，实质回声增粗增强；管道走行僵硬，管壁回声增强	脾大明显，脾静脉增宽	内径增宽，流速减低，流向正常

肝豆状核变性的肝脏病理改变从轻至重分为 4 期：肝脂肪变性期、肝炎期、肝纤维化期和肝硬化期。不同时期肝脏病变均有相应超声特征。脂肪变性期肝脏内开始大量蓄积铜，使得肝脏组织声阻抗差明显增高，加上过量的铜沉积导致肝细胞脂肪空泡变性坏死，肝脏实质回声表现为细密、增强，甚至出现后方衰减，且常合并肝大。由于肝脏的损害较轻，因此合并其他脏器的异常改变较少。肝炎期由于肝脏铜沉积量增多，进而小叶中央静脉周边的纤维组织增生，回声表现为明显增粗及形态不规则的杂乱回声增强区，肝内结构基本正常。在纤维化及肝硬化晚期，由于肝脏损害程度加重，病变范围扩大，不同范围病变程度不尽相同，即变性坏死或脂肪

变的肝细胞、静脉血管炎症细胞浸润、增生的纤维组织、再生的结节与残存的正常肝组织相互夹杂，导致组织的声阻抗各异，从而形成了复杂多变的声像图特点。声像图上表现为结节性改变、类似转移瘤或弥漫性肝癌的团块、管系结构紊乱等。此型常见肝内血管分布较为混乱，其走向较为僵直，少数门静脉扩张，彩色多普勒血流像能够显示肝内的血流出现扭曲现象。由于肝脏的纤维化及硬化，导致门脉压力增加，患者常伴有门脉高压表现（如脾大、腹水等）、脾亢及肝功能损害等，属病变的晚期。因此，此型其他脏器的病变发生率亦明显增高。

由于铜在肝脏的沉积引起明显声学界面改变，所以在症状前期就会引起肝脏影像学的改变。无论是以肝损害为首发表现还是以其他系统表现为首发症状，甚至无临床症状者，肝豆状核变性患者肝脏声像图已有改变，虽与肝炎所致的肝损害、坏死性肝硬化声像特点有相似之处，但后者肝内无铜沉积，声阻抗差值小，反射信号弱，因此两者声像图存在较大区别。上述检查方法能在患者发病早期即可检出肝实质病变，且腹部超声检查的精确性优势更明显。

肝豆状核变性患者常有胆囊超声异常，表现为胆囊壁增厚、胆囊内胆汁淤积及胆囊结石等。其中，胆囊壁增厚最为常见，发生率约为90%。对青少年胆囊病变患者，应注意排除肝豆状核变性的可能。

腹部超声检查可发现脾亢患者脾大，肝动脉血流速度减慢，门静脉血流速度增加；脾脏切除后肝动脉血流速度明显增加，门静脉血流速度下降。这可能与脾动脉盗血综合征有关。脾动脉盗血综合征最早由 Langer 等于1990年首次提出，是指粗大的脾动脉和肝动脉争夺血流，从而引起肝动脉灌注不良和肝组织缺氧，导致肝脏、胆管出现以缺血性损伤为特征的综合征。对于肝硬化合并门静脉高压、脾亢的患者，外科经验证实脾功能亢进程度和脾血流量增加是一致的，脾脏增大使进出脾脏的血流量增加，其脾脏的大小与脾动脉的血供之间呈正反馈，重度脾大时脾动脉血流速度在原本有所增加的基础上，上升更加明显（表22-2）。

表 22-2　肝脏超声的发现

发现特点
尾叶 / 右叶正常
肝实质异质性
边界不规则
脾大
门静脉周围厚度增加
肝圆韧带厚度增加
门 – 体分流
回声增强
多发性高回声和低回声结节（混合型）
肝周脂肪层
胆结石
低回声结节

经颅超声（transcranial sonography，TCS）作为一个较为敏感的工具，用于检测神经退行性病变，特别是基底神经节的改变，发现豆状核高回声的比例为81.5% ~ 100%，可能与铜沉积有关；发现黑质高回声的比例为42%，可能与铁沉积有关，类似于帕金森病时的铁沉积。铁沉积在肝豆状核变性发病中的作用尚需进一步研究。

第二节　弹性超声

硬度或弹性是生物组织本身具有的基本属性之一，其常常与组织的生物学特征相关。传统评价组织硬度的方法往往是通过临床医生进行触诊而判断，受到临床医生的个人主观感受及临床经验影响较大，没有客观的评价指标及检查方法，准确度不高，且部分深部组织直接触诊较困难。

近年来推出的弹性成像技术能够对组织弹性分布特征进行定性、定量评价，具有无创、快速和价廉等优势，成为目前临床研究热点之一。弹性成像技术最早由 Ophir 等于1991年提出，经过近20年发展，最终发展为实时成像技术。超声弹性成像是一种体外测定脏器组织硬度或范围的超声检查方法，可获得传统超声成像模式无法获取的组织脏器的硬度信息，弥补了传统二维超声成像模式的不足，目前已成为临床上的研究热点之一。其基本原理是由于组织内生物学特性不一致导致内部弹性系数分布不均匀，对组织施加一个内部或外部的动态或静态/准静态的激励后，组织产生一个响应，具体表现在位移、应变及速度等方面。应用超声成像结合数字信号处理或数字图像处理技术，可以估计组织内部相应情况，从而反映组织内部力学属性的差异。2013年欧洲超声医学与生物学联合会（European Federation of Societies of Ultrasound in Medicine and Biology，EFSUMB）根据成像原理不同将弹性成像技术大致分为三大类：早期传统的静态型弹性成像技术；基于剪切波速度（shear wave velocity，SWV）测量的弹性成像技术；二维实时剪切波弹性成像技术。

一、弹性成像的基本概念和原理

超声弹性成像概念基于生物组织都具有弹性或硬度这一基本属性而提出，即便是正常组织之间、不同结构之间也有弹性差异，这种弹性差异可以用弹性系数来表示，从而客观地得到组织的弹性信息来评价组织间的差异。超声弹性成像的原理是在对不同组织施加一个内部（包括自身的）或外部的动态、静态（准静态）或动态的激励，根据弹性力学以及生物力学等物理规律，组织将产生位移、应变及速度的分布等差异，通过对被测组织某时间段内的各种差异所产生的不同信号进行收集，并依据不同信号进行编码成像或进行相应参数的测量，以图像形式或相应参数数值表达组织的硬度，并进行定性、定量分析，得到组织的弹性信息，以客观地评价组织间硬度的差异。组织的弹性系数大，其引起的应变相对较小，组织硬度相对较大；反之，组织的弹性系数小，其引起的应变相对较大，组织硬度相对较小。

根据组织激励方式的不同，超声弹性成像可以分为采用静态/准静态压缩的弹性成像、血管弹性成像、心肌弹性成像、采用低频振动激励的声弹性成像、基于脉冲激励和超快速超声成像系统的瞬时弹性成像（transient elastography，TE）或脉冲弹性成像、采用声辐射力激励的声辐射力脉冲成像（acoustic radiation force impulse imaging，ARFI）、辐射力成像、利用超声激励的振动声成像、剪切波弹性成像（shear wave elasticity imaging，SWEI）及快速剪切波成像（supersonic shear imaging，SSI）等。超声弹性成像已涉及肝脏、胆囊、脾脏、胰腺、肾、甲状腺、乳腺、心血管、神经、前列腺和子宫等病变以及射频消融治疗和肿瘤抗血管生成治疗等的疗效评价。

二、弹性成像在肝脏疾病中的应用

超声弹性成像技术在浅表器官的检查中已较为成熟，但在腹部诸如肝脏、胆囊等较深的脏器的研究中，较浅表器官不同，具有一定的特殊性。在局灶性病变中，不同病理类型的肝脏肿块生物学特性各不相同。病理检查显示：在恶性病变中，肝细胞癌内部结构稀松，而胆管细胞癌则相对致密；HCC富含血供，肿瘤细胞之间布满了血窦，肿瘤内部细胞分布比较均匀；ICC则少血供，并且肿瘤细胞多位于肿瘤边缘，中央区肿瘤细胞较少而纤维组织含量丰富，其内血管分布较稀疏，多被包埋在间质纤维中，肿瘤内部有很多纤维组织成分将其分隔。在良性病变中，肝血管瘤瘤体质地柔软，切面呈蜂窝状，可压缩，状如海绵，镜下见充满了血液的扩张的血窦。日本学者Masuzaki等分析研究了不同病理类型肝脏肿瘤的硬度，发现肿瘤硬度ICC >转移性肝癌> HCC，而良性病变血管瘤则较恶性病变偏软。ARFI技术通过声触诊组织定量（virtual touch quantification，VTQ）、声触诊组织成像（virtual touch tissue imaging，VTI）技术对肝脏病灶进行评估。Fahey等对肝肿瘤进行ARFI检测，发现VTI图像的对比度高于灰阶超声图像，边界显示较常规超声更为清晰。Park等对不同局灶性病变进行VTQ检测，发现恶性和良性肿块之间SWV值具有显著差异，鉴别良、恶性肿瘤的最佳临界值为1.82 m/s。而Cho等研究表明，诊断肝良、恶性肿瘤的最佳临界值以2.0 m/s为标准，阳性预测值与特异度分别为89.0%和81.0%。超声弹性成像通过反映肿瘤的硬度，从而鉴别肿瘤的良、恶性，为肝脏肿瘤的诊断提供了新的方便、无创的诊断方法，有助于肝脏肿块良、恶性的鉴别。在弥漫性肝病变中，肝组织出现纤维化等病理改变时，肝脏的弹性也发生改变。肝纤维化的超声弹性成像方法有很多种，包括Fibroscan瞬时弹性成像系统、静态/准静态压缩的超声弹性成像及ARFI等，其中Fibroscan瞬时弹性成像应用较为广泛，并初步用于肝纤维化的评价，甚至比肝活检更具代表性，与血清标志物等指标一起为治疗提供依据，显示病情是否稳定、治疗后肝纤维化是否改善。如果经过适当的治疗，病情仍有进展，瞬时弹性成像还会发现是否还有其他因素影响疾病进展。ARFI 技术对肝纤维化程度的评价主要是通过对肝实质进行 VTQ 测量。多数研究表明，随着肝纤维化程度的增加，肝实质的 VTQ 值逐渐增大。

Goertz 等研究发现 20 名健康志愿者肝 SWV 平均值为 1.09 m/s。Takahashi 等发现，肝 SWV 与肝纤维化程度与 Metavir 分期有关，以 SWV 对慢性肝病肝纤维化程度进行分期：轻度（2 期），SWV 为 1.34 ~ 1.43 m/s；重度（3 期），SWV 为 1.44 ~ 1.79 m/s；肝硬化（4 期），SWV > 1.80 m/s。Motosugi 等运用 ARFI 对正常肝脏与脂肪肝进行了比较研究，发现肝脏中的脂肪沉积并不影响 ARFI 对肝脏硬度的测量。王佳佳等运用 ARFI 技术 VTQ 测值对肝豆状核变性患者进行了研究，研究结果显示 153 例肝豆状核变性患者的 SWV 范围为 1.12 ~ 3.71 m/s，平均（1.85 ± 0.22）m/s，高于正常肝脏的 SWV 值，这一数据说明，肝豆状核变性患者的肝脏组织较正常肝脏组织已经发生了一定程度上的硬度变化，且研究发现肝脏 SWV 值与铜生化指标中的血清铜离子、铜蓝蛋白均无相关关系，与铜氧化酶值呈负相关；SWV 值与反映肝脏纤维化的Ⅲ型前胶原（procollagen type Ⅲ，PC-Ⅲ）、Ⅳ型胶原、层粘连蛋白以及透明质酸等四项指标均呈正相关关系，说明随着肝豆状核变性病情的进展，铜在肝细胞内蓄积量增加、肝细胞变性坏死、纤维组织增生、肝硬化的进程越来越明显、肝脏的硬度越来越高。另外，黄品同等用 ARFI 技术对 5 只大耳兔下腔静脉结扎前后肝弹性的变化进行研究，结果发现：下腔静脉梗阻前与梗阻后 20 分钟所测 SWV 值有显著差异，经病理证实为肝小叶中央静脉及肝细胞水肿、坏死导致肝脏弹性系数降低，提示 AFRI 可提前诊断或动态监视肝移植后急性下腔静脉狭窄、梗阻性病变。张岩等用 ARFI 技术对肺动脉高压患者肝脏弹性值的变化进行研究，显示肺动脉高压患者较正常人群肝实质硬度增加，且肝脏 SWV 值与右室收缩功能各项参数呈线性相关，其中右室面积变化分数、三尖瓣环收缩期位移为影响肝脏 SWV 值最关键的参数。Kwon 等运用 ARFI 技术的 VTI 检查对肝癌射频消融术进行评价，ARFI 技术能更清晰地显示病灶周围组织结构和肿块动态变化，有助于对较易混淆的复发性肝癌的鉴别诊断。上述研究表明，超声弹性成像已广泛运用于肝脏疾病的诊断，不仅能对肝脏弥漫性疾病进行分期诊断和评价，还能对肝脏肿瘤进行良、恶性的鉴别诊断，而且可以作为移植肝监测及肝癌射频消融监测的有效手段。

超声弹性成像能比较客观、无创、简洁、快速地评价肝纤维化的程度，甚至可挑战活检在肝纤维化诊断中的金标准地位，但仍需大量的研究进一步验证其应用价值。临床常用的超声弹性成像技术有以下三种。

（一）助力式弹性成像

传统的早期静态型弹性成像技术因受个人主观操作的影响较大，且对深部组织无法有效施压，故可重复性不高，显示不满意。加之静态型弹性成像需要一定频率的压力，在肝脏中的应用受到限制。

（二）ARFI-VTQ 技术在肝脏中的应用现状

ARFI 技术由德国 Siemens 公司和荷兰 Philips 公司研发，ARFI 技术包括声触诊 VTI 技术和 VTQ 技术。临床研究中大部分使用的是德国 Siemens 公司研发的 Acuson S2000 型高端彩色多普勒超声诊断仪。VTI 技术是先确定感兴趣区（region of interest，ROI），向其发射推进脉冲，组织产生纵向压缩及横向振动，纵向压缩的位移变化与组织弹性密切相关，系统可获取纵向压缩的位移变化并将其转化为弹性图像。VTI 技术通常以灰阶图像表示组织相对硬度。VTQ 技术是 ROI 内组织受到推进脉冲波作用后，组织会产生伴有横向传递运动的剪切波，序列探测脉冲波收集到这些细微的变化，系统记录并演算出其速度，这种速度等同于或代表组织的弹性。

自 2009 年德国 Siemens 公司 Acuson S2000 型彩色多普勒超声诊断仪问世以来，ARFI-VTQ 技术在临床研究中得到了广泛应用，基于不同组织结构或相同组织结构在不同病理状态下弹性不同的理论，该技术已涉及多种组织、器官正常及异常的研究，主要应用于肝脏、乳腺、甲状腺、肾和血管等。本文主要对该技术在肝脏方面的应用进行介绍。

1. ARFI-VTQ 技术在正常肝脏中的应用

近十几年来，学者们一直尝试通过非侵入性检查来评估肝脏硬度，超声检查以其无创、方便等优势成为研究重点。Madhok 等运用 ARFI 技术对 137 名健康人肝脏进行测量，检测成功率为 78.83%，通过 ARFI 技术测量得出的肝脏 SWV 值为（1.197 ± 0.25）m/s，男性与女性的肝脏 SWV 值差异无统计学意义（$P = 0.939$），不同年龄组间肝脏 SWV 值差异也无统计学意义。Karlas 等对 50 名健康成年人肝脏运用 ARFI-VTQ 技术，测得正常人肝左叶 SWV 值为（1.28 ± 0.19）m/s，肝右叶 SWV 值为（1.15 ± 0.17）m/s。肝脏左右叶 SWV 值差异较大可能有以下原因：一方面由于探测位置不同，探头对肝组织施加外力不同，造成两叶的检测值差异较大；另一方面由于肝左叶毗邻胃及腹主动脉，解剖关系的不同可能影响肝左叶 SWV 值的测量。

2. ARFI-VTQ 技术在肝脏弥漫性病变中的应用

肝脏的硬度受多种因素影响，如非酒精性脂肪性肝炎、病毒性肝炎、肝静脉回流受阻等，这些因素可对肝脏造成慢性损伤，使肝细胞发生变性、坏死，进而肝细胞再生和纤维结缔组织增生，肝纤维化形成，最终发展为肝硬化。肝纤维化的病理基础是肝组织细胞外基质过度沉积，其中胶原含量明显增加。过多的胶原沉积致肝组织逐渐变硬，SWV 值相应增高。利用 ARFI 的 VTQ 技术预测肝纤维化临界值，目前还没有统一标准。M.Friedrich-Rust 等对 312 例慢性肝病患者（222 例慢性丙型病毒性肝炎、27 例慢性乙型病毒性肝炎、55 例非酒精性脂肪性肝炎、4 例酒精性脂肪肝、4 例原发性胆汁性肝硬化）进行 meta 分析认为，在慢性肝脏疾病患者中，预测肝纤维化程度 $F \geqslant 2$ 期、$F \geqslant 3$ 期、$F = 4$ 期时，临界值分别为 1.34 m/s、1.55 m/s 和 1.80 m/s。Sporea 等对 914 例不同国家慢性丙型病毒性肝炎患者进行的多中心研究表明，在预测慢性丙型病毒性肝炎患者肝纤维化程度 $F \geqslant 2$ 期、$F \geqslant 3$ 期、$F = 4$ 期时，临界值分别为 1.33 m/s、1.43 m/s 和 1.55 m/s。造成各项研究间测量结果差异较大的原因可能有以下几点：由于操作者测量不当（如 ROI 角度过大、受检者深吸气后屏气、测量次数过少等）使得 SWV 值误差增大，当统一测量标准后误差可减小；引起慢性肝脏疾病的病因不同，造成肝纤维化临界值本质上的差异；不同种族间肝纤维化临界值可能存在差异；目前，诊断肝纤维化的金标准为肝脏穿刺活检，由于穿刺只能获取少量肝组织，有时不能完全反映肝脏整体变化，因而在肝脏病理分级上存在一定误差。在 ARFI-VTQ 技术临床应用方面，早期的研究表明，VTQ 对诊断肝纤维化以及区分正常肝与硬化肝有较高敏感度。Yoneda 等认为，非酒精性脂肪性肝炎患者肝纤维化程度与 ARFI-VTQ 技术测得的 SWV 值呈正相关。Goertz 等对 38 例通过病理证实的慢性乙型病毒性肝炎或慢性丙型病毒性肝炎患者肝右叶进行 ARFI-VTQ 技术测量，SWV 值为（1.56 ± 0.62）m/s，2、3 年后 SWV 值为（1.54 ± 0.64）m/s；后将所有患者按照抗病毒治疗与非治疗分成 2 组，前者 2、3 年内 SWV 值显著下降，而后者 SWV 值轻度升高，但差异均无统计学意义；由此得出，在抗病毒治疗期间，ARFI-VTQ 技术可用来评估肝脏的硬度有无变化。Manco 等对 75 例临床怀疑肝脏囊性纤维化患者进行 ARFI-VTQ 测量，根据超声检查提示肝脏有无异常及有无门静脉高压将病例分为 3 组，结果显示各组间 SWV 值差异有统计学意义，表明 ARFI 技术可为临床上肝脏囊性纤维化患者随诊提供一项简单、便捷、无创的方法。Guzmfin Aroca 等通过制造鸡的肝脂肪样变模型初步评估 ARFI 技术的应用价值，研究将实验鸡分为正常组及高血脂组，前者 SWV 值为（0.94 ± 0.16）m/s，后者 SWV 值为（1.91 ± 0.25）m/s，大量数据分析表明 SWV 值与肝脂肪样变的程度有较高相关性（r = 0.85, $P < 0.001$），说明 ARFI 技术可作为一项无创检查区别鸡的肝脂肪样变程度，进而为临床研究打下基础。与其他弹性成像技术相比，ARFI-VTQ 技术印证了其可靠的一面。Ebinuma 等研究结果显示，ARFI 技术测得的弹性值以及瞬时弹性成像测得的弹性值与肝纤维化程度均有较高的相关性，且两种技术所得结果无明显差异，进一步证实了 ARFI 技术是一项简便、无创、可靠的新技术。

3. ARFI-VTQ 技术在肝脏局灶性病变中的应用

对于肝脏局灶性病变，ARFI 技术仍处于初步探索阶段。邓砚之等对 71 例患者的 83 个病灶进行常规超声、超声造影和 VTQ 检查。结果显示，超声造影诊断肝脏局灶性病变良恶性的敏感度、特异度及准确性分别为

91.07%、92.59% 和 91.57%；VTQ 技术以 SWV 值 = 1.79 m/s 为临界点，诊断肝脏局灶性病变良恶性，其敏感度、特异度和准确性分别为 80.36%、92.59%、84.34%；超声造影联合 VTQ 技术诊断肝脏局灶性病变良恶性的敏感度、特异度和准确性分别为 96.43%、85.19% 和 92.77%。因此，超声造影和 VTQ 技术均对肝脏局灶性病变有诊断价值，联合应用可提高诊断率。在肝脏良性占位性病变中，肝血管瘤最为常见，这些肿瘤通常无症状，多在超声检查中偶然发现。虽然肝血管瘤的超声声像图特征众所周知，但一些肝脏恶性肿瘤却有着与其相似的表现。Kim 等对 74 例患者的 101 个肝脏肿瘤进行研究（包括 28 个肝血管瘤、26 个原发性肝癌、3 个胆管细胞癌、20 个结肠癌肝转移病灶及 24 个其他病灶转移病灶），发现肝血管瘤的 SWV 值为（1.80 ± 0.57）m/s，明显低于肝脏恶性肿瘤，当 SWV 值为 2.73 m/s 时，鉴别诊断肝血管瘤及肝脏恶性肿瘤的曲线下面积为 0.86，敏感度为 96.4%，特异度为 65.8%。说明 ARFI-VTQ 技术在鉴别诊断肝血管瘤及肝脏恶性肿瘤中是有意义的。Daves 等应用 ARFI 技术对肝血管瘤及肝脏转移瘤进行区分，测得两者 SWV 值差异有统计学意义，表明 ARFI 技术作为一项新技术，可代替侵入性检查来区分肿瘤的良恶性。Harada 等对原发性肝癌肝切除术患者进行一项前瞻性研究，数据表明术前肝脏 ARFI-VTQ 值是预测术后发生腹腔积液的唯一独立危险因素，因而 ARFI-VTQ 值可作为预测原发性肝癌肝切术后腹腔积液发生的可靠指标。

4. ARFI 技术的优缺点

（1）ARFI 技术的优点：ARFI 技术克服了很多影响传统超声成像技术的障碍，无须手动压迫，可显示并量化组织"硬度"；取样框大小为 1.0 cm × 0.5 cm，可随意移动并可在二维灰阶图像上直接测量，成像位置条件宽松，最深可达 8 cm，可较好地穿透坚硬表面，直接作用于深部组织；可用于腹腔积液患者肝脏测量；与其他方法相比，声触诊具有更高的对比度转换效率，更好的图像质量及可重复性，降低了操作者间的差异。

（2）ARFI 技术的干扰因素及局限性：患者自身因素包括声触诊弹性属于静态成像，呼吸运动、心脏及大血管搏动、肌肉不同紧张程度等可降低测量的准确率；操作者因素包括探头加压的力度、操作手法的稳定性等；技术自身因素包括靶目标质地过硬或过软，ROI 内 SWV 值通常是无效值（"XXX"）。在肝脏应用方面，患者肥胖、肋间隙狭窄可导致测量失败，测量前应嘱患者空腹，以保证测量数值的稳定性。ARFI-VTQ 技术的局限性还体现在取样框大小及形态上，由于 ROI 形态及大小无法变换，当病灶小于取样框时测量误差较大。

5. 临床应用前景

ARFI 技术作为新一代超声弹性成像检查手段，具有无创、方便、无痛、价廉等优势，可客观、定性、定量地评估组织分布特征。同时，ARFI 技术克服了静态 / 准静态弹性成像技术对深部组织无法有效施压的局限性，使得弹性成像技术的应用领域有望从浅表器官扩展到较深或有局部遮挡的人体器官。目前，ARFI 技术仍存在一定的局限性，超声医师应合理选择、综合分析。相信随着超声诊断技术的不断提高与完善，ARFI 技术将逐渐走向成熟，在临床辅助诊断中发挥越来越重要的作用。

（三）超声剪切波弹性成像

超声剪切波弹性成像（shear wave elastography，SWE）是一种新的无创性诊断方法，根据剪切波只能在介质中横向运动的原理得出组织硬度特性影响剪切波的传播速度，采用超高速成像追踪剪切波得到瞬时弹性成像图（transient elastography/impulse elastrography，FibroScan）的同时，通过定量分析系统（Q-Box）测量反映该组织弹性的数值 - 杨氏模量绝对值，即组织硬度数据，直观显示组织纤维化程度，减少穿刺活检次数，便于临床实时客观评价肝纤维化程度，间接反映肝细胞的病理变化。根据剪切波相关原理，组织的杨氏模量仅取决于组织本身的物理特性，杨氏模量值越大，说明组织硬度越大，剪切波传播速度越快，在组织的实时彩色弹性成像图像上该组织区域就显示为红色。反之，杨氏模量值越小，说明组织硬度越低，剪切波传播速度越慢，在组织中显示为蓝色。杨氏模量值中等时显示为绿色。应用 SWE 测量技术证实正常肝脏弹性值（liver stiffness measurement，LSM）在 2.6 ～ 6.2 kPa，该数据可靠性较高。6.6 kPa 是轻度和中度肝纤维化之间的界限值，大于

8.8 kPa 提示重度纤维化。SWE 技术利用生物医学和影像学结合评价肝硬化，具有无创性、定量检测、可重复等诸多优点，但同时也受诸多因素影响，如患者的呼吸状态、心功能、取样框大小及取样深度等。

超声弹性成像已应用于临床的多个领域，在临床实践中显示出独特的价值和优势，有着广阔的应用前景。作为一种全新的成像技术，超声弹性成像能表示组织的弹性信息，具有便捷、无创、便宜、可重复性高及客观等优点，应用范围广泛，丰富了疾病的诊断信息，拓宽了超声诊断思路，弥补了常规超声的不足，能更生动地显示、定位病变及鉴别病变性质，使现代超声技术更为完善，被称为继 A、B、D、M 型之后的 E 型模式。虽然目前还存在许多缺陷与不足，但相信随着超声弹性成像设备的不断完善、超声弹性成像技术的不断改进，超声弹性成像在未来的临床工作中将发挥越来越重要的作用。

第三节　超声造影

近年来超声造影（contrast-enhanced ultrasound，CEUS）发展迅速，尤其在肿瘤诊断与鉴别诊断中发挥着举足轻重的作用。超声造影属功能成像，利用不弥散入组织间隙的血池内造影剂，直接反映微循环血流灌注全过程和整体情况，从血流动力学角度对组织或病灶的性质进行评估。肝纤维化时，肝毛细血管阻力增高，致使门静脉灌注量减少，尽管肝动脉灌注代偿性增加，但肝实质总灌注量减少，故血流动力学指标变化理论上可反映肝纤维化进展程度。超声造影对肝纤维化进展的主要评价指标包括肝动静脉渡越时间、肝门静脉肝静脉渡越时间、肝实质肝静脉渡越时间、到达时间、达峰时间、峰值强度等。国内外文献显示多项指标与肝纤维化进展密切相关，但确切有诊断意义的独立参数或模型尚未建立。Li 等研究发现，肝动静脉显影时间差与门静脉肝静脉显影时间差随肝纤维化进程发展逐渐降低，并明显相关。Ishibashi 等研究表明，到达时间与达峰时间之差与肝纤维化分期呈显著相关。目前有学者认为在发生肝弥漫性病变时，由于致病因子造成肝组织炎症反应，导致肝细胞损伤，细胞外基质的合成增加，分解减少，在肝内大量沉积，同时肝内和全身的血流动力学也发生改变，形成门脉和肝静脉间分流，肝纤维化肝小叶重建形成新生血管，并构成动静脉间交通支，肝循环呈高动力状态，Albrencht 报道肝硬化患者"肝脏动脉到肝脏静脉通过时间（hepatic artery to hepatic vein transit time，HA-HVTT）"明显早于正常组，并推测其原因可能为肝内动静脉短路所致。造影剂作为血液示踪剂可反映肝脏血液循环状态，其在肝内循环时间的变化又可间接提示肝内细微结构的改变。该研究结果显示肝硬化组的 HA-HVTT 明显缩短，这一变化说明了肝硬化时肝内病理结构的异常造成肝脏血流动力学的改变。超声造影诊断肝纤维化已取得一定的进展，但仅限于严重肝纤维化及肝硬化方面，对早期肝纤维化的诊断及精确分期尚无可靠的指导意义，加之对该技术的研究尚不广泛，仍需多中心多病例的补充研究，以综合分析各指标，评价各期肝纤维化的灵敏度和特异度。

第四节　超声引导下穿刺活检

超声引导下有创肝穿刺活检作为病理学诊断"金标准"，存在诸多禁忌证，风险性高，重复性低，依从性差；可出现如出血、感染、胆汁性腹膜炎等并发症；文献显示其尚存在 0.01% ～ 0.1% 的死亡率；且肝穿刺活检取样量约只占肝实质组织量的 1/5000，存在不可避免的取样误差。目前诊断肝豆状核变性的金标准依然是穿刺活检测量肝铜含量，但由于其为有创性检查，可重复性差，特别在肝豆状核变性儿童中应用困难，尚未能被临床作为常规的诊断手段。

（卢瑞刚　赵威　张岩　吕朝阳）

第二十三章　肝豆状核变性与磁敏感成像

摘要

肝豆状核变性患者早期即可出现脑深部灰质核团的磁敏感加权成像信号减低，相位值显著降低，该表现可先于 T_1WI、T_2WI 等序列的改变，目前认为是由铜和铁共同作用的结果，可用于疾病的早期诊断。磁敏感加权成像安全、简单、无创，在肝豆状核变性的临床应用与科学研究中很有价值。

磁敏感加权成像是以梯度回波序列为基础，主要利用组织间磁敏感性差异成像的一种核磁序列。磁敏感性不同的组织在磁敏感加权成像可以被区别出来，并可通过软件定量计算特定区域的相位值。现已广泛应用于神经系统疾病的临床与科学研究中，可检测脑内的铁、钙等矿物质含量。

第一节　磁敏感加权成像的原理

磁敏感加权成像（susceptibility-weighted imaging，SWI）最早在 1997 年由 Haacke 等提出，以梯度回波（gradient echo）序列为基础，主要利用组织间磁敏感性差异成像，对脑微出血灶、静脉血管、钙和铁沉积等高度敏感，同时采集强度图像与时相性图像，可提供特殊的图像对比。该技术采用完全流动补偿的三维梯度回波来采集信号，提高信噪比，经过一系列的变换，生成幅值图像（magnitude image）和相位图像（phase image），即所谓的原始图像，这两种图像在扫描过程中同时获得，成对出现，对应的解剖位置相同；再将幅值、相位图像进行进一步分析处理：首先进行二者的复数重组，重组后的复信号经二维傅立叶变换，转入 K 空间进行处理，经高通滤波消除磁场不均一性伪影后，得到校正相位图；其次是创建相位模像，将校正相位图与幅值图像再次融合，并利用相位信息生成一个相位模像，来增强幅度图的对比度，经过多次处理后就得到 SWI 图像。运用相关软件对校正相位图中特定区域进行测量，即可得到该区域的 SWI 相位值（corrected phase，CP），该值与组织的磁敏感性成正比，从而间接估计该组织所含物质的数量。

不同物质的磁敏感性不同。磁敏感性反映物质在外加磁场作用下的磁化程度，常用磁化率来表示。常见的磁敏感物质有顺磁性物质、抗磁性物质和铁磁性物质。顺磁性物质具有未成对的电子，磁化率为正；抗磁性物质无未成对电子，其磁化率为负值，人体内绝大多数物质具有这种特征；铁磁性物质拥有强大的正磁化率，去除外磁场后可被永久磁化，现已知的铁磁性物质有铁、钴和镍 3 种。无论是顺磁性还是抗磁性的物质，只要能改变局部磁场，导致周围空间磁敏感差异的改变，就能产生信号的去相位，造成 T_2^*（梯度回波序列中通过采集多个回波时间而求得该值，可反映不同组织的磁敏感变化，其应用早于 SWI，也是 SWI 的基础）缩短。这样，磁敏感性不同的组织在 SWI 相位图上可以被区别出来。相位图像对血液代谢产物、静脉血管和铁沉积等十分敏感，有可能检测铁、铜、钙的沉积。铜作为一种顺磁性物质，可以引起局部磁感应线扭曲形成磁场梯度，改变局部磁场均匀性，使得局部质子去时相性，从而导致相位图像降低。

第二节　磁敏感加权成像的应用

磁敏感加权成像最早用于静脉疾病检测成像,随着技术的不断发展,现已广泛应用于脑血管病、多发性硬化、帕金森病、颅脑创伤和肿瘤等神经系统疾病的基础与临床研究中。

常规磁共振成像序列对脑组织内铁含量变化不敏感,无法有效评价因铁异常沉积而引起的相关病变。SWI图像则能高度敏感的反映铁的异常沉积,并进行定量分析。正常人脑内的铁随着年龄增加含量也逐渐增加,出生时脑组织含铁量是最低的,且脑内的铁分布不均匀,灰质核团最高,其次为大脑皮质,白质含铁最低。灰质核团中,又以苍白球含铁量最高,接着依次为红核、黑质、壳核、齿状核、尾状核以及丘脑;而大脑皮层则以运动区含铁最高。目前研究显示,大多数神经退行性疾病,如亨廷顿病、帕金森病、多系统萎缩、阿尔茨海默病、多发性硬化和肌萎缩侧索硬化等,均存在脑内铁含量的增加。多项研究显示帕金森病患者黑质、红核等核团存在 SWI 相位值减低,提示铁含量增加;已经病理证实该病患者 SWI 低信号区域的铁沉积增加。该改变可发生于疾病早期,早期帕金森病患者黑质在形态上改变不明显,但是在铁质沉积上较正常组织已有了较明显差异,铁沉积以及 SWI 改变均与病情轻重相关。因此,SWI 的应用有利于帕金森病的早期诊断与病情监测。

另有研究显示,部分帕金森病患者存在血浆铜蓝蛋白减低,且其减低程度与患者 SWI 黑质相位值相关,提示血浆铜蓝蛋白减低加剧了黑质的铁沉积。在此基础上,SWI 与肝豆状核变性的相关研究也逐渐展开。

第三节　定量磁敏感图

定量磁敏感图(quantitative susceptibility mapping,QSM)是在 SWI 基础上的进一步发展,具有更清晰的信号对比度和分辨力。它结合特有的重建算法,对相位信息进行解缠绕以及去除了背景磁场处理,避免了背景磁场的不均匀造成的低频相位干扰。与此同时,它利用了磁敏感效应引起的相位位移改变间接反映物质的相对含量的特点,获得具有反映局部磁场的磁场率图像,即 QSM 磁量图。该图能鉴别不同分子的磁化率,定量测量钙/铁含量、微出血和静脉内血氧含量等,描绘出含铁病变区的准确大小和形状。

该技术有较好的应用前景,它能早期鉴别出神经退行性疾病脑内特定区域的铁含量增加,辅助疾病的早期诊断;治疗方面,使用铁螯合剂或抗氧化剂来清除脑内过多的铁已成为一个新的治疗神经退行性疾病的方法,QSM 作为一种定量评估手段,在疗效监测上很有潜力;此外,QSM 还能帮助帕金森病患者在深部脑刺激手术时进行丘脑下脑的精确定位。该技术于 2014 年首次被应用在肝豆状核变性的研究当中,用于定量分析该病患者脑内核团的磁敏感性改变,但目前已有的研究样本量均较小,不同研究之间结果尚不统一。

第四节　肝豆状核变性患者的磁敏感加权成像表现

研究发现肝豆状核变性患者早期即可出现 SWI 异常改变,无论有无神经系统症状,均可出现尾状核、苍白球、壳核、红核、黑质和丘脑等灰质核团 SWI 信号的显著减低,相位值显著降低,其中壳核差异最明显(图23-1),在校正时相性图上基底神经节区表现为点状、片状、条纹状的低信号。该病患者的 QSM 表现在不同研究之间结果有所不同,可能与核磁场强不同有关,但结论均提示该病患者的基底神经节与脑干的灰质核团磁敏感性显著增加(图 23-2)。上述改变可先于 T_1WI、T_2WI 等常规磁共振成像序列。由此可见,SWI 可敏感地反映肝豆状核变性患者脑内灰质核团的异常顺磁性物质沉积,可用于疾病的早期诊断。

与常规的磁共振成像的 T_1WI、T_2WI 不同,无论患者症状加重还是经正规驱铜治疗之后,SWI 信号均无明显改变。国内杨金晶等的研究还发现 SWI 相位值与血清铜、铜蓝蛋白、铜氧化酶活力无显著相关关系。

SWI 也可应用于肝脏、肾脏等器官的评估,但目前尚无肝豆状核变性患者脑外 SWI 改变的报道。

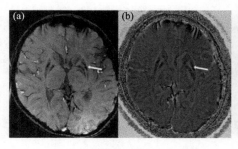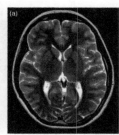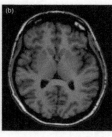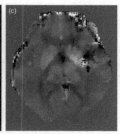

注：（a）SWI 图像可见左侧壳核低信号（白
箭头所示）；（b）SWI 相位图可见左侧
壳核相位减低（白箭头所示）。

**图 23-1　11 岁肝豆状核变性女性
患者的颅脑 SWI 影像**

（图片来源：BAI X, WANG G, WU L, et al. Deep-
gray nuclei susceptibility-weighted imaging
filtered phase shift in patients with Wilson's
disease. Pediatr Res, 2014,75: 436–442.）

注：（a）T_2WI 与（b）T_1WI 均未见异常信号；（c）QSM 图像显示双侧
苍白球、壳核、尾状核头部的磁敏感性增加，黑色箭头所指为位
于左侧壳核后外侧的伪影。

图 23-2　17 岁肝豆状核变性女性患者的颅脑核磁影像

（图片来源：SARACOGLU S, GUMUS K, DOGANAY S, et al. Brain
susceptibility changes in neurologically asymptomatic pediatric
patients with Wilson's disease: evaluation with quantitative
susceptibility mapping. Acta Radiol, 2018, 59: 1380–1385.）

第五节　肝豆状核变性患者的磁敏感加权成像表现的病理生理基础

肝豆状核变性患者出现脑内 SWI 低信号反映了灰质核团的异常顺磁性物质沉积，其原因及病理生理基础尚未完全明确。目前认为是由铜和铁共同作用的结果。

肝豆状核变性是铜代谢障碍疾病。该病患者的血清游离铜增加，铜蓝蛋白减少，大量铜沉积于组织器官中。铜为顺磁性物质，沉积于脑内，有可能造成 SWI 低信号，但由于在生理状态下，脑内的铜含量低，无法被磁共振成像检测，目前尚无研究证实脑内铜的磁敏感属性。

肝豆状核变性患者不仅存在铜代谢异常，还存在铁代谢异常。由于铜蓝蛋白缺陷，肝豆状核变性患者脑组织内存在铁沉积。有组织病理学研究显示肝豆状核变性患者苍白球、黑质的吞噬细胞含铁色素颗粒，壳核内充满含铁血黄素的巨噬细胞，提示脑组织内存在铁的蓄积。铁具有很强的顺磁性，脑内铁沉积则会造成 SWI 信号减低，相位值下降。

第六节　磁敏感加权成像在肝豆状核变性中的应用与研究前景

肝豆状核变性患者的 SWI 改变发生较早，能反映患者脑内矿物质的沉积情况，为早期诊断提供依据。但是，该病患者的 SWI 改变与其他疾病相比是否存在特异性，尚无研究证实。有研究显示，SWI 在肝脏、肾脏病变的诊断中也有重要意义，那么，在肝豆状核变性患者的脑外器官，如肝脏、肾脏等，是否存在 SWI 改变，其特点如何，均需进一步研究证实。

总之，磁敏感成像技术是一种安全、简单、无创的检查方式，可以反映脑内以铁为主的顺磁性物质沉积状况，在肝豆状核变性的基础与临床研究中很有价值，具有较大潜力。

（王　韵）

第二十四章　肝豆状核变性的驱铜治疗

摘要

肝豆状核变性是一个遗传性铜代谢性疾病，大多数患者可以通过使用驱铜药物，使其症状得到明显缓解。目前主要有两组药物应用于临床：络合剂（如 D– 青霉胺和曲恩汀），可增加尿铜排出；锌剂，可抑制消化道内的铜吸收。治疗的目的在于形成铜的负平衡，抑制铜在组织中病理性沉积，清除受损组织中过量的铜。由于缺乏前瞻性研究，在不同的国家和地区可使用何种驱铜药物，主要依靠各治疗单位的经验。在肝豆状核变性的药物治疗方面，有几个公认的规则必须遵守：在诊断明确后，应立即开展治疗，症状前患者也不例外；终身治疗，患者的依从性是治疗成功的关键；在治疗过程中，应规律地进行血液、神经系统和铜代谢等方面的检查，及时调整治疗方案。其他疗效更优越、不良反应更少的药物（如四硫钼酸盐）还处于临床试验阶段，目前还不是推荐用药。

第一节　肝豆状核变性的治疗现状

铜解毒治疗包括减少铜吸收、促进铜排出、隔离和抗氧化治疗等。未经治疗的肝豆状核变性患者逐渐表现为不同程度的肝脏、神经系统或精神损害。如果在症状出现后 1 个月内，患者得到治疗，疗效是最好的，并无明显损害。如延误 1 ~ 6 个月确诊，仅 1/5 的患者疗效较好，其余患者将出现不可逆转的脑损害。治疗的目的是逆转铜过载，建立负铜平衡，恢复体内的铜到正常值。治疗中需避免医源性铜缺乏。除非患者进行了肝移植，否则患者需进行终身治疗。如有神经系统症状的患者接受驱铜治疗后，71% 的患者的症状有改善，后者中有约 42% 患者的神经系统症状有改善，最大程度的改善发生于 2 ~ 3 年以内。适当的驱铜治疗可使患者的预期寿命与正常人无异。有些患者常在发病后 1 年左右才得到正确诊断，这不可避免地出现致残性神经系统症状或不可逆的肝脏结构性改变。

常用的络合剂是 D- 青霉胺和曲恩汀，后者也被称为三乙烯四胺。二者均是非特异性铜络合剂，能促进血液中的游离铜从尿中排出，但肝铜含量并不明显降低。络合剂并不能穿过血 - 脑屏障，不能直接与脑内沉积的铜结合。通过络合剂治疗，血液中的游离铜减少，脑内沉积的铜向血液中移动。络合剂的驱铜作用较锌剂明显。

锌是一种强有力的金属硫蛋白的诱导剂，金属硫蛋白与进入肠黏膜的铜结合后，阻断了饮食中铜的吸收。锌剂的作用较慢，常需数月才能稳定铜毒性，所以锌主要被用于维持治疗。

肝豆状核变性是一种难以根治的遗传病，可以通过长期服用驱铜药物及低铜饮食来控制疾病，这是一个需要长期维持治疗的过程。如果患者因为种种原因中途停止治疗，则停药后的 9 个月 ~ 3 年，病情可以出现不可逆性的恶化，甚至死亡。如果患者成功地进行了肝移植治疗，则可不必继续应用驱铜药物（个别研究认为肝移植术后患者仍应坚持低铜饮食并口服锌剂），但需终身服用抗排异药物。依从性好的患者，病情常长期缓解，有较好的生存质量。由于各种现实问题，如对疾病抱着侥幸心理、药物治疗态度不坚定、长期服药的厌烦及购药困难等，部分患者病情好转后减用或停用药物，饮食又不合理，不但使新摄入的铜沉积于组织器官内，而且使已经和铜结合的复合物又解离出游离铜而产生毒性，病情易再次加重，或者从肝型转为脑型，在这种情况下必须立即重新服药治疗。突然停止治疗也是诱发急性肝衰竭的原因之一。所以患者应按时、按量服药，在医生指导下做好药物调整，无论表现是否正常，患者不能不恰当地减量、停药。患者终止驱铜治疗会伴发难以治疗的失代偿性肝功能不全的风险。在药物治疗期间，要关注服药的注意事项和药物的不良反应。

第二节　肝豆状核变性的规范化治疗

肝豆状核变性的规范化治疗是指根据《肝豆状核变性治疗指南》和患者的病情，综合多种检查结果及经济状况进行长期个体化治疗，包括：增加铜排出的药物治疗（包括 D- 青霉胺、曲恩汀、二巯丙磺钠、二巯丁二酸、四硫钼酸铵）；限制铜摄入的药物治疗（锌剂）；消化系统病变的治疗；神经精神障碍的对症治疗；原位同种肝脏移植术等外科治疗；康复治疗；长期随访和治疗指导。

长期随访和治疗指导包括：由医院或医生给每位患者建立一份长期随访档案；以电话、网络、书信及门诊等各种方式联系患者，时间为 6～12 个月一次，除加强随访监督及生活、用药指导外，还应早期发现问题，及时纠正（表 24-1）。

表 24-1　肝豆状核变性治疗的目标

人群	治疗目标
症状性患者	恢复常态（逆转神经系统症状、稳定肝脏疾病）；确保持续恢复
症状前患者	防止症状发生
患者的一级亲属	通过基因突变分析除外肝豆状核变性
	如不能进行基因分析，追踪患者至其成年（最好每半年 1 次），观察临床及实验室检查结果的变化

第三节　肝豆状核变性的药物治疗

一、早期治疗、终身治疗

肝豆状核变性是少有的可以成功地进行药物（络合剂或锌剂）治疗的神经退行性疾病，驱铜治疗的效果是毋庸置疑的。一些有冲突的结果表明，对于大多数早期患者，络合剂或锌剂都是有效的。尚无前瞻性的、随机对照的研究来比较络合剂或锌剂的疗效和安全性。药物的选择主要依赖于专家或其他医生的经验（肝病学家、神经病学家、精神病学家和儿科学家）、可选用的药物及其价格。不同的医疗单位有不同的治疗方案。但无论选择何种药物，驱铜治疗应尽早开始，并终身坚持。在治疗期间，要监测患者的铜代谢状况和全身的状况（特别是血液学检查、肝功能检查和神经精神检查），以使患者的治疗安全、有效，及时发现顺应性差的患者，避免药物相关的不良反应和过度治疗。

有一些肝豆状核变性患者在临床上虽然没有症状，但是其肝脏功能可能已经受损，比如出现转氨酶升高等表现，随着患者体内铜越积越多，最终将导致脏器不可逆损害，甚至致残、致死。病情严重的晚期患者，即使给予规范的驱铜治疗和辅助治疗，病情仍有继续恶化的可能，疗效并不理想，给家庭和社会带来沉重的经济负担和社会负担。一般情况下，症状前患者经过规律的驱铜治疗，临床上可不发病，达到与健康人相似的生存质量和寿命。早期治疗不仅疗效显著，治疗费用低，而且由于用药少，不良反应也非常轻。

由于需要长期治疗，病情暂时尚未缓解可能是正常的，患者应坚定信念，配合治疗。由于患者自出生时就开始有大量的铜在体内沉积，短时间的排铜治疗较难达到负铜平衡。通过长期系统的驱铜治疗，加上使用改善脑功能和护肝药物，将体内铜降低到安全水平，使受铜损伤的组织功能逐渐恢复正常。已经损害的肝脏、脑等重要脏器的康复治疗需要一个比较长的过程。

目前认为，肝豆状核变性患者需要终身服药（表24-2）。但是，终身服药并不是指每日均需服药，而是系统、正规的长期维持治疗。如果肝豆状核变性患者停止服用驱铜药物，其症状一般不会马上反复。在一些特殊情况下，如患者恰好处在手术、孕期、分娩和哺乳期间等，也可以间断服药、暂停或减小剂量；或者采用不良反应很小的驱铜药物，如锌剂、中药（注意避免高铜药物）等。同时监测铜代谢情况，度过特殊期后，再补偿治疗剂量。但驱铜药物的间断时间不能太长，一般不超过两周。

表24-2　服用治疗肝豆状核变性药物时的注意事项

干预措施	推荐意见
饮用瓶装水	不必要
严格的低铜或无铜饮食	不必要（但要限制贝壳类水产品和肝脏的摄入）
同时服用锌剂和络合剂（D-青霉胺、曲恩汀）	应避免
服用络合剂时，起始剂量大或快速增加剂量	应避免
空腹服用D-青霉胺、曲恩汀	推荐
服用络合剂（D-青霉胺、曲恩汀）时，补充锌	不必要
服用络合剂（D-青霉胺、曲恩汀）时，补充铁和钙	应避免
终身驱铜治疗	推荐

二、治疗药物

1. 药物种类

目前主要有两组药物应用于临床。

络合剂：其主要作用机制是增加尿铜排出，常用药物是D-青霉胺和曲恩汀。历史上还曾使用过二巯丙醇，也被称为不列颠抗路易斯毒气。二巯丙磺钠（sodium dimercaptosulfonate，DMPS）、二巯丁二酸（dimercaptosuccinic acid，DMSA）及其针剂二巯丁二钠（sodium dimercaptosuccinate，Na-DMS）作为驱铜剂仅在中国应用。依地酸钙钠（calcium disodium edetate，CaNa$_2$-EDTA）、谷胱甘肽现已很少用于驱铜。John Walshe发现了D-青霉胺、曲恩汀和四硫钼酸铵，后者是一个新的络合剂，还处于临床试验阶段。约30%的患者不能耐受络合剂治疗。

锌剂：可抑制消化道内的铜吸收。与络合剂相比，一般锌剂的起效时间较长。

这些药物都是由个人或小型研究团队发明或发现，而非由大型国际药物公司。在口服制剂中，D-青霉胺的驱铜作用最强，二巯丁二酸次之；在注射制剂中，二巯丙磺钠的驱铜作用最强，二巯丁二钠次之，依地酸钙钠再次之，谷胱甘肽仅有很弱的驱铜作用（表24-3）。

2. 药物的不良反应及处理

肝豆状核变性患者在应用青霉胺等金属络合剂进行驱铜治疗时，常见的不良反应有药物过敏、血细胞减少及肾功能损害等，严重者可出现骨髓抑制引起的粒细胞缺乏。早期（1～3周）的不良反应包括发热、皮疹、淋巴结肿大、血细胞减少和蛋白尿等。对于服用D-青霉胺者，早期急性的药物不良反应一旦发生，应立即换用另一种药物（曲恩汀或锌剂，国内尚无曲恩汀供应），并给予积极的抗过敏治疗以及补液，多能逐渐恢复（如处理不及时也可发生剥脱性皮炎），恢复用药时从小剂量开始，逐渐增加，短期（数周）加用少量甾体类激素（泼尼松10～30 mg/d）可缓解过敏症状，患者很少再发生皮疹并能继续耐受治疗。发生迟发反应后如能恢复，再次用药时应更加缓慢地调整D-青霉胺的剂量。应该和患者讨论使用各种药物的优劣。尽管可能会发生各种不良反应，但大多数肝豆状核变性患者能够耐受D-青霉胺数十年。

对出现药物过敏症状者，待发热、皮疹等症状消退后，如仍需使用致敏药物，可考虑使用抗过敏治疗或脱敏治疗，期间应加强观察，一旦发现再过敏现象，需立即停药。多数患者经过抗过敏或脱敏治疗后，可以继续驱铜治疗。对于血细胞减少（多为粒细胞减少）的患者，应使用提升粒细胞的药物，如利血生、鲨肝醇等，并密切检测血常规改变。对于下降明显甚至造成粒细胞缺乏的患者，应立即停药，给予激素抗过敏治疗，以减轻骨髓抑制；给予粒细胞集落刺激因子，以促进骨髓造血功能；同时应予以隔离并加强护理，预防呼吸道和泌尿道的感染，防止并发症的出现。当出现严重的骨髓毒性、肾毒性（表现为蛋白尿、血尿）、狼疮样综合征和肺出血 - 肾炎综合征时，应立即停药，并及时改用其他药物治疗。

表 24-3　驱铜药在肝豆状核变性患者的应用

药物	作用机制	优点	缺点	服用剂量	监测指标
D- 青霉胺	属于金属络合剂，使尿排铜增加。代谢稳定。主要用于症状期肝型患者	有效，作用快	早期：发热，皮疹，淋巴结肿大，白细胞 / 血小板减少、蛋白尿，神经系统症状加重 晚期：再生障碍贫血，狼疮样综合征，肾病综合征，Goodpasture 综合征，胶原组织异常，维生素 B_6 缺乏 远期：重症肌无力、多发性肌炎	初始期 1.0 ~ 2.5 g/d，2 ~ 4 次 / 日，于饭前 1 小时或饭后 2 小时服用 儿童：20 mg/ (kg·d) 维持期及症状前期：15 mg/ (kg·d) 需补充维生素 B_6 25 ~ 50 mg/d	治疗开始时 >1000 μg（16 μmol） 维持期：24 小时尿铜 200 ~ 500 μg（3 ~ 8 μmol），游离铜 5 ~ 15 μg/dL 停药 48 小时后，尿铜恢复正常
曲恩汀	属于金属络合剂，可增加尿铜排出，可能增加粪便排铜	有效，中等速度作用，脑型患者恶化的比例较青霉胺低	中等毒性，动物实验对胎儿致畸。可有胃炎、味觉缺失、狼疮样反应、皮肤损害、铁粒幼细胞贫血、再生障碍性贫血。药物需冷藏保存。吸收差，快速失活	初始期：750 ~ 1500 mg/d，2 ~ 4 次 / 日，于饭前 1 小时或饭后 2 小时服用 儿童：20 mg/ (kg·d) 维持期及症状前期：15 mg/ (kg·d)	治疗开始时 >1000 μg（16 μmol） 维持期：24 小时尿铜 200 ~ 500 μg（3 ~ 8 μmol），游离铜 5 ~ 15 μg/dL 停药 48 小时后，尿铜恢复正常
锌剂（硫酸锌、醋酸锌、葡萄糖酸锌等）	诱导小肠和肝内金属硫蛋白的产生，阻碍小肠吸收铜。用于症状前患者、脑型患者及维持治疗	有效，无毒性，易于监测	作用慢，偶尔发生胃肠道反应不能耐受，肝毒性、锌沉积，生化性胰腺炎，骨髓抑制，可疑的免疫抑制作用	成年人，推荐的锌元素的剂量是 150 mg/d，分 3 次，餐前 30 分钟服用 体重小于 50 kg 的儿童，推荐的锌元素的剂量是 50 mg/d。也可根据年龄服用，1 ~ 5 岁，每次 25 mg，每日 2 次；6 ~ 15 岁并且体重 < 约 57kg，25mg，每日 3 次；16 岁或以上，50 mg，每日 3 次。 维持期及症状前期：剂量不变	24 小时尿铜应在 75 μg（1.2 μmol）以下 游离铜 5 ~ 15 μg/dL
四硫钼酸铵	属于金属络合剂；可在肠道内与蛋白质及铜结合，致使铜吸收障碍。降低血中的游离铜。促进胆道排铜。代谢稳定。用于脑型患者的初始治疗	有效，作用快，微毒	在欧洲可出售，但美国食品与药物监督管理局尚未批准应用。仅 4% 的患者出现神经系统症状恶化。有贫血、中性粒细胞减少、罕见肝毒性	120 mg/d，6 次 / 日，每次 20 mg，3 次在就餐时服用，另外 3 次在 2 餐之间服用。用药 6 ~ 8 周后改为锌剂维持治疗	24 小时尿铜 <75 μg（1.2 μmol） 游离铜 5 ~ 15 μg/dL
二巯丁二酸	属于金属络合剂，使胆汁排铜增加及尿排铜增加	有效，作用快	部分患者有轻度胃肠道症状，少数患者有紫癜等不良反应	每次 0.75 ~ 1g，2 次 / 日，于饭前 0.5 小时或饭后 2 小时服用	24 小时尿铜 <75 μg（1.2 μmol） 游离铜 5 ~ 15 μg/dL
二巯丙磺钠	属于金属络合剂	有效，作用非常快	较多的急性、亚急性及慢性毒性反应	从小剂量开始，根据尿排铜量调整，0.5 ~ 1.5 g/d，缓慢静脉注射	24 小时尿铜 <75 μg（1.2 μmol） 游离铜 5 ~ 15 μg/dL
还原型谷胱甘肽	属于金属络合剂	有效，作用快，有护肝作用	较少	0.6 ~ 1.8 g/d，3 次 / 日	24 小时尿铜 <75 μg（1.2 μmol） 游离铜 5 ~ 15 μg/dL

在治疗期间，不要过分担心药物的不良反应。因为担心药物的不良反应而放弃治疗，致患者出现病情加重、有出血倾向、血小板/白细胞减少的情况比较常见。放弃治疗并非最佳方案，因为药物不良反应与病情并不平行，不良反应只有可能性，并非必然性；只要密切观察，不良反应可及时发现或避免发生；如果不进行药物治疗，除非进行肝移植，否则患者的病情只会进行性加重，不可能逆转。所以，治疗的风险远低于放弃和等待。

经过驱铜治疗，大部分患者的大部分症状都得到不同程度的缓解，但有部分患者的症状反而加重，甚至不可逆。出现这种情况的原因尚不十分清楚，可能的原因是：病情进展较快，而药物的疗效较慢；已存在不可逆的病变组织；使用络合剂后，体内铜再分布，导致血液和脑组织中游离铜增加。

三、分期治疗

驱铜药物治疗包括初期治疗（initiation therapy）、维持治疗（maintenance therapy）和症状前治疗（表24-4）。治疗目标是减少有毒的游离铜的数量。初期治疗是强化驱铜治疗，目的是建立负铜平衡，降低体内的铜负荷，使体内的铜达到正常水平，常用药物有D-青霉胺、曲恩汀和二巯丙磺钠等；维持治疗是指维持体内正常的铜水平，防止因胆道排铜障碍引起的饮食中的铜沉积，同时避免医源性铜缺乏。除非患者进行肝移植，否则需维持终身驱铜治疗（lifelong decoppering），常用药物有D-青霉胺、二巯丁二钠、曲恩汀及锌剂等。为避免耐药性，常交替用药。一般在初期治疗2~6个月后，大多数患者临床症状好转，完全恢复多发生于用药后的6~24个月，也有报道此期限可长达3~4年，尤其是有严重神经系统症状的患者，生化检查结果可延迟3~12个月恢复。恢复后患者的肝脏转氨酶和血清游离铜可在正常范围内。如用络合剂，24小时尿铜应在200~500 μg；如用锌剂，24小时尿铜应在75 μg以下。在有晚期肝病和门静脉高压的患者中，国际标准化比值延迟和血小板减少可持续存在，如观察在6~12个月内保持稳定，此时可转为维持治疗。

症状前期的患者可单独用锌剂治疗；单纯肝症状患者，年龄小且症状轻者可先用锌剂治疗，疗效不好再选用金属络合剂，症状明显者则直接选用金属络合剂治疗；对于脑型肝豆状核变性患者，是否首先选用金属络合剂治疗，取决于其运动不协调症状的严重程度，轻者可首选青霉胺治疗，但治疗过程中要严密观察，一旦出现症状加重，应该与神经症状严重的患者一样，放弃D-青霉胺治疗，选择其他的金属络合剂或单独用锌剂治疗。

维持治疗期间，建议每1~2个月复查血常规、肝肾功能一次。病情轻微且稳定者，也可每3~6个月复查一次。每半年至一年查血清游离铜及24小时尿铜一次。

对于40岁以后发病的迟发型患者，因易发生继发性铜缺乏，应降低络合剂的用量。迟发型患者的发病机制尚未明确，也未发现与之相关的基因突变，可能与修饰基因（如甲基四氢叶酸还原酶或载脂蛋白E）或遗传外机制相关。

表24-4　肝豆状核变性病治疗建议

患者	治疗目标	治疗建议	治疗时间
症状期患者	初期治疗：逆转神经系统和肝脏症状；使体内铜平衡正常化	口服铜络合剂（D-青霉胺或曲恩汀）	一般需1~2年。有严重神经系统疾病者需要3年左右
	维持治疗：临床症状好转时启动，防止体内铜正平衡	口服铜络合剂（D-青霉胺或曲恩汀）；锌剂	终身
症状前患者	维持治疗：防止体内铜正平衡	口服铜络合剂（D-青霉胺或曲恩汀）；锌剂	终身
怀孕女性		在计划怀孕前予以充分的驱铜治疗。继续口服铜络合剂（D-青霉胺或曲恩汀），需减少25%的剂量；或继续口服锌剂 因为口服的铜络合剂和锌剂均可在母乳中出现，影响婴儿体内的铜代谢，患者产后应避免哺乳	
一级亲属	应进行肝豆状核变性的筛查。一旦确诊，立即治疗		如确诊，需终身治疗 如排除，则无须治疗 如不能除外肝豆状核变性，应坚持每6~12个月监测一次
肝豆状核变性基因携带者	未患肝豆状核变性，无须治疗		

第四节　络合剂

络合反应的英文单词 "chelation" 来自希腊词 "chele"（蟹爪），是指络合剂与位于中心的金属阳离子形成一个有机环的络合物的化学反应。一个 A 离子（或原子）与几个 B 离子（或分子），或几个 B 离子与 C 离子（或分子）以配位键的方式结合，形成具有一定特性的复杂化合物，称作络合离子。在任何状态下，由络合离子或络合分子组成的化合物，称作络合物。络合物的中心离子（M）同配位体（L）之间是依赖配位键相结合（L→M）这种结合也称络合。络合剂中所含的原子提供电子对中心离子（有毒金属离子）以配位键相结合，生成络合物。有害金属离子进入机体后，绝大部分与体内各脏器内的各种氨基酸、蛋白质和核酸的氨基、羟基及磷酸根等所谓"内源性络合剂"相结合，仅很少部分以游离金属离子存在。作为治疗肝豆状核变性的络合剂，首先必须具有取代已在脏器内与金属离子相结合的"内源性络合剂"进行配位基交换反应的作用。体内还存在着原有的多种金属离子，如 Ca^{2+}、Mg^{2+} 等，也与有毒金属离子 Cu^{2+} 竞争络合。影响驱铜效果的因素有：①络合剂的毒性：因肝豆状核变性需长期驱铜，络合剂毒性必须小，能长期及较大剂量应用；②络合剂的排出速度：如果排出速度大于体内络合配位基交换反应的速度，那么应无络合效应；③络合剂与金属离子的亲和力：络合剂与体内其他金属离子的亲和力必须小于与铜离子的亲和力，否则不仅不能有效排出体内沉积的铜离子，反而将体内必需的金属离子排出体外，引起后者缺乏。如依地酸钙钠在体内排锌、钙等体内金属离子的作用超过排铜作用 10 倍以上，因此，虽也有排铜作用，但不能改善临床症状，甚至反而使症状加重；在机体正常体温和体液 pH 值条件下，能进行配位基交换反应（AM+L↔A+ML；M：Cu^{2+}，L：络合剂，A：内源性络合剂），才能将体内已结合的铜排出体外，以恢复"内源性络合剂"的正常生理功能，改善临床症状；Cu^{2+} 结合形成的络合物的稳定常数大于 Ca^{2+} 等体内金属离子的稳定常数。

络合剂可与重金属形成稳定的低毒或无毒的可溶性化合物。但也有一定的不良反应，约 30% 的患者需要中断治疗。络合剂主要的不良反应包括过敏反应、骨髓抑制、皮肤退行性变、肾毒性和自身免疫病等。

按照化学结构，将治疗肝豆状核变性的络合剂分为：巯基（SH）或含硫化合物，如 D- 青霉胺、二巯丁二酸及二巯丙磺钠等；多胺多羧类化合物，如依地酸钙钠和依地酸钙钠等；其他化合物，如盐酸三乙四胺双盐酸盐等。其中，巯基络合剂的驱铜效果最好，铜与巯基络合剂形成可溶性化合物从尿中排出。

络合剂与血液中游离铜结合，并不直接与肝铜结合，这是患者延迟恢复的原因。神经系统症状常在启动络合剂治疗 4 年内完全或部分改善，残留的神经系统症状呈慢性表现，中断治疗可加重症状。

一、D- 青霉胺

（一）临床药理学

目前 D- 青霉胺（D-penicillamine）仍被视为肝豆状核变性治疗的首选药物，尤其治疗肝脏受累的肝豆状核变性效果较好。L- 青霉胺是有毒性的。D- 青霉胺（D-3,3- 青霉胺，β,β -dimethyl-D-cysteine，thiovaline）或正 - 乙酰 - 消旋 - 青霉胺（N-acetyl-DL-penicillamine）或 2- 氨基 -3- 巯基 -3- 甲基丁酸（2-amino-3-mercapto-3-methylbutyric acid）是青霉素的水解产物，是一种含硫的氨基酸，经验分子式是 $C_5H_{11}NO_2S$（图 24-1），分子量为 149。有 3 个主要决定其药理效应的功能性基团：α - 氨基、羧基、巯基。其中巯基可还原性地络合铜，与 Cu^{1+} 或 Cu^{2+} 形成化合物，为临床上常用的强效金属络合剂，已被广泛用于肝豆状核变性的治疗。其作用机制是：D- 青霉胺减少铜与蛋白质和多肽的亲和性，使铜与组织分离出来，形成青霉胺 - 铜复合物，从尿中排出，使尿铜增加十余倍。D- 青霉胺的巯基和氨基酸是双配位配体，1 个铜原子（Cu^{1+} 或 Cu^{2+}）可以与 2 个 D- 青霉胺结合。在早期治疗中，D- 青霉胺可导致负铜平衡；诱导金属硫蛋白，金属硫蛋白在半胱氨酸中含量丰富，与包括铜在内的金属离子有高亲和性，可以中和细胞内的铜，与铜形成复合物，减少细胞内的游离铜。D- 青霉胺也可改善肝组织病理学和功能，但不能改变肝大和肝硬化。D-青霉胺对各组织的铜驱除速度不同，在肾脏最快，肝脏次之，在脑组织最慢。随着患者体内沉积的铜含量下降，D-青霉胺的驱铜能力下降，常发生于服用一年后。

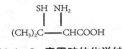

图 24-1　D-青霉胺的化学结构

除了肝豆状核变性，D-青霉胺也作为络合剂治疗铅中毒；分解半胱氨酸并由尿排出，形成胱氨酸尿（cystinuria），治疗胱氨酸病（cystinosis）；具有半免疫抑制剂（half-immunosuppressor）和降低 IgM、风湿因子的作用，治疗严重的、活动性的、对一般治疗无反应的风湿性关节炎。D-青霉胺抑制并可切开原胶原蛋白形成的交联。

D-青霉胺是青霉素的衍生物，必须在青霉素皮试阴性时才可服用。D-青霉胺是一种白色结晶粉末，易溶于水。为方便口服给药，每一个胶囊常含有乳糖和明胶及活性药物（大多为 125 mg 或 250 mg）。D-青霉胺经口服 1 小时后，在消化道内可快速而不完全（40%~70%，因个体差异而不同）地被吸收。在服药 1.5~4 小时后，D-青霉胺的血药浓度达到峰值，如服用 150 mg 的 D-青霉胺，峰值血药浓度为 5 μmol/L；服用 800 mg 的 D-青霉胺，峰值血药浓度为 28 μmol/L。在血液中，几乎 80% 的 D-青霉胺与蛋白质结合，主要是白蛋白和铜蓝蛋白，也与红细胞和巨噬细胞结合。D-青霉胺在肝脏中代谢，可进入各种组织。在血液中，80% 的 D-青霉胺与蛋白质结合；7% 与低分子量硫醇（如半胱氨酸）形成 L-半胱氨酸-D-青霉胺二硫化合物；5% 形成青霉胺二硫化合物；6% 是游离的。青霉胺-白蛋白二硫化物的血液浓度直至规律服药后第二周才达到稳态。大多数 D-青霉胺通过肾脏排出体外，半衰期（$t_{1/2}$）在 1.7~7 小时。当长期服用 D-青霉胺时，清除需 4~6 天。在 48 小时内，约 80% 的 D-青霉胺被代谢为与半胱氨酸结合的低分子量二硫化物，通过尿中排出，也有少部分从粪便排出。半胱氨酸的过度分泌可引起其缺乏。D-青霉胺从体内的清除是双时相的：第一时相时，口服后 1 小时达到半衰期；第二时相是在口服 5 小时后，清除速度变慢，说明 D-青霉胺从组织中是逐渐释放的。一些 D-青霉胺被转换为 S-甲基-青霉胺，由肾脏分泌或由肝脏代谢。尚不清楚 D-青霉胺在细胞内和细胞表面的浓度和代谢产物。

正常人每日需要吸收锌 1.4 mg（男性）和 1.0 mg（女性）。D-青霉胺等络合剂可从尿中排出大量的锌，但患者的血锌含量并不下降。可能与食物中锌含量丰富有关。

（二）对不同类型的肝豆状核变性的疗效

D-青霉胺对不同类型肝豆状核变性患者的疗效和不良反应有很大差异，最好能个体化给药，即根据患者年龄、临床分型、病程及用药后尿排铜量等，确定其服用剂量及服用维持时间。对于有肝功能损害而无脑部症状的患者，应早期开始 D-青霉胺治疗，以延缓病情进展，避免肝衰竭。

D-青霉胺治疗脑型中各亚型的效果差别很大。帕金森综合征亚型患者，如以震颤为主，D-青霉胺治疗效果最好。如以明显的肌强直为主，则疗效差；精神障碍亚型者可用 D-青霉胺；运动障碍亚型患者，严重肢体痉挛或肢体畸形，D-青霉胺给药后症状加重；口-下颌肌张力障碍亚型患者，D-青霉胺治疗后加重，甚至完全不能发音；以溶血性贫血、肾损害或骨关节肌肉损害为主的其他类型患者，D-青霉胺的治疗效果较好。

一般而言，神经功能的缺损症状越严重，应用 D-青霉胺后出现神经症状加重的可能性越大。建议对于脑型肝豆状核变性患者，根据不同的亚型，选择相应的排铜药物。对于必须应用 D-青霉胺治疗的患者，应施行个体化方案，从小剂量开始给药，根据尿铜水平调整 D-青霉胺用量，防止肝脏等组织中沉积的铜一次性被过多地动员出来，导致铜重新分布到脑组织，使脑内的铜水平短暂升高，造成不可逆损害。构音障碍、吞咽困难、扭转痉挛及肌张力障碍等症状比较轻者，尽可能慎用 D-青霉胺。如这些症状比较严重，应不用 D-青霉胺。对于由于肌张力障碍导致的明显畸形（多为面部、手及足）及扭转痉挛的患者，不宜用 D-青霉胺，可用二巯丙磺钠加锌剂治疗。小剂量起始，逐渐加量，并以较小剂量维持，可减少神经症状的加重。

（三）服用方法

D-青霉胺不应与食物、抑酸药物或铁剂同服，否则其吸收率可降低 50%。成年患者每日需口服 15～25 mg/kg 或 1000～2500 mg 的 D-青霉胺，常为 1000 mg/d，需空腹，于饭前 30～60 分钟或餐后 2 小时、分 3～4 次服用。儿童的剂量是 20～30 mg/（kg·d）。D-青霉胺可以恶化患者的神经系统症状，患者服用时应逐渐缓慢增量，从 125 mg/d（或更低剂量）的起始剂量，每 3～4 天增加 125 mg，或每 2～3 周增加 250 mg，最大剂量为 2500 mg/d，个别危重患者可短暂使用 4000 mg/d，中国治疗指南建议最大剂量为 1500 mg/d。维持剂量（或症状前患者）更低一些，一般为 500～750 mg/d。儿童的维持剂量为 15 mg/（kg·d）或减少 20%～30% 的药量。急性患者最好持续用药半年至 1 年，待症状好转后停用或转为间歇服药，例如服两周停两周，或服 10 天停 10 天。

一般而言，患者开始使用 D-青霉胺 2 周后，尿铜排出量显著增加，可从原来的 100～200 μg/24 h 升至 1000～2000 μg/24 h 或更高，继续加量后，尿铜甚至达到 2000～5000 μg/24 h。此时可停止增加剂量。经过一段时间后，尿铜量逐渐下降。连续检测数次（大约 2 周测一次）后，如尿铜量维持在 200～500 μg/24 h，提示可将驱铜治疗转入维持阶段。如在服用期间，躯体对 D-青霉胺不敏感，可停用 1～2 个月后再用，用后尿铜量常明显增高。

（四）治疗效果

D-青霉胺等络合剂对肝型患者疗效较好，而约近半数的脑型患者使用络合剂后可出现神经系统症状加重，部分患者甚至发展为不可逆性损害。如果在起始治疗时出现神经系统症状加重，应将剂量降至 250 mg/d，每 4～7 天增加 250 mg，直至 24 小时尿铜达到 2000 μg。

经过有效的治疗，一般肝豆面容在 3～5 个月内首先恢复；在开始的 2～6 个月内，患者肝功能不全的临床表现（肝脏合成功能下降、腹水、黄疸）及其辅助检查（白蛋白、国际标准化比值等）开始好转，并在 1 年内持续好转；Kayser-Fleischer 环在 12～18 个月内恢复，脑型患者的神经系统症状恢复较慢，常在开始治疗 12～36 个月后好转。构音障碍和精神症状恢复缓慢，症状好转后转为间歇用药。中断治疗或顺应性差会导致肝脏症状恶化或神经系统症状复发（或开始出现）。如在 2～3 年内，患者的神经系统症状仍未好转，将会持久性存在。

服用 D-青霉胺是相对安全的。2003 年，Walshe 报道第一位接受 D-青霉胺治疗的患者，已安全地服用 D-青霉胺 47 年，从严重的神经系统残疾中恢复，育有 3 个子女，生活持续保持正常。

（五）药物的相互作用

D-青霉胺与重金属具有相互作用，如患者需服用铁盐，应与服用 D-青霉胺的时间间隔 2 小时。D-青霉胺不应与抑制骨髓的药物，如细胞生长抑制剂、抗疟疾药物、含金制剂、保泰松等合用。D-青霉胺抑制吡哆醇（pyridoxine）代谢，增加吡哆醇从尿中的排出，患者还需补充维生素 B_6 及其他维生素。含铝或镁的制酸剂可能通过提高胃 pH 值，促进氧化形成难以吸收的二硫化物，抑制高达 45% 的 D-青霉胺的吸收。曾服用金盐的患者更易发生与 D-青霉胺相关的不良反应。铁盐可能通过促进氧化形成的二硫化物，铁盐减少 35% 的系统性的 D-青霉胺的利用，减少 25% 的铜分泌。即使以多种维生素的形式服用，其中的铁剂也干扰 D-青霉胺的代谢。规律服用铁剂的患者停止服用后，D-青霉胺的吸收增加，其不良反应也相应增加。当患者同时服用丙磺舒和 D-青霉胺时，D-青霉胺的治疗效率明显下降。

（六）药物的不良反应

1. 神经系统症状的加重

部分脑型患者在使用 D-青霉胺治疗过程中出现神经症状加重现象，出现时间多见于用药后 1 个月左右，经过 2～4 个月渐好转，但也有患者持续至 6 个月后才逐渐改善。即使经过积极治疗，一部分患者的症状（特别是神经系统）也会恶化。约 50% 的有神经系统症状的患者服用 D-青霉胺后，其神经系统症状加重。在加重的患者中，50% 的患者（占所有服药患者的 1/4）不能恢复到用药前的状态。神经系统症状加重的原因如下。

（1）与 D- 青霉胺的用量有关

近年来证实发生这种反应的原因主要是在初始治疗时，就用全量的 D- 青霉胺。过快地增加 D- 青霉胺的用量，使组织中大量的铜被动员出来，血清和脑脊液中游离铜的浓度快速上升。游离铜诱导氧化应激，进一步损害脑组织，引起严重的神经系统症状。D- 青霉胺与细胞内的铜相互作用，形成毒性作用更强的化合物。重度脑功能损害的患者使用 D- 青霉胺，也易发生神经系统损害加重。对于部分出现神经症状加重的患者，减少 D- 青霉胺用量甚至停用 D- 青霉胺，神经症状会有好转。提示 D- 青霉胺应从小剂量开始，逐渐加量，并以较小剂量维持，可减少神经症状加重的可能。

（2）与神经症状严重程度尤其是锥体外系损害程度有关

神经症状越重者，影像学上基底神经节、丘脑和脑干的损害越明显，D- 青霉胺治疗后神经症状加重的可能性越大，其中尤以构音障碍和肌张力障碍等两种症状的加重最为明显。D- 青霉胺对于吞咽困难、舞蹈样动作的治疗效果不理想，对于震颤、肌强直、运动迟缓、流涎的效果较好。

（3）与脑脊液铜的增加有关

神经症状加重的患者的脑脊液铜的含量较治疗前增加，而症状改善者则无脑脊液铜的含量增加，提示脑铜的增加可能是导致神经症状加重的机制之一。

（4）可能存在神经元的新损害

神经症状加重的患者在服用 D- 青霉胺后，脑脊液和血清中神经元特异性烯醇化酶明显高于治疗前。而神经症状改善的患者，治疗前后的神经元特异性烯醇化酶变化不明显。神经元特异性烯醇化酶是反映神经系统损伤的有效指标。

（5）尿铜的排出不足

神经症状加重的患者的尿铜含量低于症状改善的患者，提示症状加重的患者尿铜的排出量少。

2. 其他的不良反应

D- 青霉胺的药物不良反应较多，15% ～ 30% 的患者因此中断治疗，最常见的是皮肤黏膜反应（如皮疹或口腔炎）。不良反应的发生具有剂量相关性，缓慢增量可减少或减轻药物不良反应。

（1）按发生时间的顺序

按发生时间的先后顺序，这些不良反应主要分为两大类：早期反应和迟发反应，但这些反应实际可发生于服药的任何阶段。早期反应在用药 4 周内发生，10% ～ 20% 的患者会出现，与过敏反应相关，包括发热、味觉变化、皮肤损害、淋巴结病（lymphadenopathy）、中性粒细胞减少及血小板减少（骨髓毒性）、蛋白尿（继发于 D- 青霉胺的肾病的标志）。需注意由于肝硬化和门静脉高压引起的脾功能亢进，也可使患者的血小板、白细胞减少。迟发反应发生在用药 3 周至数年后出现，3% ～ 5% 的患者发生自身免疫反应，表现为肾脏损害，如蛋白尿、血尿、Goodpasture 综合征等；皮肤损害，如匐行性穿通性弹性纤维病（elastosis perforans serpiginosa，EPS）（常发生于颈部和腋下）、皮肤早衰样改变（progeriatric change）（服用剂量长期 >1000 mg/d）、类天疱疮（pemphigus）、扁平苔藓（lichen planus）、阿弗他口炎（aphthous stomatitis）、口腔黏膜溃疡、狼疮样综合征，即蛋白尿、血尿、抗核抗体阳性；浆液性视网膜炎；肌肉病，如重症肌无力样综合征、多发性肌炎；味觉缺失；再生障碍性贫血；IgA 缺乏症；肝损害；视神经炎；ANCA- 血管炎等。有些患者长期应用 D- 青霉胺后，由于胶原和弹性蛋白交联被抑制，患者易发生擦伤（bruising）或复发性皮下出血，这种症状罕见于服用 D- 青霉胺的剂量低于 1000 mg/d 的患者。为了伤口愈合良好和防止术中出血，患者在手术前应停用 D- 青霉胺 1 ～ 3 个月。也有学者认为如服用 D- 青霉胺的剂量不大，术前不必停服药物。与使用锌剂不同，长期应用 D- 青霉胺后，可引起铁在肝内沉积。长期应用 D- 青霉胺后还可引起微量元素缺乏，但意义未明。

（2）按发生的部位

按发生的部位，D-青霉胺对各器官系统的不良反应如下。

1）心血管系统：D-青霉胺对心血管系统并无直接影响。D-青霉胺相关的多发性肌炎可累及心肌，引起心律失常、Adam-Stroke发作和死亡。由于自身免疫反应，可引起坏死性血管炎。

2）呼吸系统：D-青霉胺对肺无直接的药理作用，产生的与肺相关的不良反应包括：间质和肺泡的不良反应；肺纤维化；闭塞性细支气管炎；肺-肾综合征。D-青霉胺相关的多发性肌炎和重症肌无力可引起呼吸衰竭，甚至需要通气支持。狼疮诱导的胸膜炎也有报道。肺泡出血见于类似于Goodpasture综合征的致命性的肺/肾综合征。D-青霉胺的过敏反应包括鼻炎、支气管痉挛、哮喘，罕见Churg-Strauss综合征。个别患者见肺囊肿，镜下见弹性纤维排列紊乱。反复发作的呼吸道感染继发于IgA缺乏或作为"黄甲综合征（yellow nail syndrome）"的一部分表现。

3）神经系统：D-青霉胺可因抑制吡哆醛依赖酶或过敏反应引起多发性神经病，偶有视神经病变或Guillain-Barré综合征。服药之前已有的中枢神经系统疾病者可急骤恶化，患者可发生抽搐、昏迷，甚至死亡。尚不清楚这些改变是否由何种水平的铜分布变化引起：亚分子、亚细胞、细胞间或器官间，或是由D-青霉胺的其他的特性变化引起（如提供巯基的能力）。

4）肌无力：D-青霉胺可引起4%的患者出现重症肌无力样反应。受累的部位常从眼肌开始，也可累及任何横纹肌。90%的患者抗乙酰胆碱受体抗体阳性。抗横纹肌抗体和抗核抗体也可阳性。是否定期监测抗乙酰胆碱受体抗体以早期发现亚临床的神经肌肉传导障碍，尚有争议。

D-青霉胺可与循环中的巨噬细胞或树突细胞表面的DR1分子结合，其引起的肌无力患者的HLA抗原DR1和Bw35表达较高，DR3（与经典的重症肌无力相关）和DR4（与风湿性关节炎相关）表达较低。

停用D-青霉胺后，患者的肌无力症状迅速好转。否则，患者的症状加重，甚至死亡。未被识别的肌无力患者接受全麻后，肢体瘫痪的时间延长。对于服用D-青霉胺的患者，应如同患重症肌无力的患者一样，注意采取预防措施。

5）视力：罕见视网膜病变、视神经病变和眼部假瘤。

6）嗅觉和味觉：服用D-青霉胺是引起嗅觉异常的原因之一。味觉异常（dysgeusia）可发生于任何时间，可持续存在。依据服用剂量，味觉异常的发生率在10%～25%。服用剂量大于900 mg，味觉异常的发生率超过50%。味觉异常常在服药后的第6周发生，患者常抱怨需要增加糖或调料。患者感觉是咸味或金属味，如同吃棉花或吸水纸。随之发生味觉完全丧失，嗅觉保存。继续服用D-青霉胺后的6～8周内，味觉异常可自然改善。味觉异常与铜或锌缺乏相关，补充铜并不能预防味觉异常。如发生锌缺乏，补充锌可纠正味觉异常。

含巯基的复合物（如吡硫醇、卡托普利和丙硫氧嘧啶等）与味觉异常相关。尚无儿童服用D-青霉胺后发生味觉异常的报道。

7）内分泌：罕见甲状腺炎的报道。D-青霉胺可诱导产生抗胰岛素抗体和低血糖，患者体内存在免疫反应性胰岛素，而游离胰岛素极低。停用D-青霉胺后，抗胰岛素抗体迅速降低。尚不清楚为什么发生低血糖而不是高血糖。

8）酶抑制：D-青霉胺影响铜蓝蛋白的功能。一些含铜和D-青霉胺的复合物具有超氧化物歧化酶的功能。

9）营养：D-青霉胺抑制吡哆醛依赖酶，引起体内吡哆醛缺乏。

10）金属代谢：在人体，D-青霉胺与金属形成的化合物的稳定性从高至低为铜、铅和汞。D-青霉胺引起的铜缺乏可导致秃顶、味觉缺失和贫血，血清铁浓度常无变化。

11）血液系统：25%的患者发生嗜酸性粒细胞增加，但对预测高敏反应并无价值。10%～16%的患者发生血小板减少，约10%的患者因此而停药。血小板减少常常是短暂的，偶尔是一个警示，预示发生严重的血小板减少或其他严重的血液系统疾病，如再生障碍性贫血或血栓性血小板减少性紫癜。血小板减少主要发生于用药后开始的6个月内，与某些HLA抗原相关（DRA4、A1和C4BQO）。开始服用药物后，每2周检查一次血小板计数，其后每月检查一次；血小板计数位于（70～100）×10⁹/L 时，每周检查一次血小板计数；低于 $70 \times 10^9/L$ 时，每天检查一次血小板计数；如血小板计数下降较快或低于 $70 \times 10^9/L$，应停用 D- 青霉胺。

D- 青霉胺也可引起粒细胞减少、铁粒幼细胞贫血、溶血性贫血、红细胞增多症、白细胞增多和血小板增多等。中性粒细胞下降可以是不依赖剂量的突然下降，常发生于用药的第一年；更常见的是依赖剂量的逐渐下降。

12）口腔：口腔黏膜溃疡并不少见，导致 3.2% 的患者停药。口腔炎由多因素引起，如贫血、病毒或念珠菌感染、复发性阿弗他溃疡、Sjögren 综合征。当使用大剂量 D- 青霉胺时，口腔炎与胶原合成受损有关。口腔炎可以是一个 D- 青霉胺诱导粒细胞缺乏症的先兆。口角炎也有报道。即使无外部症状，口腔病变也可由天疱疮、瘢痕性类天疱疮或扁平苔藓引起。D- 青霉胺引起的瘢痕性类天疱疮与口腔溃疡、食管溃疡和狭窄相关。

13）胃肠道：1/3 服用 D- 青霉胺的患者可发生胃肠道症状：恶心、呕吐、胃灼热感、腹部不适、腹泻，在用药的前 3 个月，停药患者中的一半是由胃肠道原因引起。D- 青霉胺较少导致消化性溃疡。以低剂量起始并缓慢增量可明显减少胃肠道症状。

14）肝脏：有数个报道报告 D- 青霉胺可引起肝损害，主要是胆汁淤积性肝炎，可伴随过敏症状：发热、皮疹、肺或血液系统反应。铜缺乏可降低铁氧化酶活性，引起细胞内铁沉积，损害肝功能。

15）胰腺：D- 青霉胺较少影响胰腺。

16）泌尿系统：10%～25% 的患者出现蛋白尿，50% 的出现胱氨酸尿（cystinuria）。约 5% 的患者因蛋白尿而撤药。在用药的前 18 个月，应多次进行尿液检查。轻度的蛋白尿（<1 g/d）的发生最为频发，可以是一过性的。中度的蛋白尿可由 D- 青霉胺引起，可不是进行性的或临床上有害的，建议密切观察和适当减药，无须停药。如蛋白尿进行性加重，可发展为肾病综合征，需要停药。对于胱氨酸尿的患者，如尿蛋白 >5 g/d，需停药。肾病易发生于用药后第二个 6 个月期间，HLA 抗原 DR3 和 B8 的患者更易发生。蛋白尿的发生与膜性肾病和微小肾小球疾病相关，光镜下可见基底膜增厚或无变化，电镜下可见肾小球结构紊乱（上皮细胞足突融合、上皮下电子致密物沉积、系膜细胞增生活跃）。免疫电镜示含 IgG 和 C3 的颗粒沉积。免疫复合物的沉积不是由循环免疫复合物沉积引起，而是由目前尚未确定的、在原位表达的致肾炎抗原与抗体形成免疫复合物沉积引起。血清肌酐常无改变。D- 青霉胺引起的肾小球病变的预后较好。停药后，蛋白尿的持续时间不会超过 12 个月，镜下损害的表现可能持续较长时间。D- 青霉胺引起的肾病常发生于大剂量服用 D- 青霉胺时，也可以发生于小剂量服用 D- 青霉胺时（如 125 mg/d）。

偶尔，D- 青霉胺相关的肾损害是增殖性和进行性的，超过基底膜，在肾小球内有新月体形成，损害其他肾脏结构，如肾小球肾炎和 IgM 肾病。可进展为肾功能不全，甚至死亡。

D- 青霉胺引起狼疮样综合征与增殖性肾小球肾炎相关，累及肾小球系膜，发生间质性浸润。抗 DNA 抗体可阳性。

D- 青霉胺引起致命性的并发症是 Goodpasture 综合征样反应，表现为肺泡出血、新月体性肾小球肾炎。与 Goodpasture 综合征相比，该并发症的循环抗肾小球基底膜抗体阴性。使用免疫抑制剂可改善预后，也可能需要进行血浆置换和血液透析治疗。

大多数服用 D- 青霉胺的患者会发生一过性的血尿，所以血尿预测肾脏损害的价值并不大。

17）皮肤：D- 青霉胺可引起多种皮肤病变（表 24-5），有 20%～33% 的患者出现皮肤并发症。在治疗开始的数日～数周内，约 1/5 的患者发生过敏反应。斑丘疹或荨麻疹样皮疹常频繁出现，伴有瘙痒、水肿、淋巴结病、关节痛、发热、嗜酸性粒细胞增多。既往对青霉素过敏的患者服用 D- 青霉胺后更易发生皮疹，发生交叉过敏反应。在对青霉素过敏的患者中，对 D- 青霉胺发生严重过敏反应的比例较低。HLA 抗原 DRw6 阳性的患者更易发生皮肤反应，抗 Ro（SSA）抗体阳性患者易发生皮疹和发热。如出现高热、皮疹，应立即停药，偶有皮疹会进展为剥脱性皮炎，应紧急处理。患者早期发生过敏反应时，一般无须永久停用 D- 青霉胺，症状较轻者可采用脱敏疗法，如降低剂量（从 31.25～62.50 mg/d 开始）、使用皮质激素（泼尼松 15～30 mg）等措施予以缓解。

采用这种脱敏治疗处理后，大多数患者可以继续使用 D- 青霉胺。非特异性皮疹可能是严重的 D- 青霉胺诱导的反应的首发体征，如天疱疮。

表 24-5　D- 青霉胺相关的皮肤病变

相关病变	英文名称
棘层松解皮病	acantholytic dermatosis (Grover's disease)
大疱型类天疱疮	bullous pemphigoid
瘢痕性类天疱疮	cicatricial pemphigoid
皮肤假性淋巴瘤	cutaneous pseudolymphoma
皮肤松弛症（弹性过度症）	cutis laxa (hyperelastica)
皮肌炎	dermatomyositis
匐行性穿通性弹力纤维病	elastosis perforans serpiginosa
环形红斑	erythema annulare
多形性红斑和中毒性表皮坏死松解症	erythema multiforme and toxic epidermal necrolysis
移植物抗宿主样反应	graft-versus-host-like reactions
扁平苔藓样皮疹	lichen planus-like eruptions
狼疮样综合征（盘状狼疮、亚急性皮肤狼疮、系统性狼疮样综合征）	lupus syndrome (discoid lupus; subacute cutaneous lupus; systemic lupus-like syndrome)
斑丘疹样皮疹	maculopapular rashes
天疱疮（红斑型、落叶型、寻常型）	pemphigus (erythematosus, foliaceus, vulgaris)
光敏感	photosensitivity
弹性纤维性假黄瘤	pseudoxanthoma elasticum
牛皮癣样皮疹	psoriasiform eruptions
脂溢性皮炎	seborrheic dermatitis
迟发性皮肤病（易脆性、粟粒样丘疹、出血性大疱样）	tardive dermopathy (friability, miliary papules, hemorrhagic, bullae)
荨麻疹样皮疹	urticarial rashes

D- 青霉胺抑制胶原交联的生物合成，引起的皮肤病变包括皮肤松弛、匐行性穿通性弹力纤维病、弹性纤维性假黄瘤。D- 青霉胺还可引起一些罕见的不良反应，如高敏性、大疱型皮肤病等。在一个有 163 例经过 D- 青霉胺治疗的患者的研究中发现，15% 的患者有皮疹，7.2% 的患者有弹性组织变性。

D- 青霉胺也可引起一些罕见的皮肤病，如系统性硬化症样病变、局限性硬皮病（morphea）。大疱型病变可发生于硬皮病（局灶性、全身性或系统性）。光敏感可为 D- 青霉胺诱导的狼疮样综合征的症状之一。D- 青霉胺也与 Ⅱ 型大疱型系统性红斑狼疮和坏死性血管炎相关。

①对胶原和弹性蛋白的影响：当患者长期大量服用 D- 青霉胺时，可出现特征性的迟发性皮疹：易脆性增加、出血性大疱、粟粒疹样丘疹。这些病变主要出现于易发生外伤的皮肤部位，与 D- 青霉胺对胶原和弹性蛋白的影响有关。偶尔 D- 青霉胺诱发类似于罕见皮肤病的病变：匐行性穿通性弹力纤维病、皮肤松弛症、弹性纤维性假黄瘤，但这些病变的病理变化与原发性疾病并不相同。

肺、血管、回肠、内脏动脉外膜和关节组织等非皮肤组织也受到影响，临床意义未明。有研究发现多发性淋巴管扩张和血管 – 淋巴吻合。低剂量的 D- 青霉胺也可引起胶原和弹性蛋白的损害。病变多集中于屈曲的部位：颈部、腋窝、肘窝和臀部，说明这些部位的弹性蛋白的更新速度较快，其次是剪切应力和拉伸。或许胶原损害抑制了伤口愈合。

D- 青霉胺引起皮肤病变的机制可能是抑制了胶原纤维的交联反应。酪氨酸氧化酶是胶原纤维的交联反应所需要的酶，是一种含铜酶，可能被铜络合剂 D- 青霉胺抑制。异常弹性纤维沉积引起弹性瘤。

②匐行性穿通性弹力纤维病：是一个罕见的皮肤病，与经表皮弹性组织消失有关。D- 青霉胺诱导真皮乳头层的弹性纤维合成降低，真皮中间层的弹性纤维过度增殖。匐行性穿通性弹性组织病变多在长期服用 D- 青霉胺后停止服用时发生，表现为皮肤表面起伏不平，瘙痒，直径 5 ~ 7 cm，是一种迟发性病变，起初为红色脐形丘疹，合并成环状病变（匐行性的和弓形的），有一个明确的中心，镜下是加厚的粗糙的弹性纤维，挤压通过狭窄的表皮通道。同时伴有内脏弹性纤维变性，如肺中发生气囊肿（air cyst）。

③皮肤松弛症：皮肤松弛是一个由弹性组织局部丢失引起的良性皮肤疾病。皮肤松弛症表现为皮肤松弛，多皱褶，皮肤的弹性下降。

④弹性纤维性假黄瘤：弹性纤维性假黄瘤表现为合并的黄色蜡状斑块样改变，如同"被拔毛的小鸡"样外貌（丘疹上有滤泡孔），皮肤明显松弛、有皱纹。镜下弹性纤维呈"虫蛀样""锯齿样"或"荆棘刺"样外观。胶原纤维的厚度变化较大。弹性纤维染色示弹性纤维数量增加，呈不规则锯齿状。病变部位的弹性蛋白含量比正常大三倍，而弹性蛋白的交叉连接仅为正常的15%。电镜下真皮的弹性纤维上布满大小形状不同的垂直结节。沉积的颗粒状嗜弹力纤维物质围绕正常弹性组织的中心。与原发性弹性纤维性假黄瘤相比，该病变部位钙沉积。

⑤伤口愈合：因影响胶原蛋白合成，D-青霉胺可能影响伤口愈合。而一些研究的结论则相反。

⑥天疱疮：天疱疮是一种抗桥粒芯糖蛋白（antidesmoglein）抗体阳性的大疱样自身免疫性皮肤病。3类易诱发天疱疮的药物包括：D-青霉胺和其他含巯基化合物；"隐形"巯基化合物（含硫化合物，通过代谢形成巯基，如吡罗昔康、β-内酰胺复合物）；具有活性酰胺基团的药物（如安乃近、依那普利）。1%～2%的服用D-青霉胺者发生类似天疱疮样皮疹。D-青霉胺诱发的天疱疮成为落叶型，也可表现为其他类型如红斑型、寻常型和大疱型，预后较好。D-青霉胺诱导的天疱疮类型与HLA抗原类型无关。

停用D-青霉胺后，症状好转，也可持续多年，再次服药时可复发。寻常型出现抗桥粒芯糖蛋白抗体3，落叶型出现抗体1。天疱疮、大疱型或瘢痕性类天疱疮、红斑狼疮、盘状狼疮、脂溢性皮炎等病变可见于同一患者。

D-青霉胺具有嗜表皮性质，易沉积于皮肤。D-青霉胺引起天疱疮的可能原理为：通过破坏表皮细胞间连接（无天疱疮抗体），D-青霉胺引起皮肤棘层松解（acantholysis）；通过对表皮分化的修饰或与表皮组织的相互作用，诱导自我抗原形成；改变免疫耐受，影响T-抑制细胞，诱导自身免疫反应；β-内酰胺抗体可能也与发病相关。

D-青霉胺诱导的天疱疮可表现为非特异性皮疹、脂溢性皮炎、环形红斑、孤立性口腔炎，导致诊断困难。由于表皮水泡的易脆性，红斑型和落叶型的大疱特征已被忽略。

罕见且严重的皮肤损害是瘢痕性类天疱疮，表现为睑球粘连（symblepharon）、睑内翻、口腔溃疡，可累及躯干、肢体和会阴部。食管和阴道上皮受累后可引起狭窄。由于胶原合成受损，阴道溃疡性病变可发生于天疱疮或瘢痕性类天疱疮。

⑦移植物抗宿主样皮疹：类似于移植物抗宿主病变的皮肤反应是已知的D-青霉胺的并发症。药物诱导的皮疹有不同的表现，如类似天花、扁平苔藓、湿疹等，其病理表现类似于移植物抗宿主病变的皮肤反应，在表皮和真皮间的界面有液化坏死，可能的机制是T细胞对巯基的免疫反应，IL-2与IL-2受体结合诱发自身反应性T细胞激活。

18）毛发：有研究表明D-青霉胺可引起脱发，病因不明，可能与多发性肌炎相关。

19）指甲：D-青霉胺可引起黄指甲综合征，表现为指甲的破坏、淋巴水肿、胸腔积液和支气管病变。单独的指甲损害包括甲板的破坏、月牙缺失、甲裂等。

20）肌肉和骨骼：关节症状包括有响声、主观不适、严重关节痛等。关节炎可能是D-青霉胺诱导的系统性红斑狼疮表现的一部分。肝豆状核变性可有类似于风湿性关节炎的多关节炎表现，易误诊为D-青霉胺的不良反应。

21）乳腺：D-青霉胺可引起巨乳症（macromastia）、男子乳房女性化，可发生停经前或后的妇女，泌乳素正常或增加，组织学检查发现结缔组织增生，腺组织无变化。

22）免疫：D-青霉胺可引起许多自身免疫性疾病（表24-6），其临床表现与原发性疾病类似或并无区别。停用D-青霉胺后，患者的症状常恢复。在使用D-青霉胺期间，相当高比例的无症状人群产生自身抗体，如产生抗着丝点（anticentromere）抗体，这多为D-青霉胺诱导的自身免疫性疾病的标志。因发生自身免疫性疾病而停药的患者比例为2%～8%。停用药物后，抗体并不消失。

表 24-6 可能与 D- 青霉胺相关的自身免疫样反应

相关免疫样反应	英文名称
粒性白细胞减少症	agranulocytosis
再生障碍性贫血	aplastic anemia
自身免疫性低血糖	autoimmune hypoglycemia
Churg-Strauss 综合征	Churg-Strauss syndrome
皮肌炎 / 肌炎	dermatomyositis/polymyositis
Evans 综合征	Evans' syndrome
肾小球肾炎	glomerulonephritis
Goodpasture 综合征	Goodpasture's syndrome
移植物抗宿主样皮疹	graft-versus-host-like skin eruptions
格林 - 巴利综合征	Guillain-Barré syndrome
狼疮样综合征	lupus-like syndrome
重症肌无力	myasthenia gravis
坏死性血管炎	necrotizing vasculitis
Sjögren 综合征	Sjögren's syndrome
血小板减少症	thrombocytopenia
血栓性血小板减少性紫癜（Moschcowitz 综合征）	thrombotic thrombocytopenic purpura（Moschcowitz's syndrome）
甲状腺炎	thyroiditis

①过敏反应：虽然过敏反应很常见，但全身性过敏反应并不常见。

② ANCA 阳性血管炎：许多血管炎性疾病，如 Wegener 肉芽肿、镜下多脉管炎、Churg-Strauss 综合征、新月体性肾小球肾炎与抗中性粒细胞胞浆抗体（antineutrophil cytoplasmic anibody，ANCA）或白细胞破碎性血管炎（leukocytoclastic vasculitis）相关。在药物诱导的 ANCA 阳性血管炎中（包括 D- 青霉胺），抗髓过氧化物酶抗体最常见。通过间接免疫荧光染色，它们显示核周型（perinuclear pattern ANCA，pANCA），也可显示抗蛋白酶 -3 抗体型（antiproteinase 3 antibody ANCA，cANCA）。

③ Churg-Strauss 综合征：Churg-Strauss 综合征是一个罕见的疾病，表现为嗜酸性粒细胞增多、血管炎和肉芽肿，累及多个器官系统（皮肤、肺脏、肾脏、胃肠道、关节、心脏和中枢神经系统）。鼻炎和哮喘是早期的表现。有报道 D- 青霉胺可引起 Churg-Strauss 综合征，停药后病情仍然进展。

④皮肌炎和多发性肌炎：D- 青霉胺可引起与肌肉相关的自身免疫反应：伴有特征性面部皮疹的皮肌炎、多发性肌炎。约 1% 的服用 D- 青霉胺的患者发生肌炎。日本和印度患者多见。临床表现从仅有生化异常、中度力弱到伴有肌溶解、有时为心肌炎的重度多发性肌炎，可以发生心律不齐、Adams-Stokes 发作，甚至死亡。肌力下降可引起继发性呼吸衰竭。临床、病理和电生理均类似于原发性多发性肌炎。

在 D- 青霉胺引起的多发性肌炎中，90% 的病例的抗核抗体阳性，HLA 抗原 DR2 和 DQw1 多见，显示肌炎与特殊的遗传背景相关。

⑤ IgA 缺乏：D- 青霉胺可引起罕见的免疫性疾病 -IgA 缺乏，表现为反复发作的上呼吸道感染。

⑥狼疮样综合征：约 7% 的服用 D- 青霉胺的患者出现类似于系统性红斑狼疮的血清学表现。2% 的患者发展为狼疮样综合征，特征性的表现为多发性关节病、皮疹、胸膜炎、白细胞减少、发热、血小板减少、抗核抗体和狼疮细胞阳性、肾脏病变和中枢神经系统损害。停药后，症状常在数周至数月内好转，血清学异常多在较长时间内存在。

⑦ Sjögren 综合征：D- 青霉胺可引起 Sjögren 综合征，表现为干燥性角膜结膜炎、口腔干燥、腮腺肿大。

⑧多发性自身免疫反应：D- 青霉胺可在同一个患者中引起多发性自身免疫反应。

⑨脱敏现象：对 D- 青霉胺过敏的患者，与类固醇激素（如泼尼松）合用后可逐渐脱敏。

23）感染风险：使用 D- 青霉胺过敏的患者发生感染的风险增大。

24）致突变性：研究表明 D- 青霉胺具有致突变性。

25）致瘤性：有报道 D- 青霉胺导致淋巴恶性肿瘤，但尚缺乏流行病学资料。

26）致畸性：产前暴露于 D- 青霉胺可引起先天性皮肤松弛症和其他畸形。在肝豆状核变性患者中，服用 D- 青霉胺的收益远大于不良反应，很少有报道 D- 青霉胺能引起先天性畸形。风湿性关节炎的患者怀孕后应停用 D- 青霉胺。

27）胎儿毒性：已发现孕妇服用 D- 青霉胺后，新生儿发生中性粒细胞减少。

28）遗传性：蛋白尿与 HLA 抗原 B8 和 DR3 相关，血小板减少与 DR4 相关。蛋白尿较少发生于日本人，多发性肌炎多发生于日本人和印度人。

29）年龄：几乎未见儿童患者有味觉异常。

30）抗 Ro（SSA）抗体：抗 Ro（SSA）抗体和冷球蛋白（cryoglobulin）是发生 D- 青霉胺不良反应的易感因素。抗 Ro（SSA）抗体阳性患者易发生 Sjögren 综合征，与皮疹、发热、肾脏损害等相关。

上述不良反应可以联合出现（表 24-7）。部分患者因不良反应撤药（表 24-8）。有医生不推荐 D- 青霉胺作为初始用药。基于以上观察，使用游离铜和其他络合剂时，应遵循"缓慢增加和缓慢撤药（start slow and go slow）"的原则。许多研究表明 D- 青霉胺的不良反应的发生率并不比其他络合剂和锌剂高。在服用 D- 青霉胺期间，应注意监测，如肝功能、血液学、凝血情况和尿液等，及时进行临床评分，避免出现早期过度治疗及铜缺乏的现象，如小细胞低色素性贫血和白细胞减少症。

表 24-7　同时发生的与 D- 青霉胺相关的多发性病变

相关病变	英文名称
肺泡炎、全血细胞减少、胆汁淤积性肝炎、口腔炎、直肠炎、皮疹、蛋白尿、肾功能不全	pulmonary alveolitis, pancytopenia, chloestatic hepatitis, stomatitis, proctitis, rash, proteinuria, renal insufficiency
多发性神经根病、肾病	polyradiculopathy, nephrosis
甲状腺炎、重症肌无力	thyroiditis, myasthenia gravis
粒细胞减少、中毒性表皮坏死松解症	agranocytosis, toxic epidermal necrolysis
再生障碍性贫血、胆汁淤积性肝炎	aplastic anemia, chloestatic hepatitis
胆汁淤积性肝炎伴过敏性肺炎	chloestatic hepatitis with allergic pneumoitis
牙龈增生、痤疮、多毛症、巨乳症	gingival hyperplasia, acne, hirsutism, breast gigantism
天疱疮、重症肌无力	pemphigus, myasthenia gravis
天疱疮、肾病（微小病变性肾病）	pemphigus, nephrosis (minimal change nephropathy)

由于 D- 青霉胺有较大的不良反应，国外有学者认为不应使用 D- 青霉胺治疗肝豆状核变性。与用于其他疾病相比，如原发性胆汁性肝硬化、系统性硬化或风湿性关节炎等，D- 青霉胺治疗肝豆状核变性时发生不良反应的比例较低，所以 D- 青霉胺仍然是一线治疗药物。在发展中国家，由于 D- 青霉胺价格低廉、容易获得、有一定的治疗效果，因而得到了广泛应用。

表 24-8　导致 D- 青霉胺撤药的不良反应

不良反应
蛋白尿
皮疹、皮肤瘙痒、口腔溃疡
恶心、呕吐
腹痛、消化不良
血小板减少
白细胞减少
全身不适
关节痛
重症肌无力
天疱疮
狼疮样综合征

二、曲恩汀

（一）临床药理学

曲恩汀 [trientine，TN，又名 trien 或 triethylenetetramine（TETA）dihydrochloride] 是 N,N' - 双（2- 氨

乙基醚）-1,2- 二盐酸乙二胺 [N,N'-bis（2-aminoethyl）-1,2-ethanediamine dihydrochloride]，结构分子式为 $NH_2(C_2H_4NH)_2C_2H_4NH_2$ 或 $C_6H_{18}N_4$。曲恩汀是一种络合剂，作用机制类似于 D- 青霉胺，不含有巯基基团，是一种类似线状聚胺（polyamine）复合物亚精胺和精胺的四配位配体。曲恩汀可络合二价的铜、铁和锌，4 个氨基酸基团与 Cu^{2+} 络合后，形成含有 4 个氮原子的稳定的 1 : 1 复合物后，从尿中排出（图 24-2）。

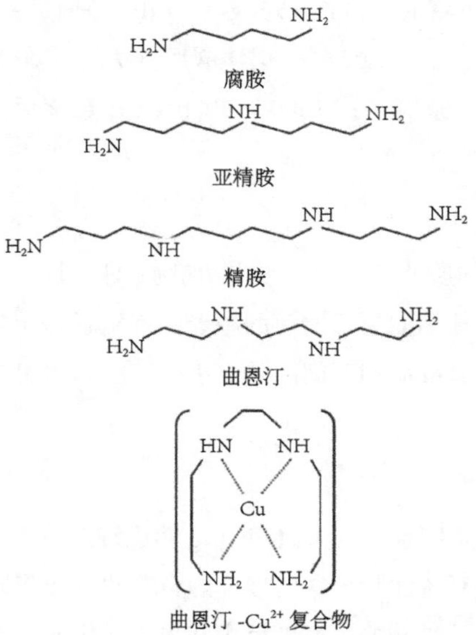

图 24-2　曲恩汀及其类似物的化学结构

1861 年，曲恩汀在德国柏林被合成。1896 年，其二盐酸盐被合成。1925 年，剑桥大学的学者们研究了其络合功能。由于曲恩汀有 4 个氨基，Cu^{2+} 选择与氮而不是与氧结合，曲恩汀与 Cu^{2+} 形成稳定的四方形结构。曲恩汀与 Cu^{2+} 的结合紧密，在 pH 为 7.0 时的解离常数是 10^{-15}。

目前关于曲恩汀的药代动力学的研究还很少。曲恩汀在消化道中吸收较差，并在消化道中被代谢和失活。曲恩汀在胃肠道中的吸收相对较慢，达峰时间（T_{max}）在 0.8 ~ 4.0 小时。峰值浓度（C_{max}）的变异较大，肝豆状核变性患者服用 600 mg 曲恩汀后，C_{max} 在 0.4 ~ 20 mg/L。健康人服用曲恩汀后的 C_{max} 的变异较小，在不同的研究中分别在 0.80 ± 0.33 mg/L（平均值 ± 标准差）和 0.69 ± 0.41 mg/L。曲恩汀的半衰期为 1.3 ~ 4.0 小时；重复给药 200 ~ 600 mg 后半衰期为 3 ~ 5 小时；重复给药 1200 ~ 3600 mg 后半衰期为 10 ~ 14 小时。曲恩汀可与食物中的铜结合，抑制肠道内的铜吸收。曲恩汀进入人体后广泛分布，可能在某些组织聚集。催化乙酰化的酶可能是亚精胺 / 精胺乙酰转移酶（spermidine/spermine acetyltransferase，SSAT）。曲恩汀缺乏巯基（sulfhydryl group），较少有免疫原性。曲恩汀不能用于胱氨酸尿和风湿性关节炎。大约 1% 被吸收的曲恩汀和 8% 被转化的乙酰化物从尿中排出，从胆汁中排出的数量约为 0.8%。根据摩尔质量，作为排铜剂，曲恩汀的疗效比 D- 青霉胺差，可导致 2 ~ 3 mg/d 的负铜平衡。曲恩汀的稳定性差，易吸湿，应该被密封储存于 2 ~ 8 ℃的环境中，这也可能是服药顺应性差的原因之一。目前正在研究可以常温保存的剂型（四盐酸盐）。曲恩汀仅美国和英国可以生产。

1968 年，Walshe 首次成功地在一个由于使用 D- 青霉胺后形成免疫复合物肾炎的患者中应用曲恩汀，其后其他医生也证实曲恩汀能有效治疗肝豆状核变性。有 25% 的有神经系统症状的患者服用曲恩汀后，神经系统症状加重。由于不良反应较少，患者中断使用曲恩汀的可能性仅为青霉胺的 20%。曲恩汀能作为替代药物，用于对 D- 青霉胺过敏的患者，特别是有肾病或自身免疫性疾病的患者。

（二）服用方法

在成年人中，曲恩汀的初始治疗剂量是 750 ~ 1500 mg/d，常为 1000 mg/d。由于食物抑制曲恩汀的吸收，患者需空腹服用曲恩汀，于饭前 1 小时或餐后 2 小时，分 2 ~ 3 次服用，与其他药物、食物、牛奶至少间隔 1 小时。

儿童服用剂量是 20 mg/(kg·d)，常为 500 ～ 750 mg/d。维持剂量或症状前患者是 500 ～ 1000 mg/d 或 15 mg/(kg·d)。曲恩汀胶囊应随水完整吞咽，不要打开胶囊服用。由于服药后存在神经系统损害加重的可能，药物的使用也应遵循"缓慢增加和缓慢撤药"的原则，首服剂量为 250 mg/d，每 5 ～ 7 天增加 250 mg。同时对 D- 青霉胺和曲恩汀均不耐受的患者很少，对这类患者的治疗措施包括换用四硫钼酸铵、短期使用二巯丙醇和肝移植。

为提高患者服药的顺应性，Ala 等将曲恩汀按 15 mg/(kg·d) 的剂量一次性服用，连续应用 12 个月，结果表明患者的肝功能稳定，平均尿铜为 313.4 μg/24 h。但该服用方法的有效性尚需多中心研究进一步证实。

患者启动曲恩汀治疗后，24 小时尿铜可达 1000 ～ 3000 μg；数周后降低至 500 ～ 1000 μg；约 1 年后为 200 ～ 500 μg。曲恩汀也可使粪铜增加。

（三）药物相互作用

在服用曲恩汀期间，不要服用矿物质补充剂，以免影响药物吸收。曲恩汀与铁络合后形成有毒化合物，因此，在服用曲恩汀期间，不要服用铁剂。使用曲恩汀治疗的患者（特别是妇女）应避免发生缺铁性贫血。在必须服用铁剂的时候，应尽量缩短疗程，二者的服用时间间隔 2 小时。因为曲恩汀不妨碍吡哆醇的代谢，患者无须同时补充维生素 B_6。

（四）药物不良反应

曲恩汀的安全性较高，曾有一位企图自杀的人服用 30 g 曲恩汀后，未导致明显的病变。曲恩汀可用于不能耐受青霉胺的患者，也可作为以神经系统症状为主要表现的患者的首选药物。10% ～ 15% 的服用曲恩汀的患者出现神经系统症状恶化。曲恩汀的耐受性较好。过敏反应和狼疮反应发生在已使用过青霉胺的患者中。常见的不良反应包括由于曲恩汀络合铁引起的缺铁性贫血，由于骨髓铜缺乏或与锌剂联合应用时引起的铁粒幼细胞贫血（sideroblastic anemia），其他包括消化不良、全结肠炎、出血性胃炎、味觉缺失、皮疹、匐行性穿通性弹性纤维病，罕见肾病综合征和再生障碍性贫血。曲恩汀诱导的铜缺乏导致肝脏铁沉积。在曲恩汀治疗期间，也可出现神经系统症状加重。服用曲恩汀后神经系统症状加重的患者，其血清游离铜水平增高，而症状不加重的患者没有类似的表现。孕妇服用曲恩汀不会引起胎儿发生铜缺乏。由于缺乏头对头的研究，曲恩汀是否比其他药物更加优越尚需进一步探讨。

三、其他的驱铜药物

（一）二巯丙醇

二巯丙醇是在第二次世界大战期间，由英国牛津大学的 Rudolph Peters、Lloyd Stocken 及其合作者发现的，是路易氏剂（Lewsite）的解毒剂。路易氏剂是二氯化砷（乙炔和三氯化砷的副产品），分子式为 $ClCH=CHAsCl_2$。

二巯丙醇是一种有 2 个具有金属络合作用的巯基（dithiol），形成了有三价砷的稳定的五环结构。图 24-3 所示为其（R）- 同分异构体，其外消旋体（racemate）被用于肌内注射。二巯丙醇具有中和砷毒性和络合重金属的作用，可用于人体皮肤，早期用于治疗工业性砷中毒、误食汞盐、治疗风湿性关节炎的金盐的毒性作用，后来观察到其具有促进重金属从尿中排出的作用，并发现其排铜作用强于铁和锌等。1948 年，Cumings 建议将二巯丙醇用于治疗肝豆状核变性，特别适用于已卧床的脑型患者，即使对具有严重神经系统症状的成年患者，也可逆转其运动障碍。但长期应用后，作用减退。

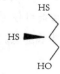

图 24-3　二巯丙醇［(R)-BAL］的化学结构

臀部注射二巯丙醇可引起注射部位疼痛和脓肿，需每日注射数次并持续数周。50% 的患者出现明显的不良反应：剂量依赖的高血压和心动过速是最常见的，也可出现焦虑、静坐不能、感觉异常、恶心、呕吐、头痛、腹痛、潮红、出汗、结膜炎、眼睑痉挛、流泪、流涕、流涎，约 30% 的儿童出现药物热。二巯丙醇属油性，难溶于水，一般制备为 10% 的花生油悬浮液制剂，花生过敏者禁忌使用。

现二巯丙醇已基本被 D- 青霉胺和曲恩汀代替。二巯丙醇作为三线用药，在很小范围内应用。由于二巯丙醇具有脂溶性，可透过血 - 脑屏障，有作者建议将二巯丙醇短期应用于有严重神经系统症状的患者，或对于青霉胺和曲恩汀均过敏的患者。推荐联用二巯丙醇和青霉胺一个月，每日两次深部肌内注射（左右交替）二巯丙醇，每次 1.5 mL，每周注射 3 ～ 5 次。注射部位在臀部的外上象限，两次的注射部位相距 2 英寸（约 5 cm），如此可在 2 周内于不同部位注射 10 次。为预防快速抗药反应（tachyphylaxis），每注射 2 周停药 1 ～ 2 周，如无肌肉血肿发生，再恢复用药。

（二）二巯丙磺钠

二巯丙磺钠 [（sodium dimercaptophonate，DMPS）或（2,3-dimercapto-1-propane sulfonate）] 是 1951 年由苏联科学家合成，又名 Unithol、dimaval，是 BAL 分子中的羟基被磺酸基取代而成，属于人工合成的巯基络合剂，对重金属有解毒、促进排泄的作用，其毒性较低，利用巯基络合铜促进铜的代谢，有较好的排铜效果。目前在欧洲二巯丙磺钠作为不能耐受青霉胺和曲恩汀患者的三线用药。

二巯丙磺钠为白色结晶粉末，易溶于水，呈无色透明溶液，具有轻微的硫化氢（H_2S）的臭味。性质稳定，耐热，140 ℃ 2 小时仍不分解。毒性低于 BAL。用 ^{35}S 标记的二巯丙磺钠皮下注射后 30 分钟血浓度达到高峰，2 小时后则降低为 14.2%，6 小时下降至 2.4%，24 小时完全消失。多次重复给药后的血药浓度与第一次一样，说明无蓄积作用。二巯丙磺钠进入体内后，被氧化为四硫化合物，后者仍有 2 个巯基（图 24-4），故仍能将与"内源性络合物"结合的金属离子夺出，络合后自肾脏排出，以解除铜离子对细胞酶系统的抑制作用。

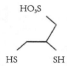

图 24-4　二巯丙磺钠的化学结构

临床应用治疗的原则是早期冲击治疗、维持治疗及间歇静脉冲击巩固治疗。主要用于对青霉胺过敏或难以耐受青霉胺治疗的肝豆状核变性患者，或有急性肝炎的患者。该药虽然在临床上取得较好的疗效，但也有约 5% 的患者可于治疗早期发生神经症状恶化。因此，在用药过程中，要注意观察原症状是否加重或减轻，有无新的临床症状出现等。

某些金属进入体内后能与细胞酶系统的巯基相结合，抑制酶的活性，出现一系列临床表现。本品具有 2 个巯基，其巯基可与金属络合，形成不易离解的无毒性络合物由尿排出。二巯基类化合物与金属的亲和力较大，并能夺取已经与酶结合的金属，而恢复酶的活性。由于二巯基类药物与金属形成的络合物仍有一定程度的离解，如排泄慢，离解出来的二巯基化合物可很快被氧化，则游离的金属仍能产生中毒现象，故本品在金属中毒时，需反复给予足量的药物。

二巯丙磺钠的驱铜作用是 D- 青霉胺的 3 倍（相同剂量时），作用最强，临床缓解率最高，不良反应尤其是长期治疗反应的不良反应少；二巯丙磺钠用药 30 分钟后血药浓度达到最高峰，6 小时后下降至 2.4%，24 小时后完全排除，无蓄积。所以在使用二巯丙磺钠时，应小剂量分次给药，逐渐加量。

10% 的脑型肝豆状核变性患者在接受二巯丙磺钠治疗后出现神经症状加重，吞咽困难、步态异常等症状容易出现加重，一般发生于第 3 周，多在停药 1 周左右后缓解。神经症状加重时，可将二巯丙磺钠减量或者停药。采取小剂量逐渐加量的治疗方案，可减少神经症状加重的出现；如连续大剂量驱铜时，易出现低钙、低钾现象；二巯丙磺钠治疗过程中易出现凝血时间延长，需注意监测凝血功能，一般发生于第 3 周。其他不良反应包括消化道反应、发热、白细胞下降、血小板下降、头痛乏力、药疹及转氨酶上升等。药疹类型主要以麻疹型药疹、荨麻疹型药疹、多形红斑型药疹及固定型药疹为主，皮损好发部位包括四肢、躯干、背部、口唇、面部、生殖器、全身及眼周，麻疹型药疹、荨麻疹型患者可出现发热症状，多为中、高热，青年患者易出现药疹反应。麻疹型药疹出现的概率最高，皮损为躯干、四肢皮肤出现弥漫性红斑，即针尖至米粒大小密集对称的红色斑疹或斑丘疹。

这些不良反应大都不严重，继续用药过程中不会进一步加重，停药即恢复。因二巯丙磺钠有可能增加溶血的危险，故其不能用于溶血性贫血的患者。在患者出现药疹后立即停用二巯丙磺钠，根据患者药疹轻重及时采用抗组胺药物（如氯雷他定、异丙嗪、特非那丁等）或糖皮质激素（如地塞米松）进行抗过敏治疗，并予以炉甘石洗剂止痒。治疗后药疹在 1 ~ 3 天内消退，体温在数小时内降至正常。待患者过敏症状消失后，可采用脱敏疗法继续驱铜治疗。

用法：儿童剂量为 20 mg/（kg·d）。成人从小剂量开始加量，直至每次 5 mg/kg，静脉滴注，每日 4 ~ 6 次；或者 1 ~ 1.5 g，溶于 5% 葡萄糖溶液 250 ~ 500 mL 中缓慢静脉点滴，每日 1 次。静脉推注方式更有助于尿铜排出。连续应用 6 天后停药 1 天，7 天为 1 个疗程，连续应用 6 ~ 10 个疗程。过敏反应多发生于前 2 个疗程内。增加疗程，神经症状持续改善。经过 2 ~ 3 个疗程的排铜治疗，患者 24 小时尿铜增加，平均较治疗前增高 3 ~ 4 倍以上，继续治疗后，24 小时尿铜又会下降。

（三）二巯丁二酸和二巯丁二钠

二巯丁二酸（口服制剂）（dimercaptosuccinic acid，DMSA）和二巯丁二钠（静脉制剂）（sodium dimercaptosuccininate，Na-DMS）是广谱的高效低毒的口服金属解毒剂，由中国科学院上海药物研究所研发。美国食品与药品管理局早在 1991 年就正式批准二巯丁二酸用于小儿铅中毒的治疗，这是美国首次仿制和使用中国发明的新药（图 24-5）。

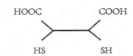

图 24-5　二巯丁二酸的化学结构

二巯丁二钠是白色粉末，具硫臭味，易吸水潮解，水溶液呈无色或微红色，如呈土黄色或浑浊则不能使用。溶液性质不稳定，久置后毒性变大，必须使用前临时新鲜配制。静脉注射二巯丁二钠 1 g 后 30 分钟，尿中排泄的巯基量约为注入量的 40%，4 小时内 80% 排泄，故重复注射体内无蓄积。进入体内后，二巯丁二钠的结构分子式为 $C_4H_4Na_2O_4S_2$，含有 2 个巯基，可将已与体内"内源性络合物"结合的金属离子夺出，生成解离度低、毒性也低的硫醇化合物（mercaptide），从肾脏排出，以解除金属离子对组织的损害，用于大剂量间歇冲击疗法，治疗病程长、症状重的肝豆状核变性患者。

二巯丁二酸的用量为每次 0.75 ~ 1.0 g，每日 2 次，于饭前半小时或饭后 2 小时服用。儿童为 35 mg/（kg·d），分 2 次口服，可长期维持治疗。由于二巯丁二酸呈酸性，故服用前需加用碳酸氢钠，可减轻对胃肠道的刺激，同时碱化尿液，可促进二巯丁二酸从中排出，提高驱铜作用。

二巯丁二酸是广谱的高效低毒的金属解毒剂，驱铜效果好，较少引起 D- 青霉胺使用时常见的神经症状加重。除可出现轻度胃肠反应及出血倾向外，其他不良反应如过敏等少见。凡使用二巯丁二酸者，均予以金霉素眼膏涂鼻，以防鼻黏膜干裂而加重出血。

（四）谷胱甘肽

各种类型治疗肝豆状核变性的铜络合剂都是利用其巯基能与铜络合，来促进铜的排泄。谷胱甘肽是由谷氨酸、半胱氨酸和甘氨酸组成的三肽化合物，所含巯基极为丰富，可以直接与细胞内金属离子结合。谷胱甘肽是机体内重要的抗氧化物质，可有效清除生物氧化产生的自由基，从而抑制氧化应激反应及由此引发的细胞损伤、凋亡。

临床上广泛应用于肝病的治疗。有学者应用谷胱甘肽静脉给药治疗方案，并与二巯丁二钠及 D- 青霉胺分组比较，其结果是谷胱甘肽治疗肝豆状核变性与后两者具有同样确切的疗效。更重要的是，谷胱甘肽不但不良反应小而且对肝脏具有保护作用，可克服长期使用排铜药引起的严重不良反应。

（五）依地酸钙钠

依地酸钙钠（$CaNa_2$-EDTA）是一种金属络合剂，对金属离子络合能力强，产生的络合物易溶于水，从尿中排出，价格低廉，不良反应少。但本药难以通过血-脑屏障，不易将脑内沉积的铜去除，故临床症状改善轻微；尿排铜作用弱；长期大剂量应用，可引起肾脏损害及过度络合综合征。

第五节　锌剂

一、临床药理学

小肠中食物里的锌仅 2% 被吸收，其余随粪便排出体外。锌剂诱导小肠细胞、肝细胞和脑细胞内金属硫蛋白的合成，在 2～3 周内达到 25 倍。金属硫蛋白是一种细胞内富含半胱氨酸的蛋白质，是一种羟自由基清除剂，对包括铜在内的蛋白质具有高度亲和力。锌也可以与金属硫蛋白结合，但铜与之有更高的亲和力，可以替代锌。当大量的金属硫蛋白在小肠细胞内被诱导时，铜被保留在肠细胞内，避免进入血液。未被吸收的铜随肠细胞更新通过粪便被排出体外，起到排铜作用。肠细胞的更新速度大约为 6 天。肝细胞内金属硫蛋白与肝铜结合形成无毒的复合物沉积肝脏，肝铜浓度并不降低。锌剂还可促使抑制分泌至胃液及唾液中的内源性的铜被重吸收。锌剂在肠腔内被胰酶消化后，锌与氨基酸、磷酸、有机酸和组织胺结合形成复合物，锌复合物通过主动和被动过程被吸收。锌主要在十二指肠内与小肠细胞的铜转运载体结合，竞争性地抑制铜在肠道的吸收，使粪铜排出增加（图 24-6）。锌剂防止胃液、唾液中分泌的铜在肠液被重复吸收。锌剂还可稳定体内游离铜，逆转体内的氧化型和还原型谷胱甘肽的失衡而达到治疗效果。由于铜吸收障碍，体内形成了负铜平衡（<1 mg/d）。但锌剂不能去除已经沉积于组织中的铜。停止锌剂治疗后，阻断铜吸收能力的半衰期为 11 天，因此短期停止服用锌剂（<1 周）并不会对患者产生明显影响。

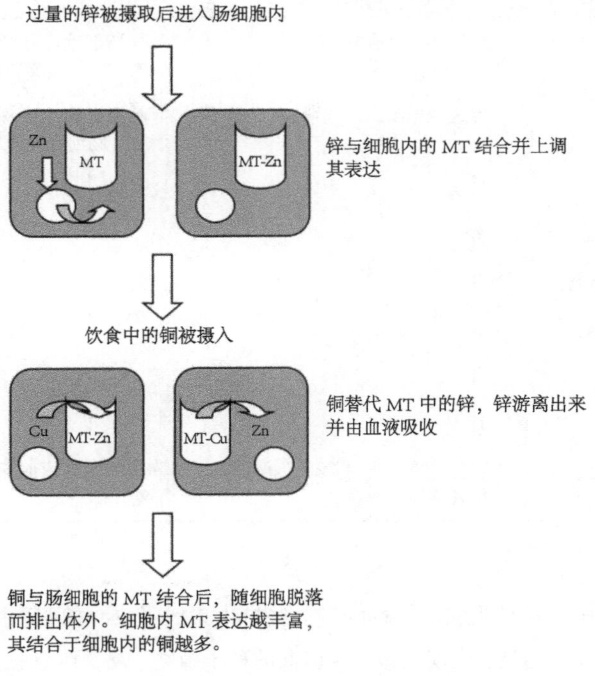

图 24-6　锌剂的作用原理

患者长期服用锌剂后，多能获得临床症状的改善，部分患者的眼角膜 Kayser-Fleischer 环消失，肝含铜量下降。在 20 世纪 60 年代早期，荷兰的 Schouwink 基于在绵羊中观察到锌的驱铜作用，开始用硫酸锌治疗肝豆状核变性，观察到患者的症状逐渐消失。一些牙膏和牙科黏合剂中的锌对肝豆状核变性起着一定的被动治疗作用，减少了铜吸收。锌剂对肝豆状核变性的疗效确切、价廉、药源充足、不良反应少，儿童应用安全、有效。

二、服用方法

目前国内外常用的锌剂有硫酸锌（zinc sulfate）、醋酸锌（zinc acetate）、甘草锌（licorzine）和葡萄糖酸锌（zinc gluconate）等。葡萄糖酸锌、醋酸锌、甘草锌较硫酸锌的胃肠道反应小，不同锌剂的治疗作用相当。其治疗剂量应根据药片中锌元素的含量进行计算。金属硫蛋白的生物半衰期是 12 小时，因此为刺激金属硫蛋白的产生，患者每日应分 2 次或 3 次服用锌剂，而不是一次性服用。对于成年人，推荐的锌元素的剂量是 150 mg/d，分 3 次，餐前 30 分钟服用 [约相当于国产硫酸锌 24 片（25 mg/ 片）或葡萄糖酸锌 15 片（70 mg/ 片）]。体重小于 50 kg 的儿童，推荐的锌元素的剂量是 50 mg/d。也可根据年龄服用，1 ~ 5 岁，每次 25 mg，每日 2 次；6 ~ 15 岁并且体重 <57 kg，每次 25 mg，每日 3 次；16 岁或以上，每次 50 mg，每日 3 次。

由于锌剂的不良反应较少，可替代络合剂，其不仅用于维持治疗、症状前患者和孕妇儿童的治疗（已证实锌剂对胎儿无致畸作用），也可用于有神经系统症状患者的起始治疗、不能耐受青霉胺治疗者。有观察表明单锌治疗时，患者的肝脏症状加重，可能与锌剂竞争性置换了金属硫蛋白中的铜有关。但儿童患者在使用锌剂治疗时，一般没有肝脏症状加重的现象。锌剂治疗脑型患者较肝型患者更加有效。

由于需要几乎 3 周时间，锌剂诱导合成的金属硫蛋白才能达到抑制铜吸收的效果，需要 4 ~ 8 个月才能达到一定的临床效果，需要 1 ~ 2 年才能达到最终的临床症状的改善。当患者从络合剂过度至锌剂时，为保证驱铜效果，二者应叠加使用 2 ~ 3 个月。一些医生认为对于严重的肝病患者，由于需要快速驱铜，不应将锌剂用于初始治疗。另有医生认为早期在应用锌剂的同时，同时应用络合剂可以加强驱铜作用（表 24-9）。不应同时服用锌剂和络合剂，因为络合剂也可络合锌，使得锌剂和络合剂的生物利用度均降低，也可能引起严重的铁粒幼细胞性贫血（sideroblastic anemia），二者应间隔 2 小时服用。

表 24-9　络合剂与锌剂治疗肝豆状核变性的比较

	络合剂	锌剂
作用原理	与铜形成络合物	诱导肠细胞、肝细胞和脑细胞的金属硫蛋白形成。铜与金属硫蛋白结合
驱铜方式	促进铜排出，尿铜增加	抑制铜吸收，将铜隔离于肠细胞内的金属硫蛋白。肠细胞脱落后铜随粪便排出
驱铜速度	较快	较慢
治疗初期血清游离铜增加	有	无
治疗初期神经系统症状加重	多见	少见
去除已沉积于组织中的铜	是	否
对青霉素的交叉过敏	有	无
致畸作用	有	无
适用人群	除外严重肌张力障碍、畸形和构音障碍的患者	孕妇以及症状前期、维持治疗、不耐受络合剂治疗的患者

三、药物相互作用

锌剂在低 pH 值的环境中更易被吸收。锌剂抑制一些抗生素的吸收，如四环素和喹诺酮。噻嗪类利尿剂增加了锌的排泄。铁盐、牛奶和奶制品、全麦面包、含植酸的种子植物、高纤维食物和络合剂均抑制锌剂的吸收。

如必须食用上述药品和食物，必须与服用锌剂的时间间隔 2 小时。锌剂在餐前半小时服用，以避免食物影响其吸收，尽量少食用粗纤维及富含植物酸的食物。与肉食同服可增加锌的吸收。因胃肠道反应较重，可于餐后服用硫酸锌。其他铜金属络合剂宜于两餐之间服用，以免锌剂与金属络合剂在胃肠道中络合，影响两者的驱铜作用。有作者认为锌剂与金属络合剂联合治疗的弊大于利。

四、药物不良反应

锌剂的不良反应较轻，是非致命的。治疗中最常见的不良反应是 10% ～ 20% 的患者出现胃不适（包括糜烂和溃疡，特别是硫酸锌），如恶心、呕吐、腹泻等，也可引起唇部、四肢的麻木感和烧灼感（可能与铜缺乏或锌的直接作用相关）。胃部症状可在数天至数周内缓解。与少量蛋白质（如牛奶、酸奶等）或胶状物同服可缓解胃部不适。可有酒精不耐受、头痛和出汗等。极少见的是胰酶（脂肪酶、淀粉酶）升高，但临床及影像学检查无胰腺炎证据。碱性磷酸酶可以一过性增高。出现铁粒幼细胞贫血，则提示过度驱铜后引起铜缺乏。调整给药时间和剂量后，不良反应会明显降低。有个别报道锌剂对免疫功能有影响，降低白细胞的化学趋向性（chemotaxis）；可能造成体内胆固醇代谢紊乱，如男性患者的高密度脂蛋白胆固醇降低 20%，总胆固醇也降低；体内维生素 C 含量下降。但迄今未有肝豆状核变性患者使用锌剂引起上述不良反应的报道。

7.3% 服用锌剂的患者的神经系统症状加重，可能是病程的自然进展；或锌剂所起的驱铜作用不足，锌剂的驱铜活性较络合剂更慢。患者长期服用大剂量锌剂后，可能出现疗效下降，表现为血清转氨酶升高、基础尿铜增加，可能与氧化应激、线粒体损害、凋亡增加等相关。

在锌剂治疗过程中，可以出现铜缺乏，主要表现为血液系统症状，如贫血、中性粒细胞减少等；神经系统症状，如轴索性感觉或运动 - 感觉神经病、在脊髓磁共振成像上显示的脊髓后索的脱髓鞘改变病（类似于维生素 B_{12} 缺乏综合征）。纠正铜缺乏，可以使血液系统症状和神经病（临床和电生理）恢复。一些铜缺乏病例，即使补充铜也无明显疗效。服用锌剂的妇女在哺乳婴儿期间，应监测婴儿血铜浓度，避免发生铜缺乏。

锌通过诱导 DMT1 表达，促进铁在肠细胞吸收铜。锌抑制铜吸收使肠细胞内铜减少，使肠细胞内与铜蓝蛋白类似的需要铜作为辅助因子的 hephaestin 不能发生正常的氧化功能，肠细胞内铁进入血液循环的途径受阻，肠细胞内发生铁沉积。类似原理，肝豆状核变性患者的肝细胞内也有铁沉积。所以，也需要常规监测患者的体内铁相关指标。

关于锌剂和络合剂同时联合治疗是否优于单药治疗，目前尚缺乏资料。锌剂可能抑制络合剂的吸收与功效，络合剂也降低锌剂的功效，即使二者分开数小时服用也有同样情况发生，有作者建议应避免二者的联合应用。

第六节　溶血性贫血的治疗

限制、减少外源性铜摄入、应用排铜药物促进排出体内过量铜，减少体内游离铜离子，避免其在体内继续沉积，以恢复和维持机体脏器的正常功能；加强对症支持治疗，如护肝、输血、输注白蛋白，保证机体水电解质及酸碱的平衡等。

第七节　抗氧化剂

肝豆状核变性患者肝内和血清自由基水平明显高于正常人，过多的自由基会损伤正常组织。有研究表明适量服用维生素 C、维生素 E、N- 乙酰半胱氨酸（acetylcysteine）等抗氧化剂，可以改善患者的临床症状，但未经过严格的临床试验予以证实，只作为辅助治疗药物。

第八节　孕妇及哺乳期妇女用药

锌剂对孕妇是安全的。肝豆状核变性妇女怀孕后，无须调整剂量。控制不良的肝豆状核变性患者往往会发生不孕和早期流产。肝豆状核变性妇女怀孕意味着其体内的铜控制良好，必须在整个孕期保持铜平衡，以免发生急性肝衰竭或新的神经系统病变。服用青霉胺和曲恩汀者也有成功怀孕生育的。孕妇服用青霉胺一般是安全的，但其胎儿也可出现胚胎病（embryopathy）、铜缺乏的症状，表现为：先天性弥散性皮肤松弛症、严重的小颌畸形、肢体骨折和中枢神经系统症状等。

络合剂剂量必须减至孕前的25%～50%，推荐在孕期开始的3个月和最后3个月进行，前者可避免引起畸形，后者可避免剖腹产手术及会阴侧切术后的伤口愈合困难、胎儿缺铜。有文献建议孕早期、中期青霉胺或曲恩汀的剂量是600～900 mg/d，孕晚期减至300～600 mg/d。每月严密监测尿铜，直至分娩。偶有新生儿出现严重的胶原损害，可能与青霉胺引起的铜缺乏和致畸作用有关。乳汁中曲恩汀对于婴儿是否有害尚不清楚。服用锌剂的哺乳期妇女的乳汁中锌的含量并不增高，因此哺乳可能是安全的。

第九节　避孕

肝豆状核变性患者如需避孕，可采用杀精剂、避孕工具、仅含黄体酮的制剂。雌激素可以妨碍胆道排铜，服用避孕药物的健康妇女的血铜、尿铜均增加。一些宫内节育器含有铜，均应避免使用。有研究表明每日人体从宫内节育器吸收的铜的数量低于饮食，含铜宫内节育器对患者的影响可能并不明显。

第十节　外科手术

肝豆状核变性患者对大型手术的耐受性很差，除非绝对必要，一般应避免。对于因食管胃底静脉曲张引起的上消化道出血，经内科保守治疗无效后，可进行门脉高压减压术。这种手术引起的死亡率较高，神经系统症状加重明显。术后应减量服用D-青霉胺1～2周，以促进伤口愈合。

全身麻醉可损害肝功能。吸入性麻醉药物具有心脏抑制作用，降低心输出量、平均动脉压和肝脏血流量。受损的肝脏也反过来影响麻醉药物的吸收、分布、代谢和清除。镇静催眠药的代谢延迟而不完全，加剧术后神经精神症状。在肝病患者中，由于血浆蛋白浓度下降，未结合蛋白的活性药物的数量增加和作用时间延长，硫喷妥钠（thiopentone）的诱导剂量应减少。患者对镇静药物的敏感性增强。丙泊酚（propofol）对心肺的抑制作用加强。由于假胆碱酯酶（pseudocholinesterase）减少，琥珀胆碱（suxamethonium）的代谢变慢。由于D-青霉胺的不良反应和高游离铜妨碍神经肌肉传递，患者对肌松药物更加敏感。由于周围神经的传导正常，局部麻醉是安全的。在无明显的凝血障碍或血小板减少的情况下，神经阻滞麻醉（neuraxial anesthesia）是安全的（表24-10）。

表24-10　肝豆状核变性患者的麻醉管理

问题	麻醉管理
神经精神	镇静安眠类药物的代谢延迟可能在术后加重神经精神症状
肝脏	麻醉药物和吗啡的代谢和清除受损 平均动脉压降低加重肝损害 丙泊酚清除率无明显受损；减少硫喷妥钠剂量
局部或神经阻滞麻醉	有无凝血功能障碍（如INR>1.4或血小板<100 000 mm³）均可接受
心血管	如怀疑冠状动脉疾病或心肌病，应行心电图或心脏超声检查
肾脏	常出现液体和电解质平衡紊乱。严重的肝脏疾病可引起肝肾综合征，术后需要透析治疗
肌肉	避免或减少使用非去极化神经肌肉阻滞剂

第十一节　症状前期肝豆状核变性患者的肝脏损害

一部分症状前期的肝豆状核变性患者可以表现为儿童早期体检出现单纯转氨酶升高，还有一部分患者检查存在肝硬化而无明显肝脏损害或神经系统症状。在早期诊断后，应及时让患者及其家属了解该病的危害，知道早期治疗的必要性。D-青霉胺和锌剂对100%的症状前患者有效。3岁以下的症状前儿童适合用锌剂。但小于2岁的婴幼儿应用络合剂或锌剂后是否获益尚不确定。除了定期观察肝功能，进行肝脏超声检查、24小时尿铜测定及神经系统检查外，同时嘱患者坚持低铜饮食，早期进行驱铜治疗。长期的驱铜治疗可有效地阻止症状发生和进展。由于肝豆状核变性发病时，铜的异常沉积首先在肝脏，故针对肝脏损害情况，应积极予以相应护肝药物。部分护肝的中药本身含铜量高，应注意避免服用。

由于不完全外显率的存在，即使是经遗传学检查证实的症状前患者，如无铜代谢障碍（特别是肝铜）、肝功能和组织病理学、中枢神经系统成像的改变，可暂不启动驱铜治疗。对此类患者，应进行规律的监测，及时调整治疗方案。

第十二节　推荐的肝豆状核变性治疗方案

由于肝豆状核变性病的罕见性，目前所有的治疗方法均缺乏多中心、随机、对照研究的证实，很难推荐确切的治疗方案。肝豆状核变性患者的临床表现不一，变化较大，需个体化治疗。个体化治疗是根据肝豆状核变性患者见的差异而"量身制作"设计出的最佳治疗方案，包括对患者的年龄、性别、病程、分型、病情严重程度（分级）、并发症或合并症（受损组织的功能状况）以及对驱铜药物的耐受性等多方面综合考虑，从而制订最优化的治疗方案。其优点是能显著提高驱铜疗效，减轻药物的不良反应，尽快恢复受损脏器的功能，控制临床症状，恢复日常生活、学习和工作能力。

早期大量使用D-青霉胺可以诱导肝型患者出现神经系统症状。由于缺乏关于锌剂和络合剂作为起始研究疗效的对照研究，如何选择药物取决于医生个人的经验。有研究者认为由于络合剂可增加血中游离铜的含量，使患者的症状加重，应该坚持单用锌剂治疗肝豆状核变性，特别是对于有神经系统症状的患者（表24-11）。

表24-11　具有神经系统症状的肝豆状核变性患者的治疗药物的选择

治疗阶段	第一选择	第二选择	第三选择
起始治疗	四硫钼酸盐	锌剂	曲恩汀
维持治疗	锌剂	曲恩汀	D-青霉胺

在应用锌剂过程中，应定期复查肝功能，大约半年后，如肝酶仍无明显下降或出现肝脾B超异常，可予以D-青霉胺治疗，剂量为 $20 \sim 30$ mg/（kg·d）。治疗过程中尽可能根据24小时尿铜调整剂量，当尿铜量为 $200 \sim 500$ μg/24 h 时，可将D-青霉胺改为间歇服用以减少其不良反应，间歇期间可用锌剂治疗。

推荐一些类型的肝豆状核变性的治疗方案（表24-12）和治疗流程（图24-7），供参考。但患者实际采取何种治疗方案，必须听取经治医生的建议。

表 24-12　不同类型的肝豆状核变性患者的治疗方案

患者类型	驱铜药的应用周期
肝型的初始治疗	二巯丙磺钠驱铜致体内沉积铜的致毒性显著降低（平均约 8 周）；第 2 周期使用二巯丁二钠合并或不合并锌剂（中—重度患者），或单服锌剂（轻度患者）
脑型	服用锌剂 4～8 周；第 2 周期使用二巯丙磺钠静脉驱铜致体内沉积铜的毒性作用显著降低（平均约 8 周）
维持期（终身）	青霉胺与二巯丁二钠（每 3 个月）交替服用（中—重度患者），或服用锌剂（轻度患者）
症状前期	二巯丙磺钠静脉驱铜致体内沉积铜的毒性作用显著降低（平均约 8 周）；第 2 周期使用二巯丁二钠或锌剂
妊娠期	单服锌剂；第 2 周期（分娩后）使用二巯丙磺钠静脉驱铜致体内沉积铜的毒性作用显著降低（平均约 8 周）
＜2 岁的婴幼儿	应用络合剂或锌剂后是否获益尚不确定

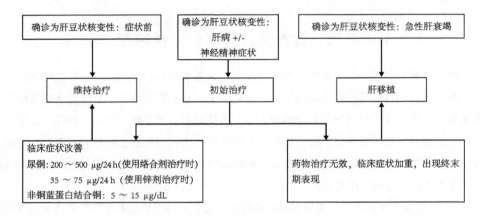

图 24-7　肝豆状核变性药物治疗流程

第十三节　治疗后症状加重者的处理

大多数肝豆状核变性患者经正规驱铜药物治疗后，病情逐渐好转。但也有一部分患者虽经治疗，症状仍然加重。

一、治疗后症状加重的原因

（一）与疾病类型有关

如肝型肝豆状核变性患者出现急性肝衰竭时，病情极为危重，一般的驱铜治疗效果并不明显，应积极予以对症治疗、人工肝支持系统等，并行肝移植，才可缓解病情，挽救生命。

（二）与铜再分布有关

脑型肝豆状核变性患者，出现构音障碍、流涎、吞咽困难及扭转痉挛等症状时，使用 D- 青霉胺、二巯丙磺钠等驱铜药物后，部分患者在第 4～5 个疗程前后出现一过性症状加重，其原因可能是在治疗过程中，由于大量组织铜被络合，铜从肝脏等全身组织游离后，导致血液中游离铜增加，一部分通过胆汁、大便排出，另一部分进入血液再重新分布时，可能在脑内沉积，形成了医源性的神经症状加重，有时甚至出现不可逆的症状。

（三）与驱铜药物的不良反应有关

驱铜药物存在较多不良反应，包括变态反应、骨髓抑制及自身免疫性疾病等，导致部分患者不能长期坚持应用。

（四）与驱铜作用不足有关

有建议对于有神经精神症状的肝豆状核变性患者，首选锌剂单独治疗。但临床上也发现部分脑型肝豆状核变性患者，使用锌剂单独治疗过程中，仍然会出现神经症状进展。其原因有可能是锌剂所起的驱铜作用不足。因此脑型肝豆状核变性患者完全依赖锌剂单独治疗，可能并非是最佳方案。应将长期锌剂维持和间断使用金属络合驱铜相结合。

（五）与患者依从性差有关

部分患者在症状好转后，或因担心药物不良反应、侥幸心理、购药困难、对本病的认识不足或欣快情绪等原因，依从性差，未继续坚持用药，或者未坚持低铜饮食，导致症状继续发展。

（六）与患者基因突变类型或多态性有关

不同的基因突变对肝豆状核变性的基因的损害不同，从而导致对药物治疗的反应不一。但目前对这方面的研究很少，尚未取得一致性结论。

二、治疗后症状加重的处理

（一）继续用药

对于部分在治疗期间出现症状加重的患者，可以继续坚持用药。驱铜治疗过程中，一些肝豆状核变性患者出现了症状加重，但是继续坚持驱铜治疗，绝大多数患者病情能得到缓解。对一过性加重的患者与未加重的患者的好转率进行比较，未发现有显著性差异。

（二）调整药物

对于严重构音障碍和严重肢体痉挛畸形的肝豆状核变性患者，应慎用或禁用 D- 青霉胺。由此引起的神经系统症状加重，可能是致命性的。

肝豆状核变性的治疗药物多有较多的不良反应，在联合应用的过程中各种不良反应会相互叠加产生影响。如一些铜络合剂可中和锌剂而影响疗效，采用联合错时给药可取得较好的临床疗效。限制联合给药的种类和数量，根据不同患者的病理基础及不同治疗阶段的病理变化，采用交替联合给药。如住院期间给予二巯丙磺钠静脉驱铜，间歇期服用 D- 青霉胺口服维持，锌剂治疗方案维持不变，对于改善肝豆状核变性患者预后和维持治疗有着积极的作用。

遵循小剂量开始、逐渐加量的原则，一旦出现症状加重，则需在医生指导下做好药物调整，不能擅自减量、停药。但也不能过于缓慢增加剂量，以免引起病情加重。

（三）肝脏移植

对于晚期肝病和急性肝衰竭的患者，需要肝脏移植治疗。

第十四节　治疗目标和监测方法

一、治疗目标

在初始阶段进行铜络合剂治疗有效后，如 Kayser-Fleischer 环消失、神经系统症状恢复、肝功能正常、尿排铜量稳定等，病情好转的患者就可使用低剂量的络合剂或锌剂维持治疗，维持治疗的主要目的在于防止铜沉积和症状复发。一般治疗 1～5 年后，其病情会逐渐得到控制。患者的疗效也取决于其饮食的铜摄入量多少以及机体脏器组织对铜的毒性耐受程度。

最开始服用络合剂（D- 青霉胺和曲恩汀）时，24 小时尿铜的增加超过 1000 μg（16 μmol）。长期治疗后

（1年后），24小时尿铜水平大约为200～500 μg（3～8 μmol）。24小时尿铜低于200 μg提示过度治疗或治疗顺应性差。未规律服用驱铜药物的患者的24小时尿铜比治疗前要高，但低于200～500 μg；被过度治疗的患者的24小时尿铜比治疗前要低。治疗后24小时尿铜变异较大，分析化验结果时必须同时结合患者的临床反应。肌酐清除率<50 mL/min的患者应停用或避免服用D-青霉胺。经过有效治疗，血清游离铜的水平控制在5～15 μg/dL。游离铜低于5 μg/dL提示治疗过度，高于15 μg/dL提示顺应性差，也有学者认为控制在25 μg/dL以下即可。可监测停服之后48小时的尿铜。顺应性好的患者在停服络合剂后48小时后，尿铜在100 μg/24 h以下。

锌剂的治疗效果可通过检测24小时尿铜和血清游离铜进行监测。由于缺乏资料，目前尚不知服用锌剂后尿铜的初始变化。在服用锌剂1年后，24小时尿铜应低于75 μg（1.2 μmol），高于75 μg/24 h意味着治疗顺应性差或药物疗效差。如患者同时口服锌剂和络合剂，其24小时尿铜也应低于75 μg。如24小时尿铜低于35 μg，提示过度治疗引起的铜缺乏。血清游离铜应维持在5～15 μg/dL，低于5 μg/dL提示过度治疗。24小时尿锌在2000 μg（正常值是100～400 μg）以上提示患者的依从性较好（表24-13）。锌剂因其不良反应小，更适宜作为长期维持治疗。一些患者单独用锌剂后，并不能够长期控制病情不复发或恶化。如在服用锌剂期间，如发生Kayser-Fleischer环重现或其他肝豆状核变性病症状的加重，应停止服用锌剂，改为青霉胺或曲恩汀。

表24-13　肝豆状核变性患者服用驱铜药物后尿铜的监测指标（单位：μg/24 h）

药物	治疗目标	未治疗或依从性差	过度治疗或依从性差
D-青霉胺	250～500	>500	<150
曲恩汀	150～250	>500	<150
锌剂	30～75	>120	<30

二、治疗监测的方法

顺应性和安全监测是成功的肝豆状核变性治疗的关键点（表24-14）。临床症状无改善或加重意味着铜代谢紊乱。建议患者定期（每1～2年一次）到专科进行复查，全面了解脏器功能和铜代谢状况后，确定其维持治疗是否有效，必要时行加强驱铜治疗。下列患者需要加强监测：起始治疗的患者；换用另一种驱铜药物的患者；疑为顺应性差的患者；驱铜治疗后病情恶化的患者。

表24-14　肝豆状核变性患者的监测指标

监测指标
全血细胞分析
肝功能：ALT、AST、碱性磷酸酶、总胆红素、直接胆红素
血铜、铜蓝蛋白
尿液分析（尤其是服用D-青霉胺和曲恩汀的患者）
24小时尿铜
24小时尿锌（服用锌剂的患者）

治疗监测的目的是确定患者临床症状和生化指标有无改善，以确保驱铜治疗的依从性，及时发现药物治疗的不良反应。开始用药后应检查肝肾功能、24小时尿铜及血尿常规等，前3个月每月复查一次，病情稳定后3个月查一次。接受络合剂治疗的患者，不管用了多长时间，仍需规律地进行肝肾功能、24小时尿铜及血尿常规等检查，间隔3～6个月检查一次肝脾B超。同时密切观察药物的不良反应。24小时尿铜量的变化可反映药物作用效果，对判断患者的依从性非常有用。使用络合剂治疗的患者，如其24小时尿铜增加，则提示其治疗

依从性差（可能低铜饮食控制不良或没按规定服药），接着可能就会出现肝脏或脑病的恶化；如其 24 小时尿铜量过低，则提示络合剂治疗过度（伴血细胞减少），一般同时伴随着非铜蓝蛋白结合铜明显降低；患者故意中断治疗或减少药物用量，也可出现 24 小时尿铜量降低，但这些患者的非铜蓝蛋白结合铜升高。对于服用锌剂的患者检测血锌、尿锌，可以观察服用药物的依从性和吸收情况。应反复进行 Kayser-Fleischer 环的检查，如 Kayser-Fleischer 环消失，提示驱铜效果好；如 Kayser-Fleischer 环出现加重或已消失的 Kayser-Fleischer 环再次出现，提示疾病正在进展，此时应考虑患者对驱铜治疗的依从性差。

大约 20% 的患者有持续的转氨酶升高。通过测定 24 小时尿铜来检测患者的顺应性。如果确定患者的依从性好，在大多数情况下，转氨酶升高无明确临床意义，并不表明病情处于进展状态。

第十五节　肝豆状核变性的补充治疗

一、护肝治疗

在肝豆状核变性患者的生命早期，铜就开始沉积于肝细胞而不能排出，造成肝细胞向胆汁内排铜的能力减弱，所以铜的沉积首先发生在肝脏。当肝脏的代偿适应能力不能继续维持时，随着血液内游离铜的升高，铜在肝细胞的沉积也增高，从而导致肝细胞的变性坏死。在尸检或肝活检时，肝硬化几乎见于所有临床表现为单纯脑型的肝豆状核变性患者，但在临床上往往并不出现明显肝脏受损的症状。故针对所有肝豆状核变性患者都需要保肝治疗。

部分肝脏损害较明显的患者，临床上常酌情使用护肝药物，但目前对于护肝药物疗效的了解有限，多是临床经验性应用。常用的护肝药物类型如下。

（一）各种维生素及辅酶类

主要的药理作用是促进细胞能量代谢，保持肝细胞代谢所需的各种酶的正常活性。临床应用较多，不良反应少，但疗效不确切。Walshe 建议在起始的 3 个月内，服用具有自由基清除作用的维生素 E（100 mg/d）。维生素 C 能从铜蓝蛋白中释放铜，应避免使用。但也有学者认为维生素 C 具有抗氧化作用，有利于铁吸收并纠正贫血，在一定条件下可以使用。

（二）多烯磷脂类护肝药物

临床上常用的有多烯磷脂酰胆碱，主要药理作用是通过直接影响膜结构使受损的肝功能和酶活力恢复正常；调节肝脏的能量平衡；促进肝组织再生；将中性脂肪和胆固醇转化成容易代谢的形式；稳定胆汁成分。

（三）解毒保肝类护肝药物

主要是提供肝细胞代谢过程需要的一些底物，如提供巯基或葡萄糖醛酸基，以增强肝细胞的解毒功能。还可能有抗氧化和去除氧自由基等作用。这类药物包括还原型谷胱甘肽、硫普罗宁、乙酰半胱氨酸等。

（四）抗炎保肝类药物

主要为甘草酸类制剂，是一种强力肝细胞膜保护剂，具有抗炎、调节免疫和保护肝细胞的作用。

（五）利胆保肝类药物

腺苷蛋氨酸具有保护肝细胞膜的作用；熊去氧胆酸可抑制胆固醇在肠道内的吸收，降低胆固醇向胆汁中的分泌，从而降低胆汁中胆固醇的饱和度，使胆固醇结石逐渐溶解，达到利胆护肝作用。

二、心理治疗

随着患者逐步接受患病的现实，疾病改变了一个人生存的正常状态或生活模式。生活节律的破坏成为一种极为强烈的信号，冲击着患者的内心世界，改变其原来的精神状态和生理状态。再加上对病痛的体验，不仅会使患者的注意力集中到病体上，还会影响到其心理状态，改变其社会适应能力、自我评价及人格特征。由于讲话不清、动作笨拙和肝功能受损等原因，对前途失望，对造成家庭人力和物力等方面的负担感到内疚，情绪悲观低落，依赖性增加，主观感觉异常，易激惹，焦虑恐惧，害怕孤独，疑心加重，自卑感加重。有些患者不愿意配合诊治，甚至拒绝治疗。个别患者因本病的遗传性而怨恨父母，脾气暴躁。患者家属应密切观察患者的情绪、心理变化，一旦发现异常，及时就诊，解决患者的心理问题。通过与患者心理异常相适应的心理疗法，纠正其心理的偏差，提高患者对诊疗过程的依从性，有利于其改善预后。

三、中医治疗

中西结合治疗肝豆状核变性在临床上取得了一定的疗效。与西药相比，中药的优势表现为除增加铜从尿中排出外，且还能促进胆道排铜，减少体内铜的沉积。含较多量锌的中草药既可抑制肠道铜的吸收，又可促进体内铜的排出作用。此外尚有活血通腑、抗肝纤维化、延迟肝硬化和脑保护的作用，促进重要脏器的功能恢复。优化筛选过的中药治疗的安全性较高，几乎不出现络合剂常有的不良反应，如恶心呕吐、白细胞减少、药物过敏、药疹、鼻腔或牙龈出血等。

中药大黄具有多方面的药理作用，不但能抑制肠道铜的吸收，而且还能促进肠道铜从大便中排出，是治疗肝豆状核变性的中药中的重要药物。肝豆汤（生大黄、黄芩、黄连、穿心莲、半枝莲、萆薢）、肝豆片（大黄、黄连、莪术、丹参、姜黄）、肝豆灵片（大黄、黄连、泽泻、姜黄、金钱草、生三七）、疏肝利胆排毒汤（柴胡、金钱草、郁金、茵陈、青皮、陈皮、泽泻等）、肝豆排铜丸（石菖蒲、郁金、川芎、金钱草、茯苓、白术、地龙、柴胡、萆薢、炙甘草）、肝豆扶木汤（首乌、枸杞子、土茯苓、三七、郁金、白芍、柴胡）等由于具有利尿及排铜作用，对肝豆状核变性有效，少数患者服药后早期出现腹泻、腹痛等，其他不良反应少。针灸可以缓解肌痉挛、疼痛等不适症状。但是单独应用中药、针灸治疗肝豆状核变性的效果并不理想，不能明显缓解肝豆状核变性。尚缺乏关于中药治疗肝豆状核变性的多中心的双盲对照的临床研究。临床上常进行中西医结合治疗，建议以西药为主，中药、针灸为辅。

以植物、动物和矿物为其来源的中药，其铜的分布十分广泛。部分中药含铜量较高，会加重肝豆状核变性患者体内铜的摄入吸收，肝豆状核变性患者要避免服用含铜较多的中药。虎杖根中的含铜量最高。调经药物中兰科五味子、伞形科丹参、川芎、茜草科巴戟天和唇形科芫蔚子等；治疗肝炎的方剂中所用的壳砂仁、木香、茵陈、滑石、薄荷和丹参；虫类药（僵蚕、蜈蚣、全蝎、地龙）；贝壳类药（龟板、鳖甲、珍珠母）及软体动物（牡蛎）等中药的含铜量较高。除此之外，六味地黄丸、补中益气丸、蛇毒、昆布、白花蛇舌草、补骨脂种子、人参、党参、黄芪、甘草、当归和白术等补益类中药材的含铜量也较高。

第十六节　在肝豆状核变性治疗期间的特殊临床情况

一、过度络合综合征

患者使用金属络合剂时，体内某些内源性微量元素被络合，从尿中排出过多，导致 B 族维生素缺乏，患者出现关节酸痛、尿急、口角炎、阴囊炎、皮炎或寒战等，补充微量元素和复合维生素 B 后可迅速好转。在联合治疗时，患者易出现铜缺乏综合征，导致非酒精性脂肪肝。

二、失代偿性肝硬化

肝豆状核变性是由于铜代谢障碍而在肝细胞内沉积，导致长期持续的损害。肝硬化时发生的肝纤维化是组织修复时，细胞外基质合成与降解不平衡而在肝组织内沉积的病理过程。只有将患者体内沉积铜有效地排除且维持在正常或接近正常水平时，亦即是在去除引起慢性肝脏损害的病因后，肝纤维化血清学指标才能明显降低，肝纤维化程度才能减轻或逆转。因此，长期和有效的驱铜治疗可使肝豆状核变性患者的肝硬化表现明显改善。

对于肝硬化患者，应规范驱铜治疗，定期排铜，及时复查血铜、尿铜等指标，减少肝脏内铜的沉积量；慎用损伤肝脏的药物，避免使用不必要的、疗效不明确的药物，以减轻肝脏代谢负担；进食易消化的食物，以碳水化合物为主，蛋白质摄入量以患者可耐受为宜，辅以多种维生素。肝衰竭或有肝性脑病先兆时，应限制蛋白质摄入；针对腹水、食管胃底静脉曲张破裂出血和感染等进行治疗。必要时行门脉高压的各种分流、断流及限流术等。

失代偿性肝硬化发生于驱铜治疗顺应性差的患者或确诊时（常为诊断延误）。如果在驱铜治疗开始后，患者的肝功能稳定且服药的顺应性好，其肝功能不会严重恶化。但即使进行合适的治疗，如果患者同时伴发了其他疾病、损伤或饮酒等，也可引起失代偿性肝硬化。还没有标准化的方法来确认患者的顺应性，为此医生必须向患者和家属了解。失代偿性肝硬化经常表现为凝血障碍和白蛋白降低引起的腹水。在这种情况下，仅有的推荐药物是络合剂（D- 青霉胺或曲恩汀）。如肝功能持续恶化，按照国际准则，应行肝移植治疗。不推荐联合应用络合剂和锌剂。

三、神经功能恶化（早期和迟发）

在治疗的早期和晚期，均可能发生神经功能恶化。在 D- 青霉胺、曲恩汀和锌剂治疗早期（开始治疗 6 个月内）都可发生神经功能症状加重，其原因可能是药物的不良反应，也可能是疾病的自然发展。如发现脑脊液和血液中铜浓度增加，提示应缓慢增加络合剂药量（如 D- 青霉胺）。缓慢增加药物用量或减量，可使 D- 青霉胺等药物引起的神经系统症状恶化的比例降至 10% 以下。一些学者建议停用 D- 青霉胺。

其他因素也可导致治疗早期的神经系统症状恶化，如同时使用抗多巴胺能药物、起始的神经系统损害的程度严重、脑磁共振成像显示的病灶位置特殊（如丘脑和脑桥）、慢性肝病、白细胞减少和血小板减少等。目前没有推荐药物用于治疗这种恶化的神经系统症状，如何治疗取决于医生经验。除外顺应性差或过度治疗后，可以换用其他药物或继续使用以前的药物。康复训练和对症治疗有助于缓解神经功能症状。经过适当的治疗和监测，大多数患者的神经系统症状都有好转。极少数患者的神经系统症状持续恶化，甚至死亡。

相对于早期的症状，迟发的神经系统症状恶化（如在症状前患者或肝型患者中出现，或以前消失的症状复发）多由于顺应性差引起，也可能是伴发疾病或药物的不良反应引起，特别是影响多巴胺能和其他神经递质的药物。许多肝脑混合型患者有行为或心理障碍。在这些患者中，仅在必要时予以精神药品并要密切观察，并使用尽可能小的剂量。

四、症状前患者

症状前患者大多在家族筛查时被发现，应与症状期患者一样进行治疗。络合剂和锌剂都能有效地防止症状出现。一些研究报告表明 3 岁以下的幼儿应优先使用锌剂。

五、顺应性

肝豆状核变性是一种遗传性代谢性疾病，坚持正确的药物治疗极为关键，需要终身治疗，但所有患者中仅61% ~ 77% 的患者或 45% 的症状前患者能够坚持，顺应性差是最主要的原因。许多患者在自我感到健康的时候，或畏惧药物的不良反应，或对频繁服药感到厌烦，便不再坚持治疗，导致迟发型神经功能障碍、失代偿性肝硬化（平均 3 年，最早 8 个月），甚至由于严重肝病或神经系统症状死亡。有研究表明影响患者坚持长期治疗的因素包括患者受教育水平和家庭对治疗的态度。

为提高患者的依从性，应做到：提高患者及其家属的自觉性，提高对疾病知识的了解；定期检测患者的铜代谢状况，早期发现顺应性差的患者；提倡患者记录用药日记或使用其他设施，以改善药物治疗效果（表 24-15）。

表 24-15　提高患者依从性的措施

具体措施
向患者和监护者宣传坚持终身治疗的必要性及中断治疗的危害
安排一位监护者在固定时间管理患者的驱铜药物
所有儿童
所有认知和行为障碍的患者
所有进行强化驱铜治疗的患者
所有曾中断治疗的患者
将驱铜药物改为每日最多服用两次，以提高顺应性
在每次探访时，向患者和监护者询问治疗的坚持情况
根据 GAS 量表检测患者的顺应性
在维持治疗期间，定期检测患者的 24 小时尿铜和血清游离铜
每年随访症状前患者 2 ～ 3 次，以保证患者不失访
追踪失访患者
鼓励患者间互动
鼓励患者记日记

六、过度治疗

过度驱铜治疗后，由于铁代谢障碍，可引起中性粒细胞减少、贫血。肝脏中铁沉积，引起转氨酶升高，铁蛋白增加；游离铜低于 5 μg/dL；尿铜下降等。患者需要暂时中断治疗，或将络合剂换为锌剂。重启驱铜治疗时，需要使用更小的药物剂量。

七、禁忌用药

为减少肝损害，不应使用有肝毒性的药物。由于患者脑中的多巴胺代谢紊乱（D2 受体降低、基底神经节区域的多巴胺能系统突触前和突触后的损害），产生神经系统症状，要避免使用阻断多巴胺能神经递质、精神抑制剂、具有抗多巴胺功能的止吐剂。这些建议仅基于病例报告，尚未得到正式的治疗推荐。

第十七节　肝豆状核变性携带者的治疗

对于肝豆状核变性携带者是否需要治疗，目前无统一认识。有研究认为因携带者只有一个隐性致病基因，故终生不发病，没有肝脏或神经症状，无须治疗。也有研究认为肝豆状核变性携带者应当推荐低铜饮食，通过治疗排出多余的铜和铁。少数携带者会出现肢体震颤等神经症状，或肝酶异常等肝脏症状。出现症状的肝豆状核变性携带者的铜代谢异常较无症状的肝豆状核变性携带者更为严重。对于有症状的肝豆状核变性携带者，可采用络合剂或锌剂治疗，但尚无统一的治疗方案，或可参照肝豆状核变性的患者的治疗方案进行。

（焦俊杰　李晓东）

第二十五章 肝移植治疗

摘要

肝移植（liver transplantation，LT）具有挽救生命的作用，可以根治肝豆状核变性，改善肝功能，减轻门静脉高压。肝豆状核变性患者肝移植的适应证是急性肝衰竭或药物治疗无效的终末期肝病（end-stage liver failure，ESLD）。肝移植也被用于治疗发生于肝豆状核变性患者中的不能手术切除的恶性肝细胞癌。肝移植治疗脑型患者的疗效尚有争议。活体肝脏捐献、尸体原位肝移植、辅助肝移植是肝豆状核变性患者肝移植时的手术选项。肝豆状核变性患者肝移植的疗效较好。在等待肝移植期间应行支持治疗，可改善预后。未来干细胞或肝细胞移植治疗或可替代现行的肝豆状核变性患者的肝移植治疗。

肝豆状核变性的最主要病变部位是肝脏，肝移植是一个根治性的治疗方法。药物治疗可以成功地治疗大多数肝豆状核变性患者，能够帮助患者促进体内铜的排泄、减少胃肠道对铜的吸收，在一定程度上控制症状的发展和恶化。但有部分肝豆状核变性患者运用这些治疗手段并不能阻止疾病的发展，需要进行肝移植。急性肝衰竭（＜5%）患者和终末期肝病（＜10%）患者对药物治疗无效。

有争议的问题是如何评估患者经过了适当的治疗并且无效。建议调整治疗方案，观察 6～8 周（也有建议观察 3 个月），如临床及实验室检查的效果有明显改善，则继续治疗。对于无明显改善的患者，肝移植是必需的治疗手段，具有挽救生命的作用。肝移植治疗（图 25-1）可以提供正常的肝组织（除非是接受了未确诊的肝豆状核变性患者的供肝），新的供肝的肝细胞产生的有功能的 ATP7B 酶，能够不同程度地改善患者的铜代谢障碍，可能减轻甚至逆转神经系统症状。最大程度的改善在 6 个月至 3 年。

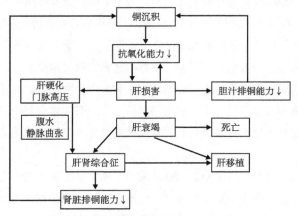

图 25-1 肝移植的治疗作用

肝移植治疗肝豆状核变性占总的肝移植术的 1.1%～2%，各临床中心的报道显示肝移植治疗肝豆状核变性疗效确切，预后良好。肝移植后患者的 5 年生存率达到 85%～90%，最长存活时间为 30 年，甚至更长。儿童移植时的平均年龄是 15 岁（4～18 岁）；成人移植时的平均年龄是 30 岁（19～68 岁）。儿童的存活率高于成人。手术预后与手术年龄、肝功能代偿程度和多器官损害程度有关。肝移植对延长患者的生存时间和提高其生活质量具有重要意义，但毕竟肝移植手术开展时间有限，远期效果还有待观察。预后不良的原因包括急性起病、没有严格筛选患者和移植前发生肾功能不全。

文献中报道的手术方式有辅助性、减体积（reduce-size）、劈裂式（split-liver）、活体相关肝移植和活体不相关肝移植。各国的手术经验表明肝豆状核变性患者术后短期和长期的预后良好。因有较高的术后并发症和神经系统症状风险，脑型患者肝移植的效果尚存争议。本章主要讨论肝豆状核变性患者肝移植的适应证、术前管理、分配政策、肝移植类型、肝移植患者的预后和免疫抑制治疗等。

第一节　肝移植的适应证

一、急性肝衰竭

约 5% 的肝豆状核变性患者以急性肝衰竭起病，更易发生于 10～20 岁的患者，大多数为女性（4∶1），在儿童患者中占 78%，在成人患者中占 64%。患者有肝纤维化或肝硬化，可导致脑水肿和其他多脏器衰竭。

（一）早期识别由肝豆状核变性引起的急性肝衰竭

早期识别由肝豆状核变性引起的急性肝衰竭患者具有重要意义，因为这些患者在许多国家都会优先进行肝移植。通过体格检查、生化实验和分子生物学分析能够确诊肝豆状核变性。现代分子生物学技术已可做到在 24～48 小时内，为患者做出快速的 *ATP7B* 基因突变分析。

一些患者通过药物治疗，其肝病症状控制良好，但由于顺应性差或缺失药物，中断了治疗。患者出现急性肝损害的表现，包括严重的凝血障碍、血小板减少、碱性磷酸酶 / 胆红素的比值降低、AST/ALT 的比值升高。应评估这些患者的社会支持结构、能否获得必要的医疗服务，以确保术后的顺应性。

应将非肝移植不能存活的急性肝衰竭患者与药物疗效较好的慢性严重肝病患者区分开来。改良 Nazer 评分有助于评估肝豆状核变性患者的预后，判断患者是否能够通过药物治疗挽救生命。改良 Nazer 评分的敏感性和特异性已得到证实，可预测未行肝移植而通过药物治疗的患者的死亡率，评估严重肝病患者的预后，选择适合肝移植的患者。其他的评分方法，如 Child-Turcotte-Pugh（CTP）或模式末期肝病（MELD）分数，可能并不适用于肝豆状核变性患者，许多使用这些评分方法需要进行肝移植的患者对驱铜治疗反应良好。

即使已有肝源，术前需要做的检查和准备工作包括：对于活体供肝肝移植手术，最重要的是供体候选者有完全自愿的提供脏器的愿望；对供体候选者进行综合评估，了解年龄是否合适，体型、血型是否与受者合适等，一般要求其年龄在 18～55 岁，血型与受者相同或相符。血型不合、重度脂肪肝、高胆红素血症、丙型肝炎抗体阳性、哮喘及重度贫血的供体候选者则必须更换；供体候选者的铜代谢检查基本正常，最好进行肝豆状核变性的基因检测；对供体候选者进行影像学检查、心理评估、手术耐受力和麻醉耐受力的评估；必要时对供体候选者行肝组织活检及肝动脉造影检查等。肝组织活检的结果是诊断肝实质病变的"金标准"，可以准确评估肝脏脂肪病变的程度及是否存在其他慢性肝脏疾病；对急性肝衰竭患者应迅速清除体内沉积的铜，保护重要器官的功能，为手术争取时间。

随着移植技术的不断发展，肝移植的禁忌证在逐渐缩小，通常认为有下列情况者不能进行肝移植手术（绝对禁忌证）：合并严重心、肺、脑及肾等重要生命器官功能不全者；未控制的败血症患者或其他感染者；胆管癌；合并肝外恶性肿瘤者；重度酒精中毒者（戒酒不够半年者）以及其他药瘾者；肝脏解剖结构异常不能耐受手术者；对肝脏移植无充分理解者（小儿除外）以及有精神疾病病史者。

相对禁忌证：年龄大于 65 岁；肝脏恶性肿瘤伴门静脉主干癌栓或转移；合并糖尿病、心肌病等预后不佳的疾病；艾滋病患者；明显门静脉血栓形成等解剖结构异常者。

（二）急性肝衰竭患者肝移植的桥接治疗

由肝豆状核变性引起的急性肝衰竭的死亡率是 100%，及时进行肝移植是挽救患者生命的关键。急性肝衰竭的并发症包括循环衰竭、感染、急性肝损害、颅内压增高、脑水肿，都可导致患者死亡。早期诊断急性肝衰竭可为转诊、肝移植评估、支持治疗赢得时间。要将由肝豆状核变性引起的急性肝衰竭与其他原因引起的急性肝衰竭区分出来，前者需要治疗由于从肝脏中大量释放的铜所引起的损害。对前者的家庭成员也应进行筛查，以确诊症状前患者，早期开展预防性驱铜治疗。

由于铜和铜 - 金属硫蛋白复合物引起肾小管损害，患者出现急性肾损害，甚至肾衰竭。研究表明与其他原因所致的急性肝衰竭患者相比，由肝豆状核变性引起的急性肝衰竭的患者的肌酐水平更高，在围手术期更需要肾替代治疗。在肝移植手术后，这些患者的肾损害是可逆的。

在急性肝衰竭时，如发生肾衰竭，由于 D- 青霉胺和曲恩汀都需通过肾脏排铜，患者服用二者后并不能降低血液中游离铜。锌剂可阻断饮食中铜的吸收，但也不能降低血液中的游离铜。理论上讲，四硫钼酸盐可去除血液中的游离铜，可用于治疗肝豆状核变性的急性神经系统症状，目前尚缺乏治疗重症肝损害的资料。这些药物不作为急性肝衰竭的首选治疗。

在由肝豆状核变性引起的急性肝衰竭的患者等待肝移植期间，应快速地去除患者血液循环中过量的铜，补充必需物质，改善内环境，以减少溶血、肾小管损害和进一步的肝损害，阻断血液中过量的游离铜形成的恶性循环，暂时替代衰竭肝脏部分功能，为肝细胞再生及肝功能恢复创造条件，改善患者预后（图 25-2）。具体的桥接（bridge）技术（人工肝）包括血清置换（plasma exchange，PE）、血液滤过（hemofiltration，HF）、血液透析滤过（plamadiafiltration，PDF）、血浆胆红素吸附（plasma bilirubin absorption，PBA）、白蛋白透析（albumin dialysis，AD）、分层血清分离和吸收（fractioned plasma separation and absorption，FPSA）、伴单次白蛋白透析的肝透析（liver dialysis with single-pass albumin dialysis，SPAD）、分子吸附再循环系统（molecular adsorbents recirculating system，MARS）、持续性血液净化疗法（continuous blood purification，CBP）和生物人工肝等。由于各种人工肝的原理不同，因此应根据患者的具体情况选择不同方法单独或联合应用：伴有脑水肿或肾衰竭时，可选用 PE 联合 CBP、HF 或 PDF；伴有高胆红素血症，可选用 PBA 或 PE；伴有水电解质紊乱时，可选用 AD。不同的治疗驱铜效率不同，如使用新鲜冰冻血清的加强血清置换，按照患者血清中铜含量，每次可从高血铜患者体内移除大量的铜（数千至上万微克）及肝性脑病时产生的大分子量毒素。在 MARS 中，患者的血液在血滤时，经过一个有反复循环白蛋白的膜，白蛋白吸附的铜通过活性炭和阴离子树脂交换柱灌注被洗涤。通过反复循环，移除了铜和其他毒素，如尿素、肌酐、胆酸、胆红素、氨等，同时对水电解质和酸碱失衡有较好的调节作用，降低了肝性脑病的发生率，使者处于一个相对稳定的状态。急性肝衰竭患者的凝血功能较差，SPAD 和 MARS 治疗的出血等风险较大。

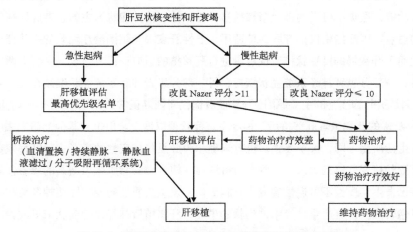

图 25-2　肝豆状核变性患者发生肝衰竭后的治疗路线

人工肝治疗的相对禁忌证：严重活动性出血或弥漫性血管内凝血者；对治疗过程中所用血制品如血浆、肝素和鱼精蛋白等高度过敏者；循环功能衰竭者；处于非稳定期的心脑梗死者；妊娠晚期。并发症：过敏反应、低血压、继发感染、出血、失衡综合征、溶血、空气栓塞、水电解质及酸碱平衡紊乱等。

国内有学者报道采用以快速驱铜为主的治疗，急性肝豆状核变性的成活率已达 75%，认为急性肝豆状核变性处理的策略是：立即快速驱铜，同时做肝移植的准备，内科治疗无好转后再做肝移植。

虽然 MARS、血清置换和上述的其他技术可以推迟肝移植，但最终患者仍需要肝移植。有很少的几个报道称使用肝脏支持治疗（如 SPAD）可以使肝豆状核变性引起的急性肝衰竭的病情好转。推测未来使用肝细胞的肝支持装置与白蛋白交换器（albumin exchanger）或其他结合柱（binding column）配合，可以起到保护细胞，使其避免受到过量的铜毒性作用。

二、由于肝豆状核变性引起的慢性肝衰竭和终末期肝病的肝移植

由于肝豆状核变性引起的终末期肝病是肝移植的适应证，表现为重度的肝功能不全、失代偿性肝硬化，可有黄疸、腹水、静脉曲张破裂引起的出血或肝肾综合征。这种患者的年龄明显比以急性肝衰竭起病的患者要大，大多数平均年龄在 20～40 岁，包括诊断时就已是很晚期的患者，还有已确诊并且成功地进行过药物治疗的患者，但中断了治疗导致病情恶化的。必须根据预后指数，判断这些患者是否还能通过药物治疗使其好转，以避免不必要的肝移植。若预后分数大于 11，肝移植是挽救这些患者生命的唯一手段。Nazer 评分的阴性预测价值有待探讨。有学者报道应用药物成功地治疗几例预后分数大于 11 的患者，提示对经评分需要肝移植的患者，在等待期间先进行实验性的药物治疗，观察期疗效，根据其临床表现和生化指标，判断患者是否确实需要肝移植。但是尚无规范化的实验性的治疗方案。美国肝病研究协会推出的实践指南建议进行 3 个月的药物治疗。如果在药物治疗期间，患者的临床表现和生化指标持续恶化，需要考虑进行肝移植治疗。

有一个来自多个欧美的治疗中心回顾性研究报道在 55 个肝移植患者中，其中 43 个患者存活超过 20 年，一些患者的预后分值低于 Nazer 评分的阈值，说明在这些中心的患者是否进行肝移植取决于各中心自身的选择，而不完全是治疗失败的客观证据。其他不参与 Nazer 评分的因素，如持续性的静脉曲张破裂引起的出血、腹水、脑病等也是是否进行肝移植需要考虑的因素。

其他的管理主要包括门静脉高压并发症的管理，如食管胃底静脉曲张的筛查和监测、肝细胞癌的影像、血容量的管理（限钠和利尿剂）、肝性脑病的治疗、自发性细菌性腹膜炎管理和预防等。

第二节　具有神经心理表现的肝豆状核变性患者的肝移植

对于药物治疗不理想的肝豆状核变性患者，应尽早进行肝移植治疗。手术本身是安全的，也可使患者获得稳定的、正常的肝功能，避免不可逆的神经精神损害。但以神经精神症状为主的患者肝移植手术的成功率低于以肝脏损害为主的患者，国际指南仅推荐肝移植适用于急性肝衰竭和驱铜治疗无效的失代偿性肝硬化患者。对具有神经精神表现而无肝衰竭的肝豆状核变性患者进行肝移植的适应证尚有争议，主要有两方面原因：首先，这类患者肝移植后，一部分患者神经系统症状恢复，另一部分患者神经系统症状继续存在，死亡率增加。理论上讲，颅内过量的铜是引起脑损害的主要原因，肝移植后铜代谢恢复正常，脑内铜减少，可防止进一步的脑损害。有报告表明 56%～77% 的此类患者肝移植后，神经系统症状得以恢复。但也有其他的研究表明，患者原有的神经系统症状恶化，生活质量下降，甚至死亡。也有未确诊为肝豆状核变性的患者进行肝移植数天后，出现神经系统症状，使得肝豆状核变性得到确诊。一些术后持续存在构音障碍和肌张力增高的患者，通过脑磁共振成像检查，发现脑部多已发生实质性不可逆性病变。若脑部尚未发生实质性病变，即使神经精神症状的出现已有一段时间，也是可以逆转的。伴有严重神经精神症状的患者，肝移植后神经精神症状未见改善，原因可能是严重

神经精神功能损害的患者长期卧床，容易合并感染。这些患者的器官损害也比较重，虽然肝移植手术能恢复患者体内铜稳定状态，但器官的功能已受到不可逆性的损害；其次，单独药物治疗而不进行肝移植，也可能使神经系统症状得到恢复。由于捐献器官的短缺，推荐患者首先进行系统的药物治疗。对于同时合并肝脏损害和神经精神症状的肝豆状核变性患者，应对其神经系统进行全面评估。严重的神经精神损害应被视为肝移植的绝对禁忌证。

对有神经系统症状的肝豆状核变性患者进行肝移植后，约6个月内其神经系统症状不会恢复，一些症状难以恢复。在一个法国的关于121位进行了肝移植的肝豆状核变性患者的研究表明，其中有7位仅有神经系统症状，19位有肝脑混合症状。有神经系统症状的7位患者的平均年龄是21.5岁（范围：14.5～42岁）。其中3位有帕金森综合征的患者分别于2、4、36个月死于感染，其神经系统症状未得到改善。另外数位患者的神经系统症状有好转。19位有肝脑混合症状的患者中，仅有8位患者的神经系统症状完全或部分恢复。目前尚无确切方法来判断何为难治性症状及这些症状经过持续的药物治疗后是否会好转。

有一对有神经系统症状的纯合子（p.A1183G/R1319X）双胞胎进行肝移植后，一位患者在肝移植前有神经系统症状，肝移植后生存了10年以上。另一位患者在肝移植前有神经系统和精神症状，肝移植后神经精神症状加重，导致死亡。提示环境因素等基因外因素也影响疾病表现。

有专家推测同时存在的神经系统症状和精神症状是一个预后不良的指标，或许通过一个未知的机制增加感染的风险。长期卧床和频繁的住院治疗也增加感染的风险。肝移植后精神症状往往并不能得到改善，推测出现精神症状可能是肝移植的禁忌证。在肝脑混合型的患者中，重度的神经系统症状是肝移植的禁忌证。

有神经系统症状的肝豆状核变性患者在接受活体供肝肝移植时，捐献肝的质量非常重要，供肝者罕有死亡风险，受肝者会发生胆道并发症和移植失败。在美国，在进行积极的评估后，需要供肝者和受肝脏者正式的同意。这使得肝移植的适应证扩大，有神经系统症状的肝豆状核变性患者也就进行了肝移植。除了极少见的从双胞胎接受肝的患者外，与接受尸体肝类似，接受捐献肝进行肝移植的患者需要终身服药免疫抑制药物。

一些患者的神经系统症状在肝移植后获得一定程度的改善，使得人们更倾向于对这些患者进行肝移植。对络合剂治疗无效的具有神经精神症状的患者进行肝移植是否有效尚无一致意见。也无确切标准来判断什么是"对络合剂治疗无效"。目前对这些患者的肝移植尚处于实验性阶段。也有脑型患者肝移植后效果良好的报道。这些治疗成功的脑型患者经过传统药物治疗无效，但影像学上显示无明显结构改变。

对于早期具有相对较轻的神经精神症状的患者，是选择药物治疗还是肝移植，存在两难的问题：如早期进行肝移植治疗，面临着部分患者对药物治疗有效、无须肝移植的问题；如坚持药物治疗，部分患者的神经精神症状加重，待确认药物治疗无效后（有时需长达4年的时间），又错过肝移植的时机。随着对肝豆状核变性研究的不断深入及肝移植技术的日益成熟，许多学者认为对于肝豆状核变性患者，神经精神症状应当置于与肝功能失代偿程度相同的地位，即对于无明显肝功能异常但存在明显神经精神症状的肝豆状核变性患者也应当考虑接受肝移植，这样不仅可以早期改善患者的生活质量，还可以预防不可逆性神经系统损害的发生，另外在肝功能正常时实施手术的风险也相对较低。肝豆状核变性患者的神经系统损害逐渐被越来越多的学者所重视，肝移植手术时机的选择也趋向尽早施行，而不再单纯以肝功能指标作为是否行肝移植的判断标准。

第三节　器官分配政策

在美国，器官分配需要通过器官获取和移植网（Organ Procurement and Transplantation Network，OPTN）、器官分享联合网（United Network of Organ Sharing，UNOS）执行MELD评分系统，根据疾病严重程度，对受肝者进行分层，以使器官分至最适合的患者。MELD分配系统应用于有稳定的肝硬化的肝豆状核变性患者，也可用于肝豆状核变性引起的急性肝衰竭、失代偿性肝硬化患者，这些患者具有最高优先权（1a）。及时根据临床、生化表现及分子生物学结果，在具有晚期纤维化或肝硬化、急性肝衰竭的患者中，发现肝豆状核变性患者，以使这些患者获得器官分配的最高优先权，否则，他们将失去这种权利。此类患者的预期生存时间被认为小于7天，需要紧急肝移植。欧洲也有类似的政策。活体捐献肝移植（living donor liver transplantation，LDLT）可部分缓解器官来源的困难。

按照"米兰标准（Milan criteria）"，UNOS 政策允许提高肝细胞癌患者实施肝移植的优先权，这些患者应尚未发生血管转移并且不能手术切除。在一个评估了 130 个肝豆状核变性患者 15 年变化的回顾性研究中发现，所有肝豆状核变性患者每年发生肝细胞癌的风险是 0.09%（95% 可信区间 0.01～0.28）；有肝硬化的肝豆状核变性患者每年发生肝细胞癌的风险是 0.14%（95% 可信区间 0.1～0.10）。一个纳入 6 个研究的 meta 分析表明肝豆状核变性患者每年发生肝细胞癌的风险是 0.04%（95% 可信区间 0.01～0.10）。已有患肝肿瘤的肝豆状核变性患者进行肝移植手术的报道。

第四节　肝豆状核变性患者肝移植手术的选择

目前常用的肝移植治疗术式包括：①原位肝移植：是最早治疗肝豆状核变性的移植方法，也是目前常用手段，但由于肝源的短缺限制了其应用；②原位辅助部分肝移植：因原肝尚有部分功能，在移植肝脏尚未发挥作用时，仍能维持其部分功能，能够减少许多并发症；③活体部分肝移植：对于肝豆状核变性患者，只需移植相当于 20%～30% 受体肝重量的肝组织，就能基本满足机体代谢需要，不必实施全肝移植。活体部分肝移植具有供肝来源广、排异反应小及费用低等诸多优点，所以在治疗肝豆状核变性中被广泛应用；其余还有减体积肝移植、肝段移植及劈裂式肝移植等。

进行捐献尸体肝脏移植的工作时，需要注意以下事项：向捐献者家属交代器官捐献的相关意义，获得家属的签字同意；切取肝脏前的工作是要维持其最佳的生理状态。捐献者血流动力学的稳定是完成良好灌注的必要条件；脑死亡的证明文件；没有严格的年龄限制。若供体年龄大于 55 岁，需要仔细评估；供受体之间体重相差之比应小于 15%。受体有大量腹水者，会有较大的腹腔体积容纳较大的供肝；应确保供体没有乙肝病毒和获得性免疫缺陷病毒感染。若供体有丙肝病毒感染，可考虑将其移植给丙型肝炎患者；供体的临床表现若轻微异常是可以接受的，当然最好正常；供受体之间最好 ABO 血型相符，不要求人类白细胞抗原配型相符；供体近期没有滥用药物、恶性肿瘤、感染性疾病、肝硬化和严重的肝脂肪变性等病史，必要时可行肝穿刺检查。

一、原位肝移植

20 世纪 70 年代，美国的 DuBois 为一个发生了肝衰竭的肝豆状核变性患者做了原位肝移植手术（orthotopic liver transplantation，OLT）。近年来，肝移植手术已有很多进步。一直认为，肝豆状核变性患者经过肝移植治疗后，胆汁分泌铜的功能得以恢复，肝豆状核变性被治愈。随着儿童肝移植的进展，减体积、劈裂式术式被倡导，外科手术技术提高，活体捐献肝移植迅速发展。由于器官的稀缺，杂合子父母亲成为肝供体，肝移植后结果证实患者的循环血液中的过量铜被清除、肝铜未再沉积、病情未复发。目前虽有杂合子作为肝移植供体并且获得成功的报道，但观察时间尚短，还需进一步观察。如有条件，优先选择无肝豆状核变性基因缺陷的供体，成功率更高。患有其他隐性遗传性疾病（如遗传性血色沉积症、伴低密度脂蛋白受体缺陷的遗传性高胆固醇血症等）的父母亲也成功地作为肝脏捐献者。

二、辅助性部分肝移植

辅助性部分肝移植分为原位辅助性部分肝移植（auxiliary partial orthotopic liver transpantation，APOLT）和异位辅助性部分肝移植（auxiliary partial heterotopic liver transpantation，APHLT）。1989 年，原位辅助性部分肝移植治疗急性肝衰竭取得首次成功。原位辅助性部分肝移植是进行肝移植时，同时保留部分或全部患者自身的肝脏。发生急性肝衰竭的肝豆状核变性患者与慢性肝病患者不同，没有慢性的肝损害，适合部分肝移植，并发症较少。

移植手术后，如果患者自身的肝脏的驱铜能力有所恢复，可以停用免疫抑制剂，使得移植肝被排斥。供体可以是纯合野生型个体、杂合子父母或家庭成员。移植手术后的患者的肝脏清除铜的能力增强，保护了剩余的肝组织和其他脏器。原位辅助肝移植用于治疗肝豆状核变性的技术难度大，并发症多，如易发生肝细胞癌；与活体捐献肝移植相比，易引起胆道狭窄、肝脏萎缩，盗血综合征可引起移植失败，导致患者的生存率降低。

肝豆状核变性肝脏类型为结节性肝硬化，门静脉压力增高致使脾脏充血增大。代谢性肝病患者中有36% ~ 92% 伴有脾大和脾功能亢进。保留原肝有利于稳定肝脏合成储存功能，尤其是凝血物质合成，以利于维持术后受体的凝血功能；切除脾脏有助于控制术后供体受体之间的排斥反应，消除脾脏对血细胞的破坏作用，获得充足的移植空间和良好的血供。

异位辅助性部分肝移植手术中多将移植肝置于自身肝下，虽不切除受体肝脏，手术简单、风险低，但由于缺乏足够的腹腔空间，关腹后，自身肝和移植肝均受到压迫，影响自身肝和移植肝的血液循环，还可造成膈肌抬高，影响呼吸。

三、脾窝异位辅助性肝移植

脾窝异位辅助性肝移植是切除了增大的脾脏，将从活体、尸体劈裂的部分供肝植入脾窝。该手术不同于传统的原位辅助性部分肝移植，具有以下优点：保留受体原有肝脏，未做切除和游离，手术损伤相对要小，避免了切除受体肝脏引起的创面出血等风险；同时保留受体肝脏残存功能，在移植肝尚未充分发挥作用时仍能维持机体的代谢和凝血功能；切除病理性的巨大脾脏，为移植肝提供了足够的腹腔空间；受体所需肝的重量明显低于原肝全切除后原位活体肝移植所需的供肝重量，进一步减少对供体的损害；简化了手术操作，没有无肝期，减少无肝期所带来的酸碱平衡失调、电解质紊乱和血流动力学不稳定等诸多问题，从而减少了术后并发症，缩短了手术时间；术后供肝的门静脉压力较高，保证了供肝的血流灌注。

但是，在脾窝摆放的移植肝的位置不正确时，移植肝的血供或回流会受影响；由于对左肾静脉进行了结扎，左肾静脉回流需要通过肾上腺静脉和生殖静脉，在手术后的早期会出现左肾一过性的损害，术后1周左右可以恢复正常。

四、活体供肝肝移植

尽管大部分接受肝移植的肝豆状核变性患者可获得的是尸体捐赠器官，但目前国内外逐渐主张采用亲属活体供肝肝移植（living-related liver transplantation，LRLT）治疗。亲属活体供肝肝移植治疗是将患者近亲属的肝脏取下部分移植给患者的一种方法。人体的肝脏是再生能力很强的器官，切除一半肝脏对健康人的生活也没有明显影响，而且1 ~ 2 年内肝脏就可以再生接近至原来大小。通常一个健康成年人只需保留整个肝脏体积的25%，就能维持正常生活。对于肝豆状核变性患者，只需移植相当于20% ~ 30% 受体肝重量或0.8% ~ 1% 受体体重的肝组织就能基本满足机体代谢需要，不必实施全肝移植。具有供体来源广、排异反应小、费用低等优点。小儿病例通常是父母成为供体，成人病例则为兄弟、姐妹、子女或配偶。亲属活体供肝肝移植与普通尸体供肝肝移植相比，具有很多方面的优势：在供受体双方完全知情同意的情况下获得肝脏捐献，并可根据双方情况安排手术；移植术中活体供肝的热缺血时间几乎为零，冷缺血时间亦有极大减少，有利于保护胆道，减少术后并发症的发生；供肝来源于亲属，相对于尸肝的肝源丰富，患者与供体有情感联系，等待时间缩短，捐献成功率更高；若有患者近亲供肝，供体和受体间有更高的组织相容性，受体会有较轻的排斥反应，免疫抑制剂的用量较尸肝移植者少，长期费用较低。但它对外科技术要求较高，团队协作要求高，手术创伤大，手术时间长。同时行受体供肝手术，前期费用昂贵，整体风险增大。与全肝肝移植的患者相比，亲属活体供肝肝移植治疗的患者的铜代谢的恢复时间较长。

由于世界范围的肝脏来源短缺，活体捐献肝移植部分替代了尸体供肝肝移植（原位肝移植和异位辅助肝移植）。儿童患者需要减体积供肝，必须进行活体捐献肝移植。在一些国家或地区，出于宗教原因，患者不能接受尸体供肝。按照现行的分配政策，一些需要肝移植的患者不具有优先权，需要较长时间的等待。在进行活体捐献肝移植时，必须考虑捐献者的手术风险、疾病传染，以及可以影响受体预后的并发症等方面的问题。多数捐献者与受体有血缘关系（父母、子女、兄妹或其他亲属），必须通过详细的临床检查和实验室检查，甚至包括肝活检进行肝铜含量测定、ATP7B 基因突变分析，除外捐献者自身是肝豆状核变性或患有其他对自身或受体有危害的疾病。在接受候选供体之前，受体的年龄、患有肝病的证据、接受肝移植的适应证、在等候表上的顺序、药物治疗的结果、肝外疾病（特别是神经系统疾病）和血清学资料等都是决定是否和何时进行肝移植时需要考虑的因素。

已有资料证实，即使捐献者是 ATP7B 基因杂合子，也可为受体提供正常功能的肝脏。长期随访表明，受体的铜代谢正常，未出现疾病复发。有研究者认为虽然杂合子作为供体可以改善受体的铜代谢，但与纯合野生型供体相比，其术后的驱铜效果差，文献报道约 10% 的肝豆状核变性的亲属本身存在铜代谢异常，则他们不适宜作为供体。因此，活体亲属供肝移植在应用于肝豆状核变性患者时，不但要注意配型的问题，也要考虑供体的基因型及铜代谢情况，有条件的需要进行基因检测。

五、劈裂式肝移植

20世纪80年代末德国医生Pichlmayr首创劈裂式肝移植(splitting liver transplantation, SLT)，该手术是基于"肝脏是功能性分段器官"的理论，将一个供肝分割成两个或两个以上的解剖功能单位，分别移植给不同受者，达到"一肝两受"或"一肝多受"，最大程度地利用了供肝。通常右半部分给成年患者，而左半部分给儿童患者。SLT 的发展和应用，在儿童肝移植的发展中具有重要的意义。劈裂式肝移植不仅是拓展肝来源、缓解供肝短缺的重要方法之一，而且能缩短受者等待时间，以获得更满意的移植效果。2007 年，Andorno 等首次报道应用劈裂式肝移植治疗急性肝豆状核变性的案例，1 名 27 岁有神经症状的急性肝豆状核变性女性行劈裂式肝移植后，各项检查提示移植物功能、铜蓝蛋白及血铜水平均达到正常。1 个月内患者神经系统症状好转，Kayser-Fleischer 环消失。在 13 个月的随访中状态良好。在紧急情况下，劈裂式肝移植可作为全肝移植有效的替代。国内术者在供肝获取后，主要采取的是体外劈裂操作，其缺点在于劈裂手术耗时长，尤其是在两台受者手术不能同时进行时，供肝冷缺血时间明显延长，将会导致供肝缺血－再灌注损伤加重，增加术后血管、胆管并发症及移植物功能不全的发生率。

第五节 肝移植后的预后和监测

肝豆状核变性是肝移植的一个明确的适应证，移植后患者获得了较为理想的长期生存率。年龄、移植手术的时间（2000 年以后的肝移植患者的预后更好）等因素对预后有一定的影响（表 25-1）。门脉高压症状和神经系统症状有好转。精神症状在移植前后没有明显变化。激素的使用和因术后长期住在监护室引起的谵妄可以影响移植后的患者的临床表现。

表 25-1 肝豆状核变性患者肝移植的预后

OLT	LD	ALF	ESLD	仅为脑型	儿童	成人	患者生存率		移植肝成活率		国家
							1 年	5 年	1 年	5 年	
165	5	103	67		51	119	92%	90%	89%	86%	美国
3		3					100%	100%	100%	100%	捷克共和国
	36	2	34		10	26	92%	75%	86%	75%	中国

（续表）

OLT	LD	ALF	ESLD	仅为脑型	儿童	成人	患者生存率		移植肝成活率		国家
							1 年	5 年	1 年	5 年	
17		11	6		3	14	87%		62%		美国
37		8	29				89%	76%	83%	70%	意大利
55		21	32	1			79%				美国 / 欧洲
4						4	100%	100%	100%	100%	德国
19		8	11				78%	65%	74%	61%	德国
	32	21	11		24	8	91%	84%	88%	81%	日本

注：OLT = orthotopic liver transplantation（原位肝移植）；LD = living donor transplantation（活体捐献移植）；ALF = acute liver failure（急性肝衰竭）；ESLD = end-stage liver disease（终末期肝病）。

肝移植的早期疗效取决于受体状态、供体器官质量以及外科技术 3 个方面的原因，因此早期并发症可归类为移植物功能不良、外科和内科并发症 3 大类。肝移植的常见早期并发症包括：①出血：是肝移植后早期最常见的并发症，包括腹腔内出血和消化道出血，发生率为 10% ～ 15%；②移植肝功能低下：发生率为 4% ～ 10%；肝动脉狭窄 / 血栓：肝动脉狭窄是指在血管造影下动脉口径缩小 50% 以上，如不及时处理，将会演变为动脉血栓或闭塞，导致肝坏死；③感染：感染是造成肝移植后早期死亡的重要原因，发生率为 50% ～ 75%，病死率高达 85%；④胆道并发症：以胆漏、胆道狭窄最为常见，发生率为 10% ～ 25%；⑤排斥反应：急性排斥反应通常发生在肝移植后 2 周内，发生率为 20% ～ 50%，多数慢性排斥反应发生在 1 年左右，发生率为 2% ～ 5%，属于不可逆性排斥，目前尚无有效的治疗办法；⑥急性肾衰竭：通常发生在移植后 1 个月内，发生率约为 12%；⑦其他并发症：如出现神经系统症状（意识改变、癫痫等），这可能与移植前和移植期间大量铜被释放有关。

肝移植后患者的铜代谢迅速改善。肝外器官铜过载逐渐恢复。尚不清楚亲属活体供肝肝移植中来自杂合子肝的驱铜效果是否比无亲属关系的尸肝的驱铜效果要好。由于病情不再复发（与丙肝等不同），肝细胞癌发生率低（可能与铜的保护作用相关），接受肝移植者年龄较低、共患病（如心血管病）较少，大多数患者的临床症状会有明显改善。肝移植成功数天后患者铜蓝蛋白即可恢复正常，铜代谢缺陷逐渐纠正。6 个月内多数患者铜代谢平衡恢复正常，包括血清铜、尿铜等，眼角膜 Kayser-Fleischer 环逐渐消退。早期肝移植可以预防不可逆的神经系统病变。迄今国内外尚无报道移植的肝脏再发生铜沉积损害的病例。根据肝移植的类型（尸体捐献、活体捐献、异位辅助）不同，移植后患者的肝外脏器中铜的清除速度不同。原位肝移植和活体捐献肝移植都取得较好效果。在大约移植后 4 周内，移植肝需要排除体内过量的铜，所以 24 小时尿铜可能仍会增高，以后会逐渐恢复正常。有学者建议肝移植患者术后应继续低铜饮食并服用锌剂，有利于改善症状。

肝豆状核变性患者肝移植后的生存率较高与这类患者术后没有复发相关，而慢性丙型肝炎或肝细胞癌的患者肝移植后因有病情复发的可能，预后相对较差。发生急性肝衰竭的患者能够尽快进行肝移植；患者较年轻，并存病的发生率低，也是成活率较高的原因。

移植后患者易发生肾功能不全，但远期预后较好。因为铜对肾小管的损害或驱铜药物对肾小球的损害，肝豆状核变性患者易有肾损害。在一个单中心的研究中，11 个患者中有 5 个有肾功能不全，免疫抑制剂也有肾毒性，患者在肝移植术后需要进行透析治疗，但随后肾功能都得到恢复。

有关肝豆状核变性患者进行异位辅助肝移植预后的报道较少。由于手术难度大，手术量较少，外科医生做这种手术的经验也较少。发生急性肝衰竭的患者也有晚期的纤维化和肝硬化，有发生门脉高压和肝细胞癌的可能。原位肝移植和活体捐献肝移植能够避免消除这两种可能性。目前较少有患者进行异位辅助肝移植。

第六节 肝移植后免疫抑制剂的应用

肝移植后免疫抑制剂的应用应在免疫抑制剂的不良反应和防止供体器官排斥之间达到平衡。对于肝豆状核变性来说，发生急性肝衰竭的患者的其他脏器和免疫功能是基本正常的，需要用标准剂量的免疫抑制剂。对于有重度脑病或其他神经系统症状者，需个体化应用免疫抑制剂。免疫抑制剂包括在移植后初始阶段应用的甾体类激素、钙调神经磷酸酶（calcineurin）抑制剂、环孢霉素 A、他克莫司、mTOR 抑制剂西罗莫司和用于长期维持的依维莫司等。由于他克莫司有引起癫痫的风险，对于有神经系统症状的患者，倾向于使用环孢霉素 A 或mTOR 抑制剂。使钙调神经磷酸酶抑制剂的血药浓度在正常低限。监测镁浓度，补充镁剂，以提高癫痫阈值。

对于肝移植后初期发生过肾功能不全或急性细胞排斥反应的患者，可以将抗代谢药物如硫唑嘌呤（azathioprine）、霉酚酸酯（mycophenolate mofetil）以及皮质激素等用于维持治疗。与排斥反应有关的细胞因子的抗体和 T 细胞丢失（T-cell-depleting）抗体可用于治疗排斥反应。

一些肝豆状核变性患者肝移植后可停用免疫抑制剂，但是如何撤药还是经验性的，撤药需考虑的因素有年龄（儿童易撤药）、性别、移植后的时间、生化指标、排斥事件等。进一步加强对免疫抑制药物和移植免疫机制的研究，有助于改善肝移植后患者的远期预后，使更多的肝豆状核变性患者通过肝移植获益。

第七节 我国的肝移植介绍

我国肝移植治疗肝豆状核变性的起步较晚。1983 年，武汉医学院（现华中科技大学同济医学院）的吴在德教授首次报道肝移植治疗肝豆状核变性的病例，其后陆续有个案报道。在亲属活体供肝肝移植治疗肝豆状核变性方面，南京医科大学附属第一医院肝移植中心报道的例数为全球最多。据《2011 年中国肝移植年度科学报告》报道，自 1980 年 1 月至 2011 年 12 月，国内儿童肝豆状核变性患者采用肝移植治疗 122 例，其 1 年、3 年及5 年生存率分别为 86.9%、80.5%、76.8%。成人肝豆状核变性患者 140 例，未有生存率报道。我国学者认为肝豆状核变性患者肝移植术后仍应坚持低铜饮食，并建议口服小剂量锌制剂。

第八节 肝豆状核变性患者肝移植的未来

尽管肝移植治疗肝豆状核变性取得令人瞩目的成就，但该技术操作复杂，手术风险大，并具有一定死亡率；肝源缺乏；存在移植脏器被排斥的风险，需长期服用免疫抑制剂抗排斥反应；费用高昂（目前手术费用30 万～50 万元，每年服用免疫抑制剂费用 2 万～3 万元，需终身服用）；部分患者会出现免疫抑制剂的不良反应。移植前应综合考虑肝移植的风险、手术所需费用及术后长期免疫抑制治疗等因素。

对于药物治疗无效的肝豆状核变性患者，如急性肝衰竭和终末期肝病患者，通过肝移植能挽救生命。对于仅有神经系统表现而无肝衰竭的患者，是否能从肝移植中获益，尚需进一步研究。通过调整药物和仔细监测，可避免肝移植后癫痫的发生，有利于在肝衰竭时因铜沉积而发生的急性肾功能损害的恢复。活体捐献肝移植使更多适合的患者从肝移植中获益，可以通过选择移植时间，以获得最佳的效果。对于发生急性肝衰竭的肝豆状核变性患者，肝支持治疗作为肝移植的桥接治疗，可降低循环血液中的铜，未来进一步完善后，或可替代肝移植。

（李晓东　米荷音）

第二十六章　肝豆状核变性患者肝脏症状的治疗

摘要

　　肝豆状核变性导致肝功能损害或肝硬化。患者必须坚持驱铜治疗，避免接触有肝脏损害的物质（如酒精、肝损害药物），保证充足的热量供应。出现食管静脉曲张时，与其他原因引起的肝硬化类似，预防出血的治疗措施有使用非选择性 β－受体阻滞剂、行食管静脉曲张套扎术。使用利尿剂治疗腹水。通过腹腔穿刺诊断自发性细菌性腹膜炎，需应用抗生素治疗。肝硬化也可因神经毒素的沉积导致肝性脑病。肝性脑病以非特异性神经精神症状为主要表现，需口服泻药和非肠道吸收抗生素。最好的预防措施是规律地排便。肝硬化患者易患细菌感染，甚至导致死亡。在肝硬化晚期，易发生肾衰竭。肝肾综合征的死亡率较高。如果肝豆状核变性患者有失代偿型肝硬化，应进行肝移植的评估。

　　肝豆状核变性是由过量铜沉积于肝脏引起。如同其他大多数慢性肝病，在肝豆状核变性发展过程中，长期的炎症使肝脏结缔组织增生，形成纤维化甚至肝硬化。代偿性肝硬化可保持无症状多年。在终末期慢性肝病，肝脏的合成活性物质和清除毒素的功能明显降低，门静脉高压形成，出现消化道出血、腹水、自发性细菌性腹膜炎、肝性脑病等。患者的 5 年生存率低于 20%。肝移植是治疗终末期肝豆状核变性的患者的有效方法。

第一节　失代偿性肝硬化患者的评估

　　失代偿性肝硬化是指有特殊临床并发症的肝硬化。由门静脉高压引起的并发症包括腹水、自发性细菌性腹膜炎（spontaneous bacterial peritonitis，SBP）、肝肾综合征（hepatorenal syndrome，HRS）、食管胃底静脉曲张出血；由肝功能不全引起的并发症包括肝性脑病、感染和黄疸（表 26-1）。

　　肝细胞癌是肝硬化的常见并发症，即使在代偿性肝硬化中也会发生。肝豆状核变性患者合并肝细胞癌的风险相对较低，终生患病率为 1/400。肝硬化患者应每 6 个月进行一次超声检查，如有可疑的大于 1 cm 的病灶，应行磁共振成像检查，以除外肝细胞癌。因敏感性和特异性较低，不推荐常规进行肿瘤标志物（如甲胎蛋白）的检查。

表 26-1　肝硬化患者的评估

评估项目
个人资料
年龄、性别、种族 / 民族
妊娠和生育资料：妊娠期的不良事件、孕妇的血液学检查、出生体重、新生儿黄疸、全肠道外营养

（续表）

系统性疾病的症状和体征
　厌食、疲乏、力弱、发育停滞
　恶心、呕吐、腹痛、腹泻、消化不良
　黄疸、瘙痒、尿液和大便的颜色改变
　腹胀
　外周性水肿
　出血：鼻、牙龈、皮肤、胃肠道
　骨痛、骨折
青春期：月经史
既往病史：黄疸、肝炎、用药史、输血史、炎症性肠病
社会行为（青春期）：酒精或其他物质应用、文身、穿孔
家族史：血缘关系、肝病、自身免疫性疾病
体格检查：
　一般状况：人体测量资料（营养不良或肥胖）、发热
　皮肤和肢体：黄疸、潮红或苍白、蜘蛛痣、毛细血管扩张、肝掌、杵状指
　腹部：膨隆、腹壁静脉曲张、肝脏和脾脏的体积变化（肝脏体积缩小、脾大）
　神经系统改变：学习成绩下降、睡眠改变、扑翼样震颤、Babinski征（+）、精神状态变化
　其他：青春期延迟、男性乳房发育、睾丸萎缩

第二节　肝衰竭的一般支持治疗

患有脂肪变性、肝纤维化或代偿性肝硬化的患者应该避免接触外源性肝毒性物质，如酒精、有肝损害的药物、某些草药等。晚期肝病患者处于分解代谢状态并有肌肉丢失，与生存率降低相关，建议患者应适当锻炼身体，保证充分的热量供应及优质蛋白摄入，但应避免摄入过多蛋白质而诱发肝性脑病。

患者应卧床休息，减少体力消耗，减轻肝脏负担。加强病情监护。高碳水化合物、低脂、适当优质蛋白质饮食。进食不足者，每日静脉补给足够的液体和维生素，保证每日 6272 kJ（1500 kcal）以上总热量。积极纠正低蛋白血症，补充白蛋白或新鲜血浆，适当补充凝血因子；纠正水电解质及酸碱平衡紊乱，特别要注意纠正低钠、低氯、低钾血症和碱中毒。注意消毒隔离，加强口腔护理，预防感染。为减少肝细胞坏死，促进肝细胞再生，可使用促肝细胞生长素和前列腺素 E_1 脂质体，但疗效尚需进一步确认。可选用改善微循环药物及抗氧化剂，如 N- 乙酰半胱氨酸和还原型谷胱甘肽等治疗。

第三节　腹水

一、腹水

腹水是指液体在腹腔中沉积，提示慢性肝病已进入晚期。腹水形成的主要原因是门静脉高压和血清蛋白质降低引起的胶体渗透压降低。在腹水早期，应行腹腔穿刺进行鉴别诊断，除外自发性细菌性腹膜炎。

二、腹水的评估

腹水是肝硬化患者最常见的并发症，50% 的代偿性肝硬化患者在 10 年内可出现腹水。因腹水需要住院的患者中，1 年死亡率是 15%，5 年生存率接近 50%。

大约 85% 的腹水患者有肝硬化病史。需注意患者是否患有恶性肿瘤、心力衰竭、肾病综合征、甲状腺性黏液水肿、近期腹部外科手术和结核等。体格检查可发现蛙腹和移动性浊音等。

三、诊断和治疗性穿刺术

临床上有明显腹水的患者应接受腹腔穿刺术，进行腹水分析。对于血小板减少和凝血障碍的肝硬化患者无须在穿刺前常规地予以预防性的血液制品。即使是存在肝脏疾病相关的凝血障碍的患者，接受穿刺的过程一般

是安全的，发生腹壁血肿的风险仅为 1%，死亡率低于 0.5%。应避免对纤溶亢进和播散性血管内凝血的患者进行腹腔穿刺。

四、腹水病因的初步评估

表 26-2 包括进行诊断性腹腔穿刺患者需要进行的主要实验室检查。

表 26-2　腹水的实验室检查

疾病	血清 - 腹水白蛋白梯度		附加的诊断试验
	高（≥ 1.1 g/dL）	低（< 1.1 g/dL）	
肝脏相关			
肝硬化	×	–	腹水细胞计数、与自发性细菌性腹膜炎鉴别、总蛋白
酒精性肝炎	×	–	–
急性肝衰竭	×	–	–
Budd-Chiari 综合征，肝静脉阻塞	×	–	影像学
肝窦阻塞综合征	×	–	
结节病，肝肉芽肿	×	–	肝脏活检
多囊性肝病	×	–	影像学
结节性再生性增生	×	–	肝脏活检
心源性（充血性心力衰竭、缩窄性心包炎、肺动脉高压）	×	–	心脏超声、右心导管插入术
肿瘤性			
肝细胞癌	×	–	影像学
肝转移	×	–	影像学
腹膜肿瘤扩散	–	×	影像学、细胞学
恶性乳糜性腹水	–	×	腹水甘油三酯
Meigs 综合征（良性卵巢肿瘤）	–	×	影像学
感染			
结核性腹膜炎	–	×	腹膜活检和分枝杆菌培养、腹水分枝杆菌培养
衣原体腹膜炎	–	×	影像学，衣原体核酸检测
继发性细菌性腹膜炎	–	×	腹水葡萄糖、乳酸脱氢酶、革兰染色、癌胚抗原、碱性磷酸酶
肾病综合征	–	×	24 小时尿蛋白
蛋白丢失性肠病	–	×	24 小时大便 α_1- 抗胰蛋白酶
胰腺性腹水	–	×	腹水淀粉酶
甲状腺性黏液水肿	×	–	血清甲状腺功能检查
术后淋巴漏	–	×	腹水甘油三酯
胆汁性腹膜炎	–	×	腹水胆红素
浆膜炎	–	×	–
肠梗阻或梗死	–	×	影像学

（一）白蛋白和总蛋白

应常规检测腹水的白蛋白和总蛋白。血清 - 腹水白蛋白梯度（serum-ascites albumin gradient，SAAG）由同一天内测得的人血白蛋白浓度减去腹水白蛋白浓度获得。SAAG 值 ≥ 1.1 g/dL，提示门静脉高压，不除外同时合并其他病因。腹水总蛋白 <2.5 g/dL，提示肝硬化或肾病综合征。腹水总蛋白 >2.5 g/dL，提示腹水是由心源性或甲状腺病变引起。

（二）细胞计数和培养

应常规检测腹水的细胞计数和分类。穿刺操作引起损伤时，血液进入腹水中（一般红细胞数 >10 000 个细胞数 /mm³），多形核白细胞（polymorphonuclear leukocyte，PMN）计数应被校正：每 250 个红细胞 /mm³ 从绝对 PMN 计数中减去 1 个 PMN 计数。对于疑似感染病例，应在使用抗生素之前，于床旁取标本后进行厌氧菌和需氧菌培养，当 PMN 计数 ≥ 250/mm³，细菌产量可增加 50% ~ 80%。

（三）其他的检查

在诊断继发性细菌性腹膜炎时，应检测腹水的癌胚抗原、碱性磷酸酶、总蛋白、葡萄糖和乳酸脱氢酶。腹水的细胞学检测用于有腹膜肿瘤转移的患者。在任何原因所致的腹水或胸腔积液的患者中，血清 CA12-5 均增高，与间皮细胞受到液体的压力相关，并不一定代表恶性卵巢肿瘤，所以 CA12-5 对腹水病因的鉴别诊断意义不大。在门诊进行治疗性腹腔穿刺的患者仅需要常规检查细胞数及其分类。

五、腹水的基础管理

限钠和利尿剂是治疗门静脉高压引起的腹水的基石。除肾病综合征患者外，SAAG<1.1 g/dL 的患者对这些措施反应不良。

（一）门静脉高压引起的腹水的管理

原发病的针对性治疗（驱铜治疗）；限钠（<2000 mg/d）；使用利尿剂（螺内酯和呋塞米的剂量比例为 100 mg ：40 mg）；治疗性腹腔穿刺；如血清钠 <120 mEq/L 或有症状性低钠血症，应限制液体摄入。

（二）饮食中盐的限制和蛋白质

门静脉高压引起的腹水的患者应限制钠的摄入，每日低于 2000 mg（88 nmol）。过度限制钠的摄入可由于食物口味变差引起患者发生营养不良。

应予以充分的碳水化合物和蛋白质供应。推荐每日摄入蛋白质 1.2 ~ 1.5 kg/d，非蛋白质提供的能量为 25 kcal/（kg·d）。

（三）限制液体摄入

在肝硬化的治疗中，限钠比限液体更为重要。如血清钠 <120 mEq/L 或有症状性低钠血症（如出现精神症状），应限制液体摄入。

（四）利尿剂

在门静脉高压引起的腹水的患者中，治疗的基石是利尿剂的使用，推荐联合应用螺内酯和呋塞米的剂量比例为 100 mg ：40 mg。如体重下降不足，每 3 ~ 5 天增加利尿剂的剂量，维持 100 mg ：40 mg 的比例，最大剂量为螺内酯 400 mg、呋塞米 160 mg。由于螺内酯可引起男性乳房女性化，可换用阿米洛利（10 ~ 60 mg/d），但疗效较差。如果腹水未能充分地缓解，建议加用祥利尿剂（呋塞米或托拉塞米），多数患者的腹水消退。在联合使用利尿剂时，应密切监护肾功能和血清电解质。部分患者的腹水会复发或为难治性。对于无明显的周围性水肿的患者，每日体重的下降应 <0.5 kg。对于有明显的周围性水肿的患者，每日体重的下降不受限制。

（五）应避免使用的药物

因缺乏有效性和安全性的资料，不推荐血管加压素受体拮抗剂用于治疗腹水。应避免使用血管紧张素转换酶抑制剂和血管紧张素受体阻断剂治疗肝硬化患者，二者可以引起低血压，导致肾衰竭及死亡率上升。对于难治性腹水患者，普萘洛尔可降低生存率，可能与穿刺引起的循环功能障碍有关，应对每一个患者详细权衡使用普萘洛尔的利与弊。应避免使用非甾体类抗炎药物（包括阿司匹林），因其可引起尿排钠量下降和肾衰竭。

（六）张力性腹水的管理

对于新发的大量腹水的初始治疗包括通过腹腔穿刺大量放液、限钠、利尿。最多可以放出 5 L 液体，不会引起明显的系统性和肾脏血流动力学紊乱。腹腔穿刺放液的操作简易，可在门诊进行，但腹水可在数天内恢复。如反复进行腹腔穿刺放液，易引起循环功能障碍。如放出的液体大于 5 L，应静脉补充白蛋白（8 g/L 被放出的液体），以提高胶体渗透压。

（七）难治性腹水的管理

难治性腹水是指对限钠、最大剂量利尿剂无反应，或在治疗性腹腔穿刺后迅速复发。一旦发生，1 年死亡率接近 50%。

（八）连续大量治疗性腹腔穿刺

如患者对利尿剂无效，应停用利尿剂，治疗主要单独依靠连续大量治疗性腹腔穿刺。对于限钠的患者，一般每 2 周通过腹腔穿刺放出至少 10 L 液体。不积极控制饮食的患者需要更加频繁地进行腹腔穿刺。连续大量治疗性腹腔穿刺可导致明显的蛋白质丢失，恶化营养不良。由于经皮内镜下造口术引起死亡率明显增高，应避免这种操作。

通过治疗性腹腔穿刺每排出 1 L 液体，补充白蛋白 5 ~ 10 g，使用 20% 或更高浓度的白蛋白。

（九）经颈静脉肝内门 - 体分流术

TIPSS 是一种以介入放射学的方法在肝内的门静脉与肝静脉的主要分支之间建立分流通道的术式，可明显地降低门静脉高压，减少腹水。多中心随机对照研究表明在控制腹水方面，TIPSS 优于连续大量治疗性腹腔穿刺，但对非肝移植患者的生存率的影响报道不一。TIPSS 能有效减低门静脉压力，创伤小，安全性高，适用于食管静脉曲张大出血和难治性腹水，多用于等待肝移植之前的门静脉高压患者。使用聚四氟乙烯覆盖的支架，可避免支架阻塞。因有大量的血液被分流，TIPSS 易引起肝脏并发症，加重肝功能不全，诱发肝性脑病，也有肺动脉高压的报道。因此，在进行 TIPSS 评估时，需注意患者的肝功能、肝性脑病史、心肺疾病等。

1. TIPSS 的绝对禁忌证

①充血性心力衰竭（特别是右心衰竭）；②严重的三尖瓣反流；③严重的肺动脉高压（平均肺动脉压 >45 mmHg）；④广泛的多囊肝病；⑤未控制的感染；⑥不能缓解的胆道梗阻。

2. TIPSS 的相对禁忌证

①完全的肝静脉阻塞；②完全的门静脉血栓形成；③肝细胞肿瘤（特别是位于中心位置的肿瘤）；④严重的凝血障碍（INR>5）；⑤复发性或严重的自发性肝性脑病；⑥严重的肝功能障碍（胆红素 >5 mg/dL 或末期肝病指数 >17）；⑦中等的肺动脉高压；⑧心脏收缩功能不全（射血分数 <60%）；⑨高龄（>69 岁）。

3. TIPSS 的转归

使用 MELD 和 Child-Turcotte-Pugh 评分系统可以评估 TIPSS 的近期和远期的死亡率，约 75% 的患者的症状得到改善；即使进行了 TIPSS，也应持续应用利尿剂；TIPSS 术后 30% 的患者发展为肝性脑病，大多数这种患者的症状可通过使用乳果糖得到改善。

（十）腹腔静脉分流术

已基本不使用腹腔静脉分流术治疗腹水，主要原因为腹腔静脉分流术术后仍保持通畅的比例较低（2 年内低于 20%）；并发症较高；与药物治疗组相比，患者的生存率并无明显改善。腹腔静脉分流术作为姑息疗法，用于不能进行移植、TIPSS 和连续治疗性穿刺术的患者。

六、腹水相关的并发症

腹水相关的并发症包括自发性细菌性腹膜炎（spontaneous bacterial peritonitis，SBP）、稀释性低钠血症、难治性腹水、肝肾综合征等。患者出现这些并发症后，其生存率降低。

（一）稀释性低钠血症

肝硬化时血管扩张激活肾素 - 血管紧张素系统和交感神经系统，导致抗利尿激素释放增加，水钠潴留，引起稀释性低钠血症。50% 的肝硬化腹水患者的血清钠浓度 <135 mmol/L。低钠血症是肝硬化患者的独立危险因素。仅 1% 的血清钠浓度 <120 mmol/L 或出现与低钠血症相关的神经系统症状的患者需要治疗。一线治疗包括限液（每日 1000～1500 mL 水）、停用利尿剂等。

（二）脐疝

20% 的肝硬化腹水患者出现脐疝。相关的并发症包括大网膜或肠绞窄，常发生于腹腔穿刺或分流术后；以及肠穿孔等，患者应戴腹带以减轻张力和疝组织的扩大。向患者告知嵌顿疝的症状，以引起其警惕。对于拟行手术治疗的患者（如 Child-Turcotte-Pugh A 级肝硬化），应通过最佳的医疗措施或 TIPSS，控制其腹水。否则，70% 以上的患者的疝会复发。

（三）肝性胸腔积液

5%～10% 的肝硬化腹水患者出现肝性胸腔积液（hepatic hydrothorax），多为右侧胸腔的渗出液。进行胸腔穿刺术（thoracentesis）无须输注血小板或新鲜冷冻血清，因为液体静压差，胸水中的蛋白质浓度比腹水要高。即使无自发性细菌性腹膜炎，自发性细菌性脓胸（spontaneous bacterial empyema）也可发生。通过使用敏感的抗生素治疗可以缓解，无须胸腔引流。胸腔引流可引起大量液体丢失、高发病率（>90%）、高死亡率（如无 TIPSS，>30%）。其他治疗措施包括限钠饮食和使用利尿剂。呼吸困难时可行治疗性胸腔穿刺术。对于难治性胸腔积液，可行 TIPSS。因可能会引起胸腔积液复发，大多数患者不适宜行胸膜固定术（pleurodesis）。

第四节　自发性细菌性腹膜炎

自发性细菌性腹膜炎是肝硬化患者最易发生的感染之一，是指在没有其他腹腔内感染（如穿孔、憩室炎）的情况下腹腔内发生的一种细菌性感染，通过腹腔穿刺诊断。1.5%～3.5% 的门诊患者和 10% 的住院患者发生自发性细菌性腹膜炎。约 20% 的住院患者的死因是自发性细菌性腹膜炎。在门诊患者中，患者易发生革兰阴性细菌感染，如大肠埃希菌、肺炎克雷伯菌等；在住院患者中，患者易发生革兰阳性细菌感染。

一、试验性治疗的适应证

如果腹水患者新出现的发热（>37.8 ℃或 100 ℉）、腹痛、肝性脑病、代谢性酸中毒、肾衰竭、低血压、麻痹性肠梗阻、低体温、白细胞增多或其他的感染相关的症状体征，应立即进行诊断性腹腔穿刺，进行分析和培养。因为自发性细菌性腹膜炎非常常见，推荐在入院时常规进行诊断性腹腔穿刺（表 26-3）。

表 26-3　诊断性腹腔穿刺的适应证

适应证	举 例
急诊或住院患者	-
出现腹膜炎的局部的症状和体征	腹痛、腹肌紧张、呕吐、腹泻、麻痹性肠梗阻
出现感染的系统性症状和体征	发热、低血压、白细胞增多、酸中毒、低体温
肝性脑病	-
肾衰竭	-
肝功能不全加重	-

二、诊断标准

自发性细菌性腹膜炎诊断标准是：腹水 PMN ≥ 250 个细胞数 /mm³（0.25×10⁹/L），细菌培养阳性，无明显的腹内感染源。应在治疗前进行腹水诊断性试验，这是因为 86% 的病例使用广谱抗生素后，其细菌培养阴性（图 26-1）。

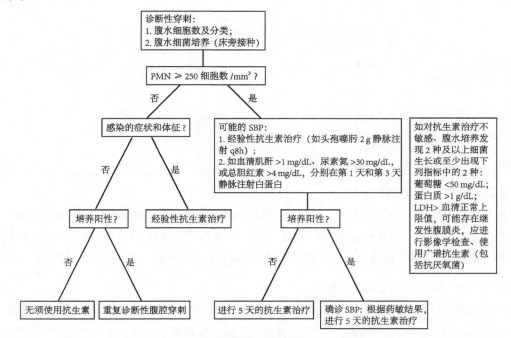

图 26-1　自发性细菌性腹膜炎诊断与治疗的路线

三、与继发性细菌性腹膜炎的鉴别

继发性细菌性腹膜炎患者腹水中 PMN 计数在 250 个细胞数 /mm³（常数千）以上，革兰染色及细菌培养常显示多重病原感染（包括真菌），蛋白质含量 >1 g/dL，乳酸脱氢酶大于血清值的正常上限，葡萄糖 <50 mg/dL。在肠穿孔时，腹水中癌胚抗原浓度 >5 ng/mL，碱性磷酸酶 >240 U/L。

四、治疗重点

腹水中 PMN 计数在 250 个细胞数 /mm³（0.25×10⁹/L）以上的可疑自发性细菌性腹膜炎患者应接受经验性的抗生素治疗。伴有细菌性腹水（bacterascite）的无症状患者（腹水中 PMN<250 个细胞数 /mm³，细菌培养阳性）无须抗生素治疗，此时的细菌性腹水常显示为一过性细菌定植（colonization）。这种患者应接受腹腔穿刺的随访，复查腹水细胞计数和细菌培养，以免细菌性腹水发展为自发性细菌性腹膜炎。对于有任何感染症状和体征的肝硬化患者，如体温 >37.8 ℃或 100 ℉、腹痛或不能解释的肝性脑病，无论腹水中 PMN 计数多少，都应接受经验性的抗生素治疗。

五、治疗药物

诊断明确和可疑的自发性细菌性腹膜炎患者可接受广谱抗生素治疗，也可根据药敏试验结果，选择窄谱抗生素。头孢噻肟（2 g IV q8h×5d）或类似的三代头孢类抗生素是首选。对于已接受氟喹诺酮类抗生素治疗的自发性细菌性腹膜炎患者，头孢噻肟也是首选。一个随机对照试验表明，对于无呕吐、休克、2级及以上的肝性脑病、血肌酐 >3 mg/dL 的社区获得性、散发性细菌性腹膜炎的住院患者，口服氧氟沙星（400 mg PO bid×8d）与静脉注射头孢噻肟同样有效。环丙沙星（400 mg IV q12h）或左氧氟沙星（750 mg PO q24h）可用于青霉素过敏者，但应避免用于为预防自发性细菌性腹膜炎已接受氟喹诺酮类抗生素治疗的患者。超广谱抗生素（如碳青霉烯类）可用于医源性自发性细菌性腹膜炎患者。在抗生素治疗 2 天后，应复查腰椎穿刺，检查治疗效果（表26-4）。

表26-4　自发性细菌性腹膜炎的治疗

病情	首选抗生素治疗	次选抗生素治疗
标准治疗	头孢噻肟 2 g IV q8h×5d	头孢曲松 1 g IV q12h 或 2 g IV q24h×5d
无并发症的 SBP	氧氟沙星 400 mg PO bid×8d	其他的氟喹诺酮类（如环丙沙星 500 mg PO bid 或左氧氟沙星 500 mg PO q24h）
医源性 SBP	超广谱抗生素（如碳青霉烯类、哌拉西林/舒巴坦）	根据局部耐药情况选药
已接受过预防性氟喹诺酮或甲氧苄啶/磺胺甲噁唑性治疗的 SBP	头孢噻肟 2 g IV q8h×5d	类似的三代头孢类抗生素（如头孢曲松 1～2 g IV q24h）
β-内酰胺过敏	环丙沙星 400 mg IV q12h	左氧氟沙星 750 mg PO q24h
晚期肝或肾衰竭：血清 Cr> 1 mg/dL、尿素氮 >30 mg/dL 或总胆红素 >4 mg/dL	头孢噻肟 2 g IV q8h×5d，并分别在第 1 天（1.5 g/kg）和第 3 天（1.0 g/kg）静脉注射白蛋白	–

六、白蛋白静脉注射辅助治疗

一个随机对照试验表明，对于有肝硬化的自发性细菌性腹膜炎的患者，作为头孢噻肟的辅助治疗，分别在第 1 天（1.5 g/kg）和第 3 天（1.0 g/kg）静脉注射白蛋白，与单用头孢噻肟相比，可降低院内死亡率（29% 对 10%）。晚期肝或肾衰竭患者（血清 Cr >1 mg/dL、尿素氮 >30 g/dL 或总胆红素 >4 mg/dL）也应静脉注射白蛋白。

七、复发性自发性细菌性腹膜炎的预防

首次患自发性细菌性腹膜炎的患者如不接受预防性抗生素治疗，一年内的复发率是近 70%，1 年生存率是 30%～50%。如接受预防性抗生素治疗，一年内的复发率可从 68% 降低至 20%。对于有复发史的患者，多数专家推荐预防性抗生素治疗。

八、原发性自发性细菌性腹膜炎的预防

有低蛋白血症（<1.0 g/dL）和（或）高胆红素血症（>2.5 mg/dL）的患者患自发性细菌性腹膜炎的风险增加。腹水总蛋白 <1.5 g/dL 的患者如有下列中的一项，就需长期接受预防性抗生素治疗：肾功能不全（血清 Cr ≥ 1.2 mg/dL；BUN ≥ 25 mg/dL；血钠 ≤ 130 mEq/L）；肝衰竭（Child-Turcotte-Pugh 评分 ≥ 9；或胆红素 ≥ 3 mg/dL）（表26-5）。

表26-5　自发性细菌性腹膜炎的预防性治疗的适应证

适应证	时间
有自发性细菌性腹膜炎病史的患者	长期治疗，直至腹水消失
无自发性细菌性腹膜炎病史的晚期肝病患者	如腹水总蛋白 <1.5 g/dL，至少有下列情形中的 2 种：血清 Cr ≥ 1.2 mg/dL；BUN ≥ 25 mg/dL；血钠 ≤ 130 mEq/L 或肝衰竭（Child-Turcotte-Pugh 评分 ≥ 9；或胆红素 ≥ 3 mg/dL），需长期治疗
急性胃肠道出血	7 天以内

九、预防性治疗的药物

有低蛋白腹水和既往自发性细菌性腹膜炎的患者口服诺氟沙星，可以预防细菌性腹膜炎。其他药物包括增效甲氧苄啶-磺胺甲噁唑（5次/周）或环丙沙星（750 mg/周）。间断用药可防止抗生素耐药。对于高风险患者应每日都口服抗生素，如每日服用1次增效甲氧苄啶-磺胺甲噁唑；或每日口服环丙沙星500 mg；或每日口服左氧氟沙星250 mg（表26-6）。

表26-6　预防自发性腹膜炎的治疗

适应证	首选治疗	次选治疗	治疗时间
继发性SBP预防	诺氟沙星400 mg PO qd	增效甲氧苄啶-磺胺甲噁唑1片PO qd；环丙沙星500 mg PO qd；左氧氟沙星250 mg PO qd	直至腹水消失
晚期肝病患者的SBP的预防（腹水总蛋白<1.5 g/dL的患者有至少下列中的2项：血清Cr≥1.2 mg/dL；BUN≥25 mg/dL；血钠≤130 mEq/L或Child-Turcotte-Pugh评分≥9，伴胆红素≥3 mg/dL）	诺氟沙星400 mg PO qd	增效甲氧苄啶-磺胺甲噁唑1片PO qd；环丙沙星500 mg PO qd；左氧氟沙星250 mg PO qd	直至腹水消失
急性胃肠道的出血	头孢曲松钠1 g IV qd（特别是晚期肝病患者，如腹水、严重营养不良、脑病或血清胆红素>3 mg/dL）	病情稳定后可转为口服治疗；诺氟沙星400 mg PO bid；环丙沙星500 mg PO bid或400 mg IV bid	7天

第五节　胃肠道出血感染的预防性治疗

25%～65%的有胃肠道出血的肝硬化患者出现包括自发性细菌性腹膜炎在内的继发性细菌感染。预防性抗生素治疗可减低细菌感染的发生率、再出血的风险和死亡率。

口服诺氟沙星（400 mg/次，bid×7d）或静脉注射氧氟沙星（400 mg/d）可以预防胃肠道出血患者发生感染。一项随机对照研究表明对于有以下情形中的2种的患者：腹水、严重营养不良、脑病或血清胆红素>3 mg/dL，静脉注射头孢曲松钠（1 g/次，qd×7d），可以防止感染的发生。

第六节　肝肾综合征

肝肾综合征（hepatorenal syndrome，HRS）是一种晚期肝病中可逆的肾功能障碍，大约20%的因肝硬化腹水的住院患者出现各种类型的肾功能不全，利尿剂治疗、低容量血症和感染等是常见原因。在一项包括平均随访超过41个月的患者的研究中，7.6%的因肝硬化腹水住院的患者发展为肝肾综合征。

一、肝肾综合征的诊断指标

肝肾综合征的诊断指标为：肝硬化腹水；血清肌酐>1.5 mg/dL；停用利尿剂至少2天后，每日应用白蛋白1 g/kg体重（最大量为100 g/d），血肌酐仍大于1.5 mg/dL；无休克发生；近期未用肾毒性药物；无肾实质性疾病的表现，如蛋白尿（>500 mg/d）、镜下血尿（>50个红细胞/高倍视野），无异常肾脏超声表现。

二、肝肾综合征的分型

Ⅰ型肝肾综合征表现为在2周以内，血清肌酐快速升高：升高1倍以上并大于2.5 mg/dL（266 mmol/L）；或者24小时肌酐清除率降低50%以上，低于20 mL/min。常由应激事件激发，如自发性细菌性腹膜炎、尿道感染、血管痉挛，由低血压和内源性血管收缩系统激活导致的急性循环衰竭引起。Ⅰ型肝肾综合征的预后较差，未治疗的患者中位生存时间为 2 周，即使经过充分的治疗，6 个月生存率不足 10%。处理的关键在于治疗应急事件、肾功能不全和系统性炎症反应综合征。应停用利尿剂，使用血管收缩药物抑制系统性血管扩张，改善肾脏灌注。联合应用特利加压素（terlipressin）和白蛋白优于单独应用白蛋白和安慰剂，对超过 30% 的患者有效。如无特利加压素，也可应用米多君（midodrine），开始剂量为每次口服 5～7.5 mg，每日 3 次，逐步滴定增加至每次口服 15 mg，每日 3 次。同时联合应用奥曲肽（octreotide），每次皮下注射 100 μg，每日 3 次，逐步滴定增加至每次口服 200 μg，每日 3 次。分次应用白蛋白，总量为每日 40 g。目标是增加平均动脉压 15 mmHg。TIPSS 可以改善肾功能，但应避免用于晚期肝病的患者。肝移植是本病明确的治疗手段，一些患者甚至需要肾移植作为桥接治疗。

Ⅱ型肝肾综合征与难治性腹水相关，表现为缓慢的、进行性的肾功能下降，血肌酐升至 1.5～2.5 mg/dL（133～266 mmol/L），未治疗的患者中位生存时间为 4～6 个月。治疗的关键在于治疗难治性腹水，治疗手段包括 TIPSS 等。

第七节　急性肾衰竭

急性肝衰竭早期发生的急性肾衰竭由直接损害引起；晚期发生的急性肾衰竭类似于肝肾综合征，由功能损害引起。功能损害是由于肾外的血管扩张作用与肾小血管的收缩作用的相互影响引起，伴心输出量异常。应早期启动肾替代治疗。间断肾替代治疗的血流动力学参数较持续肾替代治疗的血流动力学参数更不稳定。急性肾衰竭导致死亡率增加，但极少导致需要血液透析治疗的慢性肾衰竭。

需常规监测患者酸碱平衡和电解质状况。酸中毒可导致急性肾衰竭。由于肝脏糖异生作用异常，患者常发生高糖血症，高糖血症可加重脑水肿；也应避免低糖血症。大剂量袢利尿剂冲击治疗，可用呋塞米持续泵入。限制液体入量，24 小时总入量不超过尿量加 500～700 mL。肾灌注不足者可应用白蛋白扩容或加用特利加压素（terlipressin）等药物，但急性肝衰竭患者慎用特利加压素，以免因脑血流量增加而加重脑水肿。

第八节　食管胃底静脉曲张出血的预防和治疗

一、静脉曲张

（一）门静脉的血流动力学和病理生理学

肝硬化患者的门静脉高压是由于门静脉系统阻力增大和血流量增加引起。纤维化和再生结节引起肝脏结构紊乱，内源性一氧化氮增加和内皮细胞功能失调导致肝内血管收缩，引起门静脉系统阻力增加。内脏血管床（splanchnic vascular bed）的血管生成因子和一氧化氮的增加，导致内脏血管床扩张和心输出量增加，致使门静脉系统血流量增加。由于门静脉高压，门静脉系统和系统性循环间的侧支循环开放。胃食管静脉曲张的破裂和出血的风险较大。静脉曲张出血是致命性的，即使经过积极的治疗，患者的死亡率也很高。食管发生静脉曲张的可能性高于胃底。脾脏切除、贲门周围血管离断术对门静脉高压有治疗作用。

（二）肝静脉压力梯度

肝静脉压力梯度（hepatic venous pressure gradient，HVPG）是通过颈静脉或股静脉插入导管，测量门静脉系统压力。HVPG 是肝静脉楔压（wedged hepatic vein pressure）减去肝静脉游离压（free hepatic vein pressure），正常值为 3～5 mmHg。HVPG 增加提示门脉高压与肝脏相关，患者有静脉曲张的风险，预后不良。明显的 HVPG 增高（≥10 mmHg）提示门静脉高压严重，已有临床症状明显的静脉曲张。应将 HVPG 降低至 12 mmHg 以下或基线值的 20%。由于操作的复杂性及侵入性，HVPG 尚未得到广泛应用。通过检测 HVPG，可判断阻塞的病因（肝前性、肝性或肝后性）。HVPG 也可用于评估代偿性肝病患者肝切除后发生肝衰竭的风险。

（三）静脉曲张筛查的适应证和方法

30% ～ 40% 的代偿性和 60% 的失代偿性的肝硬化患者在确诊时已有静脉曲张发生。静脉曲张常见于晚期肝硬化。推荐所有肝硬化患者进行食道胃十二指肠肠镜（esophagogastroduodenoscopy，EGD）检查，以评估胃食管静脉曲张。其他的非侵入性的检查方法，如血小板计数、脾脏大小、肝脏硬度测量，均不能准确检测胃食管静脉曲张。如未发现静脉曲张，应每 2 ～ 3 年重复检查 EGD。胃食管静脉曲张分为 2 类：小的（≤ 5 mm）和大的（>5 mm）。如果筛查时未发现静脉曲张，应每 2 ～ 3 年进行一次 EGD 检查。如果有小的静脉曲张，应每 1 ～ 2 年进行一次 EGD 检查；对于失代偿性肝硬化患者，应每年进行一次 EGD 检查。

二、特殊情形

已使用非选择性 β - 受体阻滞剂（nonselective β -blocker，NSBB）（如普萘洛尔、纳多洛尔）的患者无须进行 EGD 检查。因其他原因使用选择性 β - 受体阻滞剂（如美托洛尔、阿替洛尔）的患者应转换为 NSSB 或卡维地洛。

三、静脉曲张出血的预防

无胃食管静脉曲张的代偿性肝硬化患者每年以 5% ～ 10% 的速度发展为静脉曲张。有小的食管静脉曲张的患者每年约以 8% 的速度发展为大的静脉曲张。每年有 5% ～ 15% 的静脉曲张患者发生出血，降低其出血风险极其重要。出血风险最高的患者是拥有大的静脉曲张、失代偿性肝硬化、在曲张的静脉上有红色鞭痕（red wale marking）的患者（表 26-7）。

表 26-7　静脉曲张出血的主要预防措施

药物	开始剂量及服用次数	目标	监测
普萘洛尔	20 mg bid	最大耐受剂量或至心率 55 次 / 分	每次复查时测量心率
纳多洛尔	20 ～ 40 mg qd（在肾功能不全时调整剂量）	最大耐受剂量或至心率 55 次 / 分	每次复查时测量心率
卡维地洛	6.25 mg qd	最大耐受剂量或至心率 55 次 / 分	每次复查时测量心率
静脉曲张套扎术	每 2 ～ 4 周一次	使曲张的静脉闭塞	首次静脉曲张套扎术后，每 1 ～ 3 个月行食道胃十二指肠肠镜检查 1 次，随后每 6 ～ 12 个月行食道胃十二指肠肠镜检查 1 次

四、无静脉曲张

目前尚无推荐的治疗可防止静脉曲张的发展。NSBB 不能防止静脉曲张的发展，对降低 HVPG 无效，可能产生不希望的不良反应。无静脉曲张的代偿性肝硬化患者应该每 2 ～ 3 年进行 1 次遗传 EGD 筛查。

五、小的静脉曲张

对于无出血的小的食管静脉曲张的患者，NSBB 可延缓静脉曲张的发展，但尚无证据表明能提高生存率。考虑到 NSBB 的不良反应，NSBB 仅限用于有静脉曲张的发展高风险的患者，即有红色鞭痕的患者、B 或 C 级的儿童肝硬化患者。未接受 NSBB 药物预防治疗的代偿性肝硬化患者应该每 2 年接受 1 次 EGD 检查，失代偿性肝硬化患者每年接受 1 次 EGD 检查。

六、大的静脉曲张

对于无出血的大的食管静脉曲张的患者，NSBB 和内镜下静脉曲张套扎术（endoscopic variceal ligation，

EVL）可减少首次静脉曲张破裂出血的发生率。一个 meta 分析表明，EVL 减少出血风险的效果略好于 NSBB，但死亡率不同，也会引起手术相关的并发症。NSBB 减少心输出量（β-1 效果），诱导内脏血管床收缩（β-2 效果），减少了门静脉系统内的血流量。在大多数研究中，研究者逐渐滴定增加 NSSB 用量，使心率从基线降低 25%。因为心率较低与 HVPG 降低不相关，许多专家推荐增加 NSSB 至最大耐受剂量，或至心率为 55 次 / 分。卡维地洛的耐受性良好。静脉曲张的患者需要长期接受 NSBB 的预防性治疗，但无须 EGD 随访。对 NSBB 存在禁忌或不耐受的患者，应每 2 ~ 4 周行 EVL 治疗，直至静脉曲张消失，然后每 6 ~ 12 个月行 EGD 检查，进行监测。

七、急性静脉曲张出血的治疗

70% 的因肝硬化导致的上消化道出血是静脉曲张引起。40% ~ 50% 的食管胃静脉曲张出血可自发停止，在其后 6 周内有 30% ~ 40% 的病例再次出血。80% ~ 90% 的病例的止血治疗是有效的。死亡率是 15% ~ 20%，大多数病例死于肝衰竭、肝肾综合征和感染，主要见于儿童 C 级患者。静脉曲张出血的管理需要多种途径（表 26-8）。

表 26-8　急性静脉曲张出血的治疗

治疗原则	治疗措施
一般措施	收入重症监护室 输血至血红蛋白 7 g/dL 保持静脉通路 气管插管和机械通气
血管收缩剂	静脉输注奥曲肽（首剂 50 μg 弹丸注射，继以 50 μg/h 维持）2 ~ 5 d 静脉输注特利加压素（前 48 h 为 2 mg q4h，继以 1 mg q4h）2 ~ 5 d
预防性抗生素治疗	静脉输注头孢曲松钠 1 g×7 d（主要儿童 B 级和 C 级肝硬化） 口服诺氟沙星 400 mg bid×7 d
内镜治疗	静脉曲张套扎术（首选） 内镜下静脉曲张硬化治疗
紧急治疗	球囊压迫（临时性，最长时间为 24 h） TIPSS

（一）一般治疗

静脉曲张出血是一个临床上的急症，死亡率很高。即使仅为可疑的静脉曲张破裂出血的患者，也应收入重症监护室进行治疗。立即建立静脉通路并维持循环血液容量，保持血流动力学稳定。适量输血，保持血红蛋白≤ 7 g/dL。过多的输液增加门静脉压力、再出血风险增加、死亡率增加。

（二）药物治疗

为维持血流动力学稳定，应予患者晶体溶液、凝血因子（如冰冻血清）和血液等。为减低内脏血流，应立即使用血管收缩剂，并保持 2 ~ 5 天。特利加压素是一种合成的血管加压素类似物，可降低死亡率。奥曲肽是一种生长激素抑制素类似物，易引起快速耐药反应。有证据表明患者可从奥曲肽与内镜的联合治疗中获益。对弥漫性血管内凝血患者，可给予新鲜血浆、凝血酶原复合物和纤维蛋白原等补充凝血因子，血小板显著减少者可输注血小板，可酌情给予低分子肝素或普通肝素，对有纤溶亢进证据者可应用氨甲环酸或氨甲苯酸等抗纤溶药物。

（三）内镜治疗

内镜治疗（特别是 EVL）应在入院 12 小时以内进行。如 EVL 在技术上不可行，则硬化治疗（sclerotherapy）是选择之一。延迟内镜治疗至 15 小时以上会增加死亡率。

（四）感染预防

因为有并发感染和败血症的高风险，每一个有胃肠出血的肝硬化患者均应接受预防性抗生素治疗。预防性抗生素（诺氟沙星或头孢曲松钠）的应用可降低细菌感染率、早期再出血的风险和死亡率。

（五）紧急治疗

由于不能控制出血，紧急治疗用于 10%～20% 的患者。入院后 24～48 小时内早期行 TIPSS，可改善有高出血风险患者的生存率（HVPG ≥ 20 mmHg 或儿童 C 级肝硬化）。球囊填塞（ballon tamponade）可短暂控制难以治疗的出血，以等待进一步的治疗（如 TIPSS 或内镜治疗）。

八、胃静脉曲张

胃静脉曲张存在于 20% 的门脉高压的患者，但仅占所有上消化道出血患者的 5%～10%。对于首次出血，内镜下组织黏合剂（如 N- 丁基 -2- 氰基丙烯酸酯、异丁基 -2- 氰基丙烯酸酯、凝血酶）闭塞治疗优于 EVL。TIPSS 可用出血的一线治疗（图 26-2）。

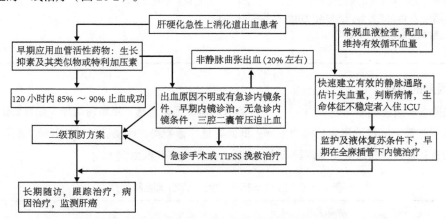

图 26-2　肝硬化急性上消化道出血临床处理流程推荐

（资料来源：中华医学会肝病学分会，中华医学会消化病学分会，中华医学会内镜学分会 . 肝硬化门静脉高压食管胃静脉曲张出血的防治指南 . 临床肝胆病杂志，2016，32：203-209. ）

九、复发性静脉曲张出血的预防

在 1～2 年内，未治疗的有静脉曲张破裂出血的肝硬化患者有 60% 的出血风险，每一次复发时有 20% 的死亡风险。如无 TIPSS 治疗，患者应服用 NSBB。

（一）药物治疗

NSBB 可减少静脉曲张破裂出血的风险至 43%。联合应用 NSBB 和单硝酸异山梨酯可以进一步降低出血风险，但不良反应较大，耐受性差。因此，大多数患者单独应用 NSBB。

（二）内镜治疗

对于继发性出血的预防，EVL 治疗优于硬化治疗，可降低出血风险至 32%。应每 1～2 周重复一次，直至曲张静脉闭塞，然后每 3～6 周行一次内镜检查监测。

（三）联合治疗

联合应用内镜治疗和药物治疗优于单个治疗，可减低出血风险至 14%～23%，尽管在降低死亡率上没有统计学意义。

（四）门 - 体分流

门 - 体分流手术可有效地预防再出血，优于内镜治疗和药物治疗，但不影响生存率，且增加术后肝性脑病的风险，同时增加治疗费用。TIPSS 用于未联合应用药物和内镜治疗的儿童 A 级和 B 级肝硬化患者。

第九节　肝性脑病

肝性脑病的治疗包括支持治疗、去除诱因、避免使用镇静药物、减少肠道氮负荷、评估肝移植的可能性（表 26-9）。

表 26-9　肝硬化患者肝性脑病的治疗

1. 除外可能引起精神病变的其他病因，如谵妄、中毒、酒精戒断、低血糖等。如发现局灶性神经系统病变，行头部非增强 CT 检查，以除外急性颅内病变。
2. 嗜睡、反射亢进、扑翼样震颤、姿势异常等提示肝性脑病可能，通过 West Haven 标准或 Glasgow 昏迷评分分级。
3. 分级治疗：2 级患者需住院治疗；3 级或以上患者需住重症监护室；不能自主呼吸着者行气管插管治疗。
4. 寻找诱发或加重的病因并治疗：通过询问病史、体格检查、实验室检查（如电解质、葡萄糖、肾功能、细胞计数、培养、尿的药物筛查、大便中筛查难辨梭状芽孢杆菌）、影像学（如胸部放射学检查）。
5. 乳果糖（口服、鼻饲或经直肠），同时应用或不应用利福昔明。
6. 为预防肝性脑病复发，需长期治疗。
7. 评估肝移植。

一、诱发因素的治疗

治疗时应去除各种危险因素（表 26-10）。肝性脑病的诱发因素包括：氮负荷增加（如胃肠道出血、感染、饮食中蛋白质含量过高）；清除毒素的能力下降：低血容量、肾衰竭、便秘、门 – 体分流、药物依从性差、慢性肝衰竭急性加重；神经递质改变（如镇静药物、酒精、低氧血症和低血糖）。

表 26-10　肝性脑病的诱因、诊断试验和治疗

诱因	诊断试验	治疗
氮负荷增加		
消化道出血	大便分析、鼻胃管	内镜或血管造影治疗、输血、预防性抗生素治疗
感染	血液或腹水培养、胸部放射学检查、皮肤检查	抗生素治疗
电解质紊乱	血液生物化学检查	纠正低钠血症、高钾血症或低钾血症
外科手术		
过度限制蛋白质摄入		避免限制蛋白质摄入。如对蛋白质的耐受性差，可口服支链氨基酸
清除毒素能力下降		
低血压或低血容量	血压、血清尿素氮 / 肌酐、尿素试验	液体复苏、白蛋白、停用利尿剂、减少腹腔穿刺、控制腹泻
肾衰竭	血清尿素氮 / 肌酐、尿素试验	停用利尿剂和肾毒性药物
便秘、肠梗阻	病史、腹部影像学检查	润肠或灌肠药物
对药物治疗的依从性差	病史	乳果糖 ± 利福昔明
门 – 体分流	病史、影像学检查	关闭分流支或侧支循环（在持续严重的肝性脑病中保留）
慢性肝衰竭急性加重		
肝细胞癌	影像学检查	
血管阻塞或血栓形成	影像学检查	
神经递质改变		
精神活性药物或毒素	病史、尿液药物筛查	停用苯二氮䓬类药物及其他镇静类药物、毒品；停用酒精
低血糖	血糖	葡萄糖
低氧	氧饱和度、血气分析	吸氧

二、急性肝性脑病

在诱发因素改善后，70%～80%的肝性脑病患者的症状好转。3级或以上患者需住重症监护室；不能自主呼吸者行气管插管治疗。

三、预防肝性脑病复发

如患者的临床症状好转，治疗转向预防复发，加强治疗的依从性。对于既往无肝性脑病病史的患者，如其诱发因素已去除，可以停止治疗。

四、肝性脑病的药物治疗

如对一线药物治疗有快速反应，则支持肝性脑病的诊断。大多数患者在启动治疗24～48小时内有反应。如治疗72小时后仍无明显好转，应寻找其他导致精神症状的病因，可短期应用抗精神病药物（如氟哌啶醇）控制症状。

（一）非吸收性双糖

由于毒素多在肠道产生，应用通便药物是治疗肝性脑病的关键，口服非吸收性抗生素。非吸收性双糖（disaccharide）（如乳果糖）是肝性脑病的一线治疗药物。乳果糖在消化道中不能被吸收，在结肠中由细菌代谢为乙酸和乳酸，降低结肠内的pH值，肠道内产生尿素酶（urease）细菌生长受到抑制，促进NH_3转换为NH_4^+，后者被肠道吸收。乳果糖的导泻作用也增加粪便中氮的排出。对于急性肝性脑病，乳果糖的常用剂量是10～30 g q1h或q2h，直至发生腹泻，然后调整为10～30 g（15～45 mL）q12h或q6h，逐步减量至有每日2～3次软便排出为止。对于有复发性肝性脑病的患者，可持续应用乳果糖。对于昏迷患者，可通过鼻胃管或经直肠灌肠给入（每6～8小时，300 mL乳果糖加在1000 mL水中给入），直至患者清醒，再开始口服治疗。美国肝病研究联合会推荐在肝性脑病的早期阶段应用乳果糖，认为其可延长生命。

（二）抗生素

利福昔明（rifaximin）是一个几乎不被吸收（<0.4%）的广谱抗生素，可降低肠道内产生氨的细菌，对革兰阴性/阳性菌、厌氧菌等敏感。一个大型多中心试验表明，联合应用利福昔明（550 mg bid）和乳果糖比单用后者的效果更好，减少了肝性脑病患者的住院次数。既往曾用新霉素（1～4 g，一日多次）和甲硝唑（250 mg bid），二者的不良反应较为明显，现已被利福昔明代替。

（三）氨基酸

根据患者的电解质和酸碱平衡情况选择精氨酸、鸟氨酸-门冬氨酸等降氨药物；支链氨基酸或支链氨基酸与精氨酸混合制剂可纠正氨基酸失衡。

五、营养

限制肝性脑病患者饮食中的蛋白质易导致肌肉分解，产生更多的氨，加重病情。推荐肝性脑病患者食用高蛋白饮食［>1.5 g/（kg·d）］。少食多餐可避免蛋白质负荷过重。

六、肾替代治疗

对于早期治疗不敏感的病例，可考虑通过肾替代治疗（renal replacement therapy，RRT）缓解高氨血症。数个研究表明当血氨浓度大于正常上限的3倍时或出现严重的肝性脑病症状时，推荐使用肾替代治疗。由于氨与尿素的清除特性类似，考虑应用连续性静脉-静脉血滤（continuous venovenous hemofiltration，CVVH）和间断性血液透析（intermittent hemodialysis，IHD）。由于可降低颅内压的波动，改善急性肾损害时血流动力学的不稳定性，连续性静脉-静脉血的效果较间断性血液透析更好。

七、机械通气

3 级肝性脑病需要考虑气管内插管，进行气道保护和机械通气。机械通气可预防高碳酸血症，在颅内压增高和脑水肿时进行过度通气。过度通气通过低碳酸血症引起碱中毒，促进脑血管收缩，降低脑血流量和颅内压。但在 $PaCO_2$<30 mmHg 时，脑缺血加重，导致脑水肿反弹。推荐 $PaCO_2$ 在短期内维持在 30 ～ 40 mmHg，以减少全脑血流量。在进行气管内插管时，谨慎使用镇静剂和肌松剂，以减少颅内压的增加。丙泊酚或芬太尼联合顺阿曲库铵可用于神经肌肉阻断。由于潜在的肝毒性，应避免使用中效或长效苯二氮䓬类药物。

第十节　颅内压增高

颅内压（intracranial pressure，ICP）增高见于 20% ～ 30% 的急性肝衰竭患者。肝性脑病是脑水肿和颅内压增高的前驱表现。在重度病例中，可出现小脑幕切迹疝，引起高死亡率。血氨水平升高与颅内压增高的发展密切相关，特别是血氨增加至 150 ～ 200 μmol/L 时。急性血氨升高引起渗透压改变，导致星形胶质细胞肿胀和脑水肿。其他的引起颅内压增高的因素包括容量增加、低钠血症、严重的高碳酸血症、严重的酸中毒、胸腔内压力和腹压增加。

一、颅内压的监测

脑水肿的成功管理始于颅内压增高的识别与监测。在急性肝衰竭中，侵入性的颅内压监测装置的应用是有争议的，可引起 7% ～ 10% 的患者发生出血。在放置颅内压监测装置前，应用重组因子Ⅶa 纠正凝血机制障碍。非侵入性的颅内压监测包括 CT 成像、经颅多普勒超声、颈静脉球血氧测定（jugular bulb oximetry）、眼底检测等。

二、颅内压升高的治疗

对于放置了颅内压监测装置的患者，目的在于维持适当的脑灌注压（cerebral perfusion pressure，CPP），后者等于平均动脉压和颅内压之差。当急性肝衰竭患者长期发生 ICP>40 mmHg 和 CPP<50 mmHg 时，其预后极差。改善颅内压升高的一般措施包括抬高床头 30°；避免气管内频繁抽吸及易引起脑血流增加的低氧血症和高碳酸血症；应用甘露醇和高张盐水。

对于已行气管插管的患者，抬高床头以进行过度通气，将 $PaCO_2$ 维持在 30 ～ 40 mmHg，可引起血管收缩，降低脑水肿患者的颅内压。但应避免 $PaCO_2 \leqslant 25$ mmHg，因其可引起脑缺血。

对于 3 级和 4 级肝性脑病患者，可预防性地应用高张盐水，将钠离子水平维持在 145 ～ 155 mEq/L，可减少颅内压增高的发生和进展。常用的高张盐水的浓度是 3%、23.4% 和 30%。甘露醇可减轻脑水肿，改善脑灌注。对于肾衰竭患者，甘露醇等不能引起渗透性利尿，导致扩容，应慎用。一次性注射 20% 甘露醇 0.5 ～ 1 g/kg 可维持血液渗透压 <320 mOsm/L。袢利尿剂（如呋塞米）可与渗透性脱水剂交替使用。

低温治疗急性肝衰竭患者的颅内压增高的效果是有争议的。将急性肝衰竭患者的体温降至 33 ～ 34 ℃，并不能使非肝移植患者获益。发热可加重颅内压增高。降温的方法包括冰毯和电风扇，限制使用非甾体类抗炎药物（如对乙酰氨基酚）。

在猪动物模型中，吲哚美辛通过脑血管收缩降低颅内压。在急性肝衰竭患者中，应用 0.5 mg/kg 吲哚美辛可增加 CPP，降低颅内压，但其临床应用尚需进一步研究。

第十一节　脾大

肝豆状核变性合并肝硬化，早期由于门静脉回流受阻，大量血液流入脾脏，继发脾窦扩张、脾内纤维组织增生，大量静脉血液留滞在脾索，导致脾脏淤血增大。中晚期由于高张力的脾脏和脾脏体循环压作用下使脾动脉内径增宽，与肝动脉争夺来自腹腔干的血液，这样使得大量动脉血液流入脾脏，肝动脉血流量减少，肝组织灌注不足，肝细胞缺血缺氧。受两方面因素的影响，病理性脾脏会留滞和吞噬静脉血细胞，使得外周血细胞破坏增多，红细胞的寿命缩短。红细胞破坏增多，胆红素释放入血，进一步加重肝细胞损伤。脾功能亢进者骨髓有核细胞中转录因子的表达及活性下降，骨髓造血细胞呈成熟障碍，一定程度上抑制了骨髓功能。脾亢者的脾内产生的细胞因子如白细胞介素（如 IL-1、IL-6）、肿瘤坏死因子、转化生长因子促进了肝硬化的形成。因此，患者术前主要表现为全血细胞减少，肝功能长期受损。

既往也有学者认为脾脏与人体的免疫相关，脾脏切除会导致机体凶险性感染（overwhelming postsplenectomy infection，OPSI）。脾脏是人体重要的造血器官，脾脏切除会加重造血障碍及血栓的形成，可诱发出血和肝功能障碍。

轻度的脾功能亢进经驱铜治疗后可恢复正常，但经过 3 个月到半年的驱铜治疗，血象仍不能恢复而又必须服用驱铜药物时，建议进行脾脏切除。脾脏切除（splenectomy）消除了病理性脾脏对血细胞的破坏，骨髓抑制因素的解除促进了肝功能的恢复。

肝豆状核变性患者在治疗过程中如果出现白细胞、血小板减少，予以升白细胞、血小板药物（利血生、维生素 B4、鲨肝醇）治疗后仍旧没有好转，有青霉胺使用者应减用或停用，或改用锌剂，如仍无效，应行脾动脉栓塞术或脾脏切除术。对于合并严重脾功能亢进的肝豆状核变性患者，脾脏切除能迅速提高患者的白细胞与血小板数量，防止继发感染，使驱铜治疗得以继续进行，且不妨碍以后肝移植的实施，甚至可能延长等待的时间。另外，脾脏切除保证了有效的肝血流灌注，有利于肝细胞再生。

脾脏切除术前的患者应注意：手术前应给予足够疗程的驱铜治疗，最好能使机体的游离铜水平降到无毒状态；脾脏切除术前患者尽量避免应用糖皮质激素，因其可能影响术后创口的愈合，如果血细胞减低，可应用其他种类的升血象药物。如果术前已用糖皮质激素，应逐渐减量，不能贸然停药；术前慎用巴比妥、水合氯醛及氯丙嗪等主要经肝脏排泄、解毒的药物，以防诱发肝性脑病；对脾蒂血管及胃短血管双重结扎，关键部位应用止血材料；脾脏移除后注意胃壁胰尾部浆膜化缝合，脾窝放置引流管，密切观察引流液的颜色和量。

一般大手术后的所谓"反应热"不超过 38 ℃，最长 3～5 天，即可逐渐恢复正常。但脾脏切除后体温可高达 39℃以上，而最突出的是发热时间长，有时持续 2～4 周，然后才逐渐下降至正常，发热的原因也多不能肯定，应用抗生素大多不能奏效。

引起脾脏切除后长期发热的原因，可能有下列情况：脾窝渗血和血肿形成；腹腔内感染；胸腹联合切口后的胸腔积液，实际上是一种胸膜炎；切断的软骨发生软骨炎；手术刺激胰腺，有胰液渗出，刺激或腐蚀周围组织，引起发热；脾静脉炎和静脉血栓形成；结扎束过大，组织坏死吸收引起的吸收热；脾脏切除后免疫功能紊乱。急性门静脉系统血栓形成主要表现为不明原因发热、腹膜炎、大量腹水，严重者可发生肠缺血或坏死。慢性门静脉系统血栓形成会造成门静脉入肝血流量减少，肝功能受损甚至衰竭。低分子量肝素联合阿司匹林预防性抗凝治疗可降低门静脉系统血栓的发生率。

脾脏切除后凶险性感染是一种临床综合征，与感染相关，终身均有可能发生。大部分发生在 2 年内，儿童更是如此。典型的脾脏切除后凶险性感染的临床特点是发病急、进展快及病程短，发病初期可有短暂的发热、不适、疼痛、呕吐、腹泻及腹痛等非特异性前驱症状，然后迅速进展，随之出现败血症、化脓性脑膜炎、抽搐及休克等。一般没有局部感染的证据。脾脏切除后凶险性感染的总死亡率为 50%～70%，约一半的死亡出现于症状发生后 48 小时内。

第十二节　感染

肝硬化患者由于免疫系统受损，极易发生感染。合并细菌感染是肝硬化患者的一个主要住院原因。常见原因是机体免疫功能低下、肠道微生态失衡、肠黏膜屏障作用降低及侵袭性操作较多等。医源性的大肠埃希菌等革兰阴性菌是一个主要的致病源。患者也可感染非典型细菌或真菌。在急性肝衰竭患者中，30%～80%的患者发生细菌感染，30%的患者发生真菌感染。这些感染与肝性脑病和心肺功能障碍引起的系统性炎性反应综合征相关。全身性感染是肝移植的禁忌证。

对合并感染的患者早诊断、早治疗，以改善预后。无证据表明预防性应用抗生素和抗真菌药物可使患者获益，相反可引起不良反应增加和抗生素抵抗。尽可能在应用抗生素前进行病原体分离及药敏试验，并根据药敏试验结果调整用药。对于3级和4级肝性脑病患者，如细菌培养阳性，或虽无明确的感染证据但有难治性低血压，需应用广谱抗生素，同时加用微生态调节剂。抗生素应靶向作用于肠道革兰阴性菌和厌氧菌。对于导管相关的血流感染或耐甲氧西林的金黄色葡萄球菌（methicillin-resistant staphylococcus aureus，MRSA）感染，应用万古霉素。对于高度怀疑真菌感染或应用抗生素后仍有难治性休克的患者，应考虑启动抗真菌治疗。

第十三节　心血管并发症

在急性肝衰竭中，分布性休克（distributive shock）的血流动力学紊乱较为常见，导致多器官功能衰竭。随着病情进展，由于动脉和周围血管扩张，系统性血管阻力下降，患者出现低血压。可使用晶体类液体扩充血容量。如疑有脑水肿继而颅内压增高，推荐使用浓缩白蛋白等胶体溶液。在休克时，推荐使用去甲肾上腺素作为升压药。在急性肝衰竭中，有证据表明加压素（vasopression）及其类似物能增加脑血流量、导致高氨血症和脑水肿，仅将其作为二线治疗。

在难治性低血压的患者中，肾上腺功能不全（adrenal insufficiency，AI）的发病率为55%～60%，可能为低血压的发病原因之一。应激是最大的肾上腺刺激，肾上腺功能不全可能是由应激所致，机体对外源性肾上腺皮质激素的反应下降。肾上腺功能不全与急性肝衰竭的严重程度相关。对于严重休克的患者，应短期予以氢化可的松200 mg/d。

第十四节　肺损伤

33%～37%的急性肝衰竭的患者发生急性肺损伤（acute lung injury，ALI），加强管理后可将急性肺损伤降至20%左右。急性肺损伤对预后似无明显影响。

严重的肝性脑病患者的气道管理是一个需要关注的问题。对于3级或以上的患者，应考虑进行气管内插管，可预防和减轻脑水肿和颅内压增高。推荐使用保护性的低潮气量（6 mL/kg）通气，以预防高碳酸血症的发生。

第十五节　凝血机制障碍

在急性肝衰竭患者中，常发生血小板减少。相对于慢性肝病患者，由于急性炎症反应和信号增加，急性肝衰竭患者常发生凝血因子Ⅱ、Ⅴ、Ⅶ及Ⅹ降低，因子Ⅷ增加。患者常呈高凝状态。即使在国际标准化比值升高和血小板减少的情况下，患者也易发生深静脉血栓。

在无急性出血的情况下，新鲜冰冻血浆（fresh-frozen plasma，FFP）的使用是有争议的。尽管有明显的凝血机制障碍，但患者发生出血的概率较低，若接受不必要的血液产品的输入，易导致血容量过载、肺部损伤、颅内压增高。在无出血的情况下，使用新鲜冰冻血浆影响国际标准化比值在急性肝衰竭预后中的应用。目前的指南不支持在无出血的情况下纠正凝血障碍。凝血障碍纠正后也增加了血栓的风险。

第十六节　结论

　　总之，晚期肝病患者的治疗十分复杂，必须进行个体化处理。肝硬化患者出现下列情形时应转至肝移植中心：肝型肝豆状核变性预后指数 ≥ 11；出现腹水、静脉曲张破裂出血或肝性脑病等并发症；符合米兰标准的肝脏肿瘤。在治疗肝硬化患者的腹水时，应严格限制食盐的摄入，每日低于 2000 mg；使用利尿剂螺内酯和呋塞米的剂量比例为 100 mg ：40 mg。对于腹水中多形核细胞计数大于或等于 250 个细胞数 /mm^3 的患者，应予以经验性的针对自发性细菌性腹膜炎的抗生素治疗：静脉注射头孢噻肟（2 g，q8h）5 天。推荐非选择性 β - 受体阻滞剂预防首次高风险的食管静脉曲张破裂出血。对于大的食管静脉曲张，当非选择性 β - 受体阻滞剂禁忌或不耐受时，可行内镜下静脉曲张结扎术。虽然缺乏高质量的、安慰剂 – 对照试验的研究结果，但基于临床经验，乳果糖可用于急性肝性脑病的初始药物治疗。利福昔明可用于对乳果糖无反应的患者。肝硬化患者应每 6 个月进行一次超声检查，监测肝脏肿瘤的发生。

（李淑娟　李晓东）

第二十七章 肝豆状核变性患者神经系统症状的治疗

摘要

肝豆状核变性是一个可治的神经退行性疾病。大多数患者可通过使用药物（常为络合剂或锌剂），在体内达到负铜平衡，使肝功能和神经系统症状得到恢复。一些患者有较为严重的神经系统症状，如震颤、肌张力障碍、帕金森样表现和舞蹈症等，即使经过积极的治疗，约1/3患者的神经系统症状仍不缓解，甚至逐渐加重。为缓解患者的神经系统症状，需进行一些特殊的治疗。如今仅有针对驱铜治疗的一般性推荐，尚未有管理肝豆状核变性神经系统症状的指南。根据目前已有的医学文献，本章总结了可能有效的治疗肝豆状核变性神经系统症状的方法。

肝豆状核变性与铜毒性相关，大多数关于肝豆状核变性的研究集中于驱铜治疗的安全性和有效性。大约40%的肝豆状核变性患者在确诊时已有神经系统症状，有关神经系统症状治疗的研究较少。神经型患者经过约2年的驱铜治疗后，其症状才趋于稳定或仅有轻微改善。其中60%的患者残留有永久性神经系统症状，一些是致残性的。这些神经系统症状严重影响患者的生活质量。

在其他病因引起的神经系统疾病中，表现为运动受损的神经系统症状主要通过对症治疗来缓解症状。推测这些治疗也应对肝豆状核变性患者有效。但实际上这些治疗仅对个别肝豆状核变性患者有效。为了正确评估肝豆状核变性的神经系统症状对症治疗的花费/效益比，需要进一步研究药物相关的肝脏症状和神经系统不良反应。根据目前已有的医学文献，我们总结了可能有效的治疗肝豆状核变性神经系统症状的方法（表27-1）。

表 27-1 可能有效的治疗肝豆状核变性神经系统症状的方法

症状	治疗方法	剂量
震颤		
类似原发性震颤的震颤	β-受体阻滞剂：普萘洛尔	40～240 mg/d
	巴比妥类：扑痫酮	62.5～750 mg/d
	苯二氮䓬类：氯硝西泮	0.5～4 mg/d
	神经外科治疗	丘脑切除术/丘脑腹侧中间核的深部脑刺激
肌张力障碍样震颤	抗胆碱能：苯海索	开始剂量5 mg/d，逐渐增加
	苯二氮䓬类：氯硝西泮	0.5～4 mg/d
	肉毒毒素	根据病情调整
肌张力障碍	肉毒毒素	根据病情调整
	抗胆碱能：苯海索	开始剂量2 mg/d，逐渐增加，平均有效剂量30 mg/d
	比哌立登（biperiden）	开始剂量2 mg/d，常用剂量6 mg/d，最高16 mg/d
	巴氯芬	60～120 mg/d

症状	治疗方法	剂量
	苯二氮䓬类：氯硝西泮	0.5～4 mg/d
	突触前单胺耗竭剂：丁苯那嗪	开始剂量 12.5 mg/d，平均剂量 50～75 mg/d
	抗癫痫药物：奥卡西平	300 mg/d
	加巴喷丁	900 mg/d
	神经外科治疗	深部核刺激
帕金森样表现	左旋多巴	剂量不确定
	阿扑吗啡	平均剂量 4 mg（1～6 mg）皮下给药
	金刚烷胺	300 mg/d，分为 2～3 次
舞蹈症	突触前单胺耗竭剂：丁苯那嗪	开始剂量 12.5 mg/d，平均剂量 50～75 mg/d
吞咽困难 流涎	神经肌肉电刺激 肉毒毒素	每次 1 小时，1 次 / 日，10 天 1 疗程 在腮腺处注射
	肾上腺素 α_2 受体拮抗剂：可乐定 抗胆碱能：苯海索	0.15 mg/d 2 mg/d

第一节 震颤

由于病理生理的机制不同，可有不同形式的震颤。对震颤进行正确的分类有助于选择适当的治疗方案。震颤的分类为：原发性或类原发性、肌张力障碍性、小脑性、丘脑性、红核性、神经病性、直立性、老年性和功能性等，许多患者为混合型震颤。

震颤药物的治疗有：β-受体阻滞剂（普萘洛尔、阿替洛尔、索他洛尔、纳多洛尔）；苯二氮䓬类（氯硝西泮、阿普唑仑、地西泮）；抗癫痫药物（扑痫酮、加巴喷丁、托吡酯、左乙拉西坦、普瑞巴林）；抗精神病药（氯氮平、奥氮平）；钙离子通道阻断剂（氟桂利嗪、尼莫地平、尼卡地平）；左旋多巴；抗胆碱能药物（苯海索、比哌立登）、肉毒毒素、免疫球蛋白（神经病相关性震颤）。由于肝豆状核变性患者常有肝损害，应慎用有潜在肝毒性的药物（如抗癫痫药）。

一、类原发性震颤

类原发性震颤的震颤主要影响手，也可影响头、躯干和下肢，一般是不对称性的、远端加重，单侧震颤少见。原发性震颤是姿势性、静止性或意向性的，伴声音和头部受累。β-受体阻滞剂是最好的治疗药物，常用药物是普萘洛尔，40～240 mg/d，分为 2 次，分别在早晨和下午服用。对于有肝硬化和肝衰竭的患者来说，服用β-受体阻滞剂还可以治疗门静脉高压。二线药物是扑痫酮（primidone），62.5～750 mg/d，分为 3 次服用。因可引起巴比妥酸盐沉积，肝衰竭患者应服用较低剂量的扑痫酮。其他疗效较差的药物是苯二氮䓬类药物，如阿普唑仑（常用剂量 0.75～1.5 mg/d）、氯硝西泮（常用剂量 0.5～4 mg/d）；抗癫痫药物，如加巴喷丁（常用剂量 900～1800 mg/d）。普瑞巴林（pregabalin）、托吡酯（topiramate）也可试用。

二、肌张力障碍性震颤

根据肌张力障碍性震颤的临床表现不同，其治疗方法不同。对于发生于头部、下颌、声音的肌张力障碍性震颤，最好的治疗方法是注射肉毒毒素。对于发生于手部的病变，选用抗胆碱能药物或β-受体阻滞剂，常与苯二氮䓬类药物、扑痫酮、丁苯那嗪（tetrabenazine）等联合应用。

三、红核震颤

红核震颤也称为中脑震颤，临床上与丘脑震颤不能区分，表现为静止时缓慢的、单侧、以近端为主的震颤，大幅度，低频率。经典的姿势诱导的扑翼样震颤（wing-beating tremor）与齿状核红核丘脑传导途径（dentadorubrothalamic pathway）损害相关，表现为上肢近端的高幅低频性震颤。

红核震颤较少见和难治，有报道称大剂量左旋多巴、抗胆碱能药物（苯海索 2 ~ 12 mg/d）、苯二氮䓬类药物（氯硝西泮 0.5 ~ 4 mg/d）和左乙拉西坦有一定效果。还没有这些药物治疗肝豆状核变性红核震颤的资料。深部脑刺激已被成功地用于治疗肝豆状核变性红核震颤。有报道称二巯丙醇可治疗肝豆状核变性红核震颤，可能是由于其驱铜作用引起。曾经试验过的尼莫地平、乙酰唑胺、卡马西平等药物无明显疗效。

四、意向性震颤

意向性震颤较为常见，常伴随其他的小脑症状，多发生于上肢远端，幅度低，中到高的频率，手和躯干均可受累，其表现类似于在多发性硬化中观察到的小脑性震颤，目前还缺乏有效的治疗。对于严重的致残性震颤，可通过神经外科手术治疗来缓解症状，即丘脑的腹侧中间核的深部脑刺激和丘脑切除术。

五、帕金森性震颤

帕金森性震颤的治疗与帕金森病的治疗类似。

第二节 肌张力障碍

肌张力障碍是最致残的症状，对驱铜治疗有抵抗作用。肌张力障碍的对症治疗主要依据其病变的严重程度和受累部位，而不是根据病因。在肌张力障碍的患者早期，一定要引起重视，每日都应该保持关节有正常范围的活动，及时采取措施预防关节畸形、固定。局灶性肌张力障碍的治疗主要是肉毒毒素注射。多节段性或全身性肌张力障碍的治疗主要是口服药物。治疗的药物包括抗胆碱能药物（常常剂量较大，如苯海索或苯托品）、巴氯芬、苯二氮䓬类药物、多巴胺能药物（左旋多巴或多巴胺激动剂）、突触前单胺耗竭剂、抗癫痫药物（如加巴喷丁 / 卡马西平 / 奥卡西平）治疗发作性运动障碍。如果药物治疗无效，可通过神经外科手术治疗来缓解症状。还可以选择关节松动术治疗、自我放松疗法、针灸、牵引、推拿、热敷、蜡疗及肌痉挛治疗仪治疗等。

肉毒毒素治疗局灶性、节段性肌张力障碍的疗效已被证实。抗胆碱能药物包括苯海索（初始剂量为 2 mg，缓慢增量至最大疗效，常为 30 mg/d）、比哌立登（biperiden）（开始剂量 2 mg/d，常用剂量 6 mg/d，分为 3 次服用，最高 16 mg/d）。抗胆碱能药物可减少唾液分泌，减轻流涎。另外，抗胆碱能药物的中枢性和周围性的作用可导致一些不良反应：认知损害、嗜睡、视力模糊、尿潴留、便秘、心动过速等。这些不良反应更常见于老年人，年轻人可耐受更高的剂量。突触前 γ- 氨基丁酸拮抗剂巴氯芬可有效地治疗节段性或全身性肌张力障碍，常用剂量是 60 ~ 120 mg/d。苯二氮䓬类药物可用作肌松剂，常用药物是氯硝西泮，剂量为（0.5 ~ 4 mg/d）。多巴胺能药物（如左旋多巴）、多巴胺受体激动剂阿扑吗啡和罗匹尼罗（ropinirole）都被用来治疗肌张力障碍和帕金森样症状。多巴胺转运子和多巴胺 D2 受体的影像学研究表明在肝豆状核变性中，存在突触后黑质纹状体损害。但大多数研究报告表明多巴胺能药物治疗肌张力障碍无效，个别研究表明罗匹尼罗治疗肌张力障碍和帕金森样症状有效。氯氮平可阻断 D4 受体，主要作为非典型抗精神病药物治疗精神病，已被试用于治疗震颤和肌张力障碍。

总之，对于每一个有肢体肌张力障碍、红核震颤或帕金森样症状的患者，应使用多巴胺能药物治疗，如无效，则停止治疗。多巴胺能拮抗剂可能对肝豆状核变性的肌张力障碍的治疗有效。由于多巴胺能拮抗剂可引起急性或迟发性运动障碍，一般认为应避免使用这些药物。

丁苯那嗪是突触前神经递质耗竭剂，抑制囊泡性单胺转运子 2 型，耗竭了中枢神经系统中的多巴胺、去甲肾上腺素、5- 羟色胺，用于迟发性运动障碍和亨廷顿病的不自主的舞蹈样肌张力障碍，起始剂量是 12.5 mg/d，每次增量 12.5 mg，直至获得最大治疗效果或出现不良反应，平均剂量为 50 ~ 75 mg/d。有关丁苯那嗪治疗肝豆状核变性的报道较少，根据该药物在治疗其他疾病的效果，推测丁苯那嗪可能是治疗肝豆状核变性的肌张力障碍的有效药物。

抗癫痫药物（如加巴喷丁或卡马西平）对治疗肌张力障碍和舞蹈样肌张力障碍是有效的，特别是发作性运动诱发性运动障碍（paroxysmal kinesigenic dyskinesias，PKD）。奥卡西平的治疗剂量是 300 mg/d，加巴喷丁的治疗剂量是 900 mg/d。因卡马西平及其衍生物有潜在的肝毒性。应谨慎用于肝豆状核变性患者。

第三节 帕金森样症状

19%～62% 的肝豆状核变性患者有帕金森样症状，症状常常是不对称性的，但仅单侧症状少见。类似于肌张力障碍，肝豆状核变性的帕金森样症状对左旋多巴、促多巴胺释放剂或多巴胺激动剂的疗效各异，尽管这些药物可有效地治疗帕金森病。这可能是因为肝豆状核变性患者存在联合的突触前和突触后黑质纹状体损害。如果左旋多巴或多巴胺激动剂的治疗有效，往往低到中等剂量即可，大剂量并不增加疗效。因为维生素 B_6 降低左旋多巴的生物利用度，二者应分开服用。

金刚烷胺（amantadine）可促进多巴胺释放、具有抗胆碱能作用、抗 N- 甲基 -D- 天门冬氨酸的谷氨酸能作用。常用剂量是 300 mg/d，分为 2～3 次服用。关于治疗肝豆状核变性的帕金森样症状有效的报道极少。皮下注射多巴胺受体激动剂阿扑吗啡（平均剂量 4 mg）也有应用。

类似于肌张力障碍和震颤，关于帕金森样症状的最终治疗是神经外科手术，如苍白球内侧、丘脑下核的深部脑刺激或神经核损毁治疗。

第四节 舞蹈症和手足徐动症

尚无关于治疗肝豆状核变性所致的舞蹈症的报告。基于治疗亨廷顿病的经验，丁苯那嗪可能有效。丁苯那嗪曾被报道治疗肝豆状核变性患者的迟发性运动障碍。因为经典的抗精神病药有较明显的神经系统不良反应，特别是药物诱导的运动性疾病，不应用于治疗肝豆状核变性所致的舞蹈症。

第五节 癫痫

肝豆状核变性引起的癫痫初次发作后复发率极高，因此初次发作时，即应积极使用抗癫痫药物进行治疗。根据发作类型选择适当的抗癫痫药物。在神经系统症状显著改善或消失后，再逐渐停服抗癫痫药物。由于肝豆状核变性多存在肝脏损害，而多数传统抗癫痫药物均有肝脏损害等不良反应，故应尽量选择不损害肝脏或肝脏损害较轻的药物。肝脏损害较轻的新型抗癫痫药物包括加巴喷丁、托吡酯等。必须应用可能引起肝脏损害的抗癫痫药物时，应严密监测肝功能。卡马西平、丙戊酸钠等可能对造血系统存在影响，会导致白细胞、血小板减少，甚至致命的粒细胞缺乏等，合并脾功能亢进且血象偏低的患者需要慎重选择，必须应用时需要定期监测血常规。铜缺乏时应停用驱铜药物。

第六节 认知障碍

肝豆状核变性患者的轻度认知障碍在单纯肝型和脑型的患者中均可以出现。改善认知功能的治疗主要建立在积极驱铜治疗的基础上，同时加强神经功能的修复及促进脑细胞代谢治疗。常用的药物有甲磺酸双氢麦角碱、尼麦角林、盐酸多奈哌齐、石杉碱甲、脑蛋白水解物、神经节苷脂及吡拉西坦等，但其疗效还有待于进一步观察。

第七节　流涎

严重的流涎需要进行药物治疗。有几类药物可用于流涎的治疗，如抗胆碱能药物、肾上腺素受体拮抗剂和肉毒毒素。抗胆碱能药物通过毒蕈碱样作用抑制唾液的产生和分泌。苯海索、苯扎托品（benzatropine）、莨菪碱（scopolamine）、异丙托胺（ipratropium）、哌仑西平（pirenzepine）等具有抑制唾液分泌的作用。特别是使用 1% 的阿托品滴在舌下腺上，可有效地抑制唾液分泌。肾上腺素 α_2 受体拮抗剂可乐定（clodine）（0.15 mg/d）、莫达非尼（modafinil）（100 mg/d）可抑制唾液分泌，避免抗胆碱能药物的不良反应。已证实 A 型或 B 型肉毒毒素注射腮腺和（或）下颌下腺，可抑制唾液分泌，其机制是抑制胆碱能副交感神经和神经节后交感活性。

第八节　吞咽困难

对于重度的难治性吞咽困难的患者，应使用管饲治疗，避免吸入性肺炎，防止营养不良。在准备进行管饲之前，应使用电视透视法（videofluoroscopy）或光纤内视镜吞咽评估（fiberoptic endoscopic evaluation of swallowing，FEES）等方法，进行光纤内视镜吞咽困难严重程度量表评估。鼻饲管也可用于能经口腔进食的患者，可迅速地改善患者的营养状况。经皮胃造口术（percutaneous endoscopic gastrostomy，PEG）可用于持续性或进行性加重的吞咽困难。对于经过 1 个月的驱铜治疗，神经系统症状仍未改善的重度吞咽困难的患者，应保留经皮胃造口。应注意管饲食物的含铜量，进食与服用驱铜药物之间的间隔。

第九节　构音障碍

一般认为，严重的构音障碍者不宜用青霉胺，可引起症状的加重。盐酸苯海索、多巴丝肼、溴隐亭、肌松剂（巴氯芬、乙哌立松）、氯硝西泮等药物在改善锥体外系症状的同时，构音障碍也常随症状改善而好转。扭转痉挛者四肢局部注射肉毒素 A，在四肢僵硬改善后构音障碍也得到好转。左旋多巴治疗可使语言可懂度提高，流利性改善，音调变化程度增大。

第十节　神经保护治疗

由于游离铜大量沉积，患者脑实质受到损害，故目前认为，在积极驱铜治疗基础之上，同时加强神经功能的修复及脑代谢活化治疗，能够缩短神经损伤的修复时间，尽早改善神经损害的功能障碍，但其疗效还有待观察。

目前针对肝豆状核变性的神经保护治疗，缺乏一致公认的有效药物，尚在进一步的研究之中。以下药物仅供参考，多属经验性用药。

一、神经节苷脂

神经节苷脂是一种鞘磷脂，是大多数哺乳动物细胞膜的组成物质之一，能够多方位阻断脑损伤及中枢神经系统损伤的发病环节。当神经系统损伤时，神经节苷脂可以嵌入神经元细胞膜，稳定浆膜上的各种活性物质，纠正细胞内外钙离子失衡，保持损伤后神经细胞膜的结构稳定和正常代谢。

二、脑苷肌肽

本品是由神经节苷脂核和多肽组成的复方制剂。神经节苷脂具有感知、传递细胞内外信息的功能，多肽可为生命活动提供能量。本品能加速受损神经组织的再生修复，促进其功能恢复，减轻细胞毒性。可试用于恢复期的肝豆状核变性患者。

三、依达拉奉

依达拉奉是一种自由基清除剂，可延迟神经细胞死亡，减轻脑缺血以及脑缺血引起的脑水肿。肝豆状核变性患者体内的过量的沉积铜可诱导自由基形成。因此，依达拉奉可试用于一些早期出现神经系统损害的肝豆状核变性患者。

四、胞磷胆碱

参与脑内多种代谢过程，抑制神经细胞死亡。

五、奥拉西坦

其机制是促进磷脂的产生，提高大脑中 ATP/ADP 的比值，增加大脑中蛋白质和核酸的合成，保护、激活或促进神经细胞功能的恢复，减少细胞凋亡和促进神经再生，改善患者的认知功能。

六、丁苯酞

丁苯酞为消旋 -3- 正丁基苯肽，具有改善线粒体功能的作用，能够改善能量代谢，减少细胞凋亡。已证实肝豆状核变性的肝细胞及神经细胞均存在线粒体的功能障碍，故从保护线粒体的角度考虑，丁苯酞可应用于早期出现神经系统组织的患者。

七、辅酶 Q

辅酶 Q 可靶向聚集于线粒体中，清除有害的氧自由基，抑制氧化应激反应，减少线粒体膜蛋白被氧化损伤，进而维持线粒体功能，抑制细胞凋亡。

八、艾地苯醌

艾地苯醌是一种醌类化合物，能透过血 - 脑屏障靶向治疗线粒体。降低受损线粒体的呼吸活性，节省非呼吸性氧耗，增加氧的利用而维持线粒体功能。同时还抑制受损线粒体还原型辅酶的氧化，减少线粒体脂质过氧化物的产生，对线粒体具有保护作用。

九、脑蛋白水解物

脑蛋白水解物可通过血 - 脑屏障，调节改善神经细胞的代谢，具有促进神经纤维生长的类神经生长因子作用，提高神经细胞对缺血和神经毒素的耐受性。

第十一节　肝豆状核变性病的神经外科治疗

如果肝豆状核变性患者出现难治性神经系统并发症，一般发生于积极的驱铜治疗 2 ～ 3 年后，神经外科的手术治疗是一个选择。对于难治性震颤，可试行外科手术治疗。如丘脑毁损术、丘脑的腹侧中间（ventralis intermedius，Vim）核的深部脑刺激（deep brain stimulation，DBS）可治疗难治性原发性震颤、帕金森样震颤、多发性硬化性震颤。苍白球内侧部的深部脑刺激、苍白球毁损术治疗肌张力障碍等都有已证实的疗效。这些方法治疗肝豆状核变性的神经系统并发症的报告较少。

由于基底神经节靶结构的变化，肝豆状核变性的神经外科治疗受限。深部脑刺激可以治疗有基底神经节结构改变的肌张力障碍患者，如泛酸激酶(panothenate kinase)相关的神经退行性疾病或 Fahr 病。但相应的报道较少。

一、震颤的外科治疗

最初是在震颤的患者中，发现其因前脉络膜动脉相关的丘脑缺血而症状得到改善，因此推测丘脑切开术可以治疗原发性震颤和帕金森病性震颤。Vim 丘脑核被认为是最有效的治疗靶点。有假说认为是小脑 – 丘脑 – 皮层通路异常导致病理性震颤，高频刺激可抑制这种异常。根据上肢震颤的程度，可选择单侧或双侧 Vim-DBS。

25%～80% 的患者的震颤在术后得到改善，效果持续时间从数月至数年。各种震颤量表检查表明大多数患者的震颤至少减轻 75%。震颤减轻 70%～80% 被认为是治疗效果良好，但如果患者术前的震颤较重，残余的震颤仍具有致残性。Vim-DBS 由于刺激邻近的核团，可引起患者的肌肉收缩和感觉异常，通过调整电极的放置，可缓解这种不良反应。

深部脑刺激虽然是治疗药物难治性震颤的金标准，但缺乏可编程性、可逆性和安全性，可导致明显的认知和语言功能障碍。单侧丘脑损毁术（unilateral thalamotomy）是候选的治疗方法，手术方式可选择热凝固术（thermocoagulation）；放射外科手术（radiosurgery），如伽马刀丘脑损毁术（gamma knife thalamotom）。80% 以上的患者在术后得到改善，丘脑底核、腹前核也是有效的治疗目标，即使行单侧手术也可控制双侧的震颤。

二、肌张力障碍的外科治疗

对于严重的多节段性或全身性肌张力障碍，如果经长期的驱铜治疗仍无改善，可行神经外科手术治疗，包括苍白球内侧的深部脑刺激、苍白球毁损术、丘脑毁损术。一般行双侧 GPi-DBS，但如果症状仅限一侧，也可通过行对侧 GPi-DBS 改善症状。一般在术后数周至数月后出现疗效，很少出现持续的疗效。约 50% 的患者的症状在术后得到改善，平均症状改善程度是 25%，但患者的生活质量有较明显的改善，尤其是肢体的运动功能。双侧 GPi-DBS 对缓解肌张力障碍持续状态有效。GPi-DBS 不能改善患者吞咽困难和构音障碍。

肝豆状核变性患者的基底神经节可有结构性改变，在极端病例甚至存在苍白球完全破坏，被称为苍白球自我切除术（autopallidotomy），所以苍白球切除术不用于治疗继发性肌张力障碍。GPi 是基底神经节的主要输出核，通过丘脑到达皮层，形成基底神经节 - 丘脑 - 运动皮层环路。投射至皮层的运动抑制性控制减少，导致肌张力障碍患者异常运动输出。丘脑底核可替代已经破坏的 GPi 作为治疗靶点。对接受苍白球投射的丘脑腹前核和腹后核进行刺激也试用于治疗肌张力障碍，特别适合于在同一节段的肌张力障碍性震颤。

深部脑刺激和神经核毁损可用于治疗肝豆状核变性患者发生的难治性震颤或肌张力障碍，但相关的资料还较少。需要通过进一步的研究来证实这些方法在治疗肝豆状核变性神经系统症状时的疗效。

第十二节　结论

肝豆状核变性是一个罕见的神经退行性疾病，大多数患者通过药物治疗可以达到负铜平衡，症状得到改善。目前对于肝豆状核变性患者的神经系统症状的治疗，尚缺乏充分的研究。对于致残性神经系统症状，应该采取药物、神经外科手术治疗、物理治疗、语言治疗等对症治疗措施，以提高患者的生活质量。

（李晓东）

第二十八章　肝豆状核变性患者精神症状的治疗

摘要

精神症状较常见于肝豆状核变性患者，可发生于疾病的任何阶段。这些症状极大地损害了患者的生活质量，延误诊断。新型抗精神病药物可使患者得到安全的治疗，提高生活质量，应及时应用。电痉挛疗法仅适用于精神症状严重、药物治疗效果欠佳的患者。

肝豆状核变性患者出现精神症状往往意味着病情更为严重，或继发于代谢性疾病（如肝性脑病），这种患者的生活质量更差，患者的治疗依从性也较差，使预后更加恶化。及时有效地治疗患者的精神症状，可以明显地改善预后。

第一节　药物治疗

在中枢神经系统，肝豆状核变性主要影响基底神经节，说明其神经心理症状的表现可能类似其他影响基底神经节的神经退行性疾病（如帕金森病、亨廷顿病），发病机制可能类似。由于与这些疾病相关的神经递质（如多巴胺能、去甲肾上腺素能、5-羟色胺能等）是类似的，相应的药物治疗也类似。一些已建立的精神治疗方法可能对基底神经节相关疾病的精神症状无明显疗效。

对有精神症状的肝豆状核变性患者进行驱铜治疗，其中至少 1/3 患者的精神症状好转。临床改善效果可能迟至治疗后的 6 个月才出现。某种程度的认知缺陷和个性改变可能并不因治疗而改变，但大部分有精神症状肝豆状核变性患者经治疗后，即使在中老年时期，其人格智力仍完好、事业家庭均发展顺利。仅极少数有精神症状的肝豆状核变性患者进行肝脏移植后，精神症状得到改善。药物和心理治疗也可改善患者的精神症状。特别是在精神病发作、躁狂、严重抑郁时，应积极进行药物治疗。锂剂、双丙戊酸、选择性 5-羟色胺再摄取抑制剂（selective serotonin reuptake inhibitors，SSRIs）、5-羟色胺–去甲肾上腺素再摄取抑制剂（serotonin-norepinephrine reuptake inhibitors，SNRIs）、5-羟色胺拮抗剂和再摄取抑制剂（serotonin antagonist and reuptake inhibitors，SARIs）、三环类抗抑郁药（tricyclic antidepressant，TCA）、哌甲酯、苯二氮草类、利培酮、喹硫平、氯氮平等对肝豆状核变性患者的精神症状疗效较好，也可能引起快速而严重的不良反应。改善精神症状的药物的主要不良反应是神经系统症状恶化、抗精神药物的恶性综合征（neuroleptic malignant syndrome）和药物相关的肝损害。

SSRIs（如西酞普兰、艾司西酞普兰和舍曲林等）可减少患者攻击性，是相对安全的一线药物。治疗双相情感障碍的情绪稳定剂有锂剂、抗癫痫药物（如卡马西平、奥卡西平、丙戊酸、拉莫三嗪和加巴喷丁）、抗精神病药物（如氟哌啶醇、异丙嗪、奥氮平、利培酮、喹硫平、阿立哌唑）。经典的一代抗精神病药物（如吩噻嗪类）易发生锥体外系症状和恶性综合征，在治疗行为障碍时，仅用于重度患者，并且尽量缩短疗程和低至最小有效剂量。推荐使用氯氮平、喹硫平、奥氮平，因其诱导锥体外系的风险较低。锂剂、加巴喷丁和左乙拉西坦是通过肾脏排泄的，对肝脏的安全性最高，也不参加多巴胺代谢。慎用多巴胺 D2 受体阻断剂，因其可加重神经系统症状（表 28-1）。

表 28-1　肝豆状核变性患者的精神症状的治疗

肝豆状核变性患者的精神症状	治疗干预		应避免或谨慎应用的药物
	一线治疗	二线治疗	
抑郁	5- 羟色胺再摄取抑制剂： 西酞普兰 20 ～ 40 mg/d 艾司西酞普兰 10 ～ 20 mg/d 舍曲林 50 ～ 200 mg/d	三环类抗抑郁药： 去甲替林 50 ～ 150 mg/d 地昔帕明 50 ～ 150 mg/d 5- 羟色胺 / 去甲肾上腺素再摄取抑制剂： 万拉法新 75 ～ 225 mg/d 帕罗西汀 20 ～ 60 mg/d 米氮平 15 ～ 45 mg/d 电痉挛治疗	阿戈美拉汀 安非他酮 阿米替林 度洛西汀 丙咪嗪 异烟酰异丙肼 苯乙肼（具有较高的肝损伤风险）
躁狂（双相情感障碍疾病）	情绪稳定剂 碳酸锂（目标血清浓度 0.6 ～ 1.0 mmol/L） 抗癫痫药物： 丙戊酸 500 ～ 1000 mg/d 非典型抗精神病药物： 奥氮平 5 ～ 20 mg/d 喹硫平 300 ～ 800 mg/d	抗癫痫药物 卡马西平 拉莫三嗪（用于抑郁） 非典型抗精神病药物： 阿立哌唑 10 ～ 30 mg/d	丙戊酸虽有效，但须警惕其肝脏毒性 在使用锂剂治疗时，应仔细监测 避免使用氟哌啶醇和高强度的抗多巴胺能药物
精神病	非典型抗精神病药物： 奥氮平 10 ～ 20 mg/d 喹硫平 300 ～ 800 mg/d 阿立哌唑 15 ～ 30 mg/d	氨磺必利 200 ～ 800 mg/d 舒必利 200 ～ 800 mg/d	氯氮平仅用于不耐受其他药物的患者（白细胞减少和有癫痫风险时） 避免使用氟哌啶醇和高强度的抗多巴胺能药物 避免使用长效抗精神病药物
焦虑	苯二氮䓬类药物（劳拉西泮）	奥氮平 喹硫平	避免使用氟哌啶醇和高强度的抗多巴胺能药物（抗精神病药物恶性综合征风险高）
强迫	5- 羟色胺再摄取抑制剂： 艾司西酞普兰 10 ～ 20 mg/d 舍曲林 50 ～ 200 mg/d	5- 羟色胺再摄取抑制剂： 氟伏沙明 150 ～ 250 mg/d 帕罗西汀 20 ～ 60 mg/d 认知 - 行为治疗（暴露和反应预防）	避免使用氟哌啶醇和高强度的抗多巴胺能药物（抗精神病药物恶性综合征风险高） 三环类抗抑郁药 氯米帕明
行为障碍（治疗对策主要依赖于病情的严重程度）	行为治疗 5- 羟色胺再摄取抑制剂： 西酞普兰、艾司西酞普兰 抗癫痫药物： 卡马西平、拉莫三嗪、加巴喷丁、普加巴林 短效苯二氮䓬类药物： 劳拉西泮、奥沙西泮、替马西泮 肾上腺素能 β - 受体阻滞剂： 普萘洛尔 20 ～ 60 mg/d	非典型抗精神病药物： 喹硫平 50 ～ 300 mg/d 硫必利 50 ～ 200 mg/d	避免使用氟哌啶醇和高强度的抗多巴胺能药物 避免使用长效苯二氮䓬类药物 注意丙戊酸的肝脏毒性 大剂量的普萘洛尔有肝脏毒性
认知障碍	神经心理治疗		避免使用恶化认知障碍的药物：苯二氮䓬类药物、较强的抗胆碱能药物 避免使用镇静药物

从临床的观点来看，治疗肝豆状核变性患者精神症状的药物需要注意两点：神经系统症状加重的风险；由于药物的肝损害作用，引起患者的肝脏症状加重。推荐使用低锥体外系损害、低肝损害的药物作为一线药物。氯氮平和喹硫平是安全的选择。由于白细胞减少的风险，氯氮平应用于治疗最严重和对其他药物抵抗的病例。肝豆状核变性患者易发生白细胞降低，络合剂治疗也可引起。应定期进行血液学检查。氯氮平可导致剂量相关的癫痫发生，需注意 6% ～ 8% 的肝豆状核变性患者也发生癫痫。

阿立哌唑的安全性较高，但治疗肝豆状核变性的结果是冲突的。奥氮平和喹硫平具有中度程度的肝损害风险，应用于肝型患者需注意。阿米舒必利和舒必利等苯甲酰胺类药物不在肝脏代谢，特别是在低剂量时，引起锥体外系症状的风险较低。利培酮、氟哌啶醇、奋乃静、甲硫哒嗪、氯丙嗪等易引起神经系统症状加重，出现恶性综合征等。肝豆状核变性患者需谨慎使用长效抗精神病药。

　　苯二氮䓬类药物用于短期急性攻击行为的管理。劳拉西泮可改善焦虑症状。选择性 5- 羟色胺再摄取抑制剂和行为治疗可有效治疗注意力缺陷 – 过度疾病。普萘洛尔对易激惹、震颤和门脉高压都有治疗作用。锂剂不经过肝脏代谢，不引起锥体外系症状，是一个很好的情绪稳定剂。锂剂在妊娠期及产后肝豆状核变性患者使用的安全性及有效性也得到肯定。锂剂可能引起认知功能损害，在应用期间，应注意对认知功能的监测。有报道在应用抗精神病药物期间，患者出现恶性综合征。三环类抗抑郁药丙咪嗪（imipramine）可引起神经系统功能紊乱。氯米帕明可引起局灶性肌张力障碍。氟哌啶醇可诱发或增加肌强直。异烟酰异丙肼（iproniazid）、苯乙肼（phenelzine）、丙咪嗪、阿米替林（amitriptyline）、度洛西汀（duloxetine）、安非他酮（bupropion）、阿戈美拉汀（agomelatine）等有肝损害的作用，应慎用，尤其是长效抗精神病药物（表 28-2）。

表 28-2　肝豆状核变性患者服用精神类药物的注意事项

注意事项
避免使用具有潜在肝脏毒性的药物（如丙戊酸、度洛西汀）；
应优先使用对肝脏代谢影响小的药物（如锂剂、加巴喷丁）；
当使用抗精神病药物时，应优先使用不易引起锥体外系不良反应的药物（如喹硫平），并使用最小有效剂量；
除非有独立于肝豆状核变性的精神病或精神症状复发，否则一旦精神症状好转，应逐步减少抗精神病药物的使用；
如果所用的抗精神病药物（如苯二氮䓬类、锂剂）影响认知功能，应对认知功能进行监测。

第二节　其他治疗

　　改善情绪症状的另一个生物治疗是电痉挛疗法（electroconvulsive therapy，ECT），但并不为推荐的治疗方案，仅适用于精神症状严重、药物治疗效果欠佳的患者。

　　肝豆状核变性的症状和诊断是一个主要的应激源，导致患者的社会功能下降。认知行为治疗（cognitive-behavioral therapy，CBT）、人际关系治疗、心理教育、支持性心理治疗和支持小组等也取得较好疗效，可缓解焦虑、紧张，促进患者积极应对疾病。劳拉西泮和 ECT 治疗紧张症，SSRIs 和 CBT 治疗强迫症。

　　目前尚无针对肝豆状核变性患者的认知障碍的治疗。胆碱酯酶抑制剂和美金刚（memantine）治疗肝豆状核变性的疗效和安全性尚未确定。由于肝豆状核变性患者的认知障碍与铜沉积相关，治疗这种认知障碍的唯一有效的方法是驱铜治疗。

第三节　结论

　　认知、情感、精神等症状较常见于肝豆状核变性患者，可发生于疾病的任何阶段。这些症状极大地损害了患者的生活质量，延误诊断。及时得到诊治的患者一般不会发展至痴呆。新型抗精神病药物可使患者得到安全的治疗，提高生活质量，无论原始治疗如何，都应及时应用。

（李淑娟）

第二十九章　肝豆状核变性治疗的发展方向

摘要

肝豆状核变性是一个常染色体隐性遗传性疾病，由于体内铜过载导致出现肝脏和神经系统症状。一般认为驱铜药物对肝脏症状有较好的治疗效果，而对神经精神症状的疗效有限。近年来，出现了几个新的治疗方法，显示出有希望的结果，期待未来可改善肝豆状核变性的治疗。根据肝豆状核变性的生化异常，优化治疗方案。四硫钼酸铵是尚在研究中的驱铜药物，具有作用迅速、强力驱铜的效果，较目前使用的药物能更好地改善神经系统症状。非药物的驱铜方法还在研究中，目前限用于动物模型或体外实验，主要包括细胞和基因治疗，目的在于恢复胆道排铜。如能在症状前患者中应用，可避免此类患者发病。

目前，肝豆状核变性的基本治疗原则是将过多的铜排出体外，恢复体内铜代谢平衡。标准的治疗药物包括驱铜剂（青霉胺、曲恩汀）、锌剂或二者联合应用。治疗方案是先使用作用较强的络合剂，使机体迅速达到负铜平衡，然后减量或换用锌剂维持治疗。

络合剂对大多数患者的肝脏症状有较好的治疗效果，而对神经精神症状的疗效有限，甚至使神经精神症状恶化，这可能与组织中的铜被过多地动员出来后，血中游离铜增加有关。尽管予以驱铜治疗，神经型患者 50% 的症状仍然存在。30% 的应用 D- 青霉胺的患者因其不可耐受不良反应而停药。在所有接受药物治疗的患者中，25% 的患者因药物不良反应、服用方法复杂（如每日服用三次、餐前服用等）等，未坚持治疗。因此，寻找新的、更方便的和更有效的治疗方法是必要的。新的治疗方法主要有三类：正在进行临床试验的药物，如二胆碱四硫钼酸盐、长效曲恩汀等；正在动物模型上进行研究的药物，如甲烷氧化菌素；细胞 / 基因治疗。含硫醇的糖化环肽（thiol-containing glycocyclopeptide，TCG）尚未进行肝豆状核变性的动物研究（表 29-1）。

表 29-1　在研的治疗肝豆状核变性的方法

治疗方法	作用机制	研究状态
二胆碱四硫钼酸盐	促进胆道排铜 稳定血液循环中的铜	Ⅲ 期研究
每日服用一次曲恩汀	络合剂	未应用
甲烷氧化菌素	络合剂；保护线粒体	动物实验
DMP1001	与铜有高亲和力的络合剂，具有穿过血 - 脑屏障的能力	动物模型
通过表面修饰脂质体的传递至中枢神经系统的曲恩汀	具有穿过血 - 脑屏障能力的络合剂	动物实验
姜黄素	增强 ATP7B 酶的表达；抗氧化剂；抗炎；铜络合剂	体外研究
4- 苯丁酸	分子伴侣：促进细胞内分子修复，增强 ATP7B 酶的表达	体外研究
植物十肽 OSIP108	防止铜诱导的毒性作用和细胞凋亡	动物实验
含硫醇的糖化环肽	与铜有高亲和力的络合剂	体外研究
细胞治疗	通过移植健康肝细胞，恢复肝功能	动物实验
基因治疗	恢复肝细胞内 ATP7B 酶的正常功能	动物实验

有几个新药尚在研究中，如新的铜络合剂、抗凋亡药物等。基因和细胞治疗开创了肝豆状核变性的新的特异性的治疗途径，作用机制是恢复 ATP7B 酶的排铜功能，使机体避免出现或缓解症状。

第一节 四硫钼酸铵

四硫钼酸铵（ammonium tetrathiomolybdate，ATTM）的分子式是 $(NH_4)_2MoS_4$。1957 年，四硫钼酸铵开始用于治疗肝豆状核变性。四硫钼酸铵是一种金属络合剂（图 29-1），由 1 个钼分子被 4 个巯基围绕组成，与铜具有高亲和性，比青霉胺高 10 000 倍。与食物同服时，可在肠道中与食物中的蛋白结合，诱导金属硫蛋白形成，抑制铜在肠道和胃液中的吸收，增加大便排铜，尿铜下降；在餐间服用时，四硫钼酸铵在血中与游离铜和白蛋白结合，形成紧密的四硫钼酸铵 - 铜 - 白蛋白三联体复合物（tripartite complex），沉积于肝脏，使游离铜失活，并经胆汁排出，防止铜被转入细胞内利用，同时也促使组织中已沉积的铜析出，从而解除铜中毒（图 29-2）。而 D- 青霉胺等络合剂与铜形成的复合物并不稳定，易释放游离铜。血中游离铜增加已被认为是肝豆状核变性患者神经系统症状恶化的重要指标。四硫钼酸铵可以降低血中游离铜，不会使患者的神经精神症状恶化，对于这类患者是一个很有希望的药物。与青霉胺不同，四硫钼酸铵可用于有神经系统症状的肝豆状核变性患者的治疗，不会加重神经系统症状，也不与其他的二价离子结合。在 LEC 大鼠中，低剂量的四硫钼酸铵移除金属硫蛋白结合的铜，高剂量时促使不溶性铜复合物沉积于肝脏。

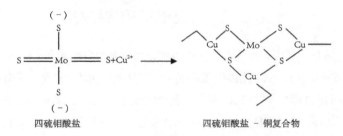

四硫钼酸盐　　　　　　　　　　　　四硫钼酸盐 - 铜复合物

图 29-1　四硫钼酸盐与铜的络合反应

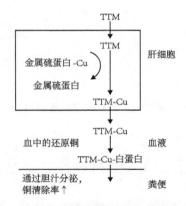

图 29-2　四硫钼酸盐的作用机制

四硫钼酸铵可在数周内恢复正常铜代谢，用药 2 周后可使铜的毒性损害停止，用药 8 周后效果显著。而其他络合剂需要数月。四硫钼酸铵比曲恩汀的驱铜效果更好，其最佳剂量尚未确定。按照目前的推荐，四硫钼酸铵用药期限仅限定在数月内，不能用于维持治疗。患者可以在服用四硫钼酸铵 8 周后，改用锌剂维持治疗，可以取得较好的驱铜效果，而不良反应降至最低。四硫钼酸铵的稳定性较差，与空气接触后，其中的硫被氧取代，逐步失去结合铜的能力，需储存在 -70 ℉（-57 ℃）的惰性气体氩（argon）中，其应用因而受到限制。

除了驱铜作用外，四硫钼酸铵通过抑制数个铜依赖的细胞因子（转化生长因子 -β、肿瘤坏死因子 -α、白介素 -1β），具有抗纤维化和抗炎作用。四硫钼酸铵治疗肝纤维化小鼠后，小鼠的肝纤维化程度减轻，说明驱铜治疗对其他肝病可能也有治疗效果。

有关四硫钼酸铵的主要研究集中于脑型患者，有利于改善神经系统症状。一项和曲恩汀对照的研究表明，约 1/4 的服用曲恩汀的患者的神经系统症状加重，而服用四硫钼酸铵者仅 4% 的患者的神经系统症状加重。这可能与四硫钼酸铵能控制血清游离铜有关。在一个 55 人的开放性研究中发现，四硫钼酸铵可将患者的血清游离铜水平降低至 1/4。

用法和用量：每日 120 mg，3 次在就餐时服用，每次 20 mg，另 3 次在餐间服用，每次 20 mg，共服用 2 周。其后每日 60 mg，3 次在就餐时服用，每次 10 mg，另 3 次在餐间服用，每次 10 mg。同时服用锌剂 50 mg/ 次，每日 2 次。疗程共 8 周。之后停用四硫钼酸铵，服用锌剂 50 mg/ 次，每日 3 次。

四硫钼酸铵的其他不良反应较少，主要是消化道症状，如恶心、呕吐、腹泻及食欲减退等。还有 10% ~ 15% 的患者出现骨髓抑制或转氨酶升高，不建议用于肝型患者，停药后可得到改善，然后再半量服用。由于钼在人体内有蓄积作用，四硫钼酸铵不适于维持治疗。推荐四硫钼酸铵用于脑型肝豆状核变性的早期治疗。美国食物及药物联合会（Food and Drug Association，FDA）尚未批准四硫钼酸铵上市，欧洲在 2008 年上市。但遗憾的是目前该药尚未在我国上市，国内医生没有使用的经验。

第二节　二胆碱四硫钼酸盐

由于四硫钼酸铵不易保存，不适合在临床上常规应用。二胆碱四硫钼酸盐（bis-choline tetrathiomolybdate）（WTX101）更为稳定，药理效果上与四硫钼酸铵是等价的，可降低肝铜和游离铜，不引起神经系统症状加重（图 29-3）。WTX101 与铜、白蛋白形成 WTX101- 铜 – 白蛋白三联复合物，大多从肠道排出。患者仅需每日服用 WTX101 一次，每次 15 ~ 60 mg，平均剂量为 30 mg。目前正在进行Ⅲ期临床试验，在 2018 年启动，在 2020 年结束。

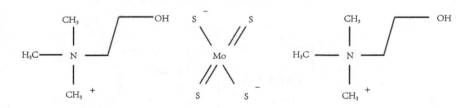

图 29-3　WTX101 的化学结构

第三节　器官特异性络合剂

器官特异性络合剂是一种新型的治疗药物，与肝细胞中的铜结合，不增加血清游离铜，避免其毒性作用。所有的络合剂都不能透过血 – 脑屏障。中枢神经系统中的铜移至血中，然后与络合剂结合并排出体外。将曲恩汀与脂质体（liposome）结合，可穿过血 –脑屏障。大鼠试验表明脑中曲恩汀 –脂质体的浓度是单纯曲恩汀的 16 倍，表明脂质体作为曲恩汀的载体治疗神经型肝豆状核变性是有潜力的治疗方法。但是这种治疗途径是否优越于传统药物，还需进一步探讨。

第四节　DMP1001

DMP1001 是一种小分子的铜络合剂，可降低来自肝豆状核变性患者的成纤维细胞和小鼠模型中的铜，特别是小鼠的肝和脑组织中的铜，可使粪铜增加，并可穿过血 - 脑屏障。目前 DMP1001 正处于研究中。

第五节　生物聚合物载体

生物聚合物载体（biopolymer carriers）是一种新型的驱铜药物，是对微晶纤维素（microcrystalline cellulose）和壳聚糖（chitosan）进行化学修饰而成。高特异性铜络合剂 8- 羟基喹啉（hydroxyquiniline）与生物聚合物载体共价结合。生物聚合物载体不被胃肠道吸收，吸收食物中的铜及胃肠道分泌的铜，然后通过粪便排出体外，不仅达到排铜目的，也因此避免了进入体内而产生不良反应。

第六节　酸性鞘磷脂酶

肝细胞内铁诱导的细胞凋亡与酸性鞘磷脂酶（acid sphingomyelinase）激活和继发的神经酰胺（ceramide）释放有关。遗传抑制和药物抑制（阿米替林）可防止铜诱导的细胞凋亡。在动物模型中，抑制酸性鞘磷脂酶对肝衰竭和死亡具有保护作用。这些资料提示了一个新的治疗肝豆状核变性的途径。但是，迄今未有通过这条途径治疗肝豆状核变性的临床资料。

第七节　4- 苯丁酸和姜黄素

在囊性纤维化（cystic fibrosis）中，最常见的突变是囊性纤维化跨膜传导调节子（cystic fibrosis transmembrane conductance regulator，CFTR）的 △ F508 突变。如同一些 *ATP7B* 基因突变，△ F508-CFTR 有部分转运离子的能力，在内质网中滞留并退行性变。一些实验室将 △ F508-CFTR 纠正剂 4- 苯丁酸（4-phenylbutyrate，4PBA）和姜黄素（curcumin）用于治疗肝豆状核变性。在一些有 *ATP7B* 基因突变体的细胞中，4- 苯丁酸和姜黄素减少了 ATP7B 酶的退行性变。4- 苯丁酸增加 HSP70 表达，利用泛素 - 蛋白酶体途径降解错误折叠蛋白，恢复了 *ATP7B* 基因突变体的蛋白质折叠，减少蛋白质在内质网的沉积，并且通过稳定蛋白构象促进突变蛋白的转运。姜黄素抑制内质网的 Ca^{2+}-ATP 酶，维持膜相关蛋白的定位，可以直接恢复几个突变型 *ATP7B* 基因的蛋白质表达。二者以剂量依赖方式增加野生型 ATP7B 酶的表达，提示了一个新的治疗肝豆状核变性的途径。在 30 ℃环境下使用 4- 苯丁酸和姜黄素干预，p.G85V、p.R778L、p.H1069Q 等突变型蛋白的错误折叠可被部分纠正，引起膜蛋白表达增加，并随药物浓度升高而升高，其异常定位可被纠正。尚不清楚这些药物能够治疗 *ATP7B* 基因突变体到何种程度。姜黄素也有其他的突出作用，如抗氧化、络合铜等，具有较强的自由基清除作用（类似于超氧化物歧化酶的活性）。但在 1 期临床试验中，受试者服用姜黄素后，其生物利用度和血清浓度均很低。4- 苯丁酸和姜黄色素对肝豆状核变性的治疗作用尚有待研究。

有几个蛋白质 [如 COMMD1、凝聚素（clusterin）] 和肽类 [如 α- 晶状体蛋白 B 肽（α -crystallin B peptides，CRYAB）] 与 *ATP7B* 基因突变体在内质网中滞留和 (或) 退行性变有关，但目前尚未开发与之相关的药物。CRYAB 是胞质分子伴侣，属于小热激蛋白类，可以与跨膜蛋白结合，抑制多聚体复合物的形成，促进突变型蛋白正确折叠。CRYAB 与 p.H1069Q 在内质网处相互作用，抑制突变蛋白中大片段寡聚合物的形成。免疫荧光结果提示，在与 CRYAB 共转染后，超过 60% 的 p.H1069Q 蛋白恢复其正常定位。当细胞内铜水平升高时，CRYAB 可以促使 p.H1069Q 蛋白重新分布于 Golgi 体囊泡，但对于 p.H1069Q 蛋白将铜排出体外的能力无明显提高。

第八节　抗氧化治疗

氧化应激在肝豆状核变性的发病过程中起重要作用。维生素 E、维生素 C 和果汁等都有一定的抗氧化作用。其他正在进行临床前或临床试验的抗氧化治疗包括：设计类似超氧化物歧化酶或过氧化氢酶（catalase）/ 谷胱甘肽过氧化物酶（glutathione peroxidase）等直接催化氧化物的药物，分别靶向 O_2^{-1} 和 H_2O_2；具有 Nrf2 抗氧化剂效应的间接氧化剂诱导物；靶向细胞内氧化物的主要来源（如 NADPH 氧化酶家族和一氧化氮合酶）的药物；内源性抗氧化剂谷胱甘肽的前体，如 N- 乙酰半胱氨酸；乳铁蛋白（lactoferrin）是调节炎症反应的关键性分子之一，具有抑制铜诱导的氧化性肝损害的作用。

第九节　ATP7B 酶滞留在内质网的治疗

基础研究表明有数个 *ATP7B* 基因突变引起蛋白质错误折叠，滞留在内质网中，导致 *ATP7B* 基因表达下降，排铜能力部分或完全消失。通过伴侣药物改善蛋白质折叠，恢复蛋白质功能，增加野生型 ATP7B 酶的表达及排铜功能。这些发现提示未来如何治疗有 ATP7B 酶滞留在内质网病变的患者，这可能是一个新的治疗肝豆状核变性的途径。

几个常见的 *ATP7B* 基因突变（如 p.H1069Q 和 p.R778L）都使 ATP7B 酶滞留在内质网，因而 ATP7B 酶不能移至细胞表面进行排铜。另外，p.H1069Q 突变激活 p38 和 c-Jun 的 N- 末端激酶（c-Jun N-terminal kinase，JNK）信号途径，导致突变蛋白质快速退变。在对于表达野生型 *ATP7B* 基因或 ATP7B-H1069Q 突变体的肝脏 HepG2 细胞株的研究中发现，应用小的抑制性 RNA（small inhibitory RNA，siRNA）或化学抑制剂抑制 p38 和 JNK，可减少 p.H1069Q 和几个其他 *ATP7B* 基因突变体在内质网中的滞留，使细胞内铜依赖的穿梭恢复，细胞内铜水平降低。

p38 和 JNK 控制着一组促使 ATP7B-H1069Q 突变体退变的内质网质量控制基因，成为突变特异性治疗的可能靶目标。这些基因包括一个众所周知的伴侣，即热休克蛋白 70（heat shock protein 70，HSP70）。抑制 HSP70 可保护 *ATP7B* 基因突变体，避免其发生退变，促使其从内质网转位至正常发挥作用的 Golgi 复合体上。尚需研究抑制 p38 和 JNK 信号途径到何种程度能防止携带 *ATP7B* 基因突变的动物模型和患者体内的铜沉积。

HSP70、p38 和 JNK 已成为纠正铜代谢紊乱的靶目标。由于这些基因所编码的蛋白质在蛋白质质量控制、应激反应、信号转导和凋亡等正常生理功能中起重要作用，必须考虑抑制它们对细胞整体功能的影响。但是，这些新的调节子为寻找治疗肝豆状核变性的药物提供了新的机遇。

第十节　植物十肽 OSIP108

在肝豆状核变性的体内和体外模型中，来源于植物的十肽 OSIP108 可防止铜诱导的毒性和细胞凋亡。十肽 OSIP108 促进了表达突变型 *ATP7B* 基因的不同细胞株的生存，抑制了铜处理的幼斑马鱼的肝脏畸变。说明十肽 OSIP108 可能对肝豆状核变性具有治疗作用。

第十一节　甲烷氧化菌素

嗜甲烷细菌甲基弯曲菌（Methylosinus trichosporium）OB3b 产生的甲烷氧化菌素（methanobactin，MB）与铜具有极强的亲和力，与铜结合后，再将铜传递至甲烷氧化酶（methane oxidase）或储存于其他蛋白质。甲烷氧化菌素与铜的结合能力高于 D- 青霉胺、曲恩汀和四硫钼酸盐，可减少细胞内（特别是线粒体）的铜，从而逆转了线粒体损害，防止肝衰竭和肝细胞死亡。常规的铜络合剂青霉胺和四硫钼酸盐并无清除线粒体内有毒金属的作用。在肝豆状核变性的 LEC 大鼠模型的腹膜内注射甲烷氧化菌素，可使升高的天冬氨酸转氨酶降至正常水平，并恢复肝脏的组织学形态，同时血清铜水平也有明显下降，无药物毒性，防止了肝细胞死亡和继发的肝衰竭，延长了大鼠的寿命。体外实验也证实了甲烷氧化菌素的驱铜活性。甲烷氧化菌素对于急性肝豆状核变性有较大的治疗价值。

第十二节　糖聚合物 Chel2

糖聚合物（glycoconjugate）Chel2 是在肝细胞内对铜具有高亲和力的络合剂，该活性分子是一个三足（tripods）的基于半胱氨酸的配体（cysteine-based ligand），由金属硫蛋白激活，可以通过络合富含硫的结合位点（sulfur-rich binding site）的铜离子，部分恢复类似生理途径的胆汁铜排泄，减轻肝内的铜过载，从而避免大量肝铜进入体循环及其相关不良反应。有研究结果显示，Chel2 能使肝细胞来源的 WIF-B9 细胞重建具有胆小管功能的稳定的极化上皮，从而增加胆汁铜排泄。接收静脉或皮下注射 Chel2 的肝豆状核变性小鼠的粪便中铜含量增加，从动物实验角度证实了胆道胆汁排铜的增加，这项研究只是处于早期阶段。

第十三节　肝 X 受体激动剂

在肝豆状核变性患者和 $ATP7B^{-/-}$ 小鼠中发现肝 X 受体（liver X receptor，LXR）表达下调是肝豆状核变性病理生理学上的一个关键性环节。应用 LXR/ 类维生素 A 的 X 受体（retinoid X receptor，RXR）激动剂 T0901317 可改善 $ATP7B^{-/-}$ 小鼠的临床表现，无须铜络合剂，尽管还存在铜过载。在经过 LXR 激动剂治疗过的动物的肝脏中，肝纤维化和炎症明显缓解，脂质代谢正常化，抑制 NF-κB 依赖的炎症介质的激活。LXR/RXR 信号下调与肝豆状核变性中脂质代谢的变化和肝脏炎症相关。相反，$ATP7B^{-/-}$ 小鼠的肝脏改变可以激活炎症反应；通过 LPS/IL-1 介导的 RXR 功能抑制（LPS/IL-1 mediated Inhibition of RXR Function，LMIRF），抑制脂质代谢。因此，T0901317 可能有治疗肝豆状核变性的作用。

第十四节　卡托普利

卡托普利（captopril）是一种血管紧张素转换酶抑制剂，具有轻微的驱铜作用，可降低肝硬化引起的门脉高压。

第十五节　褪黑素

褪黑素（melatonin；N-acetyl-5-methoxytryptamine；N- 乙酰 -5- 甲氧基色胺）及其代谢产物具有螯合铜的作用。褪黑素还具有较强的抗氧化功能、抑制内质网应激、抗肝纤维化和抗凋亡作用。因此，褪黑素可能具有治疗肝豆状核变性的作用。

第十六节　中草药

在我国，各种中草药被用于治疗肝豆状核变性病。一个总结了超过 600 例肝豆状核变性患者的系统综述认为单独应用中草药或与传统驱铜药物联合应用都有较强的作用，如肝豆汤或肝豆片。苦参素、顺肝利胆排毒汤、柴黄肝豆散等中药与二巯丙磺钠、青霉胺进行对照比较表明，患者的临床症状改善、尿铜增加、肝功能也得到改善，相应的不良反应较少。但目前还缺乏有关中草药的设计较好的、随机对照研究，中草药还不能作为治疗肝豆状核变性的推荐用药。

第十七节　转基因治疗

基因治疗（gene therapy）是指将外源基因导入靶细胞，以纠正或补偿基因缺陷和异常引起的疾病，最终达到预防和改变特殊疾病状态的一种方法，也就是说将外源基因通过基因转移技术将其插入患者的适当受体细胞中，使外源基因制造的产物能治疗某种特定的疾病。基因治疗中最重要的是建立安全有效的基因载体系统，后者应满足多种条件，包括靶细胞特异性，可以将遗传信息精确地插入安全的位点，能够接受生理信号的调控，稳定表达，以及方便给药等。肝豆状核变性作为单基因遗传病非常适合于进行基因治疗，基因治疗无疑是一种未来的有希望的治疗方向。但由于技术水平的限制，目前该病的基因治疗还不能在人体中进行，主要是针对该病的动物或细胞模型进行研究。

将活性 ATP7B 基因通过载体转入细胞内，如果得到正常的表达，也可以恢复铜代谢。目的在于恢复肝铜代谢的基因治疗是一个有希望的治疗肝豆状核变性的途径。甚至妊娠期基因治疗也在人们的考虑中。基因治疗可在发病前，防止肝脏和脑部症状的出现。对于肝豆状核变性的细胞和基因治疗来说，根据疾病的病理生理机制，治疗的靶器官是肝细胞。

一些研究证实，经基因治疗后的动物模型的血清铜蓝蛋白有短暂升高，促进了铜的排出，但疗效维持的时间尚短。第一代腺病毒相关载体仅在转入后第 3 天出现疗效高峰，随后表达明显降低，未获得预想中的效果。转入的载体基因不能长期表达的原因，可能是启动了人体自身免疫系统对载体的攻击，使载体不能在人体内有效增殖和长期存活。成功的基因治疗应确保转移的基因长期稳定的表达。理想的载体应具备以下特点：①载体实现的转基因治疗必须持续尽可能长的时间；②基因表达的载体需要较低的免疫原性；③可以高滴度、高纯度生产；④有细胞特异性，仅肝细胞被转导；⑤具有足够的克隆能力；⑥没有毒性。从这个意义上，来自人类免疫缺陷病毒的慢病毒载体（lentiviral vector，LV）是一个较为理想的工具。与仅短暂表达的腺病毒载体转基因相比，慢病毒载体能有效地整合替换基因进入非分裂细胞。动物实验发现，ATP7B 基因的慢病毒载体导致肝细胞中铜水平降低、肝纤维化改善。在另一个试验中，在产前通过注射携带有人 ATP7B 基因的慢病毒载体进行转基因，肝豆状核变性模型小鼠的肝铜下降。这个试验证明了宫内转基因的可行性。Murillo 等使用被称为重组腺病毒相关病毒（recombinant adeno-associated virus，rAAV）血清型 8 的单链细小病毒（parvovirus）作为载体，转移在肝细胞特异性 α_1 抗胰蛋白酶（α_1 antitrypsin，AAT）启动子控制下的 ATP7B 基因（AAV8-AAT-ATP7B）入肝豆状核变性模型小鼠，6 个月后小鼠的铜代谢完全恢复正常。这个肝特异性转基因技术最有希望用于肝豆状核变性患者。

基于 CRISPR-CAS9 的编辑受损基因的技术是一个有希望的基因治疗方法。CRISPR-CAS9 系统是最早发现于细菌中的一种具有防止病毒 DNA 或者其他外源 DNA 入侵的免疫机制。通过对 RNA 进行改造、连接并产生小向导 RNA（small guide RNA，sgRNA），在 sgRNA 的指引下，CAS9 蛋白与 DNA 特定位点相互作用并引起 DNA 双链断裂（double-strand break，DSB）。DNA 双链断裂可诱导两种 DNA 修复途径：同源重组修复和非同源末端连接重组修复。通过这两种修复途径可实现基因编辑目的并应用于基因治疗中。CRISPR-CAS9 为单基因遗传疾病提供了一种新的基因治疗工具，可以靶向纠正导致疾病的异常遗传基因，已在体内外实验中用于 ATP7B 基因点突变的校正，未来可能应用于临床。

体外基因治疗方法是将肝豆状核变性模型动物的肝脏部分取出，在体外予以基因治疗，随后再进行自体移植，从而有效减少宿主对载体的免疫攻击，有望在疗效上超越目前的异体肝移植。

在进行基因治疗时，必须评估免疫反应、肿瘤生成和基因整合效率低下等方面的问题，观察基因修饰后的肝细胞的发展状况。

基因治疗时遇到的问题也是明显的：基因治疗多为靶向特异性器官的治疗，而肝豆状核变性表现为多系统损害；如何避免基因载体对移植组织的潜在毒性；如何将移植基因传递给每一个细胞，并持续表达；突变基因的产物可能干扰移植基因的产物的功能等。尽管如此，随着技术水平的提高，基因治疗仍是未来一个有希望的发展方向。

第十八节　肝细胞／组织移植

细胞移植主要包括肝细胞移植（hepatocyte transplanatation）和干细胞移植（stem cell transplanatation）。肝细胞移植是指从供体获得完整正常的肝脏或部分肝组织，经体外分离纯化、冷冻，将复苏的肝细胞注射到脾内，由脾静脉-门静脉-肝血窦循环到达肝脏，为损伤肝脏的细胞重建及衰竭肝脏的功能恢复提供了一种全新的治疗方法。有功能缺陷的肝组织被健康的肝细胞替换，健康的肝细胞增生后形成有功能的肝细胞，参与重组胆小管网络。间质干细胞通过肝血管系统被注射入肝脏后，可以分化为肝细胞，纠正细胞内铜过载，恢复生理性ATP7B酶依赖的排铜入胆汁的功能。只要有40%的正常肝细胞，就可维持正常的铜代谢功能。该移植具有技术简单、可重复进行、对受体影响小、一肝多用及经济有效等优点，可作为终末期肝病与肝移植之间的桥梁；可代偿急性肝衰竭患者肝脏功能，为患者自体肝细胞的恢复、再生和增生创造机会和时间，患者的肝功能将有望完全恢复，从而免除肝移植治疗；以肝细胞为载体进行基因治疗，可持续纠正遗传代谢性肝相关疾病患者的代谢紊乱。自体细胞通过CRISP9等技术去除基因突变后，也可用于移植。有报道使用辐射、胆酸、胆盐等使肝细胞处于氧化损伤的临界值，增加肝细胞氧化应激，从而诱导其增生，效果甚佳，尚无该方法导致进一步肝细胞损伤的报道。

虽然细胞移植中的提取、预处理、移植等技术已取得较大进步，对肝细胞分化机制也有较深入的了解，但如何通过细胞移植恢复肝功能的研究还在初步阶段。动物实验证实，肝细胞移植后的肝豆状核变性模型动物在4个月后，肝脏、肾脏、脾脏内的铜水平明显下降，但脑组织内铜水平无明显下降。因此，肝细胞移植用于脑型肝豆状核变性患者疗效并不确切。从目前已进行的临床实践看，肝细胞移植尚处于研究探索阶段，许多问题有待于进一步解决。迄今为止，尚未有成功的肝细胞移植治疗肝豆状核变性患者的文献报道。

第十九节　干细胞移植

干细胞是一类具有自我更新和多向分化增生潜能的原始细胞，取自供体骨髓或外周血，能产生表现型与基因型和自己完全相同的子细胞，形成人体多种组织器官的祖细胞，既具有生理性的更新能力，又具有对损伤与疾病的反应与修复能力。干细胞来源大致分两种，即与成人肝细胞同源的肝脏干细胞或祖细胞以及异源性间质干细胞和造血干细胞等。前者可选用卵圆细胞、肝脏小细胞、肝脏或胰腺导管上皮细胞等，其移植后重建作用明显优于后者，且作用时间更加持久，缺点是干细胞来源相对较少；后者可选用骨髓、脐带血、脐带胶样组织以及脂肪组织分离出的间叶组织干细胞，这些细胞移植入动物体内后可经诱导分化为有干细胞功能的细胞，优点是取材相对广泛，缺点是诱导分化技术难度大。研究表明骨髓间充质干细胞（bone marrow mesenchymal stem cells，BMSCs）被证实在一定程度上可显著改善肝纤维化。BMSCs可以通过分化为肝细胞改善肝功能，也可以分泌细胞因子或生长因子，抑制炎症反应，改善肝纤维化和肝硬化，这无疑为肝豆状核变性合并难治性肝硬化患者的治疗带来了希望。

干细胞移植在肝豆状核变性的治疗研究中，目前主要是以动物实验为主，个别临床研究表明干细胞移植可使患者血清铜蓝蛋白上升，精神状态好转，肝硬化指标改善。但干细胞移植不能根治肝豆状核变性，同时在各种病理条件的微环境下，干细胞向各种组织细胞分化的机制还不清楚。在移植干细胞后，是否引起肿瘤细胞的分化和增生，还需要通过长期的实验和临床观察来证实。对于干细胞移植治疗的适应证、禁忌证、移植途径的选择、移植干细胞的数量及移植次数等，还没有相关的标准，需要不断地完善和规范。随着新的医疗技术的不断发展，对于干细胞生物学特征及调控机制的逐步认识，干细胞移植在临床治疗中将会逐步发挥重要作用。目前尚无成熟的干细胞移植治疗方案应用于肝豆状核变性，对于经内科保守治疗后病情稳定的肝豆状核变性患者，不建议进行干细胞移植治疗。

除了移植健康的肝细胞外，通过组织工程学方法移植肝组织于肝外，也是一种设想的方法。但是，过量的铜排出需要完整的肝胆网络，而移植的肝组织不具备这种网络。所以这种方法似乎还不能用于肝豆状核变性的治疗。

一般如果有 30% 的肝实质能够发挥正常生理功能，就可以完成铜的代谢转运，并对其他肝细胞提供保护作用。因此，无论是通过基因手段或者是细胞移植的方法，并不需要 100% 的转染率或是全部移植细胞的存活，这增加了临床应用的可能性。然而这些治疗方法从实验室到真正用于患者，还需要经过相当长时间的研究。

（李晓东）

第三十章　肝豆状核变性患者的康复

摘要

肝豆状核变性患者随着病程延长，一般会出现明显的残疾，加重损害。患者往往死于疾病所致的各种并发症，所以在药物治疗的基础上，应该对患者进行相应适当的康复治疗，以尽可能地减少残疾的发生。

许多肝豆状核变性患者经过各种药物治疗后症状缓解，病情稳定，常遗留有不同程度的功能障碍，如运动功能、吞咽功能、言语功能、精神心理及智能等方面的障碍，其中运动障碍最为多见，如肌张力障碍、吞咽困难、震颤、构音障碍和行走困难等。患者常因这些运动功能障碍，不愿活动或与他人交往，这对患者的康复十分不利。应在低铜饮食和药物驱铜的基础上，通过配合早期、科学和合理的康复治疗，促进患者各项功能恢复，大大减少并发症，增强其对生活的信心，提高患者的生活质量。

第一节　主要功能障碍

一、运动功能障碍

（一）肌张力障碍

肝豆状核变性患者常见肌张力升高，甚至扭转痉挛，虽然经过系统治疗后多数患者肌张力会有所缓解，但由于病程较长，疾病过程中的肌张力障碍因素往往会限制患者肢体运动，造成肌肉萎缩，关节活动受限，甚至因此卧床，严重影响患者日常生活能力。少部分肝豆状核变性患者亦可见肌张力的降低。

（二）震颤引起的功能障碍

震颤早期会影响肝豆状核变性患者的书写、持物等上肢精细活动，晚期严重时会使患者丧失生活能力。震颤在情绪激动及紧张时尤为明显，入睡后可消失。

（三）步态异常

由于肌张力障碍及后续引起的关节活动度受限、肌力下降等，部分患者会出现冻结步态、慌张步态等异常步态，或双下肢痉挛样强直，完全不能站立行走。通常患者在情绪紧张、人多、天气变冷、过道狭窄时症状会有所加重。

二、构音障碍

肝豆状核变性患者的锥体外系症状多种多样，其中构音障碍是主要表现之一。有研究表明肝豆状核变性患者的构音障碍多由上下唇、舌肌和下咽部运动障碍引起的发音系统功能异常导致。肝豆状核变性患者言语的清晰度降低，阻碍患者与他人的正常交流，严重者影响患者的生活质量和社会生活能力。肝豆状核变性引起的构音障碍临床表现常常较为复杂，若构音器官出现过多异常的随意运动，可表现为元音辅音歪曲、失重音、不适宜的停顿，产生费力音、声音强弱急剧变化和鼻音过重等；若构音器官肌肉运动范围和速度受限、运动僵硬，则可表现为单一音量、单一音调和重音减少，并有呼吸音和失声现象。

三、吞咽障碍

肝豆状核变性患者的吞咽困难主要由锥体外系病变引起（如运动迟缓、口周肌肉和舌的不随意运动），损害了咀嚼和吞咽反射的协调性。几乎有一半的肝豆状核变性患者会经历吞咽困难。吞咽困难降低了患者的生活质量和营养状况，增加了吸入性肺炎和呼吸道感染的风险。

肝豆状核变性患者吞咽障碍多见于扭转痉挛型，主要集中在口腔准备期及口腔期，累及唇、舌或上下颌的运动功能，而咽期软腭上抬、会厌翻转异常相对较轻，较少累及口腔前期及食管期。由于患者的唇、舌和面颊等部位肌张力增高，使切碎、咀嚼和搅拌等动作难以完成，影响食团形成；流涎导致控制食团的能力下降，不能将其有效地向后推进；咽反射迟钝，吞咽动作启动减慢，使食团不能完全吞咽，滞留于口中，影响持续进食能力，或引起呛咳、误咽等情况。

四、认知功能障碍

肝豆状核变性患者的脑损害症状也可表现为行为的改变和认知功能障碍，甚至以此为首发症状，严重影响患者的工作、学习及生活质量。有文献指出大约有 25% 的肝豆状核变性患者首发症状为智能减退。患者认知功能障碍表现在记忆、智能和情绪加工等多个方面，其中以注意力障碍和延迟记忆减退最为明显。

第二节　康复评价

不同时期，不同分型的肝豆状核变性患者功能障碍表现具有多样性，同时受到精神状态、药物反应及其他可变因素的影响，不同患者的症状体征有很大差异。针对患者不同的功能障碍，需要应用不同的评价方法和量表，全面地对患者进行评价，这样才能制订出更适合患者的训练计划，以及在后续的康复治疗过程中对计划进行及时的修正。

一、疾病严重程度评估

针对肝豆状核变性患者的疾病严重程度的评估，目前临床上使用较多的有 Wilson 病全面评价量表、统一肝豆状核变性评分量表和改良 Young 量表。前两种量表较为常用。

二、运动功能评价

虽然 GAS、UWDERS 等量表中包含有运动障碍方面的评分，但为了更有针对性地制订后续康复训练计划，需要进一步对患者运动功能的各个方面分别进行评价，从中找到患者具体的障碍点，这也便于在康复训练中对障碍点进行前后对比，及时修正训练计划，以达到最佳的康复效果。以下检查或评价量表在临床中应用较为广泛（表 30-1 至表 30-4）。

表 30-1　康复的评价方法

评价项目	方法或量表
肌力	Lovett 6 级法
肌张力	改良 Ashworth 评价量表
关节活动度	通过量角器确定轴心，固定臂与移动臂测量得出
步态	Holden 步行功能分类

表 30-2　Lovett 6 级法

分级	评定标准
Ⅴ	正常力量
Ⅳ	抗重力和阻力主动运动
Ⅲ	抗重力（但不能抗阻力）的主动运动
Ⅱ	去重力（gravity eliminated）主动运动
Ⅰ	有肌肉收缩
0	没有肌肉收缩

表 30-3　改良 Ashworth 评价量表

分级	评定标准
0	肌张力不增加，被动活动患侧肢体在整个范围内均无阻力
1	肌张力稍增加，被动活动患侧肢体到终末端时有轻微的阻力
1+	肌张力稍增加，被动活动患侧肢体在前 1/2ROM 中有轻微的"卡住"感，后 1/2ROM 中有轻微的阻力
2	肌张力轻度增加，被动活动患侧肢体在大部分 ROM 内均有阻力，但仍可以活动
3	肌张力中度增加，被动活动患侧肢体在整个 ROM 内均有阻力，活动比较困难
4	肌张力高度增加，患侧肢体僵硬，阻力很大，被动活动十分困难

表 30-4　Holden 步行功能分类

分级	评定标准
0	不能步行或需 2 人以上的协助
1	需 1 人连续不断地帮助才能行走
2	需 1 人在旁，间断地接触身体，以帮助行走，步行不安全
3	需 1 人在旁监护或用言语指导，但不接触身体
4	在平地上独立步行，在楼梯或斜坡上行走需帮助
5	任何地方都能独立步行

三、构音障碍评价

目前临床上对构音障碍的评价方法主要有言语障碍的初步筛查（简单的交流对话等）、临床功能评估（Frenchay 构音障碍评估法、中国康复研究中心汉语构音障碍评定法等）、仪器评估（纤维喉镜检查、肌电图检查、喉空气动力学检查和鼻流量检测等）。针对肝豆状核变性患者应用较多的为改良 Frenchay 构音障碍评定法，评定表主要包括反射、呼吸、唇、颌、软腭、喉、舌和言语等 8 个大项、30 个小项。每项使用计分制，4 分、3 分、2 分、1 分、0 分别对应不同等级的障碍，总分 120 分。根据患者的最终得分，将构音障碍分为：无障碍（120 分）；轻度障碍（119～100 分）；中度障碍（99～80 分）；重度障碍（79～60 分）；极重度障碍（≤59 分）。

四、吞咽障碍评价

包括症状前和肝型患者在内，根据所使用的检查方法，实际的吞咽困难的发生率有所不同。目前国际上尚无公认的可用于多中心临床研究的吞咽障碍评定量表，而临床上应用较多的方法主要包括筛查（洼田饮水试验、反复唾液吞咽试验等）、临床功能评估（标准吞咽功能评价量表、吞咽功能临床评估表等）、仪器评估（视频吞咽造影检查、纤维内镜吞咽功能检查、表面肌电图、超声检查等）三方面。

（一）洼田饮水试验（water swallow test, WST）

准备 30 mL 温开水，嘱患者端坐饮水，根据患者饮水所需时间和呛咳情况进行评分。标准：1 次能顺利地将水咽下，计 1 分；分 2 次咽下，不呛咳，计 2 分；能 1 次咽下，伴有呛咳，计 3 分；分 2 次以上咽下，并伴有呛咳，计 4 分；不能全部咽下，频繁呛咳，计 5 分。评分越高，表明吞咽功能越差。

（二）唾液吞咽试验（repetitive saliva swallowing test，RSST）

患者端坐位，评定者将示指置于患者下颌骨前，中指置于舌骨前，无名指于甲状软骨处，嘱患者尽量快速反复吞咽唾液，观察 30 秒内患者吞咽次数及活动度，高龄患者 30 秒内完成 3 次吞咽即可。

（三）视频透视吞咽功能检查（video fluoroscopic swallowing study，VFSS）

嘱患者吞咽调制好的造影剂（50 g 硫酸钡加水 100 mL 均匀混合成糊状，每次吞咽 5 mL），通过 X 线透视观察整个口腔－咽喉－食管中造影剂推进及气管误吸的情况，对吞咽进行分析评分，总分 0～10 分，分值越低，吞咽功能越差。10 分为正常，7～9 分为轻度，2～3 分为中度，0～1 分为重度。

第三节　康复方法

一、物理治疗的重要性

与其他的神经退行性疾病不同，在大多数肝豆状核变性患者中，经过有效的驱铜治疗，神经系统症状可缓解甚至消失。在初始的驱铜治疗有效前，对患者进行进食、语言、步行及各种日常生活动作指导和训练是十分重要的，支持性物理治疗可以加速康复。物理治疗的目标在于纠正平衡和步态、减少跌倒、缓解肌肉肌张力障碍性痉挛、提高肌力和运动的精确性，明显改善患者的日常生活活动的能力，提高生活质量。多巴胺神经元对于运动具有高度的反应性。物理治疗还可增强脑的可塑性，代偿多巴胺神经传递障碍。对帕金森病的物理治疗可以改善突触可塑性，促进神经元结构的适应性，提高多巴胺水平。物理治疗可缓解患者因卧床引起的骨折、压疮和感染并发症。应根据患者的神经系统症状和全身状况，调整物理治疗方案，过度的或不恰当的训练也可导致症状恶化。

目前对于肝豆状核变性患者的康复训练并未形成完整的体系，一般来说，康复治疗应针对评价中发现的障碍点进行针对性训练。医护人员应创造机会，多与患者沟通，鼓励患者说出自己的感受和对事情的看法，切忌挫伤患者的积极性。

二、运动障碍的康复

（一）放松训练

通常指肌肉放松和精神放松训练，二者相互影响，精神紧张时常常伴随肌张力升高，而肌肉紧张时不可能有精神上的放松。

1. 全身放松训练

选择安静的地点，患者采取尽可能轻松自然的姿势，使全身肌肉放松，闭上双目，做深而缓慢的呼吸，将注意力集中于呼吸上，腹部在吸气时鼓起，呼气时放松，同时经鼻吸气，经口呼气，同时提醒患者想象身体的放松。

2. 头颈部放松训练

嘱患者做缓慢低头、抬头、左右侧头运动，头的旋转运动。治疗师教会家属协助患者每天多次练习。

（二）恢复关节活动度训练

根据患者关节活动度受限的严重程度，选择进行主被动关节活动练习或针对性更强的关节松动术，同时可结合超声波、中频电刺激、蜡疗和水疗等理疗方法作为辅助治疗，起到软化瘢痕组织的作用。如果关节挛缩十分严重，关节内外存在广泛而致密的瘢痕粘连，致使关节活动度练习无效或不能使关节活动度达到功能活动所要求的范围，应施行关节松解术，有选择地切开挛缩、粘连的组织，必要时做肌腱延长术或肌肉成形术，以恢复必要的活动度。同时术后立即开始相应训练，防止再次粘连。

1. 被动关节活动范围训练

由治疗师进行或由患者自己用健肢协助进行。其对挛缩组织的牵张作用较主动运动更有力，在实施过程中治疗人员抓握部位宜尽量靠近关节附近以保护关节，同时也有利于产生力学上的最佳效果。

2. 主动关节活动范围训练

主动关节活动范围训练即用主动运动恢复关节活动度，在实施时运动需平稳缓慢，尽可能达到最大幅度，并维持一段时间，用力程度以引起轻微疼痛或紧张为度。

3. 关节松动术

关节松动术是治疗师在关节的可动范围内完成的一种针对性很强的手法操作技术，属于被动运动的范畴，具体应用时常选择关节的胜利运动和附属运动作为治疗手段，以达到维持和改善关节活动范围、缓解疼痛的目的。

澳大利亚 Maitland 的关节松动技术四级分法较为完善，应用广泛。一级为在关节内可动度的起始部分做小幅度活动；二级为在关节可动范围内做大幅度活动，这两级手法适用于治疗因疼痛引起的关节活动受限；三级为大幅度加至可动度的终点，适用于治疗关节疼痛伴有僵硬；四级为小幅度直至可动度终点，适用于治疗关节因周围组织粘连、挛缩而引起的关节活动受限。

4. 软组织牵伸技术

通过外力（人工／设备）牵伸并拉长挛缩或短缩的软组织，并做轻微的超过组织阻力或关节活动范围的运动训练，以达到改善或重新获得关节周围软组织的伸展性，防止发生不可逆的组织挛缩，调节肌张力，增加或恢复关节活动范围。

（三）肌力训练

患者的肌力为 0 级时，进行传递神经冲动练习，即主观努力试图引起肌肉收缩，尽管并不能产生真正的收缩效应，但对其后的肌力恢复有利；肌力为 1～2 级的肌肉可在消除重力体位下进行助力主动运动，或应用肌电反馈训练；超过 3 级的肌肉可通过常规抗阻或加负荷法进行增强肌力训练。同时可以根据肌肉收缩方式选择等张训练、等长训练或等速训练。等张收缩训练即肌肉收缩时，肌肉长度变化而张力不变，产生关节运动的训练，可根据患者肌力及功能的需要，将阻力施加于肌肉伸长或缩短时。等长训练即肌肉收缩时，张力变化而肌肉长度不变，不发生关节运动的训练。等长训练特别适用于关节疼痛或关节不允许活动的情况下进行肌力增强训练，以延缓和减轻肌肉失用性萎缩。等速训练需要在专门等速训练仪上进行，仪器限定了肌肉收缩时的肢体运动速度，根据运动过程中肌力大小变化调节外加阻力。

（四）针对痉挛的治疗

痉挛的治疗方案应从最简单、最保守以及不良反应最小的方法开始，如果低一级的方法无效，则可开始考虑更高级的方案，但方案级别越高则不可逆性损伤与不良反应越多。通常采用的治疗方案为七阶梯方案。第一阶段方案为预防伤害性刺激，包括尽量预防和消除加重痉挛的因素，避免不安、焦虑等不良心理状态及不良体位，注意外界气温剧烈变化，最大限度活动所有肢体关节；第二阶段方案为正确的抗痉挛体位以及日常关节活动和牵张训练，有助于降低牵张反射的兴奋性和亢进，改善运动的控制；第三阶段方案为物理疗法，如冷疗、热疗、超声、生物反馈等，同时针对痉挛肌的拮抗肌进行适度的主动运动，对痉挛肌有交替性抑制作用，还可以应用静态或动态夹板，矫形器等防止进一步畸形产生；第四阶段方案为抗痉挛药物治疗，目前临床常用的药物有巴氯芬、苯海索和安定等，或采用神经化学阻滞疗法；还可以应用肉毒素肌肉运动点注射，以降低局灶性肌肉张力，作用可以维持 3 个月到 6 个月，在此期间结合物理及运动疗法可改善相应肢体功能，减轻疼痛；第五、六、七阶段方案为各种手术方案，如神经根切断术、矫形外科手术和脊髓切断手术等，级别越高的方案损伤越大，对患者进行全面的评价后方可实施。

（五）作业治疗及日常生活活动能力训练

治疗师对患者进行活动分析，找出患者在日常生活中无法完成的动作，将其分解为更详细的步骤，通过对每个简单步骤的反复练习，以提高患者的日常生活活动能力。

（六）肌张力障碍的康复训练

康复运动治疗中的本体感觉促进技术（proprioceptive neuro-muscular facilitation，PNF）能改善伸肌和屈肌的张力，通过主动运动抑制不随意运动，促进意向治疗，对改善肌强直、协调及预防肌肉萎缩无力及关节畸形等都有一定的益处，能很好改善日常生活能力。

（七）震颤的康复训练

1. 松弛训练

卧床和站立时可做柔软的、有节奏的来回摆动，使肌肉松弛，开始小范围运动，逐渐进行到全身范围。

2. 关节运动训练

在松弛训练的基础上，做全范围关节运动，以不损伤关节为原则，避免过度牵拉及疼痛。

3. 移动训练

做肢体的准确、意识能控制的移动，如一边听舒缓的音乐，一边打拍子。

4. 平衡训练

坐位和站立位缓慢移动训练，可加强肢体的稳定性，康复治疗师可协助改进姿势并保证安全，缓慢增加活动的复杂性。

5. 日常生活能力训练

与上肢功能训练相对应，如训练患者穿脱衣服、进食、系鞋带等。鼓励患者多做精细的事情，如写字、画画、夹弹珠等。

（八）针对流涎的康复训练

流涎的对症治疗主要在于对吞咽困难和肌张力障碍的治疗。可以使用流涎严重程度和频率量表等问卷对流涎者进行调查。唾液分泌测量表明肝豆状核变性患者的唾液分泌量增加。对于轻微的流涎者，可使用非药物方法进行治疗，如咀嚼口香糖、吮吸硬糖等，这些方法可激发自动吞咽功能，减少口腔中唾液。

三、构音障碍的康复

在治疗时，首先要确诊构音障碍的类型，明确哪一部分语言功能受损。治疗方式包括代偿、强化和练习等。如治疗运动减少性构音障碍时，应增大声音、减慢语速、提高发音清晰度。其治疗方案可采用治疗帕金森病的Lee Silverman 声音治疗计划；治疗假性延髓性麻痹性构音障碍主要基于放松技术，降低痉挛肌肉的音调，提高清晰度；治疗共济失调性构音障碍主要是调节语速和节律。

根据构音器官评定所发现的异常部位，确定构音运动训练的出发点，针对异常的言语表现进行治疗。若多个部位运动障碍，应从有利于言语产生的角度选择几个部位同时开始，由易到难。一般来说选择治疗顺序为呼吸训练→喉→腭→腭咽区→舌体→舌尖→唇→下颌。

（一）呼吸训练

呼吸气流量和气流的控制是准确发声的基础。训练前先调整坐姿，即 3 个 90°（踝关节、膝关节、髋关节），头保持正中位。治疗师将手放在患者上腹部，嘱患者自然呼吸，在呼气末给予适当压力，增加呼气量。也可以结合发声、发音一起训练。

（二）引导气流

可采用吹蜡烛、吹哨子、吹喇叭等方法训练集中和引导气流，增加腹肌力量。

（三）增强构音肌肉感觉训练

用冰棒、软毛刷等刺激口颜面部肌肉和软腭，也可利用手指按压，牵拉口面部肌肉，降低肌肉张力。进行发音训练时，教患者利用视觉（照镜子）和听觉（听录音）进行反馈训练，内容由简单到复杂，由元音到辅音。

（四）韵律训练

借助乐器训练音调和音量；用节拍器设定不同的节律和速度，进行节律训练。

（五）构音训练

对语言障碍的患者进行舌、唇、齿、软腭、咽喉、下颌及口部肌肉的多种发音练习；减慢言语速度；进行音辨训练。

（六）口唇的运动训练

1. 口腔器官运动训练

嘱患者进行皱眉、闭眼、鼓腮、张口和微笑等表情及动作训练，改善面颊肌肉的紧张性及运动的控制性。

2. 舌训练

对于舌运动障碍明显的患者，可使用吸舌器或纱布包裹的办法，牵拉舌向各方向缓慢运动，降低舌肌张力，对于轻症患者，可嘱其进行舌各方向的主动运动以及舔唇、弹舌、清扫牙齿等更复杂的运动，以增加舌肌力量和运动的灵活性。

3. 软腭抬高训练

将口张开，舌向外上翘，反复多次训练，发出"啊"音。

（七）渐进性语言训练法

进行发音器官运动训练后，再训练发"啊"音或唇音，然后过渡到发单音节、单词、词汇、句等，反复训练。

（八）针对性语言训练

重点放在语言训练上，轻者采用口语训练说绕口令，逐渐加快速度；重者着重练习发准音，如"啊""哈""吧"等。应多鼓励患者观察治疗师口型，也可对照镜子，自己纠正发音动作。训练要从单音节开始，先易后难，循序渐进，逐步练习字、词、句。对于能说简单词句者，应常鼓励和耐心训练其多用语言与他人交流，问话要求口答，还可以用普通话朗诵书报，锻炼发音，力求发音准确。

（九）错误发音纠正训练

常见错误发音方式有3种：鼻音化、费力音、气息音。鼻音化可采用吹蜡烛、吹喇叭、吹哨子等方法，来集中和引导气流通过口腔，另外发舌根音"咔"也可用来加强软腭肌力，促进腭咽闭合；费力音可以通过打呵欠的方式诱导，让患者获得容易的发音方式。咀嚼训练可用"推撑"疗法，在用力时发"啊"音，促进声门闭合。

（十）替代言语交流方法的训练

重度构音障碍的患者，由于言语运动功能的严重损害，即使经过语言训练，言语交流也是难以进行的。为使这部分患者能进行社会交流，语言治疗师应根据每个患者的具体情况和未来交流的实际要求，选择设置替代言语交流的方法并进行训练，应训练使用辅助的沟通技术，如书写、手势、辅助设备（计算机、智能手机），使患者能充分地与他人交流，改善其生活质量。但对于有认知障碍和致残性不随意运动障碍的患者，在掌握这些方法时，存在较大困难。

（十一）心理治疗

注意调整患者心态，避免紧张情绪，协助其树立战胜疾病的信心。此外，神经音乐治疗、嗓音外科手术等治疗构音障碍均可能取得一定疗效。

四、吞咽障碍的康复

目前治疗肝豆状核变性患者的吞咽困难没有特殊的方法。通过营养测量工具（如主观全面测定）和客观资料测定（如实验室检查、人体测量学）等，评价、监测患者的营养状态。

典型的肝豆状核变性患者的吞咽困难主要由食团形成障碍引起，起始的治疗包括行为治疗和物理治疗。患者在进食时，不应看电视或说话，避免劳累。应缓慢进食或饮水，咀嚼充分。吞下口中所有食物后，再进食新的食物。减少服用镇静类药物，仅在睡前服用。因为口腔干燥可加剧吞咽困难，应停用抗胆碱能药物。

（一）基础训练

1. 口腔器官运动训练

嘱患者进行皱眉、闭眼、鼓腮、张口和微笑等表情及动作训练，改善面颊肌肉的紧张性及运动的控制性。

2. 舌训练

对于舌运动障碍明显的患者可使用吸舌器或纱布包裹的办法，牵拉舌向各方向缓慢运动，降低舌肌张力。对于轻症患者可嘱其进行舌各方向的主动运动、舔唇、弹舌，以及清扫牙齿等更复杂的运动，以增加舌肌力量和运动的灵活性。

3. 吞咽动作

患者保持闭口状态，用鼻深吸气后屏住呼吸，做吞咽动作，完成后咳嗽 2～3 次。

4. 冷刺激

用冰棉棒或冰金属勺柄刺激前咽弓处，诱发及强化吞咽反射；或在口内面颊唾液腺开口周围冰敷，减少唾液分泌；也可用冰棉棒于口内缓慢牵拉面颊部，以降低面颊肌肉肌张力。

5. 咳嗽训练

进行腹式呼吸、缩唇呼吸训练，以增加腹肌力量。指导患者进行有效咳嗽，提高患者排除分泌物及预防误吸的能力。

（二）实际摄食训练

待患者具有张口、吸吮和咀嚼能力，且能随意启动吞咽动作时，可考虑开始进行实际摄食训练。

1. 体位

患者坐直，稍向前倾斜约 20°，颈部稍向前弯曲，使舌骨肌张力增高、喉上抬，促进食物进入食道。也有建议选择 45° 半靠位有助于吞咽。

2. 食物选择

一般来说，首选密度均匀、适当黏性、不易松散、易变形、有利于通过口咽的偏凉食品作为训练食物，例如藕粉、酸奶等食物。嘱患者勿进食块状食物，防误咽，堵塞气管，避免引起窒息事故。口服药尽量碾碎后服用。避免进食干燥的或黏性大的食物，使用以淀粉制作的液体增稠剂增加液体的黏度。可使用粘度计测定黏度。

3. 进食方法

一般每口量从 3～4 mL 开始，视患者情况逐渐增加至 10～20 mL，应用长柄小头勺，尽量将食物放置于舌根处。若正常体位进食仍感困难，可尝试低头位吞咽、点头样吞咽和侧方吞咽，或与空吞咽相结合等多种吞咽方法以避免呛咳。饮水用软吸管吸取。呛咳严重，尤其是长期卧床者更应缓慢进食，防止误吸而引起吸入性肺炎。

4. 肌肉电刺激

对于吞咽障碍较重的患者，可以结合吞咽肌肉电刺激，以增强吞咽肌肉力量及速度，帮助喉功能的提升。每周 3～5 次，每次 1 小时，在进食时进行。

（姜 鹏）

第三十一章 肝豆状核变性的遗传学咨询

摘要

肝豆状核变性是单基因的常染色体隐性遗传性疾病，通过遗传学咨询，可以指导肝豆状核变性孕妇如何备孕，防止其症状加重，有效避免病儿的出生。及早发现症状前患者，尽快开展驱铜治疗，避免患者发病。

肝豆状核变性作为可防可治的遗传学疾病，积极开展遗传学咨询，可以提高生育质量，提前发现症状前患者，降低发病率。

第一节 肝豆状核变性的常染色体隐性遗传概况

一、遗传概率

肝豆状核变性是单基因的常染色体隐性疾病，携带者（杂合子）没有临床症状，绝大多数限于同胞一代发病或隔代遗传。在常染色体隐性遗传病家系中，最常见的是两个杂合子的婚配。患者双亲的临床表型往往是正常的，但都是致病性基因携带者，其每胎子女患病的概率是 1/4，男女的患病概率相等；有 2/4 的子女是携带致病基因的健康者；1/4 的子女是不携带致病基因的健康者（图 31-1）。因此，一旦家庭中发现肝豆状核变性患者，患者的所有同胞兄妹均为患本病的高危患者，应对其所有同胞进行检查，以发现症状前纯合子。

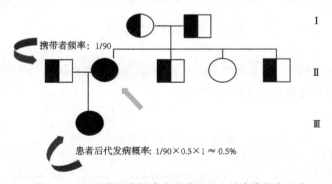

图 31-1 肝豆状核变性患者同胞和子女的患病概率示意

一般人群中基因携带者的比例是 1/90（≈ 1/100）。患者和不携带致病基因的健康者婚配后，子女都是健康携带者。患者和一般人群中的健康者婚配后，子女患病的概率是 $1 \times 1/100 \times 1/2 = 0.5\%$（1/200）。患者的父母的患病概率约为 0.5%。携带致病基因的健康者和一般人群中的健康者婚配后，子女患病的概率是 $1 \times 1/100 \times 1/4 = 1/400$。同胞中有先证者的健康者和一般人群中的正常配偶婚配后，子女［患者的侄子（女）］患病的概率是 $2/3 \times 1/100 \times 1/4 = 1/600$。患者的表（堂）亲有 $1/2 \times 1/100 \times 1/4 = 1/800$ 的患病风险，他们比普通人群的患病率明显增高，应接受肝豆状核变性的筛查（表 31-1）。

表 31-1　不同人群的发病概率

人群	发病概率
普通人群	3/10 万
健康杂合子的子女	1/400
患者的同胞兄妹	患病的概率是 1/4，男女的患病概率相等；有 2/4 是健康杂合子；1/4 是不携带致病基因的健康者
患者的子女	1/200
患者的父母	1/200
患者的侄子（女）	1/600
患者的表（堂）亲	1/800

　　根据其遗传方式推断，肝豆状核变性后代的风险评估是：患者体内来自父亲和母亲的染色体必须同时携带致病性基因，患者才可能发病；系谱中患者的分布往往是散在的，通常看不到连续传递现象，有时在整个系谱中甚至只有一个患者，它的发生与性别无关，男女发病机会相等；如患者和不携带致病性基因的正常人婚配，后代都不发病，都是携带致病性基因但不发病的正常人（杂合子）；如患者和携带致病性基因但不发病的正常人（杂合子）婚配，一般发生于近亲结婚，1/2 后代发病，1/2 后代是杂合子；如患者和患者婚配，后代全发病，但这种婚配极少见；近亲婚配时，子女中的发病率比非近亲婚配高得多，这是由于他们来自共同的祖先，往往具有某种共同的基因；对有风险的孕妇（指已生过 1 胎以上肝豆状核变性患者）进行产前诊断，如果确诊为患肝豆状核变性的胎儿，从优生角度考虑，可选择终止妊娠，这也是预防本病的主要措施。

　　累代遗传是指家系中每一代都有患者。肝豆状核变性患者很少发生累代遗传，常常整个家系中只有一个患者。个别家系中存在累代遗传现象，其原因可能为患者的配偶为杂合子，这样就有 1/2 的概率生出有病的患儿。患者间婚配后所育子女则全都会患病，但这种婚配极为罕见。

二、婚配类型与子代发病风险

　　肝豆状核变性为常染色体隐性遗传，仅有当受检者为复合杂合突变（2 个等位基因各自有不同的突变）或者纯合突变（2 个等位基因具有相同的突变）时才会发病。杂合突变含有一个突变基因，一个正常基因，临床上不发病。

（一）受检者发病

　　受检者是患者，应是纯合或复合杂合突变（表 31-2）。其父母可能是杂合子间的婚配（表 31-3）；或父母一方为杂合子，另一方为有纯合或复合杂合突变的患者（表 31-4）；或父母双方均为有纯合或复合杂合突变的患者（表 31-5）。

表 31-2　肝豆状核变性患者婚配遗传总结表

受检者	受检者父亲	受检者母亲
患者（纯合或复合杂合突变）	杂合子	杂合子
患者（纯合或复合杂合突变）	杂合子	患者（纯合或复合杂合突变）
患者（纯合或复合杂合突变）	患者（纯合或复合杂合突变）	杂合子
患者（纯合或复合杂合突变）	患者（纯合或复合杂合突变）	患者（纯合或复合杂合突变）

　　对于隐性遗传，如用 D 代表正常基因，d 代表突变基因，杂合子则为 Dd（携带 1 个突变基因，但不发病），不携带突变基因的正常人为 DD，Dd 和 DD 都是正常临床表型，患者为 dd（携带 2 个致病性基因）。

1. 杂合子间婚配

表 31-3　常染色体隐性遗传病杂合子相互婚配图解

	Dd（杂合子亲代）	
	D	d
Dd（杂合子亲代）　D	DD（正常）	Dd（杂合子亲代）
d	Dd（携带者）	dd（患者）
子代表现型概率：　正常	杂合子	患者
1/4	2/4	1/4
	1　:　2	1
概率比：　　3	:	1

表 31-3 示杂合子之间婚配时，所育子女（不分男女）中有 1/4 是患者，1/4 是不携带突变基因的正常个体，2/4 是杂合子。

2. 患者与杂合子间婚配

表 31-4　常染色体隐性遗传病患者与杂合子婚配图解

	dd（纯合或复合杂合突变亲代）	
	d	d
Dd（杂合子亲代）　D	Dd（携带者）	Dd（杂合子亲代）
d	dd（患者）	dd（患者）
子代表现型概率：	杂合子	患者
	2/4	2/4
概率比：	1　:	1

表 31-4 示患者与杂合子婚配时，所育子女（不分男女）中有 50% 是患者，50% 是杂合子。

3. 患者间婚配

表 31-5　常染色体隐性遗传病患者相互婚配图解

	dd（纯合或复合杂合突变亲代）	
	d	d
dd（纯合或复合突 变亲代）　d	dd（患者）	dd（患者）
d	dd（患者）	dd（患者）
子代表现型概率：	杂合子	患者
	0	4/4
概率比：	0　:	1

表 31-5 示患者之间婚配时，所育子女（不分男女）全部是患者。

（二）受检者不发病

受检者不发病，应是杂合子或不携带突变基因的正常个体（表 31-6）。可能是其父母都是不携带突变基因的正常个体，受检者自然也不会被遗传突变基因，临床表型正常；如果受检者的父母是杂合子之间婚配（如表31-3），或是患者与杂合子婚配（如表 31-4），受检者都会有一定的概率表现为正常的临床表型；如受检者的父母有一方是不携带突变基因的正常个体，另一方无论是患者（表 31-7）或杂合子（表 31-8），受检者都是正常临床表型，可能为不携带突变基因的正常个体或携带突变基因的杂合子。

表 31-6 肝豆状核变性患者婚配的总结

受检者	父亲	母亲
携带者（杂合突变）或正常	杂合子	未发现变异
携带者（杂合突变）或正常	未发现变异	杂合子
携带者（杂合突变）	患者（纯合或复合杂合突变）	未发现变异
携带者（杂合突变）	未发现变异	患者（纯合或复合杂合突变）

1. 患者与不携带突变基因的正常人婚配

表 31-7 常染色体隐性遗传病患者与不携带突变基因的正常人婚配图解

		dd（纯合或复合杂合突变者）	
		d	d
DD（正常表型且不携带 突变基因的亲代）	D	Dd（携带者）	Dd（携带者）
	D	Dd（携带者）	Dd（携带者）
子代表现型概率：		杂合子 4/4	正常 0
概率比：		1 :	0

表 31-7 示患者与不携带突变基因的正常人婚配时，所育子女全部是杂合子，不发病。

2. 不携带突变基因的正常个体与携带突变基因的杂合子婚配

表 31-8 常染色体隐性遗传杂合子与不携带突变基因的正常人婚配图解

		Dd（杂合子亲代，携带者）	
		D	d
DD（正常表型且不携带 突变基因的亲代）	D	DD（正常）	Dd（携带者）
	D	DD（正常）	Dd（携带者）
子代表现型概率：		杂合子 2/4	正常 2/4
概率比：		1 :	1

表 31-8 示不携带突变基因的正常个体与携带突变基因的杂合子婚配时，所育子女（不分男女）中有一半是不携带突变基因的正常个体，一半是携带突变基因的杂合子。

3. 杂合子间婚配（表 31-3）

以上结果总结如表 31-9。

表 31-9 肝豆状核变性的常染色体隐性遗传

父母亲	子女
如双方均患病	所有子女均患病
如一方患病，另一方是携带者	50% 的子女患病，50% 的子女是携带者
如一方患病，另一方完全正常（非携带者）	所有子女都是携带者
如双方均是携带者	25% 的子女患病，50% 的子女是携带者，25% 的子女完全正常（非携带者）
如一方是携带者，另一方完全正常	50% 的子女是携带者，50% 的子女完全正常（非携带者）
如双方均完全正常（非携带者）	所有子女均完全正常（非携带者）

第二节　肝豆状核变性患者的生育

肝豆状核变性患者在长期驱铜药维持治疗下，能获得与正常人一样的生活、学习和工作的身体条件，因此大多数肝豆状核变性患者也可以如同正常人一样生育后代，需要注意的如下。

一、避免与杂合子或肝豆状核变性患者婚配

肝豆状核变性是隐性遗传性疾病，杂合子之间的婚配是生育出患儿的最主要来源。首先应避免患者之间的婚配。在尚无条件进行杂合子检测时，应尽量避免近亲结婚。肝豆状核变性患者结婚后，尽管其配偶为正常表型，但也不能完全排除是带有肝豆状核变性基因突变的杂合子，有条件者应行肝豆状核变性基因的突变检测，以排除杂合子的可能。对于已怀孕者，如其配偶为杂合子，在条件允许的情况下，应通过做产前诊断，排除生出有病患儿的可能，使其能够做到知情选择。

二、加强妊娠期和围产期检查

由于女性肝豆状核变性患者怀孕后发生先兆流产和死胎的概率高于正常人，因此应积极进行妊娠期和围产期检查，防止先兆流产和死胎。如有胎儿发育异常或死胎的证据，则应立即终止妊娠，手术后行积极强化驱铜治疗，以防病情加重。

三、子代的随访

对于肝豆状核变性父亲或母亲所生的婴儿，尽管其铜代谢结果正常，至少在出生 1～2 年内，仍需继续进行铜代谢随访检查，或行肝豆状核变性基因检测。若早期发现症状前期的肝豆状核变性患儿，则需早期进行长期的预防性治疗。

四、不宜生育的情形

①血常规、肝功能明显异常者；②肝硬化失代偿者；③严重肝脾大、肝功能亢进者；④有精神症状，未满意控制者；⑤并发癫痫未完全控制者；⑥严重扭转痉挛，生活不能自理者；⑦半年内有手术、外伤者，如脾脏切除术、人工流产及骨折等。

少数肝豆状核变性患者的家庭，为了传宗接代，即使患者明显存在上述不宜生育的情况，也向患者隐瞒病情，甚至不择手段地让其生育。也有部分人对此病不了解，认为是遗传病，就一定不能生育，所生育的子女一定会患病。这些都给肝豆状核变性患者造成不良影响。

总之，肝豆状核变性患者如果要决定是否生育，应在双方知情同意的基础上，结合医学科学理论和患者的实际情况，进行综合考虑。否则会使病情加重，给患者、家庭及社会带来极大的负担。

五、男性肝豆状核变性患者应注意的事项

如果男性肝豆状核变性患者准备与配偶生育后代，首先要明确肝豆状核变性为常染色体隐性遗传病，与非肝豆状核变性者婚配是有生出肝豆状核变性患者的可能。因此在怀孕前如有条件，其配偶应行铜代谢检查和肝豆状核变性的基因检测，以排除杂合子的可能。另外，男方在女方计划怀孕前应行正规驱铜治疗，使铜代谢、各系统功能等检查达到满意程度。如男方临床指标基本恢复正常，可考虑暂停药物，以减少药物对生殖细胞带来的可能影响，但必须定期检测铜代谢等各项指标，在配偶怀孕后应继续进行驱铜的药物治疗，以防止原有病情的加重。如其配偶为杂合子，建议孕 16 周做羊膜穿刺，抽取羊水行肝豆状核变性的基因检测，以确定胎儿是否为肝豆状核变性患者，使孕妇及其家人能够做到知情选择。

六、女性肝豆状核变性患者应注意的事项

（一）孕前准备

大多数肝豆状核变性的育龄妇女可以妊娠，但为了孕期母子平安，还需做好下列工作：妊娠前需行 1～2 个月的强化驱铜治疗，使 24 小时尿铜维持在 200～500 μg；肝豆状核变性的病情稳定；排除合并有其他妇产科疾病；准备妊娠前 1～2 个月停用 D-青霉胺、二硫丁二酸及曲恩汀等驱铜药物，同时复查血常规、肝肾功能及腹部 B 超等。

患病妇女在妊娠后会加重肝脏负担，故对孕妇及胎儿应严密监护，避免各种可能诱发肝昏迷的因素。在分娩的应激状态下，更应注意保护肝脏，并防止产后出血。血清铜的增加会引起先兆子痫、胎儿宫内生长受限和胎儿神经系统受损。失代偿期肝硬化患者妊娠面临过多的并发症如食管胃底静脉曲张破裂出血、肝衰竭、肝性脑病等。血清铜降低也可引起先天无脑畸形的发生率增高，因此对妊娠妇女的驱铜应适度。

严格按照妊娠前准备的肝豆状核变性患者，在妊娠期间绝大多数患者病情稳定，甚至有进一步的改善，可能是由于正常铜代谢的胎儿通过脐带血液循环，影响母体的异常铜代谢，使母体体内铜减少有关。但也有少数患者妊娠期间病情反而加重甚至恶化，其原因可能是：未进行妊娠前准备，盲目妊娠；妊娠时加重母体肝、心及肾的负担。

对于未经治疗的肝豆状核变性孕妇来说，妊娠合并肝豆状核变性对母儿危害极大，一旦妊娠，即有较高的流产率、早产率及围产儿死亡率。另外，肝豆状核变性常使妊娠晚期的孕妇出现妊娠高血压征、产后出血及产后感染等并发症。另外，分娩时的疲劳、脱水、创伤及一些药物可引起肝细胞进一步损伤坏死，患者可发生肝性脑病，甚至死亡。所以，根据优生优育的原则，出于对肝豆状核变性患者病情稳定的考虑，不建议未经治疗或病情不稳定的肝豆状核变性患者生育。对于继续妊娠者，应进行严密监护。

（二）意外怀孕

女性肝豆状核变性患者意外怀孕，原则上不建议立即终止妊娠，因为终止妊娠的手术有可能加重肝豆状核变性病情甚至使病情恶化。患者应了解怀孕前的驱铜及其他治疗对胎儿的发育有无不良影响，积极行妊娠期和围产期监测，防止先兆流产和死胎。如有胎儿发育异常或死胎的证据，则应立即终止妊娠，手术后行积极强力驱铜治疗，以防病情加重。

（三）孕期药物治疗

所有肝豆状核变性的孕妇在整个怀孕过程中都要进行维持治疗。在怀孕期间中断治疗，可能会导致急性肝衰竭和溶血性贫血。D-青霉胺、二硫丁二酸及曲恩汀等络合剂均对胎儿有少量致畸作用，但发生率非常低，与人群中自然发病率相差不大，很难说是药物所致。因妊娠开始的 3 个月内致畸风险最高，故应停用络合剂至少 3 个月，其后仅服用锌剂；或将络合剂的量在妊娠期间减少到必需的最低剂量，D-青霉胺减量至维持量以下，约 10 mg/（kg·d）。如果孕妇准备行剖宫产手术，尤其在最后 3 个月要减量应用络合剂，D-青霉胺可调整为 300～600 mg/d，防止胎儿铜供应不足，避免影响剖腹产或会阴切开术伤口的愈合。一般认为锌剂无致畸作用，孕妇可以继续在妊娠期间服用，以防止体内蓄铜增加。同时需加强护肝措施，如一旦发生肝和（或）脑症状进行性加重，必要时应终止妊娠并强化驱铜治疗。

（四）分娩与哺乳

如肝豆状核变性孕妇是以人工分娩（主要是剖宫产）方式分娩的，产后易发生母体内铜沉积增加，使肝脏和脑部症状加重。产妇需行 1～2 个月的强化驱铜治疗，避免其病情恶化。由于患肝豆状核变性的母亲的母乳内含铜较高，乳汁中的青霉胺等药物可能对婴儿有害，因此产后不宜母乳喂养。

第三节 肝豆状核变性的预防

预防肝豆状核变性，主要需要注意以下几个方面。

一、避免近亲结婚

人群中肝豆状核变性的致病性基因频率很低，随机婚配的一对夫妇生育出肝豆状核变性患儿的概率极低。因为一种致病性基因在亲属中的频率大大高于一般人群，故近亲结婚时双方均为遗传病杂合子的机会大为增加，后代发病的风险也随之显著提高。因此为了预防此病的发生，应禁止近亲婚配。我国现行的《婚姻法》禁止三代以内的血亲婚配，主要是控制这类遗传病的发病率。

二、避免肝豆状核变性患者间婚育

如果肝豆状核变性患者间婚育，即使都处于症状前期，外表看似正常，因其基因型都为致病纯合子或复合杂合突变，其后代是肝豆状核变性患儿的概率为100%。患者应当充分了解后代的再发风险，尤其应知晓肝豆状核变性对个人、家庭带来的精神与经济上的沉重负担，并理解现有的医学治疗局限性。按照优生优育的原则，以及出于对肝豆状核变性患者病情稳定的考虑，肝豆状核变性患者应避免生育。最好动员一方进行绝育。即使肝豆状核变性患者已经怀孕，应在患者家庭知情同意的原则下，慎重选择是否继续妊娠。

三、产前诊断

产前诊断是指在出生前对胚胎或胎儿的发育状态、是否患有疾病等方面进行检测诊断，对可治性疾病，选择适当时机进行宫内治疗。对于不可治疗性疾病，能够做到知情选择。有肝豆状核变性家族史或已育有一病儿的妇女如果怀孕，可考虑进行产前诊断，了解胎儿是否为肝豆状核变性患者。

产前诊断分为有创和无创两种，虽后者更为安全，但目前尚属探索阶段。现多采用在孕15～18周行羊膜腹腔穿刺抽取羊水或10～12周行绒毛组织（chorionic villus sampling，CVS）基因检测。但羊膜穿刺取绒毛组织的手术合并流产的风险相对较高，达2%～3%。此外，如在孕9周前进行，可能出现肢体异常。因此，腹腔穿刺抽取羊水行基因检测的方法是目前最安全、也是最常用的方法。

肝豆状核变性作为遗传病，防治重点在于"预防"。对于已查出家人或家族中有肝豆状核变性基因者，夫妇双方都应行基因检测，一旦发现双方都是携带者（杂合子），降低肝豆状核变性患儿出生率的最有效的方法就是产前诊断，建议孕妇在孕16周做羊膜穿刺，抽取羊水行肝豆状核变性的基因检测，在胎儿出生前就诊断是否为肝豆状核变性。对于患者的配偶，则应行基因检测，若患者配偶被确诊为携带者（杂合子）或患者，建议对胎儿进行产前基因检测。一旦确诊胎儿基因异常，从优生角度考虑，应在患者及其家庭成员知情同意的原则下，慎重选择是否继续妊娠。

四、家系筛查

对患者的家系成员，尤其是同胞，应早期进行肝豆状核变性基因突变筛查，以发现症状前期的患者；肝豆状核变性患者如要确保后代不患肝豆状核变性，其配偶必须进行临床、铜代谢及基因检测。在确定配偶没有铜代谢障碍，并且不携带致病的肝豆状核变性突变基因后，二者所育的后代则肯定不会患肝豆状核变性，但都是致病性基因突变的携带者（杂合子）。

肝豆状核变性患者的直系血亲（尤其是一级亲属）可能携带有肝豆状核变性基因，甚至是症状前期的患者，所以需要进行肝豆状核变性筛查。如果是症状前患者，应进行及时规律的驱铜治疗，可避免临床发病；如果是杂合子，则临床上不会发病，完全可以与普通人一样，正常地生活、学习和工作。杂合子因携带致病基因，应避免与杂合子或患者婚配。

（王 韵）

第三十二章　肝豆状核变性患者的饮食

摘要

　　肝豆状核变性患者除了坚持驱铜治疗外，饮食治疗也非常重要。在治疗初期和病情较重的患者，应严格低铜饮食。已坚持进行驱铜治疗且病情稳定的患者，对饮食中铜的限制可适当放宽，但对含铜量极高的贝壳类食物和肝脏仍应严格限制。对因驱铜治疗引起的锌、钙等元素缺乏，也可通过饮食治疗予以纠正。

　　正常成人每日食物中含铜量为 2～5 mg，而肝豆状核变性患者由于基因缺陷导致了铜代谢障碍，食入生理需要量以外的铜不能有效地被排出体外，铜在体内大量沉积而导致脏器损害。该病的治疗方法就是通过减少铜的摄入、促进铜的排出，达到负铜平衡，减少铜对肝脏和脑等重要脏器的损害。

第一节　传统的低铜饮食

一、低铜饮食

　　在治疗初始期，肝豆状核变性患者每日从饮食和饮水中摄入的铜必须低于 1 mg（婴幼儿为 0.5 mg）；在维持期，可适当放宽至 1.0～1.5 mg/d。低铜饮食是治疗肝豆状核变性的重要措施，严格限制贝壳类水产品、可可粉、蘑菇、坚果类和动物内脏等高铜食物。为此，应采取下列措施。

（一）禁止使用铜制的炊具、器皿烧煮食物

　　肝豆状核变性患者应尽量避免摄取过量的铜，不应吃铜火锅及使用铜餐具。另外因为皮肤参与微量铜的代谢，也应注意患者的洗澡淋浴用具和用水。

（二）减少肉类的摄取

　　素食中的铜的生物利用度较肉类的低，应适当减少肉类的摄取。

（三）禁用含铜量高的食物

　　一般禁食含铜量大于 0.5 mg/100 g 的干燥食物，禁食含铜量大于 0.13 mg/100 g 的新鲜食物、原料含水量高的食物，如麦胚粉、麦麸皮、大麦、青稞、小米、黄米、高粱米、荞麦面、黄豆、豆腐皮、绿豆、赤豆、蚕豆、扁豆、豇豆、豌豆、甜菜根、山药、红薯、豆角、龙豆、黄豆芽、豌豆苗、大蒜头、大葱（红皮）、白菜苔、油菜苔、苦菜、芹菜叶、甜菜叶、百合、黄花菜、慈姑、菱角、洋姜、蕨菜、枸杞菜、鱼腥草、珍珠花菜、蒲公英叶、白薯叶、库尔勒梨、软梨、酸梨、石榴、猕猴桃、柚子、柠檬、荔枝、香蕉、椰子、马铃薯粉、核桃、栗子、松子、杏仁、腰果、榛子、芝麻、花生仁、葵花籽仁、莲子、南瓜籽仁、蘑菇（干）、香菇（干）、松蘑（干）、红菇（干）、紫菜（干）、发菜（干）、烤麸、猪肝、猪肾、猪脑、猪舌、猪心、牛肝、羊肝、驴肉、马肉、鸭、鹅、火鸡、鸽、土鸡蛋、鳗鱼、马鲛鱼、海鲳鱼、鱼子酱、各种虾、海蟹、河蟹、鲍鱼、蛏子、牡蛎、

扇贝、螺、乌贼、鱿鱼、章鱼、菜籽油、豆油、花生油、陈醋、豆瓣酱、黄酱、辣椒粉、芝麻酱、番茄酱、八角、花椒、芥末、五香粉、小茴香籽、咖喱粉、酵母、麦片、薯片、甘蔗汁、浓缩橘汁、巧克力、麦乳精、可可粉、各类果脯和蜂蜜等，由于含铜量较高，肝豆状核变性患者禁止食用。

　　食物中含铜量也有地域差别。由于食物在不同地域生长的土壤、水分和气候等环境因素不同，食物原料中的含铜量差异很大，有兴趣者可直接参阅《中国食物成分表》（全国分省值），结合食物可食性部分、含水量及生产地等因素，综合分析判断选用含铜量低的食物原料。

（四）尽量少吃含铜量较高的食物

　　尽量少吃含铜量较高的食物如牛肉、菠菜、茄子、葱、糙米、标准面和蜂蜜等；酱油等调味品和香料一般含铜量偏高，应尽量控制和减少调味品的使用，尤其不能直接大量食用；少食用加工后的产品食物，因大多含有不利于健康的防腐剂、色素和香精等添加剂，且加工设备的管线和模具可能为铜制零部件，易造成铜污染食品；瓜果一定要去皮，因其表皮含铜量高，可能残留含高铜的农药；尽管猪油和肥肉的含铜量不太高，但是因为其为饱和脂肪酸，含有较高的胆固醇，本病患者常常存在脂肪肝或合并胆囊炎、胆石症，因此也不宜食用猪油和肥肉。

（五）尽量食用天然食物

　　适宜日常摄食的低铜食物有：精白米、精面、淡水鱼、瘦猪肉、马铃薯、小白菜、萝卜、藕、芹菜、橘子、苹果、桃子、砂糖、蛋白及牛奶（不仅低铜，而且长期服有排铜效果）、植物色拉油、纯净水或蒸馏水等。发酵食物，使蛋白质分解为氨基酸，促进锌、铁的吸收。宜食富含巯基饮食，患者要适当进食葱、蒜等。忌用浓茶、咖啡等兴奋神经作用的饮食。

（六）高蛋白饮食

　　只要适当调整饮食，长期低铜饮食不会导致营养不良。随着治疗时间的延长，肝豆状核变性患者铜从尿液中排出，大量蛋白质也随之流失。蛋白质是构成组织和修复细胞的重要物质，还有保护肝的功能。蛋白质的补充对于患者的康复极其重要。蛋白质的分解产物甘基酸等与铜结合，促进铜的排出。多选用蛋清、牛奶和奶制品等优质蛋白质。部分肝豆状核变性患者有肌强直、震颤等不随意运动，体力消耗过多，故应注意适当补充营养。

　　患者应长期食用低铜高蛋白食物，如牛奶等。肝豆状核变性患者在饮食过程中应提高高蛋白、高热量、高维生素和低钠食物的比例，加强营养，进食易消化食物。高蛋白食物能促进铜排泄并修复脏器功能，但肝功能损坏严重者应限制蛋白质的摄入，防止诱发肝昏迷。

（七）降低脂肪摄入量

　　低脂饮食有可能增加尿铜排泄，减少脂质过氧化物的形成，有利于减低游离铜对组织器官的损害。高脂肪材料尤其是饱和脂肪酸为主的饮食，对于肝病特别是肝豆状核变性患者易引起胆石症或胆囊炎，应该避免。

（八）高糖类饮食

　　高糖类饮食可能保护肝脏，通过增强 ATP 依赖的铜转运通路的转运促进铜的排出，但应选用精白米和精面，因为胚芽和糠麸的含铜量较高。

（九）增加有机酸摄入

　　因有机酸与铜结合形成不溶性化合物，可延缓铜的吸收，加速其排泄。

（十）减少摄食量

　　铜的摄入量除了和食品原料中的铜含量有关外，也和饮食的多少直接相关，即进食量越多，摄入的铜越多。因此，在保证机体营养需要的前提下，应减少摄食量。

二、低铜饮食不能代替终身驱铜治疗

单纯低铜饮食不能治愈肝豆状核变性。由于该病患者出生后铜即开始在体内沉积，大部分在 5～10 岁后肝细胞中铜饱和，并大量向血液释放，随血流沉积于脑、肝、肾及角膜等器官组织，使患者出现相应的临床症状。治疗措施包括限制饮食中铜的摄入，阻碍铜在肠道内吸收以及使用驱铜剂，以增加尿液和粪便排铜，造成机体负铜平衡状态，逐渐降低铜的沉积和铜对机体的毒性作用。若仅低铜饮食，则既往沉积在体内的铜无法排出体外，而且随着年龄增长，体内铜越积越多，最终会导致病情加重。即使行产前基因诊断而早期确诊的肝豆状核变性胎儿，在出生后始终单独以低铜饮食治疗也不合理，应根据其血尿铜、铜蓝蛋白等指标，进行驱铜药物治疗。

第二节　饮食治疗的其他方面

由于失代偿的肝豆状核变性患者常有营养不良、肝脏合成功能障碍、门静脉高压和腹水，饮食干预应集中于改善患者的营养状况，减少液体潴留。均衡多样的饮食有助于保证患者摄入充足的碳水化合物、蛋白质、脂肪和微量元素。饮食调整包括高蛋白、高能量、规律用餐和低钠等。

一、维生素和必需元素

由于肝豆状核变性患者需要终身服用排铜药，但在排铜的过程中，驱铜药物大多属于金属络合剂，其他一些元素尤其是必需微量元素也随之排出，患者可能伴随出现低锌、低钙、低铁及低磷等情况，出现尿痛、关节酸痛、口角炎、阴囊炎、皮炎及寒战等过度络合综合征表现，补充钙、铁及锌剂后上述综合征表现均消失。因此，首先应监测微量元素（如铁、锌等）和宏量元素（如钙、磷及镁等），如有缺乏应该考虑从食物中摄取。过度络合综合征是在长期使用金属络合剂后出现的，短期治疗不一定需要补充，即不需早期补充维生素和必需元素。

铁与铜在体内会发生竞争性的吸收，补充铁有利于减少铜的吸收。部分患者合并脾大、脾功能亢进和贫血，应补充富含铁的食物。平常应多食用含铁质丰富的食物，如瘦肉、芹菜、山楂、杏、桃、新鲜葡萄、动物血、红枣、胡萝卜和萝卜干等，另外建议用铁锅进行烹饪。此外，要注意为胃提供酸性环境，多吃酸菜及适当补充维生素 C，烧菜时多放些醋等，以利于对铁的消化和吸收。锌有拮抗铜的作用，并促进铜排泄，食物中含锌丰富的有瘦肉、鸡蛋、牛奶等，患者也可服用葡萄糖酸锌。发酵食物不仅使蛋白质分解成氨基酸，增加鲜味，而且可促进锌和铁的吸收。铜盐沉积者可继发钙、磷代谢障碍，应从食物中相应补充，或定期服用钙剂。补充 B 族维生素可提高钙的吸收量。另外，食用醋有助于食物中钙质的溶解与吸收。缺磷者可多食谷物类、李子、葡萄、鸡、土豆和蛋类等食物。缺锰者可多饮茶，茶叶中含有丰富的锰元素，另外大米、小米、面粉、红薯、苹果、橘子、杏和梨等也含锰较多。牛奶富含蛋白质，钙、磷、镁，锌和铁的含量也比较丰富，并且含铜量极低，有人发现长期喂食牛奶的人工喂养婴儿可发生低铜症状，因此倡导肝豆状核变性患者长期饮用低铜高蛋白的牛奶，有益于体内铜的负平衡。

由于长期摄入含铜量较低的精米、白面，同时长期使用青霉胺等络合剂后，由于青霉胺是维生素 B_6 等代谢拮抗剂，可以引起 B 族维生素缺乏，因此要适当搭配含 B 族维生素的食物，也可以定期服用维生素 B_6 或复合维生素 B。儿童患者还应定期口服维生素 D，有利于钙的吸收。维生素 C 和维生素 E 是抗氧化剂，可防止自由基对人体的损害，对人体具有保护作用。已证实肝豆状核变性中维生素 E 绝对和相对缺乏，尤其在大剂量冲击排铜的时候，体内既往的平衡被打破、潜在的代谢损害加剧。维生素 E 是一种脂溶性维生素，又称生育酚，是人体内主要的抗氧化剂之一，成年人营养补充维生素 E 每日参考用量为 30 mg。天然维生素 E 广泛存在于各种油料种子及植物油中，在谷类、坚果类和绿叶蔬菜中都含有一定量的天然维生素 E，特别是种子的胚芽中。植物油包括玉米油、葵花籽油、菜籽油。注意不少食物如花生等坚果中维生素 E 及铜均高，选择一定要慎重。另外，猪牛肉、蛋和奶中也含有一些。相比较而言，动物油脂中含量普遍低于植物油，在鱼油中维生素 E 含量则相当丰富。在植物油中，包括玉米油、葵花籽油、菜籽油、色拉油和胡麻油等，其中胡麻油的维生素 E 含量最高

（390 mg/100 g），色拉油由于多次榨取和漂洗，维生素 E 含量较少。另外，猕猴桃、玉米和小麦胚芽、羽衣甘蓝、甘薯、莴苣、卷心菜等是含维生素 E 比较多的蔬菜。推荐肝豆状核变性患者一般服用维生素 E 100 mg/d，尤其是在肝豆状核变性治疗中症状波动加重期。

市场上有很多含铜的补品，声称用于背痛、脱发、白发、抑郁和不孕等，每粒补品中含铜量为 2～2.5 mg，肝豆状核变性患者应避免服用这些补品。许多维生素补品中也含有较高量的铜。

二、饮用水

肝豆状核变性患者要特别注意饮水安全。因为我国的生活饮用水卫生标准（GB 5749-2006）常规指标含铜量限值是 1 mg/L，按此标准推算，如果每人每日饮用达到含铜量上限的水 1 L，那么通过水摄入的铜即为 1 mg 左右，如果再加上其他食物中的含铜量，则可能高于成人生理需要量的上限 2 mg/d，远远高于肝豆状核变性患者每人每日不超过 1.5 mg 的铜摄入量。故对于存在铜代谢障碍的肝豆状核变性患者，如果当地饮用水含铜量偏高（>0.1 ppm），患者的饮食很难达到低铜的要求。一般城市自来水管网的水经过水厂的严格处理和检测，含铜量较低，大都可放心饮用。一些城镇直接采用天然矿泉水、井水、水库或河水作为自来水使用，不按国家标准处理，自来水中的铜含量可能较高，建议患者自行对自来水中的铜含量进行检测，如超标则不能饮用，需饮用纯净水或蒸馏水，慎用矿泉水。此外，对输送饮用水的管道、水龙头也应禁用铜制品。水与铜制的管道和水龙头的接触时间越长，铜制品越新，水中的铜含量就越高。静止的水中铜含量较高，而流动的水中铜含量较低。因此，新西兰卫生部的指南推荐"在接水用于饮用、烹饪或口腔卫生之前，应从冷水龙头中放出 500 mL 左右的水"，以减少水中铜的含量。

第三节　关于低铜饮食的新思考

有学者认为严格低铜饮食并不能减少铜的摄入，患者采取低铜饮食的意义并不大。英美研究肝豆状核变性的学者通过严格的调查，认为对于大多数患者来说，是否饮食限制与预后之间的统计结果差距不大，过度的饮食限制并无必要。肝豆状核变性患者只有摄入大量的高铜食物，才可能摄入高于正常量的铜。

一、人类铜吸收的研究

铜吸收与饮食中铜的含量相关，当饮食中铜的含量增加时，吸收的比例下降。对健康志愿者的研究发现，食物中含铜量低时，吸收率高至 56%；食物中含铜量高时，吸收率低至 12%（图 32-1）。高铜饮食时吸收效率下降，总吸收铜的量是增加的。如每日摄入 1.6 mg 铜，总吸收铜的量明显增加。肝豆状核变性患者的铜吸收情况与健康人是类似的。常规推荐的低铜饮食导致吸收效率增加，内源性铜丢失减少。

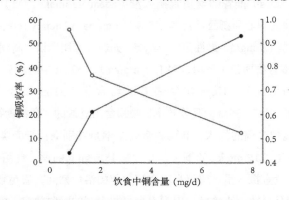

图 32-1　青年男性对于饮食中的铜的吸收比例（空心圆）和绝对数量（实心圆）

（资料来源：TURNLUND J R, KEYES W R, ANDERSON H L, et al. Copper absorption and retention in young men at three levels of dietary copper by use of the stable isotope [65]Cu. Am J Clin Nutr, 1989, 49：870-878. ）

二、低铜饮食作为治疗手段的依据

美国肝病研究联合会的实践指南推荐患者避免使用高铜饮食和水，特别是在治疗的第一年（等级Ⅰ，水平C）。该指南是基于一个专家共识的意见。证据来源于 1993 年的文献，其中介绍有 2 个患者食用乳品－蔬菜饮食（lacto-vegetarian diet）。作者推测理论上讲高纤维和植酸（phytate）可减少铜等微量元素的生物利用度，认为蔬菜饮食可能是肝豆状核变性的治疗措施之一。欧洲肝病研究联合会的实践指南参考了美国的指南，同样推荐低铜饮食。

使用 "dietary copper" 和 "WD" 在谷歌搜索上得到的各种指南均推荐低铜饮食（表 32-1），共同认为应该避免食用巧克力、干果、肝脏、蘑菇、坚果、杂粮面包和贝壳类水生物。

表 32-1 来自谷歌搜索的关键网址和推荐

网址	关键信息
Wilson 病联合会 http://www.wilsonsdisease.org/about-wilson-disease/diet-nutrition	在治疗的开始阶段，坚持低铜饮食时是最重要的
Jackson Siegelbaum 胃肠病学 http://www.gicare.com/diets/copper-restricition/	尽可能避免富铜饮食
Wilson 病：MedlinePlus https://medlineplus.gov/wilsondisease.html	患者需要服用药物，并终身低铜饮食
国立糖尿病、消化和肾脏病研究所 https://www.niddk.nih.gov/health-information/health-topics/digestive-diseas es/wilson-disease/Pages/facts.aspx	Wilson 病患者应减少饮食中铜的摄入，避免高铜饮食
美国肝脏基金会 http://www.liverfoundation.org/abouttheliver/info/wilson/	患者需要服用维生素 B_6，并低铜饮食
梅奥诊所 http://www.mayoclinic.org/diseases-conditions/wilsons-disease/basics/lifestyle- home-remedies/con-20043499	如你患肝豆状核变性病，你的医生可能推荐你限制饮食中铜的摄入。如你家中使用铜水管，应检测自来水中的铜含量。避免服用含铜的多种维生素
英国肝脏信托基金会 https://www.britishlivertrust.org.uk/liver-information/liver-conditions/wilsons-disease	你可能被建议采用低铜饮食
Wilson 病 - 营养疾病 -Merck 手册 http://www.msdmanuals.com/en-nz/professional/nutritional-disorders/minera l-deficiency-and-toxicity/wilson-disese	低铜饮食（如避免牛肝、腰果、黑眼豆、蔬菜汁、甲壳类水生物、蘑菇和可可），使用青霉胺、曲恩汀或锌等，避免铜沉积

三、饮食限制的不合理性

各种饮食推荐中限制的饮食很难被证明是合理的，因为需要食用超出一般数量的食物。欧洲营养参考值（European Dietary reference Values）推荐的铜适宜摄入量（adequate intake，AI）是：在普通人群中，女性是 1.3 mg/d，男性是 1.6 mg/d。澳大利亚和新西兰营养参考值（European Dietary reference Values）推荐的铜适宜摄入量类似：普通人群中，女性是 1.2 mg/d，男性是 1.7 mg/d。如通过食用所谓"高铜食物"来达到 1.7 mg/d 的量，一个人需进食 970 g（26 片）多谷物面包（平均含铜 1.75 mg/kg）、625 g 牛奶巧克力（平均含铜 2.72 mg/kg）、440 g 蘑菇（平均含铜 3.83 mg/kg）、320 g 花生酱（平均含铜 5.33 mg/kg）、470 g 葡萄干（平均含铜 3.62 mg/kg）。这还没有考虑平均仅有 36% 的吸收效率。必须食用过量的"高铜食物"，才能达到适宜摄入量。因此限制这些食物不可能明显减少铜的摄入。有两种食物含铜量特别高：带壳类水产品和肝脏。如龙虾含有 36.6 mg/kg 的铜，烟熏的牡蛎含有 15 mg/kg 的铜，羊肝含有 15 mg/kg 的铜。食用每种食物超过 120 g，即使考虑吸收效率，铜的摄入也超过适宜摄入量。建议患者在第一年的治疗期间，避免食用带壳类水产品和肝脏。以后每周可食用一次带壳类水产品，或一小块肝。因为素食可减少铜的吸收效率，常建议患者减少肉类的摄入，但对于已采取适当治疗的患者来说是没有必要的。尤其是服用锌剂的患者，由于锌剂通过上调金属硫蛋白的表达而减少了铜的吸收，限制铜的摄入意义并不大。

过分地限制铜的摄入减少了一些必要食物的摄入，对改善患者的营养状态并不利，反而易使患者产生焦虑。国内尚无相关数据支持或否定该结果，但一致认为必须禁止食用甲壳类、肝脏、坚果类、巧克力及蘑菇等食物。

第四节　结论

肝豆状核变性与铜沉积有关，既往均建议患者终身低铜饮食，但缺乏相关的证据，也没有充分考虑到吸收效率问题。肝豆状核变性患者在对铜吸收方面仍保留严密的控制。铜吸收的效率与饮食中的铜含量成反比。只有超量食用所谓"富铜食物"，才能超过铜的适宜摄入量值。适量食用这些食物对患者的铜的吸收量并无明显影响，更不会引起铜沉积。与食物中的含铜量相比，来自铜水管和铜容器的铜也不容忽视。目前的驱铜药物可有效地防止铜沉积，坚持服药而不是限制饮食中的铜是更重要的。建议患者在第一年的治疗期间，避免食用带壳类水产品和肝脏。以后可以少量食用这些食品。

基于到目前的证据，对于坚持服药后病情稳定的患者，终身低铜饮食是不必要的。应收集更多的证据，更新治疗指南。

（李晓东）

第三十三章　肝豆状核变性患者的护理

摘要

肝豆状核变性患者和家属应加强对疾病知识的了解，积极配合治疗，做到早发现、早诊断、早治疗、终身治疗。加强护理，积极进行康复训练，有助于疾病的恢复，减少并发症。经过积极的治疗和护理，绝大多数患者可以正常地工作和生活。

第一节　肝豆状核变性患者需要了解的基本知识

肝豆状核变性患者和家属应加强对疾病知识的了解，积极配合治疗。

一、肝豆状核变性是遗传性疾病，不属于传染病

肝豆状核变性是由于患者自身体内铜代谢紊乱造成，属于遗传病，不是传染病。肝豆状核变性患者不具有传染性，无须隔离。非肝豆状核变性者与患者结婚、共同生活及密切接触时，甚至接触患者的血液及其他体液后，都不会染上肝豆状核变性。

二、患者需终身进行驱铜治疗，部分患者需要肝移植

除肝移植外，目前无药物治疗或其他办法根治肝豆状核变性，患者需要终身服药治疗。

三、适当控制饮食

部分肝豆状核变性患者由于脑损害等原因，可能存在人格改变、行为幼稚及违拗等心理精神障碍，拒绝控制饮食。应反复宣教，让患者充分了解控制饮食的重要性，把饮食治疗建立在患者自觉自愿的基础上。

合理饮食，在低铜饮食基础之上，避免食用对肝脏和胃肠有损害的食物。不吸烟饮酒，少食用方便面及冰冷食品。避免饮用有神经兴奋作用的饮品，如浓茶、咖啡等。不暴饮暴食，要细嚼慢咽。有吞咽困难者，更要防止吸入性肺炎。

四、重视家系筛查

肝豆状核变性是一种家族遗传病，为了检测出家族内其他成员是否携带致病性基因，预测后代的发病概率，建议患者及其家属都进行有关检查，酌情选择进行血液、尿液、脑部影像学和腹部 B 超等检查，必要时进行基因检测。

五、大多数患者经治疗后预后良好

大多数患者经治疗后病情均有好转，但由于一些不可预知的因素，在进行药物治疗中，有可能出现病情加重或药物不良反应。个别患者即使进行了积极的药物及其他治疗，病情仍可能加重，甚至死亡。中药、针灸等

中医治疗只能起到辅助治疗作用，不能用于单独治疗肝豆状核变性。

六、细胞移植治疗和基因治疗等技术目前尚未成熟

干细胞移植治疗、肝细胞移植治疗和基因治疗等技术还处于研究阶段，目前临床上尚无成熟方案用于治疗肝豆状核变性，也无成功案例报道，不建议患者去寻求这些方面的治疗。

七、患者应积极配合治疗

（一）配合检查

肝豆状核变性病变主要涉及脑与肝脏，为进一步检查，明确治疗方案，在治疗过程中可能需要进行肝脏穿刺和腰椎穿刺检查，有一定的风险，但相对安全。

（二）定期复查

由于肝豆状核变性是一种终身性疾病，患者出院后仍需定期到医院复查。

（三）生活规律

肝豆状核变性患者在日常生活中应该生活规律，劳逸结合，避免肥胖；要有适当睡眠时间，避免疲劳，避免重体力工作。

（四）锻炼身体

适当锻炼身体，因肝豆状核变性患者多有骨质疏松，易致骨折，因此应避免身体对抗性体育运动，如足球、篮球，以及大强度的体育运动，如举重、单双杠、推铅球等；避免外伤，对于行走困难者，防止摔伤；有正常生活能力的患者可以参加适当的体力劳动，有助于康复及改善患者心理，回归社会；但应避免持久的强体力劳动，以免诱发或加重病情。

（五）预防感染

注意个人卫生，防止皮肤、呼吸道和消化道及泌尿道感染，任何感染都会使病情加重。

第二节　症状前期的肝豆状核变性患者的护理

通过铜生化检查和（或）基因检测所发现的症状前患者，他们多是先证者的同胞，有时是先证者有血缘关系的亲属，罕见是先证者的父母。他们除了铜生化和基因的异常外，临床基本上未发现脏器的损害，偶尔可见轻度眼角膜 Kayser-Fleischer 环。对于这部分患者，除了定期观察肝功能、肝脏超声检查、24 小时尿铜测定及做神经系统查体外，还应采取低铜饮食和驱铜治疗。常使用锌剂治疗，尤其是对于儿童，使用方法与有症状者一样。长期的治疗可有效阻断疾病症状的出现和进展。若出现不能耐受锌剂，或者症状加重，出现轻度肝、脑、肾等的损害时，才选用金属络合剂。

第三节　肝功能损害的肝豆状核变性患者的护理

肝功能代偿期的患者要心态平和，注意休息，合理膳食，保证充足睡眠。不可从事过于激烈和繁重的运动和劳动，适当活动，避免过度疲劳，否则会加重肝脏的负担，对病情不利。定期检查，及时复查肝功能以掌握病情变化，为治疗提供依据。注意保暖，防止感染。失代偿期患者需绝对卧床休息，以减少肝脏负担，有利于受损肝细胞的功能恢复。伴腹水者，应限制钠盐摄入，观察和记录尿量和腹围的变化。注意观察患者的神志、精神的改变，及时发现肝昏迷的先兆症状，积极处理。

对于合并急性溶血性贫血的患者，应嘱其卧床休息，密切观察体温变化，对高热患者进行物理降温，注意腹痛及黄疸进展情况。观察尿量和颜色，一旦发生休克和急性肾衰竭，应及时抢救。

第四节　有肝性脑病的肝豆状核变性患者的护理

一、一般护理

肝型肝豆状核变性患者可出现肝性脑病，此时要严格控制蛋白质摄入，待意识障碍改善后逐渐增加。但禁食蛋白质的时间不宜过久，以免加重低蛋白血症和影响肝细胞修复。注意观察患者意识变化，及时发现和处理前驱症状，如有无欣快、抑郁、言语不清、健忘、行为异常、嗜睡及扑翼样震颤等。每日了解排便情况，保持每日 1～2 次。有便秘时，采取乳果糖口服，亦可采用白醋 50 mL 加水至 100～200 mL 保留灌肠，造成肠道内酸性环境，抑制氨吸收，忌肥皂水灌肠。部分肝性脑病早期患者，因性格异常、行为错乱、狂躁而出现自伤和伤害他人的行为，需去除房间内的一切不安全因素，如床头柜上的热水瓶、玻璃杯、刀子、剪子及皮带等，以防伤人，将患者转移到有安全措施的床上，24 小时专人陪护。在患者出现狂躁时，不可用训斥的语言或口气对患者说话，以免使患者更加狂躁，应以说服、劝导的口气对话，当劝说无效时，为了避免伤人伤己，可用约束带，并配合使用抗精神病的药物进行治疗。

肝豆状核变性患者出现脾功能亢进、脾大时，脾脏更容易破裂。如果外伤累及脾脏，出血量往往很大，患者可迅速发生休克，甚至未来得及抢救便已死亡。因此，要提示脾大的患者在生活中注意保护自己，避免外伤，以防止脾脏破裂造成的不良后果。

二、饮食护理

有肝性脑病的肝豆状核变性患者应注意饮食。

（一）发病数天内禁食蛋白质

采用高热量、低脂肪和高维生素饮食。食物以碳水化合物为主，可口服葡萄糖、果汁、藕粉、粥和面条等；昏迷患者可经鼻胃管供食，鼻饲液最好用 25% 的蔗糖或葡萄糖液供给能量，以减少体内蛋白质的分解。

（二）神志清醒后逐渐增加蛋白质饮食

指导患者及其家属增加蛋白质饮食。以植物蛋白质为主，如豆浆、豆腐脑等。因植物蛋白富含支链氨基酸及非吸收纤维，可促进肠蠕动，加速毒物的排出，植物纤维被肠道细菌酵解后还可降低结肠酸碱度，减少氨的吸收。

（三）掌握饮食质地

饮食质地要细、软，避免粗糙、干硬和带刺的刺激性饮食。宜少量多餐，以降低上消化道出血的发生率。大出血后有效循环血量减少，使大脑供血供氧不足，同时肠道积血在分解时产生大量的氨，通过肠道吸收，诱发肝性脑病。

（四）注意食物清洁卫生

减少腹泻、感染，以减少肠源性内毒素的产生及电解质紊乱。必要时可口服新霉素等药物。

（五）限制钠、水摄入

腹水者限制钠的摄入（<2.0 g/d），限制水的摄入（<1000 mL/d）。

（六）保证饮食中的营养素含量

饮食中应富含维生素和矿物质，尤其是维生素 C、B、E 和 K（如菜花、菠菜、橘子水、西瓜汁、南瓜和香菇等）。

（七）控制脂肪摄入量

脂肪尽量少食用，因脂肪可延缓胃的排空时间，诱发肝性脑病。

（八）避免发生低血糖

因葡萄糖是大脑产生能量的重要燃料，低血糖时能量过少，脑内去氨活动停滞，氨的毒性增加。因此，糖类有利于降低血氨，减少体内蛋白质分解。

第五节　有腹腔积液的肝豆状核变性患者的护理

合并有腹腔积液的患者，一般应给予低盐高蛋白的饮食。轻度腹腔积液者采取平卧位，可抬高下肢，以减轻水肿，大量腹腔积液者采取半卧位，以使膈肌下降，有利于呼吸运动，减轻呼吸困难和心悸。利尿速度不宜过快，以每日体重减轻不超过 0.5 kg 为宜。注意观察腹胀、腹腔积液及其伴随症状的改善情况，每日定时测量患者的腹围，记录出入量，体重减轻以每周不超过 2 kg 为宜。大量放腹腔积液后，患者应卧床休息 8～12 小时，并缚紧绷带，以免腹内压力骤然下降，导致门静脉淤血和循环容量下降，诱发休克或晕厥。

第六节　有肾脏损害的肝豆状核变性患者的护理

若仅仅为 B 超提示肝豆状核变性肾病，而尿常规、肾功能均正常，则除常规治疗肝豆状核变性外，无其他禁忌。若尿常规有蛋白尿、血清白蛋白减低、下肢甚至全身水肿、血脂增高等肾脏受损的表现，则需要注意以下事项：凡有严重水肿、低蛋白血症的患者需卧床休息，应低盐饮食（<3 g/d），水肿消失、一般情况好转后，可起床活动。给予优质蛋白（富含必需氨基酸的动物蛋白）饮食，热量要保证。如果肾脏受损时丢失了大量尿蛋白，由于高蛋白饮食增加肾脏负担，可加重蛋白尿并促进肾脏病变进展，故不主张高蛋白饮食。减轻高脂血症，应少吃富含饱和脂肪酸（动物油脂）的食物，而多吃富含多聚不饱和脂肪酸（如植物油、鱼油）及可溶性纤维（如燕麦、米糠）的食物。

第七节　有流涎症状的肝豆状核变性患者的护理

肝豆状核变性患者由于舌肌、咽肌和食管僵直引起吞咽困难，使唾液自然下咽动作减少而产生明显的流涎。流涎者可用干净柔软的毛巾擦拭，擦拭时不可用力，以免损伤皮肤。经常给患者用温水洗净下颌、面颊，擦干并涂上护肤霜，冬季尤其要注意，保持流涎处的皮肤干燥。出现湿疹糜烂者，可加用金霉素眼膏或氧化锌软膏涂敷。患者练习吹气球、龇牙动作，可使局部肌肉产生收缩动作，有利于吞咽功能的恢复。也可按摩、热敷局部皮肤，缓解面部肌肉张力，减少唾液分泌。卧床患者尽量保持侧卧或抬高床头 30º 的卧姿，以防止误咽引起的窒息或肺部感染。

第八节　肝豆状核变性患者的皮肤护理

肝豆状核变性患者的皮肤存在的主要问题是：因肝脏损害出现低蛋白血症性水肿和因胆盐刺激产生皮肤瘙痒；自主神经功能紊乱、多汗及皮脂腺分泌亢进，加之驱铜药物的应用，往往引起汗液异味。多汗患者需经常温水洗澡更衣，保持皮肤清洁干爽，及时更换污染的被服。水肿的患者由于皮肤抵抗力差，皮肤变薄，易受损伤，应注意避免皮肤过度受压和摩擦拖拉，患者应卧床休息，抬高患肢。使用热水袋温度不宜过高，为防止皮肤烫伤，一般以 50 ℃左右为宜。如有皮肤瘙痒，尽量不要用手抓挠，可用手轻拍瘙痒部位，无法忍受者，要剪去指甲，将手套入布袋或棉手套中轻轻地进行抓挠，避免抓伤皮肤而引起感染，可在温水清洗后涂止痒药膏。伴有便血及腹泻的患者要注意保护肛周，便后用温水清洗擦干，然后在肛周处涂抹抗菌药膏，防止肛周感染。

第九节　肝豆状核变性患者的心理护理

约 70% 的肝豆状核变性患者存在以焦虑、抑郁等为主要表现的精神心理障碍。患者有人格特征的变化，分为外向 - 情绪稳定、外向 - 情绪不稳定、内向 - 情绪稳定、内向 - 情绪不稳定四种人格类型，内外向分布有两极化的倾向，且以外向型多见，更多出现厌恶、敌对、摔物、争论，直至出现不能控制的脾气爆发、投射思维、猜疑、妄想、被动体验及夸大等行为表现。

由于精神异常或心理障碍，许多肝豆状核变性患者难以适应环境，社会生活能力下降，从而加重残疾程度，将会直接影响患者的生活质量。因此，肝豆状核变性患者的心理问题不容忽视。由于肝豆状核变性不可根治、需长期用药、反复就诊、控制饮食中铜的摄入、缺乏正确认识、曾经被误诊、存在治疗效果欠佳或出现运动障碍症状等，造成患者生活、学习、工作和婚姻等困难，患者和家属不可避免地会产生焦虑和恐惧心理。因此，应注重和加强心理治疗，解除患者的思想负担，而不能单纯依赖驱铜药物治疗，以免延缓症状的好转，甚至加重病情。医务人员可运用角色转换干预、言语开导法、认知疗法、放松疗法、暗示解惑法、家庭支持等手段对患者进行个性化心理治疗。

各种外伤、精神刺激及感染等是肝豆状核变性的诱发和加重的重要因素。因此患者在日常生活中要特别注意避免上述诱因的发生。但精神、情绪刺激又是最难避免的。肌张力障碍、手颤、流涎及构音障碍等在情绪紧张时，都会有所加重，越紧张症状越重，症状越重就越紧张，进入恶性循环，甚至可能导致危险的发生。患者要学会"过滤"信息，避开有可能导致情绪波动的事情或话题，转移自己的注意力。家属也应对患者所处的环境和所面对的事态进行把关。

患者还应学会对控制情绪有极好作用的"呼吸放松训练"：最好采取卧位，闭上眼睛，把注意力集中到控制呼吸的节奏上，要求用鼻深吸气，吸至最大限度时，腹部要明显膨隆，然后缩小嘴唇，慢慢把气全部呼出。

对有精神症状的患者要加强营养供给，保证机体需要，对拒食的患者，要耐心劝慰，必要时采用鼻饲或静脉营养供给，以保证营养需要。对于有暴饮暴食倾向的患者，要做好患者的精神疏导和解释工作，防止饮食过度。大量饮食可以使得铜的摄入量过多，对控制病情不利，引起胃肠不适；大量的油腻饮食也可以使肝胆超负荷运转，导致肝功能损害加重，诱发起脂肪肝、胆囊炎；刺激胰腺大量分泌，十二指肠内压力增高，诱发急性胰腺炎；长期暴饮暴食还可引起心脑血管疾病。

第十节　肝豆状核变性患者的父母亲职压力的应对

肝豆状核变性为"基因的疾病"，自责是肝豆状核变性患儿父母亲职压力的最大影响因素。肝豆状核变性患儿父母多认为是自己基因的问题导致患儿患病，常愧疚、自责，甚至忏悔。自责是一种消极的应对态度，属于不成熟应对方式，对于解决问题无益。使用自责应对方式的患儿父母多表现为不自信，较少去积极寻求帮助和社会支持。患儿父母间也常因此发生冲突，甚至导致夫妻离异，这些都使肝豆状核变性患儿父母感受到较大的精神压力。患儿疾病控制不理想或发生进展，患儿父母往往认为是由于自己送医不及时延误了患儿的治疗、照顾不恰当导致患儿病情恶化。男性患儿的父母亲职压力高于女性患儿父母，分析其原因，可能与个人观念有关，父母往往对男孩期望相对较高，使患儿父母产生更大压力。非独生子女患儿的父母亲职压力高于独生子女患儿父母，原因可能为非独生子女患儿父母需照顾多个子女，面临更多的经济负担和心理压力。

患儿父母越多采取解决问题、求助等应对方式，越少感受到亲职压力；而越多采取自责、幻想、逃避、不合理化的应对方式，则越多感受到亲职压力。患儿罹患疾病，患儿父母应积极应对，调整自身，以适应患儿疾病管理的需求。通过积极的应对策略，重新定义生活的新常态。许多患儿父母甚至牺牲自己的职业生涯，去学习和适应患儿的疾病管理；然而持续的压力源刺激，使其疲于应对，产生逃避、幻想等反应，但作为患儿的主要依靠，又不得不去应对，表现出一种矛盾的心态，此状态下的患儿父母往往承受较高水平的亲职压力。因此，医护人员应多关注患儿父母的心理状态，提供恰当的信息、情感支持和适当的心理干预，教会他们一些应对压力解决问题的策略，以改善患儿父母不成熟的应对方式，使其积极面对、主动寻找解决问题的方法；使他们了解到遗传代谢病并非一定是父母的原因，一部分由基因突变遗传导致，还有一部分是后天基因突变造成，患儿的子女一般不会患此病，以减轻他们的自责感。肝豆状核变性是可防可治的遗传性疾病，大多数患者经过适当治疗后，预后较好。在养育遗传代谢病患儿的过程中，慢性病程给患儿父母带来长期照护需求、经济压力以及沉重的心理压力，来自各方面的情感、信息、经验和经济等支持，可促进父母提高抚养患儿的能力，帮助父母较快适应患儿生病的生活状态、形成新的角色结构，减轻父母在抚养患儿过程中产生的消极情绪和压力。国家相关部门应尽快完善社会支持保障系统，提供更多的经济资助，以缓解肝豆状核变性患儿父母的亲职压力。

第十一节　有述情障碍的肝豆状核变性患者的护理

述情障碍又称情感表达不能，指患者不能适当表达自己的心理体验与躯体感受，以缺乏言语描述情感能力、缺乏幻想和实用主义的思维方式、人际关系僵化为主要特征，并非一种独立的精神疾病，常影响疾病的疗效和预后。肝豆状核变性患者在情感辨别不能、情感表述不能方面的损害更为明显，且更多采用逃避、幻想等不成熟的应对方式，因此，要通过加强患者的心理干预、情感表达方面的训练、放松及意象想象等方法，改善此症状。

第十二节　有扭转痉挛的肝豆状核变性患者的护理

扭转痉挛型肝豆状核变性患者常常由于肌肉扭转痉挛过度僵直造成关节挛缩，部分患者可并发痛性痉挛（肌肉收缩时伴发疼痛）。痛性痉挛发作时，患者会感到非常痛苦。根据肝豆状核变性患者在入睡后肌肉完全或基本放松的特点，可在患者睡熟后，对其四肢肌肉和关节进行按摩。请专业人员将挛缩关节用夹板固定在功能位，或进行牵引。注意在骨突部衬以软垫，防止压疮形成。也可将双足浸泡在热水中进行按摩，使挛缩的踝关节处的肌肉、韧带放松，然后穿上矫正鞋固定，使足底平直，纠正足下垂或马蹄内翻足，以确保患者在驱铜治疗后，能恢复日常生活。

第十三节　有腿痛趾动综合征的肝豆状核变性患者的护理

腿痛趾动综合征（painful legs and moving toes，PLMT）是一种运动障碍性疾病，临床以自发性下肢疼痛，同时出现足趾的不随意运动为特征，周围神经阻滞或肉毒毒素注射效果较好。可予加巴喷丁片 0.3 g 口服，通过抑制脊髓和背根神经节突触前电压依赖钙离子通道可起到止痛效果。寒冷刺激会加重患者的疼痛感。患者应穿棉质厚袜，温水足浴，每天 2 次。护理人员夜间巡视时应协助患者盖好被子。

第十四节　有吞咽困难的肝豆状核变性患者的护理

吞咽困难患者切忌进食馒头、包子和烧饼等块状食物，以防止误咽、阻塞气管，甚至窒息事故，一般给予软烂、易消化的半流质饮食，饮水使用软管吸取。反呛严重，尤其是长期卧床者应缓慢进食，防止误吸引起吸入性肺炎。

对严重吞咽困难以致不能吞咽、半流质饮食和饮流质时经常反呛的患者，宜及时予以鼻饲流质饮食和必要的口服药。

第十五节　有自伤、伤人行为的肝豆状核变性患者的护理

不论是存在抑郁、躁狂还是幻觉妄想的肝豆状核变性患者，都可能会出现自伤或伤人行为。护理人员要提供有预见性的保护措施，避免意外事故发生。应保证药物的正确和及时服用，喂药后必须观察患者的口腔，确定其已将所有药物吞服，才可离开，避免患者私自积攒或漏服药物。注意避免患者接触危险物品，如水果刀等利器，以及测量体温时为防止其咬碎体温计，要专人看护。密切观察病情变化，及时与其沟通，理解、尊重和同情患者。对情绪激动、易激惹的患者，要做好安抚工作，尽可能避免过激行为发生。

第十六节　肝豆状核变性患者的口腔卫生

导致肝豆状核变性患者发生口腔卫生不良的原因有：部分脑型患者由于肌张力增高、下颌肌的肌张力障碍及舌咽部肌肉僵直麻痹，可致患者长期处于张口状态，造成切碎、咀嚼及搅拌食物困难，不能将食物有效地向咽部推进，因此常有食物滞留在口腔内，引起口腔卫生不良；部分鼻衄或齿龈出血的患者，口腔内积血清理不完全，使口腔内残留血液，易并发感染；青霉胺等巯基络合剂也可导致口腔内常有酸臭味。

第十七节　肝豆状核变性患者发生便秘时的护理

肝豆状核变性患者因为自主神经功能紊乱和药物不良反应等，容易发生便秘，可以采取的措施有：加强运动锻炼，可以有效地改善便秘，运动的程度应以患者能够承受的限度为宜；也可配合腹部按摩；多进食高植物纤维食物或水果，少食多餐，促进肠蠕动，软化粪便；鼓励多饮水，最好每日达 2000 mL；加强心理疏导，减少患者顾虑，帮助患者养成定时排便的习惯；可适当服用通便药；减量或停用导致便秘的药物；对于严重的便秘，必要时可予清洁灌肠；患者不宜长期使用泻药，否则会对泻药产生依赖，肠道自主功能减弱，结果发生顽固性便秘。

第十八节　肝豆状核变性患者的运动方式

对于早期肝豆状核变性患者，适当的康复训练和运动指导是有必要的，可以帮助患者将自身的体能和运动、平衡能力基线提高，在疾病发展过程中更多地保持良好的工作生活能力。

适合早期肝豆状核变性患者的较简单的运动方式：唱歌有利于提高肺活量和咽喉部肌肉的协调能力，对于预防和治疗语言障碍有积极意义；游泳可以提高体能、增加肺活量、增进平衡和协调能力，对于提高和改善患者平衡、协调等运动能力有帮助；打太极和跳交谊舞对于提高平衡能力有帮助，而且可以在运动过程中加强与他人的沟通和交流，促进患者更多地接触社会。

（李晓东）

第三十四章　肝豆状核变性患者的社会支持组织

摘要

支持组织对任何患者都是重要的，尤其是罕见病患者。由于肝豆状核变性的复杂性，患者需要面对许多特殊和困难的问题。本章描述了肝豆状核变性联合会和其他的世界范围的肝豆状核变性组织的现行状况，探讨了在帮助肝豆状核变性患者中遇到的问题和可能的解决方法。讨论了患者在诊断和治疗中遇到的最常见的问题。

肝豆状核变性患者及其家属往往缺乏本疾病的基本常识，对患病事实难以接受，同时患者病情通常发展比较缓慢，可延续数年至数十年，需要终身治疗。部分医师缺乏对本病的基本认识。由于肝豆状核变性患者需要终身治疗，如果社区全科医师与上级医师一对一衔接，不仅可以做到对患者的长期随访，而且可以协助解决患者及其家庭部分困难，有助于患者获得良好的预后。家庭成员患肝豆状核变性是很多家庭难以接受的事实，尤其是给幼年时期确诊的孩童的家长带来沉重的心理压力，因长期治疗造成的经济负担给患者及其家属带来沉重的心理压力，需要社会关注与精神支持，以提高其对社会支持的利用度。学校、单位、医疗保险和行政管理部门，甚至慈善机构，对患者及其家庭的帮助，可解决他们的部分困难，减少或去除其后顾之忧，亦有助于患者获得良好的预后。国家或地方政府的公共卫生政策已经加强了针对此类罕见病的管理和监督，予患者及其家属以更多的关注与精神支持。

第一节　罕见病患者支持组织介绍

患者支持组织（patient support groups）也被称为患者倡导组织（patient advocacy organizations），为患者、家属和其照顾人员提供一系列资源，包括教育材料、面对面宣教的机会、推荐专科治疗医生和其他相关专业治疗人员以及激励和支持临床基础研究，并改善公众、医生和其他健康从业人员对罕见病的认知。一个医生除非是从事某一特殊罕见病的专业诊治工作，否则难以为患有罕见病的患者做出正确的诊断。目前已发现 7000 余种罕见病。

多数罕见病患者常被延误诊断数年，在确诊之前看过许多医生。患者一旦被确诊，就立即想知道下一步该怎么做。问题是患者和大多数医生常从未了解这些病。有比方说，在美国，如患某一特殊病的患者少于 20 万，一个人在大街上步行时，几乎不会遇到这种患者，也几乎不可能和这种患者有过交谈。这正是患者支持组织所需要做的工作。患者支持组织能提供关于如何寻求最佳诊治的信息，使患者之间互相联络，避免走弯路。

早在 20 世纪中，就已建立了普通疾病的患者支持组织。在美国，其中最大的并广为人知的是美国癌症协会（American Cancer Society，ACA）、美国心脏联合会（American Heart Association，AHA）。美国癌症协会的总部在佐治亚州的亚特兰大，其分支机构遍布各州及全球。美国癌症协会现有 250 万志愿者参与日常工作，最初是在 1913 年由 10 个内科医生和数位非专业人员组成，曾被称为美国癌症控制协会（American Society for the

Control of Cancer）。美国心脏联合会是 1924 年由数位心脏内科医生组建，1948 年变为一个志愿者组织。在全美，美国心脏联合会现有 2250 位志愿者和支持者、156 个办公室和 3000 余位雇员。

　　不同于涉及大量人群的普通疾病的患者支持组织，包括肝豆状核变性在内，大多数罕见病支持组织由患者、患者的家属或其朋友组成，目的在于获取更多的关于疾病的信息，但志愿者和被付工资的雇员都很少。即使 1887 年成立的国立卫生研究院（National Institutes of Health，NIH），直到 1993 年，才正式意识到关注罕见病的重要性，成立了罕见病研究办公室，现在称为 GARD（https://rarediseases.info.nih.gov/）（表 34-1）。

表 34-1　世界范围的肝豆状核变性组织

国家	组织名称	联络人姓名和职务	联络方式	组成人员	提供的服务
巴西	Associação Brasileira dos Doentes de Wilson Bulgarian	Lucio Mazza，副会长	doencadewilson@ doencadewilson	患者及其父母亲	患者支持，患者、医生和公众教育，与政府沟通
保加利亚	Association Wilson's Disease	Ivelina Ivanova，共同创立者，负责药物政策	www.wilsonbg.org	患者	患者支持
丹麦	Wilson Patientforeningen	Emeline Ruano，委员会主席	info.wilson.dk www.wilson.dk	患者	患者支持，患者、医生和公众教育，与政府沟通
法国	Association Bernard Pepin Pour la	Serge Renaud，主席	renaud.abpmwilson@orange.fr wilson@abpmaladiewilson.fr	患者及其父母亲、配偶	患者支持，患者、医生和公众教育，与政府沟通
德国	Maladie de Wilson Morbus Wilson	Regine Bielecki，成员	www.abpmaladiewilson.fr www.morbus-wilson.de	患者的父母亲	患者支持，患者、医生和公众教育
意大利	Associazione Nazionale Malattia di Wilson	Salvatore Dilorenzo，主席	info@malattiadiwilson.it www.malattiadiwilson.org	患者的父母亲	患者支持，患者、医生和公众教育，与政府沟通
菲律宾	Wilson's Disease Awareness Center Philippines	Rosario Vilma C.Dee，支持与个人接触	wdphils@hotmail.com	患者的父母亲	患者支持，患者和公众教育
波兰	Polskie Stowarzyszenic Pacjent ó w Z	Tomasz Litwon，副主席	www.chorobawilsona.pl czlonkowska@gmail.com	医生	患者支持，患者和公众教育
瑞士	Choroba Wilsona Morbus Wilson e.V，Switzerland	Bonny Helga，成员	bonny.mouchie@bluewib.ch www.morbus-wilson.ch	患者及其父母亲	患者支持，患者、医生和公众教育，与政府沟通

第二节　美国肝豆状核变性联合会的历史和简况

　　与其他的罕见病组织类似，美国的肝豆状核变性联合会（Wilson Disease Association，WDA）始于 1978 年，几位患者的朋友想共同帮助有两个年幼的肝豆状核变性患者的家庭，这个家庭缺乏治疗药物和治疗费用。1979 年，他们成立了肝豆状核变性及相关性疾病基金会。虽然这个组织很小，非常"草根"化，但成员们都很积极。1983 年，有 2 位成员参加了由密歇根大学发起的罕见病非盈利联合会会议。这个会议试图推动通过《孤儿药法案》。肝豆状核变性联合会作为创始人，参与组建了国家罕见病组织（National Organization for Rare Disorders，NORD），推动组建了遗传病支持组织联盟，现在称为遗传病联盟（Genetic Alliance：WWW.geneticalliance.org）。目前，肝豆状核变性联合会由 2000 多位患者、家属和医生组成，成员来自美国和 40 多个其他国家。通过互联网，有更多的成员加入肝豆状核变性联合会。

　　自 2006 年以来，肝豆状核变性联合会与国立卫生研究院一起举办了两届国际科学会议；资助科学研究；开展针对患者、医生和公众的教育，提高知晓率；为患者及其家庭提供帮助；向肝豆状核变性患者讲解临床试验结果；为发展中国家患者提供慈善药物。

肝豆状核变性联合会服务的范围逐渐拓展。肝豆状核变性联合会和医务界的领军人物合作建立临床网络；与公众基金会、私人慈善组织、工业界赞助商合作，开展临床研究、患者登记，为未来的研究贮存患者的生物学材料；支持有关金属代谢的基础研究，希望更好地了解肝豆状核变性的病理生理机制，提高诊疗水平，最终治愈该病。

除美国外，世界上其他国家的肝豆状核变性组织也是由患者及其家属组成的，成员数量为一百至数百人。调查表明这些组织还没有很好地利用网络技术开展工作，还有待于进一步发展。

第三节　其他的肝豆状核变性支持组织

以美国为例，政府和非营利组织支持肝豆状核变性的宣传和研究，但是他们更倾向于支持常见的肝脏疾病，如美国肝脏基金会和加拿大肝脏基金会重点支持病毒性肝炎、肝癌的筛查和治疗，很少资助罕见病的研究。罕见病患者需要特别的支持和注意。

加拿大、美国、中国及欧洲国家已建立了支持罕见病的伞状组织（umbrella organization）（图 34-1）。欧洲罕见病组织（European Organization for Rare Diseases，EURORDIS）由 692 个患者组成，包括 4000 个不同的罕见病（www.eurordis.org/）。美国的罕见病组织由 230 多个患者组成，包括 1200 个不同的罕见病。加拿大罕见病组织（Canndians Organization for Rare Diseases，CORD）由 75 个患者组成。这些组织在争取罕见病患者权益方面起到积极作用。

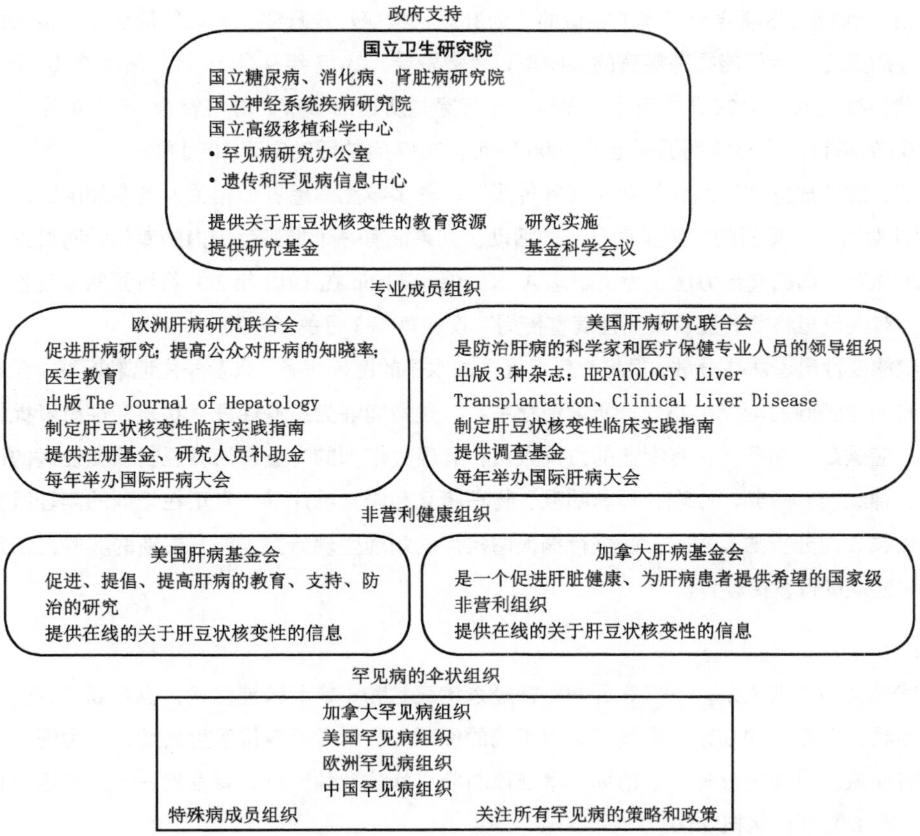

政府支持

国立卫生研究院
国立糖尿病、消化病、肾脏病研究院
国立神经系统疾病研究院
国立高级移植科学中心
• 罕见病研究办公室
• 遗传和罕见病信息中心

提供关于肝豆状核变性的教育资源　　研究实施
提供研究基金　　　　　　　　　　基金科学会议

专业成员组织

欧洲肝病研究联合会
促进肝病研究；提高公众对肝病的知晓率；
医生教育
出版 The Journal of Hepatology
制定肝豆状核变性临床实践指南
提供注册基金、研究人员补助金
每年举办国际肝病大会

美国肝病研究联合会
是防治肝病的科学家和医疗保健专业人员的领导组织
出版 3 种杂志：HEPATOLOGY、Liver Transplantation、Clinical Liver Disease
制定肝豆状核变性临床实践指南
提供调查基金
每年举办国际肝病大会

非营利健康组织

美国肝病基金会
促进、提倡、提高肝病的教育、支持、防治的研究
提供在线的关于肝豆状核变性的信息

加拿大肝病基金会
是一个促进肝脏健康、为肝病患者提供希望的国家级非营利组织
提供在线的关于肝豆状核变性的信息

罕见病的伞状组织

加拿大罕见病组织
美国罕见病组织
欧洲罕见病组织
中国罕见病组织
特殊病成员组织　　　　　关注所有罕见病的策略和政策

图 34-1　伞状支持组织

第四节 罕见病患者支持组织面对的特殊挑战

对于类似肝豆状核变性的罕见病，面临的挑战是巨大的：如何诊断？如何监测？如何为患者提供可负担得起的治疗？

一、地理挑战

在世界范围内，肝豆状核变性的患病率是 1/30 000，患者之间的地理距离遥远，几乎不可能面对面地交流。成立患者组织是促进患者间交流的最佳方式。互联网上的肝豆状核变性联合会支持社区 Inspire 是一个典型的交流方式。Inspire 是一个基于互联网的健康照顾支持的网上社区，使患者及其照顾者能互相支持。除非自愿表明身份，个人在 Inspire 里是匿名的。Inspire 的座右铭是"我们在一起，世界更美好"（Together We're Better）。Inspire 创建于 2007 年，目前有来自 98 个国家的 2000 多位成员，数量每日都在增长。

另一个办法是定期组织面对面的交流会，使患者能获得最新的诊断和治疗信息。WDA 在美国每年都举办一次会议，每次会议的地址都不同，以方便不同地区的患者参加。在会上展示来自肝豆状核变性专家和其他专业人员提供的健康教育资料，也有讲者参加的非正式圆桌会议。大多数第一次参加这种会议的患者都感觉很有收获，通过积极和其他肝豆状核变性患者进行交流，学习到了很多有用的知识。每次会上都会有新的成员加入，大家讨论新的患者服务计划。

由于很少有机会集中患者，并且需要和其他疾病竞争，提高肝豆状核变性的知晓率、争取支持疾病的基金是非常困难的。为提高疾病的知晓率，2014 年，肌萎缩侧索硬化联合会开展了一个"冰桶挑战"，要求每个挑战者捐献 100 美元给慈善机构。行动总共募集近 1 亿美元，其中 67% 用于研究，20% 用于患者和社区服务，9% 用于公众和专业人员教育。

2015 年，肝豆状核变性联合会发起了类似的"为肝豆状核变性步行穿过美国"的活动。活动的创意来自一个肝豆状核变性病家庭，希望能提高疾病的知晓率，募集资金。2015 年 9 月 19 日，活动在 16 个城市举行，参与者来自肝豆状核变性联合会的成员和社会媒体，步行穿过所在的城市，募集资金 67 000 美元。2016 年，活动在 19 个城市同时举行，也募集到了资金 67 000 美元。2017 年的活动定于 10 月份。

为扩大影响，建议成立"肝豆状核变性病宣传周"。许多罕见病患者和相关人员参加由欧洲罕见病组织在 2008 年发起的针对所有罕见病的"罕见病日"的活动。如果能有一个世界范围内的专门针对肝豆状核变性的宣传日，无疑将增强对该病的宣传力度。为了纪念 A. Kinnier Wilson 在 1912 年 3 月将肝豆状核变性作为一个独立性疾病的发现，有人设想将"肝豆状核变性病宣传周"设在每年 3 月的某一周。

由于肝豆状核变性患者居住分散，很难为患者提供高水平的医疗服务，患者居住地附近可能没有专业医生，应将患者转至有治疗经验的治疗中心处。所谓治疗中心，是指能够为急慢性肝豆状核变性患者提供高水平的医疗服务的机构，应满足下列条件：有专业的协调人员；有经过培训的专业诊治肝豆状核变性病的医生，医生的专业包括肝病、神经病、营养、心理、耳鼻咽喉、物理康复和语言治疗等；有正在培训的年轻医生；能进行金属代谢及其他相关方面分析的实验室；能进行铜代谢疾病的病理生理研究，能开展新的实验性治疗；能持续地为患者、家属和公众进行宣传教育。

二、残疾

因为肝豆状核变性表现复杂，不仅有肝病、神经系统症状和（或）精神症状，也可以有肾脏、骨骼肌肉、心脏等方面的症状，无经验的临床医生很难做出正确的诊断。患者常至多位医生处就诊，为同一个患者看病的医生们几乎没有交流。目前还没有一个指标能单独诊断肝豆状核变性，有必要发展一个新的诊断指标，使无经验的医生也能准确诊断肝豆状核变性。

大约 40% 的肝豆状核变性患者以肝病为主，表现为体重减轻、疲劳、肝功能异常、黄疸等，常被误诊为肝炎。排除常见的肝病后，一些患者会通过网络检索，推断自己是否患了肝豆状核变性。约 5% 的肝豆状核变性患者表现为急性肝衰竭，多为年轻女性，这些患者大多在肝移植或尸检后被确诊，除非有新的家族成员被发现患有肝豆状核变性。移植后得到确诊的患者和家属大多只是支持器官捐献，对宣传肝豆状核变性并无热情，而尸检后才能确诊的家属则更有意愿宣传肝豆状核变性，与相关组织接触。

大约 60% 的肝豆状核变性患者以神经系统疾病为主，其中半数患者有精神症状和行为异常。这些患者常与其他神经系统疾病的表现类似，易被误诊。一些患者因有精神症状而被使用不必要的抗精神病药物治疗，这些药物可能会加重肝豆状核变性的病情。由于延误驱铜治疗，一些患者可出现不可逆的症状，甚至死亡。这部分患者的家庭往往急于了解相关信息，寻求康复治疗。

通过宣传和教育，不仅可以提高肝豆状核变性的知晓率，还可提高肝豆状核变性的诊治水平，最大限度地预防或减少患者的症状。患者应和医生和研究者进行更多的交流，增加防治疾病的知识。建立患者登记资料库有利于长期追踪随访患者，观察患者的预后，为提高诊治水平提供资料。多开展肝豆状核变性的流行病学研究，对重点地区进行更多的关注，更新现行的诊疗指南。

肝豆状核变性合作网络（Wilson Disease Collaborative Network，WDCN）是一个新成立的临床网络，每个中心有一个有经验的专家领导，负责进行肝豆状核变性的临床试验和研究，开展多中心研究，分析药物的疗效、剂量和监测。肝豆状核变性合作网络与政府部门和制药业合作，提供有价值的研究成果，培训新的研究人员，推出新的诊断、治疗和监测指南。

三、药物费用

在过去 5 年，美国曲恩汀和 D- 青霉胺的销售价格急剧增长，政府没有进行价格干预和立法。一些患者没有私人保险。部分患者不得不减少药物用量。有药物生产商曾发起患者帮助计划，但受益的人群有限。

为了减轻患者的经济负担，可以采取的方法有：一部分患者转为用锌剂作为维持治疗，并对其疗效密切监测，但不适用于确实需要络合剂或对锌剂不耐受者；采取更加便捷的医疗报销方式，使患者方便获取治疗药物；通过立法推动，保证药物价格稳定，保证药物生产的持续性；支持政府和生产商开展新的治疗方法的研究，开展临床试验，确定其安全性和有效性，将新的治疗方法及时推向市场。

第五节　我国的肝豆状核变性的社会关注情况

2018 年 5 月 22 日国家卫生健康委员会、科学技术部、工业和信息化部、国家药品监督管理局、国家中医药管理局等 5 部门联合发布了中国第一批罕见病目录，肝豆状核变性名列其中。国家药品监督管理局和国家卫生健康委员会还正式发布了《关于优化药品注册审评审批有关事宜的公告》，特别注明罕见病药品将获得在研发或进口后上市时的审批流程简化。建立了全国罕见病诊疗协作网，有 324 家医院参与。说明我国从国家层面已开始支持罕见病群体的医学保障，重视肝豆状核变性的防治工作，也为推动"孤儿药"的上市指明了方向。

中国患者群体率先倡导每年的 5 月 23 日（Wilson 的谐音与 523 相似）为"肝豆状核变性关爱日"，以呼吁社会公众对肝豆状核变性患者的关注。中国肝豆状核变性罕见病关爱协会（铜娃娃罕见病关爱中心）（Chinese Organization for Wilson Disease，COWD）是由肝豆状核变性患者及其家属、志愿者等自发组织的民间非营利性组织，为肝豆状核变性患者做了许多工作。

（李晓东　李淑娟）

第三十五章 肝豆状核变性的多学科团队合作模式

摘要

多学科团队合作可以通过固定时间、固定地点的多学科病例讨论会为患有复杂疾病的患者提供综合诊治方案。临床实践表明多学科团队模式可以为肝豆状核变性患者提供开放、交互的就诊环境，整合相关医疗资源，发挥各自所长，满足患者不同需求。但是目前国内外多学科团队模式仍然面临着各参与成员的时间难以保证、有效沟通困难以及成本效益等问题。本文探讨了肝豆状核变性防治的多学科团队合作模式，以期推广。

多学科团队（multidisciplinary team，MDT）合作模式目前越来越多地被应用于国内外临床诊治工作。MDT通常指针对某种疾病由两个以上相关学科组成固定的工作组，基本工作模式是固定时间、固定地点的多学科病例讨论会（multidisciplinary case conferences），提出个体化、规范化、连续性的综合诊治方案，并由相关学科单独执行或多学科联合执行。MDT治疗模式应该确切地称为"多学科专家组协作的综合治疗模式"。

科学经历了综合、分化、再综合的过程，医学科学具有多层次、多因素、多学科交叉的内在规律，其发展同样也遵循这一规律。分化是主流，但综合、整合也是常用手段。临床上，对于并存多种疾病、某一疾病累及多个系统的患者，都需要多学科介入的工作形式。20世纪90年代美国提出"多学科综合治疗"的概念。1993年英国医疗卫生部门将MDT应用于社区医疗卫生保健，其后一些国家将MDT作为肿瘤患者治疗的必需程序之一。MDT既类似但又不同于专科化诊疗模式，其按"病"不按"科"的特点进一步传承专科精细化发展的特点，但又联合多学科对疾病进行"多对一"诊疗模式，将不同学科间诊疗方法不断融合，从而推进各个学科的共同发展，也进一步提高相关疾病的综合诊疗水平。MDT有利于团队成员间相互沟通，并提供共同学习提高的机会。团队成员共同决策，更易采取最佳的诊治策略，接受循证医学的建议，共同承担医疗责任，降低个人压力，减少医疗纠纷。MDT还具有设计和实施临床试验、开展基础研究、将基础研究成果向临床应用转化等功能。MDT在国外的大型医院已经成为疾病治疗的重要模式。

肝豆状核变性的MDT模式是指与肝豆状核变性相关的不同学科的专业人员相互协作，发挥各自所长，满足患者不同需求，促进患者生理、心理和社会健康的工作模式。由于肝豆状核变性影响人体内多个器官组织，单纯依靠神经内科或消化内科专科治疗，难以全面控制肝豆状核变性的进展，MDT合作模式因而成为更有希望的肝豆状核变性管理模式，可以缩短患者的确诊时间，提高确诊率，使患者更快地接受驱铜治疗，减少患者就诊次数。MDT合作模式的开展致力于满足肝豆状核变性患者的症状前处理、早期诊断、驱铜治疗、肝移植、遗传咨询、并发症的处理、饮食、护理及康复训练等各方面的需求。在这种模式下，患者可以同时接触与之相关的多学科的医生，在开放、交互的环境中，与医生探讨治疗方案，提高患者对治疗的满意度和依从性。MDT模式已成功地应用于多个病种，特别是肿瘤性疾病。

第一节　肝豆状核变性多学科团队合作模式的建立

肝豆状核变性的 MDT 合作是以 MDT 为基础开展的，要实现较好的多学科合作，首先必须组建优秀的 MDT，建立肝豆状核变性单元（hepatolenticular degeneration unit）。一般而言，肝豆状核变性的 MDT 可包含以下人员：神经内科医生、消化科医生、眼科医生、儿科医生、肝移植医生、康复医生、营养师、护士、社区全科医生、社会工作者、患者本人及其家属，当患者伴随其他严重并发症时，还必须包括相关科室的专家。按职能可分为主持人、讨论专家和协调员 / 书记员等。

建立肝豆状核变性 MDT 合作主要包括以下几个步骤。

一、确定多学科团队的主持人

MDT 组建方式一般是先产生团队主持人，再由主持人选择各学科人员，这是最快捷有效的方式。团队领导者的基本要求是受人尊重，善于倾听别人的意见，具有较强的沟通能力和决策能力，具有丰富的肝豆状核变性的管理经验与技能。主持人对 MDT 项目全面负责，主持并参与讨论，当意见不统一时，负责以投票制或者其他形式决定意见的形成，最终总结并形成个体化的专业意见。主持人应审核医疗记录并签名负责。

在国内大环境下，肝豆状核变性 MDT 的主持人一般由医术精湛、深具名望的神经内科或消化内科专家担任。当患者主要表现为肝脏损伤如转氨酶增高、肝硬化或者消化道出血时由消化科医师负责；当患者主要表现为震颤、肌张力增高等神经系统表现时应由具有丰富临床经验的神经内科医师负责；当患者为儿童时，由儿科医师负责；肝移植是治疗肝豆状核变性的有效治疗方法，当患者需要肝移植时，由肝移植专业医师负责。

二、确定成员职责与分工

（一）神经内科医生、消化科医生和儿科医生

负责在医疗机构为肝豆状核变性患者实施综合评估、疾病诊治和健康管理。应具有丰富的临床经验，能够准确诊断患者病情、治疗和管理肝豆状核变性患者的常见症状、为患者制订急性期的治疗方案和中长期的治疗计划，能满足患者的多方需求。

（二）肝移植科医生

对晚期肝豆状核变性或急性肝衰竭患者进行评估，决定是否需要进行肝移植，并对已行肝移植的患者进行长期管理。

（三）影像科、病理科医生

负责影像学检查；负责对肝活检样本和其他样本进行病理性检查。为诊断和预后提供依据。

（四）护士

医院专科护士与社区护士经常作为团队协调者负责组织会议、联络各成员，并对患者进行个案管理。医院护士的主要职责包括对患者进行评估、实施日常护理、健康教育；社区护士则主要对患者进行社区康复跟踪，包括定期电话随访、家庭访视、社区健康宣教等，当患者由社区转诊到医院，或由医院回到社区时，专科护士与社区护士必须做好交接工作。

（五）康复师

1. 康复医师

全面了解患者病情，综合评估患者的心肺功能、上下肢肌力、运动耐力等功能状况，为患者制订康复目标（长期和短期）和适合的康复方案，并指导康复治疗师进行具体的治疗。

2. 康复治疗师

根据康复医师制定的方案对患者进行具体的康复治疗和康复训练。对脑型患者进行物理疗法和职业疗法，以改善共济失调、肌张力障碍和震颤，防止可能由肌张力障碍导致的挛缩症状发展。通过吞咽功能的恢复减少误吸、吸入性肺炎等并发症的发生，通过对言语、精神心理及智能等方面的功能恢复，增强对生活的信心，提高患者的生活质量。在治疗过程中或治疗一个阶段后，治疗师和康复医师互相交流，讨论治疗效果，根据阶段小结制定下一阶段的治疗目标和方案。

（六）营养师

负责对患者进行营养评估，制订营养支持方案及进行全面营养指导，主要是指导患者长期坚持低铜饮食，提供低铜饮食菜单，避免食用蘑菇、干果、巧克力、肝脏以及贝壳类食品，并进行全面的营养指导。

（七）心理咨询师

肝豆状核变性导致的精神症状包括行为改变、抑郁症、焦虑症和精神病。精神症状常混杂于神经症状中，只有当精神症状明显时才会被诊断。主要对患者进行心理咨询，探讨患者是否存在心理问题，以及实施心理治疗，也包括运用心理学方法引导患者养成良好的自我管理习惯。

（八）临床药师

对神经内科或消化内科医生提出的用药计划提出合理化建议，并根据患者实际状况调整药物治疗方案。由于一些肝豆状核变性患者的发病累及多个脏器，可能需要服用多种药物，临床药师应负责指导多种药物的合理使用，并对某些药物的毒不良反应进行监督和检查。

（九）社区全科医生

国家或地方政府的公共卫生政策如罕见病的管理等与肝豆状核变性的管理密切相关。社会工作者负责传递这些政策、理念，并组织相关娱乐活动，可极大地丰富患者的日常生活，同时也能为病友提供互相交流、鼓励的机会，有利于提高患者的生活质量。

（十）患者

患者是团队中最重要的成员之一。指导患者自我管理，使患者成为自身疾病方面的专家，充分调动患者本身的资源、提高患者的积极性是建成高效团队的关键。

（十一）家庭成员

家庭成员，特别是与患者关系密切的照护人是团队不可缺少的部分，家庭成员要关心和支持患者，为患者提供家庭支持、心理支持。同时要关注患者的自我管理行为，督促其进行合理治疗。

（十二）眼科医师

眼科医师定期检测患者 Kayser-Fleischer 环等眼部的变化。

（十三）记录员

记录员主要负责以下几项工作：对 MDT 会诊全程记录，包括专家讨论的发言和最终意见；打印最终讨论意见，并提交专家签名；统计 MDT 病例的临床资料。

（十四）秘书

需负责以下几项工作：协助召集人进行 MDT 的全程操作，包括 MDT 前准备、MDT 中协调、MDT 后跟踪；统一受理各类专家推荐的患者预约，收集资料，按先后顺序或病情轻重安排讨论顺序；会诊前制作患者表格（形式可以为公布栏、纸质表格、网络微信等）；通知 MDT 成员会诊的时间地点、特殊安排、注意事项等；协调各专家的出勤；保管、存档讨论记录和相关资料。

三、选择合适的工作模式

MDT 面临的工作主要有：评估患者、制订治疗计划、实施计划、做出阶段性反馈与评价及沟通等，这些活动主要通过传统的面对面会议、视频会议及其他在线讨论的形式召开。充分利用网络资源，组建肝豆状核变性诊治微信群，由主诊医师提供病例，以在线讨论的形式开展工作。各科专家负责 MDT 病例的提供，包括新发、复发及疑难病例，安排预约患者，准备资料。影像科、病理科医生提前阅片或讨论需要的特殊检查。必要时，可进行多学科查房，通过多学科专家的床前会诊，针对临床病例实际情况并结合各自专业的临床经验，参照循证医学的证据，开展病例讨论，并达成共识，提出最佳方案。各科专家需负责对自己提交讨论的患者做最终的解释，并安排患者的下一步治疗。此模式可使患者在最短时间内得到最高水平的医疗救治。

四、多学科团队会议后

（一）患者及其家属会谈

由提交讨论的医生负责向患者和家属说明会诊的意见。

（二）方案实施

具体诊断和治疗措施交由相应的 MDT 专科成员完成。

（三）方案修订

如果具体实施治疗方案的 MDT 成员发现疗效不满意、疾病进展等情况，需要及时反馈，再次提请 MDT 讨论，修正治疗方案。

（四）随访跟踪

所有 MDT 决策的治疗方案实施完成后，定期组织专人通过电话、信件、邮件的形式对患者进行随访。定期或不定期向 MDT 成员反馈治疗效果和预后，不断提高诊治水平。

（五）监测评估

由 MDT 委员会定期组织专家抽查病历，了解 MDT 讨论的执行情况，监督规范化治疗的实施。

第二节　肝豆状核变性的多学科团队合作模式的特点

一、整合医疗资源

整合医疗资源，兼顾患者生理、心理、社会健康状况，并提出切实可行的措施，这些学科人员的参与，保证了患者能得到及时、全面的治疗、护理和康复，同时将疾病的管理，从院内延伸到了社区、患者家庭，保证了治疗的完整性和延续性。

二、以患者为"主体"，充分"授权"患者

MDT 合作模式以患者为中心进行个案管理，患者的需求是团队决策的主要依据，有效地避免了患者被动接受治疗情况的出现，有利于培养和充分发挥患者的自我管理能力，而自我管理能力恰恰是肝豆状核变性管理最重要的环节之一。

三、注重各学科的平等协作关系

MDT 合作模式中各个学科是平等的，任何一个学科占据支配地位都有可能影响团队的合作关系，只有让每个学科成员都认识到这种"平等"，才可能最大限度地发挥各自的积极性。

四、多学科健康教育是开展多学科团队合作的主要内容

肝豆状核变性MDT合作模式的开展需要患者的积极参与,而健康教育是向患者传递多学科理念的主要方式,

通过健康教育，患者意识到多学科合作对控制疾病的意义，因而重点突出、顾全整体的健康教育是开展多学科干预的主要内容。

第三节　肝豆状核变性的多学科团队合作开展现状及面临的挑战

目前各国开展肝豆状核变性的 MDT 合作研究并不多见，造成这种局面的原因主要有以下几个方面。

一、组建多学科团队及召开多学科会议存在困难

由于各学科人员都面临繁重的临床工作，要在不影响其正常工作的前提下，组建一个综合性的肝豆状核变性多学科工作团队，并按照一定的规章制度进行团队运行，会给这些学科人员增加额外的工作压力。此外，当组建好的团队要召开会议进行集体讨论时，也经常难以协调每个成员的时间。从医院管理层面进行组织，是保证 MDT 工作正常开展的重要保障。

二、学科间有效沟通存在困难

多学科合作并非多学科人员的简单组合，团队成员间的相互信任和有效沟通对团队作用的发挥起着非常重要的作用。当前的医疗环境往往把医生放在肝豆状核变性治疗的支配地位，在这种环境下，康复师、心理咨询师、营养师等其他学科成员的积极性难以得到发挥，阻碍了学科间沟通，造成"各自为政"的局面，背离了多学科合作的初衷，也影响到患者对多学科合作的满意度和信心。基于此，MDT 主持人应充分发挥统筹协调的作用，避免多学科合作仅仅是多学科人员的简单组合，而应是群策群力地解决问题，避免互相推诿。

三、多学科合作的成本效益尚没有得到准确验证

任何一项新的技术要运用于健康领域，除了具有改善健康的作用外，还必须符合成本效益原则。由于 MDT 的组建、会议的召开以及治疗方案的不断调整等需要较高的人力、财力、物力的配合，其所产生的性价比如何尚无明确的定论。因而，对 MDT 合作模式进行成本效益分析是未来多学科合作团队研究的重点，也是判断多学科合作能否实现可持续发展的根本。

传统的医学教育过于强调专业形式培养，而具有综合治疗理念、对不同治疗手段合理运用的复合人才的缺乏，限制了 MDT 相关人才的涌现。随着科学技术的发展，越来越多的临床医师通过掌握高精尖技术成为某一专业的人才，但同时失去了对患者进行综合治疗的理念。目前我国正在加强对住院医师的规培制度，强化对基础知识的掌握，促进了能够运用多种治疗手段合理诊疗患者的复合型人才的培养。期待更多的不同专业 MDT 相关人才的涌现。

第四节　结论

综上所述，肝豆状核变性的 MDT 合作模式是将患者看成一个整体，通过多学科的共同协作，对患者的生理、心理、社会因素进行全方位的干预，不仅重视患者住院期间的治疗，还关注患者出院后的社区康复、家庭护理、自我管理等环节，是一种结构较为完整、发展较为成熟的干预模式，具有较好的临床改善效果及巨大的资源节约潜力，是值得在肝豆状核变性管理中推广的服务模式（图 35-1）。广大的医务工作者要注意在临床工作中积累经验，寻找最符合实际情况的多学科合作模式。

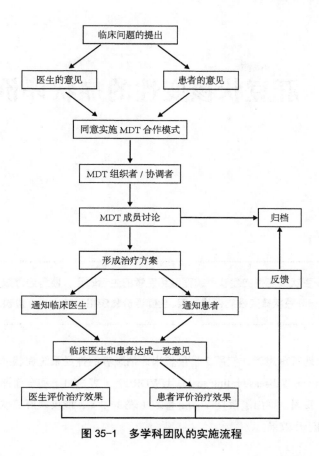

图 35-1 多学科团队的实施流程

（李淑娟 李晓东）

第三十六章　肝豆状核变性的症状评价量表

摘要

为了有效地反映肝豆状核变性的症状严重程度和患者的生活质量，监测治疗效果，有利于开展科研工作，有学者制定了统一肝豆状核变性病评价量表、全面评价量表和改良 Young 量表。临床应用较为广泛。

许多研究中心为了有效地管理患者，使用 2 个量表来评估患者的神经系统症状的严重程度：统一肝豆状核变性病评价量表（unified Wilson's disease rating scale，UWDRS）（表 36-1）和全面评价量表（global assessment scale，GAS）（表 36-2）。我国也推出了改良 Young 量表（表 36-3），能反映肝豆状核变性的症状严重程度和患者的生活质量，并可监测治疗效果。

第一节　统一肝豆状核变性病评价量表

EuroWilson 和 GeNeMove（German Network of Hereditary Movement disorders）（www.genemove.de）联盟推出的统一肝豆状核变性病评价量表由 3 部分组成：意识（1 项，分值 0～3）；日常生活活动（10 项，分值 0～4）；详细的神经功能测定（34 项，最高分 142）。第一部分包括意识水平。第二部分包括由患者或家属报告的日常生活状况，包括运动功能、跌倒风险、流涎、吞咽、喂养、穿衣、洗浴、仪表和卫生间使用等。第三部分包括神经系统症状，包括共济失调、舞蹈症、肌张力障碍和帕金森样表现等。症状恶化被定义为：UWDRS 第三部分增加至少 4 分；UWDRS 第二部分增加任意分值。UWDRS 第三部分的增加小于 4 分、第二部分的增加小于 2 分意味着治疗成功。根据患者的残疾程度，完成全部的 UWDRS 测试需要 30～35 分钟。

第二节　全面评价量表

全面评价量表包括两部分，第一部分包括 4 个方面：肝脏、认知/行为、运动、骨骼肌肉，每方面的分值是 0～5；第二部分是关于神经系统损害的，分值是 0～56。

第三节　改良 Young 量表

中山大学的周香雪等建立的改良 Young 量表有较好的信度和效度，有较高的灵敏度，能有效反映肝豆状核变性的症状严重程度和生活质量，可监测治疗效果，在一定程度上反映肝豆状核变性患者的代谢异常程度。

表 36-1　统一肝豆状核变性病评价量表

Ⅰ．意识水平的评定（UWDRS Ⅰ）

1. 意识
0- 正常　□
1- 嗜睡　□
2- 昏睡　□
3- 昏迷　□

Ⅱ．由患者或家属报告的项目（UWDRS Ⅱ）

　　如无特殊原因，应通过询问患者或家属来评估下列项目，损伤可由任何神经系统症状，如运动迟缓、僵硬、肌张力障碍、共济失调、舞蹈症或者它们的组合引起。

2. 行走（平地）
0- 独立行走　□
1- 轻度异常（不需要帮助）　□
2- 需要别人的帮助或拄拐杖才能行走　□
3- 依赖轮椅　□
4- 卧床　□

3. 跌倒
0- 从未发生　□
1- 罕见跌倒　□
2- 偶尔摔倒，小于每天一次　□
3- 平均摔倒次数为每天一次　□
4- 摔倒次数大于每天一次或卧床　□

4. 移动（从床上到椅子再返回）
0- 独立进行　□
1- 较小的帮助（口头或肢体）　□
2- 中等的帮助（需 1 人）　□
3- 较大的帮助（需 2 人应用肢体帮助）　□
4- 不能（不能平稳地坐着）　□

5. 流涎
0- 正常　□
1- 轻度的但是明显的口腔内唾液增多，有夜间流涎　□
2- 中度的唾液增多，可有轻微的流涎　□
3- 明显的唾液增多，有较多的流涎　□
4- 明显的流涎，需要经常使用纸巾或手帕　□

6. 吞咽
0- 正常　□
1- 罕见呛咳　□
2- 偶尔呛咳　□
3- 需要软食　□
4- 需要鼻饲或胃造瘘术灌食　□

7. 进食（如使用刀、叉困难）
0- 正常　□
1- 轻度困难，但无须帮助　□
2- 虽然有一些困难，但能切割大多数食物，需要一些帮助　□
3- 食物必须由别人分割，但还能缓慢地进食　□
4- 需要由别人喂食或胃造瘘术灌食　□

8. 穿衣
0- 正常　□
1- 轻度困难，但无须帮助　□
2- 偶尔在按扣子、将手臂伸入衣袖时，需要帮助　□
3- 需要较大的帮助，但能独立做一些动作　□
4- 完全依赖帮助　□

9. 洗澡或淋浴
0- 正常　□
1- 稍慢，但无须帮助　□
2- 偶尔需要帮助　□
3- 一直需要帮助　□
4- 完全依赖帮助　□

10. 个人仪表（如梳头、刷牙和剃须）
0- 正常　☐
1- 稍慢，但无须帮助　☐
2- 偶尔需要帮助；刷牙时遇到困难　☐
3- 一直需要帮助　☐
4- 完全依赖帮助　☐

11. 如厕
0- 正常　☐
1- 稍慢，但无须帮助　☐
2- 偶尔需要帮助　☐
3- 一直需要帮助　☐
4- 完全依赖帮助　☐

Ⅲ. 神经系统检查（UWDRS Ⅲ）
除了项目 12,18,19,20 和 27，每一项目指某一神经系统症状的严重程度，如运动迟缓、僵硬、震颤、肌张力障碍或舞蹈症。

12. 语言
0- 正常　☐
1- 轻度的构音障碍或轻度的表达、措辞和（或）声音的丧失　☐
2- 中度的构音障碍或单调、口齿不清，还可以听懂　☐
3- 明显受损，难以听懂　☐
4- 无法理解　☐
如异常：☐锥体外系　☐小脑　☐未分类

13. 面部表情
面部表情：正常或异常？
如面部表情正常，转至项目 14。如面部表情异常，继续项目 13A 和 B。

A. 口下颌肌张力障碍（如评分 >2，跳至 13B）：
0- 无肌张力障碍　☐
1- 轻微，偶有鬼脸或其他的口部动作（如下颌张开或紧闭；舌转动）　☐
2- 轻度，大部分时间正常　☐
3- 大多数时间有中度的肌张力障碍运动或收缩　☐
4- 大多数时间有严重的肌张力障碍运动或收缩　☐

B. 表情呆板（如面部表情动作减少）：
0- 无肌张力障碍　☐
1- 轻微的表情呆板，可能是正常的"扑克脸"　☐
2- 轻度但明确的异常面部表情减少　☐
3- 中度的表情呆板，有时张嘴　☐
4- 面具样或固定的面容，伴严重或完全的表情缺失，口唇分开四分之一英寸或更多　☐

14. 眼动功能
0- 正常　☐
1- 异常　☐

15. 静息性震颤（要求患者将手放在大腿上）（RUE = 右上肢，LUE = 左上肢，RLE = 右下肢，LLE = 左下肢）

	RUE	LUE	RLE	LLE
0- 无	☐	☐	☐	☐
1- 轻微的，偶尔存在	☐	☐	☐	☐
2- 较小的幅度、持续存在，或中等的幅度、间断存在	☐	☐	☐	☐
3- 中等的幅度、大多数时间存在	☐	☐	☐	☐
4- 较大的幅度、大多数时间存在	☐	☐	☐	

16. 头颤（当处于坐位或站位时）
0- 无　☐
1- 轻微或难以察觉的震颤，可为间断发作　☐
2- 中等幅度（<2 cm），可为间断发作　☐
3- 明显的幅度（2～4cm）　☐
4- 严重的头颤（>4 cm）　☐

17. 僵硬（患者处于坐位，放松，检查者通过活动患者的大关节进行判断，忽略是否齿轮样）（N = 颈部）

	N	RUE	LUE	RLE	LLE
0- 无	☐	☐	☐	☐	☐
1- 轻微或仅在做镜像运动或其他运动时被激发	☐	☐	☐	☐	☐
2- 轻度至中度	☐	☐	☐	☐	☐

（续表）

3- 明显，但可进行全方位的动作 □ □ □ □ □
4- 严重，不可进行全方位的动作 □ □ □ □ □

18. 叩指（患者快速而连续地用示指轻叩拇指）（R = 右，L = 左）

　　　　　　　　　　　　　　　　　　　　　　　　　　　R　L
0- 正常 □ □
1- 轻度受损 □ □
2- 中等受损 □ □
3- 严重受损 □ □
4- 不能执行任务 □ □

19. 快速的手部运动（双手同时进行的、幅度尽可能大的、垂直的或水平的轮替动作）

　　　　　　　　　　　　　　　　　　　　　　　　　　　R　L
0- 正常 □ □
1- 轻度受损 □ □
2- 中等受损 □ □
3- 严重受损 □ □
4- 不能执行任务 □ □

20. 书写（应被保存至患者的病历资料中）
　　　　　　　　　　　　　　　　　　　　　　　　　　　　　□
0- 正常 □
1- 轻度受损 □
2- 中度受损，所有的字均可辨认 □
3- 严重受损，几乎没有字可辨认 □
4- 不能握住一支笔 □

21. 手臂的震颤（患者应保持一定姿势至少 30 秒）

A. 姿势性震颤（手臂前伸，腕关节轻度伸直，手指分开）：

　　　　　　　　　　　　　　　　　　　　　　　　　　　R　L
0- 无 □ □
1- 轻微或几乎不可察觉的震颤，可为间断发作 □ □
2- 中等幅度（<2 cm），可为间断发作 □ □
3- 明显的幅度（2～4cm） □ □
4- 严重的震颤（>4 cm） □ □

B. 扑翼样震颤（手臂向两侧抬起并弯曲）：

　　　　　　　　　　　　　　　　　　　　　　　　　　　R　L
0- 无 □ □
1- 轻微或几乎不可察觉的震颤，可以是间断性的 □ □
2- 中等幅度（<2 cm），可为间断发作 □ □
3- 明显的幅度（2～4 cm） □ □
4- 严重的震颤（>4 cm） □ □

22. 指鼻试验（睁眼和闭眼各做一次）

　　　　　　　　　　　　　　　　　　　　　　　　　　　R　L
0- 正常 □ □
1- 轻度受损 □ □
2- 中度受损 □ □
3- 严重受损 □ □
4- 不能执行这个动作 □ □

23. 下肢的灵活性（患者抬腿、快速连续的脚跟点地，至少抬起 3 英寸）

　　　　　　　　　　　　　　　　　　　　　　　　　　　R　L
0- 正常 □ □
1- 轻度受损 □ □
2- 中度受损 □ □
3- 严重受损 □ □
4- 不能执行这个动作 □ □

24. 下肢的姿势性震颤（患者躺下，双腿在臀部和膝盖处弯曲）

　　　　　　　　　　　　　　　　　　　　　　　　　　　R　L
0- 无 □ □
1- 轻微或几乎不可察觉的震颤，可为间断发作 □ □
2- 中等幅度（<2 cm），可为间断发作 □ □
3- 明显的幅度（2～4 cm） □ □
4- 严重的震颤（>4 cm） □ □

25. 颈部肌张力障碍
0- 无 □
1- 轻微，偶有牵拉 □
2- 轻度而明显的斜颈 □
3- 中度的牵拉 □
4- 极度的牵拉 □

26. 手臂的肌张力障碍

	R	L
0- 正常	□	□
1- 轻微的肌张力障碍，临床不明显	□	□
2- 轻度而明显的肌张力障碍，无残疾	□	□
3- 中度，能抓握，有一定的手动功能	□	□
4- 严重，无有功能的抓握动作	□	□

27. 从椅子上站起（患者从一个直背的椅子上站起，双手交叉在胸前）
0- 正常 □
1- 缓慢，或需要反复努力 □
2- 需要扶手作为支撑 □
3- 易摔倒或失去平衡，需反复努力，但无须帮助可站起 □
4- 无帮助时，不能站起 □

28. 姿势

姿势：正常或异常？
如姿势正常，转至项目29。如姿势异常，继续项目28A、B和C。

A. 躯干肌张力障碍（如评分 >2，跳至 28B 和 C）
0- 无 □
1- 轻度屈曲，临床上不明显 □
2- 明确的屈曲，但不妨碍站立或步行 □
3- 中度的屈曲，妨碍站立或步行 □
4- 极度躯干屈曲，不能站立或步行 □

B. 共济失调的姿势
0- 无 □
1- 轻度（仅在无视觉反馈时出现身体摇摆） □
2- 中度（中度摇摆，还可双脚并拢站立） □
3- 明显（明显摇摆，不能双脚并拢站立） □
4- 极度严重（没有支持时不能站立，或需卧床） □

C. 帕金森症
0- 正常直立 □
1- 不能完全直立，轻度弯腰，对于老年人可能是正常的现象 □
2- 中度弯腰，明显异常，可能轻微倾向一侧 □
3- 重度弯腰，脊柱后凸，可能中度倾向一侧 □
4- 明显屈曲，姿势极度异常 □

29. 步态
步态：正常或异常？
如步态正常，转至项目30。如步态异常，继续项目28A和B。

A. 下肢肌张力障碍（如评分 >2，跳至 29B 和 C）

	R	L
0- 无	□	□
1- 轻微的肌张力障碍，但不引起损害，临床不明显	□	□
2- 轻度的肌张力障碍，可快步走，无须帮助	□	□
3- 中度的肌张力障碍，步行严重受损，或需要帮助	□	□
4- 严重，不能站立或行走	□	□

B. 共济失调
0- 无 □
1- 轻度（仅在脚尖对脚跟步行或无视觉反馈时，出现共济失调） □
2- 中度（在正常行走时，出现共济失调，脚尖对脚跟步行困难） □
3- 重度（步基宽，摇摆步态，不能脚尖对脚跟步行） □
4- 极度严重（没有帮助不能步行，需坐轮椅，或卧床） □

（续表）

C. 帕金森症

0- 正常	☐
1- 步行缓慢，有小碎步，但无慌张步态或前冲	☐
2- 步行困难，但几乎不需要帮助，可有慌张步态、小碎步或前冲	☐
3- 步态严重紊乱，需要帮助	☐
4- 即使在帮助下，也根本不能步行	☐

30. 舞蹈症（F＝面部；T＝躯干）

	F	T	RUE	LUE	RLE	LLE
0- 无	☐	☐	☐	☐	☐	☐
1- 轻度，间断发作	☐	☐	☐	☐	☐	☐
2- 轻度，持续发作或中度，间断发作	☐	☐	☐	☐	☐	☐
3- 中度，持续发作	☐	☐	☐	☐	☐	☐
4- 明显，长期	☐	☐	☐	☐	☐	☐

31*. 下颌震颤	☐是	☐否
32*. 锥体外系症状（膝和足踝的抽动是否异常剧烈）	☐是	☐否
33*. 刻板行为（手势或言语）	☐是	☐否
35*. 不自主哭泣	☐是	☐否

* 项目 31-34 如为"是"，记为 1 分；如为"否"，记为 0 分

表 36-2 肝豆状核变性全面评价量表

说明

基于既往史的评价，如第一部分（认知和行为）、第二部分（第 2 项：智能；第 3 项：抑郁；第 4 项：精神异常）应该反映患者近 1 个月内的临床表现。所有其他项目应该反映患者检查时的临床表现。

仅评估你所看见的。根据标准对每一项表现进行独立的评估，如对失能的肌张力障碍和震颤，根据第二部分的第 5 项（肌张力障碍）和第 6 项（震颤），均应评为 4 级。

如某一项目不能被评估，则标为 0*，如第一部分第 4 项被标为 0*，则表示临床上无骨关节肌肉受累的表现，也无 X 线证据；第二部分第 13 项被标为 0*，则表示裸眼未发现 K-F 环，也无裂隙灯检查证据。

如果评分位于 2 个等级之间，则判断为较高的评分。

日常生活活动是指穿衣、个人卫生、进食或任何其他的日常活动。

第一部分：整体评估

1.L- 肝脏 [a]

　L0: 无既往和进行性、活动性肝病

　L1: 既往有肝病，但无进行性、活动性肝病

　L2: 有进行性、活动性肝病，但无肝硬化证据 [b]

　L3: 代偿性肝硬化

　L4: 失代偿性 [c] 肝硬化

　L5: 有危及生命的肝损害 [d]

注: [a] 表示有关于肝损害的临床、生化和腹部超声的证据，或有肝活检的证据。

　　[b] 表示有关于肝硬化的临床或超声证据，或有肝硬化史，或有肝活检的证据。

　　[c] 表示肝性脑病、门静脉系统性出血、腹水。

　　[d] 表示急性肝衰竭、伴大量溶血的肝病或需要肝移植的肝病。

2.C- 认知和行为 [e]

　C0: 正常

　C1: 被父母、看护人员、亲属或同学、同事注意到的症状

　C2: 在家中、学校和工作中出现明显的问题，但通过努力可达到正常水平

　C3: 在家中、学校和工作中出现严重的问题，通过努力不能达到正常水平

　C4: 除简单的活动外，不能独立生活，如严重受损的人际关系、不能坚持学习或工作，需要较大的帮助，需要服用抗抑郁或抗精神病药物

　C5: 即使简单的日常活动也依赖看护人员，限制于特殊机构或家中，需要服用抗抑郁或抗精神病药物

注: [e] 表示智力下降、抑郁、精神异常。

3.M- 运动 [f]

　M0: 正常

　M1: 轻微的临床症状

　M2: 日常生活有困难，但可独立进行

M3：在日常生活中需要帮助
M4：日常生活依赖他人
M5：卧床
注：^{f} 表示神经运动损害。

4. O- 骨关节和肌肉^g
O0：正常
O1：异常的骨骼 X 线，无症状
O2：日常生活有困难，但可独立进行
O3：在日常生活中需要帮助
O4：日常生活依赖他人
O5：骨折或卧床
注：^{g} 表示骨骼、脊柱和关节疼痛、肿胀或畸形，或近端肌肉无力。

第二部分：神经症状评估

1. WD 面容
0. 正常
1. 张口或滑稽的微笑
2. 张口和滑稽的微笑，伴流涎
3. 早期愚钝面容^h
4. 愚钝面容
注：^{h} 表示假性眼睑下垂、眼神接触减少、探索性眼球运动减少、口角下垂、面部表情延迟或无变化。

2. 智能
0. 无智力下降，无学习或工作变化
1. 轻度智力下降，需要努力才能维持学习或工作上的表现
2. 智力下降，学习或工作明显退变
3. 无法进行学习或工作
4. 日常的智能活动需要帮助^i
注：^{i} 表示健忘，与朋友交流困难，在家中做简单的家务困难，简单的外出困难或日常生活活动困难。

3. 抑郁^j
0. 无
1. 仅在学校和工作中，被父母、看护人员、亲属或同学、同事注意到的轻微症状，不影响家庭生活、学习和工作
2. 轻度影响家庭生活、学习和工作
3. 严重影响家庭生活、学习和工作，需要抗抑郁治疗
4. 有自杀倾向，需要住院治疗
注：^{j} 表示情绪悲伤；对几乎所有或所有活动不感兴趣；伴或不伴躯体症状（不能解释的体重下降、睡眠模式改变、疲劳、自卑、无价值感、不适当的内疚、精力不集中、犹豫不定）。

4. 精神异常^k
0. 无
1. 轻微症状，不影响家庭生活、学习和工作
2. 轻度影响家庭生活、学习和工作
3. 严重影响家庭生活、学习和工作，需要抗精神病治疗
4. 有自杀或谋杀倾向，需要约束或住院治疗
注：^{k} 表示欣快、易激惹、兴奋、攻击性（如易发脾气、口头或肢体暴力）、思维奔逸、言语急促、坐立不安（烦躁、行为活跃、离家出走）、冲动行为、性欲亢进、酒精或药物滥用或依赖、幻觉、妄想、有自杀或谋杀风险和倾向。

5. 肌张力障碍
0. 无
1. 有肌张力障碍，但活动不受限制
2. 影响日常生活活动，但无依赖性
3. 影响日常生活活动，需要帮助
4. 卧床

6. 震颤（静止性、姿势性或动作性）
0. 无
1. 有震颤，但活动不受限制
2. 影响日常生活活动，但无依赖性
3. 影响日常生活活动，需要帮助
4. 卧床

7. 舞蹈动作

  0. 无

  1. 有舞蹈动作，但活动不受限制

  2. 影响日常生活活动，但无依赖性

  3. 影响日常生活活动，需要帮助

  4. 卧床

8. 帕金森表现

  0. 无

  1. 有帕金森表现，但活动不受限制

  2. 影响日常生活活动，但无依赖性

  3. 影响日常生活活动，需要帮助

  4. 卧床

9. 语言

  0. 正常

  1. 发音不清，但可理解

  2. 发音不清，理解困难

  3. 不可理解

  4. 缄默或构音不全

10. 吞咽

  0. 正常

  1. 偶有呛咳

  2. 频繁呛咳

  3. 每餐均有呛咳

  4. 吸入性肺炎或置胃管

11. 流涎

  0. 正常

  1. 夜间流涎，白天正常

  2. 口唇潮湿，口中充满唾液，需要频繁擦拭

  3. 间断性流涎

  4. 持续流涎

12. 姿势和步态（非骨骼肌肉病变引起）

  0. 正常

  1. 姿势异常，但可独立站立和行走

  2. 姿势明显异常，需用拐杖或别人帮助才可站立和行走

  3. 需要较大的帮助才可站立和行走，如无支撑容易跌倒

  4. 卧床

13. K-F 环

  0. 无

  1. 裂隙灯下可见

  2. 使用手电筒肉眼可见不完全环（限于上极或下极或上下两极）

  3. 使用手电筒肉眼可见完全的薄环

  4. 使用手电筒肉眼可见完全的厚环

14. 少见症状

如有下列症状，记为（1）；无则记为（0）：

  · 情绪不稳定

  · 1 个月内的癫痫

  · 肌阵挛

  · 刻板动作

  · 抽搐

  · 锥体外系症状

  · 眼球运动异常

计算出现上述症状的得分（最多为 4 分）

表 36-3　改良 Young 量表

项目		症状	评分	项目	症状	评分
语言	1 清晰度	正常	0	震颤	无	0
		不清晰,可理解	1	9 部位(各部位得分总和)	单肢	1
		理解有困难	2		多肢	2
		无法理解	3		累及躯干	3
		不能说话	4		累及头部	4
	2 连贯性	正常	0	10 程度	无	0
		基本交谈	1		幅度小,可控制,无功能障碍	1
		会说短句短语	2		幅度小,不能控制,有轻微障碍	2
		会说几个单词	3		幅度大,有功能障碍,但独立	3
		不言语	4		幅度大,有严重功能障碍,需要帮助	4
咽喉肌张力	3 吞咽	正常	0	舞蹈样动作	无	0
		偶尔哽住	1	11 频率	偶发	1
		每餐有呛咳	2		间断	2
		需半流食	3		频发	3
		需胃管	4		持续	4
	4 流涎	无	0		无	0
		偶尔,可控制	1	12 程度	小幅度,无功能障碍	1
		间断,需擦拭	2		中等幅度,有轻微功能障碍	2
		经常	3		大幅度,有功能障碍,但独立	3
		持续	4		有严重功能障碍,需要帮助	4
肢体肌张力增高	5 部位(得分为所有部位得分总和)	无痉挛	0	步态	正常	0
		单个肢体	1	13 程度	轻度困难	1
		多个肢体	2		中度困难,可独立行走	2
		累及颈部、躯干	3		重度困难,需帮助	3
		累及口轮匝肌或舌肌	4		不能行走	4
	6 程度	无	0		正常	0
		轻度,无功能障碍	1	14 姿势	轻度异常,步距稍小,速度稍慢	1
		中度,痉挛明显,有轻微功能障碍,生活独立	2		中等异常,步距小,速度慢,迈步困难	2
		重度,严重痉挛,功能障碍,生活工作需帮助	3		重度异常,无帮助下不能行走或站立	3
		卧床	4		卧床	4
共济失调	7 程度	正常	0	高级神经活动	正常	0
		轻度异常,不影响生活	1	15 精神异常	轻度异常,不影响生活	1
		中度异常,影响生活	2		中度异常,影响生活	2
		重度异常	3		重度异常,需药物治疗	3
		需人帮助	4		无法独立生活	4
	8 部位	无	0	16 智能	正常	0
		单肢	1		轻微下降,不影响生活工作	1
		单侧肢体	2		明显下降,影响生活工作	2
		四肢	3		严重下降,不能工作	3
		累及躯干	4		日常生活需要帮助	4

(姜　鹏)

第三十七章　肝豆状核变性的临床实践指南的应用

摘要

随着对肝豆状核变性的深入研究，近年来美国、中国、印度及欧盟国家相继推出了肝豆状核变性的临床实践诊疗指南，对临床工作起到了规范化的作用。比较这些指南的异同点，尤其是总结出其中共同的部分，有利于临床工作者制定出合理的治疗方案。

美国肝病研究协会（2008 版）、中华医学会神经病学分会帕金森病与运动障碍学组 / 中华医学会神经病学分会神经遗传病学组（2008 版）、欧洲肝脏研究协会（2012 版）、欧洲儿童胃肠病学 / 肝病和营养学会（2018 版）和印度肝脏研究全国协会 / 印度儿童胃肠病学 / 肝病学和营养学学会 / 印度运动疾病学会（2019 版）的临床实践指南分别发布肝豆状核变性病的临床实践指南。本文主要总结以上指南的异同之处（表 37-1），有利于临床工作者制定出合理的治疗方案。

表 37-1　关于肝豆状核变性指南的比较

项　目		AASLD2008	EASL2012	ESGHAN2018	INDIA2019
诊断	诊断试验	实验室检查和临床表现	Leipzig 评分	实验室检查和临床表现；Leipzig 评分	实验室检查和临床表现；Leipzig 评分
	由肝豆状核变性引起的急性肝衰竭的诊断	实验室检查和临床表现	实验室检查和临床表现	实验室检查和临床表现	实验室检查和临床表现
	家族筛查	同胞兄妹：遗传性检查 *；儿童及其他的一级亲属：临床表现	一级亲属：遗传性检查	一级亲属：临床表现和遗传性检查	一级亲属：临床表现和遗传性检查
治疗	药物治疗	初期治疗：络合剂 +/ 锌剂 维持治疗和无症状者：络合剂或锌剂	初期治疗：络合剂 +/ 锌剂 维持治疗和无症状者：络合剂或锌剂	初期治疗：络合剂 +/ 锌剂 维持治疗和无症状者：锌剂	初期治疗：络合剂 +/ 锌剂 维持治疗和无症状者：络合剂或锌剂
	治疗监测	24 小时尿铜	24 小时尿铜	24 小时尿铜；如使用锌剂：血锌，24 小时尿锌	24 小时尿铜；如使用锌剂：24 小时尿锌
	肝移植	适应证：失代偿性肝硬化，主要表现为非神经精神疾病	适应证：失代偿性肝硬化，主要表现为非神经精神疾病 预后：新 Wilson 指数	适应证：失代偿性肝硬化，但除重度的神经精神疾病外 预后：新 Wilson 指数	适应证：失代偿性肝硬化，主要表现为非神经精神疾病 预后：新 Wilson 指数
特殊情况	急性肝衰竭	桥接治疗；移植	移植	桥接治疗；移植	桥接治疗；移植
	妊娠	减少络合剂剂量；无须调整锌剂剂量	减少络合剂剂量；无须调整锌剂剂量	–	减少络合剂剂量 无须调整锌剂剂量
	手术	减少络合剂剂量 无须调整锌剂剂量	–	–	–

注：* 如不能进行遗传学检查，则进行标准的生化和临床检查。

第一节　临床特征

肝豆状核变性是一种常染色体隐性遗传的致死性疾病，由 *ATP7B* 基因突变引起，临床上可表现为肝病、进行性神经病（肝功能异常不明显或肝功能正常）或精神病和 Kayser-Fleischer 环。世界卫生组织估计肝豆状核变性的全球患病率是 1/10 000 ～ 1/30 000。与老年患者相比，儿童和年轻患者多为肝型肝豆状核变性。在任何年龄组中，症状都常为非特异性的。

一、肝脏病变

有肝脏异常或不明原因的神经运动障碍的任何个体都应该考虑肝豆状核变性的诊断。单独的年龄因素不是排除肝豆状核变性诊断的基础，越来越多的小于 5 岁的儿童得到确诊，经分子生物学检验证实的年龄最大的肝豆状核变性患者在 70 岁以上。对于患有不明原因肝病并伴有神经或神经精神疾病的患者，应除外患肝豆状核变性的可能。患者也可表现为伴有 Coombs 阴性溶血的急性肝衰竭和急性肾衰竭。

儿童和青少年比成年人更容易出现孤立肝病，证实该病的表型是与年龄相关的。肝硬化和门脉高压是肝型肝豆状核变性的常见表现。其他表现包括急性肝衰竭、慢加急性肝衰竭、急性肝炎、无症状性转氨酶升高、脂肪肝、胆石症和罕见的肝脏 - 胆管恶性肿瘤。有急性肝衰竭的肝豆状核变性患者一直伴发溶血。

二、神经精神病变

神经系统 / 神经精神症状可是肝豆状核变性的唯一临床表现，倾向于较肝型晚出现，表现多样，包括轻度震颤、肌张力障碍、癫痫、帕金森症、共济失调、认知改变和行为障碍。

三、Kayser-Fleischer 环

对于疑似患者，应该由经验丰富的检查人员通过裂隙灯检查是否存在 Kayser-Fleischer 环。即使是以神经疾病为主的患者，如无 Kayser-Fleischer 环，也不能除外肝豆状核变性。Kayser-Fleischer 环常为双侧，在几乎所有神经型和近一半肝型患者中均可发现。在确诊时使用裂隙灯是有必要的。即使在神经型肝豆状核变性中，"向日葵"样白内障也是不常见的。经过数年适当的络合剂驱铜治疗，患者的 Kayser-Fleischer 环可消失。所有疑为肝豆状核变性的患者均应接受 Kayser-Fleischer 环的检查。无症状的同胞兄妹和 10 岁以下的儿童可能是阴性的。最好常规应用裂隙灯检查。手持式裂隙灯装置可用于行动不便的患者。

四、其他系统的表现

肾脏病变有肾钙质沉着症（表现为镜下血尿）、氨基酸尿和肾结石等。儿童肝豆状核变性患者应定期检测蛋白尿，以早期发现药物性肾小球损害。

轻度的 Coombs 阴性溶血性贫血可发生于无症状的肝豆状核变性患者。急性重度溶血可能是与肝豆状核变性相关的急性肝衰竭的首发表现。对于发生 Coombs 阴性溶血性贫血的青少年和青年人，应该筛查肝豆状核变性。

肝豆状核变性患者可有关节的症状。对于在 10 ～ 30 岁间出现的早发退行性关节病变（骨关节炎、软骨钙质沉着症）、骨质疏松的患者，应筛查肝豆状核变性。

心脏病变包括无症状性心律失常、心肌病等，应对所有成年患者进行心脏评估。

肝豆状核变性患者还可发生胰腺炎、甲状旁腺功能减退或习惯性流产等。

第二节　诊断试验

一、血清铜蓝蛋白

血清铜蓝蛋白水平极低（<5 mg/dL），是诊断肝豆状核变性的强有力的证据。中等程度的血清铜蓝蛋白水

平降低表明需要进一步的评估。正常的血清铜蓝蛋白水平不能除外肝豆状核变性。肝豆状核变性患者的血清铜蓝蛋白不可能大于正常值。

二、血清总铜

血清总铜对诊断肝豆状核变性是无意义的。

三、尿铜

基础 24 小时尿铜应是所有疑似肝豆状核变性的患者的必查项目。有症状的患者 24 小时尿铜通常 >100 μg（1.6 μmol）。如果 24 小时尿铜 >40 μg（>0.6 μmol）提示可能患有肝豆状核变性，需要进一步的检查。对于有症状的儿童，如果基础尿铜 <100 μg/24 h（1.6 μmol/24 h），应做青霉胺负荷试验以获得进一步的证据。在 24 小时收集尿的期间，开始服用 500 mg 青霉胺，12 小时后再次服用 500 mg 青霉胺，肝豆状核变性患者 24 小时尿铜 >1600 μg（>25 μmol）。尚不清楚该检测在成人中的预测价值。既往推荐该方法用于诊断，现认为该方法的假阳性率较高。调低基础 24 小时尿铜的临界值，并同时检测血清铜蓝蛋白和 Kayser-Fleischer 环，可能比青霉胺负荷试验更有效。

四、肝脏病理和肝铜

无对肝豆状核变性有确诊意义的肝脏病理学表现。铜的组织学染色仅对肝豆状核变性诊断提供支持性证据。肝实质铜含量 >250 μg/g（肝干重）是一个关键性的诊断信息，诊断不明的患者和年轻患者都应做肝铜的测定。对于未经治疗的患者，正常的肝铜浓度（<40 ~ 50 μg/g，肝干重）几乎可以排除肝豆状核变性的诊断。如果有活动性肝病或其他的肝豆状核变性症状的患者的肝铜处于中间水平（70 ~ 250 μg/g，肝干重），则需要更进一步的诊断性检查。

五、影像学检查

在所有脑型肝豆状核变性患者治疗之前，都要考虑进行大脑放射学成像（首选磁共振成像），这应是对所有有神经精神症状的患者进行评估的一部分。特异性的脑磁共振成像征（如"大熊猫脸"、背盖部高密度、中央脑桥髓鞘溶解样异常、在基底神经节 / 丘脑 / 脑干同时存在异常信号）对肝豆状核变性有确诊意义。

六、基因分析

对于通过临床表现和生化检测难以确诊的患者，应行全基因测序的基因分析。可应用单倍体分析或针对已知突变的特殊检测对肝豆状核变性患者的一级亲属进行家系筛查。需要临床遗传学家解释检测结果。

对于疑有肝豆状核变性的患者，推荐 *ATP7B* 基因的突变分析作为临床诊断试验以支持肝豆状核变性的诊断。对于肝豆状核变性患者的同胞兄妹，推荐 *ATP7B* 基因的突变分析作为临床诊断试验，特别是已在先证者中发现了 *ATP7B* 基因突变时。应建立区域性的中心，以减少患者的费用和时间。有必要在各国建立一个全球性的网络，以确定每一个国家内的常见突变。

第三节　诊断与鉴别诊断

一、诊断

阳性家族史是肝豆状核变性的间接证据。具有某种肝豆状核变性特征的同胞兄妹死亡的家族史有助于诊断肝豆状核变性，其他相关的特征也有助于诊断。

印度共识组成员改良了 1993 年的莱比锡评分。新的"改良莱比锡评分"已在 70 个已确诊的肝豆状核变性患者中得到证实。在这个新的评分系统中，加入了提示肝豆状核变性的家族史这一项。另外，给予 <5 mg/dL 的

血清铜蓝蛋白较高的权重。由于遗传学检测较为普及，许多通过临床和生化检查难以确诊的患者进行了遗传学检测，在新的评分系统中保留了突变分析项目。由于青霉胺负荷试验的有效性和可靠性较差，新的莱比锡评分不再包含该项目。由于肝铜检测不易进行且准确性较差，也被剔除。

二、鉴别诊断

对于出现非典型自身免疫性肝炎或对标准的皮质激素治疗无效的自身免疫性肝炎成年患者、可能为非酒精性脂肪肝或有非酒精性脂肪肝炎病理特征的患者，应除外肝豆状核变性；对于伴有肝病的任何程度的 Coombs 试验阴性的血管内溶血、中等程度的血清转氨酶升高、血清碱性磷酸酶降低和碱性磷酸酶 / 总胆红素 <2 的患者，应除外肝豆状核变性。急性肝衰竭患者如发生明显的溶血，几乎都是由肝豆状核变性引起。

第四节　治疗

一、低铜饮食

患者应避免进食含铜量高的食物与水，尤其是在治疗的第一年。

二、驱铜治疗

对于有症状的患者起始治疗包括络合剂（青霉胺或曲恩汀）。曲恩汀的耐受性比青霉胺好。由于 D- 青霉胺具有容易获取、费用低和高效性的特点，应优先选用。尽管有严重的不良反应，D- 青霉胺仍是有效的络合剂。有肝脏病变的症状和体征（如肝硬化或异常的 INR）的儿童应该优先选择铜络合剂治疗。锌剂可作为脑型患者一线治疗药物。锌比青霉胺或曲恩汀更加适合选择性地驱铜，并且不良反应少。使用锌剂后需要严密监测转氨酶，如果持续升高则改用络合剂。

经过充分的络合剂治疗，稳定的患者可继续使用低剂量的络合剂或换为锌剂治疗，进入维持治疗阶段。一般来说，这种患者已被治疗 1 ～ 5 年，其临床症状好转，血清转氨酶水平和肝脏合成功能正常，非铜蓝蛋白结合铜正常，反复检测 24 小时尿铜在 200 ～ 500 μg（3 ～ 8 μmol）。单服用锌时，关于 24 小时尿铜的治疗目标，各指南规定不一，在 75 ～ 125 μg（1.2 ～ 2 μmol）以下。中断治疗的患者会有难治性肝功能不全的风险。

三、神经系统症状的治疗

对于驱铜治疗无效的肌张力障碍，可使用抗胆碱能药物和巴氯芬。对于难治性局灶肌张力障碍或残余的肌张力障碍，可考虑使用肉毒毒素。扑痫酮和普萘洛尔可用于姿势性和动作性震颤。左旋多巴用于帕金森症，四苯喹嗪用于运动过度。物理治疗和语言治疗对于神经型肝豆状核变性患者的康复起一定作用。对于存在严重吞咽困难的患者，经皮内镜胃造瘘是一个暂时的选择，直至使用络合剂后吞咽困难才能得到改善。

四、肝移植

除非进行肝移植，否则治疗应是终身的，不应被中断。对药物治疗无效的失代偿性肝硬化患者、由于肝豆状核变性引起的急性肝衰竭患者应立即进行肝移植。来自杂合子的同胞兄妹的活体肝移植对受体和供体都是有效的和安全的。不推荐肝移植作为孤立的晚期神经型的主要治疗方法，因为大多数此类患者经过药物治疗后病情稳定，不用通过肝移植额外获益。有重度神经或精神症状的患者的预后较差，在肝移植后也很难坚持药物治疗。如这类患者也合并肝病，是否进行肝移植应个体化。明显的神经精神症状是预后不良的标志。失代偿性肝硬化的患者应使用络合剂或联合使用络合剂和锌剂，可能会避免肝移植。如果病情不能迅速恢复，分子吸收再循环系统（molecular absorption recirculating system，MARS）和全血浆置换（total plasma exchange，TPE）等作为肝移植的桥接治疗，可用于急性肝衰竭患者（特别是合并脑病）。由于肝移植纠正了 ATP 酶的缺陷，患者在肝移植后不再需要使用络合剂和锌剂治疗。

2006 年，Nazer 评分（血清胆红素、国际标准化比值和血清白蛋白）被修正，增加了 2 个参数（AST 和白细胞计数），并被命名为新 Wilson 指数（new wilson index，NWI）。NWI 已用于肝移植的预测（急性或慢性）。NWI ≥ 11 的患者如不接受肝移植，则不能存活。

新的治疗包括肝细胞移植、干细胞移植和基因治疗，它们可能恢复肝脏的排铜功能，但尚处于试验阶段。

第五节　特殊临床情况的治疗

一、症状前患者

通过家系筛查发现的症状前患者，用络合剂如青霉胺、曲恩汀（曲恩汀的耐受性较好）或锌剂可以有效地防止出现症状。3 岁以下的儿童首选锌剂。

二、妊娠

肝豆状核变性患者怀孕是安全的。大多数患者预后良好。一般认为肝豆状核变性患者即使接受络合剂治疗，生育的风险也较低。与未治疗的肝豆状核变性患者相比，接受适当的驱铜治疗的患者有更大的怀孕成功的概率。患者在孕前应将体内的铜的状态调整至最佳。在妊娠期间，肝豆状核变性患者应坚持驱铜治疗，但建议减少青霉胺或曲恩汀的剂量。服用青霉胺的患者应避免哺乳，因为药物可以分泌至乳汁而伤害婴儿。

第六节　治疗目标和治疗监测

常规检查包括血清铜、铜蓝蛋白、24 小时尿铜和尿、肝脏生化、国际标准化比值、全血细胞计数和尿常规（特别是对于使用络合剂治疗的患者）和体格检查，每年至少两次。使用络合剂治疗的患者不管治疗多长时间都要定期检查全血细胞计数和尿常规。每年评估一次 Kayser-Fleischer 环。如患者尽管进行了治疗，其转氨酶仍然增高或降低后又增高，患者的依从性可能较差。依从性差的患者的非铜蓝蛋白结合铜升高，过度治疗的患者的非铜蓝蛋白结合铜可能极低。监测服用锌剂依从性的项目包括血清锌、24 小时尿锌和 24 小时尿铜。

用于肝豆状核变性的全面评价量表（GAS）是一个全面、可靠和有用的量表。特别是对于神经型患者，该表可用于客观评价致残性，在随访时监测患者对治疗的反应。

第七节　家系筛查

对于任何新诊断的肝豆状核变性患者的一级亲属都应进行肝豆状核变性筛查。虽然产前诊断在技术上是可行的，但由于肝豆状核变性是一个可治的疾病，常规进行肝豆状核变性产前检查并不合理。没有证据表明需要对新生儿进行筛查。对幼儿可延迟至 1～2 岁时进行筛查，推荐 ≥ 3 岁是筛查肝豆状核变性的最佳时机。考虑到肝豆状核变性的迟发性，新确诊的肝豆状核变性儿童的父母亲也应接受筛查，筛查项目包括肝功能、铜代谢试验、遗传学检测等。

（李晓东）

第三十八章　Menkes 病

摘要

Menkes 病是临床罕见的由于 *ATP7A* 基因缺陷导致的先天性铜缺乏的进行性多系统性致死性疾病。本章阐述了 Menkes 病的病因和发病机制、临床表现、诊断治疗和遗传咨询。研究 Menkes 病有助于理解铜代谢障碍对人体机体的影响。

Menkes 病又称门克斯病、卷毛病、卷发综合征、钢毛综合征、脆毛型灰质营养不良，是临床罕见的由于 *ATP7A* 基因缺陷导致的先天性铜缺乏的进行性多系统性致死性疾病。由 John Menkes 于 1962 年首先报告。1972 年 David Danks 发现该病患儿头发与其澳大利亚家乡吃铜缺乏草的羊的毛发的质地类似，提出 Menkes 病有明显的铜代谢异常的特点。发病机制为由于 ATP7A 酶具有辅助铜穿过肠上皮细胞的基底侧进入门静脉系统的作用，其功能缺陷抑制铜在小肠内吸收，引起患者机体内铜缺乏，继发各种铜依赖性酶功能障碍。临床表现以中枢神经系统和结缔组织损害为主，主要为重度的神经功能退行性变、癫痫发作、结缔组织病、肌张力低、低体温和皮肤毛发畸形等。该病最能反映出铜在人体内的重要性。如在新生儿早期，此时血 – 脑屏障系统尚未成熟，进行肠道外的铜补充治疗可显著改善患者的神经系统症状。由于 ATP7A 酶在铜穿过血 – 脑屏障的过程中起主要作用，在新生儿后期，肠道外的铜补充治疗并无效果。

第一节　病因和发病机制

"P" 是指 ATP 酶在使阳离子穿越膜时形成了磷酸化的中间产物。P- 型 ATP 酶超家族还包括 Na^+/K^+ 泵、H^+/K^+ 泵及质膜 / 肌浆网 Ca^{2+} 泵。ATP7A 酶通过水解 ATP 产生能量，把摄入细胞内的铜转移到门静脉血管，与血中白蛋白、α_2- 巨球蛋白疏松结合，主要运送到肝脏，少部分铜被运至肾脏及脑组织中，与铜穿过胎盘也有关。

Menkes 基因位于 Xq13.3，在真核细胞、原核细胞和远古细菌中具有同源性，包含 23 个外显子（共 8.5 kb）和 19 个内含子，其 mRNA 长约 141.241 kb，与肝豆状核变性的基因 *ATP7B* 基因具有 57% 的同源性，几乎表达于所有组织，在胎盘组织中 *ATP7A* 基因的 mRNA 表达最高，但在肝脏、脾脏中未发现。在 Menkes 病的动物模型中，*ATP7A* 基因表达于星形胶质细胞、神经元、脉络丛细胞及组成血 - 脑屏障的血管内皮细胞，说明 ATP7A 酶在这些组织中起重要作用。在基因的 5'- 末端翻译区富于 GC 序列，这是存在于所有或大多数组织的看家基因（housekeeping gene）的共同特点。134 bp 的第一个外显子仅含有未翻译序列，其第一个碱基对是转录开始的位置；141 bp 的第二个外显子也含有部分未翻译序列、ATG 翻译起始点和第一个金属结合位点。4120 bp 的最后一个外显子含有 274 bp 的翻译序列、1 个 TAA 翻译终止位点、1 个 3'- 末端翻译区和 1 个多腺苷酰化（polyadenylation）位点。大多数金属结合结构域（metal-binding domains，MBD）和跨膜结构域（transmembrane domain，TMD）由独立的外显子编码，但 MBD3 和 MBD 由一个外显子编码，编码 TMD2 和 TMD7 的外显子被内含子间隔。

ATP 结合结构域（ATP-binding domain）和磷酸化结构域（phosphorylation domain）由一个外显子编码，编码磷酸酶结构域（phosphatase domain）的外显子被内含子间隔。

　　在肝脏中，ATP7A 酶的作用被 ATP7B 酶代替。ATP7A 酶与 ATP7B 酶有 67% 的氨基酸相似性。ATP7A 酶是一由 1500 个氨基酸组成的单链多肽，分子量 165 kDa，是一种膜功能蛋白，又称为 MNK 蛋白，是铜离子进行跨膜转运的离子泵，位于细胞 Golgi 体外侧网络。ATP7A 酶由 N- 末端的 6 个金属结合域、8 个跨膜部分、1 个 ATP 结合域、A 结合域和 C- 末端组成（图 38-1）。细胞内铜离子浓度增高时，ATP7A 酶转位至囊泡或细胞膜上，可能促使铜进入囊泡，通过胞吐作用（exocytose）释放出铜离子，或直接将铜离子泵出细胞膜外。当细胞外铜离子水平降低时，ATP7A 酶通过胞内体（endosome）回到 Golgi 体外侧网络，网格蛋白（clathrin）、rab、网格蛋白适应子复合物 AP-1（clathrin adaptor complex AP-1）、retromer、WASH 复合物及 BLOC-1 复合物参与其中。WASH 复合物与 COMMD1、CCDC22、CCDC93 及 C16orf62（CCC 复合物）有关。在 CCC 复合物中，COMMD1 起着关键性作用。伯灵顿泰里耶犬（Bedlington Terriers dog）的 *COMMD1* 基因突变引起常染色体隐性遗传的铜中毒。

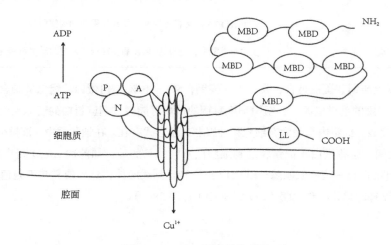

图 38-1　ATP7A 蛋白结构示意

　　ATP7A 酶内的 8 个 TMD 形成的孔道使铜离子泵出细胞，含有 CPC 域，可能形成阳离子通道。在 N- 末端含有 6 个大约 100 个氨基酸的 MBD，含有 GMXCXXC，其中的 2 个半胱氨酸残基在铜结合中起重要作用。MBD1 ～ 4 具有调节 MNK 蛋白和 Atox1 相互作用的功能，MBD5 ～ 6 与铜跨膜转运最为相关。C- 末端为铜转运功能结构域，分别为 ATP 结合结构域，含有 GDGXNDXP，与 ATP 结合相关；磷酸化结构域含有 DKTGT 残基，与磷酸化相关，其天冬氨酸残基被 ATP 的末端磷酸化；磷酸酶结构域（phosphatase domain）含有 TGEA/S 序列，与去磷酸化相关，从磷酸化的天冬氨酸移除磷酸。ATP7A 酶在 Golgi 体外侧网络中的作用是转运细胞浆内铜至分泌性囊泡中，与囊泡内的铜依赖性酶结合（如酪氨酸酶、血清铜蓝蛋白）。当细胞浆内铜含量较高时，ATP7A 酶可以从 Golgi 体外侧网络处转移至细胞膜上，通过胞吐作用加速排泄，所以 ATP7A 酶对细胞而言，具有富集铜和疏散铜的双重作用。

　　ATP7A 酶转运铜离子经过以下 5 个步骤：与铜离子结合；在 C- 末端与 ATP 结合；ATP 水解和磷酸化区磷酸化；铜离子移位；激活区去磷酸化。C- 末端的双亮氨酸（di-leucine，LL）残基对于 ATP7A 酶定位于 Golgi 体外侧网络具有重要作用，与铜外流无关。Cu^{1+} 被泵出细胞后，以某种未明机制被氧化为 Cu^{2+}，再与组氨酸或白蛋白结合被运至肝脏。

　　铜在肝脏内的代谢见第四章。

　　ATP7A 酶还有多重作用（表 38-1）。

表 38-1　ATP7A 酶的多重功能

功能	证据
维持轴突生长和突触的完整性	动物模型
随着 NMDA 受体激活，ATP7A 酶在海马谷氨酸能神经元穿梭，钙进入细胞内，铜流出	动物模型
ATP7A 酶促使铜掺入多巴胺 - β - 羟化酶，后者催化多巴胺转化为去甲肾上腺素	Menkes 病患者的脑脊液中神经递质的变化
ATP7A 酶参与周围神经系统中胆碱能神经元的维持	人和酵母模型。在男性远端运动神经病中，尽管 ATP7A 酶和 mRNA 水平正常，ATP7A 酶突变（p.P1386S 和 p.T994I）不改变运输功能而是损害穿梭功能
血管紧张素 Ⅱ - 相关高血压	动物模型建议血管紧张素 Ⅱ - 相关高血压由细胞外超氧化物歧化酶 SOD3 调节。ATP7A 酶将铜传递至 SOD3
顺铂抵抗	在 ATP7A 基因过表达或苄基鸟嘌呤预处理的细胞株中，顺铂的毒性增强
巨噬细胞的杀菌活性	见于 ATP7A 酶与宿主病原体相互作用的动物模型
心脏铜缺乏时的肝铜动员	在动物模型中，通过 ATP7A 酶，在组织需要时动员肝铜至心脏

　　血中的铜 90% 以上与铜蓝蛋白结合，是不可交换铜，5% ~ 10% 与白蛋白、组氨酸结合，是可交换铜，根据体内需要作为铜依赖酶的铜供应源。各组织细胞对铜的摄取可能通过铜蓝蛋白的还原铜经硫氢基团与细胞表面受体的相互作用而完成。细胞内铜因为有细胞毒性以非离子形式存在。在细胞质中，铜被分布到一种叫作"铜分子伴侣"的蛋白之间。这些蛋白再把铜转运到细胞内不同的目的地，如前述 Atox1 蛋白把铜携带到 ATP7A 酶和 ATP7B 酶上，再结合到一些铜依赖酶；COX17 把铜转运到线粒体，然后使其与细胞色素 C 氧化酶结合；CCS 则把铜转运到铜 / 锌超氧化物歧化酶（Cu/Zn-SOD）（图 38-2）。

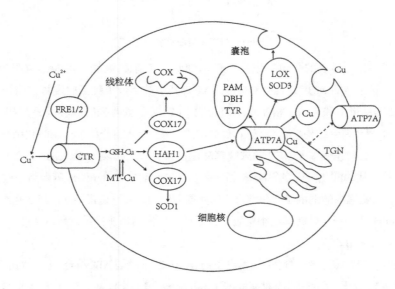

图 38-2　ATP7A 酶在铜代谢中的作用

　　Menkes 病的病因为 ATP7A 基因突变导致其蛋白功能障碍，吸收入肠黏膜的铜不能通过其基底外侧膜进入门脉系统，导致机体铜缺乏，从而使血清、肝脏和脑中铜含量降低以及某些组织中反常蓄积（十二指肠、肾、脾、胰、骨骼肌及胎盘），机体内含铜酶功能下降，引起多系统损害。虽然在近端肾小管中发现 ATP7A 基因及 ATP7B 基因，但 ATP7B 酶的作用机制不明。原尿中的铜在 ATP7A 酶的作用下几乎在近曲小管完全被吸收，回吸收的铜的一部分与血中白蛋白和氨基酸结合返回肝脏，另一部分从尿液中排出。ATP7A 酶缺乏时，铜转移到肾小管血管侧，以 MT-Cu 形式蓄积，结果尿中铜排泄量降低。在脑部，由于 ATP7A 酶的功能障碍，铜不能通过血 - 脑屏障进入脑内，滞留于血 - 脑屏障的内皮细胞中。在含铜量增高的组织中，增高的铜尚未达到毒性损害的程度，一是因为肠黏膜上皮排除部分铜，二是金属硫蛋白的保护作用。用同位素 ^{64}Cu 标记的铜盐掺入患者成纤维细胞的研究发现掺入含铜蛋白的速度并未减慢，因此研究认为代谢缺陷主要集中在细胞膜对铜离子的转运功能。铜从母体转运至胎儿体内过程也受损。目前已利用斑点小鼠（mottled mouse）及斑马鱼（zebrafish）制作出 Menkes 病的动物模型。

人群中发生 ATP7A 基因突变的概率是 6.7×10^{-6}/ 配子 / 代。约 95% 符合临床诊断 Menkes 病患者可以发现 ATP7A 基因的突变。ATP7A 基因突变具有遗传异质性，同一家族中相同的基因突变可以表现为不同的临床表型。突变型 ATP7A 酶存在截短和延长两种形式，其功能发生改变，其中截短形式的 ATP7A 酶存在于内质网，这部分 ATP7A 酶活性可能是导致轻型 Menkes 病和最轻型的 Menkes 病——枕角综合征（occipital horn syndrome，OHS）（OMIM 304150）的原因。典型 Menkes 病是由严重的基因突变导致功能蛋白合成完全受阻所致。在轻型 Menkes 病患者发现第 7 跨膜区域中有错义突变，这个突变的蛋白被定位于 Golgi 体外侧网络，具有部分转运铜活性。

导致女性发病可有以下几种情况：体内仅有一条 X 染色体（45，X），并且这条染色体处于失活状态；X 染色体结构异常，多数是 X 染色体与其他染色体易位；X 染色体的结构和数量均正常（46，XX），但是正常的这条染色体在大部分组织的细胞中处于失活状态，而携带突变基因的另一条 X 染色体处于活性状态，因此表现为病态。有轻度症状的女性患者发生外显子缺失（外显子 6，6-9，1）或碱基替换。

1/3 的患者由于新发基因突变而发病。已发现近 400 种基因突变，包括插入和缺失（22%）、无义突变（18%）、错义突变（17%）、大片段缺失（17%）、剪切位点突变（16%）及染色体畸形等，其中染色体畸形占 1%。90% 以上的突变引起经典型 Menkes 病，6% 的突变引起变异型（表 38-2），3% 的突变引起枕角综合征（表 38-3）。小的基因缺失 / 插入、无义突变在整个基因中均可发生；错义突变几乎只发生在第一跨膜区和终止子之间，在编码 ATP7A 基因铜结合区的 2～7 外显子没有发现错义突变，这表明这一区域的基因突变是可以接受的，不一定会导致 Menkes 病；剪切突变发生在位于外显子 6 和 8 之间的编码第一跨膜区的基因上游，以及外显子 21 和 22 之间的编码最后一跨膜区的基因。在 6 个金属结合区较少发现错义突变，说明该区域存在功能冗余（functional redundancy）。ATP7A 基因突变可能会影响蛋白质的合成、稳定性、转运、催化活性、误折叠、穿梭障碍和翻译后修饰。遗传性分析表明患者的母亲中有 75% 是携带者，其余 25% 不携带突变基因，说明许多 ATP7A 基因突变是获得性的。一些突变（如 p.C1000R）不影响 ATP7A 酶在 Golgi 体外侧网将铜传递至铜依赖酶，但对铜浓度的变化缺乏反应，由于机体内铜缺乏，铜依赖酶的合成仍减少。一个邻近 TGEA 结构域的突变 p.L873R 使 ATP7A 酶过磷酸化，滞留于胞内的外围区域。最常见且临床意义最大的突变是 ATP7A 酶滞留于内质网，导致 ATP7A 酶发生误折叠，并被蛋白酶破坏。

表 38-2 部分 OHS 患者 *ATP7A* 基因突变

突变	外显子	产生的 mRNA / 蛋白质效应
c.-684-c-587del198bp	启动子	转录调节
p.S637L	8	不同程度影响转录，位于茎 S1，在酵母互补分析中显示大约 73% 的活性，具有家族内和家族间异质性
p.S833G	11	不同程度影响转录，位于茎 S4
p.Q924R	13	影响细胞内定位，位于茎 S5，在低浓度铜下，仅部分位于 TGN 中
p.N1304S	20	影响铜转运，影响 P 结构域，在酵母互补分析中显示大约 33% 的活性

（续表）

突变	外显子	产生的 mRNA / 蛋白质效应
p.A1325V	20	影响 P 结构转运域，患者体内不能检测出正常蛋白质；具有家族内和家族间异质性；该突变在 OHS、轻度及经典 Menkes 病中均可检测到
p.A1362D	21	影响位于 TMD7 保守残基，在酵母互补分析中显示大约 17% 的活性；影响铜转运，影响 ATP7A 酶在细胞内的分布，在高浓度铜下，ATP7A 酶不能移至细胞周边；具有家族内异质性，该突变在 OHS、轻度 Menkes 病中均可检测到
c.4352delG	23	影响双亮氨酸结构域
IVS6+6-9delTAAG	IVS6，供位	正常转录减少
IVS10+3A>T	IVS10，供位	正常转录减少
IVS17+5G>A	VS17，供位	正常转录减少

表 38-3　部分轻型 Menkes 病患者 *ATP7A* 基因突变

突变	外显子	产生的 mRNA / 蛋白质效应
g.Ex1del	1	转录减少，患者症状较轻
g.Ex3-4del	3～4	在外显子 5 重新启动，仅有 2 个铜结合位点，ATP7A 酶含量下降，在酵母互补分析中显示正常活性
g.Ex3-23del	3～23	不转录，患者表现为经典型 Menkes 病，但生存至 18 岁，表现为精神退化、关节挛缩、肌肉萎缩，不能控制头部，不能步行
g.Ex22-23del	22～23	缺乏 C- 末端（氨基酸残基：1376～1500）
C.408_415delCAATCAGA	3	框架移动
p.S637L	8	不同程度影响转录，位于茎 S1，在酵母互补分析中显示大约 73% 的活性；具有家族内和家族间异质性，该突变在 OHS、轻度及经典 Menkes 病中均可检测到
p.R844H	12	具有家族间异质性，该突变在轻度及经典 Menkes 中均可检测到；位于 P 结构域；ATP7A 酶不能被检测到
p.C1000R	15	影响位于 TMD6 的保守残基；影响铜转运，不能激活酪氨酸酶；影响 ATP7A 酶在细胞内的分布，在高浓度铜下，ATP7A 不能移至细胞周边
p.A1007V	15	影响位于 TMD6 的保守残基；可能影响铜转运
p.P1279L	20	影响位于 P 结构域的保守残基
p.A1325V	20	ATP7A 酶不能被检测到；影响位于 P 结构域的保守残基；具有家族内异质性，该突变在 OHS、轻度及经典 Menkes 病中均可检测到
p.A1362D	21	影响位于 TMD7 的保守残基；可能影响铜转运；在酵母互补分析中显示大约 17% 的活性；影响 ATP7A 酶在细胞内的分布，在高浓度铜下，ATP7A 酶不能移至细胞周边；具有家族内异质性，该突变在 OHS 及轻度 Menkes 病中均可检测到
p.A1362V	21	影响位于 TMD7 的保守残基；可能影响铜转运
C.4123+3A>T	IVS21	影响正常转录

　　Menkes 基因突变型与表现型具有相关性。不同的基因突变分别导致经典型和轻型的临床表型，但基因突变也具有家族内和家族间的异质性。约半数点突变是造成无功能截短蛋白质的突变。轻型或枕角综合征一般为 *ATP7A* 基因点突变，主要是剪切位点突变和错义突变。某些情况下剪切突变不会完全扰乱正常剪接过程，突变基因可有少量正常的转录（2%～5%）。基因蛋白产物残留部分活性，主要与赖氨酰氧化酶（lysyl oxidase，LOX）活性降低相关（图 38-3），弹性蛋白等基质蛋白的转录下调，但补充铜并不能改善 LOX 蛋白或 mRNA 的表达。临床表现以结缔组织和骨骼改变为主，可伴有轻度认知功能障碍，很少发生癫痫。经典型表现为基因大片段缺失，ATP7A 酶活性完全缺失。

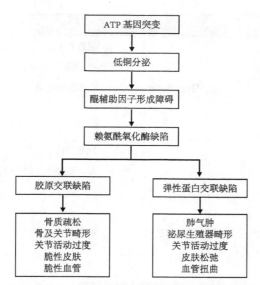

图 38-3　Menkes 病的结缔组织损害的病理生理机制

位于跨膜域 6 的 p.T994I 及位于跨膜域 7 和 8 之间的 p.P1386S 导致 ATP7A 酶选择性地滞留于质膜。ATP7A 酶缺陷和泛素选择性伴侣 P97/VCP 与 ATP7A 相关远端运动神经病（ATP7A-related distal motor neuropathy）相关。尚不清楚这些突变是如何引起运动神经病而不是 Menkes 病的。

脑的铜水平调节机制还不是很清楚，但 ATP7A 酶参与了这一过程。对于 Menkes 病患者，铜可能局限在血-脑屏障、血脑脊液屏障和脉络丛中，导致神经元和神经胶质细胞缺铜。Menkes 病的中枢神经系统病变较明显，多种表达于神经系统的铜依赖酶缺乏（表 38-4），如细胞色素 C 氧化酶、肽酰甘氨酸-α-酰胺化单加氧酶、Cu/Zn-SOD、多巴胺 β-羟化酶，从而导致 Menkes 病，这种理论被称之为"寡聚酶假说（oligomeric enzyme hypothesis）"。细胞色素 C 氧化酶是呼吸链终端的氧化酶，将 O_2 还原成 H_2O_2，将质子从内膜的基质面排至内膜外，使膜内外形成质子梯度，当质子顺梯度回流时，ADP 与 Pi 结合形成 ATP。细胞色素 C 氧化酶缺陷引起的神经系统损害，其对脑的损害与 Leigh 病相似，可引起肌张力减低、肌无力及低体温，但不引起严重的乳酸血症；许多神经肽的生物活性依赖于肽酰甘氨酸-α-酰胺化单加氧酶，肽酰甘氨酸-α-酰胺化单加氧酶可移除神经内分泌前体的 C-末端甘氨酸残基，包括胃泌素、缩胆囊素、血管活性小肠肽、促肾上腺皮质激素释放激素、促甲状腺素释放激素、降钙素、血管加压素、神经肽 Y、垂体腺苷环化酶激活多肽等，与下丘脑-垂体调节及小肠功能相关，导致这些多肽不能酰胺化，其生物活性下降 100～1000 倍；多巴胺 β-羟化酶是多巴胺合成神经递质去甲肾上腺素的重要催化酶，该酶缺乏可以使儿茶酚胺表达水平下降。ATP7A 酶缺乏可导致 Purkinje 细胞退化、细胞骨架变性，且损害运动神经元发育、突触发生和轴突生长。脑动脉弹性蛋白缺乏可使脑血管扭曲、延长、扩张或狭窄，脑血管缺血性病变则导致脑萎缩或缺血性卒中发生。

表 38-4　哺乳动物体内含铜酶与 Menkes 病的关系

酶	生物学功能		症状
细胞色素 C 氧化酶	能量形成	氧化磷酸化	中枢神经系统退变 共济失调 肌力弱 呼吸衰竭
超氧化物歧化酶	细胞保护	自由基清除	中枢神经系统退变
铜蓝蛋白		铁、铜转运	循环铜下降 铁缺乏 低色素贫血

（续表）

酶		生物学功能	症状
酪氨酸酶		黑色素形成	低色素
亚铁氧化酶		铁、铜转运	低色素贫血
多巴胺 β- 羟基化酶	细胞间的信息传递	儿茶酚胺生成	共济失调 低体温 低血压 腹泻
肽酰甘氨酸 - α - 酰胺化单加氧酶		肽酰胺化	神经内分泌损害
胺氧化酶		单、双及多胺的合成代谢	伤口愈合 组织分化 细胞增生 凋亡
赖氨酰氧化酶	细胞外结构的形成	胶原形成	胎膜破裂 头皮血肿 面容异常 腭弓异常 肺气肿 疝 膀胱憩室 动脉瘤 皮肤关节松弛 骨质疏松 伤口愈合差 淤斑 中枢神经系统退变
巯基氧化酶		角蛋白交联	毛发异常 皮肤干燥
凝血因子 V 和 Ⅷ		凝血	淤斑

　　Menkes 病中癫痫的发病可能与神经递质代谢改变、能量产生异常及兴奋性毒性调节作用有关。在海马神经元，铜可能通过减少细胞内钙上调起着神经保护作用，调节 N- 甲基 -D- 天冬氨酸受体的兴奋毒性反应（图 38-4）。

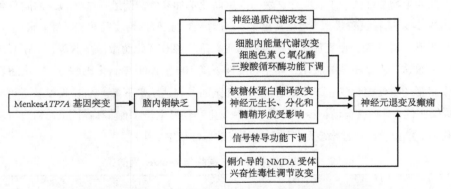

图 38-4　Menkes 病发生神经退行性及癫痫的病理生理机制

第二节　病理

　　光镜下头发 180° 扭曲（pili torti；twisted hair）；结节性脆发（trichorrhexis nodosa，毛干规律的断裂）；念珠状发（monilethrix，毛干粗细不均）；横向裂开（trichoclasis，毛干在离皮肤 6 ~ 8 mm 处断裂）、纵向撕裂（trichoptilosis，毛干纵向分裂）。由于毛发结构的改变，卷发扭转的周期与正常的自然卷发周期不同。有部分病例毛发外观亦可正常。

Menkes 病的神经病理学变化与 Leigh 病 [亚急性坏死性脑脊髓病（subacute necrotizing encephalomyelopathy）] 类似，二者均与细胞色素 C 氧化酶缺陷相关。脑组织髓鞘形成不良，星形胶质细胞增生，脂质沉积，皮层脑回萎缩，胼胝体萎缩，局灶性神经元变性。灰质内颗粒细胞层细胞明显减少，分子层中可见嗜异红球形小体。无尾状核及壳核神经元脱失，可见卫星细胞增多及激活的小胶质细胞，无 Opalski 细胞和 Alzheimer Ⅱ型星形细胞，与肝豆状核变性及肝性脑病的改变有异。视网膜神经节细胞数量减少，视神经纤维稀疏。视网膜神经纤维丢失，视神经萎缩，视网膜可见细小、不规则的黑色素颗粒沉着，Bruch 膜的弹性受损（abnormal elastica）。可有蛛网膜下腔出血及基底神经节梗死。

小脑 Purkinje 细胞脱失，Bergmann 神经胶质细胞增生，主要在颗粒细胞层和分子层，剩余的 Purkinje 细胞显示：肥大或异位进入颗粒层；胞体发芽（somal sprouts）；局限性肥大处树突；异常树枝状树突增生（weeping willow，垂柳影样），或"蛇发女怪头（Medusa head）"样形成；局灶性轴突肿胀融合（torpedoes，鱼雷样变）或呈圆球形（retraction bulb）；电镜下 Purkinje 细胞内线粒体肿胀，数量增多，内含嗜锇颗粒。嵴呈层状结构，5～83 nm 的透明带和 30 nm 致密带交替存在。嵴也可呈小管囊状（tubule-vesiculated），偶有糖原沉积。

血管变化包括延长、瘤样扩张、毛细血管扩张、破裂、狭窄、内膜增生和血栓形成。镜下血管内弹力膜高度片段化、破坏、重叠，在大动脉中更加明显。主动脉和皮肤的超微结构显示组织弹性纤维的结构紊乱。脉管系统光镜下动脉壁变薄（thin walled）、膨出（ectatic）和扭曲（tortuous），电镜表现为大动脉和微小动脉的内弹力膜、中膜和内膜缺乏弹性蛋白纤维（表 38-5）。肌细胞内可见糖原沉积、线粒体结构紊乱、红色破碎样纤维（red ragged fiber，RRF）。

如同中 - 前脑（mid-forebrain）中数量减少的含儿茶酚胺的神经纤维，通过甲醛诱导的荧光检测儿茶酚胺的方法，可发现周围神经的轴索也发生鱼雷样变肿胀。

表 38-5　Menkes 病和相关疾病的主要临床病理发现

部位	病理变化
颅面部	毛发粗糙、扭曲 Wormian 骨，特别是人字骨缝处 枕角结节（枕角综合征和一些轻微的表型）
脑	大脑、小脑的神经元丢失（在严重的经典型 Menkes 病） 脱髓鞘 硬膜下血肿
胸	漏斗状胸；鸡胸 肋骨骨折（在经典型 Menkes 病）
尿道	巨大膀胱憩室
皮肤和关节	全身松弛
血管	全身血管扭曲、扩张

第三节　临床表现

1993 年确定 Menkes 病的遗传方式为 X- 连锁隐性遗传，主要累及男性，约 1/3 的男性患者没有家族史。发病率为 1/140 000～1/300 000，国内尚无 Menkes 病发病率的报道。按我国年出生人口（约 1500 万人）推算，预期每年有 100 个左右患儿出生。如果母亲是携带者，他们的子女中的男性可能有 50% 的发病概率，50% 的女性为携带者。根据临床症状轻重不同本病可分为 3 型：经典型；轻型；极轻型，即枕角综合征。经典型患者占 90% 以上，多在 3 岁前死亡，不能遗传，少部分可生存至 20 岁以上。轻型的男性患者如果可以生育，他们的子女中男性不发病，女性都是基因携带者。

患儿多为早产儿，可有低出生体重、巨大头颅血肿、自发骨折和低血糖史，出现黄疸时间延长，可在出生后数日即出现症状，但一般在生后 2～3 个月发病，临床表现为嗜睡，智力发育明显延迟，自主活动少，开始能抬头，能笑，但不久均消失，视力很差，斜视，眼底可正常，不会辨认母亲或玩具，可呈植物状态，体格发育迟缓或停止，喂养困难，呕吐腹泻，有难治性癫痫发作，易出现持续状态。5～6 个月出现明显发育退化。90% 以上的 Menkes 病患者有癫痫发作（表 38-6），这种癫痫发作可分为三期：早期（平均年龄 3 个月），表现为局灶性阵挛发作，可进展为癫痫持续状态；中期（平均年龄 10 个月），表现为顽固的婴儿痉挛；晚期（平均年龄 25 个月），表现为多灶性癫痫、强直性痉挛和肌阵挛。患者可伴有肝脏病变。晚期表现为失明、硬膜下血肿及呼吸衰竭，患者死于感染、巨大颅内血肿等。

表 38-6　Menkes 病患者的癫痫表现

病程	癫痫类型	平均年龄	脑电图表现
早期	局部阵挛、癫痫持续状态	3 个月	发作时示后部脑区有慢尖波和慢波；发作间期示多灶性和多形性慢波或混合性慢波尖峰
中期	难治性婴儿痉挛症	10 个月	高度节律失常；不规则慢波和尖波
晚期	多灶性、肌阵挛性癫痫和强直痉挛	25 个月	多灶性高幅活动；混合性不规则慢波

多数患儿体温偏低，甚至有 35 ℃以下者。患儿出生时头发是正常的，在 2～3 个月时几乎所有男性患者及部分女性（43%）患者的毛发卷曲（kinky hair），稀疏粗糙而无光泽，称为扭曲发（pili tori）。质脆易断，特别是在头皮受到摩擦时。常伴有色素脱失（steely hair），呈黄白色、银色或灰色，以两侧的颞部及枕后部为主，眉毛及睫毛颜色变淡，皮肤白皙，出现脂溢性皮炎。毛发主要分布于在头顶，两侧发短。个别患者的毛发色素正常。面部呈短宽面颊（pudgy cheek），腭弓高，鼻梁低，小颌畸形，耳颊松弛下沉，双耳大，鼻扁平，无表情，牙萌出延迟等。眼球活动异常，眼睑下垂，视力下降甚至失明。视乳头苍白并且瞳孔对光反射消失，角膜发育不良，色素脱失减低，无 Kayser-Fleischer 环，具有不同程度的视神经萎缩、斜视和视力减退，出牙迟。结缔组织异常，如脐、腹股沟疝，滑动性食管裂孔疝，膀胱扭转，输尿管积水。颈背皮肤松弛，皮肤弹性差（特别是在颈背部和躯干），青春期前即可有皱纹，肌张力低，关节活动过度；可以有血管破裂及血栓形成。骨骼异常以多发先天性骨折、畸形和骨质疏松等多见，出现漏斗状胸或鸡胸。可能因为膀胱憩室导致反复泌尿系统感染。神经系统查体表现为重度躯干肌的肌张力减低，逐渐发展为肌张力增高甚至痉挛，拇指内收，腱反射亢进。颈部外侧可见有颈静脉扩张形成的包块。伴有头部控制力差，腱反射活跃，病理征阳性，吸吮和哭声通常强而有力，视觉注视和跟踪常受损，不能追声追物，听觉正常，视神经萎缩。角膜变化无色素沉着，眼底苍白。病因未明的慢性腹泻导致严重的营养不良。

Menkes 病晚期表现为卧床、失明、硬膜下血肿、呼吸衰竭，大多患儿在 3 岁之前，因感染、血管并发症（如由脑血管破裂导致的突然大量出血）、精神发育退化而死亡。通过加强护理及铜替代治疗，也有患儿生存至 20 岁或以上的报道。

轻度变异型（5%～10%）可在儿童早期或成年早期发病，表现为轻、中度智力发育落后，小脑功能障碍，可见共济失调与不自主震颤，一般癫痫的出现时间较晚。伴自主神经功能失调的症状。头颅 CT 多数正常，骨骼改变较轻，动脉造影可见血管呈蛇形迂曲，多数有毛发改变，皮肤因色素减少而变白，皮肤松弛，关节过度伸展。

枕角综合征的枕角是斜方肌和胸锁乳头肌在枕骨角连接处的楔形钙化结节，临床上可触及或可通过颅骨 X 线片或矢状位的 CT/MRI 观察到，是 ATP7A 基因导致的另一临床表型，又称为 X 连锁遗传性皮肤松弛（X-linked cutis laxa）或伴有枕角的轻型 Menkes 病（mild Menkes disease with occipital horns），属于 Ehlers-Danlos 综合征 IX 型，在世界范围内仅有 35～40 个患者。临床表现最轻，多在青少年早期发病（3～10 岁）。患者常首先因难治性腹泻及复发性泌尿系感染就诊，最突出的特征是神经系统症状阙如或较轻微，以结缔组织异常和骨骼改变为主，如随年龄而逐渐明显的皮肤松垂（lax skin），皮下不易发生淤斑，外科切口或可正常愈合，或有萎缩性瘢痕。关节过度伸张（loose joint），毛发粗糙，面部瘦长，眼下斜视，眼睑向下增宽，鹰钩鼻，人中宽，腭弓高，牙龈增生，耳大，膀胱憩室，自发性膀胱破裂，可有动脉瘤及静脉曲张，脐疝或腹股沟疝，多发骨骼异常如 Wormian 骨、骨质疏松、骨膜增生及锤状锁骨头等。颈部因颈内静脉扩张形成包块。由于尺骨及桡骨近端肥厚，肘关节屈曲、旋前旋后受限，易发生关节脱臼。枕角常在 1 ~ 2 岁时形成，但在 5 ~ 10 岁时被发现。除个别患者外，多数患者头发变化不显著，运动发育延迟，智力正常或轻度低下。可见静脉曲张和动脉瘤。身高正常，躯干长，胸肩窄，脊柱侧弯有驼背，可见鸡胸，膝外翻，扁平足，青春期发育正常，神经系统仅表现为家族性自主神经功能异常（慢性腹泻、体位性低血压、晕厥）和轻微认知功能障碍。有患者活至 50 岁的报道。

ATP7A 相关远端运动神经病与经典型 Menkes 及枕角综合征不同，也由 ATP7A 基因错义突变引起。推测 5% ~ 10% 的男性远端运动神经病由本病引起。5 ~ 50 岁起病，平均发病年龄为 14 岁，这与肝豆状核变性患者的发病年龄类似。缓慢进展的力弱和远端肌肉萎缩是标志性症状，无或轻微的感觉障碍，患者表现为步态异常、足下垂、锤状趾和手指弯曲。无结缔组织和毛发改变，无自主神经功能失调表现，无枕角。严重病例的表现类似于 2 型 Charcot-Marie-Tooth 病（CMT2）。血清铜、铜蓝蛋白和神经化学递质的比例正常（表 38-7）。

表 38-7　Menkes 病的表现

症状和实验室发现	经典型	中间型	OHS
临床诊断			
面部先天性畸形	+	±	+
神经系统损害			
难治性癫痫	++	-	-
构音障碍	-	++	±
共济失调	-	++	+
发育迟滞	++	±	±
肌张力低下	++	+	±
皮肤损害			
毛发异常	++		±
皮肤色素减少	+	+	-
皮肤松弛	+	+	++
骨骼损害（骨质疏松、肋骨骨折、Wormian 样颅骨）	++	+	+
低体温	+	±	±
膀胱憩室	+	+	+
复发性尿道感染	+	+	+
腹泻	+	+	+
胃食管反流、息肉、食管裂孔疝	+	?	?
视网膜退行性变	+	?	?
生化			
血清铜↓、血清铜蓝蛋白↓	+	+	+
异常血浆 /CSF 儿茶酚胺	+	?	?
放射学			
颅骨 X 线平片：Wormian 骨	++	-	-
脑 CT/MRI 表现：全脑萎缩、小脑萎缩、颞 - 枕叶及额 - 颞叶局部改变、硬膜下积液、脑白质病、血管结构异常	++	±	±
颅内血管扭曲	++	?	?

第四节　实验室检查

显微镜下视头发粗细不均，是诊断本病的重要特征。血清铜、铜氧化酶活力和血清铜蓝蛋白水平降低（表38-8），但正常健康新生儿血清铜及铜蓝蛋白浓度很低，出生6周内的Menkes病患儿的血清铜和铜蓝蛋白水平接近于正常儿，因此不能根据血清铜和铜蓝蛋白水平进行新生儿筛查。枕角综合征的血清铜及铜蓝蛋白也可能正常。测定血中铜酶如多巴胺-β-羟化酶的活性，可帮助早期诊断。胃肠道、肾及胎盘中铜浓度增高，尿铜降低。培养的皮肤成纤维细胞可见铜吸收速度正常，胞内有大量铜蓄积，铜排出量减少是"金标准"，但需要在进行化验前将皮肤活检组织细胞繁殖至少12周。细胞株内ATP7A酶的过表达使胞内铜沉积下降。口服铜盐的负荷试验不能使铜含量上升，但静脉注射铜盐后则可致血中铜盐和铜蓝蛋白迅速上升而后又下降。携带基因的女性杂合子一般不表现任何症状，有些病例有毛发的改变，这些基因携带者血中铜含量多正常，在应用成纤维细胞培养并克隆时，观察 ^{64}Cu/Ag掺入速度，患者及基因携带者均有明显增加。

表38-8　Menkes病与枕角综合征的血清铜和铜蓝蛋白浓度

血清浓度	Menkes	OHS	正常值（出生～6个月）
铜（μg/dL）	0～60	40～80	70～150（20～70）
铜蓝蛋白（mg/dL）	30～150	130～250	200～450（50～220）

血清和脑脊液中儿茶酚胺分析异常（图38-5），血清二羟苯丙氨酸（dihydroxyphenylalanine，DOPA）/二羟苯乙二醇（dihydroxyphenyl glycol，DHPG）（DOPA/DHPG）>5（正常值范围：1.7～3.3），脑脊液 DOPA/DHPG>1（正常值范围：0.3～0.7），血中多巴胺/去甲肾上腺素升高，尿中3-甲氧-4-羟基苯乙酸/3-甲氧-4-羟基扁桃酸比值大于4，提示多巴胺-β-羟化酶缺失。尿 β_2-微球蛋白增加，同时近端肾小管损害。与肝豆状核变性集中于基底神经节、脑干的影像学变化完全不同，CT和MRI检查可见脑内病变以额叶白质为主，CT呈低密度，MRI示额叶 T_1WI 呈低信号，T_2WI 呈高信号。晚期可出现广泛性、对称性脑白质异常，沿传导束发展，向前可达额叶，有空腔改变，形成巨脑室，髓鞘形成延迟，小脑蚓部发育不全，脑萎缩，硬膜下积液，易伴有颅内出血、蛛网膜下腔出血。同时脑内常见多发性异常拉长扭曲血管，在常规MRI上表现为多发迂曲的流空低信号，MRA呈"螺丝锥（corkscrew）"样改变。磁共振质子波谱提示乳酸峰升高，N-乙酰天冬氨酸/总肌酸的比值减低。超声心动图可探及发育异常的冠状血管。X线提示Wormian骨（缝间骨）、长骨干骺端的骨刺形成和骺端变宽，特别是肋骨和股骨。骨质疏松或成骨不全，先天性颅骨骨折，锤状锁骨头，肋骨骨折/骨膜增生，髋外翻。有类似儿童受虐待后形成干骺端骨折样的骨折。最特征的放射学表现是颈部伸肌形成的对称性的矢状旁位的骨性突起。脑电图表现为：早期，呈单侧或双侧局灶起源的痫样放电，可波及后脑部；中期，表现为广泛发放的复合节律性尖慢波，可见高度失律；晚期，表现为多灶性部分发作、强直痉挛发作和肌阵挛发作。视觉诱发电位提示振幅减低或消失，视网膜电流图提示振幅减低，暗适应受损较光适应重。ATP7A相关远端神经病的复合运动波幅下降，神经传导速度基本正常。膀胱镜及超声检查发现膀胱憩室、肾盂积水及输尿管积水。消化道造影或胃肠镜检查可见胃肠息肉。光学显微镜可见头发异常。骨骼肌镜下检查发现破碎样红纤维。培养皮肤成纤维细胞可见胞内大量铜蓄积。应避免使用侵入性检查，如脑血管造影术。可通过基因测序、定量PCR及多重连接依赖的探针扩增技术检查 ATP7A 基因突变。

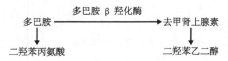

图38-5　儿茶酚胺生物合成途径

第五节　诊断

患者开始引起注意的症状为难治性腹泻或复发性尿道感染。患者也可表现为巨大头或癫痫，类似于脑白质营养不良、Canavan 病或 Alexander 病。患者常在 5 ~ 10 岁时得以确诊。根据毛发特征性改变、脑白质病变和脑内血管异常，临床检查可见皮肤和培养成纤维细胞内铜浓度显著升高，血清铜和铜蓝蛋白减低（需注意正常新生儿血清铜及铜蓝蛋白较低），脑 MRA 呈"螺丝锥"样改变，脑 MRI 示白质脱髓鞘和（或）广泛萎缩和脑室扩大。婴儿常见有硬膜下血肿。脑电图中度至重度异常。几乎每一个患者的膀胱造影和骨盆超声均显示有膀胱憩室。X 线显示 Wormian 骨、长骨骨骺端突起和肋骨多发骨折。结合基因学检查可确诊本病。可使用单链构象多态性（single strand conformation polymorphism，SSCP）或双脱氧指纹识别（dideoxy fingerprint recognition）技术筛查可疑患者。由于突变多集中于基因中部，应重点分析外显子 7 ~ 15（图 38-6）。

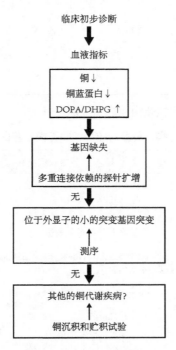

图 38-6　Menkes 病诊断流程

在孕期开始的 3 个月内，可使用绒毛膜标本通过中子激活分析（neutron activation analysis）来测定铜含量，但标本易受污染，假阳性率较高。第二个 3 个月可通过培养羊水细胞来测定铜含量。婴儿早期（尤其小于 1 个月）发现毛发异常，应高度警惕本病。光镜下头发形态学检查简便迅速，而且无创，结合血清学检查可快速诊断。胎盘铜含量增高具有诊断意义。如发生早产、大的头部血肿、低体温、低血糖、黄疸及异常毛发等，应注意发生本病的可能。

ATP7A 相关铜运输疾病的鉴别如表 38-9。

表 38-9 ATP7A 相关铜运输疾病的特征

疾病	发病年龄	临床表现	生化表现	基因损害	治疗与预后	未来方向
Menkes 病	0 ～ 1 岁	肌张力低下；癫痫；发育迟滞；皮肤关节松弛；骨质疏松；膀胱憩室；胃息肉；血管扭曲及扩张	血清铜↓；血清铜蓝蛋白↓；尿 β_2- 微球蛋白↑；脑脊液中神经化学物质异常	*ATP7A* 基因突变；ATP7A 酶功能仅有 0 ～ 15% 残余	早期铜替代治疗；除非在出生后 2 周内予以诊断与治疗，否则预后极差	新生儿筛查；基因治疗
枕角综合征	3 ～ 10 岁	自主神经功能障碍；肌力轻度下降；毛发粗糙；枕角；锤状锁骨头；皮肤关节松弛；膀胱憩室；血管扭曲及扩张	血清铜↓或正常；血清铜蓝蛋白↓或正常；脑脊液中神经化学物质异常	*ATP7A* 基因突变；ATP7A 酶功能有 20% ～ 30% 残余	铜替代治疗；L- 二羟苯肾上腺素治疗自主神经功能障碍；预后较好；有血管病风险	新生儿筛查
ATP7A 相关远端运动神经病	5 ～ 50 岁	远端肌肉萎缩无力；足下垂；腱反射减弱或消失；神经传导减慢；弓形足	无特异	*ATP7A* 基因突变；ATP7A 酶功能有 60% ～ 70% 残余	无推荐治疗；预后未明；进展缓慢	铜替代治疗或络合剂；运动神经元方向的基因治疗

鉴别诊断上需与肝豆状核变性及无铜蓝蛋白血症相鉴别（表 38-10），还应与下列疾病鉴别。

表 38-10 Menkes 病、肝豆状核变性和无铜蓝蛋白血症的鉴别诊断

鉴别点	Menkes 病	肝豆状核变性	无铜蓝蛋白血症
基因定位	Xq13.3	13q14.3	3q23-q25
基因	*ATP7A*	*ATP7B*	铜蓝蛋白
基因表达部位	除肝外所有组织	主要在肝脏、肾脏表达	主要在肝脏表达
突变热点	无	p.R778L 和 p.H1069Q 分别在亚洲和欧洲患者中最为常见	无
细胞定位	Golgi 体	Golgi 体	细胞质
遗传方式	X- 连锁隐性	常染色体隐性	常染色体隐性
病因	铜缺乏	铜沉积	铁沉积
患病率	1/140 000 男婴	1/30 000 ～ 11/35 000	1/200 000
发病年龄	1 ～ 5 个月	5 ～ 35 岁	40 ～ 50 岁
性别	男性为主	男略多于女	男女相同
病变范围	广泛	局限	局限
毛发改变	有	无	无
K-F 环	无	有	无
皮肤颜色	变浅	变深	无变化
锥体外系损害	不明显	明显	不明显
皮肤松弛	有	无	无
颅内出血	可有	无	无
骨骼畸形	有	有	无
肝功能损害	无	有	无

（续表）

鉴别点	Menkes 病	肝豆状核变性	无铜蓝蛋白血症
铜蓝蛋白	下降	下降	下降
血铜	下降	下降	下降
尿铜	下降	增加	正常
肝铜	下降	增加	正常
CT 和 MRI	广泛对称脑白质病变	对称性豆状核病变	广泛对称脑白质病变
治疗	补铜	驱铜	去铁胺

一、Ehlers-Danlos 综合征

关节松弛、容易发生瘀斑、萎缩性疤痕、外周静脉曲张扭曲及动脉瘤是二者 Ehlers-Danlos 综合征和 OHS 的共同特征，但 OHS 还可表现为枕角、窄肩、漏斗胸和畸形肘。

二、Marfan 综合征

Marfan 综合征是一个常染色体显性遗传疾病，是由结构蛋白—原纤蛋白（fibrillin）缺陷引起。原纤蛋白与基质蛋白（包括弹性纤维）的组织相关。Marfan 综合征具有高弓颚、胸部畸形（漏斗胸和鸡胸）、腹股沟疝、关节活动过度和脊柱侧弯等表现。基因检查具有鉴别意义。

三、线粒体病

大多数 Menkes 病患者具有肌张力低下，轻型患者易与线粒体病混淆。呼吸酶测定、血和脑脊液中高乳酸、骨骼肌组织中的破碎红纤维等表现有助于诊断线粒体病。

四、Huppke-Brendel 综合征

Huppke-Brendel 综合征是常染色体隐性遗传性疾病，与编码乙酰 CoA 转运子（acetyl-CoA transporter，AT）-1 的 *SLC33A1* 基因突变有关。AT-1 与许多神经节苷脂和糖蛋白的乙酰化有关，其突变导致乙酰 CoA 进入内质网受限，铜相关蛋白质的乙酰化（acetylation）受影响，如铜蓝蛋白的乙酰化降低。多发生于儿童和婴幼儿。表现为先天性白内障、眼球震颤、白质脱髓鞘、小脑和大脑萎缩、听力下降、严重的发育迟滞及早亡，血清铜和铜蓝蛋白下降，尿铜正常。

五、MEDNIK 综合征

MEDNIK（mental retardation、enteropathy、deafness、peripheral neuropathy、ichthyosis、keratoderma）综合征是由适配子蛋白质复合物 1（adaptor protein complex，AP-1）的 σ1A 亚单位基因突变引起，ATP7A 酶在细胞内的穿梭（trafficking）受影响。锌剂治疗可以缓解症状。

第六节　防治

应强调早诊断早治疗，在出生后 10 天之内（最晚 2 个月内）开始治疗，可防止神经系统退行性症状的发生，延误治疗完全无效。尚有部分转铜能力的患者疗效较好。ATP7A 酶功能完全缺失的患者即使早期接受铜替代治疗，其疗效也不理想。由于 Menkes 病是肠道铜吸收障碍，口服补铜无效，必须进行胃肠道外注射如皮下或静脉注射，静脉给铜可合成铜蓝蛋白等铜依赖酶，并且通过血 – 脑屏障，使肝、脑脊液的铜水平正常，皮下注射组氨酸铜（copper-histidine）是当前通常的治疗办法，剂量为 50～150 μg/（kg·d）。治疗效果与治疗开始的年龄与疾病的严重程度相关。越早开始治疗，效果越好，尤其是可减少癫痫发作，需终身给药。这是因为在新生儿早期，血 – 脑屏障未发育成熟，肠外注射的组氨酸铜能穿过血 - 脑屏障。其他小分子铜复合物也有使用，如

氯化铜、葡萄糖酸铜和硫酸铜等。病情严重者治疗效果较差。也有学者认为补铜治疗不应超过 3 年，因其可引起肾功能的损害，而且停止治疗后也不会引起神经功能下降。

脑室内注射组氨酸铜是一种治疗 Menkes 病的新途径。由于 ATP7A 酶调节铜通过血 - 脑脊液和血 - 脑屏障，故 ATP7A 酶功能未完全丧失者可能对铜补充治疗反应好。经过及时皮下注射组胺铜进行治疗，患者毛发畸形好转，血清铜和铜蓝蛋白上升。约 30% 的患者神经系统发育正常，部分患者可以减缓神经系统症状发生。约 50% 的患者治疗无效，少数患者在治疗过程中病情仍继续发展直至死亡。疗效的差异与基因突变类型和残留的转运铜的功能多少有关。因铜掺入赖氨酰氧化酶的过程主要发生在 Golgi 体，由于 ATP7A 酶缺陷，铜不能被转入赖氨酰氧化酶，所以患者的结缔组织症状体征不会有相应改善。虽然 ATP7A 相关远端运动神经病的血清铜并不低，但仍然可以从铜替代治疗中获益。

由于 ATP7A 酶缺乏致使铜不能穿过血 - 脑屏障，掺入神经元细胞内的细胞色素 C 氧化酶中。铜与亲脂的二乙基二硫代氨基甲酸酯（diethyldithiocarbamate，DEDTC）络合剂的结合治疗可提高小鼠模型和患者的脑内铜浓度、细胞色素 C 氧化酶活性和儿茶酚胺代谢（图 38-7）。

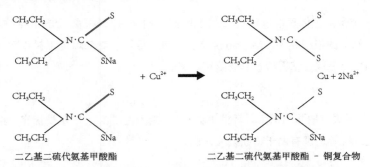

二乙基二硫代氨基甲酸酯　　　　　　　二乙基二硫代氨基甲酸酯 - 铜复合物

图 38-7　N, N- 二乙基二硫代氨基甲酸酯钠与铜的络合反应

对症治疗包括抗癫痫药物的应用，胃造口导管置入术以维持能量摄入，在膀胱憩室炎时进行手术，预防性使用抗生素阻止膀胱炎的发生。对动脉瘤可行血管内治疗。不依赖铜的去甲肾上腺素前体药物——L- 二羟苯基丝氨酸（L-dihydroxyphenylserine，L-DOPS），避开了多巴胺 - β - 羟化酶缺失引起的损害，提高了去甲肾上腺素水平，可能对自主神经症状有效。

铜与 NMDA、AMAP 和 GABA 受体功能的调节相关。这些配体门控离子通道是一些麻醉药物作用的分子位点。酰胺肽（amidated peptide）在许多生理功能中起重要作用，包括下丘脑 - 垂体轴的调节、体温调节和心血管功能调节等。铜缺陷导致肽酰甘氨酸 - α - 酰胺化单加氧酶的损害可改变麻醉药物的代谢、分布、清除和作用强度，也可引起贫血、免疫抑制、出血倾向、脊髓病、多发性神经病和脱髓鞘改变。贫血增加术后的致残率和死亡率、输血的可能和术后感染的可能。铜缺乏可引起免疫抑制，再合并全身麻醉、手术应激、低体温、高糖血症、镇痛药的使用和术后疼痛可以增加术后败血症的风险。有周围神经病变的患者进行神经阻滞麻醉或镇痛治疗后可加重病情。患者对非极化神经肌肉阻断剂的敏感性增强。琥珀胆碱可诱导多发性神经病的患者发生致命的高钾血症，最好避免使用。癫痫、误吸的预防、术中保温、静脉输液困难、因血管脆性增加引起的出血等因素也需考虑。丙泊酚没有致癫痫作用。氯胺酮（ketamine）有潜在的致癫痫作用，最好避免使用。在深度吸入麻醉时，由于肌张力低下，无须肌松。应用较大剂量的维库溴铵，以免抗癫痫药物引起肝酶升高。由于不依赖器官代谢，可选用顺阿曲库铵（cisatracurium）、罗库溴铵（rocuronium）。术后患者在麻醉药物的残留作用下，其肌张力低下可增加气道梗阻的风险。患者对阿片类药物的呼吸抑制作用的敏感性增加，应尽量减少使用，可应用非阿片类麻醉药和进行局部浸润麻醉。肌内注射和皮下注射有肌肉和皮下血肿形成或出血的风险（表 38-11）。

基因治疗需要特定的靶器官，而 Menkes 病几乎累及每一个细胞。基因治疗不能纠正每一个细胞的功能缺陷。

基因载体的潜在毒性也应引起注意。由于基因需传递给许多细胞，需使转移基因持续表达。细胞内导入的正常基因的功能可能被突变基因抑制。尽管如此，由于 *ATP7A* 基因的功能特性、基因表达技术的进展及 Menkes 病的严重表现，基因治疗仍是未来的发展方向。在一个针对小鼠模型的治疗中，AAV-5 载体介导 *ATP7A* 基因至脉络丛，由于脉络丛在维持脑内铜平衡中起重要作用，该治疗至少恢复了低水平的功能 ATP7A 酶，增加了突变小鼠的生存率。

表 38-11　Menkes 病患者的麻醉管理

问题	麻醉管理
癫痫	术前：坚持使用抗痉挛药物；检测血药浓度 术中：考虑不同的用药途径，包括静脉、直肠、皮下或鼻胃
胃食管反流	提前预防；气管插管
静脉置管困难	超声下中央静脉置管，并检查血管异常情况
低体温	输入加热过的液体，调节室温、吸入气体的温度及湿度
神经阻滞麻醉	相对禁忌，因为血管脆性问题易引起出血
肌松	在深度吸入麻醉时，由于肌张力低下，无须肌松 应用较大剂量的维库溴铵，以免抗癫痫药物引起肝酶升高 避免使用琥珀胆碱，以免出现高钾血症
阿片类相关呼吸抑制	应用非阿片类麻醉药和进行局部浸润麻醉 术后进行呼吸监测
术后镇痛	有肌肉和皮下血肿形成或出血的风险

由于目前对 Menkes 病尚无有效治疗手段，需加强多学科管理（表 38-12）。给患病家庭提供遗传咨询尤为重要。如果母亲是携带者，他们的子女中男性可能有 50% 发病，50% 的女性为携带者。Menkes 病的经典型患者由于多在 3 岁前死亡不能遗传；轻型的男性患者如果可以生育，他们的子女中男性不发病，女性都是携带者。对有 Menkes 病先证者的家庭均应该进行携带者基因检查及产前诊断，只有男胎需评估，可测定绒毛膜细胞内的含铜量，但是由于母体蜕膜细胞含铜量也增高，所以对绒毛膜细胞含铜量的判断非常困难。有报道可通过测定羊水细胞，对 ^{64}Cu 的摄取量和基因进行分析以确定产前诊断。对新生儿可行血 DOPA/DHPG 检查进行筛查。

表 38-12　Menkes 病的多学科管理

不同年龄和疾病发展阶段需要管理的临床问题	多学科管理对策
新生儿时期	
早期诊断、转诊和治疗	新生儿专家 / 儿科专家
早期识别轻度症状（面部特征、低体温、毛发改变），早期诊断，早期启动治疗	新生儿护理 基因检测专家 生化检查专家 营养学专家
新生儿护理	
增加室温以维持体温，覆盖头部，减少皮肤暴露，减少抽血 　优化喂养：喂养评估；患者可能需要鼻胃管喂养	护理 社会工作者
家庭教育，精神和财政支持	
晚期（支持性）	
生长和营养	营养学专家
喂养评估：患者可能需要鼻胃管喂养	语言训练师
防止误吸：吸痰设备和教育	胃肠学专家

（续表）

不同年龄和疾病发展阶段需要管理的临床问题	多学科管理对策
癫痫管理	儿科学专家
安全的环境；减轻症状的药物；教育和预期指导	神经病学专家
发育评估	职业治疗师
智力/认知评估；运动评估；预防骨折和压疮	遗传学专家
其他的支持性治疗	社区护理
家庭护理和教育	
临时看护和其他服务	
智力评估	

（李晓东）

第三十九章　获得性铜缺乏性脊髓神经病

摘要

获得性铜缺乏性脊髓神经病是一种非压迫性脊髓病，用于减肥和治疗糖尿病的胃旁路手术是导致该疾病最常见的病因。临床表现类似于维生素 B_{12} 缺乏引起的亚急性联合变性。典型的症状为贫血、白细胞减少和脊髓神经病三联征。本病也可不伴有血液系统表现。及早发现铜缺乏并补充铜，可迅速改善患者的血液系统表现，但脊髓病变仅轻度改善或无变化。避免铜缺乏及锌过度摄入，可以预防本病的发生。

2001 年，Schleper 等首次报道获得性铜缺乏性脊髓神经病（copper deficiency myeloneuropathy，CDM）在 21 世纪初即被认识，典型的症状为贫血、白细胞减少和脊髓神经病三联征，脊髓症状一般是不可逆的。随着减肥手术的开展，人们已逐渐认识预防本病的必要性。

第一节　病因和发病机制

主要由治疗肥胖和糖尿病的胃旁路手术、过量锌摄入和吸收不良综合征引起。约 20% 的病例病因不明（表 39-1）。

表 39-1　铜缺乏的病因

病因	百分比例
既往的上消化道手术	47.0%
非减肥手术	31.0%
减肥手术	16.0%
锌过载	16.0%
牙科黏合剂	7.0%
补充锌	3.5%
血液透析	2.0%
原因不明	3.5%
吸收不良	15.0%
乳糜泻	7.5%
原因不明	7.5%
补充铁	2.0%
非特异性	20.0%

一、病因

（一）胃旁路手术

胃旁路手术使食物通路绕过铜的主要吸收部位十二指肠和近端空肠。术后未补充减少的铜的患者较行其他上消化道手术的患者更快地发生铜缺乏。行 Roux-en-Y 胃旁路术的患者发生铜缺乏性脊髓神经病的概率约为 15%。胃旁路术也引起多种营养缺乏，如维生素 B_{12}、硫胺素缺乏等，并引起相应临床表现。术后 1～4 年可发生铜缺乏性脊髓神经病，于 5～9 年至发病高峰。由于这种手术开展的日益频繁及患者年龄的增长，发生铜缺乏的患者将会逐渐增多，引起铜缺乏性脊髓神经病的病例也相应上升，应引起有关学科的医务人员的重视（表 39-2）。

表 39-2　胃旁路手术的神经系统并发症

围手术期发生的神经系统并发症
压迫性神经病
臂丛牵拉伤
横纹肌溶解综合征
术后数周至数月发生的神经系统并发症
硫胺素缺乏
Wernicke 脑病
周围神经病
Guillain-Barrè 综合征
发作性脑病
术后数月至数年发生的神经系统并发症
维生素 A 缺乏
维生素 B_{12} 缺乏
维生素 D 缺乏
维生素 E 缺乏
铜缺乏

（二）锌过量

误服锌（如含锌硬币）、血液透析、黏牙剂可使锌增加。对于透析患者，透析液中锌的过度替换增加了患者体内的锌含量。有 7%～15% 的牙科患者使用黏合剂，到 2020 年，估计约 3800 万美国人使用义齿，许多黏合剂含有高浓度锌，这使患者可能存在锌摄入量过度。体内锌过量也与过度补充有关，如每日补充的锌超过了人体每日需要量的上限（40 mg）。锌诱导了肠细胞内金属硫蛋白的表达，铜对金属硫蛋白的亲和力比锌更高，铜与金属硫蛋白结合后，随肠细胞脱落而排出体外。

有的患者血锌增高，但并无摄入锌过量的病史，可能由肠内锌的摄入效率增加、分泌减少所致。补充铜后，患者的血清铜好转或正常，临床症状改善，但血液和尿液中的锌含量仍高。在这部分患者中，锌是如何引起铜缺乏的原因并不清楚。不伴铜缺乏的高锌血症对人体并无损害。可能是某种病因引起铜缺乏，继而引起高锌。

（三）铁补充

过量地摄入铁可抑制肠内铜吸收，引起低铜血症、贫血。

（四）吸收不良综合征

吸收不良综合征包括囊性纤维化、Crohn 病、乳糜泻（celiac disease）等。

（五）低铜饮食

患者长期全肠外营养（total parenteral nutrition）时，未补充铜；空肠肠内喂养；或因贫穷等原因摄入铜过低。

（六）络合剂

过量应用青霉胺、络合铜 - 锌的抗菌杀虫药氯碘羟喹（clioquinol）。

（七）非特异性

可能与铜滞留于肠黏膜内有关，如由于质子泵抑制剂（proton pump inhibitors，PPIs）抑制了 H^+/K^+ATP 酶，提高了胃内的 pH 值，抑制了铜转运子（Ctr1）对铜的转运。丙戊酸也可导致铜缺乏，机制未明。

二、发病机制

与血液系统相关的铜酶主要有铁氧化酶、hephaestin、铜蓝蛋白和细胞色素 C 氧化酶等。hephaestin 位于十二指肠，将 Fe^{2+} 氧化为 Fe^{3+}，促使 Fe^{3+} 穿过肠细胞；铜蓝蛋白具有铁氧化酶的作用，将 Fe^{2+} 氧化为 Fe^{3+}，只有 Fe^{3+} 才可以与转铁蛋白结合，转铁蛋白主要参与血红蛋白的合成。铜缺乏时，铜蓝蛋白合成障碍，可引起铁沉积于肝脏、血红蛋白合成障碍。静脉补充铜蓝蛋白，可使肝脏释放铁；细胞色素 C 氧化酶位于线粒体，将 Fe^{3+} 还原为 Fe^{2+}，掺入血红蛋白的原卟啉结构。铜缺乏引起细胞色素 C 氧化酶活性降低，影响了血红素的合成，形成环形铁粒幼红细胞；红细胞膜流动性的改变和氧化损害（锌 / 铜超氧化物歧化酶功能下降）也降低了红细胞寿命。铜酶可能在骨髓的细胞分化和增生中有一定作用，铜缺乏导致红系和粒系细胞成熟障碍，红细胞和中性粒细胞寿命缩短，引起贫血和中性粒细胞减少。铜缺乏导致 CD34$^+$ 造血前体细胞分化和自我更新被抑制。

脊髓病变与细胞色素 C 氧化酶活性降低相关。蛋氨酸合成酶（methionine synthase）和 S- 腺苷同型半胱氨酸水解酶（adenosylhomocysteine hydrolase）是含铜酶，与髓鞘蛋白的甲基化相关，铜缺乏时，这 2 个酶可能受影响（图 39-1）。

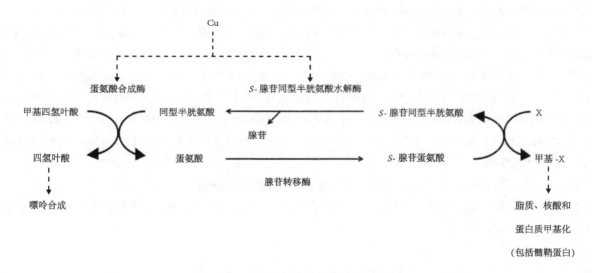

图 39-1　铜酶在髓鞘蛋白甲基化中的作用

第二节　病理

有关获得性铜缺乏性脊髓神经病的病理资料极少。在患有主要影响颈髓后索、由铜缺乏引起的"摇摆病（Swayback）"的反刍动物的尸检标本中，可见脊髓变性，无肿胀。神经活检时发现轴索变性，血管周围炎性细胞浸润。

第三节　临床表现

典型的临床表现是三联征：贫血、白细胞减少、脊髓神经病。多发生于 50～60 岁的患者，女性多见，男女比例 1：3.6。临床表现类似于由维生素 B_{12} 缺乏引起的亚急性联合变性（subacute combined degeneration, SACD）。大多有疲劳、肌痛、关节痛、全身疲乏感等非特异性表现，缓慢隐袭起病。神经系统表现为亚急性、慢性脊髓病，早期出现双下肢无力，行走步态不稳，有踩棉花感，晚期出现痉挛性截瘫或四肢瘫。下肢或胸段以下感觉异常。伴周围神经病，患者有"手套"和"袜套"样感觉障碍。个别患者有排尿障碍。有神经系统损害表现的患者可不发生血液损害。个别病例出现类似运动神经元病、孤立的周围神经病、肌病、大脑脱髓鞘、认知障碍和视神经病变等症状。

血液系统表现为难治性可逆性贫血、白细胞减少，伴或不伴神经系统症状。

体检发现感觉性共济失调步态，双下肢振动觉、位置觉障碍以远端明显，膝反射往往存在，踝反射减退或消失，病理征可阳性。

第四节　实验室检查

患者的血清铜、铜蓝蛋白、尿铜降低。在锌过量的患者中，出现高血锌、高尿锌、低血铜和低尿铜。

肌电图检查示神经源性损害，神经传导检查发现轻到中度的远端轴索性感觉运动型周围神经病（波幅降低，表现为混合性、纯运动性或纯感觉性周围神经病）。正中神经和尺神经的体感诱发电位示中枢或近端周围性感觉通路损害。少数患者表现为下运动神经元受损或肌源性损害。有视觉异常者的视觉诱发电位潜伏期延长。

贫血以巨幼细胞性、正常细胞性为主，罕见小细胞性，平均红细胞容积为 70.3～114.1 fL，血小板减少和全血减少较为少见。50% 以上的患者有白细胞减少，主要以中性粒细胞减少为主。血小板正常或轻度下降。大多数患者的骨髓细胞增生，骨髓象示粒系和红系成熟细胞左移，晚期和终末期分化的骨髓细胞减少，在红系和髓系前体细胞的细胞质中有空泡，巨噬细胞的大小和形态正常，有铁沉积的环形铁粒幼红细胞、浆细胞和巨噬细胞。患者易被误诊为骨髓增生异常综合征（myelodysplastic syndrome，MDS），后者有红系前体细胞内空泡而无髓系前体细胞内空泡，红系和髓系前体细胞的细胞核分叶，红系前体细胞的核 / 质比异常，伴异常体积和核分叶的巨噬细胞增生。

脑脊液检查正常，偶有蛋白增高。脑脊液内铜和锌水平的变化尚无报道。

47% 的患者颈髓、胸髓 MRI 示后索存在 T_2WI 高信号，以 $C_{2～7}$ 节段多见，增强后不被强化。随着补铜治疗，影像学表现可以好转。

第五节　诊断

多呈缓慢隐袭起病，表现为贫血、白细胞减少、脊髓病及周围神经病，脊髓病变以脊髓后索、侧索损害为主；血清铜、铜蓝蛋白和 24 小时尿铜降低，伴（或不伴）血清锌、尿锌增高；颈髓（为主）、胸髓磁共振成像示后索存在 T_2WI 高信号者可以确诊。

对于非压迫性脊髓病，应考虑铜缺乏性脊髓神经病的可能。除外副肿瘤、炎症、免疫介导的疾病、维生素缺乏或中毒。铜缺乏性脊髓神经病可以和亚急性联合变性共存，对疑似患者，应检测血清维生素 B_{12} 水平。对于亚急性联合变性患者，也应检测铜代谢指标，特别是有胃部手术史的患者。如怀疑锌过量，应询问锌摄入的病史，检测锌代谢指标（表 39-3）。

表 39-3　代谢性脊髓病的鉴别诊断

疾病	病因	辅助检查	治疗
维生素 B_{12} 缺乏	恶性贫血、衰老、胃手术、吸收不良	血清维生素 B_{12}	维生素 B_{12} 1000 μg/d，IM，连续 2 周；然后每周 1 次，连续 4 周；最后每月 1 次
叶酸缺乏	胃肠疾病、叶酸拮抗剂、酒精	血清叶酸、同型半胱氨酸、红细胞叶酸水平	叶酸 1 mg，bid，数天后改为 1 mg，qd。多食用绿叶蔬菜和柑橘类水果
维生素 E 缺乏	慢性胆汁淤积、胰腺功能不全、低 β 脂蛋白血症、乳糜微粒滞留疾病	血清维生素 E、血清胆固醇和甘油三酯	维生素 E 200 ～ 1000 IU/d
铜缺乏	胃肠手术（特别是减肥手术）、吸收不良、锌中毒	血铜、尿铜、血锌、血清铜蓝蛋白	轻至中度患者，每日口服铜 3 ～ 8 mg；重度患者，连续 6 天静脉注射铜 2 ～ 4 mg/d，然后每日口服铜 3 ～ 8 mg。直到血清铜、铜蓝蛋白和 24 小时尿铜正常

第六节　防治

早期诊断和预防是治疗本病的关键。胃旁路手术后每日补充葡萄糖酸铜 2 mg，可有效地预防神经系统症状发生。对于进行血液透析的患者，需要对其补充铜。一旦发生了继发于铜缺乏的神经系统症状，对铜补充治疗的反应较差。如病因不能去除，需终身服用铜剂。规律地随访患者，定期检测生化、血液参数及铜 / 锌代谢指标，使神经系统症状得到改善并保持稳定。个别患者即使血铜水平恢复，临床症状仍进行性加重。

对于轻至中度患者，每日口服铜 3 ～ 8 mg；对于重度患者，连续 6 天静脉注射铜 2 ～ 4 mg/d，然后每日口服铜 3 ～ 8 mg。直到血清铜、铜蓝蛋白和 24 小时尿铜正常。可用的铜制剂包括硫酸铜、氯化铜和葡萄糖酸铜等。患者接受铜剂治疗后，在 6 周左右达到铜平衡；血液学指标在 4 ～ 12 周（平均 8 周）可迅速好转，甚至完全改善；脊髓磁共振成像表现在 10 个月左右好转；神经系统症状仅保持稳定或轻度改善，仅表现主观症状好转，客观体征变化不明显或仅深感觉障碍减轻。因此，早期预防、识别铜缺乏性脊髓神经病，对防止不可逆转的神经系统损害的发生极为重要。

对于行肥胖手术的患者，应在术后进行随访，观察包括铜在内的微量元素的变化，一旦发生缺乏，及时补充。每日补充铜至少 2 mg。对于摄入锌剂过量者，避免服用锌剂 3 ～ 4 个月，血液系统异常可以好转。其他引起铜缺乏的病因导致铜缺乏性脊髓神经病的可能性较小，预防性服用铜剂可能并无明显效果。对乳糜泻的患者予以无麦麸饮食（gluten-free diet，GFD）。无论是否伴有神经系统损害，对有难治性贫血和白细胞减少的患者，应检查其血铜和铜蓝蛋白水平，以早期发现铜缺乏。

（李淑娟）

第四十章　无铜蓝蛋白血症

摘要

　　无铜蓝蛋白血症是由于铜蓝蛋白基因突变引起的常染色体隐性遗传性疾病，导致具有亚铁氧化酶活性的铜蓝蛋白缺乏，产生铁向组织细胞外的运输障碍，铁离子沉积于肝脏、脾脏、胰腺及视网膜等各器官组织，引起以内脏和中枢神经系统过度铁沉积为主要表现的代谢障碍，导致全身含铁血黄素沉积。铁介导的脂质过氧化和氧化应激是神经元退行性变的主要原因。无铜蓝蛋白血症的临床特点为视网膜变性、糖尿病及中枢神经系统症状等，缺铁性贫血常见。通过铁络合剂、新鲜冰冻血浆、锌剂治疗，可改善铁沉积。

　　无铜蓝蛋白血症（aceruloplasminemia，ACP）又称为家族性前铜蓝蛋白缺乏（familial apoceruloplasmin deficiency），是由于铜蓝蛋白基因突变引起的常染色体隐性遗传性疾病，导致具有亚铁氧化酶活性的铜蓝蛋白缺乏，产生铁向组织细胞外的运输障碍，铁离子沉积于肝脏、脾脏、胰腺及视网膜等各器官组织，引起以中枢神经系统过度铁沉积为主要表现的代谢障碍，导致全身含铁血黄素沉积，其临床特点为视网膜和大脑神经元进行性变性，可出现视网膜变性、糖尿病及中枢神经系统症状（如小脑共济失调、痴呆）三联征，以及缺铁性贫血。患者体内铜代谢正常，肝脏实质结构正常，肝铜浓度正常，血清铁蛋白浓度明显升高，血清铁下降，出现小细胞性贫血。

第一节　病因和发病机制

一、无铜蓝蛋白血症引起系统性铁沉积

　　少量的铁来源于小肠细胞的吸收，大多数用于造血的铁来源于网状内皮系统内更新的红细胞的亚铁血红素（heme）（图 40-1）。铜蓝蛋白动员铁转运蛋白（ferroportin，Fp）将高度毒性的 Fe^{2+} 转入血液，并将其氧化为无毒性的 Fe^{3+}，Fe^{3+} 与转铁蛋白（transferrin，Tf）结合成 Fe^{3+}-Tf 后被转运，Tf 与细胞表面的 Tf 受体结合，铁被转入组织细胞内利用（图 40-2），如进入骨髓参与造血。铜蓝蛋白起着动员储存铁转运和亚铁氧化酶的作用。铜蓝蛋白缺乏引起铁转运障碍，促使发生铁沉积，继而引起自由基生成增加，导致脂质过氧化损害等。与其他铁含量绝对增加的铁沉积疾病不同，至少在早期，无铜蓝蛋白血症的临床表现是由储存铁流出障碍导致的铁分布不均引起。患者的血中铁调素水平和肝铁调素 mRNA 下降，可能与转铁蛋白饱和度（transferrin saturation）下降有关。与对照和杂合子小鼠相比，铜蓝蛋白敲除小鼠肝铁调素 mRNA 下降。低血铁调素水平可诱导小肠细胞中铁的吸收。与铜蓝蛋白同源的多铜氧化酶铁调素具有亚铁氧化酶活性，与小肠细胞基底侧的铁转运相关。低血铁调素水平和由于铜蓝蛋白突变引起的细胞表面铁蛋白缺乏可增加细胞内铁沉积。

　　由于血液中可能存在其他类型的亚铁氧化酶，患者可以维持一定程度的铁循环，用于造血，其贫血是轻微的。

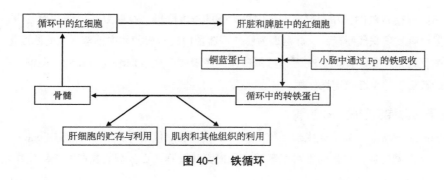

图 40-1　铁循环

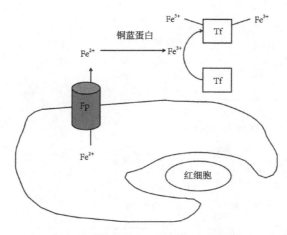

图 40-2　网状内皮系统（巨噬细胞）中铁的释放

在铁逐渐沉积于网状内皮系统的同时，患者的血液中 Fe^{2+} 浓度增加。通过二价金属转运子-1（DMT1）介导，Fe^{2+} 被肝脏、胰腺、心脏、甲状腺和其他组织吸收，可导致糖尿病、心力衰竭和甲状腺功能减退。无铜蓝蛋白血症并不导致小肠吸收和转运铁的障碍，在顶膜通过还原酶（FeR）和 DMT1 吸收 Fe^{2+}，在基底膜 Fe^{2+} 通过 Fp转运，Fe^{2+} 通过铁调素氧化为 Fe^{3+}（图 40-3）。

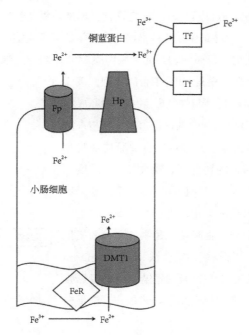

图 40-3　铁在小肠细胞的吸收与转运

由于铜蓝蛋白具有携带铜的作用，故患者体内血清铜的浓度降低。在肝豆状核变性患者中，虽然铜蓝蛋白的浓度也降低，但没有发现铁代谢紊乱，这是因为肝外铜蓝蛋白的合成使体内铜蓝蛋白的浓度达到正常人的 5% 以上，足以维持铁代谢的平衡。同时，在无铜蓝蛋白血症患者中，血清铜浓度虽降低，但铜代谢没有异常，说明铜蓝蛋白在铜的转运中并不起决定性作用。

二、无铜蓝蛋白血症引起脑内铁沉积

铁参与许多脑的生理功能，如合成生理递质、髓鞘形成和能量代谢等。Fe^{2+} 可通过 Fenton 反应，引起大量的高度细胞毒性羟自由基生成，过量的铁可引起神经元损害和细胞死亡。铜蓝蛋白的抗氧化作用可抑制 Fe^{2+} 引起的脂质过氧化（图 40-4）。

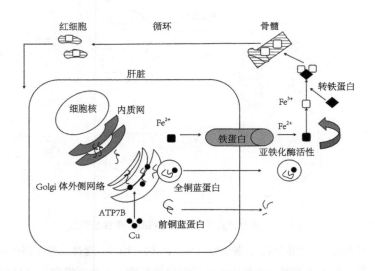

图 40-4　正常人和无铜蓝蛋白血症患者的铁和铜平衡间的相互作用

铁在无铜蓝蛋白血症患者的中枢神经系统中的聚集与血液中 Fe^{2+} 浓度增加无关，其他的引起血液中 Fe^{2+} 浓度增加的疾病（如无转铁蛋白血症、血色病）并无脑内铁含量增加。铜蓝蛋白并不能穿过血 - 脑屏障，说明脑内局部合成的铜蓝蛋白在铁代谢中起着相应的作用。早期的发育学研究证实脑组织内生物合成许多血液蛋白质，在脑组织的微血管、基底神经节内的多巴胺能神经元和视网膜 Müller 胶质细胞中有铜蓝蛋白的基因表达。在中枢神经系统内，所表达的大多数铜蓝蛋白是 GPI- 结合的亚型，该亚型在铁代谢中的作用尚未明确，推测可能与铁从贮存细胞中释放相关。铁由在星形胶质细胞表达的 GPI- 结合的铜蓝蛋白氧化，与来源于少突胶质细胞的 Tf 结合后转运至神经元，Tf 在少突胶质细胞和神经元之间起着穿梭作用。铜蓝蛋白的缺乏可导致铁沉积于胶质细胞，引起氧化应激的损害；对神经元具有保护作用的胶质细胞源的神经营养因子减少；对神经元有直接的氧化损害作用（图 40-5）。在早期，神经元的损害由铁缺乏引起；在晚期，是由铁介导的氧化应激、星形胶质细胞缺失、毒性的非转铁蛋白结合铁（non-transferrin bound iron，NTBI）引起。由于缺乏 GPI- 结合的铜蓝蛋白的星形胶质细胞不能转运铁至转铁蛋白，病变的神经元吸收的是非转铁蛋白结合铁。

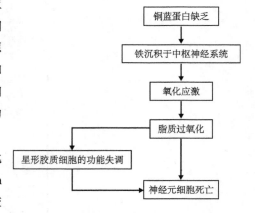

图 40-5　无铜蓝蛋白血症的可能发病机制

三、无铜蓝蛋白血症的动物模型

第一个敲除铜蓝蛋白基因的动物模型是 C57BL/6J，该小鼠模型表现为脑内铁沉积、脂质过氧化，但无神经系统症状。敲除铜蓝蛋白基因的小鼠和敲除 hephaestin 基因的小鼠交配后产生后代小鼠同时缺乏这两种基因，具有神经退行性表现和视网膜退行性变。当小鼠模型接受损害的红细胞输入或放血疗法（加速网状内皮系统的铁运至骨髓）时，血清铁含量并未增加。小鼠模型接受全铜蓝蛋白注射后，铁从储存部位转移至骨髓的数量增加，说明铜蓝蛋白可有效地调节铁流出。敲除铜蓝蛋白基因的动物模型的铜代谢是正常的。

四、铜蓝蛋白基因突变

CP 基因位于 3q24-q25，大约 65 kb，20 个外显子。已发现 70 个病理性突变，无热点突变。超过半数的病理性突变是功能缺失突变。大多数突变是截短突变，导致成熟前终止子形成。CP 基因突变通过不同的机制导致无铜蓝蛋白血症：p.I9F、p.D58H、p.G176R、p.P177R、p.F198S、p.W264S、p.A331D、p.G606E、p.Y694X、p.W858X、p.G873E、p.W1017X 突变引起蛋白质穿梭障碍，使铜蓝蛋白滞留于内质网，引起内质网应激。突变引起铜蓝蛋白在内质网发生误折叠。氨基酸序列 G(FLI)(LI)GP 重复域与折叠有关，p.G176R、p.P177R、p.G873E 影响这个重复域。在这个重复域周围的其他突变影响铜蓝蛋白穿梭的机制可能不同。具备氨基酸残基 881 的半胱氨酸（Cys-881）的截短突变体可通过内质网并被分泌。但也有例外，含有 Cys-881 的 p.W1017X 突变体滞留于内质网。

p.G631R、p.Q692、p.R882X、p.M966V、p.G969S 突变引起铜蓝蛋白与铜结合障碍，蛋白质的合成与分泌正常。p.G631R、p.G969S 突变分别位于结合铜离子的 His637 和 His975 的附近；p.Q692、p.M966V 突变分别位于结合铜离子的 M960 和 His975 的附近。说明结合铜离子的位点不影响蛋白质的折叠和分泌，但与 Cu^{2+} 掺入铜蓝蛋白有关。

p.Y356H、p.R701W、p.G876A 突变蛋白质亚铁氧化酶低活性；p.H978Q 蛋白质无亚铁氧化酶活性。这些突变改变了铁结合位点或改变了三核铜簇。

无明确的基因型 - 表现型关系。几乎所有患者的血清铜蓝蛋白是完全缺失的，而在具有 p.H978Q 和 p.G969S 突变的患者中可检测到铜蓝蛋白，但这些患者在临床上仍然表现为无铜蓝蛋白血症。p.H978Q 突变位于结合铜离子的位点附近，不影响全铜蓝蛋白的形成，但其不具有亚铁氧化酶活性。具有 p.G969S 突变的前铜蓝蛋白比野生型前铜蓝蛋白的半衰期更长。具有 p.C338S 或 p.I991T 纯合突变的患者有残留的亚铁氧化酶活性，无或有极轻的锥体外系症状。几乎所有的高加索人都具有 p.G631R 纯合突变。

杂合子仅有部分铜蓝蛋白缺失，铁代谢正常，无临床症状。但临床上发现部分含有 p.W858X 突变的杂合子患者在 30 岁后逐渐发展为小脑性共济失调，这些患者的血清铁和转铁蛋白饱和度正常。尸检发现明显的 Purkinje 细胞丢失，大量铁沉积于小脑，少量铁沉积于基底神经节、丘脑和肝脏。有 p.R701W 突变的杂合子也可发展为亚急性进行性锥体外系运动疾病。说明这些突变在铁代谢中对铜蓝蛋白具有显性负性效果（dominant-negative effect）。p.W858X 突变体聚集在内质网，引起内质网应激，导致细胞死亡。p.R701W 诱导 ATP7B 酶在 Golgi 体内移位和 Golgi 体片段化，导致铜掺入铜蓝蛋白障碍。Arg701 位点位于 CX(R/K) 域，该域在铜掺入铜蓝蛋白的过程中起重要作用。

第二节　病理

肝脏、胰腺、心脏等脏器有铁沉积。

肝脏无肝硬化表现。肝组织内铁含量大于脑组织。肝铁含量（hepatic iron concentration，HIC）的单位是 µmol/g 肝干重。肝铁指数（hepatic iron index，HII）由 HIC 除以患者年龄得出。正常人的 HII ≤ 1.1，80% 以上的无铜蓝蛋白血症的患者的 HII>1.3 [HIC（μg/g 肝干重）×56 = HIC（μmol/g 肝干重），HIC（μmol/g 肝干重）/年龄（岁）= HII]。

铁沉积于胰岛 β 细胞，导致氧化应激，β 细胞凋亡，胰岛素分泌下降，导致糖尿病。有尸检报告表明胰岛 β 细胞的铁沉积并不明显或缺乏。

眼底检查发现视网膜色素上皮细胞发生去色素、萎缩和肥大；结节性和弥散性玻璃疣（drusen）；脂色素颗粒等。视网膜色素上皮细胞分为富含黑素体（melanosome）和缺乏黑素体 2 种类型。富含黑素体的细胞的铁沉积增加，有退化的黑素体组成的黑色素脂色素（melanolipofuscin）颗粒；缺乏黑素体的细胞缺乏黑素体、黑色素脂色素、脂色素，含有富含铁、磷和硫的电子致密颗粒。

脑组织大体标本示轻度皮质萎缩，小脑、中脑背盖部和脑桥轻度萎缩，基底神经节、丘脑和小脑的齿状核有褐色色素沉着。光镜下见基底神经节、丘脑和小脑的星形胶质细胞和神经元严重的铁沉积；小脑皮层和黑质有轻度的神经元缺失和中度的铁沉积。脑组织各部位铁沉积的严重程度依次为苍白球＞壳核＞大脑皮层＞小脑皮层。基底神经节存在严重的铁沉积和广泛的神经元缺失，有空洞样改变，铁含量增至 10 倍以上。在额叶皮层，铁沉积和神经元缺失并不严重。小脑皮层有明显的 Purkinje 细胞丢失。星形胶质细胞的铁沉积比神经元更明显，无胶质增生。扩大或畸形的星形胶质细胞和球形结构是无铜蓝蛋白血症的特征性表现，在基底神经节区比额叶皮层表现得更加明显。星形胶质细胞的球形结构的数量与铁沉积的程度相符。球形结构来源于星形胶质细胞，大小为 10～60 μm。扩大的星形胶质细胞的细胞质丰富，细胞核有分叶、增大，甚至多核。此区域的抗 -4- 羟基壬烯酸（hydroxynonenal）抗体阳性，提示氧化应激与神经元死亡相关。许多结构呈凝块样（grumose）内部结构。球形结构的 GFAP 和 S-100 染色阳性，神经微丝（neurofilament）和突触素（synaptophysin）染色阴性。这与其结构相符（表 40-1）。

表 40-1　无铜蓝蛋白血症患者的神经病理表现

	额叶皮层	尾状核	壳核	苍白球
铁沉积	+	+++	+++	+
神经细胞丢失	+++	+++	+++	+
异常星形胶质细胞	++-	+	+	+～-
球样结构	+～-	+++	+++	++

第三节　临床表现

1987 年，Miyajima 等首次报道无铜蓝蛋白血症。无铜蓝蛋白血症为常染色体隐性遗传疾病。在日本，非近亲结婚的子女的患病率为 1：2 000 000。糖尿患者群中杂合子的概率是 0.1%。其他国家人群的患病率不明。在世界范围内，至少发现 60 个以上的家系，已报道 100 个以上的患者，其中来自日本和意大利的报道较多。

无铜蓝蛋白血症以铁聚集于脑和内脏为特征。临床表现为视网膜变性、糖尿病和神经系统病变，患者多在 30～55 岁发病。贫血和糖尿病是无铜蓝蛋白血症的早期表现。60% 患有糖尿病的患者是胰岛素依赖型，30%是不能确定的，低于 10% 是由饮食因素引起。80% 的患者患有贫血，表现为缺铁性或地中海贫血的特点，常在确诊前数十年就存在。神经系统的表现常在 10～20 年后发生，表现为眼睑痉挛、扮鬼脸、面部和颈部肌张力障碍、震颤、舞蹈症、小脑性共济失调、构音障碍等，呈进行性发展，与铁沉积于脑的部位有关。40% 以上的不自主运动是肌张力障碍，25% 是舞蹈症和舞蹈手足徐动症。超过半数患者出现认知障碍，包括冷漠、健忘等。也可在其他症状之前，仅表现为精神症状。即使在同一家族内，患者的临床表现也并不相同。

无铜蓝蛋白血症患者具有特征性的视网膜退行性变（与糖尿病视网膜病不同）：黄斑变性早发；视力正常；

在灰色的萎缩视网膜色素上皮上，散在分布着数个小的黄色不透明斑；眼荧光素血管造影中有与黄色不透明斑相一致的窗样缺损。

一个来自日本的 71 个患者的临床表现见表 40-2。按照发病病例的数量，从高到低依次是贫血、视网膜变性、糖尿病、神经系统损害。神经系统损害由脑内铁沉积引起，包括共济失调、不自主运动、帕金森样表现、认知损害。

患者的表现具有较大异质性，有患者无脑内铁过载的表现；或 50 岁以上有脑内铁过载的患者，无或仅有轻微的神经系统损害，提示遗传和（或）其他继发因素可能部分调节神经系统表现。

表 40-2　无铜蓝蛋白血症的临床表现

临床表现		发病年龄
缺铁性小细胞贫血（80%）		<20 岁
糖尿病（70%）		<30 岁：18% 30 ～ 39 岁：35% 40 ～ 49 岁：31% >50 岁：16%
视网膜变性（76%）		至少 >20 岁
神经系统症状 / 体征	共济失调（71%），包括构音障碍、步态共济失调、肢体共济失调、眼震	<40 岁：7% 40 ～ 49 岁：38% 50 ～ 59 岁：42% >60 岁：13%
	不自主运动，包括肌张力障碍（眼睑痉挛、扮鬼脸、颈部肌张力障碍）、震颤、舞蹈症	
	帕金森样表现（20%）：僵硬、运动不能	
	认知障碍（60%），包括冷漠、健忘	

第四节　实验室检查

无铜蓝蛋白血症的辅助检查的主要表现如下。铜蓝蛋白含量极低或完全缺失：<20 mg/L（正常值：210 ～ 360 mg/L）；血浆铜蓝蛋白氧化酶活性：Erel 法检测阴性（正常值：500 ～ 600 U/L）；低血清铜：<0.2 mg/L（正常值：0.7 ～ 1.25 mg/L）；低血清铁：<0.45 mg/L（正常值：0.6 ～ 1.80 mg/L）；高血铁蛋白（hyperferritinemia）：>400 ng/mL（正常值：男性 45 ～ 200 ng/mL；女性 30 ～ 100 ng/mL），常为 1000 ～ 2000 ng/mL；转铁蛋白饱和度（transferrin saturation，TSAT）降低；缺铁性小细胞贫血；铜代谢正常；肝功能正常；胰岛素依赖型糖尿病：糖耐量异常，血红蛋白 A_{1c} 升高，抗胰岛素抗体阴性。

磁共振检查可见 T_1WI 和 T_2WI 异常低密度，见于肝脏、纹状体、丘脑、齿状核，与铁的沉积部位一致。4.7 T 的高场强 MRI 显示患者的几乎所有脑区的非血色素铁的浓度超过 20 mg/100 g 脑湿重，而健康人群中仅苍白球的非血色素铁的浓度超过 20 mg/100 g 脑湿重。功能性神经成像研究显示基底神经节低代谢。

肝活检可见有过量铁沉积（>1000 μg/g 肝干重）、肝结构和组织学正常，无肝纤维化或肝硬化，肝铜含量正常。尸检脑显示基底神经节空洞样退行性变。镜下示海绵状退行性变、神经元丢失，无炎性细胞浸润，Perl 染色示铁沉积于神经元和神经胶质细胞，在大多数基底神经节区铁含量增加 10 倍。

脑脊液检查发现铁含量增加，蛋白升高，细胞数不增加。

分子遗传学检测包括联合应用基因靶向检测（单基因检测、系列单基因检测、多基因面板）和依赖表现型的全面基因组检测（外显子测序、外显子排列、基因组测序）。基因靶向检测需要临床医生提供可能涉及的基因，而基因组测序则无须提供。由于无铜蓝蛋白血症的表现十分复杂，具有典型的无铜蓝蛋白血症的表现仍可检测到血清铜蓝蛋白的患者，需要进行铜蓝蛋白基因检测（表 40-3）。

表 40-3　无铜蓝蛋白血症的分子遗传学检测

基因	检测方法	通过该方法检测的病理性突变的比例
铜蓝蛋白	序列分析	>94%
	靶向基因/重复分析	未知

如患者的临床表现无特异性，临床上不能被确诊为无铜蓝蛋白血症，采用全面基因组检测（无须选择检测何种基因）是最好的选择，最常使用外显子测序，基因组测序也可考虑。如外显子测序不能确诊病因，也可进行外显子重排检查。

患者从 15 岁始，每年进行糖耐量试验，评估是否发生糖尿病。在确诊后，每年进行心电图、甲状腺功能、肝功能和血常规检查。

第五节　诊断

无铜蓝蛋白血症的诊断依靠典型的临床表现、实验室检查和通过基因检测发现在铜蓝蛋白基因上有 2 个病理性等位基因变异（表 40-4）。对于贫血的患者，应检测血清铜蓝蛋白，如同时发现血清铁和血清铜下降、转铁蛋白饱和度下降、血清铁蛋白正常或增高，提示无铜蓝蛋白血症的可能。

表 40-4　无铜蓝蛋白血症的主要表现

基因	主要临床表现	实验室检查
CP 基因 常染色体隐性遗传	内脏表现：糖尿病、贫血；40 岁左右发病 神经系统表现：小脑性共济失调、构音障碍、运动不能、帕金森症、认知下降、精神症状；50 岁左右发病	实验室：极低的血清铜蓝蛋白、低血铜、低血铁、高铁蛋白、低转铁蛋白饱和度、铁难治性小细胞性贫血 脑 MRI：在苍白球、壳核、丘脑、齿状核呈现 T_2WI 低密度；大脑和小脑皮层铁沉积相对较少 肝活检：铁含量 >1000 μg/g 肝干重；无肝纤维化或肝硬化表现；铜含量正常

鉴别诊断如表 40-5。由于无铜蓝蛋白血症患者的血清铜蓝蛋白明显低下，易被误诊为肝豆状核变性。通过检测血清铁、铁蛋白、糖代谢、脑部核磁共振中的铁沉积等可以进行鉴别。如在神经系统症状出现之前就发现铁代谢障碍，无铜蓝蛋白血症患者易被误诊为血色病，检测血清转铁蛋白饱和度（正常值：约 30%）可资鉴别。铁蛋白轻链（ferritin light chain，FTL）基因突变也可导致脑铁沉积和锥体外系病变，血清铁蛋白水平降低，但神经铁蛋白病患者无系统性铁沉积或糖尿病。

表 40-5　无铜蓝蛋白血症的鉴别诊断

疾病	基因	遗传方式	临床表现 相同点	临床表现 区别点
其他的迟发型慢性进行性 NBIA				
非典型泛酸激酶相关的神经退行性病变	PANK2	AR	脑局部（特别是基底神经节）铁沉积的放射学证据	铁沉积于脑及其他内脏器官 糖尿病和视网膜病变
神经铁蛋白病	FTL	AD		
铜代谢疾病				
肝豆状核变性	ATP7B	AR	铜蓝蛋白缺陷	铁沉积于脑及其他内脏器官 基底神经节（特别是丘脑）铁沉积的放射学证据
铁代谢疾病				
HFE- 相关遗传性血色病	HFE	AR	铁沉积于内脏器官	明显的铁沉积于脑及其他内脏器官 低血清铁

疾病	基因	遗传方式	临床表现	
			相同点	区别点
其他				
亨廷顿病	*HTT*	AD		基底神经节（特别是丘脑）铁沉积的放射学证据 铁沉积于脑及其他内脏器官
DRPLA	*ATN1*	AD		
肌张力障碍	>25 个基因	AD AR XL	神经系统表现	
遗传性脊髓小脑性共济失调	>50 个基因	AD AR XL		
药源性				无用药史或中毒史 基底神经节（特别是丘脑）铁沉积的放射学证据 铁沉积于脑及其他内脏器官

第六节　治疗

虽然有个别成功治疗无铜蓝蛋白血症的报道，但目前尚无应用铁络合剂（如去铁胺、去铁酮、地拉罗司等）治疗（iron chelation therapy，ICT）和锌剂治疗无铜蓝蛋白血症的大的系列报告，也无公认的治疗有效的药物。铁络合剂治疗可有效地降低系统性铁负荷，但限制了铁参与造血，引起贫血加重，从而限制其应用，对葡萄糖代谢、视网膜病变和神经系统症状的改善并不明显。在神经系统症状出现之前就进行铁络合剂治疗，可能会防止神经系统症状的发生。

去铁胺（desferrioxamine、deferoxamine）：对于血红蛋白 >9 g/L 的有症状的患者，可考虑使用铁络合剂（如去铁胺），以降低铁蛋白浓度、脑与肝脏的铁沉积，防止神经系统的症状 / 体征进展。有研究表明虽然去铁胺可使患者的血清铁蛋白和肝铁含量正常，改善胰岛素分泌和脑部磁共振成像的 T_2WI 表现，但其神经系统症状几乎无改善。静脉注射用 500 mg 甲磺酸去铁胺（desferrioxamine mesylate）溶于 100 mL 等张盐水，输注时间在 1 小时以上。每周用药 2 次，持续 6 ~ 10 个月。

去铁酮（deferiprone）：去铁酮的分子量较低，具有脂溶性。在敲除铜蓝蛋白和 *hephaestin* 基因的小鼠中，去铁酮可防止视网膜变性和神经系统退行性变，延长寿命。对去铁胺、新鲜冰冻血浆治疗无效的患者，去铁酮可改善患者的神经系统症状，如认知功能、步态和平衡功能。

地拉罗司（deferasirox）：地拉罗司是一种口服的脂溶性铁络合剂，半衰期为 12 小时，对于去铁胺和新鲜冰冻血浆治疗无效的患者，可轻微改善临床症状，如认知功能、步态和平衡功能。地拉罗司可防止组织损害，特别是肝脏和胰腺。

新鲜冰冻血浆（fresh-frozen human plasma，FFP）：静脉输注含有铜蓝蛋白的新鲜冰冻血浆，由于铜蓝蛋白的亚铁氧化酶的作用，数小时后血清铁的含量增加。由于铜蓝蛋白的半衰期是 5.5 天，新鲜冰冻血浆仅可部分、短暂地恢复循环中铜蓝蛋白水平，80 ~ 100 mg/L 的铜蓝蛋白水平可维持正常的铁代谢。重复应用新鲜冰冻血浆可改善神经系统的症状和体征。与单独应用新鲜冰冻血浆相比，联合静脉输入新鲜冰冻血浆和去铁胺（各 6 周）可明显降低肝铁沉积，极大地改善神经系统症状。

在无铜蓝蛋白血症患者的脑和内脏组织中，锌含量降低，铁含量增加。由于锌具有抗氧化、抑制铁吸收的作用，联合应用锌剂与铁络合剂可降低患者的脑和内脏组织中的铁沉积，防止或改善系统性和神经系统症状。锌剂可用于铁络合剂治疗无效的患者，改善患者的神经系统症状，并且无明显的不良反应。米诺环素（minocyckine）具有穿过血 – 脑屏障和络合铁的作用。铜蓝蛋白酶替代治疗（Cp-enzyme replacement therapy）在动物实验中显示具有改善系统性和神经系统症状的作用。基因治疗应是最终的治疗手段,尚处于研究中。

抗氧化剂维生素 E 与络合剂或锌剂联合应用可防止组织损害,特别是肝脏和胰腺。糖尿病按标准方式进行治疗。无须通过输血治疗贫血。无特殊方法治疗视网膜变性。无铜蓝蛋白血症患者易被误诊为缺铁性贫血,铁剂治疗可加剧铁沉积,应避免使用铁剂。

由于患者不能动员网状内皮细胞中的铁,放血疗法并无疗效,可加重贫血。

尚处于研究中的治疗方法参见美国的网站 ClinicalTrials.gov 和欧洲的网站 www.ClinicalTrialsRegister.eu。

第七节　遗传咨询

亲属患病风险的评估:如果已知家族中的病理性变异,对先证者的无症状同胞进行分子遗传学分析,以早期诊治;如果未知病理性变异,由于贫血和糖尿病常先于神经系统表现之前发生,推荐监测先证者的无症状同胞的血红蛋白和血红蛋白 A1c。

无铜蓝蛋白血症的遗传方式为常染色体隐性遗传。先证者的父母亲多为杂合子(CP 病理性变异的携带者)。每一个先证者的父母亲的同胞有 50% 的概率是杂合子。杂合子无明显的临床表现,但现有的临床资料并不能完全排除杂合子患病的可能性。每一个先证者的同胞兄妹有 25% 的概率患病,50% 的概率为无症状携带者,25% 的概率既不患病也不是无症状携带者。先证者的后代是携带一个致病基因的杂合子(携带者)。

如果已知家族中 CP 基因的病理性变异,需对有患病风险的携带者进行检测,对有患病风险的孕妇进行产前诊断和移植前诊断。产前筛查是最有意义的。如年轻人是患者、携带者或有患病风险,应对其提供遗传咨询(包括后代的患病风险和生育选择)。

(李晓东)

第四十一章　MEDNIK 综合征

摘要

MEDNIK 综合征是一个严重的有多系统损害的神经皮肤疾病，主要表现为精神发育迟滞、肠病（腹泻）、耳聋、周围神经病、鱼鳞癣和皮肤角化病等的综合征，由适配子蛋白质 1 复合物的 σ1A 亚（小）单位基因突变引起，转运铜的 ATP 酶的细胞内穿梭功能受损，体内发生铜代谢障碍，同时发生铜沉积和铜缺乏现象。本章阐述了 MEDNIK 综合征的病因和发病机制、临床表现和诊断治疗。

MEDNIK（mental retardation、enteropathy、deafness、peripheral neuropathy、ichthyosis、keratoderma）综合征患者表现为低铜血症（hypocupremia）、低铜蓝蛋白血症（hypoceruloplasminemia）和肝铜沉积，具有肝豆状核变性和 Menkes 病的双重表现。MEDNIK 是第一个适配子病（aptamer disease）。

第一节　病因和发病机制

在真核细胞中，适配子蛋白质在网格蛋白包被囊泡（clathrin-coated vesicle，CCVs）的装配、装载蛋白质的识别中起重要作用，调节囊泡在 Golgi 体外侧网络、内体、溶酶体和质膜之间的穿梭。

一、适配子蛋白质的结构

有 5 种适配子蛋白质复合物（AP1-5），均由 4 个亚单位组成（图 41-1），每一个有 2 个大的亚单位（α/γ/δ/ε/ζ 及 β1-5 中的各一个）、1 个中等的亚单位（μ1-5）及 1 个小的亚单位（σ1-5）。AP-1 和 AP-2 将蛋白质运至 CCVs，均是异源四聚体，包括：2 个大的亚单位，有时被称为 adaptin（AP-1 是 γ1/2 和 β1；AP-2 是 αA/C 和 β2）；中等的亚单位（μ1A/B）；小的亚单位（σ1A/B/C 和 σ2）。AP-3 和 AP-4 复合物也是异源四聚体，分别由 δ、β3、μ3、σ3 和 ε、β4、μ4 和 σ4 组成。与 AP-1 和 AP-2 不同，AP-3 和 AP-4 似乎无须网格蛋白也可发挥其功能。大的亚单位（α、γ、δ、ε、β1-4）具有结合靶向膜和募集网格蛋白的作用。AP1-3 复合物的亚单位均有异构体（AP-1 有 2 个 γ、2 个 μ、3 个 σ 异构体；AP-2 有 2 个 α 异构体；AP-3 有 2 个 μ、2 个 β 和 2 个 σ 异构体），使其装配更加复杂。AP-4 和 AP -5 没有异构体。对 AP-1 和 AP-3 的变异体研究最充分：AP-1 复合物含有的 μ1A/B 也被称为 AP-1A 和 AP-1B，前者是广泛表达的，后者是上皮特异性的。AP-3A 是广泛表达的，AP-3B 是神经元特异性的。

小的亚单位是 AP 复合物的核心组成部分，与复合物的稳定相关。中等的亚单位 μ 与载物识别相关。大的亚单位形成

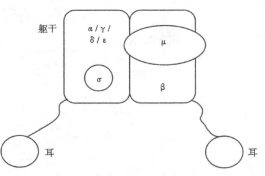

图 41-1　适配子蛋白质的结构

一个矩形的"躯干",与膜和所载物结合。μ 和 σ 组成核心结构域,具有许多功能,如与识别信号结合。每个大的亚单位的 C- 末端在每边形成一个"耳",与调节 / 辅助蛋白结合。"耳"通过 2 个长的、大多为不饱和的"铰链"结构域与核心结构域连接。AP-1、AP-2 和 AP-3 的"铰链"结构域有网格蛋白结合域,与网格蛋白的重链末端结合,形成网格蛋白包被囊泡。β 亚单位与 μ 亚单位相互作用,α-ε 亚单位与 σ 亚单位相互作用。

二、适配子蛋白质的定位、功能和调节

每一个 AP 复合物均有明确的定位和功能。

(一)AP-1

AP-1 与 ADP- 核糖基化因子 1(ADP-ribosylation factor 1,Arf1)(位于 γ 和 β1 亚单位)GTP 酶和磷脂酰肌醇 4 磷酸(phosphatidylinositol 4 phosphate,PI4P)(位于 γ 亚单位)结合,位于管状内体膜、Golgi 体外侧网络,通过 CCVs,与二者之间的蛋白质穿梭相关,调节分泌颗粒的生物学合成和内吞途径。AP-1B 可能与 Arf6 和磷脂酰肌醇 3,4,5- 三磷酸 [phosphatidylinositol 3,4,5-triphosphate,PI(3,4,5)P3] 相互作用,特异性地定位于再循环内体(recycling endosome,RE),调节上皮细胞的基底侧载物识别。μ1B 的功能与上皮细胞相关;σ1A 功能与神经元和皮肤相关;σ1B 功能与神经元相关;σ1C 功能与神经元和皮肤相关。

(二)AP-2

AP-2 位于质膜,与网格蛋白介导的蛋白质内吞作用相关,这些蛋白质包括受体、黏附分子和病毒蛋白质。AP-2 通过将 α 和 μ2 亚单位结合至磷脂酰肌醇(4,5)- 三磷酸 [phosphatidylinositol (4,5)-biphosphate,PIP2],发挥选择性的质膜募集作用。Arf6 可能与 AP-2 的膜募集作用相关。

(三)AP-3 和 AP-4

与 AP-1 复合物类似,AP-3 和 AP-4 定位于内体膜、Golgi 体外侧网络,通过 Arf1 的调节发挥膜募集作用,使蛋白质在管状内体至晚期内体、溶酶体相关细胞器(lysosome-related organelle,LRO)之间穿梭。神经元特异性的 AP-3B 在胞吐小泡(大的厚核心囊泡和突触囊泡等)的形成和释放中发挥重要作用。AP-4 位于 Golgi 体外侧网络,使淀粉样前体蛋白从 Golgi 体外侧网络穿梭至内体,与网格蛋白不相关。

(四)AP-5

近年来描述的 AP-5 也是异源四聚体,位于晚期内体、溶酶体,与网格蛋白不相关,似乎与蛋白质从晚期内体穿梭至其他膜性细胞器相关。AP-5 与痉挛性截瘫 11 型(spastic paraplegia type 11,SPG11)和 15 型(spastic paraplegia type 15,SPG15)蛋白相互作用,2 个蛋白质有类似于网格蛋白重链的 α- 螺旋样结构和衣被蛋白复合物 I(coatomer protein complex I,COP I)亚单位,具有支架蛋白样作用。AP-5 的膜募集机制不明。SPG15 可能通过其 FYVE 结构域与 PI3P 相互作用,发挥膜锚定作用(图 41-2)。

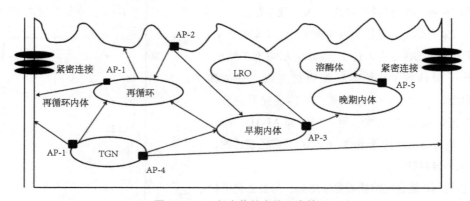

图 41-2 AP 复合物的定位和穿梭

总之，AP-1位于Golgi体外侧网络和内体，双向调节二者之间的运输，也调节上皮细胞基底侧的信号识别；AP-2在质膜的网格蛋白依赖的内吞中起重要作用；AP-3位于内体，与溶酶体相关细胞器的生物合成有关；AP-4位于Golgi体外侧网络，调节囊泡从Golgi体外侧网络至内体或基底侧质膜之间的穿梭；AP-5位于晚期内体，其功能大都未明（表41-1）。

表41-1　5个适配子蛋白质复合物的特点

亚单位	作用	复合物				
		AP-1	AP-2	AP-3	AP-4	AP-5
大链1（100-140 kDa）	结合靶向膜	γ1/2	αA/C	δ	ε（AP4E1）	ζ（AP5Z1）
大链2（100-140 kDa）	募集网格蛋白	β1	β2	β3A（AP3B1）/B	β4（AP4B1）	β5
中链（50 kDa）	载物识别	μ1A/B（AP-1A/B）	μ2	μ3A/B	μ4（AP4M1）	μ5
小链（20 kDa）	复合物稳定	σ1A（AP1S1）/B（AP1S2）/C	σ2（AP2S1）	σ3A/B	σ4（AP4S1）	σ5
位置		TGN/内体	质膜	内体	TGN	晚期内体
装载蛋白质的识别信号		酪氨酸信号YXXØ 双亮氨酸信号[D/E]XXXL[L/I]	酪氨酸信号YXXØ NPXY 双亮氨酸信号[D/E]XXXL[L/I]	酪氨酸信号YXXØ 双亮氨酸信号[D/E]XXXL[L/I]	特殊信号YX[FYL][FL]E	?
支架		网格蛋白	网格蛋白	网格蛋白?	未知	SPG11/SPG15?
GTP酶结合		Arf-1	Arf-6?	Arf-1	Arf-1	未知
功能		在TGN及内体间穿梭	网格蛋白依赖的内吞作用	LRO生物合成	在TGN及内体间穿梭	未知

三、适配子蛋白质的信号识别

通过AP复合物，跨膜蛋白质的特异性识别信号的识别具有特异性。这些信号位于细胞质，由短的、线状氨基酸残基组成。NPXY信号仅与质膜的内吞作用相关。YXXØ（Y是酪氨酸；X是任一氨基；Ø是有大的亲水氨基酸，如亮氨酸、异亮氨酸、蛋氨酸、缬氨酸和苯丙氨酸）是一个酪氨酸信号，调节快速的内吞作用，靶向基底侧质膜、溶酶体和溶酶体相关细胞器，由AP-1、AP-2和AP-3识别，通过结合μ1-μ3亚单位与AP相互作用。基于双亮氨酸的[D/E]XXXL[L/I]（D/E是天门冬氨酸或谷氨酸，X是任一氨基酸，L是亮氨酸）也调节内吞作用，与γ-σ1、α-σ2和δ-σ3相互作用，靶向溶酶体和溶酶体相关细胞器。YX[FYL][FL]是一个位于ALzheimer病淀粉样前体蛋白的细胞质尾端的结构域。

在核心结构域，μ亚单位对YXXØ的识别是重要的。μ2亚单位上有表皮生长因子受体（epidermal growth factor receptor，EGFR）和Golgi体外侧网络蛋白TGN38的信号肽，作为与YXXØ的结合位点。μ2蛋白质有一个17β-片层的延长的香蕉样结构，组成A和B子域。来自EGFR和TGN38的识别信号与2个并行的β-片层（位于A子域的β1和β16）结合，酪氨酸和亲水氨基酸与位于β16两侧亲水口袋结合。酪氨酸上的羟基与μ2亚单位上的Asp^{176}相互作用。Asp^{176}在μ1和μ3上具有保守性，在μ1、μ2和μ3与YXXØ的结合中起重要作用。AP-4复合物的μ4亚单位与识别信号YX[FYL][FL]E域结合，其结合位点位于μ2信号结合位点（位于A子域的β4、β5和β6）。M5的结构未明。另一个蛋白质上的识别信号是[D/E]XXXL[L/I]，分别与 AP-1、AP-2 和 AP-3 的 γ-σ1、α-σ2 和 δ-σ3 相互作用。在 σ2 亚单位上，双亮氨酸信号结合在亲水口袋两侧。

与 AP-2 复合物相比，仅仅与磷脂酰肌醇结合（如 PI4P 结合）不足以引起 AP-1 发生膜募集，尚需要 Arf-1。Arf-1 不仅仅调节膜募集，也促使 AP-1 从"锁"状变为"开"状的构象变化。在 AP-1 核心 -Arf1 复合物的结构中，Arf1 拥有 2 个不同的与 AP-1 结合的界面，一个是在开关 I 和 II 表层上的位置，一个是 Arf1 的 C- 末端（"背面"）的表面。在 Arf1 的 GTP 结合型中，开关 I 和 II 表层与在 β1 亚单位（α1、α3 和 α5）上的 α- 螺旋相互作用。在 Arf1 的 GDP 结合型中，开关 I 和 β1-α5 是不相容的。

为了接近和结合蛋白质，AP 的核心结构域需从"锁"状变为"开"状。在"锁"状 AP-2 复合物，α 和 β2 躯干域、μ2 和 σ2N- 末端形成一个"碗"状结构，μ2 的 C- 末端位于"碗"的中心，μ2 的 C- 末端的 YXXØ 的识别位点被隐藏。α-σ2 上的 [D/E]XXXL[L/I] 结合位点被 β2 的 N- 末端阻断。当 AP-2 复合物通过 PIP2 被募集至膜时，AP-2 的构象转为"开"状，β2 的 N- 末端移位，导致 α-σ2 上的 [D/E]XXXL[L/I] 结合位点开放。这个构象改变可使 YXXØ 和 [D/E]XXXL[L/I] 信号接近相应的结合位点。

四、适配子病

目前已发现一些与 AP 复合物基因突变相关的疾病。大多数适配子病与神经外胚层起源的器官（脑和皮肤）的改变相关，导致痉挛性截瘫、感觉神经性耳聋、精神退行性变、神经病和色素改变（皮肤白化病和低色素）。

AP-1 与突触小泡蛋白（synaptophysin）相互作用，后者是突触囊泡中最丰富的蛋白质之一；与囊泡乙酰胆碱转运子相互作用；与泛素微管相关运动蛋白 KIF13A 相互作用，KIF13A 与突触囊泡的运输及蛋白质从细胞体至轴突与树突的运输相关。AP-2 与选择性内吞作用、突触囊泡和来自神经末梢质膜的受体的再循环相关。AP-2 介导的 AMPA 受体的内化与海马 NMDA 诱导的长期抑制和突触可塑性相关。小鼠在敲除 AP-3 σ3B 亚单位后，由于 GABA 能囊泡形成和功能障碍，易于发生癫痫。Mocha 是一种 Hermansky-Pudlak 综合征（Hermansky-Pudlak syndrome，HPS），其 AP-3 的 δ 亚单位突变诱发海马苔状纤维突触的神经递质释放。AP-4 影响谷氨酸受体 δ2 的穿梭。所有 AP-4 复合物的损害均影响 Golgi 体外侧网络和内体之间的运输，导致神经轴突的退行性变，临床上表现为进行性痉挛性截瘫综合征（SPG47、SPG50、SPG51 和 SPG52）。虽然 AP-5 的功能尚未确定，其缺陷可能与轴索运输或溶酶体功能的损害相关，可导致轴索退行性变和神经元死亡。AP-5 复合物与 SPG11 蛋白质或 spatacsin 相互作用，其损害与常染色体隐性遗传的痉挛性截瘫 11 相关。由于 AP-1 和 AP-3 将酪氨酸从内体转移至黑素体（melanosome），说明其具有调节色素形成的作用。

上皮细胞特异性的 AP-1 的 μ1B 缺陷造成肠上皮细胞极性破坏和过度增生，导致自发性慢性结肠炎和上皮细胞的免疫功能障碍。μ1B 缺陷也与 Crohn 病和肠道肿瘤相关。X- 连锁精神退行性变 59（X-linked mental retardation 59，XLMR59）由位于染色体 Xp22 的 AP1S2 基因突变引起。AP1S2 是第一个报道的编码直接与内吞囊泡装配相关蛋白质的 XLMR 基因，编码位于 Golgi 体的包被囊泡的细胞质侧的 AP-1 复合物的 σ1B 同工型，其突变可导致异常突触发育和功能异常，被称为 Fried 综合征，表现为精神退行性变、颅脑畸形、脑积水、基底神经节钙化等；或 Pettigrew 综合征，表现为面部畸形、智力障碍、Dandy-Walker 畸形和非持续性舞蹈手足徐动症。σ1C 突变破坏了 TLR-3（toll-like receptor 3）的内体迁移，引起一个严重的自身免疫病，即脓疱性银屑病（pustular psoriasis）。

家族性低尿钙高钙血症 3 型（familial hypocalciuric hypercalcemia type 3，FHH3）表现为严重的原发性甲状旁腺功能亢进症、高钙血症、低尿钙、高镁血症、不依赖甲状旁腺激素肾小管钙重吸收障碍、软骨钙质沉着症、脂肪瘤和胰腺炎。使用外显子捕获和 DNA 高通量测序技术，发现了编码 AP-2 的 σ2 亚单位（AP2S1）基因的影响 Arg15 的错义突变。AP2S1 基因突变似乎降低了钙 - 传感 G 蛋白 - 偶联受体（calicium-sensing G protein-coupled receptor，CaSR）的敏感性，减少了 CaSR 的内吞作用，AP2S1 与 CaSR 的 C- 末端二亮氨酸结构域的相互作用丧失，说明 AP-2 对细胞外钙平衡有作用。

位于染色体 5q14.1 的 AP-3 的 β3A 基因（*AP3B1*）突变引起的 HPS-2（Hermansky-Pudlak syndrome type 2），使来自 Golgi 体外侧网络或晚期内体的囊泡及溶酶体蛋白质的穿梭发生异常。该综合征表现为眼皮肤白化症、出血倾向、器官内蜡样脂褐素的沉积。

痉挛性截瘫 47（spastic parallegia 47）是一个常染色体隐性遗传的神经退行性疾病，表现为新生儿肌张力低下，进展为肌张力增高和痉挛、严重的精神退行性变、语言发育缓慢或无、小头、刻板笑声、明显的害羞性格。脑磁共振成像显示胼胝体变薄和室周白质变化。该病由位于染色体 1p13 的编码 AP-4 复合物的 β 亚单位的 *AP4B1* 基因的纯合性截短突变引起。AP4 复合物介导的囊泡穿梭在脑发育和功能中起着关键性的作用。

痉挛性截瘫 51（spastic parallegia 51）是一个常染色体隐性遗传的神经退行性疾病，表现为新生儿肌张力低下，进展为肌张力增高和痉挛、严重的精神退行性变、语言发育缓慢或无。患者的性格特征为害羞、友善和平静，常常无理由的微笑或大笑。该病由位于染色体 15q21.2 的编码 AP-4 复合物的 ε1 亚单位的 *AP4E1* 基因的突变引起。位于染色体 7q22.1 的编码 μ1 亚单位（与 AP4E1 形成复合物）的 *AP4M1* 基因的突变引起 SPG50，位于染色体 14q12 的 *AP4S1* 基因的突变引起 SPG52。AP-4 复合物的 4 个亚单位的缺陷引起的疾病被称为 AP-4 缺陷综合征。

痉挛性截瘫 48 由位于染色体 7p22.1 的编码的 *KIAA0415*（或 *AP5Z1*）基因的纯合性截短突变引起。HeLa 细胞免疫沉淀分析表明 KIAA0415 是一个含有 SPG11、SPG15、C20orf29 和 DKayser-FleischerZp761E198 的核心蛋白质的一部分。这些发现导致第五个适应子复合物的发现：使用酵母双杂交分析，发现 DKayser-FleischerZp761E198 与一个被称为 C14orf108 的蛋白质相互作用。HeLa 细胞裂解物的 Western blot 分析表明通过小的干扰 RNA 敲除 DKayser-FleischerZp761E198，可减少 C14orf108 的表达。敲除 DKayser-FleischerZp761E198 或 C14orf108 可引起溶酶体膜蛋白 CIMPR 和 retromere 蛋白 VPS26 的重新定位。根据以上结果，表明 DKayser-FleischerZp761E198 可能作为有内吞作用的新的 AP 复合物（AP-5）的大的 β 亚单位起作用。因为 KIAA0415 有 AP 的 μ 亚单位的特征，DKayser-FleischerZp761E198 和 C14orf108 可被重命名为 β5 和 μ5，KIAA0415 和 C20orf29 可作为 AP-5 的第二大亚单位（ζ）和 σ5 亚单位。没有证据表明 AP-5 有同工型。

点状掌跖角皮病（punctate palmoplantar keratoderma，PPKP）Ⅰ型也称为角皮病（点状掌跖型），是一种罕见的常染色体显性遗传性疾病，由位于染色体 15q22 的编码 γ-synergin 的 *AAGAB* 基因的无义突变引起。γ-synergin 与 AP-1 的 γ-adaptin（*AP1G1*）及 AP-2 的 α-adaptin（*AP2A1*）相互作用。该病无钙代谢障碍。患者的手掌和脚掌不规则分布着过度角化的丘疹，在青春期早期发病。家族内和家族间患者的严重程度不一。PPKP 可发展为鳞状细胞癌。超微结构研究显示，PPKP 存在囊泡运输障碍。

五、MEDNIK 突变

MEDNIK 由适配子蛋白质复合物 1（adaptor protein complex，AP-1）的 σ1A 亚单位基因突变引起，如 *AP1S1* 的 c.356_365insG 和 c.IVS2-2A.G，引起 σ1A 亚单位截短。*AP1S1* 基因位于染色体 7q22.1。细胞内的铜穿梭与铜酶的功能、铜 ATP 酶的再循环和细胞内铜的去毒性化相关。当细胞内铜的浓度处于基础水平时，ATP 酶转移铜至 Golgi 体外侧网络，将铜传递至酶；在铜浓度升高时，ATP 酶转移铜至囊泡，将多余的铜排出细胞外。ATP 酶在细胞内的穿梭需适配子蛋白质，后者的 σ1A 亚单位基因突变破坏了这种穿梭机制，ATP 酶滞留在细胞周围的早期内体（early endosome，EE），不能返回 Golgi 体外侧网络，导致铜的吸收和分泌障碍，铜酶形成障碍，体内同时发生细胞内铜沉积和铜缺乏现象。ATP7A 酶和 ATP7B 酶的 C- 末端均有多亮氨酸内吞结构域（polyleucine endocytic motif），参与网格蛋白介导的内吞途径。

敲除斑马鱼的 *AP1S1* 基因，斑马鱼出现皮肤和神经系统损害，如皮肤松软、色素形成障碍和严重的运动功能缺损，证实了这种基因突变的病理性作用。培养 MEDNIK 患者的成纤维细胞显示 ATP7A 酶在细胞内定位异常，多位于细胞表面，不能进入到 Golgi 体，致使铜依赖酶缺陷。*AP1S1* 基因敲除的动物模型在胚胎期死亡，进一步证实这些蛋白质的重要性。

第二节　病理

有关 MEDNIK 的病理学的资料较少。病理表现为肝细胞内胆汁淤积，肝纤维化，甚至肝硬化；皮肤过度角化，血管周围有轻度炎症细胞浸润；肌细胞周围有炎症细胞浸润。

第三节　临床表现

MEDNIK 为常染色体隐性遗传性疾病。首次报道的 MEDNIK 患者是来自加拿大魁北克省 Kamouraska 地区 3 个家庭的 5 个子女，起初被认为是红斑角皮病（erythokeratodermia）变异型 3（Kamouraska 型或 EKV3）。红斑角皮病表现是皮肤出现过度角化（hyperkeratosis）及各种大小、形状和持续时间长短不一的红斑，多位于肢体的伸侧面，指甲和牙齿正常，无骨骼异常。出生后即发病，先天性腹泻，半数患者死亡。患者前额突起（high forehead），蒙古人样外貌，眼裂上斜，耳朵的位置低，鼻梁低，感觉神经性耳聋，周围神经病和精神运动退行性变，脑萎缩，胆汁淤积性肝病。体检发现智力下降，干性皮肤，肌力下降，眼底检查正常。肝脏超声示肝大及肝脏超声信号增强。

患者的神经系统病变、皮肤/骨骼症状及低铜血症与低铜蓝蛋白血症，类似于 Menkes 病，但程度较轻。肝铜沉积性肝病在脑磁共振成像上尾状核及壳核的 T_2WI 高密度及脑萎缩、尿铜增加与肝豆状核变性极为类似。

第四节　实验室检查

转氨酶升高，胆汁淤积（AST/ALT>1），血清铜、铜蓝蛋白下降，非铜蓝蛋白结合铜增加，尿铜升高，γ-谷氨酰转肽酶（glutamyl aminotransferase，GT）正常，碱性磷酸酶升高。肝活检示肝铜升高，肝纤维化甚至肝硬化。镜下头发呈结节性脆发（trichorrhexis nodosa）、轴径不规则。神经传导速度减慢。骨骼的 X 线检查示骨质疏松。头部磁共振成像示双侧基底神经节区 T_2WI 高密度，尤其是尾状核和壳核。*AP1S1* 基因突变分析阳性。

第五节　诊断

根据典型的临床表现：精神发育迟滞、肠病（腹泻）、耳聋、周围神经病、鱼鳞癣和皮肤角化病等，以及铜代谢变化、结节性脆发予以诊断。确诊依靠 *AP1S1* 基因突变分析。

第六节　防治

醋酸锌减少肠内铜的吸收，减少肝铜沉积，改善胆汁淤积和智力发育，但皮肤症状改善不明显。如何治疗其他器官缺铜的病变，尚需进一步研究。

（李晓东）

第四十二章　肝豆状核变性患者生物样品中相关指标的测定

摘要

肝豆状核变性患者的确诊和用药后疗效的观察指标包括血清总铜、尿铜、铜蓝蛋白和基因的测定。目前常用的血清铜和尿铜的检测方法有原子吸收光谱法和电感耦合等离子体质谱法，铜蓝蛋白的检测方法为酶联免疫（enzyme linked immunosorbent assay，ELISA）试剂盒。最新研究结果显示采用Cu-DNAzyme测定血清中总铜和游离铜，采用多重免疫分析一步同时检测血清游离铜和铜蓝蛋白。

第一节　血清中铜的火焰原子吸收光谱法

一、目的

测定血清中总铜的浓度。

二、依据

中华人民共和国卫生行业标准：WS/T93-1996。

三、原理

血清用硝酸溶液稀释后，直接用乙炔-空气火焰原子吸收光谱法（atomic absorption spectrometry，AAS）测定。

四、内容

1. 仪器

（1）具塞聚乙烯塑料管，5.0 mL；

（2）具塞比色管，10.0 mL；

（3）离心机；

（4）原子吸收分光光度计。

2. 仪器操作条件

乙炔-空气火焰原子吸收光光度计，具铜空心阴极灯。

3. 试剂：实验用水为去离子水

（1）硝酸，优级纯；

（2）硝酸溶液，1%（V/V）；

（3）硝酸溶液，3%（V/V）；

（4）乙醇溶液，75%（V/V）；

（5）铜标准溶液：用硝酸溶液（1%）稀释国家认可的铜标准溶液成5.0 μg/mL作为标准应用溶液。

4. 操作步骤

（1）抽取3 mL静脉血，置于具塞聚乙烯塑料管中，放置1小时，2000 r/h离心10分钟，小心取出全部血清，置于具塞聚乙烯塑料管；

（2）样品处理：取1 mL血清，置于具塞比色管中，加4 mL硝酸溶液，混匀供测定；

（3）标准系列配制：取6支具塞比色管（表42-1）；

（4）参照仪器操作条件，将原子吸收分光光度计调至最佳测定状态，测定各管的吸光度，每个浓度反复测定3次；

（5）减掉第1管的吸光度后，以吸光度均值对铜浓度（mg/L），绘制标准曲线；

（6）样品测定：用标准曲线条件，测定样品的吸光度，减掉第1管的吸光度后，由标准曲线得到铜的浓度（mg/L）。

表42-1　6支具塞比色管的加样

编　号	1	2	3	4	5	6
铜标准应用溶液 （5.0 μg/mL）	0.0 mL	0.10 mL	0.30 mL	0.50 mL	0.70 mL	1.00 mL
1% 硝酸溶液			稀释至5.0 mL			
铜标准系列 （mg/L）	0.00	0.10	0.30	0.50	0.70	1.00

5. 计算：按标准曲线法计算血样中铜的浓度

$C = F \times c$

注：C——血中铜的浓度（mg/L）；c——由标准曲线测得铜的浓度（mg/L）；F——血样的稀释倍数。

6. 样品的保存

取3.0 mL静脉血，置于具塞聚乙烯塑料管中；放置1小时，2000 r/h离心10分钟；小心取出全部血清，置于具塞聚乙烯塑料管中。置于冰箱内，可保存14天；在冷冻条件下，可保存7周。

7. 说明

（1）本法的最低检出浓度为0.06 mg/L（按取1 mL血样计）；测定范围为0～5.0 mg/L；相对标准偏差为1.0%～4.5%（血铜浓度为1.1～3.6 mg/L，n=6）；加标回收率为99.2%～100.9%（血铜本底浓度为0.64～2.0 mg/L，加标浓度为0.5～2.0 mg/L，n=6）。

（2）采血和样品处理时，要防止溶血和铜的污染。

（3）稀释血清的硝酸溶液的浓度不能超过1%（V/V），否则可能出现蛋白沉淀，影响测定。

（4）0.1 mg/L Cd^{2+}、Hg^{2+}；0.2 mg/L Cr^{2+}、Mn^{2+}、Pb^{2+}；0.4 mg/L Ni^{2+}、2.0 mg/L Fe^{3+}；100.0 mg/L Zn^{2+}；200.0 mg/L Mg^{2+}；400.0 mg/L Ca^{2+} 等不干扰测定。

第二节　尿中铜的石墨炉原子吸收光谱法

一、目的

测定尿中铜的浓度。

二、依据

中华人民共和国卫生行业标准：WS/T94-1996。

三、原理

尿样用硝酸稀释后，在 324.8 nm 波长下，直接用石墨炉原子吸收光谱法测定铜的浓度。

四、内容

1. 仪器

（1）具盖聚乙烯塑料瓶，250 mL；

（2）尿比重计；

（3）具塞比色管，10 mL；

（4）微量移液管，10 μL；

（5）原子吸收分光光度计。

2. 仪器操作参考条件

（1）干燥 50 ~ 100 ℃ 20 s，100 ~ 200 ℃ 20 s；

（2）灰化 500 ℃ 10 s；

（3）原子化 2200 ℃ 3 s，停气；

（4）清除 2500 ℃ 3 s。

3. 试剂：实验用水为去离子水

（1）硝酸，优级纯；

（2）硝酸溶液，1%（V/V）；

（3）空白尿样：取正常人尿样，按 100 : 1 的比例加入硝酸，混匀；

（4）铜标准溶液：用硝酸溶液（1%）稀释国家认可的铜标准溶液成 200 μg/L 作为标准应用溶液。

4. 操作步骤

（1）用具盖聚乙烯塑料瓶收集尿样，混匀后，尽快测量比重，并记录；

（2）样品处理：充分摇匀后，取 1.0 mL 置于具塞比色管中，加 4.0 mL 硝酸溶液，混匀供测定；

（3）标准系列配制：取 6 支具塞比色管（表 42-2）；

表 42-2　6 支具塞比色管的加样

编　号	1	2	3	4	5	6
铜标准应用液（200 μg/L）	0.0 mL	0.2 mL	0.4 mL	0.6 mL	0.8 mL	1.0 mL
1% 硝酸溶液			稀释至 4.0 mL			
空白尿样	1.0 mL	1.0 mL	1.0 mL	1.0 mL	1.0 mL	1.0 mL
铜标准系列（μg/L）	0	40	80	120	160	200

（4）参照仪器操作条件，将原子吸收分光光度计调至最佳测定状态，进样 10 μL，测定各管的吸光度，每个浓度反复测定 3 次；

（5）以各管的吸光度减掉第 1 管的吸光度均值对铜的浓度（μg/L），绘制标准曲线；

（6）样品测定：用标准曲线测定条件，测定尿样和试剂空白的吸光度。以样品的吸光度减去试剂空白的吸光度后，由标准曲线得到铜的浓度（μg/L）。

5. 计算：按标准曲线法计算铜的浓度

$$C = c \times F \times K$$

注：C——尿中铜的浓度（μg/L）；c——由标准曲线得到的铜的浓度（μg/L）；F——尿样稀释倍数；K——尿样换算标准比重下浓度校正系数。

6. 样品的保存

用具盖聚乙烯塑料瓶收集尿样，混匀后，按 100∶1 的比例加入硝酸。置于冰箱内，可保存 2 周。

7. 说明

（1）本法的最低检出浓度为 2.0 μg/L（按取 1 mL 尿样计）；测定范围为 0～200 μg/L；相对标准偏差为 2.3%～4.2%（尿铜浓度为 30.4～122.5 μg/L，n＝6）；加标回收率为 98.8%～99.4%（尿铜浓度为 17.5～65.4 μg/L，加标浓度为 15.0～80.0 μg/L，n＝6）。

（2）用尿样酸化后，在冰箱中可保存 14 天。

（3）0.1 mg/L Cd^{2+}、Hg^{2+}，0.2 mg/L Cr^{2+}、Mn^{2+}、Pb^{2+}，0.4 mg/L Ni^{2+}，2 mg/L Fe^{3+}，100 mg/L Zn^{2+}、SO_4^{2-}、PO_3^{3-}，200 mg/L Mg^{2+}、Ca^{2+} 不干扰测定。

第三节　血清中 21 种元素的直接进样动态反应池电感耦合等离子体质谱测定

一、目的

测定血清中铍（Be），铝（Al），锰（Mn），钒（V），铬（Cr），铁（Fe），钴（Co），镍（Ni），铜（Cu），锌（Zn），砷（As），硒（Se），钼（Mo），银（Ag），镉（Cd），锑（Sb），钡（Ba），铊（Tl），铅（Pb），钍（Th），铀（U）21 种元素的浓度。

二、依据

参考文献：李惠玲，马娟，张扬. 血清中 21 种元素的直接进样动态反应池电感耦合等离子体质谱测定法 [J]. 中华劳动卫生职业病杂志，2011，29（11）：858-860.

三、原理

血清样品用 1% 硝酸稀释 3 倍后，应用动态反应池电感耦合等离子体质谱仪测定铜等 21 种元素的浓度。

四、内容

1. 仪器

（1）电感耦合等离子体质谱仪；

（2）纯水器；

（3）万分之一分析天平；

（4）微量移液器。

2. 仪器操作参考条件（表 42-3）

表 42-3　Elan DRC-Ⅱ仪器操作条件

等离子体条件	参数
雾化器流量	1.02 L/min
等离子体矩辅助气流量	1.2 L/min
等离子体矩冷却气流量	15 L/min
离子透镜电压	5.5 V

（续表）

等离子体条件	参数
电感耦合等离子体发射器功率	1350 W
检测器模拟阶电压	−1850 V
检测器脉冲阶电压	950 V
扫读时间	20 ms
自动透镜	On
第一种反应池气体流量	0.6 mL/min，氨气
反应池四极杆交流电压（Zn，Fe）	0.8 V
反应池四极杆交流电压（Se，Cu）	0.6 V
反应池四极杆交流电压（V，Mn）	0.7 V
反应池四极杆交流电压（Cr，Ni，Al）	0.75 V

3. 试剂：实验用水为去离子水

（1）硝酸，优级纯；

（2）硝酸溶液，1%（V/V）；

（3）标准溶液：取一定量混合标准溶液，采用1%硝酸溶液逐级稀释至标准系列的浓度，其中Fe、Cu、Zn最高点可以配置到300 μg/L。

4. 操作步骤

（1）样品处理：分别准确加入0.5 mL血清和1.0 mL 1%的硝酸于1.5 mL的离心管中，摇匀并待测。

（2）进样系统：采用双道进样系统，一条管路加入以2%乙醇为基质的2 μg/L金和铑标准溶液作为内标。另一条管路加入待测溶液。

（3）标准系列配制：用多元素混标储备液，用1%硝酸溶液配制成浓度为0.2、0.5、1.0、5.0、10.0、50.0、100.0、250.0 μg/L的标准系列，Th标准系列浓度为0.5、1.0、5.0、10.0 μg/L。

（4）参照仪器操作条件，将电感耦合等离子体质谱仪调至最佳测定状态。蠕动泵进样，测定各元素管的CPS（counts per second）值，每个浓度反复测定3次，以各溶液中铜等元素与内标的比值减掉第1管中铜等元素与内标的比值对铜等元素的浓度（μg/L），绘制标准曲线。

（5）样品测定：用标准曲线测定条件，测定血清中铜等元素与内标的比值和试剂空白中各元素与内标的比值。以样品的比值减去试剂空白的比值后，由标准曲线得到铜等元素的浓度（μg/L）。

5. 计算：按标准曲线法计算铜等元素的浓度

$C = c \times F$

注：C——血清中铜等元素的浓度（μg/L）；c——由标准曲线得铜等元素的浓度（μg/L）；F——血清稀释倍数。

6. 样品的保存

采集静脉血3.0 mL，待血液凝固后，尽快分离血清，于4 ℃冰箱中可保存3周。

7. 说明

本法各元素的检出限为0.001～0.071 μg/L，线性相关系数r ≥ 0.999，相对标准偏差 <5%，方法回收率为90%～114%。

第四节　Cu-DNAzyme 测定血清中总铜和游离铜

一、目的

测定血清中总铜和游离铜的浓度。

二、依据

参考文献：XIONG Y M, MENG P J, LI H L, et al. Dual signal amplication strategy for high-sensitivity detection of copper species in bio-samples with a tunable dynamic range. Chem Commun, 2018, 54(20): 2542-2545.

三、原理

以 Cu-Sub（cleavage substrate sequence）底物一段修饰辣根过氧化物酶（horseradish peroxidase，HRP），结合 Cu-DNAzyme（Cu^{2+}-dependent DNAzyme）的自切割性能及 HRP 的活性抑制，提出了一种双重信号放大策略用于生物样本中不同形态铜的检测，以提高检测灵敏度。采用磁性纳米颗粒（magnetic nanoparticles，MNPs）作为载体，由于其能够在外界磁场的作用下快速分离和富集目标物。与传统基于 Cu-DNAzyme 的检测方法相比，这个新型的 Cu-DNAzyme 化学发光法（chemiluminescence，CL）结合 Cu-DNAzyme 的催化切割能力和辣根过氧化物酶的活性抑制，产生双重信号放大，显著降低检测限。另外，该方法的线性范围可通过简单地改变反应缓冲液的离子强度进行调节，使其能够更方便地应用于不同样本中。该方法被证明能够准确测定生物样本中不同形态的铜。

四、内容

1. 仪器

（1）自动进样化学发光仪；

（2）低温高速离心机；

（3）激光粒度分析仪；

（4）pH 计；

（5）涡旋混匀仪；

（6）10 KD 超滤管；

（7）纯水仪。

2. 试剂：实验用水为去离子水

（1）硝酸，BV- Ⅲ级；

（2）乙二胺四乙酸二钠，美国化学学会（American Chemical Society，ACS）级，≥ 99%；

（3）鲁米诺，≥ 97%；

（4）双氧水，30%；

（5）吐温 -20，分析纯；

（6）Cu-DNAzyme、Cu-Sub；

（7）Tris-HCl 缓冲液（1.5 M，pH 8.8）链霉亲和素磁珠，300 nm；

（8）Tris-HCl 缓冲液（1.0 M，pH 8.0）；

（9）Tris-HCl 缓冲液（1.5 M，pH 8.8）；

（10）TE 缓冲液，0.01 M，pH 7.0 ～ 8.0；

（11）磷酸缓冲盐溶液（phosphate buffer solution，PBS）缓冲液固体，pH 7.4；

（12）N-2- 羟乙基哌嗪 -N'-2- 乙磺酸，≥ 99.5%；

（13）对羟基联苯，99%；

（14）N,N-二甲基甲酰胺，色谱级；

（15）抗坏血酸，99.99%；

（16）氢氧化钾，99.999%，电子级。

3. 操作步骤

（1）探针合成。将链霉亲和素磁珠（MNPs-SA，5.0 mg/L）置于涡旋混匀仪上20秒，混匀，取1.0 mg MNPs-SA于1.5 mL离心管中，磁分离，弃上清；加入1.0 mL含Tween-20和NaCl的TE缓冲液，充分震荡混匀，磁分离，弃上清，重复清洗3次；在清洗后的MNPs-SA中加入496 μL含Tween-20和NaCl的TE缓冲液，同时加入4.0 μL 100 μM生物素标记的Cu-Sub，室温避光，涡旋反应30分钟；反应结束后，磁分离，用含Tween-20和NaCl的TE缓冲液清洗3次，以除去未反应的Cu-Sub，磁分离，弃上清，得到MNPs@Cu-Sub。然后，取20 μL的100 μM Cu-Enzy，用含1.5 M NaCl的0.05 M pH 7.0 HEPES缓冲液稀释至500 μL，在90 ℃退火5分钟后，冷却至室温，加入盛有MNPs@Cu-Sub的离心管中，室温避光，涡旋反应60分钟，反应结束后，用含0.3 M NaCl的0.01 M pH 8.0 Tris-HCl清洗3次，除去过量的Cu-Enzy，磁分离，弃上清，得到纳米探针MNPs@Cu-Sub@Cu-Enzy，并加入500 μL buffer B，于4 ℃处避光保存。

（2）利用Cu-DNAzyme化学发光检测Cu^{2+}。用含0.3 M NaCl和0.01 M的pH 8.0 Tris-HCl将上述合成的探针稀释一定倍数，加入96孔板中，每孔100 μL，磁分离后，弃上清；将一系列不同浓度的Cu^{2+}标准溶液（或待测样品）用buffer C稀释后，加入化学发光板，每孔100 μL，同时加入一定量的抗坏血酸，使其终浓度为50 μM，用封口膜封板后，在室温避光反应40分钟。反应结束后，磁分离，弃上清。加入PBST，静置2 min后，置于磁力架上，磁分离，弃上清，重复清洗过程5次，最后弃掉PBST，仅余反应后的探针，用Victor X Light自动进样化学发光仪在每孔中加入50 μL化学发光底物A和50 μL化学发光底物B，立即检测其化学发光强度（relative light unit，RLU）。

（3）利用Cu-DNAzyme化学发光检测游离铜。对于游离铜（CuEXC）的检测，需使用EDTA将血清中与蛋白质或氨基酸松散结合的铜及自由铜螯合并分离后进行消化。在100 μL血清中加入100 μL 4.0 mM的EDTA溶液，涡旋混匀后，室温反应60分钟，将反应产物置于超滤管（10 KD）中，15 000 rpm离心30分钟，收集滤液，并按上述过程进行消化处理。为防止对样品的污染，所用超滤管在使用之前用100 mM EDTA溶液进行浸泡，并用清水彻底冲洗干净。

第五节 血清中可交换铜与铜蓝蛋白的同时检测

一、目的
测定血清中可交换铜与铜蓝蛋白的浓度。

二、依据
参考文献：XIONG Y M, ZHOU L H, WANG H, et al. Rapid laboratory diagnosis of Wilson's disease: One-step simultaneous detection of exchangeable copper and ceruloplasmin in serum based on nanotechnology. Sensor & Actuators: B. Chemical, 2019, B281（FEB）: 713-719.

三、原理
抗体修饰的量子点（quantum dots，QDs）用作信号传导，抗原包被的碳纳米管和磁性纳米颗粒作为特异性识别元件和荧光淬灭剂。用于同时检测血清中交换铜和铜蓝蛋白的一步竞争免疫检测法。首先将链霉亲和素功能化的绿光量子点 gQDs（green quantum dots）（Em = 515 nm）和红光量子点 rQDs（red quantum dots）（Em = 605 nm）分别与生物素标记的 CuAb 和 CpAb 偶联形成量子点标记的抗体（QDs-Abs）作为荧光报告分子。由于 QDs 的量子产率较高，所制备的 QDs-Abs 表现出强烈的绿色和红色荧光。然后，将 OVA-ITCBE-Cu 和铜蓝蛋白同时修饰在 MNPs 表面形成 immuno-MNPs。在没有 Cu^{2+} 和铜蓝蛋白存在的情况下，将 QDs-Abs 与 immuno-MNPs 混合时，QDs-Abs 会被 immuno-MNPs 捕获，此时由于 MNPs 诱导的荧光淬灭，gQDs 和 rQDs 的荧光强度显著降低。然而，当加入含有 EDTA 的缓冲液稀释的血清时，血清中的 CuEXC 和铜蓝蛋白与 immuno-MNPs 竞争结合 QDs-Abs，经过竞争反应后，一定数量的 QDs-Abs 与血清中的 CuEXC 和铜蓝蛋白结合，并从 immuno-MNPs 表面游离出来，造成 QDs 的荧光部分恢复。gQDs 和 rQDs 的荧光强度与样品中待测目标的浓度成正比，可以据此建立一种一步同时检测样品中多种目标物的方法。

四、内容

1. 仪器

（1）多功能酶标仪；

（2）激光粒度分析仪；

（3）低温高速离心机；

（4）pH 计；

（5）涡旋混匀仪；

（6）10 KD 超滤管；

（7）30 KD 超滤管；

（8）100 KD 超滤管；

（9）纯水仪；

（10）恒温空气摇床。

2. 试剂：实验用水为去离子水

（1）铜蓝蛋白，30%；

（2）牛血清白蛋白（bovine serum albumin，BSA），≥ 98%；

（3）二甲基亚砜，≥ 99.7%；

（4）乙二胺四乙酸二钠，ACS 级，≥ 99%；

（5）磺基琥珀酰亚胺 -6-（生物素）己酸，> 90%；

（6）羊抗铜蓝蛋白单克隆抗体，1.0 mg/mL；

（7）羊抗铜蓝蛋白单克隆抗体（CpAb，1.0 mg/mL）；

（8）HRP 标记的兔抗羊 IgG；

（9）鼠抗 Cu-EDTA 单克隆抗体，3.0 mg/mL；

（10）异硫氰酸苄基乙二胺四乙酸；

（11）卵清白蛋白，≥ 98%；

（12）N-2- 羟乙基哌嗪 -N'-2- 乙磺酸，≥ 99.5%；

（13）纳米磁珠；

（14）链霉亲和素化量子点 QDs-515（gQDs）和 QDs-605（rQDs）。

3. 操作步骤

（1）OVA-ITCBE-Cu 人工抗原的合成。选取卵清蛋白（ovalbumin，OVA）为载体蛋白，通过双功能螯合剂 ITCBE［1-(4-isothiocyanobenzyl)ethylenediamine-N,N,N',N'-tetraacetic acid］与 Cu^{2+} 结合，制备 Cu^{2+} 的

人工抗原。人工抗原合成过程如图 42-1 所示，具体步骤如下：称取 8.0 mg 卵清蛋白，置于离心管中，加入 3.0 mL HEPES［4-(2-hydroxyethyl)-piperazine-1-ethanesulfonic acid］缓冲液（0.01 M，pH 9.0）中，逐滴滴加 100 μL 的 10 mg/mL 的 ITCBE，边振荡边滴加。每滴一滴 ITCBE 的同时，加入适量 NaOH，将 pH 值维持在 9.0 左右，随后将混合物置于恒温空气摇床，室温振荡反应 24 小时。反应结束后，用截留分子量为 10 KD 的超滤管超滤（12 000 rpm，20 min）除去未反应的 ITCBE，再次加入 3.0 mL HEPES 缓冲液（0.01 M，pH 9.0），重复超滤清洗 3 次，得到 OVA-ITCBE；将所得的 OVA-ITCBE 复溶于 3.0 mL HEPES 缓冲液（0.01 M，pH 9.0）中，逐滴滴加 160 μL 的 1.0 mg/mL Cu^{2+} 溶液，每加一滴随之滴加 1.0 M NaOH 使反应 pH 值维持在 8.0 ～ 9.0，室温振荡孵育 6 小时后，超滤除去未反应的 Cu^{2+}。每次超滤完毕后，用 3.0 mL HEPES 缓冲液（0.01 M，pH 7.4）重悬，反复清洗 3 次，最终加入 4.0 mL HEPES 缓冲液（0.01 M，pH 7.4），使蛋白浓度为 2.0 mg/mL，即得到 OVA-ITCBE-Cu 人工抗原，分装后，–20 ℃冷冻保存。

（2）免疫磁珠的合成。取 40 μL 的 100 mg/mL MNPs，用 0.1 M pH 9.5 BS（borate saline buffer）清洗 3 次，重悬于 246.8 μL 0.1 M pH 9.5 BS 中；加入 80 μL 1.0 mg/mL 的铜蓝蛋白，40 μL 2 mg/mL 的 OVA-ITCBE-Cu 和 33.2 μL 3.0 M 的 $(NH_4)_2SO_4$ 溶液，37 ℃振荡反应 24 小时；反应结束后，磁分离，吸取上清，除去未结合的抗原，并加入 400 μL 含 0.5% BSA（w/v）的含吐温 -20 的磷酸盐缓冲液（phosphate buffer solution containing Tween-20，PBST），37 ℃振荡反应过夜，以封闭 MNPs 上未反应的活性位点，降低免疫反应中的非特异性吸附；经磁分离清洗后，即得到铜蓝蛋白和 OVA-ITCBE-Cu 共同修饰的免疫磁珠（immuno-MNPs）；将所得 immuno-MNPs 分散在 400 μL 含 0.1% 牛血清白蛋白（w/v）的 PBST 中，4 ℃保存。用动态光散射对 immuno-MNPs 的 Zeta 电位进行表征。

（3）CuAb 与 CpAb 的生物素标记。取出 50 μL CuAb（3 mg/mL），加入 150 μL PBS，用 30 KD 超滤管超滤清洗 5 次，以彻底除去抗体中可能有的含自由氨基的添加物，如叠氮钠、甘氨酸或 Tris 等。清洗后的截留产物最终溶于 200 μL PBS 中；加入 25 μL 新鲜配制的 10 mM Sulfo-NHS-L-Biotin，室温涡旋反应 30 分钟；反应结束后，用 10 KD 超滤管超滤清洗 5 次，除去未反应的生物素，将所得产物溶于 150 μL PBS 中，即得生物素化的 CuAb（Bio-CuAb）。按上述步骤对 CpAb 进行生物素标记，形成生物素化的 CpAb（Bio-CpAb）。需要注意的是，Sulfo-NHS-L-Biotin 对水分非常敏感，从冰箱取出 Sulfo-NHS-L-Biotin 试剂后，需等待其恢复至室温方可打开。Sulfo-NHS-L-Biotin 溶液现配现用。

（4）链霉亲和素量子点与生物素化抗体的偶联。将上述成功标记有生物素的 Bio-CuAb 和 Bio-CpAb 分别与过量的链霉亲和素化的绿光量子点 QDs-515（gQDs）和红光量子点 QDs-605（rQDs）混合，室温涡旋反应 30 分钟，用 100 KD 超滤管超滤，除去未反应的量子点，将产物溶于 0.05 M pH 8.0 的 BS 缓冲液中，分别得到量子点标记的抗体 gQDs-CuAb 和 rQDs-CpAb，置于 4 ℃保存。

（5）一步同时检测 CuEXC 和铜蓝蛋白。CuEXC 和铜蓝蛋白的检测在 96 孔板中进行，用 PBS 缓冲液将 immuno-MNPs 稀释 200 倍，每孔 100 μL 加入 96 孔板中，磁分离，弃上清。然后加入样品，稀释缓冲液稀释的 Cu^{2+} 和铜蓝蛋白的标准溶液，同时加入用封闭缓冲液稀释的 gQDs-CuAb 和 rQDs-CpAb，37 ℃反应 60 分钟，用 EnSpire 2300 检测体系荧光强度（relative light unit，RFU）。激发波长为 330 nm，发射波长分别为 515 nm 和 610 nm。

将血清用样品稀释缓冲液稀释 10 倍，用于 CuEXC 的检测；稀释 1000 倍，用于铜蓝蛋白的检测。

（李惠玲）

附录

附录一　Wilson 病的诊断和治疗（修正版，2008）

Eve A. Roberts and Michael L. Schilsky

本指南由美国肝病研究协会审核，可以代表该协会立场。

【序言】

这些推荐为 Wilson 病患者的诊断和治疗提供了由数据支持的途径，它们来自于：①近期出版的相关主题（包括 Medline 搜索）文献的正式的综述和分析；②美国内科学会评估卫生实践和设计实践指南的手册；③指南政策，包括美国肝病研究协会关于制定和使用实践指南的政策，以及美国胃肠病协会关于指南的政策声明；④作者关于某些具体问题的经验。一个明显的关于 Wilson 病的文献的问题是由于患者稀少，不能进行大规模的对照研究或随机对照研究。大多数治疗方式是在不如今天严格要求的时代发展而来的。

这些推荐主要为内科医生使用，涉及诊断、治疗和预防等方面。不同于那些在每一种情况下都按部就班的监护标准，该推荐相对灵活。具体的推荐基于相关的出版信息。为了使支持推荐的证据的质量更具特征性，美国肝病研究协会实践指南委员会要求提供附带证据的等级（反映收益和风险）和水平（评估强度或确定性）（附表 1-1，引自美国心脏病学会和美国心脏协会的实践指南）。

附表 1-1　推荐的分级系统

分　级	描　述
等级 I	对某一程序或治疗有利、有用和有效的这种情况有证据和（或）共识
等级 II	对某一程序或治疗的有用性 / 有效性有不一致的证据和（或）意见分歧
等级 II a	证据 / 观点倾向于支持有用性 / 有效性
等级 II b	证据 / 观点不倾向于支持有用性 / 有效性
等级 III	对某一程序或治疗无用 / 无效并且在某些情况下是有害的这种情况有证据和（或）共识

证据水平	描　述
水平 A	证据来源于多重随机临床试验或 meta 分析
水平 B	证据来源于单一随机试验或非 meta 分析
水平 C	仅是专家共识、个案研究或监护标准

【前言】

铜是一种必需的金属，是许多蛋白质的重要辅助因子。典型的日常饮食中的铜含量为 2～5 mg/d；推荐的铜摄入量为 0.9 mg/d，大多数饮食中的铜被排出体外。铜主要在十二指肠和近端小肠被吸收入肠细胞，在门静脉中与白蛋白和组氨酸结合后被转移至肝脏，在肝脏被移除循环系统。一部分铜被肝脏利用以满足代谢需要，合成并分泌含铜的蛋白质 - 铜蓝蛋白，多余的铜被分泌至胆汁。胆汁排铜的过程受损后可导致肝脏铜含量增加。

Wilson 病（WD；也被称为肝豆状核变性）在 1912 年首先由 Kinner Wilson 描述为"进行性豆状核变性"，

是一种家族性致死性神经疾病，伴有导致肝硬化的慢性肝病。在随后的几十年中，确立了铜在肝豆状核变性发病中的作用，确定了肝豆状核变性的遗传类型为常染色体隐性遗传。1993 年，确定了肝豆状核变性的致病基因。该基因（*ATP7B*）编码一个金属转运 P- 型三磷酸腺苷酶（ATPase），该酶主要在肝细胞中表达，其功能是协助铜在肝细胞中跨膜转运。ATP7B 酶的缺乏或功能下降可导致肝脏排铜入胆汁的能力下降，从而导致铜沉积于肝脏并使肝脏受损。最终，铜被释放，进入血液中，沉积于其他脏器，特别是脑、肾脏和角膜。ATP7B 酶功能缺失还可使铜不能与铜蓝蛋白结合。肝脏内结合铜的前铜蓝蛋白生成并分泌入血中后，由于其半衰期较短，大多数患者血中铜蓝蛋白的水平下降。

　　肝豆状核变性在世界范围内的平均患病率约为 3/10 万，临床上可表现为肝病、进行性神经病（肝功能异常不明显或肝功能正常）或精神病。与老年患者相比，儿童和年轻人多为肝型肝豆状核变性。任何年龄中症状都常为非特异性的。

　　在发现治疗方法的半世纪之前，肝豆状核变性一直是致死性的。肝豆状核变性是最早的能用药物有效治疗的肝脏疾病之一。1951 年，治疗肝豆状核变性的第一种铜络合剂是英国抗路易斯毒气剂（BAL 或二巯丙醇）。1956 年，John Walshe 鉴定并实验了第一个口服络合剂青霉胺，这是治疗肝豆状核变性的革命性的进展。其他的治疗手段随之被发现，包括阻断肠道内铜的吸收的锌、络合铜并阻断肠道内铜的吸收的四硫钼酸盐，以及能挽救生命并治愈该病的原位肝移植。

【临床特征】

　　近几年，诊断技术的进步使我们能对未出现神经系统症状前疑似肝豆状核变性患者进行更系统的评估，这些技术包括角膜 Kayser-Fleischer 环的识别、对大多数患者循环血液中铜蓝蛋白浓度下降的鉴定以及对经皮肝活检样本测量铜浓度的能力。最近，分子诊断的研究使我们能鉴定单倍体型或邻近 *ATP7B* 基因的 DNA 多态性，这对新确诊病例一级亲属的鉴定有意义，或直接检查两个 13 号染色体等位基因的致病特异性的 *ATP7B* 基因突变。

　　有肝硬化、神经系统表现和 Kayser-Fleischer 环的患者易于被确诊，因为他们与最初描述的症状非常相似。5 ～ 40 岁的肝病患者，如出现血清铜蓝蛋白下降和检测到 Kayser-Fleischer 环，很可能是经典型肝豆状核变性。但大约半数肝型患者没有这三项中的两项，这使患者的诊断变得困难。而且与其他肝病一样，患者常在症状较轻时到医院就诊。

　　因为目前的基因诊断昂贵且未普及（有时没有确定性结果），诊断肝豆状核变性常常要靠临床发现和生化检测相结合（附图 1-1）。为帮助诊断，已基于关键性参数建立了评分系统。这套系统在儿童中得到了初步的认可，采用单倍体分析或直接突变分析可以有效地确诊先证者的同胞的患病情况。

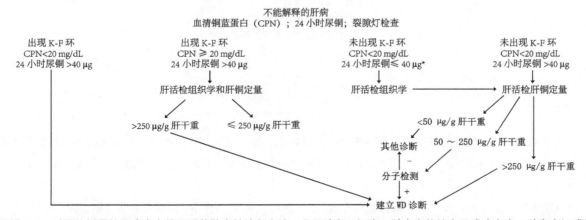

附图 1-1　对不能解释的肝病患者的肝豆状核变性诊断方法：分子诊断可证实一种突变的纯合子或确定由 2 种突变组成的复合杂合子。* 确保准确收集尿液。SI 单位的转换：CPN ＜ 20 mg/dL 或 0.2 g/L；24 小时尿铜＞ 40 μg/d 或 0.6 μmol/d。
注意不同实验室的 CPN 的正常范围略有不同。简写：CPN，铜蓝蛋白；K-F，Kayser-Fleischer

疾病谱　附表 1-2 总结了发生于肝豆状核变性患者的肝病谱。肝病的类型具有高度变异性，从只有生化异常的症状前状况到急性肝衰竭。儿童患者可以处于症状前状态，仅被偶然发现肝大或血清转氨酶异常。一些患者有类似急性病毒性肝炎的临床疾病，另一些患者的表现难以与自身免疫性肝炎区分。有些患者仅有生化异常或在肝活检时有组织学上脂肪肝的表现。许多患者有慢性肝病的征象和代偿性或失代偿性肝硬化。患者可表现为临床上不明显的肝硬化伴随的门静脉高压引起的脾大。患者也可表现为伴有 Coombs 阴性溶血的急性肝衰竭和急性肾衰竭。有些患者由于溶血出现一过性黄疸。当肝病在临床上不明显时，轻度的溶血可能与肝豆状核变性相关。在一组研究中，220 个病例中有 25 位（11%）表现为溶血，在这些患者中，溶血可表现为单次急性发作、复发性或轻度慢性。在一组由 283 位日本的肝豆状核变性患者组成的研究中发现，仅有 3 位表现为单次急性发作，但有 1/4 的患者既有黄疸又有溶血。

附表 1-2　肝豆状核变性患者的临床特征

表现症状	临床特征
肝脏	症状前肝大
	孤立性脾大
	持续性血清转氨酶活性增高　（AST、ALT）
	脂肪肝
	急性肝炎
	类自身免疫性肝炎
	肝硬化：代偿性或失代偿性
	急性肝衰竭
神经病症状	运动疾病（震颤、不自主活动）
	流涎、构音障碍
	假性延髓性麻痹
	自主神经功能失调
	偏头痛
	失眠
	癫痫
精神病症状	抑郁
	神经质行为
	精神病
其他系统	眼：K-F 环、"向日葵"样白内障
	皮肤：指甲弧缘蓝斑
	肾脏异常：氨基酸尿和肾结石
	骨骼异常：成年前骨质疏松和关节炎
	心肌病、心律失常
	胰腺炎
	甲状旁腺功能减退
	月经不调、不孕、习惯性流产

　　在儿童期表现为明确的自身免疫性肝炎患者，以及在成人期表现为对治疗反应不良的可疑的自身免疫性肝炎患者，应当仔细检查是否有肝豆状核变性，因为在这两种情况下都可以检测到免疫球蛋白升高和非特异性自身抗体。

　　肝豆状核变性患者的神经症状一般比肝病晚出现，大多数发生于 20 多岁，但也可在儿童期出现（附图 1-2）。一些更早期的轻微发现也可见于儿科患者，包括行为改变、学校功课减退或不能完成需要好的手眼协调的活动。书写可能变差，可能出现类似于帕金森病痉挛性小写（小写征）。其他常见的神经症状包括震颤、缺乏运动协调性、流涎、构音障碍、肌张力障碍和肌痉挛。由于发生假性延髓性麻痹，患者可出现吞咽困难，严重时出现误吸风险。也可出现自主神经功能失调。有报道出现偏头痛和失眠。癫痫较少发生。出现行为学变化的同时，也可出现抑郁、焦虑，甚至真正的精神病。许多有神经精神表现的患者有肝硬化表现，但他们常常无肝病症状。

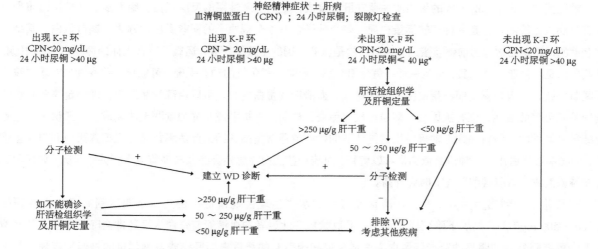

附图 1-2　对神经或精神疾病且伴或不伴有肝病患者的 Wilson 病诊断方法：分子诊断可证实一种突变的纯合子或确定由 2 种突变组成的复合杂合子。SI 单位的转换：CPN < 20 mg/dL 或 0.2 g/L；24h 尿铜 > 40 μg/d 或 0.6 μmol/d。简写：CPN，铜蓝蛋白

　　除了神经病和精神病，肝豆状核变性患者会出现非常重要的肝外症状，包括氨基酸尿和肾结石的肾脏异常、成年前的骨质疏松和关节炎的骨骼异常、心肌病、胰腺炎、甲状旁腺功能减退或习惯性流产。

　　年龄　即使排除了症状前患者，肝豆状核变性患者发病或被确诊的年龄比通常认为的要晚，虽然大多数患者在 5 ～ 35 岁出现症状。越来越多的小于 5 岁的儿童被诊断为肝豆状核变性，小于 2 岁的患者表现不典型，有一个 3 岁的患者表现为肝硬化，有一个 5 岁的患者表现为急性肝衰竭。经分子检验证实的年龄最大的肝豆状核变性患者是 70 余岁。虽然肝豆状核变性发病的年龄上限一般认为是小于 40 岁，当同时出现神经或精神症状和组织学或生化发现提示肝豆状核变性时，应对老年患者进行进一步的评估。

　　Kayser-Fleischer 环　Kayser-Fleischer 环代表铜沉积于角膜的 Decemet 层。当在直视下可见到 Kayser-Fleischer 环时，该环在角膜边缘附近呈现金褐色素带。大多数患者必须由经验丰富的观察者进行裂隙灯检查，来确认 Kayser-Fleischer 环是否存在。Kayser-Fleischer 环并不完全是特异性的，也见于慢性胆汁淤积症的患者（罕见）或患新生儿胆汁淤积的儿童。这些疾病通常在临床上可与肝豆状核变性区分。大规模的调查表明，44% ～ 62% 的肝型患者在确诊时有 Kayser-Fleischer 环。儿童肝型患者常无 Kayser-Fleischer 环。有神经症状的患者几乎都有 Kayser-Fleischer 环，仅 5% 的此型患者缺乏。

　　其他的眼科症状也有发现。裂隙灯下发现的"向日葵"样白内障提示铜沉积于晶体。这种白内障通常不影响视力。随着有效的药物治疗或肝移植，Kayser-Fleischer 环和"向日葵"样白内障均可渐渐消失，尽管消失与临床症状的解决没有关联。如果经过药物治疗的患者眼科症状消失后又出现症状，提示治疗的依从性差。

[推荐]

　　1. 对于患有不明原因肝病的 3 ～ 55 岁的患者，应排除肝豆状核变性。单独年龄不是排除肝豆状核变性诊断的基础（等级 I，水平 B）。

　　2. 对于患有不明原因肝病并伴有神经或神经精神疾病的患者，应排除肝豆状核变性（等级 I，水平 B）。

　　3. 对于疑似患者，应该由经验丰富的检查人员通过裂隙灯检查是否存在 Kayser-Fleischer 环。即使是以神经疾病为主的患者，没有 Kayser-Fleischer 环也不能排除肝豆状核变性（等级 I，水平 B）。

【诊断试验】

肝脏生化试验 除非是在疾病的极早期，肝豆状核变性患者通常会出现血清转氨酶升高。许多患者的血清转氨酶升高的程度很小，与肝病的严重程度不相符。

铜蓝蛋白 这个 132 kDa 的蛋白质主要在肝脏合成，是一个急性期的反应蛋白。绝大多数这种蛋白质是由肝脏分泌入血液的，它是一种铜转运蛋白质。每个分子含有 6 个铜原子的铜蓝蛋白被称为全铜蓝蛋白，其余未结合铜的铜蓝蛋白被称为前铜蓝蛋白。铜蓝蛋白是血液中铜的主要携带者，运载了正常人体的循环内 90% 的铜。铜蓝蛋白是一种亚铁氧化酶，也是一种一氧化氮合酶，影响一氧化氮的动态平衡，可氧化一些底物如对苯二胺、邻联茴香胺，这也是测定铜蓝蛋白酶活性的基础。血清铜蓝蛋白的含量可以由酶学法测定，即测定这些底物的铜依赖氧化酶的活性；也有抗体法，即通过放射免疫、放射免疫扩散或是浑浊度测定法完成。一般认为这些测定结果是等同的，但在临床上常规使用的抗体法的检测值通常偏高，因为此法不能区分全铜蓝蛋白和前铜蓝蛋白，此时铜蓝蛋白作为一种诊断依据常难以解释。血清铜蓝蛋白在急性炎症及与高雌激素相关的状况（如怀孕、补充雌激素或是口服避孕药丸）时会升高。

在婴儿早期到出生后 6 个月，血清铜蓝蛋白的水平生理性地偏低，在儿童早期达到高于成人的顶峰（300 ～ 500 mg/L），然后下降到成人水平。肝豆状核变性患者的血清铜蓝蛋白水平通常会降低，但在某些情况下也可能降低，如明显的肾或肠蛋白丢失或任何病因引起的严重末期肝病或各种罕见的神经性疾病。低水平的血清铜蓝蛋白和（或）全血细胞减少出现在肠外营养时未将铜作为微量元素加入而引起的铜缺乏患者，或 Menkes 病患者（一种由 ATP7A 突变引起的铜转运障碍的 X- 连锁性疾病）。罕见的无铜蓝蛋白血症由位于 3 号染色体的铜蓝蛋白基因突变引起，但这些患者表现为含铁血黄素沉着，没有铜沉积。

血清铜蓝蛋白水平 <200 mg/L（<20 mg/dL，不同的实验室有不同的正常范围）符合铜蓝蛋白的诊断，如合并 Kayser-Fleischer 环则具有诊断意义。一项仅用血清铜蓝蛋白作为筛查肝豆状核变性试验的前瞻性研究表明低于正常值的铜蓝蛋白的阳性预测值很低：在 2867 个受试患者中，仅 17 人的血清铜蓝蛋白低于正常值，其中只有 1 人被确诊为肝豆状核变性。最近还有其他的报告显示铜蓝蛋白在诊断方面的限制。在一项由 55 个肝豆状核变性患者组成的研究中，有 12 人的血清铜蓝蛋白正常且无 Kayser-Fleischer 环。在另一项由 22 个肝豆状核变性患者组成的研究中，有 6 人的血清铜蓝蛋白 >170 mg/L（>17 mg/dL），后者中有 4 人无 Kayser-Fleischer 环。有一项关于儿童肝豆状核变性的研究中，在 26 人中有 3 人的血清铜蓝蛋白 >150 mg/L（>15 mg/dL）。在一个更早的研究中，在 28 人中有 10 人的血清铜蓝蛋白 ≥ 200 mg/L（>20 mg/dL）。但是，自 20 世纪 50 年代中期以后几十年的研究表明，90% ～ 100% 的患者血清铜蓝蛋白水平低于正常。使用血清铜蓝蛋白来诊断肝豆状核变性，可能会因杂合子重叠而出现误诊。大约 20% 的杂合子的血清铜蓝蛋白水平降低。

尿酸 由于合并肾小管功能障碍（Fanconi 综合征），在一些有症状的肝病和神经性疾病的患者中，血清尿酸水平降低。没有充分的证据确定这种预测的价值。

[推荐]

4. 血清铜蓝蛋白水平极低（<50 mg/L 或 <5 mg/dL），是诊断肝豆状核变性的强有力的证据。中等程度的血清铜蓝蛋白水平降低表明需要进一步的评估。正常的血清铜蓝蛋白水平不能排除肝豆状核变性（等级 I，水平 B）。

血清铜 虽然肝豆状核变性是一个铜过载的疾病，但其总血清铜（包括铜蓝蛋白结合的铜）常是下降的，且降低与铜蓝蛋白的降低成比例。在重度肝损伤患者中，尽管血清铜蓝蛋白降低，血清铜可以在正常范围内。在由肝豆状核变性引起的急性肝衰竭患者中，由于铜从组织沉积中突然大量释放，血清铜将显著增高。在血清铜蓝蛋白降低时，正常或增高的血清铜提示血液中非铜蓝蛋白结合铜增加。

有作者建议将血清非铜蓝蛋白结合铜作为一个肝豆状核变性的诊断指标。在大多数未经治疗的患者中，血清非铜蓝蛋白结合铜大于 25 μg/dL（250 μg/L）（正常 <15 μg/dL 或 150 μg/L）。非铜蓝蛋白结合铜常常是通过

血清铜和铜蓝蛋白估计而来的。每毫克铜蓝蛋白大约结合 3.15 μg 铜。因此，非铜蓝蛋白结合铜的计算方法为：血清铜（μg/dL）-[铜蓝蛋白（mg/dL）× 3][在系统国际单位中，血清铜和铜蓝蛋白都应表述为"每升"；转换系数不变，正常参考值是 150 μg/L]。血清非铜蓝蛋白结合铜浓度不仅是在肝豆状核变性时，在其他任何原因引起的急性肝衰竭中都可能增高，在慢性胆汁淤积、由摄入和中毒引起的铜中毒中都可能增高。

非铜蓝蛋白结合铜作为一个肝豆状核变性的诊断指标的主要问题是其依赖于测定血清铜和铜蓝蛋白的方法的准确性。如果血清铜的测量不准确，或者更常见的是血清铜蓝蛋白的测量高估了全铜蓝蛋白，由此估算来的非铜蓝蛋白结合铜可能是一个难以解释的负数。这项测试在患者的药物治疗的监测比诊断肝豆状核变性更有意义。非铜蓝蛋白结合铜 <5 μg/dL（50 μg/L）提示系统性铜缺失，见于一些长期治疗的患者。

尿液排铜量　24 小时尿铜反映了循环中非铜蓝蛋白结合铜的数量，可用于诊断肝豆状核变性和治疗监测。只要铜没有污染收集容器并且尿的收集是完整的，基础的测量就可以提供有用的诊断信息。随机尿中铜含量的差异较大，为了全面评估，需要测定 24 小时尿的体积和肌酐的排泄总量。对于有症状的患者，通常将 24 小时尿铜 >100 μg（1.6 μmol）作为肝豆状核变性的诊断指标。近年来的研究显示，有 16%～23% 的被诊断为肝豆状核变性的患者中 24 小时尿铜 <100 μg。许多实验室将 40 μg/24 h（0.6 μmol/24 h）作为正常值的上限，这对诊断似乎是一个较好的阈值。

由于 24 小时尿铜在肝豆状核变性与其他类型的肝病中有重叠，杂合子的 24 小时尿铜处于中间水平，因此解释起来较为困难。某些慢性肝病患者（包括自身免疫性肝炎）的基础 24 小时尿铜在 100～200 μg（1.6～3.2 μmol）。在一项关于慢性肝病的研究中，54 人中有 5 人的 24 小时尿铜在 100 μg 以上。类似的重叠在患自身免疫性肝炎的儿童中也有报道。

服用青霉胺后检测 24 小时尿铜是非常有效的辅助检查。这个检查在儿科患者中已经被标准化。在收集 24 小时尿液期间，无论患者体重多少，开始先服用 500 mg 青霉胺，12 小时后再次服用同样剂量。与其他肝病（包括自身免疫性肝炎、原发性硬化性胆管炎和急性肝衰竭）相比，当 24 小时尿铜 >1600 μg（>25 μmol）时有显著区别。近年来再评估表明，青霉胺负荷试验在急性肝病患者中对诊断肝豆状核变性是具有价值的（敏感度 92%），但是对症状前同胞兄妹的排除诊断效果较差（敏感度仅 46%）。另外有人发现 25 μmol/24 h 作为临界值的预测价值是 100%。这个测试已经在成人中被应用，许多试验服用青霉胺的时间和剂量不同。

基础 24 小时尿铜的检测可以作为肝豆状核变性同胞兄妹筛查的部分检测手段，但还没有被证实可作为独立的筛查试验。

[推荐]

5. 基础 24 小时尿铜应是所有疑似肝豆状核变性患者的必查项目。有症状的患者 24 小时尿铜通常 >100 μg（1.6 μmol）。如果 24 小时尿铜 >40 μg（>0.6 μmol 或 >600 nmol）提示可能患有肝豆状核变性，需要进一步的检查（等级Ⅰ，水平 B）。

6. 对于有症状的儿童，如果基础尿铜 <100 μg/24 h（1.6 μmol/24 h），应做青霉胺负荷试验以获得进一步的证据。在 24 小时收集尿的期间，开始服用 500 mg 青霉胺，12 小时后再次服用 500 mg 青霉胺，肝豆状核变性患者 24 小时尿铜 >1600 μg（>25 μmol）。尚不清楚该检测在成人中的预测价值（等级Ⅰ，水平 B）。

肝实质的铜含量　肝铜含量≥ 250 μg/g 肝干重仍然是诊断肝豆状核变性的最佳生化依据。已有学者认为这个临界值太高，但仅基于一些较少病例的研究。1 个由 114 例经遗传学证实的患者组成的研究发现，以 250 μg/g 肝干重为临界值可明显增加敏感度但特异度下降。在另一个大的研究系列里发现，所有患者的肝铜含量≥ 95 μg/g 肝干重，几乎只有 8% 的患者的肝铜含量≥ 250 μg/g 肝干重。正常人的肝铜含量很少超过 50 μg/g 肝干重。杂合子的肝铜含量常常增加，但不会超过 250 μg/g 肝干重。在长期的胆汁淤积的患者中，肝铜含量很少超过 250 μg/g 肝干重。在原发性铜中毒（如印度儿童肝硬化）的患者中，肝铜含量也明显增加。

肝铜定量活检可选用一次性吸引器或三角针，放置在无铜容器中干燥。肝的组织芯（或活检芯的一部分）在真空罐里放置过夜或立即冰冻，并保持冰冻状态，运送至实验室进行铜含量测定。石蜡包埋的标本也可行铜定量测定。

肝铜定量测定的主要问题是在肝豆状核变性晚期，铜在肝组织中的分布是不均匀的。在极端情况下，某个结节缺乏组织学可检测到铜，而邻近的硬化结节却有丰富的铜。这样就可能出现取样错误导致肝铜浓度被低估的情况。在一个儿科研究中，发现取样错误普遍到足以导致肝硬化和临床确诊的肝豆状核变性患者的肝铜检测结果变得不可信。一般来说，适当的标本量能改善检测的准确性：至少应当提供 1～2 cm 长的活检芯用于分析。通过经颈静脉的肝活检技术，对失代偿肝硬化或严重凝血障碍性疾病的患者进行肝活检的技术难题在很大程度上已被解决。对于肝铜主要分布于细胞质并且常规组织方法难以检测的年轻患者，肝组织铜浓度的测定非常重要。

放射性铜研究　对于血清铜蓝蛋白正常的患者，与正常人和杂合子相比，放射性铜与蛋白结合会明显下降。所有这种病的纯合子在肝细胞中都会发生放射性铜与蛋白结合的障碍。由于同位素的获取困难，现在已很少进行这种检测。放射性铜可以用 ^{65}Cu 取代，^{65}Cu 是一种非放射性同位素，可由光谱分析检测到。由于这种方法难以区分杂合子和患者，并没有得到常规应用。

[推荐]

7.肝实质铜含量 >250 μg/g 肝干重是一个关键性的诊断信息，诊断不明的患者和年轻患者都应做肝铜的测定。对于未经治疗的患者，正常的肝铜浓度（<40～50 μg/g 肝干重）几乎可以排除肝豆状核变性的诊断。如果有活动性肝病或其他的肝豆状核变性症状的患者的肝铜处于中间水平（70～250 μg/g 肝干重），则需要更进一步的诊断性检查（等级Ⅰ，水平B）。

肝活检发现　最早的肝组织学异常包括轻度脂肪变性（大泡型和小泡型）、肝细胞核糖原沉积和局部的肝细胞坏死。肝活检也可显示出典型的自身免疫性肝炎的组织学特征。随着肝实质的进行性损害，随之发生纤维化和肝硬化。大多数 10 余岁的患者都有肝硬化。肝硬化常常为大结节型的，偶为小结节型的。有一些老年患者虽然有神经症状，但无肝硬化，然而其肝脏组织学并不正常。在肝豆状核变性引起的进行性肝衰竭的患者中，在肝硬化的基础上，有明显的肝细胞变性和肝实质萎缩。肝细胞凋亡是肝豆状核变性引起的突出特征。

通过常规的组织化学方法进行肝铜检测的变异性很大。在肝豆状核变性早期，铜主要分布在细胞质中，与金属硫蛋白结合，因此组织化学方法很难检测到肝铜。在肝豆状核变性晚期，铜主要分布在溶酶体。在肝硬化期，结节之间的铜含量差异很大，在肝硬化前期，细胞之间的铜含量也不一样。组织化学方法检测到铜阴性并不能排除肝豆状核变性，这个检测对肝豆状核变性筛查的阳性预测价值很低。有多种方法对铜蛋白结合进行染色，包括罗丹宁或地衣红染色。最敏感的 Timms 染色还没有常规应用。

在脂肪变性时期对肝标本进行超微结构分析可发现特殊的线粒体畸形。受累的家族成员也可见到这种特殊的线粒体畸形。典型的发现包括大小和形状的变异，基质密度增加，包含大量脂肪和可能是含有铜的细颗粒的包涵体。最明显的变化是嵴内空间增加和嵴尖膨胀，呈囊状改变。如无胆汁淤积，这些变化是肝豆状核变性的特征性改变。经过充分的络合剂治疗，这些变化可以消失。在肝豆状核变性晚期，溶酶体内会出现致密物沉积。超微结构分析对于诊断杂合子携带者和患者是一个有效的辅助检查工具。如果这个检查不是常规检查，就需要提前计划。进行活检后，将标本放置于一特殊的防腐剂中。

肝细胞癌变在肝豆状核变性患者中罕见，但近来的报告提示癌变发生的可能性比以前认为的要高。曾有一肝豆状核变性并发胆管癌的病例被报道。还没有推荐肝豆状核变性患者进行肝细胞癌的筛查。对该类型的患者的筛查效益 - 成本要有预见性，至少是对有症状的肝硬化患者。

神经症状和脑的放射成像　神经性症状可表现为运动障碍，如帕金森样运动障碍、肌张力增高、僵硬、舞蹈样动作或假性硬化，伴有震颤或构音障碍。致残性症状包括肌肉痉挛，可导致挛缩、构音障碍、言语障碍和吞咽困难。很少有患者出现多神经病或家族性自主神经功能障碍。在此阶段，脑部 MRI 或 CT 可以发现基底神经节的异常结构。最常见的发现是在基底神经节区 CT 的密度增加、MRI 的 T_2WI 上的高密度。MRI 检测对这些病变更为敏感。异常发现不仅限于基底神经节区，其他部位也可能出现。有些患者的大脑成像异常出现于症状之前。

应对所有患者进行神经症状的评估。对于有明显的神经症状的患者，需要在治疗前或治疗后尽快咨询神经病学家或运动障碍专家。在临床试验中，基于亨廷顿病的评估量表被用来评估 WD 患者。但是，在该研究以外未进行这项测试。

[推荐]

8. 在对所有脑型肝豆状核变性患者治疗之前，都要考虑进行大脑放射学成像（优选 MRI），这应该是对所有有神经症状的患者进行评估的一部分（等级 I，水平 C）。

遗传研究 分子遗传学研究的应用已越来越普遍。基于肝豆状核变性基因多态性的单倍体家谱分析已在特殊的临床实验室进行商业化应用。这项分析需要通过上述的临床和生化研究对家系内的患者（先证者）进行鉴定。基于 *ATP7B* 基因周围的二核苷酸重复和三核苷酸重复，确定先证者的突变或单倍体，再检测一级亲属同样区域的 DNA，以确定他们是正常人、杂合子或真正的患者。也可进行产前诊断，但临床意义有限，因为出生后的早期诊断也不会延误治疗。

现在可以进行直接的突变分析。由于大多数患者是复合杂合子，在每一个等位基因上有一个突变，对检测的结果有时难以解释。现在已发现 300 多个 *ATP7B* 基因突变，不是所有的基因变化都可以致病（参见 www.medgen.med.ualberta.ca/database.html，查阅最新的分类）。突变分析在已明确有 *ATP7B* 基因突变谱的人群中具有特别的诊断价值。有显著明确的 *ATP7B* 基因突变谱的人群有：撒丁人、冰岛人、朝鲜人、日本人、中国台湾人、西班牙人、加那利群岛人。部分东欧人以 p.H1069Q 突变为主。

复合杂合子的高发和纯合子数量的相对稀少阻碍了基因型 - 表现型关系的研究。对纯合子的研究表明突变影响了蛋白质关键部分的功能，如铜结合域或 ATP 酶的环状结构，可导致肝脏疾病早发，但很难证实其精确的一致性。一般而言，令人信服的基因型 - 表现型关系尚不明确。

[推荐]

9. 对于通过临床表现和生化检测难以确诊的患者，进行全基因测序的基因分析是应该的。单倍体分析或已知突变的特殊检测可对肝豆状核变性患者的一级亲属进行家系筛查。需要临床遗传学家解释结果（等级 I，水平 B）。

对特定目标人群的诊断考虑

"疑似"肝病 肝豆状核变性患者，特别是年轻患者，在肝活检时可以出现与自身免疫性肝炎难以区分的组织学表现。所有疑似自身免疫性肝炎的儿童患者和对皮质激素治疗反应不迅速和不明显的成年患者，都应进行肝豆状核变性的评估。个别肝豆状核变性患者在进行肝豆状核变性专科治疗的同时应用皮质激素，也有一定疗效。不排除一些患者同时患有肝豆状核变性和自身免疫性肝炎。肝豆状核变性患者的脂肪变性很少会与 NAFLD 一样严重。但是，偶有肝豆状核变性患者高度类似 NAFLD 或同时患有两种疾病。

急性肝衰竭 大多数患急性肝衰竭的肝豆状核变性患者有以下临床特征。

• 伴有急性血管内溶血的 Coombs 阴性溶血性贫血；
• 对肠外使用维生素 K 无反应；
• 快速进展至肾衰竭；
• 从临床症状开始，血清转氨酶中度升高（远低于 2000 IU/L）；
• 正常或明显低于正常碱性磷酸酶（一般 < 40 IU/L）；
• 女性与男性的比例是 2 ： 1。

　　在临床上，应高度慎重诊断肝豆状核变性。简单的实验室检查不能够可靠地将由于肝豆状核变性引起的急性肝衰竭和由于病毒感染或药物毒性等其他原因引起的急性肝衰竭进行区分。相对于其他病因引起的急性肝衰竭，大多数肝豆状核变性引起的急性肝衰竭的血清转氨酶中度升高，这会导致对病情严重性的低估。血清铜蓝蛋白常常降低，但是这项测试在急性肝衰竭中的预测价值十分有限（M.L. Schilsky，未发表的观察），这种患者的血清铜和 24 小时尿铜极度增高，血清铜常 >200 μg/dL 或 >31.5 μmol/L（M.L. Schilsky，未发表的观察）。许多情况下，这些检测结果不能及时得出，诊断需要依靠临床表现。Kayser-Fleischer 环的出现支持肝豆状核变性的诊断，但在这些患者中，有 50% 的患者缺乏 Kayser-Fleischer 环。虽然其他的一些检查很难检测到，如指甲弧缘蓝斑，如出现提示需要进一步的评估以排除肝豆状核变性。快速的诊断特别重要，为了挽救生命，这些患者需要紧急的肝移植治疗。在一些由肝豆状核变性引起的急性肝衰竭中，血清天冬氨酸转氨酶水平比血清丙氨酸转氨酶水平要高，潜在地反映了线粒体的损害，但这种改变在诊断中并不是恒定不变的。更常见的发现是碱性磷酸酶活性降低，碱性磷酸酶（国际单位 /L）/ 总胆红素（mg/dL）<2。在诊断由肝豆状核变性引起的急性肝衰竭中，运用预后指数有助于预测不进行肝移植时的死亡率，这项指数基于总胆红素、AST 和凝血酶原时间延长。该指数对极度严重的病例有效，但在中度严重的患者中区分生存者和非生存者尚不可信。近年来这个指数已被修正（现在包括白细胞计数和血清白蛋白），可以提供更充分的评估。

　　通常患者是第一次被发现患肝豆状核变性，除了肝硬化的典型特征外，潜在的肝病易被忽略。并发的疾病，如病毒感染或药物毒性可触发急性进行性肝病。很少有患者是由病毒性肝炎引起的急性肝炎，并同时患有肝豆状核变性。

　　器官分配联合网将由肝豆状核变性引起的急性肝衰竭患者划分为拥有肝移植的最高优先权的 1A，尽管在这些患者身上仅识别出慢性肝损害。

[推荐]

　　10. 对于出现自身免疫性肝炎的儿科患者，应检查排除肝豆状核变性（等级Ⅰ，水平 B）。

　　11. 对于出现非典型自身免疫性肝炎或经标准的皮质激素治疗的自身免疫性肝炎的成年患者，应检查排除肝豆状核变性（等级Ⅰ，水平 C）。

　　12. 对于在鉴别诊断中要考虑的非酒精性脂肪肝或有非酒精性脂肪肝炎病理特征的患者，应检查排除肝豆状核变性（等级Ⅱ b，水平 C）。

　　13. 对任何 Coombs 阴性的血管内溶血、中等程度的血清转氨酶升高、血清碱性磷酸酶降低和碱性磷酸酶 / 总胆红素 <2 的患者，应排除肝豆状核变性（等级Ⅰ，水平 B）。

　　家族筛查　任何新诊断的肝豆状核变性患者的一级亲属必须接受肝豆状核变性的筛查（附图 1-3）。评估内容包括：与黄疸、肝病和轻度神经表现相关的简要病史；体格检查；血清铜、铜蓝蛋白、肝功能检测（包括转氨酶、白蛋白、结合和非结合胆红素）；裂隙灯检查眼部的 Kayser-Fleischer 环；基础 24 小时尿铜。无 Kayser-Fleischer 环但铜蓝蛋白含量低且肝功能不正常的患者应行肝活检以明确诊断。如可行，分子检测（如 *ATP7B* 基因突变或单倍体）可作为初步的筛查试验。应对家系筛查发现的 3 岁以上的患者开始进行治疗。

　　新生儿筛查　Guthrie 干血点或新生儿尿标本中铜蓝蛋白的测定可以促进对新生儿 WD 患者的诊断，但如果进行大规模的实施，就应采取更精确的铜蓝蛋白免疫学测定方法。

[推荐]

　　14. 对于任何新诊断的肝豆状核变性患者的一级亲属都应进行肝豆状核变性筛查（等级Ⅰ，水平 B）。

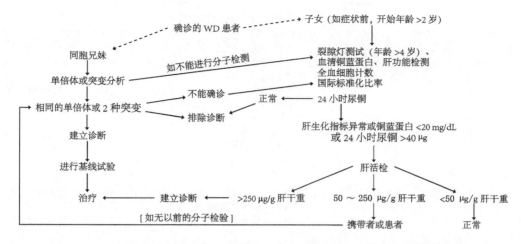

附图 1-3　对明确诊断的肝豆状核变性患者的同胞兄妹和子女进行筛查。如果能对患者进行分子检测，这个筛查策略是最有效的。如果初筛时血和尿的结果正常，可考虑 2～5 年后复查。SI 单位的转换：CPN＜20 mg/dL或 0.2 g/L；24 小时尿铜＞40 μg/d 或 0.6 μmol/d。基线试验＝包含血小板计数的全血细胞计数、肝脏生化检查、国际标准化比值、血清铜蓝蛋白、24 小时尿铜、适时的肝活检

【治疗】

在发现肝豆状核变性的半个世纪内，没有有效的药物可以治疗这个进行性致死性疾病。因为治疗时不可能进行对照试验，肝豆状核变性治疗的发展历史是从肌内注射 BAL 到更方便服用的青霉胺。虽然有一些试验显示了青霉胺与所致铜尿的剂量反应，然而起初的临床应用受到药物本身可用性的限制。因为没有正式的有效的剂量反应研究，常选择经验性的用药剂量。因为没有很好的试验鉴定症状前患者，这些方法起初只用于有症状的患者。随着肝豆状核变性诊断性试验的进步，一个新的时代到来，人们认识到通过治疗症状前患者，可以明显降低发病率和病死率。由于一些患者不能耐受青霉胺，促进了对青霉胺替代药物的研究。曲恩汀被发展用来治疗对青霉胺有不良反应的患者。如同四硫钼酸铵被兽医发现用来治疗动物的铜中毒，锌被用于治疗肝豆状核变性。今天，肝豆状核变性的治疗基石是终身药物治疗。肝移植被用于纠正潜在的肝脏缺陷，用于病情严重或有抗药性的患者。

一般来说，治疗方法与是否是经过临床证实、实验室证实、有炎性损害浸润的组织学证据证实的疾病；是脑型还是肝型；或是否在症状出现前确诊等相关。虽然没有系统地研究这个途径，我们相信这些区别有助于决定治疗选择和使用的药物剂量。对有症状的患者或活动期的患者推荐的起始治疗是用络合剂，虽然一些报告显示对某些患者的起始治疗是锌剂。现有的资料证实了曲恩汀对失代偿的神经型或肝型患者的效果。以前由于曲恩汀供应有限并且担心其供应不足，许多临床医生缺乏治疗这个药物的经验。锌剂和络合剂的联合应用基础是阻断铜吸收和排出过量的铜。有一些关于锌剂和络合剂的联合应用的报道，未来的研究需要观察其效率是否优于单独络合剂治疗。TM 作为一种治疗神经型肝豆状核变性的初始药物的替代药物，显示该药对神经型肝豆状核变性的初始治疗是有效的。

一旦疾病的症状或生化异常稳定，通常在初始治疗的 2～6 个月后，进行络合剂或锌剂的维持治疗。对于症状前患者，可以从开始就用维持剂量的络合剂或锌剂。如不能坚持终身治疗，可导致症状反复或肝衰竭，后者需要肝移植来挽救生命。治疗监测包括依从性及对治疗引起的不良反应的监控。

[可采用的治疗]

可用的治疗方法见附表 1-3。

附表 1-3　肝豆状核变性的药物治疗

药物	作用方式	神经症状恶化	不良反应	注释
青霉胺	诱导铜尿的一般性络合剂	在初始治疗阶段占 10%～20%	发热、皮疹、蛋白尿、狼疮样反应 再生障碍性贫血 白细胞减少 血小板减少 肾病综合征 皮肤退行性变 穿透性弹性组织变性 浆液性视网膜炎 肝毒性	减少药量：促进术后伤口愈合；怀孕期间最大的药量为 20 mg/（kg·d）；当临床稳定后减少 25% 的剂量
曲恩汀	诱导铜尿的一般性络合剂	在初始治疗阶段占 10%～20%	胃炎 罕见再生障碍性贫血 铁粒幼细胞贫血	减少药量：促进术后伤口愈合；怀孕期间最大的药量为 20 mg/（kg·d）；当临床稳定后减少 25% 的剂量
锌	金属硫蛋白诱导剂，阻断小肠内铜的吸收	在治疗的起始阶段可以发生	胃炎、生化性胰腺炎 锌沉积 可能出现免疫功能改变	在手术及怀孕期间不需要调整剂量；成人的常规剂量：每次 50 mg 成分锌，每日 3 次
四硫钼酸盐	络合剂，阻断小肠内铜的吸收	在治疗的起始阶段罕见神经症状加重	贫血、中性粒细胞减少 肝毒性	成人的最小剂量：每次 50 mg 成分锌，每日 2 次；美国和加拿大正在试验中

青霉胺　青霉胺是在 1956 年被引入作为第一个口服治疗肝豆状核变性的药物，它是青霉素的分解产物，实际上是含巯基的氨基酸，半胱氨酸被二甲基取代。像二硫丙醇一样，青霉胺有自由的可与铜络合的巯基团，其在合成时易被青霉素污染。这种易与维生素 B_6 相互作用的外消旋的混合物不再被使用。现在的青霉胺是合成的，服用时需补充维生素 B_6，每日口服 25～50 mg。

青霉胺治疗肝豆状核变性的最主要机制是使尿铜增加，也诱导金属硫蛋白的产生。青霉胺干扰胶原的交联，有一些免疫抑制作用。青霉胺是一种金属络合剂，用于治疗胱氨酸病，在类风湿性关节炎中用作免疫抑制剂。

青霉胺在胃肠道被快速吸收，在吸收曲线中形成两个峰值。青霉胺的吸收机制较为独特：二巯基与肠细胞膜结合，然后通过胞饮方式摄入。如在进餐时服用青霉胺，吸收降低一半，总的生物利用度在 40%～70%。一旦被摄入，80% 的青霉胺进入到循环系统与蛋白质结合。因为青霉胺形成了二聚体或与半胱氨酸结合，血清中几乎没有游离的青霉胺。80% 以上的青霉胺由肾脏排泄。青霉胺排泄的半衰期是 1.7～7 小时，但个体差异较大，在停药数月后，青霉胺或其代谢产物还可在尿中发现。

青霉胺开始是用于治疗有症状的患者，众多的研究证实了其对肝豆状核变性的治疗效果。已报道在青霉胺治疗开始阶段，有 10%～50% 的患者神经症状恶化。在一个近期的系列研究中，所有的方法都发生神经症状恶化，但主要是青霉胺，后者中有 13.8% 的患者发生不可逆的神经症状恶化。对于肝型患者，合成功能和黄疸、腹水等临床症状的改善发生于治疗后 2～6 个月，在第一年内会继续改善。治疗顺应性差可导致肝病明显进展，在中断治疗 1～12 个月后，可发生肝衰竭，甚至导致死亡或需要肝移植。

使用青霉胺会产生许多不良反应。大约 30% 的患者因严重的不良反应而停药。早期的过敏反应包括发热、皮疹、淋巴结病、中性粒细胞减少、血小板减少和蛋白尿，可在开始服药后的 1～3 周出现。一旦出现早期的过敏反应，立即停用青霉胺。应选择替代药物而不是试验与强的松联合应用。迟发反应包括肾脏损害，通常因为蛋白尿或在尿液中出现其他细胞成分而被发现，此时应立即停用青霉胺。其他的迟发反应包括狼疮样综合征，标志为血尿、蛋白尿、抗核抗体阳性，以及大剂量青霉胺（现在不再被使用）治疗肝豆状核变性所致的 Goodpasture 综合征。明显的骨髓样毒性包括严重的血小板减少或骨髓全面抑制。报道的皮肤毒性包括皮肤剥脱样改变、匐行性穿通性弹力纤维病、天疱疮或天疱疮样病变、扁平苔藓、阿弗他口炎。迟发的不良反应包括肾脏毒性、停药后重新启动用药后发生的严重过敏反应、重症肌无力、多发性肌炎、味觉缺失、免疫球蛋白 A 抑制和浆液性视网膜炎。已报道有肝脏毒性。在治疗后出现血清铜蓝蛋白和非铜蓝蛋白结合铜降低的患者中，发现了肝铁质沉着症。

通过逐渐增加剂量可增加青霉胺的耐受性，起始剂量为 250～500 mg/d，每 4～7 天增加 250 mg，达到 1000～1500 mg 的最大剂量，分 2～4 次服用。通常维持剂量是 750～1000 mg/d，分 2 次服用。儿童剂量是 20 mg/（kg·d），四舍五入至最接近的剂量（按每粒药是 250 mg，大约需要几粒），分 2～3 次服用。因为食物抑制药物的吸收，青霉胺最好在饭前 1 小时或饭后 2 小时服用。如果能保证依从性，靠近用餐时服药也是可以接受的。除了上述的不良反应外，使用青霉胺的另一个特点是开始治疗后血清铜蓝蛋白下降。血清铜蓝蛋白可以一直保持低水平或随着治疗而增加，后者发生于严重的肝功能不全的患者经过治疗合成功能恢复后。相反，用青霉胺治疗后出现血清铜蓝蛋白降低可能是过度铜耗竭的征象，常伴发中性粒细胞减少、铁粒幼细胞贫血、含铁血黄素沉着。

通过测量 24 小时尿铜来监测患者是否进行了充分的治疗。初始治疗时，24 小时尿铜最高，可达到 1000 μg（16 μmol）。维持治疗时 24 小时尿铜在 200～500 μg（3～8 μmol）。另外，进行有效治疗后，非铜蓝蛋白结合铜正常。

24 小时尿铜低于 200 μg（3.2 μmol）提示依从性差或过度治疗。在不坚持治疗的患者中，非铜蓝蛋白结合铜升高（>15 μg/dL 或 >150 μg/L）。如果过度治疗，非铜蓝蛋白结合铜降低（<5 μg/dL 或 <50 μg/L）。

曲恩汀 曲恩汀属于不同于青霉胺的具有多胺样结构的络合剂家族，缺少巯基。通过形成一个四氮平面的稳定化合物，铜被络合。

曲恩汀在 1969 年被引入作为青霉胺的替代物。几乎没有关于曲恩汀的药代动力学资料。曲恩汀在胃肠道的吸收不良，往往是因为代谢物和失活物被吸收。大约 1% 的曲恩汀和大约 8% 的生物转化的曲恩汀代谢物（乙酰曲恩汀）在尿液中出现。乙酰曲恩汀比曲恩汀的活性差。尿铜、锌和铁的数量随着尿中曲恩汀数量的增加而增加。

与青霉胺类似，曲恩汀促进铜从肾中的排泄。曲恩汀的排铜效率是否比青霉胺弱尚有争议。剂量调整可以补偿这种差异。曲恩汀和青霉胺可能动员体内不同部位的铜。

曲恩汀可有效治疗肝豆状核变性，特别用于治疗不能耐受青霉胺的患者或具有不能耐受的临床潜在特征（任何种类的肾病、充血性脾大导致的血小板减少、自身免疫性倾向）。已报道应用曲恩汀初始治疗时的神经症状恶化，但比青霉胺要少。曲恩汀可用于患者的初始治疗，即使患者开始即有失代偿性肝病。

曲恩汀的不良反应很少，没有过敏反应的报道，仅有一例患者出现皮肤固定的药物反应。曲恩汀也可以络合铁，要避免与铁同服，二者可以生成毒性复合物。可逆性的铁粒幼细胞贫血可能是过度治疗引起铜缺乏的结果。已报道患者应用曲恩汀后出现狼疮样反应，但几乎所有这些患者之前都使用过青霉胺，新使用曲恩汀后出现这种反应的真实概率未知。一般而言，使用曲恩汀替代青霉胺后，由青霉胺引起的不良反应缓解，并且在使用曲恩汀期间这些不良反应不再出现。原发性胆汁硬化的患者使用曲恩汀后出现出血性胃炎、味觉缺失和皮疹。近年来的研究证实曲恩汀导致的铜缺乏可以导致患者肝中的铁过载，这与青霉胺类似。

常用剂量是 750～1500 mg/d，分 2～3 次服用，维持剂量是 750～1000 mg/d。儿童按体重计算的剂量尚未确定，但一般为 20 mg/（kg·d），四舍五入计算出需要 250 mg 的曲恩汀是多少粒。曲恩汀应在餐前 1 小时或餐后 2 小时服用。如果能保证依从性，靠近用餐时服药也是可以接受的。曲恩汀片剂长时间在高温环境中是不稳定的，如患者至热带地区旅行，会遇到新的问题。

治疗期间可通过检测 24 小时尿铜来监测治疗是否充分。维持治疗时 24 小时尿铜在 200～500 μg（3～8 μmol），治疗初期尿铜会高一些。进行有效治疗后，非铜蓝蛋白结合铜正常。

24 小时尿铜低于 200 μg（3.2 μmol）提示依从性差或过度治疗。在不坚持治疗的患者中，非铜蓝蛋白结合铜升高（>15 μg/dL 或 >150 μg/L）。如果过度治疗，非铜蓝蛋白结合铜降低（<5 μg/dL 或 <50 μg/L）。

锌 在 20 世纪 60 年代早期，荷兰的 Schouwink 第一次应用锌剂治疗肝豆状核变性。锌剂的作用机制不同于青霉胺和曲恩汀：抑制铜从胃肠道吸收。锌可诱导小肠细胞产生金属硫蛋白。金属硫蛋白是一种富含半胱氨酸的蛋白质，也是一种内源性金属络合剂。金属硫蛋白对铜的亲和力大于锌，优先结合存在于小肠细胞中的铜，抑制铜进入门静脉系统。铜一旦和金属硫蛋白结合，就不能被吸收，随着小肠细胞的更新，被排入粪便中。由于铜可以从唾液和胃液分泌至胃肠道，锌剂治疗可产生负铜平衡，移除储存的铜。锌也可诱导肝细胞中金属硫蛋白的生成。

锌剂几乎没有不良反应。胃激惹几乎是唯一的不良反应。也可能由摄入的结合盐决定。刚开始使用锌的时候偶尔有肝功能紊乱的报道，其中一例是致命的。锌具有免疫抑制作用，能降低白细胞的化学趋向性，但有研究发现长期使用锌对淋巴细胞的功能没有影响。可能会出现血清脂肪酶和（或）淀粉酶升高，但没有胰腺炎的临床或放射学证据。服用锌剂后出现神经功能紊乱的现象并不常见，目前尚未确定肾功能不全的患者使用大剂量的锌是否安全。

虽然目前锌剂主要用于维持治疗，但在无症状或症状前患者中是一线治疗。锌和青霉胺一样有效，但更易被耐受。大量的研究报道表明锌剂对成年肝豆状核变性患者效果良好。有报道称一位具有腹水和凝血功能障碍的儿童仅用锌剂就得到了有效的治疗。在儿童和成人均有有效的报道。提倡联合使用曲恩汀和锌剂或是青霉胺和锌剂，在一天中锌剂和络合剂的服用时间间隔延长。但在严格设计的研究中尚未见报道。

剂量以成分锌的毫克量来计算。对于较大的儿童和成年人，每日服用 150 mg，分 3 次服用。如果一天服用 3 次有困难，至少要服用 2 次才能有效。实际用何种盐并不影响疗效，但与耐受性相关。考虑到胃肠道的不良反应，醋酸盐和葡萄糖酸盐的耐受性比硫酸盐好，但因人而异。对于体重 <50 kg 的儿童，每日服用 75 mg，分 3 次服用。小于 5 岁的儿童的剂量尚未确定。与食物同时服用锌剂会妨碍锌的吸收和疗效。如果进餐时服用锌能保证顺应性，可以通过剂量调整来弥补这种影响。

锌剂治疗是否充分可通过临床和生化的改善状况进行判断。稳定治疗后，24 小时尿铜应 <75 μg（1.2 μmol）。随着有效的治疗，非铜蓝蛋白结合铜也逐渐正常。不时测定尿锌可检测依从性。

抗氧化剂　抗氧化剂主要是指维生素 E，作为辅助治疗可能有一定作用。已发现肝豆状核变性患者的血清和肝脏中维生素 E 水平下降。偶有报道表明添加维生素 E 后，患者的症状得到改善，但缺乏严格的研究。有一项研究表明抗氧化剂缺乏和临床症状没有关系。

饮食　至少在治疗的第一年，一般应避免食用高铜食物（贝壳类水生物、坚果、巧克力、蘑菇和内脏等）。低铜饮食可以延迟发病，控制疾病进展，但不推荐低铜饮食作为唯一的治疗。素食主义者推荐咨询营养学家。对于井水或通过铜管进入家庭的水，应检测铜含量。一般来说，市政水无须检测。如果水中铜含量过高，建议使用水纯化系统。对于铜管道，在饮水或烹饪之前应冲洗潴留的水。应避免使用铜容器或烹饪工具来保存或准备食物或饮用水。

四硫钼酸铵　四硫钼酸铵是一种很强的驱铜剂，主要通过两个机制驱铜：抑制肠道内铜的吸收（如在进餐时服用）；从血清中结合铜（如在两餐间服用）。低剂量的四硫钼酸铵将铜从金属硫蛋白中移除，高剂量的四硫钼酸铵可以和铜形成不溶的复合物沉积于肝脏。在美国，四硫钼酸铵仍是一个实验性的治疗药物，未被商业应用。近年来的资料表明四硫钼酸铵不会导致神经症状加重。潜在的不良反应包括骨髓移植、肝毒性和过度排铜导致的神经症状。四硫钼酸铵因其显著的驱铜效应而具有拮抗血管增生的效应。

[特殊临床情况的治疗]

症状前的患者　通过家系筛查发现的无症状或症状前患者，用络合剂如青霉胺或用锌剂可以有效地防止出现症状或疾病进展。对于 3 岁以下的儿童优先使用锌剂。

维持治疗　经过充分的络合剂治疗，稳定的患者可继续使用低剂量的络合剂（如上所述）或换为锌剂治疗。一般来说，这种患者已被治疗 1 ～ 5 年，他们的临床症状好转，血清转氨酶水平和肝脏合成功能正常，非铜蓝蛋白结合铜正常，反复检测 24 小时尿铜在 200 ～ 500 μg（3 ～ 8 μmol）。长期使用锌剂治疗的优点包括：锌比青霉胺或曲恩汀更加选择性地驱铜，并且不良反应少。尚无很多关于成年肝型肝豆状核变性患者变更治疗方案时间的研究。无论患者表面如何正常，治疗不能在无确切证据下停止。中断治疗的患者会具有难治性肝功能不全的风险。

[推荐]

15. 对于有症状的患者起始治疗包括络合剂（青霉胺或曲恩汀）。曲恩汀的耐受性比青霉胺好（等级Ⅰ，水平B）。

16. 患者应避免进食含铜量高的食物与水，尤其是在治疗的第一年（等级Ⅰ，水平C）。

17. 对于症状前患者或维持期的患者，可以使用络合剂或锌剂。曲恩汀的耐受性较好（等级Ⅰ，水平B）。

失代偿型肝硬化 失代偿型慢性肝病的患者主要表现为低白蛋白血症、明显的凝血功能障碍、腹水，但无脑病，可以用一种络合剂青霉胺或曲恩汀加上锌剂治疗。这两种类型的药要分开服用，通常一天4次，间隔5~6小时，以避免络合剂结合锌，药效相互抵消。典型的给药方式是锌剂（成人为50 mg元素锌，儿童为25 mg元素锌）在第一次和第三次口服，曲恩汀（成人为500 mg，儿童大约为10 mg/kg）在第二次和第四次口服。这是基本的强化给药方法。一些患者按照这种疗法治疗可能失败，需要肝移植，这些患者应迅速转至移植中心。有良好反应的患者可以考虑在3~6个月后转换为足量锌剂或足量曲恩汀（或青霉胺）。尽管有支持性证据，这种治疗方法仍需要进一步调查（Roberts EA，未发表的报告）。

急性肝衰竭 因肝豆状核变性引起的急性肝衰竭需要挽救生命的肝移植治疗。为了帮助判断哪位急性肝病的患者在没有肝移植的情况下不能生存，Nazer等建立了一个预测评分系统，包括血清胆红素、血清天冬氨酸转氨酶、凝血时间延长等，评分≥7的肝豆状核变性患者不能存活。近来评分系统将肝豆状核变性急性肝衰竭患者分为成年组和儿童组：二者都有很好的预测价值但还没有常规应用。除了肝移植，血清置换、血清过滤、换血或透析可以保护肾小管，避免铜介导的肾小管损害。白蛋白透析可以稳定和延迟肝豆状核变性引起的进行肝衰竭，但不能替代肝移植。分子吸附再循环系统超滤装置也可能是有效的。

怀孕 对于所有怀孕的肝豆状核变性妇女，必须在整个孕程中坚持治疗，中断治疗可能导致急性肝衰竭。到目前为止的经验表明络合剂（青霉胺和曲恩汀）和锌剂对母亲和胎儿都是安全的。经过治疗的患者后代的出生缺陷很低。由于肝豆状核变性属于罕见病，很难确认出生缺陷的发生率是否和一般人群类似。在怀孕期间，络合剂的剂量应降至最低需要量。如需进行剖宫产，在孕期最后3个月需要减低络合剂的用量，以促进伤口愈合。像这种情况剂量应减少至妊娠剂量的25%~50%。应加强对孕期患者的监测。

服用青霉胺的患者不应哺乳，因为药物可以分泌至乳汁而伤害婴儿。尚不清楚曲恩汀和锌剂在乳汁中的安全性。

肝移植 肝移植是急性肝衰竭患者唯一有效的治疗方法，对所有药物治疗无效的失代偿肝病的肝豆状核变性患者有效。肝移植可以纠正肝豆状核变性患者代谢紊乱，使肝外铜代谢正常化。肝移植后一年生存率在79%~87%，早期存活的患者将持续存活很长时间。虽然大多数接受肝移植的肝豆状核变性患者是用尸体捐献肝，活体捐献移植也有开展。亲属成员是杂合子也可进行活体肝移植。

几乎没有对于严重神经症状的患者进行肝移植的指征。一些有精神或神经症状的失代偿型肝硬化患者接受肝移植后，其症状得到改善。有少量报道称有神经症状的患者接受肝移植后，其症状得到改善，但没有提供关于这些患者的神经症状评估的详细资料。不推荐肝移植作为脑型肝豆状核变性的主要治疗方法，因为大多数患者经过药物治疗后病情稳定，不能从肝移植中获益，另外，有精神或神经症状的患者预后差，在肝移植后很难坚持药物治疗。

[推荐]

18. 由肝豆状核变性引起的急性肝衰竭患者应立即进行肝移植（等级Ⅰ，水平B）。

19. 失代偿型的肝硬化患者如对药物治疗无效，应迅速评估肝移植（等级Ⅰ，水平B）。

20. 在孕期，肝豆状核变性患者应坚持治疗，但建议减少青霉胺或曲恩汀的剂量（等级 I ，水平 C ）。

21. 除非进行肝移植，治疗应是终身的，不应被中断（等级 I ，水平 B ）。

[治疗目标和治疗监测]

治疗监测的目的是证实临床和生化方面的好转，保证治疗的顺应性，及时发现治疗的不良反应。患者的监测频率不一，但至少一年两次。在治疗初始阶段，监测应更为频繁，因为这些患者易出现症状恶化、药物的不良反应。对于治疗依从性差的患者，也应加强监测。体格检查可以发现肝病和神经症状的证据。如果患者有依从性问题，应反复检查 Kayser-Fleischer 环，因为原无 Kayser-Fleischer 环的患者初次出现或再次出现 Kayser-Fleischer 环，往往预示症状性疾病的开始。对于使用青霉胺的患者，在体格检查时应注意皮肤变化。一个详细的病史应包括精神症状的询问，特别是抑郁。

实验室检测包括肝脏生化检查，如肝脏合成功能和铜代谢指数（血清铜和铜蓝蛋白）。通过计算血清非铜蓝蛋白结合铜可以为治疗提供最好的指导。服药期间的 24 小时尿铜反映的是全部可交换铜，有助于监测依从性。服用青霉胺或曲恩汀的患者的 24 小时尿铜应该在 200 ~ 500 μg（3 ~ 8 μmol）。服用锌剂的患者的 24 小时尿铜应该在 75 μg（1.2 μmol）。对于使用络合剂的患者，尿铜增高提示治疗的依从性差，随之会发生肝损害；尿铜降低提示过度治疗，同时伴有血清非铜蓝蛋白结合铜降低。这些患者可能出现中性粒细胞减少、贫血、高铁蛋白血症。停用络合剂治疗或服药剂量不足的患者的 24 小时尿铜偏低，但血清非铜蓝蛋白结合铜增加。通过检测血清锌浓度或 24 小时尿锌（大约在 2 mg），可以监测服用锌剂患者的依从性。为确保安全性，所有服用络合剂的患者应监测血细胞计数和尿常规。

[推荐]

22. 常规检查包括血清铜、铜蓝蛋白、肝脏生化、国际标准化比值、全血细胞计数和尿常规（特别是对于使用络合剂治疗的患者）和体格检查，每年至少 2 次。使用络合剂治疗的患者不管治疗多长时间，都要定期检查全血细胞计数和尿常规（等级 I ，水平 C ）。

23. 药物治疗的肝豆状核变性患者应每年检查 24 小时尿铜，依从性差或剂量调整时，应更为频繁地进行检查。依从性差的患者的非铜蓝蛋白结合铜升高，过度治疗的患者的非铜蓝蛋白结合铜可能极低（等级 I ，水平 C ）。

【致谢】

该指南是与 AASLD 的实践指南委员会合作而成，他们提供了大量的综述原稿。AASLD 的实践指南委员会的成员包括 C. Shuhart，M.D.，M.S.，（委员会主席），Kiran Bambha，M.D.，Andres Cardenas，M.D.，MMSc，Timothy J. Davern，M.D.，Christopher P. Day，M.D.，Ph.D.，Steven-Huy B. Han，M.D.，Charles D. Howell，M.D.，Lawrence U. Liu，M.D.，Paul Martin，M.D.，Nancy Reau，M.D.，Bruce A. Runyon，M.D.，Jayant A. Talwalkar，M.D.，M.P.H.，John B. Wong，M.D. 和 Colina Yim，RN，M.N.

来源：ROBERTS E A，SCHILSKY M L，AASLD. Diagnosis and treatment of Wilson disease: an update. Hepatology, 2008, 47(6): 2089-2111.

（刘 惠 译 李淑娟 校）

附录二 欧洲肝脏研究协会临床实践指南：Wilson 病

欧洲肝脏研究协会

【摘要】

制定临床实践指南的目的在于帮助临床医生和医疗保健人员进行肝豆状核变性患者的诊断与治疗。本指南旨在描述已被普遍认可的诊断、预防和治疗肝豆状核变性病的方法。推荐意见基于 1966 年至 2011 年期间内 PubMed、Embase、Cochrane 图书数据库的系统文献回顾。"推荐分级的评估、制定与评价"系统（分级系统）被应用于欧洲肝脏研究协会（European Association for the Study of the liver，EASL）的其他临床实践指南中，该系统与美国肝病研究学会（American Association for the Study of liver Diseases，AASLD）指南使用的评分系统有微小的差别（附表 2-1A 和附表 2-1B）。遗憾的是，现在并没有单独针对肝豆状核变性病进行优化设计的随机对照试验。因此，我们无法提供高等质量甚至中等质量的证据去解决指南中的任何问题。评估主要基于过去十年间被报道的大量临床病例。

【简介】

机体在正常情况下通过进食和吸收的铜超过了代谢的需要，维持体内铜离子平衡的唯一途径是依靠胆汁分泌排泄。肝豆状核变性病是一种铜经胆汁排泄缺陷而致异常沉积的遗传性疾病，尤其累及肝脏和脑部。13 号染色体上的 *ATP7B* 基因突变是 Wilson 病的病因，这导致了其编码的位于肝细胞 Golgi 体外侧网络的 P- 型铜转运 ATP 酶（ATP7B）功能丧失。ATP7B 酶负责将铜从细胞内结合蛋白转运到分泌途径，包括排入胆汁及与前铜蓝蛋白结合形成功能性铜蓝蛋白。肝豆状核变性病的进展是由于铜在累及组织的异常沉积。

肝豆状核变性的临床表现各异，但它主要的特征是肝病、肝硬化、神经精神症状、角膜厚弹力层的 Kayser-Fleischer 环、伴有急性肝衰竭的进行发作性溶血。肝豆状核变性不仅仅见于儿童和青少年，它可以在任何年龄段发病。

肝豆状核变性是世界性的遗传性疾病，它比人们原先预想的更加普遍，它的基因频率达到 1/（90 ~ 150），患病率高达 1/30 000（基于有神经症状的成年患者）。肝豆状核变性患者中已经检测出超过 500 个显性突变，其中有 380 个突变已被证实和肝豆状核变性的发病有确切关系。

【临床表现】

肝豆状核变性最常见的表现是肝病或者神经精神症状。症状前患者往往通过家族筛查检出。

[起病年龄]

肝豆状核变性起病时间主要在 5 ~ 35 岁，但也可出现在任何年龄段。最小的伴有肝硬化的肝豆状核变性患者为 3 岁。约 3% 的患者在 40 岁后以肝病或神经症状发病。最老的患者确诊时已 80 岁。

[体征]

肝豆状核变性的临床标志性特点是角膜 Kayser-Fleischer 环，它可见于 95% 的伴有神经系统症状的患者和略多于 50% 的无神经系统症状患者。在伴有肝病症状的儿童患者中，Kayser-Fleischer 环通常缺失。Kayser-

Fleischer 环是由铜在角膜后弹力层的异常沉积引起的，可以被有经验的临床医生通过裂隙灯检测到。Kayser-Fleischer 环并不是肝豆状核变性的特异性体征，也可见于慢性淤胆性疾病，包括患有新生儿胆汁淤积症的儿童。其他的眼科疾病很少见到 Kayser-Fleischer 环。"向日葵"样白内障是由铜在晶状体中央的异常沉积引起的，也可被裂隙灯观察到。

神经系统体征复杂多样，主要是震颤、共济失调、肌张力障碍。肝病的体征是非特异性的，但是任何未知病因的肝病都应在被确诊前排除肝豆状核变性的诊断。诊断时要保持警惕，因为伴有肝病的肝豆状核变性患者中可有 50% 的患者并不出现 Kayser-Fleischer 环。

附表 2-1A　EASL 临床实践指南使用的分级系统

分级	证据来源
Ⅰ	随机对照试验
Ⅱ-1	非随机对照试验
Ⅱ-2	队列或病例对照分析性研究
Ⅱ-3	多时间序列，显著的非对照试验
Ⅲ	学术权威观点，描述流行病学

证据质量	描述	
高质量	进一步的研究不可能改变对评估结果的信任度	A
中等质量	进一步的研究可能对评估结果的信任度有重要影响并且可能会改变评估结果	B
低质量	进一步的研究可能对评估结果的信任度有重要影响并且很可能会改变评估结果。关于评估的任何变化是不确定的	C

推荐强度		
强	影响推荐强度的因素包括证据的质量、推测的患者预后和花费	1
弱	倾向或评价有可变性，或者有更多的不确定性。推荐意见由较低的确定性与较高的成本或资源消耗构成	2

附表 2-1B　AASLD 实践指南使用的推荐系统

分级	描述
Ⅰ类	在有证据和（或）普遍同意某一给定的疗法是有益的、有用和有效的情况下
Ⅱ类	在对于某一疗法的有效性/功效出现相矛盾的证据和（或）意见相左的情况下
Ⅱa类	证据/观点的权重支持有用/有效的结论
Ⅱb类	证据/观点不能较好得出有用/有效的结论
Ⅲ类	有证据和（或）普遍同意某一给定的疗法是无用/无效的，甚至在某些情况下可能有害

证据等级	描述
A级	数据来源于多个随机临床试验或 meta 分析
B级	数据来源于单个随机临床试验，或者非随机化研究
C级	仅仅只有专家、案例研究或护理标准的观点一致

[肝病]

肝豆状核变性患者可伴有各种类型的肝病。临床上以肝病为突出表现的患者约在 10 年后进展出现神经系统症状。绝大多数有神经系统症状的患者起病时就有某种程度上的肝功能障碍。肝功能受损的表现可以是各种各样的，可以是仅有生化指标异常的症状前，也可以是伴有各种并发症的重度肝硬化。肝豆状核变性可表现为急性肝衰竭，有时会伴有 Coombs 阴性的溶血性贫血和急性肾衰竭。有黄疸病史的肝豆状核变性患者可能先前就有过溶血发作史。附表 2-2 总结了肝豆状核变性的临床症状。

附表 2-2　出现肝病的肝豆状核变性患者的临床症状

作者 国籍	Walshe, 英国	Stremmel et al, 德国	Schilsky et al, 美国	Scott et al, 英国	Ferenci, 澳大利亚
有肝病的病例数 （总病例数）	87 (>250)	n.a. (51)	20* (320)	17* (45)	30* (64)
表现的症状					
黄疸、厌食、呕吐 (%)	44	14	15	41	37
腹水 / 水肿 (%)	26	14	50	24	23
静脉曲张出血 (%)	6		10	6	3
出血素质 (%)	8				3
溶血 (%)	20	10	5		10
肝大 / 脾大 (%)	16	49	15	29	17
急性肝衰竭 (%)	n.a.	n.a.	n.a.	n.a.	17
无症状 $(%)		18	5		23

* 仅仅是慢性活动性肝炎的病例；
$ 常规检验发现 ALT 升高，或偶然发现肝硬化或角膜色素环。

[肝豆状核变性所致的急性肝衰竭（曾被称为急性 Wilson 病）]

任何表现出急性肝炎的年轻患者都应排除肝豆状核变性。它的临床表现与伴有黄疸和腹部不适的急性病毒性肝炎无法鉴别。在部分患者中，症状可自发缓解，一旦确诊为肝豆状核变性，就有必要进行终身治疗。另外，肝衰竭症状可迅速进展恶化。

需要进行急诊肝移植的急性肝衰竭患者中肝豆状核变性可占到 6% ~ 12%。即使大多数病例为肝硬化，也可表现为急性和快速进行性肝衰竭、肾衰竭，未治疗时死亡率可达到 95%。肝豆状核变性所致的急性肝衰竭主要见于年轻女性（男女比例为 1：4）。曾接受治疗但停药的患者也可表现为急性快速恶化的肝衰竭。有重度黄疸、低血红蛋白、低胆碱酯酶、中度升高的转氨酶、低碱性磷酸酶的患者应高度怀疑为急性肝豆状核变性。

[慢性肝炎和肝硬化]

许多患者都会表现出慢性肝病和肝硬化的体征，这其中既有代偿型，又有失代偿型。患者可能表现为因临床上隐匿地伴有门脉高压的肝硬化出现孤立的脾大。这种包括黄疸、心神不安、定位不明的腹部不适等临床表现的病变和其他类型的慢性活动性肝炎无法鉴别。

[溶血]

Coombs 阴性的溶血性贫血可能为肝豆状核变性的首发症状。但是，显著的溶血通常和严重的肝病相关。大量沉积铜的释放导致肝细胞坏死，这又进一步加重了溶血。在调查的 220 个肝豆状核变性病例中，出现溶血表现的有 25 例（占 12%），这些患者可表现为急性单发；或者是反复发作；或者是轻度慢性发作。在 283 个日本肝豆状核变性患者中，只有 3 人单发急性溶血；25% 患者表现为溶血伴黄疸。分娩期间可能出现类似于 HELLP 综合征的急性肝病和溶血症状。即使当肝病表现并不明显时，出现轻度溶血也要怀疑肝豆状核变性。部分表现为神经系统症状的患者先前出现过可能由溶血导致的短暂发作的黄疸。急性肝衰竭的病情可快速恶化。

[神经系统疾病]

肝豆状核变性患者可表现为神经、行为、精神异常，可与肝病体征同时作为其首发表现，也可在数年后出现。神经症状可进展极其缓慢，并中断多年；也可以非常快速地进展，在数月内造成残障。神经系统异常可被归为以下几类：类似帕金森病的运动强直；震颤导致的假性硬化；共济失调；张力障碍综合征。在许多病例中，患者可出现多种且严重程度不同的神经系统异常，因而很难分类。

典型的震颤表现接近"扑翼样震颤"。肌张力障碍可表现为局灶性、节段性；或极其严重，可以涉及全身各部位，导致严重的肌肉挛缩。额头部经常受损，表现为构音障碍（可为损伤小脑或锥体外系所致的失音）、流涎或口咽肌强直。做鬼脸、开颌、流涎、收唇是典型的临床表现。语言改变和流涎是早期的神经症状。震颤-强直综合征（青少年型帕金森）应疑诊为肝豆状核变性。

由于进行性加重的运动障碍和肌张力障碍，患者只得卧床、生活无法自理。最终患者出现严重残疾，通常保持意识清醒却无法讲话。有重型肝病和神经系统症状的患者可能被误诊为肝性脑病。

[精神症状]

行为和精神异常表现十分普遍，有些症状可以在神经系统和肝病症状前出现。大约1/3的患者最先出现精神异常表现。肝豆状核变性患儿会出现在校成绩下降、性格改变、易冲动、心境不稳、露阴癖等各种不当行为。首发症状经常被误诊为青春期的行为不当。在更年长的患者中，可观察到类似妄想症、精神分裂症、抑郁症的精神错乱表现，行为异常也很常见。重型的神经病变患者可表现出严重认知障碍，但是通常大多数患者的认知功能并不会明显受损。

表现为神经精神系统症状的肝豆状核变性患者常常被延误诊断，曾有1个病例经过12年后才被确诊。有神经精神症状的患者可合并有症状的肝病，但是绝大多数患者的肝病只能通过实验室评价、影像学表现或者肝脏组织学检查发现。约有半数患者存在重度肝纤维化或者显著肝硬化。另一方面，肝脏活检也可能出现阴性结果。

[其他的临床表现]

少见的临床表现包括巨人症，新月形甲，肾功能异常（如氨基酸尿、肾石病、高钙尿和肾钙质沉着），心肌病，肌病，软骨钙质沉着病，骨关节炎，甲状旁腺功能减退症，胰腺炎，不孕症或者反复流产。

【预后】

未经治疗的肝豆状核变性患者预后不良，绝大多数患者死于肝病，少数人死于进行性神经系统疾病的并发症。经络合疗法及肝脏移植后，患者生存期可以延长，但是死亡率并未经过评估。通常来讲，生存预后取决于肝损的严重程度、神经系统疾病和药物治疗的依从度。起病时没有或者处于代偿型的肝硬化患者经1~2年的治疗后，绝大多数的肝功能都可恢复正常；继续坚持治疗，其肝功能能够保持稳定，不会进一步受损。另一方面，由肝豆状核变性所致的急性肝功能障碍患者经药物治疗疗效不良，主要是由于将铜从体内清除需要一定的时间。已经制定了预后指数表，Dhawan等对其进行了修正。分数超过11的患者如不进行肝移植，则极易死亡（附表2-3）。表现为神经系统症状患者的预期寿命更长，尤其是当其肝脏疾病被有效控制时。然而只有部分神经系统症状经过治疗后可逆转，甚至可能在初治后加重。

接受原位肝移植后的患者，早期生存率可能略有下降，但之后的生存率则恢复正常（对于接受移植的患者）。

附表 2-3　肝豆状核变性的预后指数，由 Dhawan 等修改

分数	TBil（μmol/L）	INR	AST（U/L）	WBC（109/L）	Alb（g/L）
0	0 ~ 100	0 ~ 1.29	0 ~ 100	0 ~ 6.7	>45
1	101 ~ 150	1.3 ~ 1.6	101 ~ 150	6.8 ~ 8.3	34 ~ 44
2	151 ~ 200	1.7 ~ 1.9	151 ~ 300	8.4 ~ 10.3	25 ~ 33
3	201 ~ 300	2.0 ~ 2.4	301 ~ 400	10.4 ~ 15.3	24 ~ 21
4	> 300	> 2.4	> 400	> 15.4	< 21

注：TBil：血清总胆红素；INR：凝血酶原国际标准化比值；AST：谷草转氨酶；WBC：白细胞；Alb：血清白蛋白。AST的上限值 = 20 IU/mL（在国王学院）。分数≥11 与未进行肝移植而致的高死亡率有关。

【鉴别诊断】

肝豆状核变性所致的急性肝炎和任何其他类型的急性肝炎的表现相似。同样地,对于慢性肝炎和肝硬化患者,在病理学改变无特异性时,都应考虑肝豆状核变性前诊断。当肝炎起病伴有急性黄疸和溶血性贫血时,也应考虑肝豆状核变性的诊断。青春期肝豆状核变性患者的神经系统症状可能被误诊为行为异常,因为首发症状非常轻微。青年人更严重的行为障碍应该被考虑为肝豆状核变性,但是当临床表现为心理或精神障碍时,肝豆状核变性的诊断就可能被忽视。

【诊断方法】

典型情况下,同时出现的 Kayser-Fleischer 环和低血清铜蓝蛋白水平(<0.1 g/L)足以确诊肝豆状核变性。当 Kayser-Fleischer 环不出现时(在肝豆状核变性所致肝病中很常见),铜蓝蛋白水平并不可靠,它的水平可能因为其他疾病而降低(比如自身免疫性肝炎、重型肝病导致的严重肝功能不全、乳糜泻、家族性血清铜蓝蛋白缺乏症),或者见于不表现铜超载的 ATP7B 突变基因杂合子携带者。另一方面,肝脏或其他部位的炎症也会导致铜蓝蛋白水平升高至正常水平,这说明铜蓝蛋白可作为炎症急性时相蛋白。用雌激素进行治疗也出现此种情况。因此,大多数患者有必要进行一系列铜代谢紊乱的检测。没有一种单独的检测是有特异性的。在 2001 年莱比锡城的第八届国际肝豆状核变性会议上,工作组基于所有可获得的检测结果总结了一套诊断评分(附表 2-4)。肝豆状核变性的评分系统提高了诊断准确性。附图 2-1 展示了基于这个评分的诊断路线图。

附表 2-4 诊断肝豆状核变性的常规检查

检查项目	典型表现	假阴性	假阳性
血清铜蓝蛋白	比正常值下限降低 50%	正常水平见于伴有明显肝炎的患者 免疫学试验结果误差偏高 妊娠,雌激素治疗	低水平见于: 吸收障碍 血清铜蓝蛋白缺乏症 杂合子
24 小时尿铜	> 1.6 μmol/24h > 0.64 μmol/24h 儿童	正常: 标本收集错误 无肝病的儿童	增高: 肝细胞坏死 胆汁淤积 被污染
血清游离铜	> 1.6 μmol/L	正常水平见于免疫学检测铜蓝蛋白偏高	
肝内铜含量	> 4 μmol/g 干重	因区域差异产生: 伴有活动性肝病的患者 伴有再生性结节的患者	胆汁淤积综合症
裂隙灯检查角膜色素环	存在	缺失: 在多达 50% 的肝性 WD 的患者中 在大多数症状前的直系亲属中	原发性胆汁性肝硬化

[血清铜蓝蛋白]

铜蓝蛋白是血液中铜的主要运载体。每分子铜蓝蛋白(全铜蓝蛋白)包含 6 个铜原子,但也可以以不含铜的蛋白质形式(前铜蓝蛋白)存在。铜蓝蛋白是一种急性时相反应物,可以控制铁氧化酶反应。血清铜蓝蛋白的水平可以通过铜依赖的氧化酶对特定底物的活性进行检测;也可通过抗体依赖的试验进行检测,例如放射免疫鉴定法、放射免疫扩散或者浊度测定法。免疫学试验因为无法辨别前铜蓝蛋白和全铜蓝蛋白,可能会使铜蓝蛋白浓度的检测值偏高。运用酶学试验检测出的铜蓝蛋白正常值在不同实验室间有所差异(下限在 0.15 ~ 0.2 g/L)。在肝豆状核变性患者中,铜蓝蛋白通常低于 0.1 g/L。血清铜蓝蛋白浓度常在以下情况升高:急性炎症,雌激素过多的状态,诸如怀孕、雌激素药物补充。最典型的血清铜蓝蛋白浓度下降出现在神经性肝豆状核变性患者中,但是在约半数的有活动性肝病的肝豆状核变性患者中可能表现为低水平的正常值。另一方面,血清铜蓝蛋白在其他情况下也可降低,例如显著的肾或肠道蛋白丢失、吸收不良综合征、任何病因导致的终末期肝病。约有

20% 的杂合子出现铜蓝蛋白降低。血清铜蓝蛋白缺乏症患者的蛋白完全缺失是由 3 号染色体的铜蓝蛋白基因突变引起。这些患者可能表现为含铁血黄素沉积而没有铜的沉积。因此，单凭血清铜蓝蛋白不足以诊断或排除肝豆状核变性。一项作为肝豆状核变性患者的筛选试验的前瞻性研究表明，低于正常水平的铜蓝蛋白的阳性预测值只有 6%。15% ~ 36% 的肝豆状核变性患儿铜蓝蛋白都在正常范围内。在一个包含 55 个病例的系列研究中，12 个患者的铜蓝蛋白水平正常而且没有 Kayser-Fleischer 环表现。在诊断伴有急性肝衰竭的肝豆状核变性患者时，血清铜蓝蛋白的评估价值很小。一个最近发表的研究显示，检测血清铜蓝蛋白氧化酶活性对诊断肝豆状核变性效果优于免疫学试验，但是这些酶学检测在常规的实验室并不能开展。

附表 2-5　在第八届肝豆状核变性国际会议上形成的评分系统（莱比锡城，2001 年）

典型的临床症状和征象		其他检查	
K-F 环		肝铜（无胆汁淤积时）	
存在	2	>250 µg（>4 µmol/g 干重）	2
缺失	0	50 ~ 249 µg（0.8 ~ 4 µmol/g 干重）	1
		正常：<50（<0.8 µmol/g 干重）	−1
		罗丹宁阳性颗粒 *	1
神经系统症状 **		尿铜（无急性肝炎时）	
严重	2	正常	0
轻微	1	（1 ~ 2）×ULN	1
无	0	>2×ULN	2
		正常，使用 D- 青霉胺后 >5×ULN	2
血清铜蓝蛋白		突变分析	
正常（>0.2 g/L）	0	在两条染色体上均检测到	4
0.1 ~ 0.2 g/L	1	在一条染色体上检测到	1
<0.1 g/L	2	未检测到突变	0
Coombs 阴性的溶血性贫血			
有	1		
无	0		
总分		**评估**	
4 分及以上		确诊	
3 分		疑诊，需要更多检查	
2 分及以下		确诊可能性非常小	

注：* 如果不能获得肝铜定量值，** 脑部 MRI 典型的异常表现。Kayser–Fleischer：角膜色素环；ULN：正常值上限。

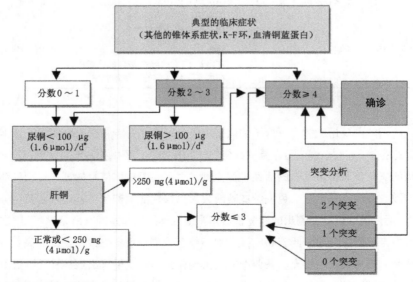

注：*儿童 24 小时尿铜的分界线是 40 µg（0.64 µmol）。

附图 2-1　基于莱比锡评分的肝豆状核变性诊断路线图

[血清铜]

　　即使是铜超载疾病，肝豆状核变性的血清总铜量（包括与铜蓝蛋白结合的铜）通常会与循环中的铜蓝蛋白量成比例减少。严重肝损患者血清铜可能处于正常范围，与血清铜蓝蛋白浓度升高或降低无关。肝豆状核变性导致的急性肝衰竭患者血清铜甚至会因为肝组织储存铜的快速释放而显著升高。血清铜浓度正常或升高，伴随铜蓝蛋白浓度下降，表明没有和铜蓝蛋白结合的铜浓度升高（非铜蓝蛋白结合铜）。非铜蓝蛋白结合铜（游离铜）量可以用总血清铜浓度（单位 μg/L；血清铜 μmol/L×63.5 = 血清铜 μg/L）减去铜蓝蛋白结合铜浓度（3.15×铜蓝蛋白 mg/L = 铜蓝蛋白结合铜浓度 μg/L）得到。血清非铜蓝蛋白结合铜浓度已经被作为肝豆状核变性的诊断检测指标。绝大多数未经治疗的患者，血清非铜蓝蛋白结合铜浓度超过 200 μg/L。血清非铜蓝蛋白结合铜浓度的升高还可见于任何病因导致的急性肝衰竭、慢性胆汁淤积、铜中毒病例。血清非铜蓝蛋白结合铜作为肝豆状核变性诊断性检测的主要问题是其依赖于能同时检测血清铜和铜蓝蛋白的恰当方法。它在监测药物疗法上的价值优于诊断肝豆状核变性。

[尿铜排泄检测]

　　24 小时尿铜排出检测有助于诊断肝豆状核变性并监测其治疗。未经治疗的患者 24 小时尿铜排泄反映了循环中非铜蓝蛋白结合铜数量。精确测量尿量和 24 小时总肌酐排出量，对于精确测定尿铜排出量至关重要。肾衰竭患者无法进行这项检查。未经治疗的有症状患者，铜排出基线超过 1.6 μmol/24 h（100 μg/24 h）是肝豆状核变性的诊断指标。但是 16%～23% 的患者 24 小时基础铜排泄量可能低于 1.6 μmol/24 h，尤其是在儿童和症状前兄弟姊妹中。由于健康个体几乎没有尿铜排出，症状前儿童的尿铜排出超过 0.64 μmol/24 h 提示肝豆状核变性。检测 24 小时尿铜排出可以因尿液收集不全、收集铜装置的污染（当使用一次性器皿时可避免）而出现误差。分析 24 小时尿铜排出量具有一定难度，因为可以与其他种类的肝病出现数据的重叠（例如自身免疫性肝炎，慢性活动性肝病或胆汁淤积，尤其是任何病因导致的急性肝衰竭）。杂合体可能会检测出更高水平的尿铜排泄，但很少超过正常范围。

　　D- 青霉胺负荷的尿铜排出量检测是一种有用的诊断试验。试验规定在 24 小时的尿液收集期间，儿童在开始时口服 500 mg 的 D- 青霉胺，12 小时后再次口服，口服剂量与体重无关。当铜排泄量超过 25 μmol/24 h 时，可与自身免疫性肝炎、原发性硬化性胆汁淤积和急性肝衰竭进行鉴别。在儿童中进行反复试验，来确认其对伴有急性肝病的肝豆状核变性诊断价值，但本试验对于排除肝豆状核变性症状前亲属的效果不良。相比于伴有其他肝病的儿童，D- 青霉胺负荷试验只有 12.5% 的敏感度。但是来自 Dhawan、Nicastro 等的数据显示，在尿铜排泄检测中使用低标准的临界值 0.64 μmol/24 h（不加 D- 青霉胺的刺激）提高了检测的敏感性，也消除了 D- 青霉胺负荷试验的需要。

　　D- 青霉胺负荷试验已经被运用于成年人，但是许多被报告的试验结果运用的药物剂量和服用药物时间都不同。因此，该检测不建议用于肝豆状核变性成年患者的诊断。

[肝铜浓度]

　　肝铜沉积是肝豆状核变性的显著特点。罗丹宁、地衣红细胞染色显示只有不到 10% 的患者的病灶内有铜沉积，这是因为它们只检测了溶酶体的铜沉积。肝铜过载不能仅被肝脏活检组化检测排除。肝铜浓度检测是诊断肝豆状核变性的一种可选方法。铜定量检测的活检标本应当置于干燥的无铜容器中。铜定量检测的装载物并不需要冰冻等预先处理。通常来说，足量的标本能提高测量结果的准确度：送检的活检组织长度至少 1 cm。石蜡包埋的标本也可用来进行铜含量分析，但如果标本较小，则会出现误差。肝铜含量 >4 μmol/g 肝干重是诊断肝豆状核变性最好的生化指标。把临界值从 4 μmol/g 肝干重降至 1.2 μmol/g 肝干重可以把敏感度从 83.3% 提高到 96.5%，同时特异性分别为 95.4%、98.6%。肝铜浓度测定主要的问题在于铜在肝豆状核变性后期患者的肝脏内分布不均一。因此，浓度可能因抽样误差而被低估。在 18% 的成年患者中，肝铜浓度仅有 0.8～4 μmol/g 肝干重，甚至有一些处于正常范围。在一个儿童研究中，抽样误差相当普遍。因此肝硬化患者的肝铜结果并不可靠。另一方面，在长期的胆汁淤积病程中，肝铜浓度可能会上升。肝铜浓度显著上升也可出现在先天性铜中毒综合征患者，例如印度儿童肝硬化患者。

[肝脏组化检测]

只有当临床表现和非侵袭性检测无法最终确诊或怀疑有其他肝脏病理改变时，才会为了诊断而进行肝活检。

最初的肝活检异常包括轻微脂肪变性（大泡型、小泡型兼有）、肝细胞核内糖原生成和局灶肝细胞坏死。这些病理改变经常被误诊为非酒精性脂肪性肝病或者非酒精性脂肪性肝炎。肝活检可能显示典型的自身免疫性肝炎的组织学特点（所谓的"慢性活动性肝炎"镜下表现）。随着细胞进展性破坏，肝细胞会逐渐纤维化，最终进展为肝硬化。约有半数患者在诊断时已有肝硬化。但也有一些肝豆状核变性老年患者并没有肝硬化和肝病的征象。肝豆状核变性导致的急性肝衰竭组织学表现为：典型的肝硬化背景上显著的肝细胞变性和实质崩解。肝细胞凋亡是急性损伤的明显特点。

通过常规的组化方法检测肝铜，其结果的差异很大。尤其是在疾病的早期阶段，铜主要在胞质中和金属硫蛋白结合存在，这时无法用组化方法检测。发生病变的肝组织的不同小结的含铜量不同。在肝硬化早期，每个细胞内的含铜量也有所差异。因此，组化检查阴性并不能排除肝豆状核变性诊断。溶酶体的铜复合体可以被多种方法染色，例如罗丹宁和地衣红染色。

肝硬化标本的超微结构分析表现为特异的线粒体异常。典型的表现包括形状和大小各异，基质密度增加，大量的内容物，包括脂滴和可能为铜的颗粒物。最突出的改变是伴有线粒体嵴尖端膨胀的变大的嵴内腔，这导致线粒体的囊状外观。在无胆汁淤积时，这些镜下表现对确诊肝豆状核变性有重要帮助。在疾病晚期，溶酶体内容物密度增加。超微结构分析对肝豆状核变性的辅助诊断有很大作用。

[神经系统检查和脑部影像学检查]

在神经系统症状发生前和肝型肝豆状核变性病患者中也应进行神经系统检查。有明显神经系统症状患者在治疗前和刚开始治疗时应当请神经科医生会诊评估。

神经症状表现可出现明显的帕金森样运动异常、肌张力障碍、肌张力亢进、僵直、舞蹈病样表现、假性硬化症，伴有震颤和构音障碍。由于神经症状多种多样，各症状的严重程度不同，且同一患者可有多种症状共存，所以其临床表现很难描述。直到现在，还没有一个被普遍接受的描述肝豆状核变性神经系统表现及其严重程度的标准。最新的推荐是使用统一肝豆状核变性病评价量表。

脑部 MRI 或 CT 可显示基底核结构的异常。最常见的 CT 表现是基底核区的高密度影，MRI 为 T_2WI 的高信号区。MRI 可更灵敏地显示受损区域。异常的表现并不局限于基底核，也可见于其他部位。只有少数患者可观察到典型的肝豆状核变性影像学表现——"大熊猫脸征"。除此之外，中脑顶盖部和脑桥中央部、基底核、丘脑、脑干的高信号表现都是肝豆状核变性的确诊表现。在某些患者，具有诊断意义的脑部影像学异常改变甚至早于临床症状出现。

磁共振波谱分析、单光子发射计算机化断层成像等其他的神经影像学技术在检查肝豆状核变性的早期脑部表现也有一定作用。其不仅能进行透视评估或治疗运动障碍，还可以更好地评估认知障碍。经颅超声在 MRI 检查阴性时，甚至能检测到豆状核高回声，但其效果需要通过更深入的研究来证实。

脑干听觉诱发电位在确定功能性损伤程度和提高治疗效果方面有很大帮助。

[基因检测]

已有超过 500 个可能的基因突变，直接的分子基因诊断有一定难度。除了一些较频繁的突变之外，其他的突变都十分罕见。而且，绝大多数患者都是复合杂合子（携带两个不同的突变）。全面的分子基因检测耗时几个月，临床中并不适用。然而，对于任何临时诊断为肝豆状核变性的患者进行 *ATP7B* 基因分子分析都是合理的，这既为了确认诊断，又有助于后来的家族成员筛查。

相反，等位基因特异性探针能够直接辨别突变，因其检测快速，在临床上更为适用。然而，只有当突变在人群以合理频度出现时（例如：p.H1069Q 在中欧；p.-441/-427del 在撒丁岛；p.R778L 在远东）这项检测才适用。在这些病例中，检测基因突变可以支持诊断，两个突变的鉴别可确诊。随着 DNA 诊断的进步，例如单芯片可以检测最常见的突变，相关的推荐可能有所改变。

[肝豆状核变性所致的急性肝衰竭]

诊断肝豆状核变性所致的急性肝衰竭是最具有挑战性的，因为未经紧急肝移植术的患者死亡率极高。包括碱性磷酸酶、胆红素、血清转氨酶等易得的实验室指标都为肝豆状核变性所致的急性肝衰竭诊断提供了最快速和精准的方法。碱性磷酸酶 / 总胆红素比值 <4 并且 AST/ALT>2 可提高诊断敏感性，并把特异性提高到了100%。但是，其他作者对此仍存疑。因此，当疑诊急性肝豆状核变性，或者有其他体征和症状支持肝豆状核变性诊断时，应当检测这些指标。兼有临床症状和传统的肝豆状核变性诊断指标（铜蓝蛋白、血清铜和尿铜）对诊断很重要，但是其敏感性和特异性较低。为了确定诊断，条件允许时或至少在肝脏移植后（测定肝铜量，基因突变分析）需要进行肝活检，这可进一步筛查症状前的家族成员。

【家族成员筛查】

筛选肝豆状核变性患者的家族成员很有必要，因为患者亲属是杂合体并因此发展为肝豆状核变性的概率高达 25%，在其后代中，这种概率为 0.5%。即使患病风险并不高，给先证者（最早的患病者）的子女进行 ATP7B 基因突变检测可以证明患肝豆状核变性的潜在可能性。诊断杂合子携带者十分困难，但是有已经确定的基因突变的先证者的后代可以用突变分析来检测。

如果没有检测到先证者的基因突变，基于肝豆状核变性基因周边基因多态性的特点，可使用单体型基因来进行家系分析。这个分析要求鉴别出家族中明确肝豆状核变性诊断的指示病例，并且从双亲中提取 DNA。DNA来自于双亲，因此基于 ATP7B 周围二核苷酸和三核苷酸的复制方式，可以确定指示病例和其家族中的单体型。疾病相关的单体遗传可以确定机体是不受影响的、杂合的或者发病的。基因检测是唯一可信的能从纯合子后代中分离杂合子的方法。

【治疗】

治疗肝豆状核变性有多种药物可供使用，例如 D- 青霉胺、曲恩汀、锌剂、四硫钼酸盐和二巯基丙醇。一旦确诊需终身用药。肝豆状核变性的治疗药物还没有高质量的证据来评估其相关疗效，因此，涉及多个研究中心的随机对照试验十分必要。

[D- 青霉胺]

D- 青霉胺治疗肝豆状核变性的主要机制是促进尿铜排泄，也通过诱导合成金属硫蛋白发挥作用。成人维持剂量为 750 ~ 1500 mg/d，分 2 ~ 3 次服用；儿童剂量为 20 mg/（kg·d），分 2 ~ 3 次服用，四舍五入计算出需要250 mg 的 D- 青霉胺多少粒。D- 青霉胺最好在饭前 1 小时服用，因为食物会抑制药物吸收。由于 D- 青霉胺会抑制维生素 B_6 的作用，患者需要补充足够的维生素 B_6（25 ~ 50 mg/d）。D- 青霉胺也会影响胶原蛋白交联，并且有免疫抑制剂的作用。

24 小时尿铜排出量可监测治疗的效果。在开始治疗后排泄量立即升至最高，可能达到 16 μmol（1000 μg）/24 h。长期治疗时，最重要的疗效指征是临床和实验室指标的改善。在最初的治疗后，血清铜蓝蛋白可降低。尿铜排出量在治疗期间应达到 3 ~ 8 μmol/24 h。为了证明治疗效果，停药两天后尿铜排出量应该 ≤ 1.6 μmol（100 μg）/24 h。此外，治疗有效时，非铜蓝蛋白结合铜指标检测会在正常范围内。停药 2 天后尿铜排出量 >1.6 μmol/24 h 说明服药的依从性差（这些患者的非铜蓝蛋白结合铜 >15 μg/L）。

D- 青霉胺是以肠道吸收的双峰曲线形式被胃肠快速吸收的。如果 D- 青霉胺随餐服用，它的吸收率会降低 50%。被吸收后的 D- 青霉胺以血清蛋白结合形式在循环中转运。超过 80% 是经肾脏排泄的。D- 青霉胺的排泄半衰期为 1.7 ~ 7 小时，但是存在相当大的个体差异。

已经有大量的研究证实了 D- 青霉胺对肝豆状核变性的治疗效果。有症状的肝病患者，在最初治疗的 2 ~ 6 个月，就可得到肝功能的恢复、临床症状的改善；但是进一步的恢复要在治疗的第一年内才出现。不坚持治疗会在停药后的 1 ~ 12 个月内出现肝病进展甚至肝衰竭。

有神经症状的肝豆状核变性患者症状的恢复会更慢，甚至要在 3 年后才能观察到。在最初阶段的 D- 青霉胺治疗期间，有 10% ~ 50% 患者被报道会出现神经症状的加重。在最近的病例系列中，肝豆状核变性可用的三种治疗药物（D- 青霉胺、曲恩汀、锌剂）都出现了神经症状的加重，但主要集中在 D- 青霉胺，其中有 13.8% 是不利的影响。当剂量增加时，D- 青霉胺的耐受性会提高，用法：起始剂量为 125 ~ 250 mg/d，每 4 ~ 7 天增加 250 mg，最大剂量不超过 1000 ~ 1500 mg/d，每日分 2 ~ 4 次服用。每日剂量超过 1500 mg 时可能会导致不可逆的神经症状恶化。已长期停药患者突然再次用药，也可能导致不可逆的神经症状。

D- 青霉胺有许多不良反应，约有 30% 的患者出现严重不良反应，此时需立即停药。早期的敏感反应包括发热、皮肤出疹、淋巴结病、中性粒细胞减少症、血小板减少症和蛋白尿，这会在最初用药的 1 ~ 3 周内出现。

推荐意见 1

· 有肝脏异常或不明原因的神经运动障碍的任何个体都应该考虑肝豆状核变性的诊断。年龄不能单独作为排除肝豆状核变性诊断的基础条件。
GRADE Ⅱ -2，A，1
AASLD 分类 Ⅰ，等级 B

· 低水平的血清铜蓝蛋白应该被视为诊断肝豆状核变性的依据。处于临界水平时需要进一步的评估。血清铜蓝蛋白在正常范围时并不能排除诊断。
GRADE Ⅱ -2，A，1
AASLD 分类 Ⅰ，等级 B

· 任何无法解释的肝病同时伴有神经或神经精神障碍的患者必须考虑肝豆状核变性的诊断。
GRADE Ⅱ -2，A，1
AASLD 分类 Ⅰ，等级 B

· 24 小时基础尿铜排出量 >1.6 μmol 是有症状患者的典型表现。有轻度肝病的儿童 24 小时基础尿铜排出量可仅有轻度升高甚至在正常范围内。将阈值降低到 >0.64 μmol/24 h 可能有助于发现症状前患者，但这会降低其敏感性而且会涵盖有其他肝损疾病的患者。
GRADE Ⅱ -2，B，1
AASLD 分类 Ⅰ，等级 C

· 有经验的临床医师能通过裂隙灯找到角膜色素环。即使是显著的神经系统疾病患者，未见角膜色素环不能排除肝豆状核变性的诊断。
GRADE Ⅱ -2，A，1
AASLD 分类 Ⅰ，等级 B

· 肝铜含量 >4 μmol/g 干重是关键性的诊断依据，应在诊断不明确或年龄较年轻的患者中进行。在未经治疗的患者中，正常的肝铜含量（<0.64 ~ 0.8 μmol/g 干重）基本可排除肝豆状核变性的诊断。
GRADE Ⅲ，B，2
AASLD 分类 Ⅰ，等级 B

· 神经性肝豆状核变性患者应在治疗前进行神经系统评估和脑部影像学检查，最好为 MRI，并把它们作为表现为神经症状肝豆状核变性患者的评估组成部分。
GRADE Ⅱ -2，B，1
AASLD 分类 Ⅰ，等级 C

· 利用特定的探针或全基因测序进行突变分析目前是可行可用的。对已知突变的基因进行检测或单体型分析应当成为筛查肝豆状核变性患者一级亲属的主要方式。
GRADE Ⅱ -2，B，1
AASLD 分类 Ⅰ，等级 B

骨髓毒性包括严重的血小板减少症或者完全发育不良，在这些情况下，应立即停药。晚期的反应包括肾毒性，通常表现为蛋白尿或尿中其他的细胞成分，此时也应立即停药。其他的晚期反应包括以血尿、蛋白尿、抗核抗体阳性为显著特征的类狼疮综合征，使用过高剂量导致的 Goodpasture 综合征。皮肤病变包括早老症改变、匍行性穿通性弹力纤维病、天疱疮或类天疱疮损害、扁平苔藓和口疮性口炎。更晚期的不良反应很罕见，包括肾毒性、重症肌无力、多肌炎、味觉丧失、A 型免疫球蛋白缺失和浆液性视网膜炎。伴有血清铜蓝蛋白和非铜蓝蛋白结合铜降低的被治疗的患者，可出现肝源性肺铁沉着病。D- 青霉胺过度治疗的患者可出现可逆的铁粒幼红细胞性贫血和含铁血黄素沉着。

[曲恩汀]

曲恩汀作为 D- 青霉胺的替代药物在 1969 年投入临床使用。与 D- 青霉胺化学结构不同，曲恩汀是一种类聚胺络合剂。它缺乏巯基群，是由四个氮和铜组成一个二维环，将铜络合为稳定的复合体。与 D- 青霉胺相同，曲恩汀增加了尿铜排出。

目前还没有曲恩汀药代动力学的数据记录。它很少能通过肠胃直接吸收，只能吸收其代谢产物或灭活产物。尿液最终可检出约 1% 的曲恩汀和 8% 的生物转化产物、乙酰化物。尿液中铜、锌、铁和曲恩汀的分泌量同等升高。与 D- 青霉胺相比，曲恩汀作为铜络合剂的效能有一定争议。曲恩汀和 D- 青霉胺可能动员了机体内不同部位的铜。

曲恩汀的用量是 900 ~ 2700 mg/d，分 2 ~ 3 次服用，维持剂量是 900 ~ 1500 mg/d。现在没有按照体重计量的儿童用药标准，但是通常用量是 20 mg/（kg·d），最大用药剂量接近 250 mg，分 2 ~ 3 次服用。曲恩汀应在餐前 1 小时或餐后 3 小时服用。如果能够确保依从性，服药时间接近用餐是可接受的。曲恩汀药片在高温条件下不能长期保持稳定，这给炎热环境下的患者带来了一定困扰。

曲恩汀是肝豆状核变性的有效治疗药物。虽然曲恩汀被用于对 D- 青霉胺不耐受的患者，但是其也是一种有效的首选治疗，甚至适用于以失代偿性肝病起病的肝豆状核变性患者。通常来说，当服用 D- 青霉胺出现不良反应时，换用曲恩汀进行长期替代治疗，其不良反应不会复发。

在曲恩汀的早期治疗时也会出现神经症状的加重，但这种情况较 D- 青霉胺少见。曲恩汀也可以络合铁，同时使用曲恩汀时要避免服用铁剂，因为这种铁络合物是有毒性的。过量服用曲恩汀会导致可逆的铁粒幼红细胞性贫血，造成铜缺乏。有些肝豆状核变性患者用曲恩汀治疗后也被报道出现类狼疮反应。但是，这些患者几乎都曾服用过 D- 青霉胺，因此使用曲恩汀后才出现类狼疮反应的确切概率是未知的。

监测曲恩汀治疗的方法有 24 小时尿铜排出量（治疗中断后 2 天检测）和检测非铜蓝蛋白结合铜浓度。

[四硫钼酸铵]

四硫钼酸铵是一种非常强效的体内除铜药剂。它和铜形成复合体，在肠道内阻止铜的吸收，在循环中使铜无法被细胞摄取。四硫钼酸铵通过促进分泌金属酶，可直接并可逆地抑制铜的转运。在小剂量时，四硫钼酸铵可从金属硫蛋白上清除铜；在更大剂量时，它可形成难溶解的铜复合物，并储存在肝脏。目前四硫钼酸铵仍是试验性药物，还没有上市，因此，该药物的临床治疗经验至今很有限。对于表现神经症状的肝豆状核变性患者，控制游离铜已经被研究过作为初期的抗铜疗法。患者使用四硫钼酸铵治疗 8 周后服用锌剂。在开放性实验中，四硫钼酸铵显示出很强的控制游离铜水平的能力。在双盲实验中，四硫钼酸铵控制游离铜水平的能力明显好于曲恩汀。用曲恩汀治疗的患者中，有 5 位神经症状加重，这和血清游离铜水平有明显的相关性。其他的数据也显示出它的有效性，因为它不太可能引起神经症状恶化。潜在的不良反应包括骨髓抑制、肝毒性和过量的铜清除，这会导致神经系统功能紊乱。四硫钼酸铵由于可广泛地清除铜，因此也具有抗血管生成作用。

[锌剂]

锌剂于 20 世纪 60 年代在荷兰由 Schouwink 第一次用于肝豆状核变性的治疗。它的作用机制不同于 D- 青霉胺和曲恩汀，它可干扰铜从胃肠内的摄取。锌剂诱导肠上皮细胞产生金属硫蛋白，这是一种富含半胱氨酸、可络合金属的内生络合剂。相较于锌，金属硫蛋白吸引铜的能力更强，因此，金属硫蛋白更优先结合肠上皮细胞中的铜，并阻止其进入循环。一旦被结合，铜就无法被吸收，而是成为排泄物的一部分。由于铜也可通过唾液和胃液分泌进入消化道，锌剂的治疗会产生铜的负平衡作用，从而清除机体内的沉积铜。锌剂也可以诱导肝细胞产生金属硫蛋白，从而结合有毒性的铜来预防肝损伤。

治疗可选用多种锌剂（硫酸锌、醋酸锌、葡萄糖酸锌）。推荐的剂量为 150 mg 锌元素 /d（体重 < 50 kg 的儿童为 75 mg/d），分 3 次在餐前 30 分钟服用。现在并不确定用络合剂进行组合治疗是否受益更多。但是，为了避免络合剂对锌剂效能的中和，应当考虑使用不同剂量。每日 3 次的剂量依从性还是不确定的。锌剂的使用对其效能没有作用，但有可能影响耐受性。随餐服用将会干扰其吸收。锌剂治疗效果可以通过临床表现、实验室指标的改善及测定 24 小时尿铜排出来判断，稳定治疗时，排出量应少于 1.6 μmol/24 h。而且，有效的治疗

可以降低非铜蓝蛋白结合铜量。为了检测依从性，可偶尔测量尿液锌排出量。

锌剂的不良反应很罕见。肠胃刺激是常见的不良反应，这可能取决于锌剂的种类。锌剂可能有免疫抑制剂的作用，并可降低白细胞的趋药性。血清脂肪酶/淀粉酶可能上升，但是并没有胰腺炎临床和影像学的表现。使用锌剂后，神经症状并不明显。高剂量锌剂对肾功能损伤的患者的安全性还未被证实。

推荐意见 2

· 有症状的肝豆状核变性患者的初治应包括络合剂（D-青霉胺或曲恩汀）。曲恩汀的耐受性可能更好。
GRADE Ⅱ-1，B，1
AASLD 分类 Ⅰ，等级 B

· 锌剂可作为脑型患者一线治疗药物。
GRADE Ⅱ-2，C，2
AASLD 分类 Ⅱ，等级 C

· 症状前患者或神经症状患者的维持治疗可用络合剂或锌剂
GRADE Ⅱ-1，C，2
AASLD 分类 Ⅰ，等级 B

· 除非已经完成肝移植，否则治疗需终身且不能中断。
GRADE Ⅱ-1，B，1
AASLD 分类 Ⅰ，等级 B

· 使用锌剂后需要严密监测转氨酶，如果这些实验室指标持续升高则改用络合剂。
GRADE C1
AASLD 分类 Ⅰ，等级 B

· 患者应避免摄入含高铜的食物和水，尤其是在治疗的第一年。
GRADE Ⅱ-3，B，2
AASLD 分类 Ⅰ，等级 C

· 当修正后的 King's 评分 ≥ 11 分，肝豆状核变性所致急性肝衰竭患者应该进行肝移植治疗。
GRADE Ⅱ-2，B，1
AASLD 分类 Ⅰ，等级 B

· 肝硬化失代偿和对络合剂无反应的患者应立即进行肝移植评估。
GRADE Ⅱ-2，B，1
AASLD 分类 Ⅰ，等级 B

· 在妊娠期肝豆状核变性的治疗应该持续进行，但是最好减少 D-青霉胺和曲恩汀的剂量。
GRADE Ⅱ-3，B，1
AASLD 分类 Ⅰ，等级 C

· 至于常规检测，诸如血清铜、血清铜蓝蛋白、肝酶、国际标准化比值、肝肾功能、全血细胞计数、尿检，同体格检查与神经系统检查一样，均需定期进行，至少每年 2 次。
GRADE Ⅱ-2，B，1
AASLD 分类 Ⅰ，等级 C

· 治疗期间和停药 2 天后的 24 小时尿铜排出量测定应至少每年一次。血清非铜蓝蛋白结合铜的检查是管理治疗的另一个有用指标。
GRADE Ⅱ-3，B，1
AASLD 分类 Ⅰ，等级 C

使用锌剂的主要数据来自对于用药剂量的非对照研究，剂量范围为 75 ~ 250 mg/d。在已确诊的肝豆状核变性治疗中，锌剂的效能比络合剂略弱，即使现存的数据十分有限且并无对照。尽管现在锌剂被用作维持治疗，它也可作为一线治疗药物，主要用于无症状或症状发生前的患者。它表现出与 D-青霉胺同等的效应，但具有更好的耐受性。已有大量研究表明成人肝豆状核变性患者使用锌剂疗效很好。尽管锌剂单药治疗对神经症状的肝豆状核变性患者和症状前患者亲属有效且安全，对于肝型肝豆状核变性患者用药仍需高度警惕。开始锌剂治疗后，偶尔会发生肝功能恶化，还有 1 例患者死亡。因此，对肝型肝豆状核变性进行锌剂单药治疗是有争议的。在荷兰，对 17 位有症状的肝豆状核变性患者使用单一锌剂治疗，随访中位时间为 14 年，神经症状肝豆状核变性患者的治疗结果通常很好。肝型肝豆状核变性患者疗效较差，这可能是由于锌剂驱铜作用不良。2 位肝型肝豆状核变性患者进展到失代偿状态，2 位神经型肝豆状核变性患者发展出现肝病表现。288 位德国和奥地利患者长期不同治疗的结果显示，对于大多数患者，络合剂或锌剂的治疗有效。但是，络合剂还可预防肝病恶化。然而，波兰的 164 位患者在使用硫酸锌和 D-青霉胺治疗后，却并未表现出两者间生存率的差异。当今的指南推荐所有有症状的肝豆状核变性患者应当进行络合剂治疗（青霉胺或曲恩汀）。锌剂在神经症状患者中可作为一线治疗药物。

[其他的治疗]

抗氧化剂，主要是维生素 E，可以作为附加治疗。肝豆状核变性患者的血清和肝脏维生素 E 水平会降低。据报道，当把维生素 E 加入肝豆状核变性治疗后症状偶有改善，但这并没有相关严格的研究证实。一项研究表明抗氧化剂缺乏和临床表现无相关性。

动物实验数据表明，阿米替林对于即将发生的肝豆状核变性所致肝衰竭有效，因为它可减少铜诱导的肝细胞凋亡，并因此提高 ATP7B 缺失的小鼠生存率。但是，现在还没有人类的数据支持。

在离体实验中，使用 4-苯丁酸和姜黄色素的药理治疗可以部分修复由 ATP7B 基因突变导致表达的异常蛋白。通过直接修复 ATP7B 基因突变表达的异常蛋白来加强剩余的铜排出，这使得新的肝豆状核变性治疗策略产生成为可能。此外，姜黄色素不仅是一种理想的抗氧化剂，还是有效的活性氧物质，还可作为铜络合剂。现在还没有肝豆状核变性患者的临床数据支持。

[肝移植]

对于肝豆状核变性引起的急性肝衰竭或失代偿性肝硬化患者来说，往往需要进行肝移植。由于生化指标的异常主要归因于肝脏，原位肝移植（orthotopic liver transplantation，OLT）可以纠正根本的问题。Schilsky 分析了 55 位美国和欧洲接受肝移植的患者，其中 33 位为肝豆状核变性所致失代偿性肝硬化；21 位为肝豆状核变性所致急性肝衰竭。OLT 术后中位生存时间为 2.5 年，OLT 术后最长生存时间达到 20 年。1 年生存率为 79%。5 位患者术后出现了非致命性并发症。匹兹堡大学承担了其中 1/5 的 OLT 手术（16 名患儿，23 名成人）。最初的移植成功率为 73%，患者生存率为 79%。晚期肝病患者比急性肝衰竭患者的生存率更高（90% vs. 73%）。亲属活体肝移植（供体为纯杂合体）是可行的，存活率很高，而且对于慢性晚期肝病患者来说，术后结果优于急性肝衰竭患者。术后总体的生存率在提高，最长的生存时间达到了 20 年。一项有限的观察显示，有 OLT 手术需求的表现神经症状的患者的生存率可能得到提高。但是，成功的 OLT 术后也出现过严重的神经症状恶化。

【孕期治疗】

成功的治疗意味着肝豆状核变性妇女也可以安全怀孕。产前咨询应当告知其子女为纯合子的概率为 0.5%，对其配偶也有必要进行单体分析检查。孕前，患者体内的铜量应当调整到最佳状态。尽管对于 D-青霉胺的致畸性仍有所担忧，撤药风险还是高于继续使用。一个已发表的病例系列记录了 83 位肝豆状核变性女性患者的 161 次孕期并发症（其中有 1 位成功进行试管婴儿），怀孕期间患者皆使用 D-青霉胺进行治疗，最终的 122 个新生儿中有 119 个为正常婴儿。只有印度的一项研究显示了很高的流产率。

曲恩汀和锌剂的治疗结果也是如此。络合剂的剂量是否需要在孕期降低主要根据经验推测，没有数据支持。孕期前 3 个月（T1 期）的致死致畸风险最高，因此建议 T1 期降低 D-青霉胺剂量并在全部孕期使用更低的剂量且持续监测。其他的建议要求把络合剂降至最低剂量，即 T3 期 300 ~ 600 mg/d，这是为了避免给胎儿的铜供应量不足，或防止剖宫产、外阴切开术后的伤口难以愈合。并不推荐在络合剂治疗期间进行哺乳，尽管有报道证实 D-青霉胺治疗期哺乳对儿童没有伤害。

避孕相当重要，但到目前为止对此还没有详细的研究。雌激素可能会干扰胆汁铜排出。服用避孕药的健康女性的血清铜和尿铜排出量会升高，甚至能够观察到角膜铜沉积。因此，只有杀精剂、避孕套和孕酮是安全的避孕措施。

【声明】

本临床实践指南的编者已经表明与相关商业实体无利益关联。

来源：European Association for the Study of the Liver Disease. EASL clinical practice guidelines: Wilson's disease. J Hepatol, 2012, 56（3）: 671-685.

（胡志灏 译 李淑娟 校）

附录三　儿童 Wilson 病：欧洲儿童胃肠病学、肝脏病学和营养学委员会肝脏病学委员会的建议

【摘要】

背景：儿童肝豆状核变性（Wilson disease，WD）的临床表现可为从无症状的肝病至肝硬化或急性肝衰竭，神经精神症状罕见。基本的诊断试验包括血清铜蓝蛋白和 24 小时尿铜。根据临床症状的评分、检测铜代谢的生化试验和 *ATP7B* 基因分子突变分析的结果进行确诊。患者需终身坚持药物治疗，使用络合剂如 D- 青霉胺、曲恩汀排除体内过剩的铜，或使用锌剂抑制铜在小肠的吸收。急性肝衰竭患者常常需要肝移植治疗。本文制定了关于儿童肝豆状核变性的诊断、治疗和随访方面的指南。

方法：ESPGHAN（European Society for Paediatric Gastroenterology, Hepatology and Nutrition Committee）的核心小组成员提出关于儿童肝豆状核变性的诊断、治疗和随访方面的问题。使用 MEDLINE、EMBASE 和 Cochrane Database 系统性搜索 1990—2016 年肝豆状核变性方面的文献，主要集中于儿童的前瞻性和回顾性研究。根据 GRADE 系统确定证据的质量。若证据较弱，则将专家意见作为推荐。ESPGHAN 核心组和 ESPGHAN 肝病委员会的成员使用虚拟投票技术，对每一个推荐进行投票。

关键词：Wilson 病，肝炎，肝脏，诊断，治疗，儿童。

什么是已知的：

• 目前关于肝豆状核变性的诊断和治疗的指南主要与成人相关。

什么是新的：

• 最新的主要与儿童肝豆状核变性管理相关的系统性文献的复习。

• 提出了儿童肝豆状核变性诊断的特殊标准，包括儿童早期的诊断和筛查。

• 根据肝豆状核变性儿童的严重程度和肝脏损害，推荐相应的治疗。

【介绍】

肝豆状核变性是一个与铜代谢相关的常染色体隐性遗传性疾病，估计患病率为 1 ∶ 30 000，由编码铜转运 P- 型 ATP 酶的 *ATP7B* 基因突变引起。该 P- 型 ATP 酶将铜排入胆汁中。当婴儿开始添加含铜的固体食物时，ATP 酶的损害导致肝脏中进行性的铜沉积。随着铜沉积超过肝脏的承受能力，在患者 10 岁以后，铜沉积于中枢神经系统、角膜、肾脏和心脏。如果肝豆状核变性患者未得到确诊并接受适当的治疗，其肝病将进展为肝硬化，肝衰竭很快发生，不可逆的脑损害也可发生。患肝豆状核变性的儿童常常是无症状的，导致诊断困难。通常为成年患者制定的标准并不适合儿童患者。

本专题报告推荐有关适合儿童肝豆状核变性的诊断、治疗和随访的建议。

【方法】

ESPGHAN 的核心小组成员提出关于儿童肝豆状核变性的诊断、治疗和随访方面的问题，并由 ESPGHAN 肝病委员会同意。为了提出这些问题，从 EMBSAE、MEDLINE、系统性综述的 Cochrane 资料库、对照临床试

验的 Cochrane 中心等搜索 1986—2016 年的 <18 岁的儿童和成人（如有关儿童的证据缺乏）的系统性综述、前瞻性和回顾性的队列或对照研究。以下的关键词，如 Wilson 病、症状、诊断、肝脏、铜蓝蛋白、铜、治疗、青霉胺、锌、曲恩汀及儿童等被用来确定相关的论文。非英语和法语的论文、动物研究和仅出现在会议中记录的摘要被排除在外。

【共识会议和投票】

ESPGHAN 肝病委员会成员讨论了第一个专题报告的草稿。ESPGHAN 核心组和 ESPGHAN 肝病委员会的成员使用虚拟投票技术，对每一个推荐进行投票。若证据较弱，则将专家意见作为推荐。

如获得 >75% 的支持投票，该推荐被接受，如附表 3-1。

附表 3-1 ESPGHAN 肝病学委员会的推荐

1. 对于 1 岁以上有任何肝脏疾病表现的儿童，从无症状的血清转氨酶升高至伴肝脾大、腹水的肝硬化或急性肝衰竭，在鉴别诊断时均应考虑肝豆状核变性。**等级 1A.**［同意比例：86%］

2. 对于有不能解释的认知、精神或运动疾病表现的少年患者，应排除肝豆状核变性。**等级 1A.** [96%]

3. 对于可疑肝豆状核变性的患者，其诊断检查应包括肝功能检查（血清转氨酶、结合和总胆红素、碱性磷酸酶和凝血酶原时间 /INR）、血清铜蓝蛋白和 24 小时尿铜。**等级 1A.** [96%]

4. 在对儿童诊断肝豆状核变性时，应使用 Ferenci 评分系统。*ATP7B* 基因突变分析有利于诊断。**等级 1A.** [91%]

5. 当儿童肝豆状核变性的诊断可疑时，检测肝脏组织中的铜含量有助于确诊。**等级 1C.** [100%]

6. 如有先证者被确诊为肝豆状核变性，应在一级亲属中（包括同胞兄妹、子女和父母亲）筛查肝豆状核变性，项目包括肝功能检查、铜代谢检测和靶向基因检测。**等级 1A.** [100%]

7. 由于安全性良好，锌剂（特别是醋酸锌）可用于通过家系筛查发现的症状前儿童；或对于经络合剂驱铜后，转氨酶水平保持正常的儿童，锌剂作为维持治疗。**等级 2C.** [96%]

8. 有肝脏病变的症状和体征（如肝硬化或异常的 INR）的儿童应该优先选择铜络合剂治疗。**等级 2B.** [96%]

9. 建议限制食用含铜量高的食物，直至使用铜络合剂治疗后，症状缓解和肝酶正常。**等级 2C.** [82%]

10. 患急性肝衰竭或失代偿肝硬化的儿童应转至儿童肝移植中心进行诊治。**等级 1A.** [100%]

11. 对患失代偿肝硬化的儿童应使用络合剂或联合使用络合剂和锌剂，可能会避免肝移植。使用国王 Wilson 指数判断预后，及时决定患者是否需要进行肝移植。**等级 2B.** [96%]

12. 由于肝移植纠正了 ATP 酶的缺陷，患者在肝移植后不再需要使用络合剂和锌剂治疗。**等级 1A.** [96%]

13. 在开始治疗 1 个月内，应对所有儿童密切随访，然后每 1 ～ 3 个月随访 1 次，直至缓解。随后每 3 ～ 6 个月随访 1 次。**等级 1C.** [100%]

14. 为了检测疗效、药物是否过量或治疗的依从性，应进行监测，项目包括体格检查、生化试验（如血细胞计数、肝功能、尿素氮、肌酐、尿蛋白）、血清铜和 24 小时尿铜。**等级 1C.** [96%]

15. 监测服用锌剂依从性的项目包括血清锌和（或）24 小时尿锌 / 尿铜。**等级 2B.** [91%]

16. 如患者尽管进行了治疗，其转氨酶仍然增高或降低后又增高，患者的依从性可能较差。**等级 2B.** [96%]

17. 患者服用青霉胺后，如发生不良反应，应根据肝脏病变的严重程度，停用青霉胺并换用曲恩汀或锌剂。**等级 2B.** [100%]

说明： 投票结果在每一条推荐括号中显示。

使用 GRADE 系统（1 代表强烈推荐；2 代表弱推荐），每一个推荐的质量分级如下。

高度（A）：进一步的研究不可能改变我们在效果评估方面的信心。

中度（B）：进一步的研究可能影响我们在效果评估方面的信心，可能改变评估结论。

低度（C）：任何效果的评估都不确定。

【何时儿童被疑患肝豆状核变性】

铜沉积于不同的器官引起如附表 3-2 所示的广泛的临床症状。大多数儿童表现为肝病，临床表现为 >1 岁的儿童偶尔发现转氨酶升高、急性肝炎、肝大、超声检查肝脏强回声、急性肝衰竭或肝硬化。肝豆状核变性可以在 3 ~ 73 岁间的任何年龄（平均 13.2 岁）出现，但患者在 5 岁前罕有症状。在一个来自孟加拉国的 100 个儿科患者中，最常见的表现为转氨酶升高的慢性肝病（76%）。即使发现了其他肝病，如急性病毒性甲型肝炎、非酒精性脂肪肝病或非酒精性脂肪肝炎、自身免疫性肝炎等，也不能排除肝豆状核变性。肝豆状核变性患者常有低滴度的自身抗体（主要是抗核抗体）。有报道同患肝豆状核变性和自身免疫性肝炎的病例。

虽然神经 / 精神症状常常在 10 ~ 30 岁出现，也可偶尔在 10 岁之前出现。4% ~ 6% 的以肝病起病的儿科患者出现神经 / 精神症状。但是，轻度的认知损害如记忆和语言困难等较为常见。在无症状的儿童或轻度肝病的儿童中，通过裂隙灯检查，常不能发现由铜沉积于 Descemet 膜的 Kayser-Fleischer 环。但在具有神经系统症状的儿童中几乎一直存在 Kayser-Fleischer 环。

急性溶血可作为肝豆状核变性的起始表现，可由感染或药物诱发，在急性肝豆状核变性较为明显。在一项近来的有 321 个平均发病年龄为 12.6 岁（范围在 7 ~ 20 岁）的肝豆状核变性患者参加的回顾性研究中发现，急性溶血的发生率为 6.9%。有报道早至 3 岁的肝豆状核变性儿童发生溶血。几个其他的肝外表现在儿童中也有描述，常为个案报道（附表 3-2）。

附表 3-2　儿童肝豆状核变性的临床表现

临床症状	出现症状时的年龄
肝脏 偶有血清转氨酶↑ 急性肝炎 肝大 脂肪肝 伴有溶血的急性肝衰竭 门静脉高压：食管静脉曲张、脾大、血小板↓ 伴腹水的失代偿型肝硬化	>2 岁
神经精神 构音障碍 吞咽困难、唾液分泌增加 精神 / 行为改变，如抑郁、易激惹 运动失调，如书写障碍 在校学习成绩下降 静息性和意向性震颤 步态异常、肌张力障碍、僵直 面具样脸、苦笑面容 中风样症状	一般 >10 岁；有报道在 7 ~ 9 岁时出现
眼睛 裂隙灯下可见 K-F 环	>10 岁
血液 急性 / 慢性溶血性贫血	>7 岁

（续表）

临床症状	出现症状时的年龄
其他	个案报道，年龄不等
肾脏	
肾小管功能失调（Fanconi综合征、肾小管酸中毒、氨基酸尿）	
肾结石	
肾钙质沉积症	
心脏	
心肌病、亚临床症状	
心律失常	
内分泌	
甲状旁腺功能低下	
骨骼	
佝偻病、骨量减少、骨质疏松	
关节病	

【儿童肝豆状核变性的诊断试验】

晚期肝病儿童如有经典的紊乱的铜代谢生化特征（附表3-3），可直接诊断肝豆状核变性。年幼的无症状儿童由于仅有轻微的肝病，其血清铜蓝蛋白、尿铜正常，K-F环阴性，这导致诊断困难。

附表 3-3　铜代谢的检测

	正常值	高度可疑肝豆状核变性
血清铜蓝蛋白	20 ～ 40 mg/dL	<10 mg/dL
24 小时尿铜	<40 μg（<0.65 μmol）	>100 μg（<1.6 μmol）
肝铜含量	<50 μg/g 干重	>250 μg/g 干重 （>4 μmol/g 干重）

［肝功能检查］

对于急性发作的伴肝衰竭的肝豆状核变性患者，典型的发现是总胆红素水平增高（>300 μmol/L 或 >17.5 mg/dL）、相对低的血清转氨酶（100 ～ 500 IU/L）、由于锌缺乏导致的低血清碱性磷酸酶、碱性磷酸酶 / 总胆红素的比值降低（<1）。但这些表现不是肝豆状核变性的特征性诊断。

［铜蓝蛋白］

铜蓝蛋白是一个携带铜的蛋白质，在正常个体中结合了 90% 的循环中的铜。新生儿的血清铜蓝蛋白是低的，随年龄增长而逐渐增高，在儿童中期达到峰值，在青春期轻度下降。适合检测铜蓝蛋白用于诊断的最小年龄是 1 岁。因为合成受损和无铜的前铜蓝蛋白的半衰期较短，大多数肝豆状核变性患者的铜蓝蛋白浓度低于 20 mg/dL。血清铜蓝蛋白降低也见于大约 20% 的杂合子携带者、肝衰竭患者、吸收障碍、糖基化障碍、Menkes病、蛋白质热量性营养不良、肾病综合征、蛋白质丢失性肠病、获得性铜缺乏和遗传性无铜蓝蛋白血症。有 2 个研究评估了在诊断肝豆状核变性时血清铜蓝蛋白的诊断精确性。在一项有 57 个表现为肝功能失调的患肝豆状核变性的儿童和成人参与的研究中发现，诊断肝豆状核变性时最好的血清铜蓝蛋白阈值是低于 14 mg/dL（敏感性 93% 和特异性 100%）。在一项有 40 个临床上无症状伴转氨酶升高的儿童参与的研究中发现，当血清铜蓝蛋白阈值低于 20 mg/dL 时，诊断的敏感性为 95%，特异性为 84.5%。

另一方面，在携带 2 个 *ATP7B* 基因的等位基因错义突变的患者中，高达 20% 的患肝豆状核变性的儿童和成人有正常的血清铜蓝蛋白水平。在有慢性活动性肝炎表现的肝豆状核变性患者、孕妇或服用雌激素的妇女中，血清铜蓝蛋白水平增高。另外，免疫浊度法检测的是全铜蓝蛋白和无生物活性的前铜蓝蛋白，误致检测的血清铜蓝蛋白水平升高。应优先使用测量氧化酶活性的酶学方法。

[总血清铜]

总血清铜包括非铜蓝蛋白结合铜（游离铜）和铜蓝蛋白结合铜，常按比例随血清铜蓝蛋白降低而降低。但在有严重肝损害的肝豆状核变性患者中，血清铜可在正常范围内。在急性肝衰竭时，由于肝组织储备的铜释放，血清游离铜增加，导致血清铜明显升高。可根据血清铜和血清铜蓝蛋白水平估计血清非铜蓝蛋白结合铜，其准确性与测量血清铜和铜蓝蛋白的方法相关。总血清铜的诊断意义不大，在药物治疗的监测时更有价值。总血清铜明显降低提示系统性铜丢失，主要见于一些接受长期治疗的患者。

[尿铜]

无症状儿童或有轻微肝病的儿童的尿铜常是正常的。报道的最佳的基础诊断临界值是 40 μg(0.65 μmol)/24 h，其敏感性是 78.9%，特异性是 87.9%。在无症状儿童中，如临界值定为 1575 μg（ 25 μmol ）/24 h，青霉胺负荷试验（如在 24 小时尿收集的 0 小时和 12 小时，分别予以 0.5 g D-青霉胺）并不可信，其敏感性是 12%，特异性是 46%。将基础尿铜的临界值降低至正常上限的 5 倍（ 200 μg/24 h 或 3.2 μmol/24 h ），试验的敏感性增至 88%，但以特异性明显下降为代价（ 24.1% ）。重要的是，应使用塑料容器或酸洗的玻璃容器收集尿液，以免铜污染。

[突变分析]

已在 ATP7B 基因（位于 13q14.3 ）上发现 500 余个突变。大多数患者携带复合杂合突变。在特定人群中存在高频突变，如东欧（H1069Q）、西班牙（Met645Arg）、撒丁岛（-441/-427del15）、日本（229insC，R778L）、哥斯达黎加（Asp1279Ser）、中国和韩国（R778L），这有利于对患者进行分子学诊断。二代测序技术能在 95% 的患者中检测到 2 个突变。该技术也有一些缺陷：第一，基因缺失以及位于编码区外和邻近内含子/外显子结合区的突变不能通过该技术进行检测；第二，该方法的高效性导致不明意义变异（Variants of Unknown Significance，VUS）的发现，从而造成诊断困难。

[肝活检和肝铜含量]

对于可疑病例，推荐通过检测肝铜含量诊断肝豆状核变性。在非胆汁淤积的患者中，肝铜含量 >250 μg/g 干重（正常 <50 μg/g 干重）对成年患者具有诊断意义。由于肝脏内铜的分布是不均匀的，高达 20% 的肝豆状核变性患者的肝铜含量较低，这可能与取样错误有关。获取大小合适的标本有利于提高肝铜检测的精确性（长度最好 >1 cm，最低为 0.5 cm ）。将标本置于一小片纸上进行干燥，然后放置于干燥的无铜容器中，对新鲜组织进行原子吸收分析。建议执行 2 次肝活检，将针芯中的标本完整取出进行铜含量检测。最全面的分析肝脏标本的研究来自 691 个各种肝病的患者参加的研究，包括 178 个肝豆状核变性患者。有肝功能不全的肝豆状核变性患者的平均肝铜含量明显高于无症状患者或无肝病表现的脑型患者（ P = 0.001 ）。所有的有肝功能不全的肝豆状核变性患者的肝铜含量均 >250 μg/g 干重。但有高达 47.8% 的患原发性胆汁性肝硬化或原发性硬化性胆管炎的患者的肝铜含量也 ≥ 250 μg/g 干重。

仅有数个研究评估对肝豆状核变性儿童进行肝铜含量检测的诊断精确性。在婴儿早期至 14 个月期间，肝铜含量生理性地增加。Nicastro 等报道在 30 个有轻微肝病的肝豆状核变性儿童中，有 28 个肝铜含量 >250 μg/g 干重（平均 813 μg/g 干重）。2 个（7%）肝豆状核变性儿童的肝铜含量 <75 μg/g 干重，24 个对照中有 4 个对照（6%）的肝铜含量 >50 μg/g 干重。2 个患类似于肝豆状核变性的先天性糖基化疾病的儿童的肝铜含量 >250 μg/g 干重。

单独的肝脏组织学不能作为建立肝豆状核变性诊断的证据。肝豆状核变性的肝脏组织学的主要特征都是非特异性的，包括小泡型和大泡型脂肪沉积、核内 Mallory 透明糖原小泡、类似于自身免疫性肝炎的门静脉纤维化和炎症伴门静脉间纤维桥接或肝硬化。通过罗丹明、地衣红和红氨酸染色可显示铜沉积，但意义有限：阴性染色不排除铜含量增加，而阳性染色在许多有胆汁分泌障碍的疾病中均可发现。

[评分系统]

2001 年，一个国际专家共识制定了一个诊断肝豆状核变性的评分系统（Ferenci 评分）。Ferenci 评分系统包括以前讨论过的生化参数和分子诊断。继而被 Eurowilson 资料库接收（附表 3-4）。如只发现 1 个致病性突变，需存在明确的临床症状和铜代谢障碍，才能确诊肝豆状核变性。对于无症状儿童，需要发现 2 个致病性突变才能确诊肝豆状核变性。一个研究表明 Ferenci 评分对于诊断儿童肝豆状核变性具有相对较好的敏感性（98.14%）和特异性（96.59%）。在另一个研究分别是 90% 和 91.6%。在最新的一个研究中，用 40 μg/24 h 代替 100 μg/24 h 作为临界值，将敏感性提高至 93%，特异性不变。

附表 3-4　肝豆状核变性的诊断评分（共识会议通过）

评分	-1	0	1	2	4
K-F 环		无		有		
提示肝豆状核变性的神经精神症状（或有典型的脑 MRI 表现）		无		有		
Coombs 阴性溶血性贫血 + 血铜↑		无	有			
24 小时尿铜（无急性肝炎时）		正常	(1 ~ 2) ×ULN	>2×ULN；或虽正常，但在进行 2×0.5 g D- 青霉胺后，>5×ULN		
肝铜定量	正常		<5×ULN（<250 μg/g）	>5×ULN（>250 μg/g）		
肝细胞罗丹宁染色阳性（仅在铜的定量检测不可行时）		无	有			
血清铜蓝蛋白（浊度分析）		>0.2 g/L	0.1 ~ 0.2 g/L	<0.1 g/L		
致病突变		无	1			2
肝豆状核变性诊断分数的判断						
0 ~ 1：排除		2 ~ 3：可能		≥ 4：高度可疑		

注：ULN = 正常上限（upper limit of mormal）。

[其他的试验]

在某些中心，有一些其他的试验被用来改善诊断，包括检测放射性标记铜掺入受损的铜蓝蛋白的情况、血清可交换铜（Exchangeable copper，CuEXC）的测定。CuEXC 反映的是血清中不稳定的、与白蛋白和其他肽类结合的铜。最近的研究表明，如将相对可交换铜（CuEXC/ 总铜）的临界值定为 15%，则诊断成人肝豆状核变性的敏感性和特异性均为 100%。在对无症状患者的家族筛查中也显示了有希望的结果。进一步的研究需要评估对肝型儿童肝豆状核变性的诊断精确性。

肝豆状核变性的诊断途径见附图 3-1。

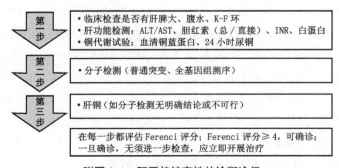

附图 3-1　肝豆状核变性的诊断途径

[对肝豆状核变性患者进行家族筛查的重要性]

为肝豆状核变性患者的家族成员提供遗传咨询是重要的。欧洲和美国指南均推荐筛查一级亲属。

患者的同胞兄妹是纯合子并出现临床表现的概率是 25%，因此对任何新确诊的肝豆状核变性患者的同胞兄妹均应进行筛查。检查应包括体格检查、血清铜蓝蛋白测定、肝功能检查和 *ATP7B* 基因突变的分子检测或单倍体研究（如前者不可行）。没有证据需要对新生儿进行筛查，对幼儿可延迟至 1 ~ 2 岁时进行筛查。

有报道在明显的非近亲婚配的家庭里，发现连续 2 代患病。这提示需要对肝豆状核变性患者的后代进行筛查。近亲婚配的家庭里，后代的患病率增加，特别是在携带者频率高的特殊人群中。

最后，考虑到肝豆状核变性的迟发性，新确诊的肝豆状核变性儿童的父母亲也应接受筛查，筛查项目包括肝功能、铜代谢试验、遗传学检测。一个近来的报告的家庭存在这种表现。

【肝豆状核变性儿童的治疗】

治疗包括通过络合剂如 D- 青霉胺或曲恩汀驱铜或通过锌剂阻断铜在小肠的吸收。在肝豆状核变性患者中，限制饮食中的铜不能防止铜沉积。如停用络合剂，限制饮食中的铜并不改善预后。但是仍建议患者在临床症状缓解和生化结果改善前，避免食用富铜食物（贝类水生动物、坚果、巧克力、蘑菇和内脏）。通过家族筛查诊断的症状前儿童，从 2 ~ 3 岁起，就应启动治疗。对有症状的儿童应迅速启动治疗，以免肝脏和（或）神经系统症状进展。尚缺乏高质量的证据支持使用何种药物进行肝豆状核变性的一线治疗。治疗需要终身进行，并监测顺应性，早期发现并发症。如果治疗的顺应性好，患者的预后则较好。

[治疗药物]

D- 青霉胺 于 1956 年投入治疗，目前仍是肝豆状核变性的标准治疗。D- 青霉胺络合铜并促进铜从尿中排出。实验证明，D- 青霉胺通过诱导内源性肝脏金属硫蛋白形成，具有去除铜毒性的作用。金属硫蛋白是细胞质内金属结合蛋白，可隔离铜，限制了铜对肝脏的损害。

D- 青霉胺可有效地防止症状前儿童的病情进展。在 80% 以上的症状性儿童中，包括表现为肝衰竭但无肝性脑病的患者，经过平均 16 个月的治疗，患者的肝脏症状得到改善。但有报道神经系统的症状可能恶化。

高达 30% 的儿童和成人患者服用 D- 青霉胺后，因为严重的不良反应导致撤药。早期的不良反应包括过敏反应，表现为发热、皮疹、中性粒细胞减少、血小板减少、淋巴结肿大和蛋白尿。其他的发生于中长期的不良反应，包括狼疮样综合征如血尿、蛋白尿和关节痛；骨髓毒性，如严重的血小板减少或再生障碍性贫血；与 D- 青霉胺抗胶原效应相关的皮肤改变，如穿通性匐行弹性组织变性、皮肤松弛、天疱疮、扁平苔藓和阿弗他口炎。抗核抗体常常增高，但与免疫介导疾病无明确关系。

儿童服用 D- 青霉胺的剂量应逐渐增至 20 mg/（kg·d），分 2 ~ 3 次服用。应密切随访注意不良反应的产生，如过敏反应、蛋白尿和血液损害。一旦出现，应停药并改服曲恩汀或锌剂（附表 3-5）。由于食物抑制 D- 青霉胺的吸收，患者应在餐前 1 小时或餐后 2 小时服药。尚无新的证据表明服用 D- 青霉胺后引起维生素 B_6 缺乏，因此是否补充维生素 B_6 意见不一。维生素 B_6 是水溶性维生素，易随食物吸收。

曲恩汀 于 1969 年投入治疗，作为二线药物应用于使用 D- 青霉胺后出现不良反应的患者。不良反应少见，如过敏反应、关节痛、肌肉痉挛和铁粒幼红细胞贫血等。尽管缺乏与 D- 青霉胺疗效的比较，由于曲恩汀的不良反应较少，现已逐渐作为一线药物使用。一个大型的关于成人肝型肝豆状核变性的研究表明，曲恩汀的疗效与 D- 青霉胺相当；但与 D- 青霉胺相比，使用曲恩汀作为一线治疗后，患者的神经系统症状恶化的风险更高。仅有一个儿科方面的研究分析了 16 个不耐受 D- 青霉胺或使用 D- 青霉胺出现不良反应的儿童患者将曲恩汀作为二线药物的疗效，大多数患者肝功能得到改善，但伴随的神经或精神症状并未变化。

儿童服用曲恩汀的剂量是 20 mg/（kg·d），分 2 ~ 3 次服用。近来，一个小型的关于肝豆状核变性成人的前瞻性研究表明患者一次性服用 15 mg/（kg·d）的曲恩汀后，表现出了较好的疗效和安全性，应进一步评估其在维持治疗时的使用，以提高顺应性。曲恩汀也络合铁，患者应服用铁剂，服用时间与曲恩汀分开。为提高药物的吸收率（附表 3-5），应在餐前 1 小时或餐后 2～3 小时服用曲恩汀。曲恩汀片剂需要保存在冰箱中，这对在热带国家居住或正在旅行的患者造成了不便。

锌剂 已越来越多地作为一线药物，治疗症状前患者，或治疗初次脱铜后的维持治疗络合剂驱铜治疗的患者（维持治疗）。单用锌剂治疗症状性肝病患者的疗效还有争议。锌剂的作用机制为通过诱导肠细胞内金属硫蛋白的形成，使在小肠中异常吸收的铜被隔离于肠细胞内，随肠细胞代谢脱落进入肠腔并排出体外。如同 D- 青霉胺，锌剂也诱导肝细胞内金属硫蛋白的形成，可隔离铜并限制了铜对肝脏的损害。大多数评估锌剂疗效的研究表明可将其作为一线治疗应用于各型患者，与 D- 青霉胺相比，锌剂的耐受性更好，可安全地用于治疗症状前患者。有报告表明锌剂治疗症状性肝病患者失败；锌剂治疗后患者的症状复发，重新进行络合剂治疗后，患者的症状又得到改善。如同其他治疗药物，启动锌剂治疗后患者的神经系统症状可能加重。

有数种配方的锌剂可用：硫酸锌、醋酸锌和葡萄糖酸锌。胃肠方面的不良反应，如恶心、呕吐、上腹痛、胃/十二指肠黏膜溃疡或糜烂等，主要见于硫酸锌。这些不良反应严重地降低了儿童的生活质量，导致依从性下降。与硫酸锌相比，醋酸锌在胃肠方面的不良反应较少。缺铁性贫血、不伴有胰腺炎的临床和放射学表现的孤立血清淀粉酶（含锌酶）增加。

推荐的剂量是：按元素锌计算，5 岁以下的儿童，25 mg/ 次，每日 2 次。5 岁以上的儿童分 3 次服用，体重 <50 kg，75 mg/d；体重 >50 kg，150 mg/d。由于食物妨碍锌的吸收，锌不应与食物同服。因为锌限制铜的吸收，不推荐限制饮食中的铜（附表 3-5）。

附表 3-5　儿科患者的药物剂量和治疗监测

	锌剂	D- 青霉胺	曲恩汀
药物剂量	如年龄 >16 岁、体重 >50 kg，150 mg/d，分 3 次服用 如年龄 6～16 岁、体重 <50 kg，75 mg/d，分 3 次服用 如年龄 <6 岁，50 mg/d，分 2 次服用	起始剂量：150～300 mg/d，每周增加一次剂量至 20 mg/（kgd），分 2～3 次服用；或至 1000 mg（最大 1500 mg），分 2～4 次服用 维持剂量：10～20 mg/（kg·d），分 2～3 次服用，至 750～1000 mg/d，分 2 次服用	起始剂量：20 mg/（kg·d），分 2～3 次服用；或至 1000 mg（最大 1500 mg），分 2～3 次服用 维持剂量：900～1500 mg/d，分 2～3 次服用
服用时间	餐前 1 小时或餐后 2 小时	餐前 1 小时或餐后 2 小时	餐前 1 小时或餐后 3 小时
治疗目标	尿铜：在维持治疗期间为 30～75 µg（0.5～1.2 µmol/L）/24 h 血锌：>125 µg/dL 尿锌：在维持治疗期间为 >2 mg/24 h	尿铜：在维持治疗期间为 200～500 µg（3～8 µmol/L）/24 h	尿铜：在维持治疗期间为 200～500 µg（3～8 µmol/L）/24 h
肝功能	每 2～6 个月复查 1 次，ALT 在 1 年内正常	每 2～6 个月复查 1 次	每 2～6 个月复查 1 次
换用药物的适应证	持续 ALT> 正常值上限和（或）INR>1.5 不能耐受：恶心、腹痛、胃溃疡	不能耐受或不良反应：过敏反应、发热、中性粒细胞↓、血小板↓、淋巴结病或蛋白尿	不能耐受或不良反应：过敏反应、关节痛或铁粒幼细胞贫血

[治疗策略]

根据患儿受累的器官和严重程度等临床情况，个性化制订治疗方案。临床上长期使用 D- 青霉胺的相关限制与其严重的不良反应相关。依从性差和药物剂量不足是临床症状恶化的主要危险因素。为了提高依从性，坚持终身治疗，治疗方案应尽量简便。

儿科肝病学家在治疗肝豆状核变性儿童时采取了不同的方案。对于症状前或仅有轻微肝脏症状的儿童，所有可用的药物都是有效的。对症状性肝豆状核变性儿童，现行的指南推荐使用络合剂（D- 青霉胺、曲恩汀）作为一线治疗药物。

序贯治疗肝豆状核变性的方案基于以下假说：在强化络合剂治疗的阶段后，改用较小的药物剂量或换用锌剂进行排铜治疗，足以维持铜平衡。但很少有资料讨论关于何时和在何种条件下患者应由强化络合剂治疗转为锌剂维持治疗（反之亦然）的问题。

联合使用锌剂和络合剂（为避免药物相互影响，应间隔服用。餐前 1 小时或餐后 2 小时服用）理论上具有阻断铜吸收和排除过量铜的效果。有报告表明对于失代偿性慢性肝病患者，联合使用 D- 青霉胺与锌剂或曲恩汀与锌剂的预后较好。ESPGHAN 肝病委员会的推荐见附表 3-1。

[肝豆状核变性儿童肝移植治疗的适应证]

仅有不到 1% 的患者需要肝移植治疗，这些患者包括急性肝衰竭或虽经药物治疗仍然进展为肝衰竭的患者。肝移植的预后较好。一个来自法国的包括 75 个成年人和 46 个儿童（平均年龄 14 岁，实际年龄从 7 岁至 17 岁）的报告表明，患者在 1985—2009 年进行肝移植，包括急性肝衰竭（53%）、失代偿性肝硬化（41%）或严重神经系统疾病（6%），5 年、10 年和 15 年的患者生存率是 87%。另一个来自器官分配联合网络（United Network for Organ Sharing，UNOS）的包括 170 个肝豆状核变性儿童的报告表明，患者在 1987—2008 年进行肝移植，1 年和 5 年的生存率分别是 90.1% 和 89%。在这 2 个报告中因终末期慢性肝病而进行肝移植的患者比因急性肝衰竭而进行肝移植的患者有更好的远期生存率。作为肝移植桥接治疗的体外肝支持系统有助于改善预后。神经精神症状（特别是后者）在肝移植后几乎没有改善，肝移植不应用于治疗神经精神型患者。

有失代偿性肝硬化伴肝衰竭但无肝性脑病的儿童可使用络合剂治疗。经过药物治疗，最少在 1 个月后，患者的血清凝血酶原时间得到改善，在 3 个月至 1 年或更多的时间内变得正常。需要密切随访，并在专业的肝移植单元监测肝性脑病、腹水、败血症和肝功能等临床状态，及时安排病儿进行肝移植，这是一件具有挑战性的工作。1986 年，Nazer 等设计了一个评分系统用于预测失代偿肝病的肝豆状核变性成人及儿童预后。2005 年，Dhawan 等在儿童人群中再次使用了这个评分系统，并将之改良为一个新的评分系统 [国王 Wilson 指数（Wilson index，WI）]，该指数能较好地预测非移植患者的死亡阳性预测值（附表 3-6）。据报道，WI 的敏感性是 93%，特异性是 98%，阳性预测值是 93%。虽然 WI 是有用的，但并不完全准确，需要继续研究肝豆状核变性预后的预测因子。ESPGHAN 肝病委员会的推荐见附表 3-1。

附表 3-6 由 Dhawan 等制定的用于预测失代偿肝病儿童预后的 Wilson 病评分系统（国王 Wilson 指数）

评分	胆红素（μmol/L）	INR	AST	白细胞（10⁹/L）	白蛋白（g/L）
0	0 ～ 100	0 ～ 1.29	0 ～ 100	0 ～ 6.7	>45
1	101 ～ 150	1.3 ～ 1.6	101 ～ 150	6.8 ～ 8.3	34 ～ 44
2	151 ～ 200	1.7 ～ 1.9	151 ～ 200	8.4 ～ 10.3	25 ～ 33
3	201 ～ 300	2.0 ～ 2.4	201 ～ 300	10.4 ～ 15.3	21 ～ 24
4	>300	>2.5	>300	>15.3	0 ～ 20

[监测治疗的疗效、安全性和顺应性]

肝豆状核变性的治疗目标是使患者的体格检查和肝功能恢复正常。患者应避免饮酒和使用有潜在肝毒性的药物。

在启动治疗后，应每周进行一次监测，特别是在增加青霉胺的剂量时，以后改为每 1 ～ 3 个月至每 3 ～ 6 个月监测一次。治疗的依从性差可导致危及生命的后果，特别是对依从性不确定的青少年患者，监测周期应缩短。

监测内容包括体格检查（寻找新的肝豆状核变性症状或与治疗相关的不良反应）。启动 D- 青霉胺或曲恩汀治疗后，24 小时尿铜会增加；肝功能正常后，24 小时尿铜会降低，提示体内铜负荷下降。一般来说症状前儿童的排铜量较症状性儿童低。在使用 D- 青霉胺或曲恩汀进行维持治疗后，24 小时尿铜应在 200 ～ 500 μg。使用锌剂的患者尿铜降低（起初 <100 μg/24 h；维持治疗期间在 30 ～ 75 μg/24 h），低于 30 μg/24 h 提示锌过量。

血锌和尿锌应分别维持在 >125 μg/dL 和 1.5 ~ 2 g/d，较低的水平提示患者的顺应性差。

监测血小板计数、筛查任何与治疗相关的不良反应（如蛋白尿）也非常重要。中性粒细胞减少和贫血与铁代谢紊乱相关，转氨酶升高与肝铁升高相关，铁蛋白升高提示过度治疗。应在短暂中断治疗后，经过密切观察，然后减少剂量重新开始治疗。

患者坚持驱铜治疗后，经过裂隙灯检查可发现 K-F 环消退。如在维持治疗阶段出现 K-F 环重现和持续的肝功能异常，提示患者的顺应性差。观察患者脑部 MRI 的变化有助于判断患者的顺应性。

[关键性的推荐]

肝豆状核变性儿童的诊断、治疗和随访的措施由核心小组和 ESPGHAN 肝病成员集体讨论，通过的推荐意见见附表 3-1。

【免责声明】

"ESPGHAN 不对医生的行为负责，仅提供关于最佳实践行为的指南和建议。对患者的诊断和治疗应由医生自身决定。"

来源：SOCHA P, JANCZYK W, DHAWAN A, et al. Wilson's disease in children: a position paper by the Hepatology Committee of the European Society for Paediatric Gastroenterology, Hepatology and Nutrition. J Pediatr Gastroenterol Nutr, 2018, 66（2）：334-344.

（胡志灏 译　李淑娟 校）

附录四　Wilson 病：印度肝脏研究全国协会，印度儿童胃肠病学、肝病学和营养学学会及印度运动疾病学会的临床实践指南

美国肝病研究协会和欧洲肝脏研究协会分别于 2008 年和 2012 年发布 Wilson 病（Wilson's disease，WD）实践指南，它们集中于肝豆状核变性的肝脏方面。近年来，欧洲儿童胃肠病学、肝病学和营养学学会发布了关于儿童肝豆状核变性的意见书。有必要在有限资料的情况下，整合肝豆状核变性在肝脏、儿科和神经病学方面的指南。因此，来自于印度全国学会的代表 3 个学科的专家，即肝病学（印度肝脏研究全国协会）、儿科肝病学（印度儿童胃肠病学、肝脏病学和营养学）和神经病学（印度运动疾病学会），共同制定了新的指南。使用 MEDLINE（PubMed）搜集有关 Wilson 病的回顾性和前瞻性的文献。专家组成员通过名义投票技术（nominal voting technique）对每一项推荐进行投票。推荐、评估、发展和评价的级别决定证据的质量。提出了诊断试验、评分系统及适用于有限资料情况下的版本的修改问题。铜蓝蛋白和 24 小时尿铜仍是重要的，血清铜和青霉胺负荷试验几乎没有诊断价值。建议新的评分系统——改良 Leipzig 评分增加新的标准：家族史和血清铜蓝蛋白 <5 mg/dL。已去除铜含量 / 肝干重和青霉胺负荷试验这两项标准。提出了神经系统疾病和肝脏疾病的差异性药物治疗，以及全面的监测量表。建议增加胆红素升高和脑病恶化作为预测是否需要肝移植的指标，但尚需研究证实其有效性。该临床实践指南提出了关于全面管理肝豆状核变性的推荐，对所有专家具有指导价值。

该文件是在 2017 年 3 月召开的由来自印度肝脏研究全国协会，印度儿童胃肠病学、肝脏病学、营养学学会及印度运动疾病学会的专家参加的共识会议的结果，这些专家是肝豆状核变性研究方面的主要专家。以前的指南多集中于肝病方面 [美国肝病研究协会（American Association for the Study of Liver Diseases，AASLD）和欧洲肝脏研究协会（European Association for the Study of the Liver，EASL）] 或儿科方面（欧洲儿童胃肠病学、肝病和营养学会）。参会专家按照标准的指南通过名义投票技术（nominal voting technique）对每一项推荐进行投票。推荐、评估、发展和评价的级别决定证据的质量。最终的推荐随后分发至每一个核心小组成员，根据相同的文献搜索进行更新。这些推荐全面覆盖肝豆状核变性的所有方面，也反映了在资料有限的情况下临床医生所面临的挑战。

【历史回顾】

第一个可能的肝豆状核变性病例由 Frerichs（1861 年）描述，该患者是一个 9 岁男孩，表现为言语困难，尸检显示肝硬化。Kayser（1902 年）和 Fleischer（1903 年）在疑为多发性硬化的患者角膜边缘发现绿棕色环。Wilson（1903 年）描述了伴有肝硬化的家族性"进行豆状核变性"的疾病。Hall（1921 年）创造了名词"肝豆状核变性（hepatolenticular degeneration）"。Umpel（1913 年）证实在肝豆状核变性患者的肝脏和基底神经节中铜（Cu）增加。继而，Mandelbrot（1948 年）、Scheinberg-Gitlin（1952 年）和 Cartwright（1954 年）分别报告肝豆状核变性患者的尿铜增加、血清铜蓝蛋白降低和游离铜增加。Bearn（1957 年）首先提出肝豆状核变性是一种遗传代谢病。Walshe 证实 D- 青霉胺（1956 年）和曲恩汀（1969 年）的成功治疗作用。Brewer 首先证实锌和四硫钼酸盐对神经型肝豆状核变性的治疗作用。

【流行病学】

世界卫生组织估计肝豆状核变性的全球患病率是 1/30 000 ～ 1/10 000。50 年以前，西方的临床患病率被估计为 5/1 000 000。从那时起，通过现代遗传学检测估计的临床患病率逐渐增至 142/1 000 000。一些欧洲地区（如罗马尼亚和撒丁岛）报告的发病率较高 [(370 ～ 885)/1 000 000]，其中 85% 患者的基因突变集中于 6 种突变。在英国，对 1000 位对照人群进行 *ATP7B* 基因测序，发现同时具有 2 个等位基因突变的个体的频率是 1/7026。在中国，患病率估计为 5.87/100 000。新生儿筛查的结果令人失望。在日本，通过筛查 6 个月 ～ 9 岁的儿童的血清铜蓝蛋白，发现患病率为 124/1 000 000。推荐 ≥ 3 岁是筛查肝豆状核变性的最佳时机。在印度，没有基于社区的肝豆状核变性发病率和患病率的研究。在三级肝胆中心的儿科肝病患者中，其中 7.6% ～ 19.7% 的患者患有肝豆状核变性。在接受转诊的神经病学中心，每年登记 15 ～ 20 个新病例。

【正常的铜代谢】

人体含有 110 mg 铜，主要在肌肉（28 mg）、骨骼（46 mg）和结缔组织。骨骼肌肉系统中的铜持续和血液中的铜进行交换。血液中的铜含量为 1 μg/mL，其中 60% ～ 95% 的铜与铜蓝蛋白结合。铜蓝蛋白为外周器官提供铜，铜是许多酶必需的辅助因子。

铜循环的解释见附图 4-1。通过正常饮食中摄入的铜是 1.5 ～ 5 mg/24 h，其中 50% ～ 60% 的铜并不被吸收，通过粪便排出；20% ～ 40% 的铜从十二指肠中被吸收，储存于小肠细胞中，与金属硫蛋白结合成非毒性形式。肠细胞中 75% 的铜与白蛋白和 transcuprein 结合，通过门静脉系统转运至肝脏，剩余 25% 的铜与白蛋白结合后进入血液循环。在肝脏，20% 的铜通过胆汁被再分泌至胃肠道，80% 的铜被转运至细胞周边，与铜蓝蛋白结合。通过胆汁分泌的铜约为 2.5 mg/d。几乎相同数量的铜通过其他途径分泌（如唾液、胃、胰腺和肠液）。这些是内源性铜分泌，大量的铜（约 80%）又被肠黏膜重吸收。当饮食中的铜缺乏时，在肠细胞内铜与金属硫蛋白的亲和力增强，铜的吸收增加。反之亦然。所以，每天粪便中排出的铜包括未吸收的铜和少量分泌的铜（1.5 ～ 4 mg/d）。与经粪便排出的铜相比，经尿排出的铜含量较低（10 ～ 100 μg/d）。饮食中的铜含量对尿铜的影响是不恒定的，一些研究表明明显阳性关系，另一些研究显示无明显效应。

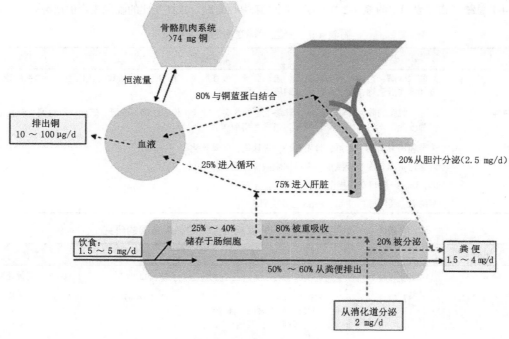

附图 4-1　铜在体内的循环

【发病机制】

肝豆状核变性是一个常染色体隐性遗传疾病，由表达于肝脏、肾脏和胎盘的 *ATP7B* 基因突变引起，*ATP7B* 基因编码铜转运 P- 型 ATP 酶或铜移位酶 ATP7B。ATP7B 酶辅助转运铜至 Golgi 体外侧网络，并通过胆汁排铜。抗氧化蛋白1是一个铜伴侣，传递铜至 ATP7B 的 6 个铜结合域。与铜结合的 ATP7B 酶引起三磷酸腺苷（ATP）水解，在铜转运至溶酶体的过程中提供能量。与铜结合的铜蓝蛋白被释放入血液。肝细胞内铜的水平调节 ATP7B 酶的细胞内分布与功能。在正常的铜水平，ATP7B 酶参与合成含铜蛋白质（如铜蓝蛋白）。在血液中，前铜蓝蛋白（无铜的铜蓝蛋白）较全铜蓝蛋白（含铜的铜蓝蛋白）更不稳定。当细胞内铜水平过度增高时，ATP7B 酶提供胞吐的形式促进铜分泌入胆汁。*ATP7B* 基因突变导致铜结合铜蓝蛋白合成障碍、铜分泌障碍，使细胞内、线粒体和核内的铜水平增加。

［铜诱导的肝损害］

推测有几个尚未充分理解的机制引起铜诱导的肝损害。细胞内铜含量增加，引起氧化应激，导致羟自由基生成、超氧化物歧化酶和谷胱甘肽下降，损害了细胞的脂质、蛋白质和核酸。线粒体膜上的心磷脂也因铜诱导的氧化应激发生片段化。络合剂治疗可修复线粒体的损害，说明初始的损害可能是由多价离子 / 多种蛋白质的交互作用、线粒体或其他细胞器固缩引起。对临床症状变异和基因型 - 表现型关系缺乏的分子生物学机制并未完全了解，可能与基因型变异、基因 - 环境相互作用和其他修饰基因的作用有关。

【临床特征】

临床特征与受累的器官（主要是肝脏和脑）有关。发病年龄为 3 ~ 85 岁。铜在出生后即开始沉积，患者至少在 3 岁时发病。Walshe 和 Yeallan 发现了与年龄相关的表现型：较年轻的患者表现为肝型（<10 岁：83%；10 ~ 18 岁：52%；>18 岁：24%）；神经精神型随年龄增长而多发（<10 岁：17%；10 ~ 18 岁：48%；>18 岁：74%）。肝型患者从出现症状至确诊的时间为 6 个月，神经精神患者是 18 个月。来自印度和埃及的关于儿童的研究显示孤立的肝型比例是 20% ~ 54%，孤立的神经型比例是 8% ~ 22%，神经 - 肝型的比例是 11% ~ 36%，无症状的比例是 15% ~ 35%，其他表现是 0 ~ 22%。

附表 4-1 总结了临床表现，附表 4-2 显示了不同临床中心的肝豆状核变性的临床表现的研究。

附表 4-1　肝豆状核变性的临床表现

	临床表现
肝脏	无症状肝病，持续升高的转氨酶，急性肝炎，慢性肝炎，肝硬化（代偿和失代偿型），急性肝衰竭，慢加急性肝衰竭，脂肪肝，孤立的脾大，胆石症
神经精神	震颤，肌张力障碍，帕金森症，舞蹈手足徐动症，癫痫，构音障碍，流涎，笨拙，不协调，步态不稳，行为改变，学习成绩下降，抑郁，焦虑，精神病
骨骼肌肉	关节痛，关节炎，骨折，骨质疏松，骨软化，软骨软化
血液	溶血性贫血，血小板减少，全血细胞减少，凝血障碍
眼睛	K-F 环，"向日葵"样白内障
肾脏	肾结石，肾小管酸中毒，Fanconi 综合征

附表 4-2　不同临床中心的肝豆状核变性的临床表现的研究

研究	肝型	神经精神型	症状前	其他
Lee 等（n = 245）	134（54.8%）	55（22.4%）	55（22.4%）	1（0.4%）（骨骼肌肉）
Taly 等（n = 282）	42（15%）	219（77.6%）神经：195；肝脏 - 神经：10；精神：7；其他：7	15（5.4%）	6（2%）（骨骼肌肉）
Walshe（n = 217）	94（43.1%）	97（44%）	24（11%）	2（0.9%）（骨骼肌肉）
Cheng 等（n = 1222）	450（37%）	592（48.5%）	31（2.5%）	149（12%）（神经内脏）

[肝脏表现]

在儿童肝豆状核变性患者，由于铜沉积，肝脏是第一个受累的器官。实际上所有肝豆状核变性患者的肝脏均受累。肝脏症状的变异性较大，包括：

无症状性肝豆状核变性　在各类研究中，无症状性肝豆状核变性为 3%～40%。这些患者偶尔被发现肝大、转氨酶升高，或作为症状性肝豆状核变性患者的兄妹在筛查时被发现。大多数这类患者在 10 岁以下或青少年时期被发现。

急性肝炎　急性肝炎（10%～25%）的表现类似于急性病毒性肝炎、自身免疫性肝炎和药物诱导的肝损害。黄疸、厌食、恶心、乏力、发热、大便颜色变浅和腹痛常为主要的症状。生化检查显示结合型高胆红素血症、转氨酶升高、正常或稍低的合成功能。较大的儿童和青少年如患血清阴性的急性肝炎，需排除肝豆状核变性的可能。

急性肝衰竭　急性肝衰竭（8%～20%）主要见于儿童和青少年，常合并 Coombs 阴性免疫性血管内溶血。其表现类似于急性肝炎，在数天至数周内迅速恶化，常是致命性的：黄疸、溶血、凝血障碍、腹水、脑病、肾衰竭，以及实验室检查显示极高的血清胆红素、轻到中度升高的肝酶、低血清碱性磷酸酶、低血清尿酸和合成功能损害。常见于中断络合剂治疗的患者。联合应用血清碱性磷酸酶 / 总胆红素 <4 和天冬氨酸转氨酶 / 丙氨酸转氨酶（AST/ALT）>2.2 这 2 个指标的诊断敏感性和特异性达到 100%，但这在其他研究中尚未得到证实。

慢加急性肝衰竭　在 2 项来自印度的慢加急性肝衰竭（11%～55%）研究中，肝豆状核变性是基础的慢性肝病，其中 42%～43% 合并急性病毒性肝炎。病毒性肝炎常为加重肝型肝豆状核变性的急性事件，是该病的首发表现。在出现先兆症状后，患者出现重度黄疸、早发腹水、脑病、凝血障碍，并快速进展为多器官功能衰竭。

慢性肝炎　慢性肝炎（10%～30%）主要见于青少年和年轻人，表现为腹水（自发性细菌性腹膜炎）、脑病、肾衰竭（包括肝肾综合征）或门脉高压（静脉曲张性出血）。在以神经系统症状为主的成年人中，肝脏常发生肝硬化。任何 3 岁以上的表现为肝硬化的患者都应排除肝豆状核变性。

脂肪肝　肝豆状核变性是 10 岁以下有脂肪肝的儿童患者的鉴别诊断，这些患者很少是非酒精性脂肪肝。各种组织学方面的系列报告显示发生率为 28%～37.5%。

胆结石　慢性溶血导致混合性胆囊结石，主要由胆固醇和色素组成。患者变为胆囊结石的症状 / 并发症。胆囊结石的铜含量较低，与患者泌铜进胆汁减少相关。

恶性肿瘤　与其他原因导致的肝硬化相比，肝豆状核变性患者发展为肝细胞癌可能性极小。关于英国和瑞典的 363 个肝豆状核变性患者的回顾性分析显示，4.2%～5.3% 的患者经过 10～29 年，发展为肝细胞癌或胆管癌，15% 的患者随访了 39 年。

[神经系统表现]

大多数表现为中枢神经系统的患者在出现症状时已患有肝病。既往认为肝型是肝豆状核变性的主要类型，近年来发表的文献表明神经型更为常见，约占 60%，出现偏倚原因与报告作者的专业有关。神经型患者的年龄偏大（10～30 岁），常出现 Kayser-Fleischer 环。在幼儿中，早期或轻微的神经系统表现包括书写障碍、学习成绩下降、构音障碍、流涎。累及面部和下颌肌肉的经典的肌张力障碍形成特征性的"Wilson 面容"。Wilson 面容表现为傻笑、张嘴、流涎、愚钝面容，与病情的严重程度相关。神经型患者表现的变异性较大。在来自印度的 307 名患者中，常见的症状包括震颤（31.6%）、构音障碍（15.6%）、黄疸（12.4%）、步态异常（8.8%）、腹胀（7.8%）、骨骼肌肉症状（5.2%）、癫痫（4.9%）、行为异常（4.6%）、肌张力障碍（3.6%）、笨拙（2.6%）、流涎（2.6%）、全身力弱（2.3%）、学习成绩下降（1.9%）、感觉异常（1.3%）、出血症状（1.3%）、吞咽困难（0.9%）、舞蹈症（0.3%）、视力下降（0.3%）。随着疾病进展，患者出现不同组合的症状。

神经型主要但不限于锥体外系表现。广泛而言，锥体外系的神经系统表现可分为：a. 类似于帕金森病的运动减少 - 僵硬综合征；b. 以震颤为主的假硬化型；c. 共济失调；d. 肌张力障碍综合征。其他的主要神经系统表现包括癫痫、认知改变。癫痫并不常见，可发生于疾病的任何阶段，文献报道的发生率在 4.2%～7.5%。

[精神行为表现]

在肝豆状核变性中,精神行为异常较为常见,发生于1/3的病例。几乎所有患者在病程中均有某种形式的精神障碍。主要表现是器质性痴呆、精神病、精神神经病、以冲动为主的行为障碍(偶有违法行为)。肝豆状核变性的精神病症状常被漏诊,可能的原因包括缺乏警惕性、未能识别共存的神经系统症状,或将这些神经系统症状误为抗精神病药物的不良反应。这些原因导致患者延迟1~5年才得以确诊。精神病症状的发生率为2.4%~20%,分类如下。

人格改变 人格改变包括行为诡异、冲动(偶有违法行为)、去抑制、易激惹、情绪化、易生气、攻击性。行为诡异和易激惹等常合并延髓症状和肌张力障碍,其次是震颤。

情感疾病 抑郁是最常见的精神病表现,常与神经系统症状共同发生,肝病患者较少发生抑郁。在Shanmugiah报道的系列,18%有双相情感障碍;4%有重度抑郁;2%有心境恶劣。其他的情感疾病,如轻躁狂和躁狂虽较罕见,也有报道。

精神病 "精神分裂症样"和其他类型的精神病较少可能是初始表现,常伴发于其他神经系统症状(16%~51%)。

认知障碍 通过神经系统和智力检查,发现有智力低下者占23%。一般不认为智力低下是肝豆状核变性的特征。

其他 其他的精神症状包括物质滥用、紧张症、性焦虑、焦虑症等也有报道。

通过驱铜治疗,行为症状会缓解,很少需要长期的对症药物治疗。

[眼部表现]

铜沉积在角膜的Descemet膜,形成绿棕色的K-F环。K-F环多为双侧,50%~60%的肝型和95%~100%的神经型患者有K-F环。虽然有时通过肉眼即可发现K-F环,但裂隙灯的检查可确定诊断。K-F环在角膜边缘呈现的顺序是上→下→中→外侧,经络合剂治疗后以相反的顺序消失。K-F环可类似于晚期胆汁淤积在角膜基底层出现的胆色素环,需要由有经验的眼科医生确诊,特别是在黄疸存在时。Fenu等的研究发现经过1~3年的治疗,28%的患者K-F环部分或完全缓解,6%的患者加重,其余的患者没有变化。肝移植患者的K-F环部分或完全缓解。

"向日葵"样白内障并不常见(2%~17%),由铜沉积于晶体的前囊引起,与K-F环合并存在,不影响视力,随络合剂治疗消失。

[肾脏表现]

8%的肝豆状核变性患者发生肾小管损伤(铜沉积于近曲和远曲小管的上皮细胞),但肾小球损害常为络合剂治疗的并发症。肾小管损害表现为肾钙沉着症(镜下血尿)和肾结石(肾绞痛)。虽然肾小球损害可由系膜的铜沉积引起,但更可能是由D-青霉胺治疗引起。因此,目前所有肝豆状核变性病例均应进行尿常规检查和镜检。在使用络合剂治疗时,应监测尿蛋白,及早发现肾小球损害。在一个由41个患者(6~37岁)参与的研究中,患者接受D-青霉胺治疗0~15年(平均4.5年)。Sozeri和Feist显示39%的患者存在明显的蛋白尿。在治疗的前2年主要是低分子量蛋白尿,提示早期的肾小管损害;与肾小球损害有关的高分子量蛋白尿持续更长的时间。接受D-青霉胺治疗的有肾小管损害的儿童需要使用碳酸氢盐。如出现肾小球损害,应停止D-青霉胺治疗,特别是在蛋白尿达到肾病标准时。

[血液系统表现]

血液系统表现包括Coombs阴性溶血性贫血和伴或不伴溶血的血小板减少。在肝细胞坏死时,过量的游离铜从肝脏释放,使红细胞产生氧化应激,导致溶血。溶血性贫血可以是轻微的,伴有无症状肝病;或是急性严重的表现,预示急性肝衰竭的发生。由于门脉高压引起的脾大导致脾功能亢进,晚期肝病的患者有凝血障碍和血小板功能失调,但对肝豆状核变性而言并非特异性的。

［骨骼肌肉表现］

骨骼肌肉症状很少作为主要表现（2%），在成年人可伴随疾病的发展出现。有报道在 10 ～ 30 岁的患者中常出现的症状包括骨质疏松（24% ～ 88%）、骨软化（14% ～ 35%）、自发性骨折（9% ～ 35%）、佝偻病、剥脱性骨软骨炎、髌骨软化、成熟前骨量减少、退行性膝关节和腕关节炎。骨密度检测证实 43% ～ 67% 的患者患有骨质疏松，但大多数患者是无症状的，仅放射学显示大关节异常。除络合剂外，对于肝豆状核变性的骨骼肌肉症状，无其他特异治疗。矛盾的是，D- 青霉胺自身可诱导风湿性疾病，如系统性红斑狼疮、Goodpasture 综合征、重症肌无力、皮肌炎等。出现骨骼肌肉症状的病因未明，但络合剂治疗可改善这些症状，体外研究证实在软骨和骨骼中有异常的铜沉积。有 1 例来自印度的报道表明，患者在接受肝移植后，关节症状完全恢复。

［其他表现］

在肝豆状核变性患者中，无症状性心律失常十分常见。有报道在肝豆状核变性患者中，出现了由于铜沉积于心脏，引起的心肌病、自主神经功能失调和心源性死亡的病例。Kuan 报道 34% 的患者有心电图异常，包括左心室肥厚、ST 段下移、T 波倒置。19% 的患者出现了无症状的体位性低血压，33% 出现了 Vasalva 反应异常，有 2 例患者出现了心源性死亡（分别是室颤和心肌病）。

有报道在 11% 的肝豆状核变性患者中出现了由于黑色素增加引起的伸侧色素沉着。

在肝豆状核变性中，偶有指甲蓝色弧影（azure lunulae）、黑棘皮病的报道。内分泌异常包括闭经、男子女性型乳房、睾丸萎缩等，其他的表现还有胰腺功能不全、糖尿病、巨人症和甲状旁腺功能低下等。

【在临床症状方面的一致意见】

［肝脏表现］

1. 儿童和青少年比成年人更容易出现孤立性肝病，证实该病的表型与年龄相关（等级 1；证据水平 A）。

2. 肝硬化和门脉高压是肝型肝豆状核变性的常见表现（等级 1；证据水平 B）。

3. 急性肝衰竭、急加慢性肝衰竭、急性肝炎、无症状性转氨酶升高、脂肪肝、胆石症和罕见的肝脏 - 胆管恶性肿瘤是肝型肝豆状核变性的其他表现（等级 1；证据水平 B）。

4. 表现为急性肝衰竭的肝豆状核变性患者一直伴发溶血（等级 1；证据水平 C）。

［神经精神表现］

1. 神经系统 / 神经精神症状可是肝豆状核变性的唯一临床表现（等级 1；证据水平 A）。

2. 肝豆状核变性的神经精神症状倾向于较肝型晚出现（等级 1；证据水平 B）。

3. 患者的神经系统症状表现多样，包括轻度震颤、肌张力障碍、癫痫、帕金森症、共济失调、认知改变和行为障碍（等级 1；证据水平 A）。

4. 任何表现为神经精神症状的儿童 / 青年人均应考虑 WD 筛查（等级 1；证据水平 A）。

［眼部表现］

1. K-F 环常为双侧，在几乎所有神经型和近一半肝型患者中均有出现。在确诊时使用裂隙灯是有必要的（等级 1；证据水平 B）。

2. 即使在神经型肝豆状核变性中，"向日葵"样白内障也是不常见的（等级 1；证据水平 B）。

3. 经过适当的络合剂治疗，K-F 环可消失，但常需数年（等级 1；证据水平 B）。

［肾脏表现］

1. 由肾钙质沉着症（表现为镜下血尿）引起的肾小管功能失调并非少见（等级 1；证据水平 B）。

2. 儿童肝豆状核变性患者应定期检测蛋白尿，以早期发现药物诱导肾小球损害（等级 1；证据水平 B）。

[血液系统的表现]

1. 轻度的 Coombs 阴性溶血性贫血可发生于无症状的肝豆状核变性患者（等级 2；证据水平 C）。

2. 急性重度溶血可能是与肝豆状核变性相关的急性肝衰竭的首发表现（等级 2；证据水平 C）。

3. 对于发生 Coombs 阴性溶血性贫血的青少年和青年人，应该筛查肝豆状核变性（等级 2；证据水平 C）。

[其他系统的表现]

1. 肝豆状核变性患者可有关节的症状。对于在 10 ~ 30 岁出现早发退行性关节病变（骨关节炎、软骨钙质沉着症）的患者，应筛查肝豆状核变性（等级 2；证据水平 B）。

2. 无症状性心律失常较为常见，对所有成年患者均应进行心脏评估（等级 1；证据水平 B）。

【诊断】

血清铜蓝蛋白、K-F 环和 24 小时尿铜是诊断肝豆状核变性时最常用的指标。对于可疑病例，传统上认为进行肝活检和干燥标本中铜的检测具有一定价值。伴 K-F 环的锥体外系症状可使诊断成立。遗传学检测已用于诊断。

[血清铜蓝蛋白]

铜蓝蛋白是一种载体蛋白，主要由肝脏产生，将铜运至血液。对于可疑的患者，铜蓝蛋白水平降低有助于诊断。为诊断肝豆状核变性检测血清铜蓝蛋白的最小年龄是 1 岁。检测方法包括测量铜依赖的氧化酶的酶学法和抗体依赖的免疫法（如放射免疫测定、放射免疫扩散或浊度测定法）。酶学法更加准确，免疫浊度测定方法更为常用。正常值的范围是 20 ~ 40 mg/dL。<10 mg/dL 强烈提示诊断，10 ~ 20 mg/dL 见于患者和 20% 的杂合子。但高达 1/3 的患者的血清铜蓝蛋白值正常，在急性炎症期也可出现假性正常（铜蓝蛋白是一种急性期反应物）。与肝型患者相比，神经 - 精神型患者的血清铜蓝蛋白水平更低。在其他原因引起的肝硬化、吸收障碍、肾病中，血清铜蓝蛋白水平降低。低血清铜蓝蛋白不能单独诊断肝豆状核变性，低于 5 mg/dL 的极低水平高度提示肝豆状核变性的可能。

[24 小时尿铜]

这是一个间接反映血清游离铜水平的敏感性试验。必须使用无铜容器收集尿样本，应在使用络合剂之前进行检测。对于有症状的患者诊断效果很好，对于无症状的患者可能产生假阳性结果。尿铜 >100 μg/24 h 具有诊断价值。近年来的研究表明，对于无症状的患者，将阈值定在 40 μg/24 h 可提高诊断的敏感性。该检测的方法较为困难，仅在可信的实验室进行。

[D- 青霉胺负荷试验]

在收集了 24 小时尿用于基础尿铜检测后，再收集 24 小时尿，分别于收集开始和 12 小时后予以 D- 青霉胺 500 mg。既往推荐该方法用于诊断，现认为该方法的假阳性率较高。调低基础尿铜的阈值并同时检测血清铜蓝蛋白和 K-F 环，可能比 D- 青霉胺负荷试验更有效。

[Kayser-Fleischer 环]

应对所有疑为肝豆状核变性的患者检测 K-F 环。无症状的同胞兄妹和 10 岁以下的儿童可能是阴性的。最好常规应用裂隙灯检查。手持式裂隙灯装置可用于行动不便的患者。

[血清铜]

血清铜是总血清铜（铜蓝蛋白结合铜＋非铜蓝蛋白结合铜或"游离铜"）。90% 的血清铜是铜蓝蛋白结合铜。总血清铜不能反映组织中铜水平，作为诊断指标是不可信的。血清游离铜则与组织铜有较好的相关性，特别是在急性肝衰竭时期。但游离铜的价值有限，依赖于测量血清铜蓝蛋白和血清铜的准确性。

［血清可交换铜］

血清可交换铜反映的是与白蛋白和其他肽类结合的铜。相对可交换铜（血清可交换铜／血清总铜）的诊断标准是 15%，据报道对于成年人肝豆状核变性的诊断有 100% 的敏感性和 100% 的特异性。

［Coombs 阴性溶血性贫血］

如急性肝衰竭患者的外周血涂片有明显的溶血表现、Coombs 试验阴性，则肝豆状核变性的诊断极有可能成立。溶血时血清胆红素水平增高，溶血减少反映在血清胆红素相应下降。

［肝活检和肝铜的检测］

肝豆状核变性的组织学改变是非特异性的，表现为脂肪性肝炎，界面性肝炎，伴有 Mallory 透明小体、桥接纤维化和肝硬化的慢性肝炎等，大多数这些表现也见于其他肝病。

虽然地衣红、罗丹明和 Timms 染色可用于检测肝铜。肝铜的分布是不均匀的，对其结果的解释较为困难。胆道分泌障碍也可引起染色阳性。这些检查具有支持性证据的作用，但不能单独用于确诊。

［肝铜的检测］

肝铜常被描述为诊断肝豆状核变性的金指标，但不易检测，易出现流程和质量问题。用于铜检测的活检标本应在干燥条件下置于无铜容器中，进行原子吸收分析。石蜡包埋的标本也可用于铜检测。肝组织中正常的铜含量是 50 μg/g 肝干重，而肝豆状核变性患者（即使是无症状的患者）往往 >250 μg/g 肝干重。肝型患者的肝铜水平常比神经型或无症状患者更高。婴儿的肝铜水平可出现生理性增高。在有肝硬化和晚期肝豆状核变性的患者中，肝内铜的分布是不均匀的，再生结节中铜含量较低，这些均限制了肝铜的应用价值。另外，胆汁淤积的患者也有高肝铜。

［脑磁共振成像］

神经认知表现并结合 K-F 环常用以确诊肝豆状核变性。大量证据表明在神经型患者中几乎普遍存在异常脑磁共振成像。在一项研究中，肝豆状核变性患者的脑磁共振成像表现包括"大熊猫脸"（14.3%）、背盖部高密度（75%）、中央脑桥髓鞘溶解样异常（62.5%）、在基底神经节／丘脑／脑干同时存在异常信号（55.3%）。这些特征如存在，则具有诊断意义。

［家族史］

阳性家族史（包括有死于肝病和神经系统疾病的家族成员）具有诊断意义，特别是有与患者的父母有血缘关系的家族成员。一个来自印度 Vellore 的研究表明，44% 的肝豆状核变性患者有阳性家族史。

［遗传学研究］

肝豆状核变性是一个常染色体隐性遗传性疾病。1993 年，2 个独立的团队报道了位于染色体 13 的 *ATP7B* 基因的突变。迄今已发现了 600 余个突变。遗传学研究已逐渐变为常规的诊断试验。国际共识诊断评分（莱比锡评分 2003）为遗传学试验给出了最高的权重。在家族内，患者（先证者）的同胞兄妹受累的概率为 25%，患者的子女受累的概率为 0.5%。如在肝豆状核变性患者中确定了 *ATP7B* 基因突变，对他的同胞兄妹进行遗传学检测以寻找突变是有价值的，应从肝豆状核变性的纯合子或复合杂合子中鉴别出杂合子携带者。通过突变研究，也能和其他铜相关肝病（印度儿童肝硬化、非典型铜肝硬化）进行鉴别。p.H1069Q 突变是西方国家患者中最常见的突变，几乎 50% 的患者都有此突变，但基本不见于其他国家（如印度）的患者。尽管在印度的患者中有近亲关系的比例较高，但突变谱仍较广泛。这个现象被称为"印度悖论"。各种研究表明 p.C271X 在印度西部的肝豆状核变性患者中是最常见的突变，p.G1101R 在肝豆状核变性患者中是最常见的突变。19% 来自印度东部和 12% 来自印度南部的患者有 p.C813A 突变。尚无研究能确立 *ATP7B* 基因突变和表现型之间的关系。大量的 *ATP7B* 基因突变增加了这种关系的复杂性。在一个家庭内受累的同胞兄妹（具有相同的肝豆状核变性基因型）

可有不同的表现型。尚不清楚是什么因素决定一个患者发展为肝型、神经型或肝-神经型。通过常规的遗传性试验，在*ATP7B*基因的21个外显子中寻找突变的花费较高且费时。另外，许多肝豆状核变性患者是复合杂合子。较早的突变筛查是确定可能拥有突变的外显子（常为单链构象多态性或构象敏感凝胶电泳），第二步再检测可疑的外显子。随着技术的进步，如基因芯片或新一代测序技术，现在已可以同时检测*ATP7B*基因的21个外显子。

应建立区域性中心，以可负担的花费和较短的时间来进行基因分析。在各国也有必要建立一个全国性的网络，以确定每一个国家内的常见突变。

产前诊断在技术上是可行的。但是，因为肝豆状核变性是一个可治的疾病，常规进行肝豆状核变性产前检查并不合理。

我们的共识组成员改良了1993年的莱比锡评分。新的"改良莱比锡评分"（附表4-3）已在70个已确诊的肝豆状核变性患者中得到证实。在这个新的评分系统中，加入了提示肝豆状核变性的家族史这一项。另外，给予<5 mg/dL的血清铜蓝蛋白较高的权重。世界范围内已发现600余个基因突变。但与西方不同，在印度无普遍存在的基因突变类型。由于遗传学检测较为普及，许多通过临床和生化检查难以确诊的患者进行了遗传学检测，在新的评分系统中保留了突变分析项目。青霉胺负荷试验的有效性和可靠性较差，新的莱比锡评分不再包含此项目。由于肝铜检测不易进行且准确性差，也被剔除。

【改良莱比锡评分：一个新的评分系统】

附表4-3　改良莱比锡肝豆状核变性诊断评分系统

典型的临床症状和征象	评分	典型的临床症状和征象	评分
K-F 环		肝活检的组织学检查提示肝豆状核变性并伴有地衣红或罗丹宁阳性颗粒	1
存在	2		
缺失	0		
血清铜蓝蛋白		神经行为症状	
正常 (>20 mg/dL)	0	有	1
0-5 mg/dL	3	无	0
6-11 mg/dL	2		
11-20 mg/dL	1		
24 小时尿铜（无急性肝炎时）		典型的脑部 MRI 表现	
>100 μg	2	有	1
40 ~ 100 μg	1	无	0
<40 μg	0		
伴肝病的 Coombs 阴性的溶血性贫血		家族成员有肝豆状核变性病史同胞死于与肝豆状核变性相关的肝病 / 神经系统疾病	1
有	1		
无	0		
突变分析		总分	评估
在 2 个染色体上检测到	4	≥4	确诊
在 1 个染色体上检测到	1	3	可能，需要进一步检测
未检测到突变 / 未做检测	0	≤2	排除诊断

【家族筛查】

对一级亲属进行筛查具有多重优点：①在未发病的症状前阶段早期发现疾病；②使家族内成员更加明确发病情况，医生更有准备；③如果一个患病的成员需要活体相关肝移植，可确定一个健康的家庭成员或杂合子携带者成为潜在的捐献者。理想情况下，家族筛查对象包括同胞兄妹、患病儿童的父母亲、患病父母亲的后代。同胞兄妹携带纯合致病基因的概率是25%。对于幼儿，筛查可推迟至2岁进行，此年龄的病儿可接受络合剂治疗。如有肝病表现或异常的警告信号出现，若肝功能正常，超声发现肝大、脂肪肝、结节性肝等，可提前启动筛查。曾发现一个4月龄婴儿有组织学证实的肝纤维化。确诊的检查应包括全面的病史、应用裂隙灯检查 K-F 环、血清铜蓝蛋白、肝功能和24小时尿铜等。如先证者存活，或在死亡前留下了检测标本，有必要通过检测*ATP7B*

基因突变或单倍体研究，可通过需要筛查的家族成员检测先证者的特殊突变。遗传学检查是唯一的可信赖的可区分纯合子或杂合子同胞兄妹的方法。在确诊杂合子携带者时会产生困难。虽然新一代测序技术有望在检测到2个突变的等位基因时概率达到 95%，漏诊的原因包括存在编码区以外的分子缺陷、检测到各种未知意义的无临床意义的变异。近年来，相对可交换铜是一个有希望的可用于肝豆状核变性的家族筛查的工具，特别是对于可能有轻微的生物学异常的 *ATP7B* 基因的杂合子，尚需进一步和大型研究证实。

【在肝豆状核变性诊断方面的一致意见】

[血清铜蓝蛋白]

1. 铜蓝蛋白 <10 mg/dL 强烈支持确诊肝豆状核变性（等级 1；证据水平 B）。

2. 边缘或正常水平的铜蓝蛋白不排除诊断，需要进一步的检查以确诊肝豆状核变性（等级 1；证据水平 A）。

3. 在肝豆状核变性，铜蓝蛋白不可能大于正常值（等级 2；证据水平 A）。

[24 小时尿铜]

1. 对于症状性患者，基础 24 小时尿铜 >100 μg 是一个有用的诊断试验（等级 1；证据水平 A）。

2. 特别是对于无症状的同胞兄妹，推荐更低的诊断标准（>40 μg），但特异性降低（等级 2；证据水平 A）。

3. 青霉胺负荷试验尚未标准化，假阳性率较高，不应用于诊断（等级 2；证据水平 A）。

[K-F 环]

1. K-F 环对肝豆状核变性具有高度特异性，但缺乏并不排除诊断（等级 1；证据水平 A）。

2. 几乎所有的神经精神疾病患者均存在 K-F 环，但仅 50%～60% 的肝病患者存在 K-F 环（等级 1；证据水平 A）。

3. 为证实或排除 K-F 环，有必要由有经验的眼科专家进行裂隙灯检查（等级 1；证据水平 A）。

[血清铜]

血清总铜对诊断肝豆状核变性是无意义的（等级 1；证据水平 A）。

[溶血性贫血]

1. 伴有肝病的任何程度的 Coombs 阴性溶血均应筛查肝豆状核变性（等级 2；证据水平 A）。

2. 急性肝衰竭患者若发生明显的溶血，几乎都是由肝豆状核变性引起（等级 2；证据水平 A）。

[肝活检和肝铜]

1. 无对肝豆状核变性有确诊意义的肝脏病理学表现（等级 2；证据水平 A）。

2. 肝铜检测的作用有限，不易操作，易出现流程和质量问题（等级 2；证据水平 A）。

3. 铜的组织学染色仅对肝豆状核变性诊断提供支持性证据（等级 2；证据水平 B）。

[脑 MRI]

脑 MRI 征（如背盖部高密度）对肝豆状核变性有确诊意义（等级 2；证据水平 B）。

[家族史]

1. 阳性家族史是肝豆状核变性的间接证据（等级 2；证据水平 C）。

2. 具有某种肝豆状核变性特征的同胞兄妹死亡的家族史有助于诊断肝豆状核变性，其他相关的特征也有助于诊断（等级 2；证据水平 C）。

[遗传性研究]

1. 对于疑有肝豆状核变性的患者，推荐进行 *ATP7B* 基因的突变分析作为临床诊断试验以支持肝豆状核变性的诊断（等级 1；证据水平 B）。

2. 对于肝豆状核变性患者的同胞兄妹，推荐进行 *ATP7B* 基因的突变分析作为临床诊断试验，特别是已在先证者中发现了 *ATP7B* 基因突变时（等级 1；证据水平 B）。

3. 不推荐常规产前诊断肝豆状核变性（等级 1；证据水平 C）。

[家族筛查]

推荐对肝豆状核变性患者的家族成员进行筛查（等级 1；证据水平 A）。

【药物治疗】

D- 青霉胺 D- 青霉胺是肝豆状核变性的首选标准治疗，在小肠中被快速吸收后，与血浆中的蛋白质结合，80% 的 D- 青霉胺由尿液排出。D- 青霉胺通过二硫键与铜结合，每克 D- 青霉胺可通过尿液排出 200 mg 铜。D- 青霉胺诱导肝脏的金属硫蛋白形成。金属硫蛋白是细胞质内的金属结合蛋白，可隔离铜并使其非毒性化。患者应用 D- 青霉胺治疗 1 年后，其临床和生化方面均得到改善，但肝脏的合成功能可能需要 10 年左右才正常。在第 1 年，肝铜含量下降，但仍在正常水平以上。D- 青霉胺不仅络合铜，还络合几种其他的重金属，有高达 30% 的肝豆状核变性患者因不良反应需要中断治疗（附表4-4）。尽管有严重的不良反应，由于具有经时间考验的疗效、易获取和费用合理等特点，D- 青霉胺仍是治疗肝型肝豆状核变性的主要药物。

附表 4-4 治疗肝豆状核变性的药物的不良反应

药物名称	不良反应	药物名称	不良反应
D- 青霉胺	**早期：**（1～3 周）过敏 发热、皮疹、淋巴结肿大、中性粒细胞减少、血小板减少和蛋白尿 **晚期：**（3 周～3 个月）过敏 a）肾脏：狼疮样综合征（蛋白尿、血尿和抗核抗体阳性） b）肺脏：Goodpasture 综合征 c）骨髓：严重的血小板减少、全血细胞减少 d）皮肤：天疱疮、类天疱疮、皮肤 / 口腔 / 阴道溃疡、阿弗他口炎、脱发 e）眼睛：视神经炎 **极晚期**（>1 年） 肾毒性、重启药物治疗后的严重过敏反应、重症肌无力、多发性肌炎（<1%）、味觉缺失、IgA↓、视神经炎、肝毒性（转氨酶↑）、导致中性粒细胞减少的铜缺乏、铁粒幼细胞贫血、含铁血黄素沉着 **直接剂量依赖** a）吡哆醇缺乏 b）皮肤：匍行性穿通性弹力纤维病、扁平苔藓、早衰样皮肤改变、D- 皮肤病（继发于创伤相关的皮下出血的褐色变色） c）乳房肥大 神经系统损害：发生率为 10%～50%	三乙烯羟化四甲胺盐酸盐 / 曲恩汀	不良反应较少 无过敏性的报道 有一个病例报道发生固定性药疹 络合铁：不应与铁剂合用 骨髓抑制 铁粒幼细胞贫血：可逆性（铁和铜缺乏） 出血性胃炎、味觉丢失和皮疹 神经系统损害少见
		锌	药物不良反应极少见 胃刺激：硫酸锌 > 醋酸锌 血清淀粉酶和脂肪酶的无症状性升高 有神经系统损害，但极少见

使用 D- 青霉胺治疗的神经型肝豆状核变性患者可发生反常的症状恶化。多数治疗中心报道的发生率是 10%，来自 Brewer 和 Terry 报道的发生率是 50%。因此，在治疗神经型肝豆状核变性时，应以最低剂量起步，起始量可为隔日 250 mg。尚无明确的如何增加剂量的方案。一些中心建议每 2～3 周增加 250 mg，或每月增加 250 mg，直到最大剂量为 1000～1500 mg/d，分 2～3 次服用。应在监测临床和生化改变的情况下增加剂量。对于长期中断治疗的患者，如药物剂量增加过快，易引起不可逆的神经系统改变。反常的症状恶化与大量游离铜从神经系统突然释放有关。神经系统症状改善较慢，常在 2～3 年的治疗后达到一个"平台"。神经系统症状（如肌张力障碍）不能改善与永久性神经系统损害（壳核坏死）有关。

儿童的 D- 青霉胺剂量是 20 mg/（kg·d）。成年人是 750～1500 mg/d，分 2～3 次在空腹时服用。食物可减少 50% 的药物吸收，患者应在服药 1 小时前或 2 小时后禁食。抗酸制剂和铁剂明显减少药物的吸收。由于 D-青霉胺抑制吡哆醇激酶，治疗可引起吡哆醇缺乏。对于儿童、孕妇和有营养不良、并发疾病的患者，应每日补充维生素 B$_6$ 25 ~ 50 mg。在开始治疗的数月，D-青霉胺治疗可引起大量、快速出现的铜尿（1000 μg/d），在维持治疗阶段可降至 200 ~ 500 μg/d。

有报道 20% ~ 30% 的接受 D-青霉胺治疗的患者出现了明显的不良反应。

儿童似乎比成年人更易耐受药物。在一个来自英国的有 74 个儿童患者的研究中，驱铜药物不良反应的发生率是 38%，换用曲恩汀后是 16%。Manolaki 等在一个由 54 名病儿参加的研究中报道的类似不良反应是 16%，其中起始的 D-青霉胺因不良反应而被停用。如发生了早期的过敏反应，应立即停用 D-青霉胺。如仅引起皮肤损害，可使用类固醇激素。一旦皮损消退，开始给予泼尼松 0.5 mg/（kg·d），持续 2 ~ 3 天。重新以 5 mg/（kg·d）的低剂量服用 D-青霉胺，并逐渐增量，同时逐渐减量直至停用泼尼松。但若累及骨髓（粒细胞减少、再生障碍性贫血）或其他器官系统，应停用青霉胺。如发生明显的蛋白尿或肾小球肾炎，提示应停药。D-青霉胺的直接剂量依赖性不良反应是由铜依赖的具有调节胶原交联和弹性纤维形成的赖氨酰氧化酶的缺陷引起，导致早衰样皮肤损害、皮肤松弛症、匐行性穿通性弹力纤维病。这些不良反应常发生于服用大剂量药物时。

曲恩汀 曲恩汀是一个作用机制类似于 D-青霉胺的络合剂，其不良反应较少。成年人的服用剂量是 750 ~ 1500 mg/d，分 3 次于空腹时服用。儿童是 20 mg/（kg·d）。传统上曲恩汀用于不耐受 D-青霉胺的患者，但现在认为它可以作为一线用药。由于过于昂贵，在包括印度在内的大多数发展中国家，仅少数患者可使用曲恩汀。曲恩汀不耐热，必须严密包装，并储存于 2 ~ 8 ℃的容器内。曲恩汀也络合铁和其他重金属。该药也可引起反常的神经型肝豆状核变性患者的症状恶化。类似于 D-青霉胺，使用曲恩汀时应从小剂量开始，缓慢增量。

锌 锌诱导肠细胞内的金属硫蛋白形成，金属硫蛋白优先与铜结合，使铜隔离于肠细胞内，防止其进入门脉系统。随着肠细胞脱落至肠腔内，铜从粪便中排出。锌也诱导肝细胞内的金属硫蛋白形成，对抗铜毒性。与 D-青霉胺和曲恩汀不同，锌使粪铜增加。与络合剂相比，锌的作用缓慢，需要更长的时间才能引起负性铜平衡，作为一线药物时对症状性肝病患者的疗效较差。醋酸锌、硫酸锌和葡萄糖酸锌均有效。醋酸锌的胃肠不良反应较小，可优先选择使用。成年人需要 150 mg/d 的元素锌，分 3 次服用。体重在 50 kg 以下的儿童剂量是 75 mg/d。应空腹服用锌，以确保良好的吸收。除了临床和生化方面的改善，疗效的指标还包括尿铜 <100 μg/24 h。尿锌 >2000 μg/24 h 提示顺应性好和锌剂的质量较好。锌用于症状前患者、症状性神经型肝豆状核变性的一线治疗以及维持治疗。近年的研究表明，与络合剂治疗相比，锌剂治疗肝病失败的比例更高。对于接受锌剂治疗后肝脏症状无改善的患者，应换用络合剂治疗。说明对于症状性肝型肝豆状核变性，络合剂是更好的一线治疗药物。

四硫钼酸铵 四硫钼酸铵最初用于兽医治疗动物的铜中毒，是具有抗血管生成的络合剂。如四硫钼酸铵与食物同服，它可与食物中的铜结合，防止其被吸收。如空腹服用四硫钼酸铵，它被吸收入血液后，与循环中的铜形成复合物，防止其被细胞利用。服用方法是每日服用 6 次，即每日 3 次随餐服用（每次 20 mg），另外 3 次在餐间服用（每次 20 mg）。由于络合作用较强，四硫钼酸铵的不良反应包括反常的症状恶化、骨髓抑制和肝毒性。四硫钼酸铵的神经系统症状加重和其他不良反应较曲恩汀的发生率低。在包括印度在内的许多国家，四硫钼酸铵并未上市。正在进行的 2 期多中心试验表明更稳定的铜络合剂 [双胆碱四硫钼酸盐（WTX101）] 可使 57% 的患者肝功能改善，72% 的患者在经过 24 周的治疗后游离铜降低。WTX101 改善其他症状试验尚在进行中。

【治疗阶段】

[初始治疗]

本阶段的治疗目标是减少体内的铜水平至亚毒性的阈值。可选择的药物包括单用络合剂（青霉胺或曲恩汀）、单独锌或二者联合应用。尚无随机对照试验比较这 3 种治疗方式的效果。每一个治疗中心根据自身的经验和患者的顺应性制定治疗方案。

除非患者不耐受，D-青霉胺是传统药物。曲恩汀用于不耐受 D-青霉胺的患者。在一个比较 D-青霉胺和硫酸锌作为一线药物治疗神经型肝豆状核变性的研究中发现，启动治疗 180 天后，神经系统症状恶化的比例分别为 35% 和 19%。作者推断 D-青霉胺和硫酸锌对大多数神经型肝豆状核变性患者是有效的，药物间疗效的差别并不明显。与 D-青霉胺相比，锌更适宜作为一线治疗药物。联合使用 D-青霉胺和锌的治疗中心认为 D-青霉胺在早期的驱铜阶段可发挥最明显的效果，锌并不昂贵且可防止铜吸收。二者联合治疗的优势未得到充分证实。二者必须间隔 6 小时使用，以防止锌被络合剂络合。

［维持治疗］

患者经有效的驱铜治疗后，应维持终身治疗，以防止铜再沉积。锌以其疗效好、费用低、毒性低的优点，被认为是首选。也可使用低剂量的 D-青霉胺，但必须监测其不良反应。

【症状前患者】

对于经过生化或遗传性检测证实患肝豆状核变性的先证者的同胞兄妹，应予治疗防止症状的发生。锌是首选的药物。如一个新生儿通过遗传性检测发现患肝豆状核变性，尚不清楚何时予以驱铜治疗。因有铜缺乏的风险，不建议对 1 岁以内的病儿进行驱铜治疗。由于病儿在 3 岁前几乎不发生临床症状，建议在病儿 2 岁时开始进行驱铜治疗。

【表现为急性肝衰竭的肝豆状核变性】

出现脑病的患者应接受紧急肝移植。可予以 D-青霉胺/曲恩汀联合（或不联合）锌。如不进行肝移植，患者不可能存活。

对于未发生脑病的患者，是否移植应个体化，需要与其亲属讨论。延迟治疗可引起病情突然加重、脑病和死亡，而不必要的手术意味着移除了一个可以通过药物治疗恢复的自身的肝脏。患者出现严重黄疸、溶血危象和肝性脑病的快速加重后，如不接受肝移植，几乎不能存活。分子吸收再循环系统（molecular absorption recirculating system，MARS）或全血浆置换（total plasma exchange，TPE）治疗可快速地清除游离铜，改善暴发型患者的症状。TPE 有效地清除了铜蓝蛋白和白蛋白结合铜，用于交换的新鲜冰冻血浆可治疗相关的凝血障碍。MARS 也非常有效，但较全血浆置换昂贵，适用范围比较小。

这些方法是肝移植的桥接治疗，而不是一个治疗选项。在一个近来的研究中，10 个患者中 9 个接受了血液成分单采，成功地桥接了肝移植。

【肝移植】

［肝型肝豆状核变性的肝移植］

2001 年，Durand 等报道大多数（90%）入院时无肝性脑病的暴发性肝豆状核变性患者接受 D-青霉胺治疗后，可避免肝移植。2006 年，Nazer 评分（血清胆红素、国际标准化比值和血清白蛋白）被修正，增加了 2 个参数（AST 和白细胞计数），并被命名为新 Wilson 指数（New Wilson Index，NWI）。NWI ≥ 11（附表 4-5）的患者如不接受肝移植，则不能存活。在一个来自印度南部的研究中，NWI 和儿科晚期肝病/晚期肝病模式（Model for End-Stage Liver disease，MELD）在预测肝豆状核变性预后方面有一定的准确性。作者根据肝性脑病和胆红素通过回归分析得到一个公式，预测暴发性肝豆状核变性患者的预后。类似地，Fischer 等确定 6 个 NWI 预示死亡的患者中 3 个患者存活，其中有 2 位未接受肝移植。他们认为 NWI 是不精确的，需要进行亚组分析。

在近年来公布的一个来自法国的多中心队列研究（包括 75 个成年人和 56 个儿童）中，Kaplan-Meier 分析揭示肝移植的 5 年生存率（86% ~ 96%）与移植是在 2000 年前后进行有关。这反映了在患者选择和围手术期管理方面的改善。

附表 4-5　新的预测生存的 Wilson 指数

分数	胆红素（mg/dL）	INR	AST（IU/L）	WCC（109/L）	白蛋白（g/dL）
0	0 ～ 5.8	0 ～ 1.29	0 ～ 100	0 ～ 6.7	≥ 4.5
1	5.9 ～ 8.7	1.3 ～ 1.6	101 ～ 150	6.8 ～ 8.3	3.4 ～ 4.4
2	8.8 ～ 11.6	1.7 ～ 1.9	151 ～ 200	8.4 ～ 10.3	2.5 ～ 3.3
3	11.7 ～ 17.5	2.0 ～ 2.4	201 ～ 300	10.4 ～ 15.3	2.1 ～ 2.4
4	≥ 17.6	≥ 2.5	≥ 300	≥ 15.4	0 ～ 2.0

注：AST = aspartate transaminase（天门冬氨酸转氨酶）；INR = international normalized ratio（国际标准化比值）；WCC = white cell count（白细胞计数）。

[神经型肝豆状核变性的肝移植]

神经型肝豆状核变性的肝移植的适应证是有争议的。在一个法国的研究中，纯神经型患者中仅 6% 接受了肝移植，与肝型患者相比，这些患者在肝移植后症状明显恶化。另一个研究中，3 个有帕金森综合征的患者死于感染，并无神经系统症状的改善。虽然有证据表明轻到中度的神经系统症状可在肝移植后得到改善，神经精神损害仍是肝移植后预后不良的指征。在一个回顾性的意大利研究中，肝移植后患者的神经系统症状明显得到改善，但有肝脏和神经精神疾病患者的生存率明显低于单纯肝病患者。

因为神经系统后遗症导致其行走困难、长期卧床，患者死亡的主要原因是败血症。不推荐仅表现为神经精神症状的患者选择肝移植治疗。

[来自杂合子供体的肝移植（同胞兄妹 / 父母亲）]

来自杂合子供体的肝移植对受体和供体双方都是安全的，疾病复发的风险几乎不存在，在包括印度在内的发展中国家，仍在开展已故供者肝移植项目，大多数移植来源于与杂合子相关的供体。

【治疗监测】

应对患者进行规律性的监测，以确保顺应性、药物疗效和早期识别不良反应。根据 24 小时尿铜和血清铜值检测驱铜是否有效（附表 4-6）。通过公式计算游离铜：血清铜 – 3× 血清铜蓝蛋白。如未用酶学法测定血清铜蓝蛋白，游离铜的计算值是不可信的。24 小时尿蛋白用于评估 D- 青霉胺的肾毒性。监测分别在治疗开始后的 1 个月内，然后每 3 个月，再次每 6 ～ 12 个月。

在肝型肝豆状核变性，治疗后临床上改善的表现包括黄疸、腹水和门脉高压缓解。在治疗开始后的 1 周内，然后 2 周和 4 周时，其次每 3 个月和 6 个月，再次每年进行全血细胞计数和肝功能检查。对于重度肝病，应评价 Child-Turcotte-Pugh 评分（基于血清胆红素、凝血酶原时间、血清白蛋白、腹水、脑病）和 MELD（基于胆红素、肌酐和 INR）。

附表 4-6　监测肝豆状核变性治疗的实验结果的解释

	锌	D- 青霉胺 / 曲恩汀
初始治疗	尿铜 100 ～ 500 µg/d 血游离铜 >25 µg/dL 尿锌 >2000 µg/d	尿铜 >500 µg/d 血游离铜 >25 µg/dL
控制良好（维持阶段）	尿铜 <75 µg/d 血游离铜 10 ～ 15 µg/dL	尿铜 200 ～ 500 µg/d 血游离铜 10 ～ 15 µg/dL
非顺应性 / 不合适的剂量	尿锌 <2000 µg/d 血游离铜 >15 µg/dL	尿铜 <200 µg/d 尿铜 >500 µg/d 血游离铜 >15 µg/dL
过度治疗	尿铜 <25 µg/d 血游离铜 <5 µg/dL	尿铜 <200 µg/d 血游离铜 <5 µg/dL

注：为了证实治疗效果，停用 D- 青霉胺 2 天后的尿铜应该 <50 µg/d。如大于此值，则表示顺应性差。

在神经型肝豆状核变性，对症状的序贯评估是最关键的治疗获益的结果。量表对于客观量化疾病的严重程度及其对患者生活方式的影响至关重要。这些年来，有许多评估量表被使用。Wilson 病全面评估量表（用于肝豆状核变性的 GAS）的应用较为普遍。该表监测了神经精神、肝病和骨骼肌肉的变化及它们对患者生活质量的影响（附表 4-7）。

附表 4-7　肝豆状核变性全面评价量表

层级		评定项目
第 1 层 根据对日常生活的影响，每个项目的评分是 0 ～ 5	项目 肝脏 * 认知和行为 运动 骨骼肌肉	肝病的临床、生化和腹部超声据 智力下降、抑郁和精神病 检查时发现运动损害 通过临床检查和放射学检查发现关节或肌肉受累
第 2 层 根据临床的严重程度，项目 1 ～ 13 的评分为 0 ～ 4	1.Wilson 面容 2. 学习成绩 3. 抑郁 4. 精神病 5. 肌张力障碍 6. 震颤 7 舞蹈症	8. 帕金森症 9. 语言 10. 吞咽 11. 流涎 12. 姿势和步态 13.K-F 环
第 2 层 项目 14 的评分是基于少见的表现是否存在（每项表现得分 1 分，最多 4 分）	情绪不稳定 近 1 月内有癫痫 肌阵挛 刻板动作 抽动 锥体征 眼球运动异常	

注：* 在肝脏项目，肝病的评分分为：无肝病（L0）～活动性肝病（L2）、代偿型（L3）、失代偿型（L4）、潜在的致命性疾病（L5）。予以 Wilson 面容和 K-F 环更大的权重，这 2 项是肝豆状核变性的特征性表现。

【长期的预后】

肝豆状核变性是一种可治疗的遗传性疾病，早期识别和早期治疗是改善预后的关键。治疗的效果由多种因素决定，包括服药的顺应性、开始治疗时症状的严重程度和持续的时间。2013 年，欧洲 Wilson 病联盟分析了随访 5 ～ 30 年的肝豆状核变性患者服用络合剂治疗的结果。他们注意到 326 个服用 D- 青霉胺的患者中有 8 个患者、141 个服用曲恩汀的患者中有 3 个患者需要接受肝移植。肝型患者的治疗总体有效率是 90%，神经型患者是 >55%。在观察了大量患者的长期结果的研究中，有较好改善（包括接近正常的生活质量、症状改善和稳定）的比例是 85% ～ 93.5%。

大多数顺应性好的患者在接受治疗 18 ～ 30 个月后，症状得到明显改善，随后进入症状相对稳定期。

临床上重症神经型 WD 预后不良的因素包括明显的家族史和严重的 MRI 的脑损害表现。经治疗后，50% 的重症神经型肝豆状核变性的临床症状有明显改善。治疗无效者的 MRI 表现进行性加重。

【神经型肝豆状核变性的症状管理】

［肌张力障碍］

除驱铜治疗外，中到严重程度的肌张力障碍患者的症状治疗需要其他药物，如苯海索、替扎尼定、巴氯芬、氯硝西泮、四苯喹嗪等。对上述反应无反应者或有局部肌张力障碍者，肉毒毒素是最好的选择。对于难治性症状，深部脑刺激和苍白球内侧部切除术的疗效不一。血浆置换已被试用于难治性全身性肌张力障碍患者，但尚无标准的治疗方法。

［震颤］

轻度的震颤不需要任何特殊的干预或仅需要简单的物理治疗。对于影响日常活动的震颤的治疗药物包括普萘洛尔、氯硝西泮、抗胆碱能药物、托吡酯、扑痫酮等。苍白球毁损术和深部脑刺激对持续性震颤可能有益。

[帕金森病]

所有帕金森病患者应试用左旋多巴，以缓解症状。其他的治疗药物包括多巴胺激动剂、单胺氧化酶抑制剂和金刚烷胺。

[癫痫]

6%～8%的肝豆状核变性患者发生癫痫。癫痫可作为首发表现或在整个病程中出现。治疗是标准的抗癫痫药物。考虑到相关的肝功能损害，应避免使用在肝脏发生首过代谢的药物。

[精神症状]

轻度的精神症状随驱铜治疗而好转。严重的症状需要医学干预，包括简单的行为调整、选择性5-羟色胺再摄取抑制剂、三环类抗抑郁药、5-羟色胺/去甲肾上腺素再摄取抑制剂和非典型抗精神病药物（典型的抗精神病药物可引起锥体外系症状）等。具有攻击性躁狂症状或明显的精神病症状的患者需用电痉挛治疗。尚无好的随机对照研究评估物理治疗的效果。个例和小规模研究提示物理治疗对肌张力障碍有效，牵拉和夹板有助于防止挛缩和帕金森病。步态和平衡技术对治疗帕金森病有益。尚无随机对照研究评估语言治疗对构音障碍的效果。神经肌肉电刺激用于改善吞咽困难。经皮内镜胃造瘘（percutaneous endoscopic gastrostomy，PEG）是重度吞咽困难的标准治疗，直至患者的吞咽困难好转，可以改善患者的营养状况。

【饮食中含铜量的管理】

尚无前瞻性研究确定肝豆状核变性患者饮食中铜的含量。普遍接受的铜摄入量为1～2 mg/d，与体重或年龄（儿童或成年人）无关。AASLD和EASL推荐在治疗的第一年内避免食用高铜食物。其基本原理是合理的，因为身体在关键的系统性络合治疗的第一年不应接受过高的铜。但该意见是基于2个关于肝豆状核变性患者食用素食和铜随在饮食变化的健康受试者中的生物利用度的报告。限铜的证据较弱。在发展中国家，特别是在素食者中，很难推荐铜<2 mg/d的饮食，因易导致其蛋白质摄入量在1～1.5 g/（kg·d）。这对肝硬化或晚期肝病的患者是不够的。具有可操作性的是在进行络合剂治疗的第一年内，限制食用含铜量极高的食物，如坚果、大豆、肝脏和巧克力等。奶制品、蔬菜和水果不受限制。调味料不受限制，因其每天的有效摄入量<5 g/d。与普遍的看法相反，蘑菇、动物肉、鱼和家禽不是高铜食物（附表4-8）。干燥、烘烤、腌制、灌装、添加防腐剂可增加食物中的铜含量，煮沸、研磨抛光和精炼可减少食物中的铜含量。如家庭使用铜水管，需检测水是硬水还是软水。软水是酸性的，倾向于从管道系统中溶解更多的铜，对储藏水产生"浸出效果"。硬水是中性至碱性的，其铜含量不受影响。理想情况下，饮用水的含铜量应<0.1/100万（0.1 mg/L）。在接饮用水时，应让开始的1～2 L水流走。无证据表明煮沸、简单的过滤或反渗可减少含铜量，而在超滤中使用的离子交换法可减少含铜量。瓶装矿泉水含有约0.05 mg/L铜。对此尚需进一步研究。关于印度儿童肝硬化的研究发现放置于铜或黄铜容器煮沸并放置6小时后的牛奶（98.4～98.8 μmol/L）和水（5.1～5.4 μmol/L）的含铜量，明显高于放置于玻璃或铝容器的牛奶（1.8～2.0 μmol/L）和水（0.9～1.1 μmol/L）。

附表4-8　日常饮食中每100 g可食用部分的铜含量（mg）

低铜食物（可食用部分铜含量＜1 mg/100 g）	高铜食物（可食用部分铜含量＞1 mg/100 g）
大米（整粒、泡芙、薄片）（0.23～0.27）	红豆（1.14）
小麦（全麦、面粉、粗面粉、意式细面、面条）（0.17～0.48）	大豆（1.29）
玉米及其产品（0.11～0.45）	莲花茎、荸荠（1.2～1.3）
大麦和小米（0.43～0.67）	所有坚果（1.1～2.2）
除了红豆的所有豆类（0.6～0.97）	孜然、芫荽、黑胡椒、豆蔻（1.1～1.6）
所有蔬菜（0.1～0.4）	肝脏（6.0）

（续表）

低铜食物（可食用部分铜含量 < 1 mg/100 g）	高铜食物（可食用部分铜含量 > 1 mg/100 g）
蘑菇（0.09）	牡蛎（3.4）
所有水果（0.1 ～ 0.6）	鸭肉（1.0）
所有调料（除了孜然、芫荽、黑胡椒、豆蔻）（0.1 ～ 0.6）	可可（3.8）
鱼、对虾、鸡肉、红肉（0.1 ～ 0.5）	
鸡蛋（0.07）	
牛奶和乳制品（0.03 ～ 0.1）	
咖啡、茶（0.2 ～ 0.5）	
粗糖（0.03）	

注：来自 2017 年的国家营养研究所于 2017 年颁布的印度食物成分表。

　　作者不能证实下列食物的含铜量：红豆粉、大麦、燕麦、蛋白能量粉、豆奶、大豆产品、调味酱、奶酪和精盐。由于在加工中需要干燥和烘烤，红豆粉和大麦可能含有更高的铜。大多数蛋白粉来源于大豆。所有的大豆产品、调味酱和奶酪需要发酵和防腐剂，含铜量也增加。

【辅助治疗】

　　如既往无暴露，所有患者应接种乙肝和甲肝病毒疫苗。应按照标准的药物治疗，管理肝硬化的并发症。应避免饮酒和服用非甾体类抗炎药物。

【患肝豆状核变性的年轻女性】

　　月经紊乱（如闭经或月经稀少）可能与激素活性紊乱有关。有报道患者可能发生不孕和习惯性流产。与治疗过的妇女相比，未经诊断和治疗的妇女自发性流产的比例增高（比值比：2.853，95% 可信区间：1.634 ～ 4.982）。可能的机制是继发于肝功能损害的雌激素水平下降和睾酮增加，导致了卵巢功能紊乱；铜沉积引起的胎盘功能紊乱。与无症状、肝型或混合型 WD 相比，神经型 WD 患者的自发流产率更高（比值比：2.335，95% 可信区间：1.323 ～ 4.118）。服用 D- 青霉胺和锌的患者较服用曲恩汀的患者有更低的自发流产率（10%、17%、28%），但无统计学意义。

[家庭咨询]

　　咨询应该解决药物治疗的风险和疾病失控的风险。计划怀孕的患者应将其体内的铜调整至最佳状态。子女患病的风险为 0.5%。

[母婴的预后]

　　近 10 年来几个小的系列研究和病例报告证实应用 D- 青霉胺治疗有利于患者怀孕。近来的关于使用曲恩汀的报告和一个由 29 个患者参加的单锌治疗的报告均显示母婴安全。一个最近公布的包括在 136 名妇女中 282 次怀孕的最大研究表明，大多数经过治疗的患者可正常怀孕。在这个研究中，54% 的患者是肝型，32% 是神经型，9% 是神经 - 肝型。41% 的患者接受 D- 青霉胺治疗，13% 是曲恩汀，7% 是锌，3% 是联合治疗，31% 未接受治疗。93% 的孕妇病情无变化，6% 的肝病加重，1% 的神经系统病变加重。72% 的孕妇有健康的婴儿，26% 自然流产。整体流产率是 20% ～ 29%，其中 40% 有神经系统症状。使用锌治疗的患者流产率最低（10%），未诊断和治疗的患者（41%）或中断治疗的患者（36%）流产率最高。在整个孕程中监测肝功能和神经系统功能是最重要的。6% 的患者的生化值有轻度改变，在分娩后恢复。怀孕时中断治疗可导致急性肝衰竭和神经系统症状。尚不确定络合剂在孕期的安全性。动物研究表明大剂量 D- 青霉胺导致胎儿畸形，有个案报道在人类会导致结缔组织疾病。过强的络合作用和母体铜缺乏也可损害胎儿发育。近来的报告提示 D- 青霉胺引起低的出生缺陷（3%），作者认为继续治疗的获益远大于诊断治疗的风险。为避免过度络合，D- 青霉胺的剂量可减少 25% ～ 50%，锌的剂量不变。在孕期确诊的患者应接受标准剂量的络合剂治疗，以减轻体内铜负荷。对于使用络合剂后控制良好的患者，建议在怀孕前转换为锌，以降低流产和胎儿畸形发生的风险。也有资料支持继续使用以前的络合剂。在剖宫产或外阴切开术后，伤口愈合可能延迟。在孕期的最后几周，应减量服用 D- 青霉胺。分娩后，络合剂的剂量可恢复至孕前水平。因为 D- 青霉胺可分泌至乳汁，对婴儿产生潜在的损害，不推荐服用 D- 青霉胺的妇女哺乳。尚未明确曲恩汀和锌对母乳喂养的安全性。

至今为止，尚未对避孕进行详细的研究。推荐肝豆状核变性患者使用杀精子剂、屏障法、仅黄体酮的制剂。含雌激素的药丸妨碍胆汁排铜，一些宫内节育器含有铜，肝豆状核变性患者应避免使用。

【新的治疗】

近来关于鼠模型的研究证明携带含有人 ATP7B DNA 的校正腺病毒载体的遗传工程肝豆状核变性小鼠可有长期的代谢控制和铜代谢的纠正。已证实有明显的肝损害（生化和组织学）、血清铜蓝蛋白水平、尿铜排泄、肝铜负荷的改善。免疫染色证实肝 ATP7B 表达增加。细胞疗法是应用健康的肝细胞重新填充肝脏，并重建胆小管网络。

【关于肝豆状核变性治疗的一致性意见】

［药物治疗］

1. 症状性肝病患者应接受络合剂治疗。由于 D- 青霉胺容易获取、费用低和有效，应优先选用（等级 1；证据水平 B）。

2. 症状前患者 / 肝病患者的维持治疗 / 症状性神经型肝豆状核变性患者的治疗可使用锌或络合剂（等级 1；证据水平 A）。

3. 除非进行肝移植，患者应接受终身治疗（等级 1；证据水平 A）。

4. 如果病情不能迅速恢复，MARS 和 TPE 可用于急性肝衰竭患者（特别是合并脑病），它们是肝移植的桥接治疗（等级 1；证据水平 B）。

5. 尽管有严重的不良反应，D- 青霉胺仍是有效的络合剂（等级 1；证据水平 A）。

［肝移植］

1. 肝移植适合于合并肝性脑病或溶血危象的暴发性肝病患者（等级 1；证据水平 B）。

2. 新 Wilson 指数已用于肝移植的预测（急性或慢性）。胆红素增高、晚期肝性脑病和急性溶血是肝移植的适应证，但尚需进一步证实（等级 1；证据水平 B）。

3. 来自杂合子的同胞兄妹的活体肝移植对受体和供体都是有效的和安全的（等级 1；证据水平 B）。

4. 肝移植不适合于孤立的晚期神经型患者。如这类患者也合并肝病，是否进行肝移植应个体化，明显的神经系统症状是预后不良的标志（等级 1；证据水平 B）。

［治疗监测］

1. 为明确药物的获益和不良反应，应进行仔细的临床监测。在初始治疗阶段，应频繁监测全血计数、尿液分析、肝功能、24 小时尿铜和尿蛋白、血清游离铜，以后每 6 ~ 12 个月监测一次。每年评估一次 K-F 环（等级 1；证据水平 B）。

2. 用于肝豆状核变性的 GAS 是一个全面、可靠、有用的量表。特别是对于神经型患者，该表可用于客观评价致残性，在随访时监测对治疗的反应（等级 1；证据水平 B）。

［神经型患者的药物治疗］

1. 对于驱铜治疗无效的肌张力障碍，可使用抗胆碱能药物和巴氯芬。对于难治性局灶肌张力障碍或残余的肌张力障碍，可考虑使用肉毒毒素（等级 2；证据水平 C）。

2.扑痫酮和普萘洛尔可用于姿势性和动作性震颤,左旋多巴用于帕金森病,四苯喹嗪用于运动过度(等级2;证据水平C)。

3.物理治疗和语言治疗对于神经型肝豆状核变性的康复有一定作用(等级2;证据水平C)。

4.对严重的吞咽困难患者,PEG管是一个暂时的选择,直至使用络合剂后吞咽困难得到改善(等级2;证据水平C)。

[母婴的预后]

1.肝豆状核变性患者怀孕是安全的。大多数患者预后良好(等级1;证据水平B)。

2.与未治疗的肝豆状核变性患者相比,接受适当控铜治疗的患者有更大的怀孕成功的概率。患者在孕前应将体内铜的状态调整至最佳(等级1;证据水平B)。

3.在孕期可继续服用孕前的络合剂。在孕末期,可减少络合剂的剂量(等级2;证据水平B)。

4.一般认为即使接受络合剂治疗,肝豆状核变性患者的生育风险也较低(等级1;证据水平B)。

[新的治疗]

新的治疗包括肝细胞移植、干细胞移植和基因治疗,它们可能恢复肝脏的排铜功能,但尚处于试验阶段(等级2;证据水平C)。

【利益冲突】

作者无任何申报。

【名义群体投票技术和指南写作】

肝病学家和神经病学家管理跨学科的肝豆状核变性,到目前为止无共识。我们认为需要有进行全面管理的实践指南。该活动起初由AN和RKD发起。我们咨询了肝病专家(儿科和成人)和神经病学家,以确定文献中的空白和管理实践中的困难。确定了具体的问题和感兴趣的区域,并分发给核心成员。2017年3月在孟买举行了为期两天的肝豆状核变性审议会议。在第一天,提出和讨论了各方面的发病机制、管理和最近的文献综述。在第二天,举行核心成员并形成指南。AN和RKD主持会议。核心成员MSS、HD、SS(Sanjib Sinha)、SA、AB、CEE在幻灯片上放映了关于具体题目的报告。在每次演讲的最后,不同的观点被讨论并最终投票。发言均被记录。除了发言人MSS、HD、Sanjib Sinha、SA、AB、CEE,其他作者PLK、RKD、VG、NM、RMK、MS、UP、AS、BRT、PMW、SKY也对指南的具体部分有贡献。最终汇总信息。AN、MSS和JM数次修订草稿。全体参会者进行评审。AS、SS(Srinivas Sankaranaraynan)、AD.AN、HD、PLK和SS(Sanjib Sinha)另外参与某些章节的评审(如改良评分系统)。AN最终定稿。

【感谢】

我们衷心感谢印度新孟买阿波罗医院胃肠科的Priya Malde博士;印度新德里Indraprastha Apollo医院儿童胃肠病和肝病科的Smita Malhotra博士;印度古尔冈Medanta-The Medicity医院儿童胃肠病、肝病科和肝移植科的Deepak Goyal博士;印度昌迪加尔医学教育与研究生院儿童胃肠病部的Jagadeesh Menon VR。他们参加了指南的起草工作。

来源:NAGRAL A, SARMA M, MATTHAI J, et al. Wilson's Disease: clinical practice guidelines of the Indian National Association for Study of the Liver, the Indian Society of Pediatric Gastroenterology, Hepatology and Nutrition, and the Movement Disorders Society of India. J Clin Exp Hepatol, 2019, 9(1):74-98.

(刘 惠译 李淑娟校)

附录五　医用名词英汉对照

英文名词	中文名称
aceruloplasminemia	无铜蓝蛋白血症
acid sphingomyelinase（ASM）	酸性鞘磷脂酶
acquired copper deficiency（ACD）	获得性铜缺乏症
acquired hepatocerebral degeneration（AHCD）	获得性肝脑变性
acrodermatitis enteropathica	肠病性肢端皮炎
action tremor	动作性震颤
acute liver failure（ALF）	急性肝衰竭
adaptor protein complex 1（AP-1）	适配子蛋白质复合物 1
adenine（A）	腺嘌呤
adenosine triphosphate（ATP）	三磷酸腺苷
adenylcyclase	腺苷酸环化酶
adipokine	脂肪因子
adiponectin	脂联素
adventitia	动脉外膜
affection	情感
alanine transaminase（ALT）	丙氨酸转氨酶
albumin	白蛋白
alkaline phosphatase（ALP）	碱性磷酸酶
allele	等位基因
allotriogeusia	味觉异常
Alzheimer's disease（AD）	阿尔茨海默病
amenorrhea	闭经
American Association for Study of Liver Diseases（AASLD）	美国肝病研究协会
aminoaciduria	氨基酸尿
ammonium tetrathiomolybdate（ATTM）	四硫钼酸铵
amnesia	遗忘
anemia	贫血
angiogenesis	血管生成
anorexia	食欲不振
anti-copper treatment	驱铜治疗
antioxidant factor1（Atox1）	抗氧化因子 1
antipsychotic	抗精神病药物
antipyridoxine	抗吡哆醇
anxiety	焦虑

（续表）

英文名词	中文名称
apathy	情感淡漠
aphasia	失语
apical membrane	顶膜
aplastic anemia	再生障碍性贫血
apolipoprotein E（ApoE）	载脂蛋白 E
apomorphine	阿扑吗啡
apoptosis	细胞凋亡
apraxia	失用症
aprosexia	注意涣散
aptamer disease	适配子病
apthous stomatitis	阿弗他口腔炎
arrhythmia	心律失常
arthritis	关节炎
arthropathy	关节病
artificial liver support system	人工肝支持系统
ascite	腹水
ascorbate oxidase	抗坏血酸氧化酶
aspartate transaminase（AST）	天冬氨酸转氨酶
asterixis	姿势保持不能
astrocyte	星形胶质细胞
astrocytosis	星形细胞增生
astrogliosis	星形胶质细胞增生
ataxia	共济失调
athetosis	手足徐动症
ATP7A-related distal motor neuropathy	ATP7A 相关远端运动神经病
attention	注意力
autism spectrum disorders（ASD）	孤独症谱系疾病
autophagy	自噬
autosomal dominant inheritance	常染色体显性遗传
autosomal recessive inheritance	常染色体隐性遗传
baclofen	巴氯芬
bacterascite	细菌性腹水
ballismus	投掷运动
ballistic movement	投掷样运动
basal ganglia	基底神经节
basolateral membrane	基底膜
Bedlington terrier	伯灵顿犬
belligerence	好斗性
betaine	甜菜碱
bile canaliculi	胆小管
bile salt	胆盐
biliary system	胆管系统

（续表）

英文名词	中文名称
bilirubin	胆红素
bleeding	出血
blepharospasm	眼睑痉挛
blood-brain barrier（BBB）	血 - 脑屏障
blood-cerebrospinal fluid barrier（BCB）	血 - 脑脊液屏障
blood zinc	血锌
bone marrow stem cell transplantation	骨髓干细胞移植
bradykinesia	动作迟缓
brain parenchyma	脑实质
brainstem	脑干
bright claustrum sign	亮屏状核征
British anti-Lewisite（BAL）	不列颠抗路易斯毒气
brush border	刷状缘
bulimia	暴食症
cachexia	恶病质
calcium	钙
calcium disodium edetate	依地酸钙钠
canalicular domain	胆管区
cannabinoid（CB）	大麻素
cardiolipin	心磷脂
cardiomyopathy	心肌病
carnitine	肉毒碱
carnitine palmitoyltransferase 1A（CPT1A）	肉毒碱棕榈酰转移酶 1A
carrier	携带者
Caucasian	高加索人、白种人
caudate nucleus	尾状核
cell transplantation	细胞移植
cellular membrane	细胞膜
cellularity	细胞构成
centiMorgan（cM）	厘摩
central pontine myelinosis（CPM）	中央脑桥髓鞘溶解症
ceramide	神经酰胺
cerebral edema	脑水肿
ceruloplasmin（CP）	铜蓝蛋白
chelator	螯合剂
chemokine	趋化因子
cholangifibrosis	胆管纤维化
cholangiocarcinoma	胆管癌
cholangitis	胆管炎
cholestasis	胆汁淤积
cholesteryl ester	胆固醇酯
choline（Cho）	胆碱

（续表）

英文名词	中文名称
cholinesterase	胆碱酯酶
chondrocalcinosis	软骨钙质沉着病
chorea	舞蹈症
choreoathetosis	舞蹈手足徐动症
chromatin	染色质
chromosome	染色体
chronic active hepatitis	慢性活动性肝炎
chylomicron	乳糜微粒
clathrin	网格蛋白
clonazepam	氯硝西泮
clozapine	氯氮平
clusterin	凝聚素
coagulopathy	凝血障碍
cognitive dysfunction	认知功能障碍
cogwheel rigidity	齿轮状强直
collagen	胶原
colonization	定植
coma	昏迷
comorbidity	伴随疾病
complexation	络合作用
compound heterozygous mutation	复合杂合突变
conception	怀孕
concordance rate	一致率
confusion	意识模糊
consanguinity	血缘关系
consciousness	意识
contraceptive	避孕药
contrast enhanced ultrasound（CEUS）	超声造影
copper	铜
copper accumulation	铜蓄积
copper chaperone protein for superoxide dismutase（CCS）	超氧化物歧化酶铜伴侣蛋白
copper-containing amine oxidases（AOCs）	含铜胺氧化酶
copper-histidine	组氨酸铜
copper metabolism MURR1 domain-containing prorein 1（COMMD1）	含铜代谢 MURR1 区的蛋白 1
copper poisoning/copper toxicity	铜中毒
copper sequestration	铜封存
copper transpor receptor 1（CTR1）	铜转运受体 1
copper-transporting P-type ATPase	铜转运 P 型 ATP 酶
corkscrew	螺丝锥
cornea	角膜
corticostriatal pathway	皮质纹状体途径
cosegregate	共分离

（续表）

英文名词	中文名称
Costa Rica	哥斯达黎加
C-reaction protein （CRP）	C 反应蛋白
creatinine	肌酐
cross-sectional imaging	断层图像
cryptogenic cirrhosis	隐源性肝硬化
cuprase	铜酶
cupriuria	铜尿
cuproprotein	铜蛋白
cupruresis	尿铜排泄
curative treatment	根治治疗
curcumin	姜黄素
cutis laxa	皮肤松弛
cyclin	细胞周期蛋白
cysteinyl aspartate specific proteinase （caspase）	半胱氨酰天冬氨酸特异性蛋白酶
cystinuria	胱氨酸尿
cytochrome c oxidase （COX）	细胞色素 C 氧化酶
cytosine	胞嘧啶
deletion	缺失
delirium	谵妄
delusion	妄想
delusion of persecution	被害妄想
delusion of reference	关系妄想
dementia	痴呆
demyelination	脱髓鞘
denaturing gradient gel electrophoresis （DGGE）	变性梯度凝胶电泳
denaturing high performance liquid chromatography （DHPLC）	变性高效液相色谱
dentate nucleus	齿状核
depression	抑郁
descement membrane	后弹力层
desmin （DES）	结蛋白
deterioration in schoolwork	学校功课退步
dideoxy fingerprint recognition	双脱氧指纹识别
dihydroxyphenyl alanine （DOPA）	二羟苯丙氨酸
dihydroxyphenyl glycol （DHPG）	二羟苯乙二醇
dihydroxyphenylacetic acid （DOPAC）	二羟苯乙酸
dimercaptopropanol/dimercaprol （BAL）	二巯丙醇
dimercaptosuccinic acid	二巯丁二酸
disease-causing mutation	致病性突变
disorientation	定向障碍
distractibility	注意力分散
dithiothreitol （DTT）	二硫苏糖醇
divalent metal transporter	二价金属转运体

（续表）

英文名词	中文名称
dizygotic	异卵双生
dominant mutation	显性突变
dopamine beta monoxygenase（DβM）	多巴胺-β-单加氧酶
dried blood spot（DBS）	干燥血点
drooling	流涎
drowsiness	嗜睡
duodenum	十二指肠
dynactin	动力蛋白激活蛋白
dynorphin	强啡肽
dysarthria	构音障碍
dysdiadochocinesia	轮替运动障碍
dyskinesia	运动障碍
dysmetria	辨距不良
dysphagia	吞咽困难
dystonia	肌张力障碍
dystonic state	肌张力障碍状态
elastin	弹性蛋白
elastosis perforans serpiginosa（EPS）	匍行性穿通性弹性纤维病
elation	情感高涨
electroconvulsive therapy	电痉挛疗法
electroencephalography	脑电图
embryogenesis	胚胎形成
embryopathy	胚胎病
emotional instability	情绪不稳定
encephalopathy	脑病
endemic Tyrolean infantile cirrhosis	地方性提洛尔婴儿肝硬化
endocytosis	内吞作用
endoplasmic reticulum（ER）	内质网
endosome	内体
endothelial cell	内皮细胞
enkephalin	脑啡肽
eperisone	乙哌立松
epidermal growth factor（EGF）	表皮生长因子
epistaxis	鼻衄
epithelial mesenchymal transition	上皮间质转化
erythrophagocytosis	噬红细胞作用
esophagogastroduodenoscopy（EGD）	食道、胃、十二指肠镜检查
essential tremor	特发性震颤
estrogen	雌激素
ethnic Han Chinese population	中国汉族人群
ethylenediamine tetraacetic acid（EDTA）	乙二胺四乙酸
exchangeable copper（CuEXC）	可交换铜

（续表）

英文名词	中文名称
exocytosis	胞吐
exon	外显子
explosive speech	急性语言
expressivity	表现度
extracellular matrix（ECM）	细胞外基质
extrapyramidal disease	锥体外系疾病
extrapyramidal system	锥体外系
facial myokymia	面肌纤维颤搐
farnesoid X receptor（FXR）	法尼醇 X 受体
ferricion	三价铁离子
ferroportin（Fp）	铁转运蛋白
ferrousion	亚铁离子
ferroxidase	亚铁氧化酶
fibrillin	原纤蛋白
fibronectin	纤连蛋白
fibrosis	纤维化
flapping tremor	扑翼样震颤
flight of thought	思维奔逸
forgetfulness	健忘
founder effects	奠基者效应
frameshift mutation	移码突变
free cholesterol	游离胆固醇
free radical	自由基
fulminant hepatic failure	暴发性肝衰竭
galactorrhea	溢乳
gall bladder stone	胆囊结石
Gandou decoction	肝豆汤
gastritis	胃炎
gene	基因
gene carrier	基因携带者
gene frequency	基因频率
gene therapy	基因治疗
genetic counseling	遗传咨询
genetic heterogeneity	遗传异质性
genetic marker	遗传标记
genotype	基因型
glia	神经胶质
glial fibrillary acidic protein（GFAP）	胶质原纤维酸性蛋白
global assessment scale（GAS）	全面评价量表
globus pallidus（GP）	苍白球
glucocorticoid receptor（GR）	糖皮质激素受体
glutaredoxin	谷氧还蛋白

（续表）

英文名词	中文名称
glutathione（GSH）	谷胱甘肽
glycoprotein	糖蛋白
glycosylation	糖基化
golden-brownish	金褐色的
Golgi complex	Golgi 复合体
gradient echo	梯度回波
grandchild	孙子女
grandiose delusion	夸大妄想
grimacing	鬼脸
guanine	鸟嘌呤
gynecomastia	男子乳房女性化
habitual abortion	习惯性流产
hallucination	幻觉
haloperidol	氟哌啶醇
haplotype	单倍体
hemiballismus	偏身投掷运动
hemichorea	偏身舞蹈症
hemochromatosis	血色病
hemoglobinuria	血红蛋白尿
hemolysis	溶血
hemolytic anemia	溶血性贫血
hemorrhagic tendency	出血倾向
hemosiderin	含铁血黄素
hemosiderosis	含铁血黄素沉着
hepatic cirrhosis	肝硬化
hepatic coma	肝昏迷
hepatic copper content	肝铜量
hepatic encephalopathy（HE）	肝性脑病
hepatic hydrothorax	肝性胸腔积液
hepatic lobule	肝小叶
hepatic microcirculatory subunit	肝微循环亚单位
hepatic siderosis	肝铁质沉着症
hepatic sinusoid	肝窦
hepatic stellate cells（HSCs）	肝星状细胞
hepatitis	肝炎
hepatocellular carcinoma（HCC）	肝细胞癌
hepatocyte	肝细胞
hepatocyte nuclear factor 4 α（HNF4 α）	肝细胞核因子 4 α
hepatolenticular degeneration（HLD）	肝豆状核变性
hepatomegaly	肝大
hepatorenal syndrome（HRS）	肝肾综合征
hepatosplenomegaly	肝脾大

（续表）

英文名词	中文名称
hepatotoxicity	肝毒性
hepcidin	铁调素
hephaestin	铁转运辅助蛋白
heterochromatin	异染色质
heterozygote	杂合子
heterozygote frequency	杂合子频率
high affinity copper transporter（hCTR）	高亲和力铜转运体
hippocampus	海马
holoceruloplasmin	全铜蓝蛋白
homogeneity	同质性
homologous chromosome	同源染色体
homozygote	纯合子
housekeeping gene	看家基因
human copper transporter（hCTR）	人类铜转运子
human leukocyte antigen（HLA）	人类白细胞抗原
hyaluronic acid（HA）	透明质酸
hydrolase	水解酶
hydroperoxide	氢过氧化物
hydroxyl radicals	羟自由基
5-hydroxytryptamine（5-HT）	5-羟色胺
hyperbilirubinemia	高胆红素血症
hyperbulia	意志增强
hyperferritinemia	高铁蛋白血症
hyperhomocysteinemia	高同型半胱氨酸血症
hypermnesia	记忆增强
hypernasality	鼻音过重
hyperprosexia	注意增强
hypoceruloplasminemia related movement disorder（HCMD）	低铜蓝蛋白血症相关性运动障碍
hypocholesterolemia	低胆固醇血症
hypochondriacal delusion	疑病妄想
hypocupremia	低铜血症
hypomimia	表情呆板
hypomnesia	记忆减退
hypoparathyroidism	甲状旁腺功能低下
hypoprosexia	注意减退
hypotriglyceridemia	低甘油三酯血症
hypovolemia	低血容量
hypoxia	低氧
idiopathic copper toxicosis（ICT）	特发性铜中毒
illusion	错觉
imbalance	平衡障碍
immobilization	姿势固定

英文名词	中文名称
impulsiveness	冲动
in silico	计算机模拟
inbreeding	近亲婚配
increase in dendrites	树突增多
index case	先证者
Indian childhood cirrhosis（ICC）	印度儿童肝硬化
induced pluripotent stem cell（iPSC）	诱导多能干细胞
infertility	不孕症
inhibition of thought	思维迟缓
insertion	插入
insomnia	失眠
intelligence	智能
intentional tremor	意向性震颤
interface hepatitis	界面性肝炎
intermembrane space（IMS）	膜间隙
internalization	内化
interneuron	中间神经元
intron	内含子
involuntary movement	不随意运动
iron	铁
irritability	易激惹
jaundice	黄疸
keratin	角蛋白
kidney	肾脏
kindred	家族
labile mood	情绪波动
lacrimation	流泪
lactate（Lac）	乳酸
lactation	哺乳期
lactoferrin	乳铁蛋白
lactovegetarian	乳品蔬菜食者
laminin（LN）	层粘连蛋白
laser ablation inductively coupled plasma mass spectrometry（LA-ICP-MS）	激光剥蚀电感耦合等离子体质谱法
law of crossing over	交换律
law of independent assortment	自由组合律
law of linkage	连锁律
law of segregation	分离律
L-dihydroxyphenylserine（L-DOPS）	L- 二羟苯基丝氨酸
lead-pipe rigidity	铅管样强直
legumes	豆科植物
lenticular nucleus	豆状核
lentiviral	慢病毒

英文名词	中文名称
leptin	瘦素
leukopenia	白细胞减少
lewisite	路易斯毒气
lichen planus	扁平苔藓
licorzine	甘草锌
life-long treatment	终身治疗
linkage analysis	连锁分析
lipid peroxidation	脂质过氧化
lipofuscin	脂褐素
liposome	脂质体
lithium	锂
liver cell transplantation	肝细胞移植
liver cirrhosis	肝硬化
liver palm	肝掌
liver receptor homolog 1（LRH1）	肝脏受体同源物 1
liver transplantation	肝移植
living donor liver transplantation（LDLT）	活体肝移植
living related liver transplantation（LRLT）	活体供肝肝移植
locus coeruleus	蓝斑
long-term potentiation（LTP）	长时程增强
loss of heterozygosity	杂合丢失
lunulae ceruleae	指甲弧缘蓝斑
lymphocyte	淋巴细胞
lysosome	溶酶体
lysyl oxidase（LOX）	赖氨酰氧化酶
macrographia	大写症
macromastia	巨乳症
macrovesicular steatosis	大泡型脂肪变性
magnetic resonance imaging	磁共振成像
magnitude image	幅值图像
malondialdehyde	丙二醛
mammary gland	乳腺
manganese	锰
matrix metalloproteinase（MMP）	基质金属蛋白酶
memantine	美金刚
memory	记忆
Menks kinky（steely）hair disease	Menks 卷曲（脆）发病
menstrual abnormality	月经紊乱
menstrual iron loss	月经性铁丢失
menstrual irregularity	月经失调
mental retardation	精神发育迟滞
metal binding domain（MBD）	金属结合区

（续表）

英文名词	中文名称
metallic discoloration	重金属沉着症
metallochaperone	金属伴侣蛋白
metalloid	类金属
metallothionein（MT）	金属硫蛋白
methanobactin（MB）	甲烷氧化菌素
methionine	蛋氨酸
methylation	甲基化
methylenetetrahydrofolate reductase（MTHFR）	亚甲基四氢叶酸还原酶
methylphenidate	哌甲酯
microarray analysis	微阵列分析
microelement	微量元素
micrographia	写字过小症
microvesicular steatosis	小泡型脂肪变性
migraine	偏头痛
missense mutation	错义突变
mitochondria	线粒体
mitochondrial permeability transition（MPT）	线粒体膜渗透性转换
mitogen activated protein kinase（MAPK）	有丝分裂原激活蛋白激酶
model of end-stage liver disease（MELD）	终末期肝病模型
molecular absorbent recirculating system	分子吸附再循环系统
molybdate	钼酸盐
molybdenum	钼
monilethrix	念珠状发
monoamine neurotransmission	单胺神经递质
monoamine oxidase（MAO）	单胺氧化酶
monogenic disomy	单基因二体性
monozygotic twin	单卵双胞胎
mood stabilizer	情绪稳定剂
morphea	局限性硬皮病
mosaicism	镶嵌现象
multidisciplinary case conferences	多学科病例讨论会
multidisciplinary team（MDT）	多学科团队
multiple sclerosis	多发性硬化
multiple ticscoprolalia syndrome	抽动秽语综合征
multiplex amplification refractory mutation system polymerase chain reaction	多重扩增受阻突变体系聚合酶链反应
muscle rigidity	肌强直
mutiplex ligation-dependent probe amplification（MLPA）	多重连接依赖的探针扩增技术
mutism	缄默症
myasthenia gravis	重症肌无力
myelin sheath	髓鞘
myoclonus	肌阵挛
myofibroblast transdifferentiation（MT）	成肌纤维细胞转分化

（续表）

英文名词	中文名称
myofibroblast（MF）	成肌纤维细胞
myoglobinuria	肌红蛋白尿
myo-inositol（MI）	肌醇
NADH:ubiquinone oxidoreductase subunit B7（Ndufb7）	NADH: 泛醌氧化还原酶 b7
negativism	违拗症
neologism	语词新作
nephrocalcinosis	肾钙质沉积症
nephrolithiasis	肾结石
nephrotic syndrome	肾病综合征
neurodegeneration with brain iron accumulation（NBIA）	脑铁沉积性神经退行性变
neuroferritinopathy	神经铁蛋白病
neuromelanin	神经黑色素
neuromodulation	神经调节
neuropsychiatric symptom	神经心理症状
neurotensin	神经紧张肽
neutron activation analysis	中子激活分析
next generation sequencing（NGS）	二代测序技术
Niemann-Pick C1（NPC1）protein	尼曼 - 匹克 C1 蛋白
nigrostriatal system	黑质纹状体系统
nitrazepam	硝西泮
nonalcoholic fatty liver disease（NAFLD）	非酒精性脂肪性肝病
nonalcoholic steatohepatitis（NASH）	非酒精性脂肪性肝炎
nonceruloplasmin-bound copper	非铜蓝蛋白结合铜
nonsense mutation	无义突变
nucleus accumbens	伏核
nucleus ruber	红核
nutritional immunity	营养免疫
nystagmus	眼球震颤
obsessive idea	强迫观念
occipital horn syndrome（OHS）	枕角综合征
offspring	后代
olfactory tubercle	嗅结节
oligodendrocyte	少突胶质细胞
oligomeric enzyme hypothesis	寡聚酶假说
online Mendelian inheritance in man（OMIM）	线上人类孟德尔遗传
opisthotonus	角弓反张
orcein	地衣红
orientation	定向力
oromandibular dystonia	口、下颌肌张力障碍
orthotopic liver transplantation（OLT）	原位肝移植
osseomuscular phenotype	骨肌型
osteoarthritis	骨关节炎

（续表）

英文名词	中文名称
osteomalacia	骨质软化
osteoporosis	骨质疏松
overwhelming postsplenectomy infection（OPSI）	凶险性感染
oxidative phosphorylation	氧化磷酸化
oxidative stress	氧化应激
paleostriatum	旧纹状体
palilalia	言语重复
pallidum	苍白球
pancreatitis	胰腺炎
panda sign	熊猫征
pantothenate kinase associated neurodegeration（PKAN）	泛酸激酶相关神经退行性病
paraeccrisis	分泌障碍
paramagnetic property	顺磁性
paraparesis	下肢轻瘫
parathymia	情感倒错
paresthesias	感觉异常
paroxysmal kinesigenic dyskinesia（PKD）	发作性运动诱发性运动障碍
patatin-like phospholipase domain-containing 3（PNPLA3）gene	含马铃薯样磷脂酶结构域 3 基因
pedigree analysis	系谱分析法
pedunculo-pontine nucleus（PPN）	脑桥脚核
pemphigoid	类天疱疮
penetrance	外显率
penicillamine	青霉胺
penicillamine challenge test	青霉胺负荷试验
peptidylglycine-α-amidating monooxygenase（PAM）	肽酰甘氨酸 - α - 酰胺化单加氧酶
perception	知觉
percutaneous gastrostomy	经皮胃造口术
pericellular fibrosis	细胞周围性纤维化
permease	通透酶
peroxisome	过氧化物酶体
peroxisome proliferator-activated receptor alpha（Pparα）	过氧化物酶体增殖物激活受体 α
personality	人格
phase image	相位图像
phenocopy	拟表型
phenotype	表现型
phenylbutyrate	苯丁酸
phlebotomy	静脉切开放血术
phosphatidylcholine	磷脂酰胆碱
phosphatidylserine	磷脂酰丝氨酸
phosphoinositide 3-kinase	磷酸肌醇 3- 激酶
phosphorus	磷
phosphorylation domain	磷酸化区

英文名词	中文名称
pili torti	扭曲发
pilot study	初步研究
placenta	胎盘
plasma copper	血铜
platelet derived growth factor（PDGF）	血小板源性生长因子
polymerase chain reaction（PCR）	聚合酶链反应
polymyositis	多发性肌炎
portal hypertension	门静脉高压
portal venous system	门静脉系统
portocaval shunt	门腔静脉分流
portosystemic shunt	门体静脉分流
postural instability	姿态不稳
preemptive treatment	预防性治疗
pregnancy	妊娠
prenatal diagnosis	产前诊断
presymptomatic	症状前期
primary biliary cirrhosis（PBC）	原发性胆汁性肝硬化
primary sclerosing cholangitis（PSC）	原发性硬化性胆管炎
prion protein（PRNP 或 PrP）	朊蛋白
proband	先证者
progenitor	祖先
progeric change	早衰变化
promotor	启动子
propofol	丙泊酚
proposita	先证者
pseudo dominance	假显性
pseudo dominant inheritance	假显性遗传
pseudobulbar palsy	假性延髓麻痹
pseudosclerosis	假性硬化症
psychomotor excitement	精神运动性兴奋
psychomotor inhibition	精神运动性抑制
psychosensory disturbance	感知综合障碍
psychosis	精神病
putamen	壳核
putrescine	腐胺
pyknosis	核固缩
pyramidal system	锥体系
pyridoxine	吡哆醇
quantitative susceptibility mapping（QSM）	定量磁化率成像
quasidominant inheritance	类显性遗传
quetiapine	喹硫平
rapid eye movement sleep behavior disorder	快速眼动睡眠行为疾病

（续表）

英文名词	中文名称
reactive oxygen species（ROS）	活性氧
recessive mutation	隐性突变
reduced size liver transplantation（RLT）	减体积肝移植
repeated spontaneous abortions	反复自发性流产
rest tremor	静止性震颤
restlessness	静坐不能
restricition fragment length polymorphism（RFLP）	限制性片段长度多态性
resveratol	白藜芦醇
rhabdomyolysis	横纹肌溶解
rheumatoid arthritis	风湿性关节炎
rhinorrhea	流涕
rhodamine	罗丹明
rifaximin	利福昔明
risperidone	利培酮
risus sardonicus	苦笑面容
rock stratum sign	岩层征
rodent model	啮齿类动物模型
rust-brown	铁锈色
S-adenosylhomocysteine（SAH）	腺苷同型半胱氨酸
S-adenosylmethionine（SAM）	腺苷蛋氨酸
samesense mutation	同义突变
scleral icterus	巩膜黄染
sensory trick	感觉诡计
serotonin	血清素
serous retinitis	浆液性视网膜炎
serum copper oxidase（SCO）	血清铜氧化酶
serum free copper	血清游离铜
serum non-ceruloplasmin bound copper	血清非铜蓝蛋白结合铜
shear wave elastrography（SWE）	剪切波弹性成像
shellfish	水生贝壳类动物
short tandem repeat	短串联重复序列
shuffling gait	前冲步态
sialorrhea	流涎
sibling	同胞兄妹
Sicilian	西西里岛人
sideroblastic anemia	铁粒幼细胞贫血
single nucleotide polymorphism（SNP）	单核苷酸多态性
single nucleotide variant（SNV）	单核苷酸变异
single-strand conformational polymorphism（SSCP）	单链构象多态性
slit lamp	裂隙灯
slurred speech	言语不利
small copper carrier（SCC）	小铜载体

英文名词	中文名称
small intestinal epithelial cells	小肠上皮细胞
sodium diethyldithiocarbamate	二乙基二硫代氨基甲酸钠
sodium dimercaptopropanesulfonate（DMPS）	二巯丙磺钠
sodium dimercaptosuccinate（Na-DMS）	二巯丁二钠
somnolence	嗜睡
sopor	昏睡
space of Disse	狄氏腔
spasticity	痉挛
spermidine	亚精胺
spermine	精胺
sphingomyelinase	鞘磷脂酶
spinal muscular atrophy（SMA）	脊肌萎缩症
splenectomy	脾脏切除
splenomegaly	脾大
splitting liver transplantation（SLT）	劈裂式肝移植
splitting of thought	思维破裂
spontaneous bacterial peritonitis（SBP）	自发性细菌性腹膜炎
spontaneous copper poisoning syndrome	自发性铜中毒综合征
staccato speak	断续性语言
static tremor	静止性震颤
steatohaptitis	脂肪性肝炎
steatosis	脂肪变性
stellate cell	星状细胞
stem cell	干细胞
stereotyped movement	刻板动作
sterol regulatory-binding protein 2（SREBP-2）	固醇调节结合蛋白 2
sterol regulatory element-binding transcription factor1（Srebf1）	固醇调节元件结合转录因子 1
sterotyped act	刻板行为
stomach	胃
striatum	纹状体
striosome	纹状质
stupor	木僵
substantia nigra（SN）	黑质
substitution	替换
subthalamic nucleus（STN）	丘脑底核
succimer	二巯丁二酸
succinate dehydrogenase complex assembly factor 2（Sdhaf2）	琥珀酸脱氢酶复合物装配因子 2
sulfhydryl oxidase（QSOX）	巯基氧化酶
sunflower cataract	"向日葵"样白内障
superoxide dismutase（SOD）	超氧化物歧化酶
susceptibility-weighted imaging（SWI）	磁敏感加权成像
symptomatic	症状期

（续表）

英文名词	中文名称
synucleinopathy	共核蛋白病
tachyphylaxis	快速抗药反应
talipes equinovarus	马蹄内翻足
tandem walking	纵向行走
tardive dyskinesia（TD）	迟发性运动障碍
temporal temperature gradient electrophoresis（TTGE）	瞬时温度梯度电泳
terlipressin	特利加压素
tetanoid chorea	强直性舞蹈病
tetrathiomolybdate（TM）	四硫钼酸盐
thalami	丘脑
thinking	思维
thiobarbituric acid	硫代巴比妥酸
thiomolybdate	硫代钼酸盐
thiopentone	硫喷妥钠
thoracentesis	胸腔穿刺术
thrombocytopenia	血小板减少
torpedoes	鱼雷样变
torsionspasm	扭转痉挛
trace element	微量元素
transaminase	转氨酶
transaminitis	转氨酶升高
transferrin（Tf）	转铁蛋白
transforming growth factor（TGF）	转化生长因子
transient elastography	瞬时弹性成像
transient episode of jaundice	一过性黄疸
transition metal	过渡金属
transjugular intrahepatic portosystemic stent shunt（TIPSS）	经颈静脉肝内门体静脉支架分流术
transjugular liver biopsy	经颈静脉肝活检
transmembrane domain（Tm）	跨膜区
tremor	震颤
trientine	曲恩汀
triethylene tetramine	三乙烯四胺
triglyceride	甘油三酯
TrihexyPhenidyl	苯海索
triplet	三胞胎
tyrosinase（TYR）	酪氨酸酶
ubiquitin	泛素
ubiquitinylation	泛素化
unified Wilson's Disease Rating scale（UWDRS）	统一肝豆状核变性病评价量表
uniparental isodisomy	单亲同二体
urine copper	尿铜
urine zinc	尿锌

（续表）

英文名词	中文名称
ursolic acid（UA）	乌索酸
vascular endothelial growth factor（VEGF）	血管内皮生长因子
vacuous smile	张嘴微笑
variceal bleeding	静脉曲张出血
vulnerability	易损性
waxy flexibility	蜡样屈曲
weeping willow	垂柳影样
wide stance	宽步基
wild type	野生型
will	意志
Wilson's disease（WD）	威尔逊病
wing-beating tremor	扑翼样震颤
Writer's cramp	书写痉挛
X-linked inhibitor of apoptosis（XIAP）	X-连锁细胞凋亡抑制剂
zebrafish	斑马鱼
zinc	锌
zinc acetate	醋酸锌
zinc gluconate	葡萄糖酸锌
zinc monotherapy	单锌治疗
zinc preparation	锌剂
zinc sulfate	硫酸锌

参考文献

1. ABUL-HUSN N S, CHENG X, LI A H, et al. A protein-truncating HSD17B13 variant and protection from chronic liver disease. N Engl J Med, 2018, 378(12): 1096-1106.

2. AGGARVAL A, AGGARVAL N, NAGRAL A, et al. A novel global assessment scale for Wilson's disease. Mov Disord, 2009, 24(4): 509-518.

3. AGGARVAL A, BHATT M. Advances in treatment of Wilson disease. Tremor Other Hyperkinet Mov, 2018, 8: 525-537.

4. AGGARVAL A, BHATT M. The pragmatic treatment of Wilson's disease. Mov Disord Clin Pract, 2014, 1(1): 14-23.

5. AGGARVAL A, BHATT M. Update on Wilson disease. Int Rev Neurol, 2013, 110: 313-348.

6. AHMAD A, TORRAZZA-PEREZ E, SCHILSKY M L, et al. Liver transplantation for Wilson disease. Handb Clin Neurol, 2017, 142: 193-204.

7. ALA A, ALIU E, SCHILSKY M L. Prospective pilot study of a single daily dosage of trientine for the treatment of Wilson disease. Dig Dis Sci, 2015, 60(5): 1433-1439.

8. ALA A, WALKER A P, ASHKAN K, et al. Wilson's disease. Lancet, 2007, 369(9559): 397-408.

9. ALDHALEEI W, ALAHMAD M, ALHOSANI I. Wilson's disease presenting in late adult life. Case Rep Gastroenterol, 2021, 15(1): 142-146.

10. AMANO T, MATSUBARA T, NISHIDA T, et al. Clinically diagnosed late-onset fulminant Wilson's disease without cirrhosis: a case report. World J Gastroenterol, 2018, 24(2): 290-296.

11. American Association for the Study of Liver Diseases, European Association for the Study of the Liver. Hepatic encephalopathy in chronic liver disease: 2014 practice guideline by the European Association for the Study of the Liver and the American Association for the Study of Liver Diseases. J Hepatol, 2014, 61(3): 642-659.

12. ARIÖZ C, LI Y, WITTUNG-STAFSHEDE P. The six metal binding domains in human copper transporter, ATP7B: molecular biophysics and disease-causing mutations. Biometals, 2017, 30(6): 823-840.

13. ARMER J, DE GOEDE C. How to use tests for disorders of copper metabolism. Arch Dis Child Educ Pract Ed, 2017, 102(6): 319-327.

14. AVAN A, BIE R M A, HOOGENRAAD T U. Wilson's disease should be treated with zinc rather than trientine or penicillamine. Neuropediatrics, 2017, 48(5): 394-395.

15. AVAN A, HOOGENRAAD T U. Zinc and Copper in Alzheimer's disease. J Alzhermers Dis, 2015, 46(1): 89-92.

16. AVRAMOVSKI P, AVRAMOVSKA M, SOTIROSKI K, et al. Ultrasound approach to the Wilson's disease. Glob Imaging Insights, 2017, 2: 1-3.

17. AYDIN M M, AKÇALI K C. Liver fibrosis. Turk J Gastroenterol, 2018, 29(1): 14-21.

18. BAJAJ J S. Review article: the modern management of hepatic encephalopathy. Aliment Pharmacol Ther, 2010, 31(5): 537-547.

19. BAMBHA K, KIM W R, KREMERS K, et al. Predicting survival among patients listed for liver transplantation: an assessment of serial MELD measurements. Am J Transplant, 2004, 4(11): 1798-1804.

20. BANDMANN O, WEISS K H, KALER S G. Wilson's disease and other neurological copper disorders. Lancet Neurol, 2015, 14(1): 103-113.

21. BARBOSA E R, MACHADO A A C, CANÇADO E L R, et al. wilson's disease: a case report and a historical review. Arq Neuropsiquiatr, 2009, 67(2B): 539-543.

22. BEHARI M, PARDASANI V. Genetics of Wilson's disease. Parkinsonism Relat Disord, 2010, 16(10): 639-644.

23. BEINHARDT S, LEISS W, FRIESRICH A, et al. Long-term outcomes of patients with Wilson disease in a large Austrain cohort. Clin Gastroenterol Hepatol, 2014, 12(4): 683-689.

24. BENNETT J, HAHN S H. Clinical molecular diagnosis of Wilson disease. Semin Liver Dis, 2011, 31(3): 233-238.

25. BHATNAGAR N, LINGAIAH P, LODHI J S, et al. Pathological fracture of femoral neck leading to a diagnosis of Wilson's disease: a case report and review of literature. J Bone Metab, 2017, 24(2): 135-139.

26. BISWAS S, PAUL N, DAS S K. Nonmotor manifestations of Wilson's disease. Int Rev Neurobiol, 2017, 134: 1443-1459.

27. BOBBIO E, FORSGARD N, OLDFORS A, et al. Cardiac arrest in Wilson's disease after curative liver transplantation: a life-threatening complication of myocardial copper excess?. ESC Heart Fail, 2019, 6(1): 228-231.

28. BOGA S, ALA A, SCHILSKY M L, et al. Hepatic features of Wilson disease. Handb Clin Neurol, 2017, 142: 91-99.

29. BONNEMAISON M L, BÄCK N, DUFFY M E, et al. Adaptor protein-1 complex affects the endocytic trafficking and function of peptidylglycine α-amidating monooxygenase, a luminal cuproenzyme. J Biol Chem, 2015, 290(35): 21264-21279.

30. BREWER G J. Novel therapeutic approaches to the treatment of Wilson's disease. Expert Opin Pharmacother, 2006, 7(3): 317-324.

31. BULCKE F, DRINGEN R, SCHEIBER I F. Neurotoxicity of copper. Adv Neurobiol, 2017, 18: 313-343.

32. BULL P C, THOMAS G R, ROMMMENS J M, et al. The Wilson disease gene is a putative copper transporting P-type ATPase similar to the Menkes gene. Nat Genet, 1993, 5(4): 327-337.

33. BURKE J F, DAYALU P, NAN B, et al. Prognostic significance of neurologic examination findings in Wilson's disease. Parkinsonism Relat Disord, 2011, 17(7): 551-556.

34. BURKHEAD J L, GRAY L W, LUTSENKO S. Systems biology approach to Wilson's disease. Biometals, 2011, 24(3): 455-466.

35. CAKIC M, MITIC Z, NIKOLIC G, et al. Design and optimization of drugs used to treat copper deficiency. Expert Opin Drug Discov, 2013, 8(10): 1253-1263.

36. CAPONE K, AZZZAM P K. Wilson's disease: a review for the general pediatrician. Pediatr Ann, 2018, 47(11): e440-e444.

37. CATANA A M, MEDICI V. Liver transplantation for Wilson disease. World J Hepatol, 2012, 4(1): 5-10.

38. CHANG H, XU A J, CHEN Z H, et al. Long-term effects of a combination of D-penicillamine and zinc salts in the treatment of Wilson's disease in children. Exp Ther Med, 2013, 5(4): 1129-1132.

39. CHANG I J, HAHN S H. The genetics of Wilson disease. Handb Clin Neurol, 2017, 142: 19-34.

40. CHEN C, SHEN B, XIAO J J, et al. Currently clinical views on genetics of Wilson's disease. Chin Med J, 2015, 128(13): 1826-1830.

41. CHEN J C, CHUANG C H, WANG J D, et al. Combination therapy using chelating agent and zinc for Wilson's disease. J Med Sci Eng, 2015, 35(6): 687-708.

42. CHENG N, WANG K, HU W, et al. Wilson disease in the South chinese han population. Can J Neurol Sci, 2014, 41(3): 363-367.

43. CHENG Y L. Hepatolenticular degeneration (pseudosclerosis, progressive lenticular degeneration and torsion spasm) review of literature and report of two cases. Chin Med J, 1932, 46(4): 347-364.

44. CHEON J E, KIM I O, SEO J K, et al. Clinical application of liver MR imaging in Wilson's disease. Korean J Radiol, 2010, 11(6): 665-672.

45. CHEUNG K S, MAK L Y, MAK L Y, et al. Epidemiology and natural history of Wilson's disease in the Chinese: a territory-based study in Hong Kong between 2000 and 2016. World J Gastroenterol, 2017, 23(43): 7716-7726.

46. CHOU L T, HORKEY D, SLABAUGH M. Acute-onset optic neuropathy in Wilson's disease. Case Rep Ophthalmol, 2019, 9(3): 520-525.

47. CHU N S, HUANG C C. Wilson's disease in Taiwan. Acta Neurol Taiwan, 2008, 17(2): 75-81.

48. CLAYTON P T. Inherited disorders of transition metal metabolism: an update. J Inherit Metab Dis, 2017, 40(4): 519-529.

49. COFFEY A, DURKIE M, HAGUE S, et al. A genetic study of Wilson's disease in the United Kingdom. Brain, 2013, 136(Pt5): 1476-1487.

50. CONCILLI M, IACOBACCI A, CHESI G, et al. Systems biology approach reveals new endoplasmic reticulum-associated targets for the correction of the ATP7B mutant causing Wilson disease. Metallomics, 2016, 8(9): 920-930.

51. COSGROVE D, PISCAGLIA F, BAMBER J, et al. EFSUMB guidelines and recommendations on the clinical use of ultrasound elastography. Part 2: Clinical applications. Ultraschall Med, 2013, 34(3): 238-253.

52. CRUZ S D, ESPIRITU J R D, ZEIDLER M, et al. Sleep disorders in chronic liver disease. Semin Respir Crit Care Med, 2012, 33(1): 26-35.

53. CZŁONKOWSKA A, LITWIN T. Wilson disease-currently used anticopper therapy. Handb Clin Neurol, 2017, 142: 181-191.

54. CZŁONKOWSKA A, LITWIN T, CHABIK G. Wilson disease: neurologic features. Handb Clin Neurol, 2017, 142: 101-119.

55. CZŁONKOWSKA A, TARNACKA B, MÖLLER J C, et al. Unified Wilson's disease rating scale-a proposal for the neurological scoring of Wilson's disease patients. Neurol Neurochir Pol, 2007, 41(1): 1-12.

56. DALVI A, PADMANABAN M. Wilson's disease: etiology, diagnosis, and treatment. Disease-a-Month, 2014, 60(9): 450-459.

57. DALVI A. Wilson's disease: neurological and psychiatric manifestations. DisMon, 2014, 60(9): 460-464.

58. D'AMICO G, GARCIA-TSAO G, PAGLIARO L. Natural history and prognostic indicators of survival in cirrhosis: a systematic review of 118 studies. J Hepatol, 2006, 44(1): 217-231.

59. DASTYCH M, PROCHÁZKOVÁ D, POKORNÝ A, et al. Copper and zinc in the serum, urine, and hair of patients with Wilson's disease treated with penicillamine and zinc. Biol Trace Elem Res, 2010, 133(3): 265-269.

60. DAVIES G, KOENEN M. Acoustic radiation force impulse elastography in distinguishing hepatic haemangiomata from metastases: preliminary observations. Br J Radiol, 2011, 84(1006): 939-943.

61. DE BIE P, MULLER P, WIJMENGA C, et al. Molecular pathogenesis of Wilson and Menkes disease: correlation of mutations with molecular defects and disease phenotypes. J Med Genet, 2007, 44(11): 673-688.

62. DE BIE P, SLUIS B V D, BURSTEIN E, et al. Distinct Wilson's disease mutations in ATP7B are associated with enhanced binding to COMMD1 and reduced stability of ATP7B. Gastroenterology, 2007, 133(4): 1316-1326.

63. DELANGLE P, MINTZ E. Chelation therapy in Wilson's disease: from D-penicillamine to the design of selective bioinspired intracellular Cu(I) chelators. Dalton Trans, 2012, 41(21): 6359-6370.

64. DEMILY C, PARANT F, CHEILLAN D, et al. Screening of Wilson's disease in a psychiatric population: difficulties and pitfalls. A preliminary study. Ann Gen Psychiatry, 2017, 16: 19-26.

65. DHAWAN A, TAYLOR R M, CHEESEMAN P, et al. Wilson's disease in children: 37-year experience and revised King's score for liver transplantation. Liver Transplant, 2005, 11(4): 441-448.

66. DIAO S P, HONG M F, HUANG Y Q, et al. Identification and characterization of a novel splice-site mutation in the Wilson disease gene. J Neurol Sci, 2014, 345(1-2): 154-158.

67. DOHAN A, VARGAS O, DAUTRY R, et al. MR imaging features of focal liver lesions in Wilson disease. Abdom Radiol (NY), 2016, 41(9): 1811-1824.

68. DONG Q Y, WU Z Y. Advance in the pathogenesis and treatment of Wilson disease. Trans Neurodegener, 2012, 1(1): 23-30.

69. DONG Y, NI W, CHEN W J, et al. Spectrum and classification of ATP7B variants in a large cohort of Chinese patients with Wilson's disease guides genetic diagnosis. Theranostics, 2016, 6(5): 638-649.

70. DUBBIOSO R, RANUCCI G, ESPOSITO M, et al. Subclinical neurological involvement does not develop if Wilson's disease is treated early. Parkinsonism Relat Disord, 2016, 24: 15-19.

71. DUBOIS R S, RODGERSON D O, MATINEAU G, et al. Orthotopic liver transplantation for Wilson's disease. Lancet, 1971, 297(7698):505-508.

72. DUFERNEZ F, LACHAUX A, CHAPPUIS P, et al. Wilson disease in offspring of affected patients: Report of four French families. Clin Res Hepatol Gastroenterol, 2013, 37(3): 240-245.

73. DUNCAN A, YACOUBIAN C, BEETHAM R, et al. The role of calculated non-caeruloplasmin-bound copper in Wilson's disease. Ann Clin Biochem, 2017, 54(6): 649-654.

74. DUSEK P, BAHN E, LITWIN T, et al. Brain iron accumulation in Wilson's disease: a post-mortem 7 Tesla MRI-histopathological study. Neuropathol Appl Neurobiol, 2017, 43(6): 514-532.

75. DUSEK P, LITWIN T, CHABIK G, et al. Frequencies of initial gait disturbances and falls in 100 Wilson's disease patients. Gait Posture, 2015, 42(4): 601-603.

76. DUSEK P, LITWIN T, CZŁONKOWSKA A. Wilson disease and other neurodegenerations with metal accumulations. Neurol Clin, 2015, 33(1): 175-204.

77. DUSEK P, ROOS P M, LITWIN T, et al. The neurotoxicity of iron, copper and manganese in Parkinson's and Wilson's diseases. J Trace Elem Med Biol, 2015, 31: 193-203.

78. DZIEŻYC K, LITWIN T, CZŁONKOWSKA A. Multiple sclerosis in two patients with coexisting Wilson's disease. Mult Scler Relat Disord, 2014, 3(3): 387-390.

79. DZIEŻYC K, LITWIN T, CZŁONKOWSKA A, et al. Other organ involvement and clinical aspects of Wilson disease. Handb Clin Neurol, 2017, 142: 157-169.

80. EBINUMA H, SAITO H, KOMUTA M, et al. Evaluation of liver fibrosis by transient elastography using acoustic radiation force impulse: comparison with Fibroscan®. J Gastroenterol, 2011, 46(10): 1238-1248.

81. ESPINÓS C, FERENCI P. Are the new genetic tools for diagnosis of Wilson disease helpful in clinical practice?. JHEP Rep, 2020, 2(4):100114.

82. European Association for the Study of the Liver. EASL clinical practice guidelines: Liver transplantation. J Hepatol, 2016, 64(2): 433-485.

83. European Association for the Study of the Liver. EASL clinical practice guidelines: Wilson's disease. J Hepatol, 2012, 56(3): 671-685.

84. FADDA M A, QUAIZ M A, ASHGAR H, et al. Wilson disease in 71 patients followed for over two decades in a tertiary

center in Saudi Arabia: a retrospective review. Ann Saudi Med, 2012, 32(6): 623-629.

85. FATIMA J, KAROLI R, SIDDIQUI Z, et al. Hepatolenticular degeneration-Is the term too narrow to explain Wilson's disease. J Assoc PhySICIANS INDIA, 2014, 62(6): 531-533.

86. FAZL A, FLEISHER J. Anatomy, physiology, and clinical syndromes of the basal ganglia: a brief review. Semin Pediatr Neurol,2018 , 25: 2-9.

87. FERENCI P, CACA K, LOUDIANOS G, et al. Diagnosis and phenotypic classification of Wilson disease. Liver Int, 2003, 23(3): 139-142.

88. FERENCI P. Diagnosis of Wilson disease. Handb Clin Neurol, 2017, 142: 171-180.

89. FERENCI P, LITWIN T, SENIOW J, et al. Encephalopathy in Wilson disease: Copper toxicity or liver failure?J Clin Exp Hepatol, 2015, 5(Suppl1): S88-S95.

90. FERENCI P, PFEIFFENBERGER J, STÄTTERMAYER A F, et al. HSD17B13 truncated variant is associated with a mild hepatic phenotype in Wilson's disease. JHEP Rep, 2019, 1(1): 2-8.

91. FERENCI P. Phenotype-genotype correlations in patients with Wilson's disease. Ann N Y Acad Sci, 2014, 1315: 1-5.

92. FERENCI P. Polymorphism of methylenetetrahydrofolate reductase as disease modifier-A déjà-vu in Wilson disease. J Hepatol, 2011, 55(4): 753-755.

93. FIETEN H, GILL Y, MARTIN A J, et al. The Menkes and Wilson disease genes counteract in copper toxicosis in Labrador retrievers: a new canine model for copper-metabolism disorders. Dis Model Mech, 2016, 9(1): 25-38.

94. FILIPPI C, DHAWAN A. Current status of human hepatocyte transplantation and its potential for Wilson's disease. Ann N Y Acad Sci, 2014, 1315: 50-55.

95. FORBES N, GOODWIN S, WOODWARD K, et al. Evidence for synergistic effects of PRNP and ATP7B mutations in severe neuropsychiatric deterioration. BMC Med Genet, 2014, 15: 22-26.

96. FRIEDRICH-RUST M, NIERHOFF J, LUPSOR M, et al. Performance of acoustic radiation force impulse imaging for the staging of liver fibrosis: a pooled meta-analysis. J Viral Hepat, 2012, 19(2): e212-e219.

97. FRITZSCH D, REISS-ZIMMERMANN M, TRAMPEL R, et al.Seven-tesla magnetic resonance imaging in Wilson disease using quantitative susceptibility mapping for measurement of copper accumulation. Invest Radiol, 2014, 49(5): 299-306.

98. GARCIA-TSAO G, BOSCH J. Management of varices and variceal hemorrhage in cirrhosis. N Engl J Med, 2010, 362(9): 823-832.

99. GAROUFALIA Z, PRODROMIDOU A, MACHAIRAS N, et al. Liver transplantation for Wilson's disease in non-adult patients: a systematic review. Transplant Proc, 2019, 51(2): 443-445.

100. GATEAU C, DELANGLE P. Design of intrahepatocyte copper(I) chelators as drug candidates for Wilson's disease. Ann N Y Acad Sci, 2014, 1315: 30-36.

101. GEROSA C, FANNI D, CONGIU T, et al. Liver pathology in Wilson's disease: From copper overload to cirrhosis. J Inorg Biochem, 2019, 193: 106-111.

102. GOERTZ R S, STURM J, ZOPF S, et al. Outcome analysis of liver stiffness by ARFI (acoustic radiation force impulse) elastometry in patients with chronic viral hepatitis B and C. Clin Radiol, 2014, 69(3): 275-279.

103. GOMES A, DEDOUSSIS G V. Geographic distribution of ATP7B mutations in Wilson disease. Ann Hum Biol, 2016, 43(1): 1-8.

104. GOYAL S, DABLA S, SHARMA B, et al. Wilson's disease presenting with unusual radiological features. Iran J Neurol, 2015, 14(3): 177-179.

105. GRANDIS D J, NAH G, WHITMAN I R, et al. Wilson's disease and cardiac myopathy. Am J Cardiol, 2017, 120(11): 2056-2060.

106. GRAPER M L, SCHILSKY M L. Patient support groups in the management of Wilson disease. Handb Clin Neurol, 2017, 142: 231-240.

107. GROMADZKA G, TARNACKA B, FLAGA A, et al. Copper dyshomeostasis in neurodegenerative diseases-therapeutic implications. Int J Mol Sci, 2020, 21(23): 9259.

108. GUILLAUD O, DUMORTIER J, SOBESKY R, et al. Long term results of liver transplantation for Wilson's disease: Experience in France. J Hepatol, 2014, 60(3): 579-589.

109. GÜNGÖR S, SELIMOĞLU M A, VAROL F İ, et al. Pediatric Wilson's disease: findings in different presentations. A cross-sectional study. Sao Paulo Med J, 2018, 136(4): 304-309.

110. GUPTA S. Cell therapy to remove excess copper in Wilson's disease. Ann N Y Acad Sci, 2014, 1315(1): 70-80.

111. GUPTA A, DAS S, RAY K. A glimpse into regulation of f Wilson disease protein, ATP7B, sheds light on complexity of mammalian apical trafficking pathways. Metallomics, 2018, 10(3): 378-387.

112. GUPTA A, LUSTENKO S. Evolution of copper transporting ATPase in eukaryotic organisms. Current Genomics, 2012, 13(2): 124-133.

113. HADRIAN K, PRZYBYŁKOWSKI A. Toxic milk mice models of Wilson's disease. Mol Biol Rep, 2021, 48(2): 1903-1914.

114. HAHN S H. Population screening for Wilson's disease. Ann N Y Acad Sci, 2014, 1315: 64-69.

115. HAMDANI S S B, CHEEMA H A, SAEED A, et al. Electrocardiogrphic manifestations in paediatric Wilson disease. J Ayub Med Coll Abbottabad, 2018, 30(1): 22-25.

116. HARADA M. Pathogenesis and mangement of Wilson disease. Hepatol Res, 2014, 44(4): 395-402.

117. HARADA N, SHIRABE K, LJICHI H, et al. Acoustic radiation force impulse imaging predicts postoperative ascites resulting from curative hepatic resection for hepatocellular carcinoma. Surgery, 2012, 151(6): 837-843.

118. HEBERT K L, MARTIN A D. Management of bladder diverticula in Menkes syndrome: a case report and review of the literature. Urology, 2015, 86(1): 162-164.

119. HEDERA P. Treatment of Wilson's disease motor complications with deep brain stimulation. Ann N Y Acad Sci, 2014, 1315: 16-23.

120. HEDERA P. Update on the clinical management of Wilson's disease. Appl Clin Genet, 2017, 10: 9-19.

121. HEDERA P. Wilson's disease: A master of disguise. Parkinsonism Relat Disord, 2019, 59: 140-145.

122. HELLMAN N E, GITLIN J D. Ceruloplasmin metabolism and function. Annu Rev Nutr, 2002, 22: 439-458.

123. HERMANN W. Classification and differential diagnosis of Wilson's disease. Ann Transl Med, 2019, 7(Suppl 2): S63.

124. HEVIA-URRUTIA F, ALVARADO-ECHEVERRÍA I, SANABRIA-CASTRO A, et al. National alliance for Wilson's disease: health policy in Costa Rica. Hepatology, Medicine and Policy, 2017, 2: 5.

125. HOOGENRAAD T U. S. A. Kinnier Wilson (1878-1937). J Neurol, 2001, 248(1): 71-72.

126. HORDYJEWSKA A, POPIOŁEK Ł, KOCOT J. The many "faces" of copper in medicine and treatment. Biometals, 2014, 27(4): 611-621.

127. HUA R, HUA F, JIAO Y G, et al. Mutational analysis of ATP7B in Chinese Wilson disease patients. Am J Transl Res, 2016, 8(6): 2851-2861.

128. HUANG J Y, SHIH H H. Edema and cirrhosis caused by Wilson's disease. Pediatr Neonatol, 2015, 56(6): 439-440.

129. HUETING R. Radiocopper for the imaging of copper metabolism. J Label Compd Radiopharm, 2014, 57(4): 231-238.

130. HUSTER D, KÜHNE A, BHATTACHARJEE A, et al. Diverse functional properties of Wilson disease ATP7B variants. Gastroenterology, 2012, 142(4): 947-956.

131. INESL G, PILANKATTA R, TADINI-BUONINSEGNI F. Biochemical characterization of P-type copper ATPases. Biochem J, 2014, 463(2): 167-176.

132. IVANOVA I I, KOTZEV I A, ATANASSOVA M V, et al. Wilson's disease in association with anetoderma. Clin J Gastroenterol, 2015, 8(1): 52-56.

133. JAIN V, DHAWAN A. Prognostic modeling in pediatric acute liver failure. Liver Transpl, 2016, 22(10): 1418-1430.

134. JANG J H, LEE T, BANG S, et al. Carrier frequency of Wilson's disease in the Korean population: a DNA-based approach. J Hum Genet, 2017, 62(9): 815-818.

135. JOHNCILLA M, MITCHELL K A. Pathology of the liver in copper overload. Semin liver Dis, 2011, 31(3): 239-244.

136. JUNG S, WHITEAKER J R, ZHAO L, et al. Quantification of ATP7B protein in dried blood spots by peptide immuno-SRM as a potential screen for Wilson's disease. J Proteome Res, 2017, 16(2): 862-871.

137. KALER S G. Inborn errors of copper metabolism. Handb Clin Neurol, 2013, 113: 1745-1754.

138. KALER S G. Translational research inverstigations on ATP7A, an important human copper ATPase. Ann N Y Sci, 2014, 1314: 64-68.

139. KALER S G, HOLMES C S, GOLDSTEIN D S, et al. Neonatal diagnosis and treatment of Menkes disease. N Engl J Med, 2008, 358(6): 605-614.

140. KANWAR P, KOWDLEY K V. Metal storage disorders: Wilson disease and hemochromatosis. Med Clin N Am, 2014, 98(1): 87-102.

141. KARLAS T, PFREPPER C, WIEGAND J, et al. Acoustic radiation force impulse imaging (ARFI) for non-invasive detection of liver fibrosis: examination standardsand evaluation of interlobe differences in healthy subjects and chronic liver disease. Scand J Gastroenterol, 2011, 46(12): 1458-1467.

142. KAŠČÁKOVÁ S, KEWISH C M, ROUZIÈRE S, et al. Rapid and reliable diagnosis of Wilson disease using X-ray fluorescence. J Path: Clin Res, 2016, 2(3): 175-186.

143. KATANO Y, HAYASHI K, HATTORI A, et al. Biochemical staging of the chronic hepatic lesions of Wilson disease. Nagoya J Med Sci, 2014, 76(1-2): 139-148.

144. KATHAWALA M, HIRSCHFIELD G M. Insights into the management of Wilson's disease. Ther Adv Gastroenterol, 2017, 10(11): 889-905.

145. KAUR A, KAUR R. Wilson's disease: A brief review with neuroimaging features. Indian J Appl Radiol, 2015, 1: 102-105.

146. KELLY C, PERICLEOUS M. Wilson disease: more than the eye. Postgrad Med J, 2018, 94(1112): 335-347.

147. KIM J E, LEE Y J, BAE K S, et al. Acoustic radiation force impulse elastography for focal hepatic tumors: usefulness for differentiating hemangiomas from malignant tumors. Korean J Radiol, 2013, 14(5): 743-753.

148. KODAMA H, FUJISAWA C, BHADHPRASIT W. Inherited copper transport disorders: biochemical mechanisms, diagnosis, and treatment. Curr Drug Metab, 2012, 13(3): 237-250.

149. KONO S. Aceruloplasminemia: an update. Int Rev Neurobiol, 2013, 110: 125-151.

150. KO P W, KANG K, LEE H W. Wilson's disease: a reversible cause of ataxia. Neurol Sci, 2018, 39(11): 2001-2002.

151. KRYSIAK R, HANDZLIK-ORLIK G, OKOPIEN B. Endocrine symptoms as the initial manifestation of Wilson's disease. Yale J Biol Med, 2012, 85(2): 249-252.

152. KWON H J, KANG M J, CHO J H, et al. Acoustic radiation force impulse elastography for hepatocellular carcinoma-

associated radiofrequency ablation. World J Gastroenterol, 2011, 17(14): 1874-1878.

153. LAHIRI D, AGARWAL R, MONDAL D, et al. Hepatopulmonary syndrome as the first manifestation of Wilson disease. J Case Rport, 2015, 5(1): 37-41.

154. LALIOTI V, SANDOVAL I, CASSIO D, et al. Molecular pathology of Wilson's disease: A brief. J Hepatol, 2010, 53(6): 1151-1153.

155. LALIOTI V, TSUBOTA A, SANDOVAL I V. Disorders in hepatic copper secretion: Wilson's disease and pleomorphic syndromes. Semin Liver Dis, 2017, 37(2): 175-188.

156. LANSKA D J. Chapter 33: the history of movement disorders. Handb Clin Neurol, 2010, 95: 501-546.

157. LAZARCHICK J. Update on anemia and neutropenia in copper deficiency. Curr Opin Hematol, 2012, 19(1): 58-60.

158. LEINWEBER B, MÖLLER J C, SCHERAG A, et al. Evaluation of the unified Wilson's disease rating scale (UWDRS) in German patients withtreated Wilson's disease. Mov Disord. 2008, 23(1): 54-62.

159. LIGGI M, MURGIA D, CIVOLANI A, et al. The relationship between copper and steatosis in Wilson's disease. Clin Res Hepatol Gastroenterol, 2013, 37(1): 36-40.

160. LI H M, TAO R, LIU L F,et al Population screening and diagnostic strategies in screening family members of Wilson's disease patients. Ann Transl Med, 2019, 7(Suppl 2): S59.

161. LINDER M C. The relationship of copper to DNA damage and damage prevention in humans. Mutat Res, 2012, 733(1-2): 83-91.

162. LIOU I W. Management of end-stage liver disease. Med Clin N Am, 2014, 98(1): 119-152.

163. LITWIN T, DUŠEK P, CZŁONKOWSKA A, et al. Symptomatic treatment of neurologic symptoms in Wilson disease. Handb Clin Neurol, 2017, 142: 211-223.

164. LITWIN T, DUŠEK P, SZAFRAŃSKI T,et al. Psychiatric manifestations in Wilson's disease: possibilities and difficulties for treatment. Ther Adv Psychopharmacol, 2018, 8(7): 199-211.

165. LITWIN T, DZIEŻYC K, KARLIŃSKI M, et al. Early neurological worsening in patients with Wilson's disease. J Neurol Sci, 2015, 355(1-2): 162-167.

166. LITWIN T, GROMADZKA G, CZŁONKOWSKA A. Apolipoprotein E gene (APOE) genotype in Wilson's disease: Impact on clinical presentation. Parkinism Relat Disord, 2012, 18(4): 367-369.

167. LITWIN T, GROMADZKA G, CZŁONKOWSKA A. Gender differences in Wilson's disease. J Neurol Sci, 2012, 312(1-2): 31-35.

168. LITWIN T, GROMADZKA G, SZPAK G M, et al. Brain metal accmulation in Wilson's disease. J Neurol Sci, 2013, 329(1-2): 55-58.

169. LITWIN T, KARLINSKI M, SKOWROŃSKA M, et al. MR imaging mimiking the "eye of the tiger" sign in Wilson's disease. J Neurol, 2014, 261(5): 1025-1027.

170. LIU G, MA D Y, CHENG J, et al. Identification and characterization of a novel 43-bp deletion mutation of the ATP7B gene in a Chinese patient with Wilson's disease: a case report. BMC Med Genet, 2018, 19(1): 61-67.

171. LIU H, PRINGSHEIM T, THOMPSON G C. Two children with tremor. CMAJ, 2015, 187(7): 512-517.

172. LIU J, LUAN J, ZHOU X Y, et al. Epidemiology, diagnosis, and treatment of Wilson's disease. Intractable Rare Dis Res, 2017, 6(4): 249-255.

173. LIU Y, ZHOU H, GUO H, et al. Genetic and Clinical analysis in a cohort of patients with Wilson's disease in southwestern China. Arch Med Res, 2015, 46(2): 164-169.

174. LI W J, CHEN C, YOU Z F, et al. Current drug managements of Wilson's disease: from west to east. Curr Neuropharmacol, 2016, 14(4): 322-325.

175. LI W J, WANG J F, WANG X P. Wilson's disease: updated on integrated Chinese and Western medicine. Chin J Ingr Med, 2013, 19(3): 233-240.

176. LI X H, LU Y, LING Y, et al. Clinical and molecular characterization of Wilson's disease in China: identification of 14 novel mutations. BMC Medical Genetics, 2011, 12: 6.

177. LO C, BANDMANN O. Epidemiology and introduction to the clinical presentation of Wilson disease. Handb Clin Neurol, 2017, 142: 7-17.

178. LORINCZ M T. Recognition and treatment of neurologic Wilson's disease. Semin Neurol, 2012, 32(5): 538-543.

179. LORINCZ M T. Wilson disease and related copper disorders. Handb Clin Neurol, 2018, 147: 279-292.

180. LOUDIANOS G, ZAPPU A, LEPORI M B, et al. Wilson's disease in two consecutive generations: The detection of three mutated alleles in the ATP7B gene in two Sardinian families. Dig Liver Dis, 2013, 45(4): 342-345.

181. LUKAS J, POSPECH J, OPPERMANN C, et al. Role of endoplasmic reticulum stress and protein misfolding in disorders of the liver and pancreas. Adv Med Sci, 2019, 64(2): 315-323.

182. LUTSENKO S. Modifying factors and phenotypic diversity in Wilson's disease. Ann N Y Acad Sci, 2014, 1315: 56-63.

183. LUTSENKO S, BARNES N L, BARTEE M Y, et al. Function and regulation of human copper-transporting ATPases. Physiol Rev, 2007, 87(3): 1011-1046.

184. LU C X, LIN Q, HUANG W Q, et al. New mutations and polymorphisms of the ATP7B gene in sporadic Wilson disease. Eur J Med Genet, 2014, 57(9): 498-502.

185. LU J. Triethylenetetramine pharmcology and its clinical applications. Mol Cancer Ther, 2010, 9(9): 2458-2467.

186. LV T, LI X J, ZHANG W, et al. Recent advance in the molecular genetics of Wilson disease and hereditary hemochromatosis. Eur J Med Genet, 2016, 59(10): 532-539.

187. MADHOK R, TAPASVI C, PRASAD U, et al. Acoustic radiation force impulse imaging of the liver: measurement of the normal mean values of the sheafing wave velocity in a healthy liver. J Clin Diagn Res, 2013, 7(1): 39-42.

188. MAINARDI V, RANDO K, VALVERDE M, et al. Acute liver failure due to Wilson disease: eight years of the National Liver Transplant Program in Uruguay. Ann Hepatol, 2019, 18(1): 187-192.

189. MAK C M, LAM C W. Diagnosis of Wilson's disease: a comprehensive review. Crit Rev Clin Lab Sci, 2008, 45(3): 263-290.

190. MAK C M, LAM C W, TAM S, et al. Mutational analysis of Wilson disease patients in Hong Kong Chinese: Identification of 17 novel mutational and its genetic heterogeneity. J Hum Genet, 2008, 53(1): 55-63.

191. MANARA R, D'AGATA L, ROCCO M C, et al. Neuroimaging changes in Menkes disease, part 1.AJNR Am J Neuroradiol, 2017, 38(10): 1850-1857.

192. MANARA R, ROCCO M C, AGATA L D, et al. Neuroimaging changes in Menkes disease, part 2. AJNR Am J Neuroradiol, 2017, 38(10): 1858-1865.

193. MANCO M, ZUPONE C L, ALGHISI F, et al. Pilot study on the use of acoustic radiation force impulse imaging in the staging of cystic fibrosis associated liver disease. J Cyst Fibros, 2012, 11(5): 427-432.

194. MARTINELLI D, DIONISI-VICI C. AP1S1 defect causing MEDNIK syndrome: a noval adaptinopathy associated with defective copper metabolism. Ann N Y Acad Sci, 2014, 1314: 55-63.

195. MARTINELLI D, TRAVAGLINI L, DROUIN C A, et al. MEDNIK syndrome: a noval defect of copper metabolism treatable by zinc acetate therapy. Brain, 2013, 136(pt 3): 872-881.

196. MAZI T A, SHIBATA N M, MEDICI V. Lipid and energy metabolism in Wilson disease. Liver Res, 2020, 4(1): 5-14.

197. MEDICI V, HUSTER D. Animal models of Wilson disease. Handb Clin Neurol, 2017, 142: 57-70.

198. MEDICI V, MIRANTE V G, FASSATI L R, et al. Liver transplantation for Wilson's disease: the burden of neuropsychiatric disorders. Liver Transpl, 2005, 11(9): 1056-1063.

199. MEDICI V, WEISS K H. Genetic and environmental modifiers of Wilson disease. Handb Clin Neurol, 2017, 142: 35-41.

200. MERLE U, WEISKIRCHEN R. Wilson's disease: an inherited, silent, copper intoxication disease. EMJ Neurol, 2016, 4: 74-83.

201. MIYAJIMA H. Aceruloplasminemia. Neuropathology, 2015, 35(1): 83-90.

202. MIYAJIMA H, NISHIMURA Y, MIZOGUCHI K, et al. Familial apoceruloplasmin deficiency associated with blepharospasm and retinal degeration. Neurology, 1987, 37(5): 761-767.

203. MOHAMED M, KOUWENBERG D, GARDEITCHIK T, et al. Metabolic cutis laxa syndromes. J Inherit Metab Dis, 2011, 34(4): 907-916.

204. MOHR I, WEISS K H. Biochemical markers for the diagnosis and monitoring of Wilson Disease. Clin Biochem Rev, 2019, 40(2): 59-77.

205. MØLLER L B, MOGENSEN M, HORN N, et al. Molecular diagnosis of Menkes disease: genotype-phenotype correlation. Biochimie, 2009, 91(10): 1273-1277.

206. MOORES A, FOX S H, LANG A, et al. Wilson disease: Canadian perspectives on presentation and outcomes from an adult ambulatory setting.Can J Gastroenterol, 2012, 26(6): 333-339.

207. MORDAUNT C E, SHIBATA N M, KIEFFER D A, et al. Epigenetic changes of the thioredoxin system in th tx-j mouse model and in patients with Wilson disease. Hum Mol Genet, 2018, 27(22): 3854-3869.

208. MONTPETIT A, CÔTÉ S, BRUSTEIN E, et al. Disruption of AP1S1, causing a novel neurocutaneous syndrome, perturbs development of skin and spinal cord. PLos Genet, 2008, 4(12): e1000296.

209. MOTOSUGI U, ICHIKAWA T, NIITSUMA Y, et al. Acoustic radiation force impulse elastography of the liver: can fat deposition in the liver affect the measurement of liver stiffness. Jpn J Radiol, 2011, 29(9): 639-643.

210. MUKHERJEE S, DUTTA S, MAJUMDAR S, et al. Genetic defects in Indian Wilson disease patients and genotype-phenotype correlation. Parkinsonism Relat Disord, 2014, 20(1): 75-81.

211. MULLEN K D. Review of the final report of the 1998 Working Party on definition, nomenclature and diagnosis of hepatic encephal opathy. Aliment Pharmacol Ther, 2007, 25（Suppl 1）: 11-16.

212. MURA G, ZIMBREAN P C, DEMALIA L, et al. Psychiatric comorbidity in Wilson's Disease. Int Rev Psychiatry, 2017, 29(5): 445-462.

213. MURILLO O, LUQUI D M, GAZQUEZ C, et al. Long-term metabolic correction of Wilson's disease in a murine model by gene therapy. J Hepatol, 2016, 64(2): 419-426.

214. NAGRAL A, SARMA M S, MATTHAI J, et al. Wilson's Disease: clinical practice guidelines of the Indian National Association for Study of the Liver, the Indian Society of Pediatric Gastroenterology, Hepatology and Nutrition, and the Movement Disorders Society of India. J Clin Exp Hepatol, 2019, 9(1): 74-98.

215. NAZER H, EDE R J, MOWAT A P, et al. Wilson's disease: clinical presentation and use of prognostic index. Gut, 1986, 27(11): 1377-1381.

216. NÉMETH D, FOLHOFFER A, SMUK G,et al. Cholangiocarcinoma in Wilson's disease-a case report. J Gastrointestin Liver Dis, 2017, 26(3): 305-308.

217. NEMATI H, KAZEMI K, MOKARRAM A T. Neurological complications associated with pediatric liver transplant in Namazi hospital: one-year follow-up. Int J Org Tansplant Med, 2019, 10(1): 30-35.

218. NIA S. Psychiatric signs and symptoms in treatable inborn errors of metabolism. J Neurol, 2014, 261 (Supple 2): S559-S568.

219. NIGHTINGALE K. Acoustic radiation force impulse (ARFI) imaging: a review. Curr Med Imaging Rev, 2011, 7(4): 328-339.

220. NI W, DONG Q Y, ZHANG Y, et al. Zinc monotherapy and a-copper diet are beneficial in patients with Wilson's disease after liver transplantation. CNS Neurosci Ther, 2013, 19(11): 905-907.

221. OJHA R, PRASAD A N. Menkes disease: what a multidiciplinary approach can do. J Multidicip Healthc, 2016, 9: 371-385.

222. OLSON K R, DAVARPANAH A H, SCHAEFER E A, et al. Case 2-2017: An 18-year-old woman with acute liver failure. N Engl J Med, 2017, 376(3): 268-278.

223. OVCHINSKY N, MOREIRA R K, LEFKOWITCH J H, et al. The liver biopsy in modern clinical practice: A pediatric point-of-view. Adv Anat Pathol, 2012, 19(4): 250-262.

224. PAK K, ORDWAY S, SADOWSKI B, et al. Wilson's disease and iron overload: pathophysiology and therapeutic implications. Clin liver Dis (Hoboken), 2021: 17(2):61-66.

225. PAL A. Copper toxicity induced hepatocerebral and neurodegenerative diseases: An urgent need for prognostic biomarkers. Neurotoxicology, 2014, 40: 97-101.

226. PAPUR Ö S, AKMAN S A, TERZIOĞLU O. Clinical and genetic analysis of pediatric patients with Wilson disease. Turk J Gastroenterol, 2015, 26(5): 397-403.

227. PARADISI I, DE FREITAS L D, ARIAS S. Most frequent mutation c.3402delC (p.Ala1135GInfaX13) among Wilson disease patients in Venezuela has a wide distribution and two old origins. Eur J Med Genet, 2015, 58(2): 59-65.

228. PARK H, PARK D K, KIM M S, et al. Pseudo-dominant inheritance in Wilson's disease. Neurol Sci, 2016, 37(1): 153-155.

229. PARK H, PARK J Y, KIM D Y, et al. Characterization of focal liver masses using acoustic radiation force impulse elastography. World J Gastroenterol, 2013, 19(2): 219-226.

230. PARK S Y, GUO X L. Adaptor protein complexes and intracellular transport. Biosci Rep, 2014, 34(4): 381-390.

231. PATIL M, SHETH K A, KRISHNAMURTHY A C, et al. A review and current perspective on Wilson's disease. J Clin Exp Hepatol, 2013, 3(4): 321-336.

232. PETRUKHIN K, FISCHER S G, PIRASTU M, et al. Mapping, cloning and genetic characterization of the region containing the Wilson disease gene. Nat Genet, 1993, 5(4): 338-343.

233. PFEIFFENBERGER J, BEINHARDT S, GOTTHARDT D N, et al. Pregnancy in Wilson's disease: management and outcome. Hepatology, 2018, 67(4): 1261-1269.

234. PFEIFFENBERGER J, KRUSE C, MUTCH P, et al. The steady state pharmacokinetics of trientine in Wilson disease patients. Eur J Clin Pharmacol, 2018, 74(6): 731-736.

235. PFEIFFENBERGER J, WEISS K H, STREMMEL W, et al. Wilson disease: symptomatic liver therapy. Handb Clin Neurol, 2017, 142: 205-209.

236. PFEIFFER R F. Wilson disease. Continuum (Minneap Minn), 2016, 22(4 Movement Disorders): 1246-1261.

237. PINTO R B, SCHNEIDER A C R, SILVEIRA T R D. Cirrhosis in children and adolesc: an overview. World J Hepatol, 2015, 7(3): 392-405.

238. PITMAN S K, HUYNH T, BJARNASON T A, et al. A case report and focused literature review of D-penicillamine and severe neutropenia: A serious toxicity from a seldom-used drug. Clin Case Rep, 2019, 7(5): 990-994.

239. POHLER M, GUTTMANN S, NADZEMOVA O, et al. CRISPR/Cas9-mediated correction of mutated copper transporter ATP7B. PLoS One, 2020, 15(9): e0239411.

240. POLISHCHUK E V, POLISHCHUK R S. The emerging role of lysosome in copper homeostasis. Metallomics, 2016, 8(9): 853-862.

241. POPESCU A, BOTA S, SPOREA I, et al. The influence of food intake on liver stiffness values assessed by acoustic radiation force impulse elastography-preliminary results. Ultrasound Med Biol, 2013, 39(4): 579-584.

242. PORLAS R V JR, DE CASTILLO L L C, DIOQUINO C P C. Neurologic Wilson disease: case series on a diagnostic and therapeutic emergency. Dialogues Clin Neurosci, 2018 , 20(4): 341-345.

243. POUJOIS A, DJEBRANI-OUSSEDIK N, ORY-MAGNE F, et al. Neurological presentations revealing acquired copper deficiency: diagnosis features, aetiologies and evolution in seven patients. Intern Med J, 2018, 48(5): 535-540.

244. POUJOIS A, GUILLONNET A, WOIMANT F. Exceptional involvement of medulla oblongata in Wilson disease. Neurology, 2019, 92(16): 770-771.

245. POUJOIS A, MIKOL J, WOIMANT F, et al. Wilson disease: brain pathology. Handb Clin Neurol, 2017, 142: 77-89.

246. POUJOIS A, SOBESKY R, MEISSNER W G, et al. Liver transplantation as a rescue therapy for severe neurologic forms of Wilson disease.Neurology, 2020,94(21):e2189-e2202.

247. PRAKASH R, MULLEN K D. Mechanisms, diagnosis and management of hepatic encephalopathy. Nat Rev Gastroenterol Hepatol, 2010, 7(9): 515-525.

248. PRASAD A N, LEVIN S, RUPAR C A, et al. Menkes disease and infantile epilepsy. Brain Dev, 2011,33(10): 866-876.

249. PRONICKI M. Wilson disease-liver pathology. Handb Clin Neurol, 2017, 142: 71-75.

250. PRZYBYŁKOWSKI A, GROMADZKA G, WAWER A, et al. Intestinal expression of metal transporters in Wilson's disease. Biometals, 2013, 26(6): 925-934.

251. PURCHASE R. The link between copper and Wilson's disease. Science Progress, 2013, 96(pt3): 213-223.

252. PURCHASE R. The treatment of Wilson's disease, a rare genetic disorder of copper metabolism. Science Progress, 2013, 96(pt1): 19-32.

253. QUEMENEUR A S, TROCELLO J M, EA H K, et al. Miscellaneous non-inflammatory musculoskeletal conditions. Musculoskeletal conditions associated with Wilson's disease. Best Pract Res Clin Rheumatol, 2011, 25(5): 627-636.

254. RAGHUWANSHI B, JAIN N, JAIN M. Normal values in healthy liver in central Indiaby acoustic radiation force impulse imaging. J Clin Diagn Res, 2013, 7(11): 2498-2501.

255. RAJARAM P, SUBRAMANIAN R. Acute liver failure. Semin Respir Crit Care Med, 2018, 39(5): 513-522.

256. RANJAN A, KALITA J, KUMAR S, et al. A study of changes in Wilson disease and its correlation with clinical features and outcome. Clin Neurol Neurosurg, 2015, 138: 31-36.

257. RANUCCI G, POLISHCHUCK R, IORIO R. Wilson's disease: Prospective developments towards new therapies. World J Gastroenterol, 2017, 23(30): 5451-5456.

258. RANUCCI G, SOCHA P, IORIO R. Wilson disease: what is still unclear in pediatric patients?. Clin Res Hepatol Gastroenterol, 2014, 38(3): 268-272.

259. RAVEH Y, KHOURY T, LACHISH M, et al. Acute psychosis and movement disorders as first presentations of Wilson's disease. Isr Med Assoc J, 2018, 20(12): 788-789.

260. REYNOLDS H V, TALEKAR C R, BELLAPART J, et al. Copper removal strategies for Wilson's disease crisis in the ICU. Anaesth Intensive Care, 2014, 42(2): 253-257.

261. RICCIARDI M C, SIRIMARCO G, VICENZINI E, et al. Transcranial sonographic findings in Wilson's disease. J Ultrasound Med, 2010, 29(7): 1143-1145.

262. RICHARDS S, AZIZ N, BALE S, et al. Standards and guidelines for the interpretation of sequence variants: a joint consensus recommendation of the American College of Medical Genetics and Genomics and the Association for Molecular Pathology. Genet Med, 2015, 17(5): 405-424.

263. RIVA D, TADDEI M, BULGHERONI S. The neuropsychology of basal ganglia. Eur J Paediatr Neurol, 2018, 22(2): 321-326.

264. RODRIGUEZ-CASTRO K I, HEVIA-URRUTIA F J, STURNIOLO G C, et al. Wilson's disease: A review of what we have learned. World J Hepatol, 2015, 7(29): 2859-2870.

265. ROBERTS E A. "Not so rare" Wilson disease. Clin Res Hepatol Gastroenterol, 2013, 37(3): 219-221.

266. ROBERTS E A, SCHILSKY M L, American Association for Study of Liver Diseases. Diagnosis and treatment of Wilson disease: an update. Hepatology, 2008, 47(6): 2089-2111.

267. ROBERTS E A, SOCHA P. Wilson disease in children. Handb Clin Neurol, 2017, 142: 141-156.

268. RODAN L H, GIBSON K M, PEARL P L, et al. Clinical use of CSF neurotransmitters. Pediatr Neurol, 2015, 53(4): 277-286.

269. RODRÍGUEZ B, BURGUERA J, BERENGUER M. Response to different therapeutic approaches in Wilson disease. A long-term follow up study. Ann Hepatol, 2012, 11(6): 907-914.

270. ROSENBLATT R, BROWN R S JR. Nonviral or drug-induced etiologies of acute liver failure. Clin Liver Dis, 2018, 22(2): 347-360.

271. ROSENCRANTZ R, SCHILSKY M. Wilson disease: pathogenesis and clinical considerations in diagnosis and treatment. Semin Liver Dis, 2011, 31(3): 245-259.

272. ROSSI L, LOMBARDO M F, CIRIOLO M R, et al. Mitochondrial dysfunction in neurodegeneration disease associated with copper imbalance. Neurochem Res, 2004, 29(3): 493-504.

273. ROY-CHOWDHURY J, SCHILSKY M L. Gene therapy of Wilson disease: A "golden" opportunity using rAAV on the 50th anniversary of the discovery virus. J Hepatol, 2016, 64(2): 265-267.

274. RUNYON B A, AASLD. Introduction to the revised American Association for the Study of Liver Diseases Practice Guideline mangement of adult patients with ascites caused by/because of cirrhosis 2012. Hepatology, 2013, 57(4): 1651-1653

275. RUPP C, STREMMEL W, WEISS K H, et al. Novel perspectives on Wilson disease treatment. Handb Clin Neurol, 2017, 142: 225-230.

276. RUSSELL K, GILLANDERS L K, ORR D W, et al. Dietary copper restriction in Wilson's disease. Euro J Clin Nutr, 2018, 72(3): 326-331.

277. SABA L, TIWARI A, BISWAS M, et al. Wilson's disease: A new perspective review on its genetics, diagnosis and treatment. Front Biosci (Elite Ed). 2019, 11: 166-185.

278. SALERNO F, GERBES A, GINES P, et al. Diagnosis, prevention and treatment of hepatorenal syndrome in cirrhosis. Gut, 2007, 56(9): 1310-1318.

279. SANTIAGO R, GOTTRAND F, DEBRAY D, et al. Zinc therapy for Wilson disease in children in French pediatric centers. J Pediatr Gastroenterol Nutr, 2015, 61(6): 613-618.

280. SCHAEFER M, WEBER L, GOTTHARDT D, et al. Coagulation parameters in Wilson disease. J Gastrointestin Liver Dis, 2015, 24(2): 183-188.

281. SCHEIBER I F, BRŮHA R, DUŠEK P, et al. Pathogenesis of Wilson disease. Handb Clin Neurol, 2017, 142: 43-55.

282. SCHEIBER I F, MERCER J F, DRINGEN R. Metabolism and functions of copper in brain. Prog Neurobiol, 2014, 116: 33-57.

283. SCHILSKY M L. A century for progress in the diagnosis of Wilson disease. J Trace Elem Med Biol, 2014, 28(4): 492-494.

284. SCHILSKY M L. Liver transplantation for Wilson's disease. Ann N Y Acad Sci, 2014, 1315: 45-49.

285. SCHILSKY M L. Wilson disease diagnosis, treatment, and follow-up. Clin Liver Dis, 2017, 21(4): 755-767.

286. SEO J K. Diagnosis of Wilson disease in young children: molecular genetic testing and a paradigm shift from the laboratory diagnosis. Pediatr Gastroenterol Hepatol Nutr, 2012, 15(4): 197-209.

287. SHAH D. Wilson's disease: Hepatic manifestations. Disease-a-Month, 2014, 60(9): 465-474.

288. SHARMA R, REITER R J, MA Q. Melatoin: A hypothesis regarding its use to treat Wilson disease. Med Hypotheses, 2019, 133: 109408.

289. SHIMIZU N, FUJIWARA J, OHNISHI S, et al. Effects of long-term zinc treatment in Japanese patients with Wilson disease: efficacy, stability, and copper metabolism. Transl Res, 2010, 156(6): 350-357.

290. SINGAL A K, JAMPANA S C, WEINMAN S A. Antioxidants as therapeutic agents for liver disease. Liver Int, 2011, 31(10): 1432-1448.

291. SMPOKOU P, SAMANTA M, BERRY G T, et al. Menkes disease in affected females: the clinical disease spectrum. Am J Med Genet, 2015, 167A(2): 417-420.

292. SOCHA P, JANCZYK W, DHAWAN A, et al. Wilson's disease in Children: A position paper by the Hepatology Committee of the European Society for Paediatric Gastroenterology, Hepatology and Nutrition. J Pediatr Gastroenterol Nutr, 2018, 66(2): 334-344.

293. SPINAZZI M, SGHIRLANZONI A, SALVIATI L, et al. Impaired copper and iron metabolism in blood cells and muscles of patients affected by copper deficency myeloneuropathy. Neuropathol Appl Neurobiol, 2014, 40(7): 888-898.

294. SPOREA I, BOTA S, PECK-RADOSAVLJEVIC M, et al. Acoustic radiation force impulse elastography for fibrosis evaluation in patients with chronic hepatitis C: an intemational mutticenter study. Eur J Radiol, 2012, 81(12): 4112-4118.

295. STANKIEWICZ R, PATKOWSKI W, ZIENIEWICZ K. Diagnostic dilemma and treatment outcome in acute live failure due to Wilson's disease. Ann Transplant, 2021, 26: e930146.

296. STÄTTERMAYER A F, TRAUSSNIGG S, DIENES H P, et al. Hepatic steatosis in Wilson's disease-Role of copper and PNPLA3 mutations. J Hepatol, 2015, 63(1): 156-163.

297. STEINDL P, FERENCI P, DIENES H P, et al. Wilson's disease in patients presenting with liver disease: a diagnostic challenge. Gastroenterology, 1997, 113(1): 212-218.

298. STEZIN A, KAMBLE N, JHUNJHUNWALA K, et al. Clinical utility of longitudinal measurement of motor threshold in Wilson's disease. Can J Neurol Sci, 2019, 46(2): 251-254.

399. SUSNEA I, WEISKIRCHEN R. Trace metal imaging in diagnostic of hepatic metal disease. Mass Spectrom Rev, 2016, 35(6): 666-686.

300. TANZI R E, PETRUKHIN K, CHERNOV I, et al. The Wilson disease gene is a copper transporting ATPase with homology to the Menkes disease gene. Nat Genet, 1993, 5(4): 344-350.

301. TAPIERO H, TOWNSEND D M, TEW K D. Trace element in human physiology and pathology. Copper. Biomed Pharmacother, 2003, 57(9): 386-398.

302. TEIVE H A G, BARBOSA E R, LEES A J. Wilson's disease: the 60th anniversary of Walshe's article on treatment with penicillamine. Arq Neuropsiquiatr, 2017, 75(1): 69-71.

303. TOOSI A E K.Liver fibrosis: causes and methods of assessment , a review. Rom J Intern Med, 2015, 53(4): 304-314.

304. TRIBL G G, BOR-SENG-SHU E, TRINDADE M C T, et al. Wilson's disease presenting as rapid eye movement sleep behavior disorder: a possible window to early treatment. Arq Neuropsiquiatr, 2014, 72(9): 653-658.

305. TRINDADE M C, BITTENCOURT T, LORENZI-FILHO G,et al. Restless legs syndrome in Wilson's disease: frequency, characteristics, and mimics. Acta Neurol Scand, 2017, 135(2): 211-218.

306. TROCELLO J M, BROUSSOLLE E, GIRARDOT-TINANT N, et al. Wilson's disease, 100 years later. Revue Neurol(Paris), 2013, 169(12): 936-943.

307. TURNLUND J R, KEYES W R, ANDERSON H L, et al. Copper absorption and retention in young men at three levels of dietary copper by use of the stable isotope 65Cu. Am J Clin Nutr, 1989, 49(5): 870-878.

308. UGARTE M, OSBORNE N N, BROWN L A, et al. Iron, zinc, and copper in retinal physiology and disease. Surv Ophthalmol, 2013, 58(6): 585-609.

309. VAN DEN BERGHE P V, KLOMP L W. New developments in the regulation of intestinal copper absorption. Nutr Rev, 2009, 67(11): 658-672.

310. VETRIK M, MATTOVA J, MACKOVA H, et al. Biopolymer stragtegy for the treatment of Wilson's disease. J Control Release, 2018, 273:131-138.

311. VLASTELICA M. Psychiatric aspects of basal ganglia diseases. Psychiatr Danub, 2011, 23(2): 152-156.

312. VOGT S, RALLE M. Opportunities in multi dimensional trace metal imaging: Taking copper associated disease research to the next level. Anal Bioanal Chem, 2013, 405(6): 1809-1820.

313. WALSHE J M. Cause of death in Wilson disease. Mov Disord, 2007, 22(15): 2216-2220.

314. WALSHE J M. Diagnosis significance of reduced serum caerulopalsmin concentration in neurological disease. Mov Disord, 2005, 20(12): 1658-1661.

315. WALSHE J M. Hepatic Wilson's disease: Initial treatment and long-term management. Curr Treat Options Gastroenterol, 2005, 8(6): 467-472.

316. WALSHE J M. History of Wilson disease: a personal account. Handb Clin Neurol, 2017, 142: 1-5.

317. WALSHE J M. Penicillamine,a new oral therapy for Wilson's disease. Am J Med, 1956, 21(4): 487-495.

318. WALSHE J M. Penicillamine: the treatment of first choice for patients with Wilson's disease. Mov Disord, 1999, 14(4): 545-550.

319. WALSHE J M. Serum 'free' copper in Wilson disease. QJM, 2012, 105(5): 419-423.

320. WALSHE J M. The acute haemolytic syndrome in Wilson disease-a review of 22 patients. QJM, 2013, 106(11): 1003-1008.

321. WALSHE J M. The conquest of Wilson's disease. Brain, 2009, 132(pt 8): 2289-2295.

322. WALSHE J M. The eye in Wilson disease. QJM, 2016, 109(2): 117-118.

323. WALSHE J M. The pattern of urinary copper excretion and its response to treatment in patients with Wilson's disease. QJM, 2011, 104(9): 775-778.

324. WALSHE J M. The story of penicillamine: A difficult birth. Mov Disord, 2003, 18(8): 853-859.

325. WALSHE J M. Wilson disease: a most unusual patient. QJM, 2016, 109(2): 117-118.

326. WALSHE J M. Wilson disease: gall stone copper following liver transplantation. Ann Clin Biochem, 1998, 35(pt 5): 681-682.

327. WALSHE J M. Wilson disease: the importance of measuring serum caeruloplasmin non-immunologically. Ann Clin Biochem, 2003, 40(pt 2): 115-121.

328. WALSHE J M. Wilson disease: yesterday, today, and tomorrow. Mov Disord, 1988, 3(1): 10-29.

329. WALSHE J M, WALDENSTRÖM E, SAMS V, et al. Abdminal maglignancies in patients with Wilson's disease. QJM, 2003, 96(9): 657-662.

330. WALSHE J M, YEALLAND M. Wilson's disease: the problem of delayed diagnosis. J Neurol Neurosurg Psychiatry, 1992, 55(8): 692-696.

331. WANG B, WANG X P. Does ceruloplasmin defend against neurodegenerative diseases?Curr Neuropharmacol, 2019, 17(6): 539-549.

332. WANG H H, ZHOU Z H, HU J Y, et al. Renal impairment in different phenotypes of Wilson disease. Neurol Sci, 2015, 36(11): 2111-2115.

333. WANG S T, FENG H, PENG H, et al. Platelet safety range before splenectomy for hypersplenism: based on 244 cases of splenectomy in hepatolenticular degeneration patients. Acta Gastroenterol Belg, 2021, 84(1): 51-56.

334. WANG X P, YANG R M, REN M S, et al. Anticopper efficacy of captopril and sodium dimercaptosulphonate in patients with Wilson's disease. Funct Neurol, 2003, 18(3): 149-153.

335. WANG X P, ZHANG W F, HUANG H Y, et al. Neurology in the People's Republic of China-An Update. Eur Neurol, 2010, 64(6): 320-324.

336. WANG Y, XIE C L, FU D L, et al. Clinical efficacy and safety of Chinese herbal medicine for Wilson's disease: a systematic review of 9 randomized controlled trials. Complement Ther Med, 2012, 20(3): 143-154.

337. WANG Y F, HODGKINSON V, ZHU S, et al. Advances in the understanding of mammalian copper transporters. Adv Nutr, 2011, 2(2): 129-137.

338. WEISS K H, GOTTHARDT D N, KLEMM D, et al. Zinc monotherapy is not as effective as chelating agents in treatment of Wilson disease. Gastroentrology, 2011, 140(4): 1189-1198.

339. WEISS K H, STREMMEL W. Clinical consideration for an effective medical therapy in Wilson's disease. Ann N Y Acad Sci, 2014, 1315: 81-85.

340. WEISS K H, THURIK F, GOTTHARDT D N, et al. Efficacy and safety of oral chelators in treatment of patients with Wilson disease. Clin Gastroenterol Hepatol, 2013, 11(8): 1028-1035.

341. WEITZMAN E, PAPPO O, WEISS P, et al. Late onset fulminant Wilson's disease: A case report and review of the literature. World J Gastroenterol, 2014, 20(46): 17656-17660.

342. WIGGELINKHUIZEN M, TILANUS M E C, BOLLEN C W, et al. Systematic review: clinical efficacy of chelator agents and zinc in the initial treatment of Wilson disease. Aliment Pharmacol Ther, 2009, 29(9): 947-958.

343. WILSON ,KINNIER S A. Progressive lenticular degeneration: a familial nervous disease associated with cirrhosis of the liver. Brain, 1912, 34(4): 295-507.

344. WOOTON-KEE C R, JAIN A K, WAGNER M, et al. Elevated copper impairs hepatic nuclear receptor function in Wilson's disease. J Clin Invest, 2015, 125(9): 3449-3460.

345. WU F, WANG J, PU C, et al. Wilson's disease: a comprehensive review of the molecular mechanisms. Int J Mol Sci, 2015, 16(3): 6419-6431.

346. XIE J J, WU Z Y. Wilson's disease in China. Neurosci Bull, 2017, 33(3): 323-330.

347. XIONG Y M, MENG P J, LI H L, et al. Dual signal amplication strategy for high-sensitivity detection of copper species in bio-samples with a tunable dynamic range. Chem Commun(Camb), 2018, 54(20): 2542-2545.

348. XIONG Y, ZHOU L, WANG H, et al. Rapid laboratory diagnosis of Wilson's disease: One-step simultaneous detection of exchangeable copper and ceruloplasmin in serum based on nanotechnology. Sensor & Actuators: B. Chemical, 2019, 281(FEB.): 713-719.

349. YAHATA S, YUNG S, MANDAI M, et al. Phenotypes and chronic organ damage may be different among siblings with Wilson's disease. J Clin Transl Hepatol, 2017, 5(1): 27-30.

350. YAMAGUCHI Y, HEINY M E, GITLIN J D, et al. Isolation and characterization of a human liver cDNA as a candidate gene for Wilson disease. Biochen Biophys Res Commun, 1993, 197(1): 271-277.

351. YANAGISAWA N. Functions and dysfunctions of the basal ganglia in humans. Proc Jpn Acad Ser B Phys Biol Sci, 2018, 94(7): 275-304.

352. YOUN J Y, KIM J S, KIM H T, et al. Characteristics of neurological Wilson's disease without Kayser-Fleischer ring. J Neurol Sci, 2012, 323(1-2): 183-186.

353. YOUSEFI M, YOUSEFI M, GHARRAVI A M. Late-onset Wilson disease in older patient without ophthalmological findings, a case report. Clin Case Rep, 2019, 7: 1253-1258.

354. YU X E, GAO S, YANG R M, et al. MR imaging of the brain in neurological Wilson disease. Am J Neuroradioal, 2019, 40(1): 178-183.

355. ZHANG C Y, YUAN W G, HE P, et al. Liver fibrosis and hepatic stellate cells: etiology, pathological hallmarks and therapeutic targets. World J Gastroenterol, 2016, 22(48): 10512-10522.

356. ZHELYAZKOV K. Current methods of diagnosing and treating patients with Wilson disease. Materials, Methods & Technologies, 2016, 10: 657-667.

357. ZHONG H J, SUN H H, XUE L F, et al. Differential hepatic features presenting in Wilson disease-associated cirrhosis and hepatitis B-associated cirrhosis. World J Gastroenterol, 2019, 25(3): 378-387.

358. ZHONG W, HUANG Z, TANG X. A study of brain MRI characteristics and clinical features in 76 cases of Wilson's disease. J Clin Neurosci, 2019, 59: 167-174.

359. ZHOU X X, LI X H, QIN H, et al. Diffusion tensor imaging of the extracorticospinal network in the brains of patients with Wilson disease. J Neurol Sci, 2016, 362: 292-298.

360. ZHU H W, TAO Z B, SU G, et al. Identification of two novel mutations in ATP7B gene that cause Wilson's disease. World J Pediatr, 2017, 13(4): 387-391.

361. ZIMBREAN P C, SCHILSKY M L. Psychiatric aspects of Wilson disease: a review. Gen Hosp Psychiatry, 2014, 36(1): 53-62.

362. ZIMBREAN P, SENIÓW J. Cognitive and psychiatric symptoms in Wilson disease. Handb Clin Neurol, 2017, 142: 121-140.

363. ZISCHKA H, EINER C. Mitochondrial copper homeostasis and its derailment in Wilson disease. Int J Biochem Cell Biol, 2018, 122: 71-75.

364. ZISCHKA H, LICHTMANNEGGER J. Pathological mitochondrial copper overload in livers of Wilson's disease patients and related animal models. Ann N Y Acad Sci, 2014, 1315: 6-15.

365. ZLATIC S, COMSTRA H S, GOKHALE A, et al. Molecular basis of neurodegeneration and neurodevelopmental defects in Menkes disease. Neurobiol Dis, 2015, 81: 154-161.

366. ZONG Y N, KONG X D. Analysis and application of ATP7B gene mutations in 35 patients with hepatolenticular degeneration. Genet Mol Res, 2015, 14（4）: 18764-18770.

367. 阿尔孜古丽·艾尔肯，李春柱，胡丽华，等. 新疆地区肝豆状核变性 ATPB 基因突变分析. 中华肝脏病杂志，2020，28: 699-702.

368. 艾文龙，程楠，韩咏竹. 细胞内铜稳态的分子调控机制研究进展. 安徽医药，2013，17（5）: 724-726.

369. 白福秀. 肝豆状核变性的护理体会. 医药前沿，2015，5（35）: 273.

370. 曹海霞，陈源文，范建高.结合临床实践解读肝豆状核变性诊疗指南.中华肝脏病杂志，2014，22：570-572.

371. 曹海霞，范建高.特殊人群肝豆状核变性诊治进展.实用肝脏病杂志，2015，18（1）：89-91.

372. 曹晓晓，李燕琴.血浆铜蓝蛋白的作用及相关疾病研究进展.国外医学（医学地理分册），2011，32：277-280.

373. 曹鑫，史浩.磁敏感加权成像技术的最新临床应用及发展前景.中华神经科杂志，2018，51（7）：555-558.

374. 常丽娜，王金萍，张洁，等.肝豆状核变性合并脾大患者肝脾动脉血流动力学超声监测指标的临床价值.蚌埠医学院学报，2018，43（9）：87-89.

375. 陈晨，张清，王晓平.肝豆状核变性的精神症状.中国综合临床，2015，31：570-572.

376. 陈定邦，冯黎，李洵桦.肝豆状核变性的分子生物学研究进展.分子诊断与治疗杂志，2011，3（2）：120-124.

377. 陈冬梅.Wilson病患儿 ATP7B 基因外显子突变的研究.广州医学院，2009.

378. 陈森，姜丽华，刘嫣，等.肝豆状核变性合并溶血性贫血11例临床分析.中国小儿血液与肿瘤杂志，2011，16（5）：220-224.

379. 陈生弟，罗晓光.肝豆状核变性的昨天、今天和明天.中华神经科杂志，2008，41（8）：505-506.

380. 陈淑如，崇雨田，李新华.遗传性铜代谢异常的致病机制及临床诊断.临床肝胆病杂志，2019，35（8）：1667-1672.

381. 陈韬，叶昊，方文敏，等.肝豆状核变性与慢性乙型肝炎重度患者临床特征分析.实用肝脏病杂志，2015，18（5）：486-490.

382. 陈炜俊.铜结合蛋白在铜稳态中的作用.国外医学卫生学分册，2008，35（4）：193-197.

383. 陈永华，杨文明，黄为，等.2例不典型 Wilson 病报道及诊断思路.中医药临床杂志，2018，30（6）：1043-1046.

384. 陈源，张会丰.肝豆状核变性的历史和治疗.世界华人消化杂志，2017，25（9）：763-768.

385. 程楠，韩咏竹.肝豆状核变性的分子诊断与治疗.分子诊断与治疗杂志，2018，10（4）：217-221.

386. 程楠，王训，喻续恩，等.Wilson病双（多）胞胎家系的临床和基因突变研究.中华医学遗传学杂志，2013，30（3）：261-265.

387. 丛日博，贺娟.帕金森病患者的低铜蓝蛋白血症与黑质异常铁沉积的相关性.中国神经精神疾病杂志，2018，44（6）：14-19.

388. 代爱军.肝活检病理检查在肝病诊断中的应用价值.河南医学研究，2015，24（3）：96-97.

389. 党连荣.肝豆状核变性的颅脑 CT 特征分析.实用医学影像杂志，2017，18（3）：39-41.

390. 邓砚之，徐晓红.超声造影和声触诊组织量化技术对肝脏良、恶性病变的诊断价值.中华临床医师杂志：电子版，2013，7（7）：70-72.

391. 董沁韵.肝豆状核变性患者骨质疏松可能原因以及骨关节病变的临床特点.复旦大学，2014.

392. 董域霞，金艳，孙国.临床路径健康教育对首次住院肝豆状核变性患者疾病认知及遵医行为的影响.当代护士，2018，25（8）：49-51.

393. 杜雷，宋天彬，马国林.MR 定量磁敏感图在神经退行性疾病诊疗方面的应用进展.实用放射学杂志，2017，33：1787-1789.

394. 杜漠.中药排铜筛选方法的初步研究.西北大学，2017.

395. 方峰.儿童肝豆状核变性诊断难点问题及其对策.中国实用儿科杂志，2015，30（5）：13-16.

396. 方立.血清铜蓝蛋白水平与急性冠脉综合征病变程度的关系.广东医学，2007，28（8）：1258-1259.

397. 付涛.3.0T 磁共振 DKI 技术对肝豆状核变性疾病的诊断价值.现代诊断与治疗，2020，31（21）：3451-3452.

398. 高升，甘洁 . 磁敏感加权成像的临床应用及研究进展 . 国际医学放射学杂志，2012，5：462-466.

399. 高伟明，王文斌、胡文彬，等 . 青年女性肝豆状核变性患者驱铜治疗前后性激素水平变化 . 疑难病杂志，2020，19（8）：795-798.

400. 郭彩凤，张涛，宋田君 .3.0T 磁敏感加权成像（SWI）对脑部疾病的诊断价值分析 . 影像研究与医学应用，2018，2(23)：94-96.

401. 郭铁，韩永升，毛玉强，等 . 肝豆状核变性病患者构音障碍的临床特点 . 临床神经病学，2018，31（3）：169-171.

402. 郭玄玄，汪瀚，杨文明 . 肝豆状核变性肝胆湿热病机探讨 . 中医药临床杂志，2018，30（4）：42-45.

403. 韩秋萍 .103 例脑型肝豆状核变性患者的整体护理 . 职业卫生与病伤，2015，30（1）：54-56.

404. 韩永升，饶娆，薛本春 . 肝豆状核变性患者中医证型的临床客观指标研究 . 安徽中医药大学学报，2015，34（6）：25-29.

405. 韩永升，王训，韩咏竹，等 . 中文版统一肝豆状核变性评分量表的信度和效度的研究 . 临床神经病学杂志，2013，26（4）：241-243.

406. 何纲 . 一例急性肝豆状核变性的临床与基因突变研究 . 长沙：中南大学，2006.

407. 何琼 . 肝豆状核变性的临床护理干预及探讨 . 心理医生，2016，22（11）：138-139.

408. 贺淑芳，朱元方 . 妊娠合并肝豆状核变性 4 例并文献复习 . 江西医药，2015，50（6）：564-566.

409. 洪燕萍，陈吉生 . 肝豆状核变性治疗药物作用机制研究进展 . 中国现代药物应用，2017，11（20）：187-188.

410. 胡峰，许芳，高普均 . 肝豆状核变性移植治疗进展 . 实用医学杂志，2012，28（6）：1015-1016.

411. 胡文彬，韩咏竹，薛本春，等 . 安徽省含山县肝豆状核变性的流行病学研究 . 中华医学杂志，2011，91（13）：894-897.

412. 黄艳，刘志峰 . 肝豆状核变性 *ATP7B* 基因突变的研究进展 . 医学综述，2019，25（9）：1717-1721.

413. 霍丽君，廖瑞瑞，陈雪梅 .Wilson 病的眼部表现 . 中华眼科杂志，2008，44（2）：128-130.

414. 贾思雨，周冬虎，欧晓娟，等 .*ATP7B* 基因突变致肝豆状核变性的分子机制研究进展 . 中华肝脏病杂志，2020，28(2)：188-192.

415. 蒋草，吴磊 . 肝豆状核变性患者的肾脏病变特点及长期使用青霉胺的影响研究 . 浙江医学，2015，37（11）：971-976.

416. 经坤，蔡永亮 . 肝豆状核变性相关实验室检查回顾与思考 . 中医药临床杂志，2016，28（2）：269-272.

417. 康泰山，杨天和，林建忠，等 . 脑型肝豆状核变性脑皮层及皮层下核团体积的磁共振研究 . 磁共振成像，2019，10（5）：337-341.

418. 赖莎，李华超，洪燕萍 . 二巯丙磺钠超说明书治疗肝豆状核变性的安全性分析 . 今日药学，2018，28（4）：252-255.

419. 李爱萍，周香雪，蒲小勇，等 . 肝豆状核变性的头部磁共振量化及异常信号与临床特点的关系 . 实用医学杂志，2019，35（13）：2142-2147.

420. 李粉粉，蔡永亮 . 儿童肝豆状核变性诊断研究进展 . 中医药临床杂志，2016，28（2）：285-288.

421. 李静雅，汪琦，周卫东，等 . 妊娠期发病的肝豆状核变性一例 . 中国神经免疫学和神经病学杂志，2019，26（1）：39.

422. 李淑娟，董谦 . 肝豆状核变性防治 300 问 . 北京：科学出版社，2017.

423. 李淑娟，胡志灏，刘惠，等 . 多学科团队合作对肝豆状核变性治疗模式探讨 . 中国病案，2018，19（8）：102-103.

424. 李素红，刘美玲，陈东娇 . 肝豆状核变性患者存在的问题与对策 . 全科护理，2015，13（4）：322-323.

425. 李响，蔡洁，徐钰雯，等 . 肝豆状核变性合并肝细胞癌 1 例报告 . 临床肝胆病杂志，2018，34（9）：1967-1971.

426. 梁秀龄，李洵桦 . 肝豆状核变性 . 北京：人民卫生出版社，2012.

427. 梁秀龄，杨任民，吴志英，等 . 肝豆状核变性的诊断和治疗指南 . 中华神经科杂志，2008，41（8）：566-569.

428. 刘翱博，孙静，张艳，等 . 遗传代谢病患儿父母亲职压力及其影响因素的研究 . 护理研究，2018，32（19）：3065-3069.

429. 刘玲伟 . 成人肝豆状核变性的护理问题及对策 . 世界临床医学，2016，10（4）：140，142.

430. 刘敏，刘国良 .Menkes 氏综合征的认识、特征及处理 . 实用糖尿病杂志，2018，14（6）：7-9.

431. 刘睿，杨文明，董文文，等 . 脑保护治疗在肝豆状核变性临床治疗中的地位 . 中西医结合心脑血管病杂志，2017，15（24）：3133-3136.

432. 刘雁，彭忠田，周斌 . 肝豆状核变性误诊为"肾炎"1 例 . 中华肝脏病杂志，2016，24（4）：310-311.

433. 刘远煌，肖艳华，陈伟辉，等 . 非铜蓝蛋白结合铜对肝豆状核变性的诊断价值的探讨 . 国际医药卫生导报，2014，20（11）：1481-1484.

434. 龙志菲，王晓平 . 肝豆状核变性睡眠障碍初步研究 . 中国现代神经疾病杂志，2016，16（5）：280-284.

435. 卢琦，连小兰 . 铜与甲状腺疾病的关系 . 医学综述，2015，21（6）：986-988.

436. 仇世伟 . 肝豆状核变性的治疗及预后 . 基础医学论坛，2016，20（15）：2095-2098.

437. 邱倚灵，库尔班江·阿卜杜，王建设 . 肝豆状核变性表现型的定义：从患者到实验台，再回到临床 . 肝脏，2013，18（2）：113-114.

438. 邱正庆 . 重视肝豆状核变性病症状前病例的诊断 . 中华儿科杂志，2013，51（6）：406-407.

439. 陆怡，王建设，俞蕙，等 . 儿童肝豆状核变性临床表型及 ATP7B 基因突变关联性分析 . 中国循证儿科杂志，2013，8（5）：346-351.

440. 吕丹丽，韩辉，许金波，等 . 女性肝豆状核变性患者生殖异常的研究进展 . 湖北中医药大学学报，2017，19：115-117.

441. 马平，郑彬 . 肝豆状核变性颅内病变的影像及临床表现 . 医学影像学杂志，2018，28（2）：326-328.

442. 马澈，刘元元 . 肝豆状核变性的治疗进展 . 中国老年医学杂志，2015，35（9）：2562-2564.

443. 齐瑞，唐绘卓，阳静，等 . 肝豆状核变性患者肝脏剪切波速度的变化 . 实用肝脏杂志，2021，24（2）：168-171.

444. 珊巴嘎，苏志雷，张国超，等 . 肝豆状核变性的肝移植治疗新进展 . 中国医师进修杂志，2016，39（9）：855-857.

445. 沈博、陈晨、吴瑢，等 . 肝豆状核变性的分子遗传学研究进展 . 中国神经免疫学和神经病学杂志，2014，21（6）：437-440.

446. 苏慧，孔庆奎，陈绪珠 . 磁敏感加权成像在中枢神经病变中的应用进展 . 中华临床医师杂志（电子版），2011，5（5）：1379-1382.

447. 孙长龙，程楠，胡纪源 .Wilson 病血清游离铜检测的临床意义及检测方法进展 . 国际检验医学杂志，2018，39（14）：1756-1759.

448. 孙丹丹，舒山，汪炜民，等 . 二巯丙磺钠致肝豆状核变性药疹 48 例临床分析 . 当代医学，2020，26（4）：79-83.

449. 孙国，董余霞，王菊，等 . 肝豆状核变性所致精神障碍患者的综合护理干预 . 临床心身疾病杂志，2015，21（3）：146-147.

450. 孙雅萍，彭彤 . 肝豆状核变性头部 MRI 表现及其与临床症状相关性分析 . 影像研究与医学应用，2018，2（2）：

171-172.

451. 覃浩玲，何荣兴，盘顺平，等.磁敏感加权成像时相性值变化在脑型肝豆状核变性中的应用价值.影像诊断与介入放射学，2016，25（1）：46-49.

452. 谭文婷，向密，但芸婕，等.119例肝豆状核变性临床特征及致病基因ATP7B变异谱分析.第三军医大学学报，2018，40（18）：1674-1681.

453. 汤珊，白丽，郑素军.肝豆状核变性基因治疗的研究进展.中华肝脏病杂志，2021，29（1）：21-24.

454. 汤晓飞，魏琳，潘林，等.肝豆状核变性的超声诊断价值探讨.中国乡村医药，2015，22（17）：63-64.

455. 田欣，朱芳华，卜静英，等.成人肝豆状核变性的颅脑MRI特征分析.河北医药，2018，40（15）：2334-2340.

456. 田沂，龚国忠，杨旭.暴发型肝豆状核变性的治疗及预后分析.中南大学学报（医学版），2011，36（11）：1111-1114.

457. 童郑玲，沈鸣雁.肝豆状核变性并发腿痛趾动综合征1例的护理.护理与康复，2018，17（3）：95-97.

458. 王共强，张龙，马心锋，等.Wilson病Kayser-Fleischer环相关因素分析.医学研究杂志，2013，42（7）：98-101.

459. 王佳佳，王金萍，许红强，等.肝豆状核变性患者肝脏剪切波速度与实验室指标间的相关性研究.蚌埠医学院学报，2016，41（3）：374-376.

460. 汪立梅，何志超，程楠，等.肝豆状核变性患者驱铜治疗的护理进展.安徽医学，2014，35（8）：1167-1169.

461. 王琳，孙丽莹，黄坚，等.21例肝豆状核变性临床及病理形态特点分析.中华肝脏病杂志，2018，26（12）：903-908.

462. 王爽，李典.Menkes病临床及实验室特点与基因诊断.中华实用儿科临床杂志，2016，31（10）：787-791.

463. 王伟，邱正庆，袁裕衡.一个家系中两个同胞肝豆状核变性患者的诊断和不同临床表型的相关因素分析.基础医学与临床，2108，38（6）：827-830.

464. 王晓静，郭朝锋，薛洁，等.应用超声剪切波弹性成像技术评价肝豆状核变性患者肝硬化程度.医学影像学杂志，2017，27（7）：1273-1275.

465. 王晓平，许志祥.Wilson病临床的几点再思考.重庆医科大学学报，2017，42（6）：667-668.

466. 王艳，金艳，孙国.治疗性沟通系统对肝豆状核变性患者应对方式的影响.当代护士，2018，25（21）：42-44.

467. 王艳昕，鲍远程，蔡永亮，等.肝豆状核变性的肝脏病理及超微结构研究进展.中医药临床杂志，2013，25（3）：252-255.

468. 王玉红，韩永升.脑型肝豆状核变性患者临床特征及实验室指标的性别差异性分析.安徽医学，2019，40（6）：661-663.

469. 魏苗，胥方元.肝豆状核变性的早期诊断和早期临床康复.西南军医，2011，13（6）：1083-1084.

470. 吴建红，吕晓光，华影，等.肝豆状核变性的循证治疗.中国全科医学，2012，15（1C）：289-291.

471. 吴志英.肝豆状核变性诊治中的若干问题及其建议.中华医学杂志，2009，89（47）：3313-3315.

472. 肖蕾，王金萍，张去靖，等.ARFI技术与红细胞参数评价肝豆状核变性患者肝组织纤维化程度的效能研究.实用肝脏病杂志，2017，20（6）：724-727.

473. 肖倩倩，范建高.肝豆状核变性的治疗进展.中华肝脏病杂志，2021，29（1）：79-82.

474. 徐彬，余元勋，鲍远程，等.ATP7B基因突变与肝豆状核变性发病关系的探讨.安徽医科大学学报，2015，50（12）：1762-1766.

475. 徐国存，陈怀珍，张静，等.中西医结合治疗肝豆状核变性的临床研究.湖北中医药大学学报，2014，16（4）：70-72.

476. 徐悦，金艳，孙国.康复治疗结合综合护理模式对肝豆状核变性扭转痉挛型患者临床症状改善的影响观察.当代护士, 2018, 25 (12): 102-104.

477. 延永琴, 郑智勇, 曾德华, 等. 肝脏 Wilson 病的临床病理特征. 世界华人消化杂志, 2016, 24 (5): 782-789.

478. 严昌燕, 李珑, 王训. 肝豆状核变性精神障碍的研究进展. 安徽医学, 2012, 33: 1578-1580.

479. 严彦, 程楠, 饶娆, 等. Wilson 病患者角膜 K-F 环的临床研究. 安徽医学, 2013, 34 (6): 715-717.

480. 杨金晶, 银锋, 杨仁民, 等. 肝豆状核变性脑部磁敏感加权成像表现. 中国医学影像技术, 2014, 30 (10): 1467-1471.

481. 杨任民. 肝豆状核变性 .2 版 .. 北京: 人民卫生出版社, 2015.

482. 杨任民. 肝豆状核变性的药物治疗. 中风与神经疾病杂志, 2005, 22 (3): 196-199.

483. 杨文明. 中国人 Wilson 病早期诊断的途径及基因突变与临床特征相关性研究. 北京: 首都医科大学, 2005.

484. 杨旭. 肝豆状核变性. 长沙: 中南大学出版社, 2006.

485. 杨旭. 肝豆状核变性诊断指标的意义及其局限性. 中华肝脏病杂志, 2017, 25 (12): 881-885.

486. 杨旭. 更新观念, 提高我国肝豆状核变性诊治的临床水平. 临床肝胆病杂志, 2013, 29 (12): 905-908.

487. 姚蕾, 吴斌, 王晓平, 等. Wilson 病的食物治疗. 微量元素与健康研究, 2012, 29 (6): 13-15.

488. 伊丽萍, 张伟, 武祯, 等. 肝豆状核变性的诊治现状. 中华肝脏病杂志, 2019, 27 (3): 161-165.

489. 禹定乐, 麦惠容, 李长钢. 以溶血性贫血为首发症状的肝豆状核变性 1 例报告. 黑龙江医药, 2018, 31 (4): 860-862.

490. 余昊. 浙江地区肝豆状核变性的 ATP7B 突变特征及特殊表型分析. 杭州: 浙江大学, 2017.

491. 余小玲, 胡文彬. 肝豆状核变性患者免疫功能状况的研究进展. 中华临床医师杂志 (电子版), 2013, 7 (9): 4033-4035.

492. 于露, 王燕昕. 肝豆状核变性的中医治疗进展. 光明中医, 2017, 32 (14): 2134-2136.

493. 于秀涛, 江艺, 张坤, 等. 肝移植治疗肝豆状核变性. 中国组织工程研究, 2013, 17 (18): 3267-3274.

494. 于燕, 李惠玲. 铜代谢及其相关疾病研究进展. 环境与健康杂志, 2018, 35 (3): 272-276.

495. 岳玉婷. 儿童肝豆状核变性 40 例临床分析. 银川: 宁夏医科大学, 2014.

496. 张波, 杨雄杰, 方媛媛, 等. 谷胱甘肽片治疗肝豆状核变性的临床研究. 中国新药与临床杂志, 2011, 30 (3): 199-202.

497. 张东峰. WD 临床表现 - 临床分型关系, 基因型 - 表型关系和基因突变类型 - 青霉胺疗效关系的研究. 郑州: 郑州大学, 2015.

498. 张洪涛, 窦科峰, 陶开山, 等. 肝移植与肝豆状核变性. 器官移植, 2012, 3 (4): 181-183.

499. 张嘉惠, 陈阳, 李静. 基于表面增强拉曼光谱技术快速检测铜离子. 分析化学, 2021, 49 (3): 440-448.

500. 张杰, 胡纪源. 肝豆状核变性构音障碍的研究进展. 安徽医学, 2013, 34 (1): 91-93.

501. 张杰, 张波. 肝豆状核变性临床药物治疗概况. 中医药临床杂志, 2016, 28 (2): 288-290.

502. 张培元, 张玉琴. Menkes 病继发癫痫: 五例报告并文献复习. 中国现代神经疾病杂志, 2014, 14 (12): 1074-1080.

503. 张舒眉, 黄春旺. 腹部超声对肝豆状核变性的诊断价值. 罕少疾病杂志, 2011, 18 (3): 28-30.

504. 张抒扬. 罕见病诊疗指南 (2019 年版). 北京: 人民卫生出版社, 2019.

505. 张岩, 李一丹, 郭瑞君. 声辐射力脉冲弹性成像技术在肝脏疾病中的应用进展. 中华医学超声杂志 (电子版), 2014, 11 (11): 10-12.

506. 张彦军, 苏筠霞, 巩增锋, 等. 肝豆状核变性致消化道出血 1 例并文献复习. 甘肃医药, 2014, 33 (12): 938-939.

507. 张玉果，南月敏，赵素贤 .29 例肝豆状核变性临床病理特点分析 . 中华医学杂志，2013，93（18）：1422-1425.

508. 章悦 . 中国肝豆状核变性患者的量表编制及头影测量研究 . 上海：复旦大学，2014.

509. 赵亮涛，金侨英，朱嘉睿，等 . 两例肝豆状核变性家系的基因诊断和遗传咨询 . 兰州大学学报（医学版），2018,44(3): 1-7.

510. 郑明翠，韩辉 . 肝豆状核变性遗传性研究现状 . 宁夏医科大学学报，2018，40（5）：613-617.

511. 郑州，于庆生，潘晋方，等 . 中医药临床杂志，2020，32：947-951.

512. 中国肝炎防治基金会，中华医学会感染病学分会，中华医学会肝病学分会和中国研究型医院学会肝病专业委员会 . 瞬时弹性成像技术诊断肝纤维化专家共识（2018 年更新版）. 中华肝脏病杂志，2019，27（3）：182-191.

513. 中华医学会肝病学分会 . 肝硬化肝性脑病诊疗指南 . 临床肝胆病杂志，2018，34（10）：2076-2089.

514. 中华医学会肝病学分会，中华医学会消化病学分会，中华医学会内窥镜学分会 . 肝硬化门静脉高压食管胃静脉曲张出血的防治指南 . 临床肝胆病杂志，2016，32：203-219.

515. 中华医学会感染病学分会肝衰竭与人工肝学组，中华医学会肝病学分会重型肝病与人工肝学组 . 肝衰竭诊治指南（2018 年版）. 临床肝胆病杂志，2019，35（1）：38-44.

516. 中华医学会神经病学分会帕金森病及运动障碍学组，中华医学会神经病学分会遗传病学组 . 肝豆状核变性的诊断及治疗指南 . 中华神经科杂志，2008，41（8）：566-569.

517. 中华医学会神经病学分会遗传病学组 . 中国肝豆状核变性诊治指南 2021. 中华神经科杂志，2021，54（4）：310-319.

518. 周刚，杨青，扈晓宇 . 中医对肝豆状核变性的认识 . 世界最新医学信息文摘，2017，17（58）：66-69.

519. 周玲燕 . 肝豆状核变性患者的护理研究现状 . 护理研究，2016，30（27）：3337-3339.

520. 周香雪，何荣兴，蒲小勇，等 . 肝豆状核变性携带者的临床特点及治疗策略 . 中华医学杂志，2019，99（11）：806-811.

521. 周香雪，李洵桦，黄海威，等 . 肝豆状核变性神经症状评价量表 - 改良 Young 量表 . 中国神经精神疾病杂志，2011，37（3）：171-175.

522. 周香雪，李洵桦，蒲小勇，等 . 肝、脑型肝豆状核变性患者影像学及金属代谢的对比分析 . 中华医学杂志，2017，97（3）：176-181.

523. 周新苗，祁兴顺 .《2018 年欧洲儿童胃肠病、肝病和营养学会肝病委员会儿童 Wilson's 病立场声明》主要推荐意见 . 临床肝胆病杂志，2018，34（3）：500-501.

524. 周志华，胡纪源，韩咏竹，等 . 肝豆状核变性患者角膜 K-F 环分析 . 中华临床医师杂志（电子版），2014（12）：2271-2274.

525. 朱世殊，董漪，徐志强，等 . 以肝病为首发表现的儿童肝豆状核变性临床、病理及基因突变特征研究 . 传染病信息，2013，26（5）：272-275.

526. 朱渝，邓思燕，万朝敏 . 男性幼儿体检发现转氨酶升高—发现肝豆状核变性两处新的错义突变 . 中国当代儿科杂志，2015，17（7）：741-743.

527. 中华医学会肝病分会遗传代谢性肝病协作组 . 肝豆状核变性诊疗指南（2022 年版）. 中华肝脏病杂志，2022，30（1）：9-20.